U0507026

实用临床内科学

（上）

丁　宁等◎主编

吉林科学技术出版社

图书在版编目（CIP）数据

实用临床内科学 / 丁宁等主编. -- 长春：吉林科
学技术出版社，2017.9
　ISBN 978-7-5578-3285-8

　Ⅰ．①实… Ⅱ．①丁… Ⅲ．①内科学 Ⅳ．①R5

中国版本图书馆CIP数据核字(2017)第232659号

实用临床内科学
SHIYONG LINCHUANG NEIKE XUE

主　　编	丁　宁等
出版人	李　梁
责任编辑	许晶刚　陈绘新
封面设计	长春创意广告图文制作有限责任公司
制　　版	长春创意广告图文制作有限责任公司
开　　本	787mm×1092mm　1/16
字　　数	480千字
印　　张	34.5
印　　数	1—1000册
版　　次	2017年9月第1版
印　　次	2018年3月第1版第2次印刷

出　　版	吉林科学技术出版社
发　　行	吉林科学技术出版社
地　　址	长春市人民大街4646号
邮　　编	130021
发行部电话/传真	0431-85635177　85651759　85651628
	85652585　85635176
储运部电话	0431-86059116
编辑部电话	0431-86037565
网　　址	www.jlstp.net
印　　刷	永清县晔盛亚胶印有限公司

书　　号	ISBN 978-7-5578-3285-8
定　　价	136.00元（全二册）

编 委 会

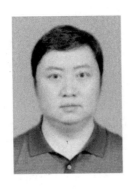

丁宁，徐州市第一人民医院，徐州医学院临床医疗系毕业，从事呼吸科临床工作近 20 年，能够熟练掌握支气管哮喘、慢性阻塞性肺疾病（COPD）、肺部肿瘤、肺血栓栓塞症及肺炎等疾病的诊治。对肺动脉高压诊断及治疗具有深入研究。具有丰富的临床经验，熟练掌握血气分析、支气管镜及镜下治疗、深静脉穿刺置管、无创呼吸机、经皮穿刺肺活检技术等。江苏医学会呼吸分会介入学组委员，徐州市医疗事故技术鉴定及医疗损害鉴定专家库成员，徐州市抗癌协会成员。近几年在 SCI、核心及国家级期刊上发表文章多篇。

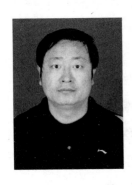

李光文，男，青岛市市立医院免疫风湿科主治医师，本科毕业于泰山医学院临床医学专业，2006 年硕士研究生毕业于复旦大学上海医学院内科学专业，从事免疫风湿病学专业多年，积累了较丰富的临床诊疗经验，曾参加国家外专局及多项省级临床课题，在国家级核心期刊发表论文数篇，担任副主编著作 2 部，参编著作多部，擅长系统性红斑狼疮、类风湿关节炎、强直性脊柱炎、干燥综合征及血管炎等疾病的诊断与治疗工作，同时擅长利用偏振光显微镜检测尿酸盐晶体确诊痛风的技术。

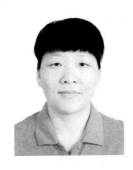

朱永俊，女，副主任医师，医学博士，现任海南省医师协会肾内科医师分委员会委员。从事肾内科临床实践工作 10 余年，专业理论扎实，实践经验丰富，擅长肾内科常见病、多发病的诊疗。主要研究领域为慢性肾衰防治，近 5 年来主持国家自然科学基金项目 1 项、海南省自然科学基金项目各 1 项；科研经费累计 50 余万元；发表论文 10 余篇，其中 SCI 收录论文 4 篇。

前　　言

内科在临床医学中占有极其重要的位置,不仅是临床医学的基础,而且与各科存在密切的联系,是临床医学各科的基础。内科主要包括呼吸内科,消化内科,心血管内科,神经内科,内分泌科,血液内科,传染病科,小儿科等等。我们从实践中逐渐对内科疾病的病理生理产生了更加深入的认识。而内科重症患者病情危急且复杂多变,医务人员必须动态掌握患者病情变化,给予准确救治方案并根据患者实际病情变化及时合理地调整救治方法。

医学科技伴随而来的是更多科学先进的诊疗设备与方法,我们将其逐步应用于临床,以帮助我们更好地服务于患者,帮助患者更好的摆脱疾病困扰。鉴于临床内科的飞速发展,本编委会特编写此书,为广大内科一线临床医务人员提供借鉴与帮助。

本书共分为九章,内容涉及临床各系统常见内科疾病的诊断与治疗方法,包括:心血管内科疾病、呼吸内科疾病、消化内科疾病、内分泌疾病、风湿免疫性疾病、感染性疾病、肾内科疾病、神经内科疾病护理以及慢性病的护理。

针对书中涉及各临床疾病均给予了详细叙述,包括:病因、病理、临床表现、辅助检查、诊断、鉴别诊断、救治方法、预防以及预后等。本书内容丰富,结合临床,旨在为广大内科临床医护人员起到一定的参考借鉴用途。

为了进一步提高内科医务人员的临床诊疗水平,本编委会人员在多年内科诊治经验基础上,参考诸多书籍资料,认真编写了此书,望谨以此书为广大医务人员提供微薄帮助。

本书在编写过程中,借鉴了诸多内科相关临床书籍与资料文献,在此表示衷心的感谢。由于本编委会人员均身负内科临床诊治工作,故编写时间仓促,难免有错误及不足之处,恳请广大读者见谅,并给予批评指正,以更好地总结经验,以起到共同进步、提高内科医务人员诊疗水平的目的。

《实用临床内科学》编委会

2017 年 10 月

目 录

第一章　心血管内科疾病

第一节　原发性高血压

原发性高血压(essential hypertension)是以体循环动脉压升高为主要临床表现的心血管综合征,通常简称为高血压。高血压是导致心脑血管疾病的最重要的危险因素,常与其他心血管危险因素共存,可损伤重要脏器,如心、脑、肾的结构和功能,最终导致这些器官的功能衰竭。

一、血压分类和定义

人群中血压呈连续性正态分布,高血压的标准是根据临床及流行病学资料界定的。根据《中国高血压防治指南 2010》,我国目前采用的血压分类和标准见表 1—1。高血压定义为未使用降压药物的情况下诊室收缩压≥140mmHg 和(或)舒张压≥90mmHg。根据血压升高水平,进一步将高血压分为 1~3 级。

表 1—1　血压水平分类和定义

分类	收缩压(mmHg)		舒张压(mmHg)
正常血压	<120	和	<80
正常高值血压	120~139	和(或)	80~89
高血压	≥140	和(或)	≥90
1 级高血压(轻度)	140~159	和(或)	90~99
2 级高血压(中度)	160~179	和(或)	100~109
3 级高血压(重度)	≥180	和(或)	≥110
单纯收缩期高血压	≥140	和	<90

注:当收缩压和舒张压分属于不同分级时,以较高的级别作为标准;以上标准适用于任何年龄的成年男性和女性。

二、流行病学

高血压患病率和发病率在不同国家、地区或种族之间有差别,工业化国家较发展中国家高,美国黑人约为白人的 2 倍。高血压患病率、发病率及血压水平随年龄增加而升高。高血压在老年人较为常见,尤以单纯收缩期高血压为多。

我国自 20 世纪 50 年代以来进行了 4 次(1959 年、1979 年、1991 年和 2002 年)较大规模的成人血压普查,高血压患病率分别为 5.11%、7.73%、13.58% 和 18.80%,总体呈明显上升趋势。然而依据 2002 年的调查,我国人群高血压知晓率、治疗率和控制率分别为 30.2%、24.1% 和 6.1%,依然很低。

我国高血压患病率和流行存在地区、城乡和民族差别,随年龄增长而升高。北方高于南方,华北和东北属于高发区;沿海高于内地;城市高于农村;高原少数民族地区患病率较高。男、女性高血压总体患病率差别不大,青年期男性略高于女性,中年后女性稍高于男性。

三、病因和发病机制

原发性高血压的病因为多因素,尤其是遗传和环境因素交互作用的结果。但是遗传与环境因素具体通过何种途径升高血压,尚不明确。基础和临床研究表明,高血压不是一种同质性疾病,不同个体间病因和发病机制不尽相同;其次,高血压病程较长,进展一般较缓慢,不同阶段始动、维持和加速机制不同,各种发病机制间也存在交互作用。因此,高血压是多因素、多环节、多阶段和个体差异性较大的疾病。

(一)与高血压发病有关的因素

1.遗传因素 高血压具有明显的家族聚集性。父母均有高血压,子女发病概率高达46%。约60%高血压患者有高血压家族史。高血压的遗传可能存在主要基因显性遗传和多基因关联遗传两种方式。在遗传表型上,不仅高血压发生率体现遗传性,而且在血压高度、并发症发生以及其他有关因素如肥胖等也有遗传性。近年来有关高血压的基因研究报道很多,但尚无突破性进展。关于高血压的基因定位,在全世界进行的20多个高血压全基因组扫描研究中,共有30多个可能有关的染色体区段。

2.环境因素

(1)饮食:不同地区人群血庄水平和高血压患病率与钠盐平均摄入量显著正相关,但同一地区人群中个体间血压水平与摄盐量并不相关,摄盐过多导致血压升高主要见于对盐敏感的人群。钾摄入量与血压呈负相关。高蛋白质摄入属于升压因素。饮食中饱和脂肪酸或饱和脂肪酸/多不饱和脂肪酸比值较高也属于升压因素。饮酒量与血压水平呈线性相关,尤其与收缩压相关性更强。

(2)精神应激:城市脑力劳动者高血压患病率超过体力劳动者,从事精神紧张度高的职业者发生高血压的可能性较大,长期生活在噪声环境中听力敏感性减退者高血压也较多。此类高血压患者经休息后症状和血压可获得一定改善。

(3)吸烟:吸烟可使交感神经末梢释放去甲肾上腺素增加而使血压增高,同时可以通过氧化应激损害一氧化氮(NO)介导的血管舒张引起血压增高。

3.其他因素

(1)体重:体重增加是血压升高的重要危险因素。肥胖类型与高血压发生关系密切,腹型肥胖者容易发生高血压。

(2)药物:服避孕药妇女血压升高发生率及程度与服药时间长短有关。口服避孕药引起的高血压一般为轻度,并且可逆转,在终止服药后3~6个月血压恢复正常。其他如麻黄碱、肾上腺皮质激素、非甾体类抗炎药、甘草等也可使血压增高。

(3)睡眠呼吸暂停低通气综合征:是指睡眠期间反复发作性呼吸暂停。有中枢性和阻塞性之分。患者50%有高血压,血压升高程度与SAHS病程和严重程度有关。

(二)高血压的发病机制

1.激素机制(肾素-血管紧张素-醛固酮系统(RMS)激活) 经典的RAAS包括:肾小球入球动脉的球旁细胞分泌肾素,激活从肝脏产生的血管紧张素原(AGT),生成血管紧张素Ⅰ(AⅠ),然后经肺循环的转换酶(ACE)生成血管紧张素Ⅱ(AⅡ)。AⅡ是RAAS的主要效应物质,作用于血管紧张素Ⅱ受体1(AT1),使小动脉平滑肌收缩,刺激肾上腺皮质球状带分泌醛固酮,通过交感神经末梢突触前膜的正反馈使去甲肾上腺素分泌增加,这些作用均可使血压升高。近年来发现很多组织,例如血管壁、心脏、中枢神经、肾脏及肾上腺,也有 RAAS 各种组成成分。组织 RAAS 对心脏、血管的功能和结构所起的作用,可能在高血压发生和维持中有更大影响。另有研究表明 AⅠ和 AⅡ可以通过多条途径产生血管紧张素 1－7(A1－7),A1－7 通过与 G 蛋白耦联的 MAS 受体发挥扩血管以及抑制血管平滑肌细胞增殖作用,起到降压和心血管系统保护作用,使我们更全面理解 RAAS 系统的心血管作用。

2.肾脏机制　现代高盐饮食加上遗传性或获得性肾脏排钠能力的下降是许多高血压患者的基本病生理异常。摄入钠盐后平均动脉压显著上升者为盐敏感性高血压。肾性钠潴留通过增加血容量,启动全身血流自身调节机制和增加排钠激素(例如内源性类洋地黄物质等),从而使外周血管阻力和血压升高。钠潴留以后还可以通过多种机制,例如:亢进的交感活性使肾血管阻力增加;血管紧张素介导的中枢神经系统效应;血管平滑肌细胞收缩;增加肾脏局部 ATI 表达等使血压增加。血压增高启动压力－利尿钠(pressure－natriuresis)机制将潴留的水钠排泄出去,因此有多种机制导致压力－利尿钠曲线再设定从而将血压升高作为维持体内水钠平衡的一种代偿方式。一个患者是盐敏感还是盐耐受是由遗传因素以及肾内或肾外多种机制决定的。出生低体重幼儿由于肾单位减少也可以通过肾脏机制导致高血压。

3.神经机制　各种原因使大脑皮质下神经中枢功能发生变化,各种神经递质浓度与活性异常,包括去甲肾上腺素、肾上腺素、多巴胺、神经肽 Y、5－羟色胺、血管加压素、脑啡肽、脑钠肽和中枢肾素－血管紧张素系统,最终使交感神经系统活性亢进。交感神经兴奋性增高作用于心脏,可导致心率增快、心肌收缩力加强和心输出量增加;作用于血管 α 受体可使小动脉收缩,外周血管阻力增加和血压升高。肾交感神经活性增强可增加近端肾小管的 α_1 受体介导的钠水重吸收、使肾血管收缩导致肾血流量减少,还可激活 β_1 受体使肾素释放致 AⅡ生成,AⅡ可使血管收缩、去甲肾上腺素释放增多和钠盐重吸收增强,还可作用于延髓头端腹外侧核引起肾交感神经的激活产生正反馈作用,这些因素均可增加心排血量及外周阻力使血压增高。

4.血管机制　大动脉和小动脉结构和功能的变化在高血压发病中发挥着重要作用。内皮功能异常是高血压发生的重要机制。随着年龄增长以及各种心血管危险因素,例如血脂异常、血糖升高、吸烟、高同型半胱氨酸血症等,导致血管内皮细胞功能异常,内皮产生舒张因子减少(前列腺素类物质、一氧化氮、缓激肽、心钠素和降钙素基因相关肽等)及收缩因子增加(内皮素、血管收缩因子、AⅡ),造成血压升高。血压高时血管对这些物质的反应亦发生改变。血管壁对缩血管物质反应性增强,对扩血管物质反应减弱,这也是血管持续收缩、张力增加的原因。

内皮功能异常、神经内分泌系统激活以及高血压本身导致的血管重塑可以加重高血压。血管重塑表现为血管壁增厚和壁/腔比值增加等。由于血管平滑肌细胞肥大、增殖和细胞基质合成增多,血管壁增厚,特别是中层增厚,导致血管阻力增高,血管壁反应性增强。阻力血管纤维化及管壁增厚和壁/腔比值增加,使血管口径减小;血管口径变小使切应力增大易致内皮损伤,推动动脉粥样硬化的形成与发展。

5.胰岛素抵抗　胰岛素抵抗(insulin resistance,IR)是指必须以高于正常的血胰岛素释放水平来维持正常的糖耐量,表示机体组织对胰岛素处理葡萄糖的能力减退。约 50% 原发性高血压患者存在不同程度 IR,在肥胖、血甘油三酯升高、高血压及糖耐量减退同时并存的四联症患者中最为明显。近年来认为 IR 是 2 型糖尿病和高血压发生的共同病理生理基础,但 IR

是如何导致血压升高,尚未获得肯定解释。多数认为是 IR 造成继发性高胰岛素血症引起的,继发性高胰岛素血症使肾脏水钠重吸收增强,交感神经系统活性亢进,刺激 H－Na 交换,使细胞内 Na^+、Ca^{2+} 增加,增强血管平滑肌对血管加压物质(如去甲肾上腺素、血管紧张素Ⅱ)和血容量扩张的敏感性,促进血压升高。此外还可以促使血管壁增厚,血管腔变窄,使外周血管阻力增加而导致血压升高。在一定意义上,胰岛素抵抗所致交感活性亢进使机体产热增加,是对肥胖的一种负反馈调节,这种调节以血压升高和血脂代谢障碍为代价。

(三)我国人群高血压的特点

高钠、低钾膳食是我国大多数高血压患者发病的主要危险因素之一。我国大部分地区人均每天盐摄入量 12～15 克以上。在盐与血压的国际协作研究中,反映膳食钠/钾量的 24 小时尿钠/钾比值,我国人群在 6 以上,而西方人群仅为 2～3。超重和肥胖将成为我国高血压患病率增长的又一重要危险因素。在高血压与心血管风险方面,我国人群监测数据显示,心脑血管死亡占总死亡人数的 40% 以上,其中高血压是首位危险因素。我国脑卒中的年发病率为 250/10 万,冠心病事件的年发病率为 50/10 万,脑卒中发病率是冠心病事件发病率的 5 倍。在临床治疗试验中,脑卒中/心肌梗死发病比值,在我国高血压人群约(5～8):1,而在西方高血压人群约 1:1。另外我国人群叶酸普遍缺乏,导致血浆同型半胱氨酸水平增高,与高血压发病正相关,尤其增加高血压引起脑卒中的风险。这提示脑卒中是我国高血压人群最主要的心血管风险,对于制订更有效的减少我国人群心血管风险的防治策略有重要意义。

四、病理生理和病理

从血流动力学角度,血压主要决定于心输出量和体循环周围血管阻力,平均动脉血压(MBP)＝心输出量(CO)×总外周血管阻力(PR)。随年龄增加常可呈现不同血流动力学特征:

1. 对于年轻人(一般 17～25 岁)而言,血流动力学主要改变为心输出量增加和主动脉硬化,体现了交感神经系统的过度激活,一般发生于男性。

2. 对于中年(一般 30～50 岁)而言,主要表现为舒张压增高,伴或不伴收缩压增高。单纯舒张期高血压常见于中年男性,伴随体重增加和代谢综合征。血流动力学主要特点为周围血管阻力增加而心输出量并不增加。

3. 对于老年而言,单纯收缩期高血压是最常见的类型。流行病学显示人群收缩压随年龄增长而增高,而舒张压增长至 55 岁后逐渐下脉压的增加提示中心动脉的硬化以及周围动脉回波速度的增快导致收缩压增加。单纯收缩期高血压常见于老年和妇女,也是舒张性心力衰竭的主要危险因素之一。

心脏和血管是高血压作用的主要靶器官,早期可无明显病理改变。长期高血压引起的心脏改变主要是左心室肥厚和扩大。而全身小动脉病变则主要是壁/腔比值增加和管腔内径缩小,导致重要靶器官如心、脑、肾组织缺血。长期高血压及伴随的危险因素可促进动脉粥样硬化的形成及发展。

1. 心脏 长期压力负荷增高,儿茶酚胺与血管紧张素Ⅱ等生长因子都可刺激心肌细胞肥大和间质纤维化引起左心室肥厚和扩张,称为高血压性心脏病。左心室肥厚可以使冠状动脉血流储备下降,特别是在氧耗量增加时,导致心内膜下心肌缺血。高血压性心脏病常可合并冠状动脉粥样硬化和微血管病变。

2.脑　长期高血压使脑血管发生缺血与变性,形成微动脉瘤,一旦破裂可发生脑出血。高血压促使脑动脉粥样硬化,粥样斑块破裂可并发脑血栓形成。脑小动脉闭塞性病变,引起针尖样小范围梗死病灶,称为腔隙性脑梗死。高血压的脑血管病变部位,特别容易发生在大脑中动脉的豆纹动脉、基底动脉的旁正中动脉和小脑齿状核动脉。这些血管直接来自压力较高的大动脉,血管细长而且垂直穿透,容易形成微动脉瘤或闭塞性病变。因此脑卒中通常累及壳核、丘脑、尾状核、内囊等部位。

3.肾脏　长期持续高血压使肾小球内囊压力升高,肾小球纤维化、萎缩,肾动脉硬化,导致肾实质缺血和肾单位不断减少。慢性肾衰竭是长期高血压的严重后果之一,尤其在合并糖尿病时。恶性高血压时,入球小动脉及小叶间动脉发生增殖性内膜炎及纤维素样坏死,可在短期内出现肾衰竭。

4.视网膜　视网膜小动脉早期发生痉挛,随着病程进展出现硬化。血压急骤升高可引起视网膜渗出和出血。眼底检查有助于对高血压严重程度的了解,目前采用 Keith－Wagener 眼底分级法:Ⅰ级,视网膜动脉变细、反光增强;Ⅱ级,视网膜动脉狭窄、动静脉交叉压迫;Ⅲ级,在上述病变基础上有眼底出血及棉絮状渗出;Ⅳ级,上述基础上又出现视神经盘水肿。

五、临床表现

(一)症状

大多数起病缓慢,缺乏特殊临床表现,导致诊断延迟,仅在测量血压时或发生心、脑、肾等并发症时才被发现。常见症状有头晕、头痛、颈项板紧、疲劳、心悸等,也可出现视力模糊、鼻出血等较重症状,典型的高血压头痛在血压下降后即可消失。高血压患者可以同时合并其他原因的头痛,往往与血压水平无关,例如精神焦虑性头痛、偏头痛、青光眼等。如果突然发生严重头晕与眩晕,要注意可能是脑血管病或者降压过度、直立性低血压。高血压患者还可以出现受累器官的症状,如胸闷、气短、心绞痛、多尿等。另外,有些症状可能是降压药的不良反应所致。

(二)体征

高血压体征一般较少。周围血管搏动、血管杂音、心脏杂音等是重点检查的项目。常见的并应重视的部位是颈部、背部两侧肋脊角、上腹部脐两侧、腰部肋脊处的血管杂音。心脏听诊可有主动脉瓣区第二心音亢进、轻微收缩期杂音或偶有收缩早期喀喇音。

有些体征常提示继发性高血压可能,例如腰部肿块提示多囊肾或嗜铬细胞瘤;股动脉搏动延迟出现或缺如,下肢血压明显低于上肢,提示主动脉缩窄;向心性肥胖、紫纹与多毛,提示皮质醇增多症。

六、实验室检查

(一)基本项目

血液生化(钾、空腹血糖、总胆固醇、甘油三酯、高密度脂蛋白胆固醇、低密度脂蛋白胆固醇和尿酸、肌酐);全血细胞计数、血红蛋白和红细胞比积;尿液分析(蛋白、糖和尿沉渣镜检);心电图。

(二)推荐项目

24 小时动态血压监测、超声心动图、颈动脉超声、餐后 2h 血糖、血同型半胱氨酸、尿白蛋白定量、尿蛋白定量、眼底、胸部 X 线检查、脉搏波传导速度以及踝臂血压指数等。

动态血压监测(ambulatory blood pressure monitoring,ABPM)是由仪器自动定时测量血压,每隔 15～30 分钟自动测压,连续 24 小时或更长时间。正常人血压呈明显的昼夜节律,表现为双峰一谷,在上午 6～10 时及下午 4～8 时各有一高峰,而夜间血压明显降低。目前认为动态血压的正常参考范围为:24 小时平均血压<130/80mmHg,白天均值<135/85mmHg,夜间均值<120/70mmHg。动态血压监测可诊断白大衣高血压,发现隐蔽性高血压,检查难治性高血压的原因,评估血压升高程度、短时变异和昼夜节律以及治疗效果等。

(三)选择项目

对怀疑为继发性高血压患者,根据需要可以分别选择以下检查项目:血浆肾素活性、血和尿醛固酮、血和尿皮质醇、血肾上腺素及去甲肾上腺素、血和尿儿茶酚胺、动脉造影、肾和肾上腺超声、CT 或 MRI、睡眠呼吸监测等。对有合并症的高血压患者,进行相应的脑功能、心功能和肾功能检查。

七、诊断和鉴别诊断

高血压诊断主要根据诊室血压值,采用经核准的汞柱式或电子血压计,测量安静休息坐位时上臂肱动脉部位血压,一般需非同日测量三次血压值收缩压均≥140mmHg 和(或)舒张压均≥90mmHg 可诊断高血压。患者既往有高血压史,正在使用降压药物,血压虽然正常,也诊断为高血压。也可参考家庭自测血压收缩压≥135 和(或)舒张压≥85mmHg 和 24 动态血压收缩压平均值≥130 和(或)舒张压≥80mmHg,白天收缩压平均值≥135 和(或)舒张压平均值≥85mmHg,夜间收缩压平均值≥120 和(或)舒张压平均值≥70mmHg 进一步评估血压状态。一般来说,左、右上臂的血压相差<1.33～2.66kPa(10～20mmHg),右侧>左侧。如果左、右上臂血压相差较大,要考虑一侧锁骨下动脉及远端有阻塞性病变。如疑似直立性低血压的患者还应测量平卧位和站立位血压。是否血压升高,不能仅凭 1 次或 2 次诊室血压测量值,需要经过一段时间的随访,进一步观察血压变化和总体水平。

根据 WHO 减少汞污染的倡议,于 2020 年全面废除汞柱式血压计的使用,电子血压计将是未来主要的血压测量工具。随着科学技术的发展,血压测量的准确性和便捷性将进一步改进,实现血压的远程监测和无创每搏血压的测量。

一旦诊断高血压,必须鉴别是原发性还是继发性。

八、危险评估和预后

高血压患者的预后不仅与血压水平有关,而且与是否合并其他心血管危险因素以及靶器官损害程度有关。因此从指导治疗和判断预后的角度,应对高血压患者进行心血管危险分层,将高血压患者分为低危、中危、高危和很高危。具体分层标准根据血压升高水平(1、2、3级)、其他心血管危险因素、糖尿病、靶器官损害以及并发症情况,见表 1-2。用于分层的其他心血管危险因素、靶器官损害和并发症见表 1-3。

表 1-2 高血压患者心血管危险分层标准

其他危险因素和病史	高血压		
	1 级	2 级	3 级
无	低危	中危	高危
1～2 个其他危险因素	中危	中危	很高危
≥3 个其他危险因素或靶器官损害	高危	高危	很高危
临床合并症或合并糖尿病	很高危	很高危	很高危

表 1-3 影响高血压患者心血管预后的重要因素

心血管危险因素	靶器官损害	伴随临床疾患
·高血压(1～3 级)	·左心室肥厚	·脑血管病
·年龄＞55(男性);＞65(女性) ·吸烟 ·糖耐量受损和(或)空腹血糖升高 ·血脂异常 TC≥5.7mmol/L(220mg/dl)或 LDL-C＞3.3mmol/L(130mg/dl) 或 HDL-C＜1.0mmol/L(40mg/dl) ·早发心血管病家族史(一级亲属发病年龄男性＜55 岁,女性＜65 岁) ·腹型肥胖(腰围男性≥90cm,女性≥85cm 或肥胖(BMI≥28kg/m²) ·血同型半胱氨酸升高(≥10μmol/L)	心电图: Sokolow 电压标准:$R_{avl}+SV_1$＞4.0mV(男性)或＞3.5mV(女性) Cornell 电压标准:$R_{avl}+SV_1$＞2.8mV(男性)或＞2.0mV(女性) 超声心动 LVMI 男性≥125g/m²,女性≥120g/m² ·颈动脉超声 IMT≥0.9mm 或动脉粥样硬化斑块 ·颈股动脉 PWV≥12m/s ·ABI＜0.9 ·eGFR＜60ml/min·1.73m² 或血肌酐轻度升高 115～133μmol/L(1.3～1.5mg/dl,男性)107～124μmol/L(1.2～1.4mg/dl,女性) ·尿微量白蛋白 30～300mg/24 小时或白蛋白/肌酐≥30mg/g	脑出血,缺血性脑卒中,短暂脑缺血发作 ·心脏疾病 心肌梗死,心绞痛,冠状动脉血运重建,慢性心力衰竭 ·肾脏疾病 糖尿病性肾病,肾功能受损,肌酐≥133μmol/L(1.5mg/dl 男性),≥124μmol/L(1.4mg/dl,女性)尿蛋白多 300mg/24h ·周围血管病 ·视网膜病变 出血或渗出,视神经盘水肿 ·糖尿病

注:TC:总胆固醇;LDL-C:低密度脂蛋白胆固醇;HDL-C:高密度脂蛋白胆固醇;BMI:体质量指数;LVMI:左心室质量指数;IMT:内膜中层厚度;ABI:踝臂指数;PWV:脉搏波传导速度;eGFR:估测的肾小球滤过率

高血压与动脉粥样硬化密不可分。高血压患者动脉粥样硬化的严重程度与高血压的治疗和预后密切相关。现有动脉粥样硬化评估指标对高血压的诊断、治疗和预后评估起着重要作用,进一步明确高血压与动脉粥样硬化的关系以及更加准确的判断动脉粥样硬化程度对高血压发生发展以及危险评估具有重要意义。

九、治疗

(一)目的与原则

原发性高血压目前尚无根治方法。临床证据表明收缩压下降 10～20mmHg 或舒张压下降 5～6mmHg,3～5 年内脑卒中、冠心病与心脑血管病死亡率事件分别减少 38%、16% 与 20%,心力衰竭减少 50% 以上,高危患者获益更为明显。降压治疗的最终目的是减少高血压患者心、脑血管病的发生率和死亡率。

高血压治疗原则如下:

1. 治疗性生活方式干预　适用于所有高血压患者。主要包括：

（1）减轻体重：将体质量指数（BMI）尽可能控制在＜24kg/m²。体重降低对改善胰岛素抵抗、糖尿病、高脂血症和左心室肥厚均有益。

（2）减少钠盐摄入：膳食中约80%钠盐来自烹调用盐和各种腌制品，所以应减少烹调用盐，每人每日食盐量以不超过6g为宜。

（3）补充钾盐：每日吃新鲜蔬菜和水果。

（4）减少脂肪摄入：减少食用油摄入，少吃或不吃肥肉和动物内脏。

（5）戒烟限酒。

（6）增加运动：运动有利于减轻体重和改善胰岛素抵抗，提高心血管调节适应能力，稳定血压水平。

（7）减轻精神压力，保持心态平衡。

（8）必要时补充叶酸制剂。

2. 降压药物治疗对象

（1）高血压2级或以上患者。

（2）高血压合并糖尿病，或者已经有心、脑、肾靶器官损害或并发症患者。

（3）凡血压持续升高，改善生活方式后血压仍未获得有效控制者。

从心血管危险分层的角度，高危和很高危患者必须使用降压药物强化治疗。

3. 血压控制目标值　目前一般主张血压控制目标值应＜140/90mmHg。对于老年收缩期高血压患者，收缩压控制于150mmHg以下，如果能够耐受可降至140mmHg以下。应尽早将血压降低到上述目标血压水平，但并非越快越好。大多数高血压患者，应根据病情在数周至数月内将血压逐渐降至目标水平。年轻、病程较短的高血压患者，可较快达标。但老年人、病程较长或已有靶器官损害或并发症的患者，降压速度宜适度缓慢。

4. 多重心血管危险因素协同控制　大部分高血压患者合并其他心血管危险因素。降压治疗后尽管血压控制在正常范围，其他危险因素依然对预后产生重要影响，因此降压治疗时应同时兼顾其他心血管危险因素控制。降压治疗方案除了必须有效控制血压，还应兼顾对糖代谢、脂代谢、尿酸代谢等多重危险因素的控制。

国际大规模临床研究表明，对中高危险的高血压患者在降压治疗同时给予他汀类药物，可进一步减少心脑血管事件。针对我国高血压人群普遍伴有高同型半胱氨酸血症的特点，在降压同时，补充叶酸，降低血浆同型半胱氨酸，对我国脑卒中的防治有重要意义。

（二）降压药物治疗

1. 降压药物应用基本原则　使用降压药物应遵循以下4项原则，即小剂量开始，优先选择长效制剂，联合用药及个体化。

（1）小剂量：初始治疗时通常应采用较小的有效治疗剂量，根据需要逐步增加剂量。

（2）优先选择长效制剂：尽可能使用每天给药1次而有持续24小时降压作用的长效药物，从而有效控制夜间血压与晨峰血压，更有效预防心脑血管并发症。如使用中、短效制剂，则需给药每天2～3次，以达到平稳控制血压的目的。

（3）联合用药：可增加降压效果又不增加不良反应，在低剂量单药治疗效果不满意时，可以采用两种或两种以上降压药物联合治疗。事实上，2级以上高血压为达到目标血压常需联合治疗。对血压≥160/100mmHg或高于目标血压20/10mmHg或高危及以上患者，起始即可采用小剂量两种药物联合治疗或用固定复方制剂。

（4）个体化：根据患者具体情况、药物有效性和耐受性，兼顾患者经济条件及个人意愿，选择适合患者的降压药物。

2.降压药物种类　目前常用降压药物可归纳为五大类，即利尿剂、β受体阻滞剂、钙通道阻滞剂（CCB）、血管紧张素转换酶抑制剂（ACEI）和血管紧张素Ⅱ受体阻滞剂（ARB），详见表1-4。

表1-4　常用降压药物名称、剂量及用法

药物分类	药物名称	单次剂量	用法（每日）
利尿药	氢氯噻嗪（hydrochlorothiazide）	12.5mg	1～2次
	氨苯蝶啶（triamterene）	50mg	1～2次
	阿米洛利（amiloride）	5～10mg	1次
	呋塞米（furosemide）	20～40mg	1～2次
	吲达帕胺（indapamide）	1.25～2.5mg	1次
β受体阻滞剂	美托洛尔（metoprolol）	25～50mg	2次
	阿替洛尔（atenolol）	50～100mg	1次
	比索洛尔（bisoprolol）	5～10mg	1次
	卡维洛尔（carvedilol）	12.5～25mg	1～2次
	拉贝洛尔（labetalol）	100mg	2～3次
钙通道阻滞剂	硝苯地平控释剂（nifedipine GITS）	30～60mg	1次
	尼卡地平（nicardipine）	40mg	2次
	尼群地平（nitredipine）	10mg	2次
	非洛地平缓释剂（felodipine SR）	5～10mg	1次
	氨氯地平（amlodipine）	5～10mg	1次
	左旋氨氯地平（Levamlodipine）	1.25～5mg	1次
	拉西地平（lacidipine）	4～6mg	1次
	乐卡地平（lercanidipine）	10～20mg	1次
	维拉帕米缓释剂（verapamil SR）	240mg	1次
	地尔硫草缓释剂（diltiazem SR）	90～180mg	1次
	贝尼地平（benidipine）	2～8mg	1次
血管紧张素转换酶抑制剂	卡托普利（captopril）	12.5～50mg	2～3次
	依那普利（enalapril）	10～20mg	2次
	贝那普利（benazepril）	10～20mg	1次
	赖诺普利（lisinopril）	10～20mg	1次
	雷米普利（ramipril）	2.5～10mg	1次
	福辛普利（fosinopril）	10～20mg	1次
	西拉普利（cilazapril）	2.5～5mg	1次
	培哚普利（perindopril）	4～8mg	1次
血管紧张素Ⅱ受体阻滞剂	氯沙坦（losartan）	50～100mg	1次
	缬沙坦（valsartan）	80～160mg	1次
	厄贝沙坦（irbesartan）	150～300mg	1次
	替米沙坦（telmisartan）	40～80mg	1次
	奥美沙坦（olmesartan）	20～40mg	1次
	坎地沙坦（candesartan）	8～12mg	1次
	阿利沙坦（Allisartan）	240mg	1次

注：具体使用剂量及注意事项请参照药物使用说明书

3.各类降压药物作用特点

(1)利尿剂:有噻嗪类、袢利尿剂和保钾利尿剂三类。噻嗪类使用最多,常用的有氢氯噻嗪。降压作用主要通过排钠,减少细胞外容量,降低外周血管阻力。降压起效较平稳、缓慢,持续时间相对较长,作用持久。适用于轻、中度高血压,对单纯收缩期高血压、盐敏感性高血压、合并肥胖或糖尿病、更年期女性、合并心力衰竭和老年人高血压有较强的降压效应。利尿剂可增强其他降压药的疗效。主要不良反应是低血钾症和影响血脂、血糖、血尿酸代谢,往往发生在大剂量时,因此推荐使用小剂量。其他还包括乏力、尿量增多等,痛风患者禁用。保钾利尿剂可引起高血钾,不宜与 ACEI、ARB 合用,肾功能不全者慎用。袢利尿剂主要用于合并肾功能不全的高血压患者。

(2)β 受体阻滞剂:有选择性(β_1)、非选择性(β_1 与 β_2)和兼有 α 受体阻滞三类。该类药物可通过抑制中枢和周围 RAAS,抑制心肌收缩力和减慢心率发挥降压作用。降压起效较强而且迅速,不同 β 受体阻滞剂降压作用持续时间不同。适用于不同程度高血压患者,尤其是心率较快的中、青年患者或合并心绞痛和慢性心力衰竭者,对老年高血压疗效相对较差。各种 β 受体阻滞剂的药理学和药代动力学情况相差较大,临床上治疗高血压宜使用选择性 β_1 受体阻滞剂或者兼有 α 受体阻滞作用的 β 受体阻滞剂,达到能有效减慢心率的较高剂量。β 受体阻滞剂不仅降低静息血压,而且能抑制应激和运动状态下血压急剧升高。使用的主要障碍是心动过缓和一些影响生活质量的不良反应,较高剂量治疗时突然停药可导致撤药综合征。虽然糖尿病不是使用 β 受体阻滞剂的禁忌证,但它增加胰岛素抵抗,还可能掩盖和延长低血糖反应,使用时应加以注意。不良反应主要有心动过缓、乏力、四肢发冷。β 受体阻滞剂对心肌收缩力、窦房结及房室结功能均有抑制作用,并可增加气道阻力。急性心力衰竭、病态窦房结综合征、房室传导阻滞患者禁用。

(3)钙通道阻滞剂:根据药物核心分子结构和作用于 L 型钙通道不同的亚单位,钙通道阻滞剂分为二氢吡啶类和非二氢吡啶类,前者以硝苯地平为代表,后者有维拉帕米和地尔硫䓬。根据药物作用持续时间,钙通道阻滞剂又可分为短效和长效。长效包括长半衰期药物,例如氨氯地平、左旋氨氯地平;脂溶性膜控型药物,例如拉西地平和乐卡地平;缓释或控释制剂,例如非洛地平缓释片、硝苯地平控释片。降压作用主要通过阻滞电压依赖 L 型钙通道减少细胞外钙离子进入血管平滑肌细胞内,减弱兴奋—收缩耦联,降低阻力血管的收缩反应。钙通道阻滞剂还能减轻血管紧张素 Ⅱ(AⅡ)和 α_1 肾上腺素能受体的缩血管效应,减少肾小管钠重吸收。钙通道阻滞剂降压起效迅速,降压疗效和幅度相对较强,疗效的个体差异性较小,与其他类型降压药物联合治疗能明显增强降压作用。钙通道阻滞剂对血脂、血糖等无明显影响,服药依从性较好。相对于其他降压药物,钙通道阻滞剂还具有以下优势:对老年患者有较好降压疗效;高钠摄入和非甾体类抗炎症药物不影响降压疗效;对嗜酒患者也有显著降压作用;可用于合并糖尿病、冠心病或外周血管病患者;长期治疗还具有抗动脉粥样硬化作用。主要缺点是开始治疗时有反射性交感活性增强,引起心率增快、面部潮红、头痛、下肢水肿等,尤其使用短效制剂时。非二氢吡啶类抑制心肌收缩和传导功能,不宜在心力衰竭、窦房结功能低下或心脏传导阻滞患者中应用。

(4)血管紧张素转换酶抑制剂:降压作用主要通过抑制循环和组织 ACE,使血管紧张素 Ⅱ 生成减少,同时抑制激肽酶使缓激肽降解减少。降压起效缓慢,3～4 周时达最大作用,限制钠盐摄入或联合使用利尿剂可使起效迅速和作用增强。ACEI 具有改善胰岛素抵抗和减少尿蛋白作用,对肥胖、糖尿病和心脏、肾脏靶器官受损的高血压患者具有相对较好的疗效,特别适用于伴有心力衰竭、心肌梗死、心房颤动、蛋白尿、糖耐量减退或糖尿病肾病的高血压患者。不良反应主要是刺激性干咳和血管性水肿。干咳发生率约 10%～20%,可能与体内缓激肽增多有关,停用后可消失。高血钾症、妊娠妇女和双侧肾动脉狭窄患者禁用。血肌酐超过 3mg/dl 患者使用时需谨慎,应定期监测血肌酐及血钾水平。

(5)血管紧张素Ⅱ受体阻滞剂(ARB):降压作用主要通过阻滞组织血管紧张素Ⅱ受体亚型 AT1,更充分有效地阻断血管紧张素Ⅱ的血管收缩、水钠潴留与重构作用。近年来的研究表明阻滞 AT1 负反馈引起血管紧张素Ⅱ增加,可激活另一受体亚型 AT2,能进一步拮抗 AT1 的生物学效应。降压作用起效缓慢,但持久而平稳。低盐饮食或与利尿剂联合使用能明显增强疗效。多数 ARB 随剂量增大降压作用增强,治疗剂量窗较宽。最大的特点是直接与药物有关的不良反应较少,一般不引起刺激性干咳,持续治疗依从性高。治疗对象和禁忌证与 ACEI 相同。

除上述五大类主要的降压药物外,在降压药发展历史中还有一些药物,包括交感神经抑制剂,例如利血平(reserpine)、可乐定(clonidine);直接血管扩张剂,例如肼屈嗪(hydrazine);α₁ 受体阻滞剂,例如哌唑嗪(prazosin)、特拉唑嗪(terazosin)、多沙唑嗪(doxazosin),曾多年用于临床并有一定的降压疗效,但因副作用较多,目前不主张单独使用,但可用于复方制剂或联合治疗。

4.降压治疗方案 大多数无并发症或合并症患者可单独或联合使用噻嗪类利尿剂、β阻滞剂、CCB、ACEI 和 ARB,治疗应从小剂量开始。临床实际使用时,患者心血管危险因素状况、靶器官损害、并发症、合并症、降压疗效、不良反应以及药物费用等,都可能影响降压药的具体选择。目前认为,2 级高血压患者在开始时就可以采用两种降压药物联合治疗,联合治疗有利于血压较快达到目标值,也利于减少不良反应。

联合治疗应采用不同降压机制的药物,我国临床主要推荐应用优化联合治疗方案是:ACEI/ARB+二氢吡啶类 CCB;ARB/ACEI+噻嗪类利尿剂;二氢吡啶类 CCB+噻嗪类利尿剂;二氢吡啶类 CCB+β受体阻滞剂。次要推荐使用的联合治疗方案是:利尿剂+β受体阻滞剂;α受体阻滞剂+β受体阻滞剂;二氢吡啶类 CCB+保钾利尿剂;噻嗪类利尿剂+保钾利尿剂。三种降压药联合治疗一般必须包含利尿剂。采用合理的治疗方案和良好的治疗依从性,一般可使患者在治疗 3～6 个月内达到血压控制目标值。对于有并发症或合并症患者,降压药和治疗方案选择应该个体化。

降压治疗的益处主要是通过长期控制血压而获得,所以高血压患者需要长期降压治疗,尤其是高危和很高危患者。在每个患者确立有效治疗方案血压控制后,仍应继续治疗,不应随意停止治疗或频繁改变治疗方案,停降压药后多数患者在半年内又回复到原来的血压水平。由于降压治疗的长期性,因此患者的治疗依从性十分重要。采取以下措施可以提高患者治疗依从性:医师与患者之间保持经常性的良好沟通;让患者和家属参与制订治疗计划;鼓励患者家中自测血压。

十、特殊类型高血压的处理

(一)老年高血压

我国流行病学调查显示 60 岁以上人群高血压患病率为 49%。老年人容易合并多种临床疾病,并发症较多,其高血压的特点是收缩压增高、舒张压下降,脉压增大;血压波动性大,容易出现体位性低血压及餐后低血压;血压昼夜节律异常、白大衣高血压和假性高血压相对常见。老年高血压患者的血压应降至150/90mmHg以下。老年高血压降压治疗应强调收缩压达标,同时应避免过度降低血压;在能耐受降压治疗前提下,逐步降压达标,应避免过快降压。CCB、ACEI、ARB、利尿剂或β受体阻滞剂都可以考虑选用。

(二)儿童青少年高血压

儿童青少年高血压以原发性高血压为主,表现为轻、中度血压升高,通常没有明显的临床症状,与肥胖密切相关,近一半儿童高血压患者可发展为成人高血压,左心室肥厚是最常见的靶器官受累。儿童青少年血压明显升高者多为继发性高血压,肾性高血压是首位病因。目前国际上统一采用不同年龄性别血压的90、95和99百分位数作为诊断"正常高值血压"、"高血压"和"严重高血压"的标准。未合并靶器官损害的儿童与青少年高血压应将血压降至95百分位数以下;合并肾脏疾病、糖尿病或出现高血压靶器官损害时,应将血压降至90百分位数以下。绝大多数儿童与青少年高血压患者通过非药物治疗即可达到血压控制目标。但如果生活方式治疗无效,出现高血压临床症状、靶器官损害,合并糖尿病、继发性高血压等情况应考虑药物治疗。ACEI或ARB和CCB在标准剂量下较少发生不良反应,通常作为首选的儿科抗高血压药物;利尿剂通常作为二线抗高血压药物或与其他类型药物联合使用;其他种类药物如α受体阻滞剂和β受体阻滞剂,因为不良反应的限制多用于儿童青少年严重高血压患者的联合用药。

(三)顽固性高血压

顽固性高血压或难治性高血压是指尽管使用了三种以上合适剂量降压药联合治疗(一般应该包括利尿剂),血压仍未能达到目标水平。使用四种或四种以上降压药物血压达标也应考虑为顽固性高血压。对于顽固性高血压,部分患者存在遗传学和药物遗传学方面的因素,多数患者还应该寻找原因,针对具体原因进行治疗,常见原因如下:

1.假性难治性高血压 由血压测量错误、"白大衣现象"或治疗依从性差等导致。如:袖带气囊不合适(气囊太短或太容易致血压读数偏高);袖带置于有弹性阻力的衣服(毛线衣)外面;放气速度过快;听诊器的胸件置于袖带之内(致使听诊头向下压力较大而压力增高);听诊器上向下压力较大。假性难治性高血压可发生在广泛动脉粥样硬化和钙化的老年人,测量肱动脉血压时需要比硬化的动脉腔内压更高的袖带压力方能阻断血流。以下情况应怀疑假性高血压:血压明显升高而无靶器官损害;降压治疗后在无血压过度下降时产生明显的头晕、乏力等低血压症状;肱动脉处有钙化证据;肱动脉血压高于下肢动脉血压;重度单纯收缩期高血压。患者治疗依从性差,也可以导致顽固性高血压。

2.生活方式未获得有效改善 比如体重、食盐摄入未得到有效控制,过量饮酒、未戒烟等。

3.降压治疗方案不合理 如:采用了不合理的联合治疗方案;采用了对某些患者有明显不良反应的降压药,导致无法增加剂量提高疗效和依从性;在多种药物联合方案中未包括利尿剂(包括醛固酮拮抗剂)。

4.其他药物干扰降压作用 同时服用干扰降压作用的药物是血压难以控制的一个较隐蔽的原因。非甾体类抗炎药(NSAIDs)引起水钠潴留,增强对升压激素的血管收缩反应,可抵消钙通道阻滞剂外各种降压药的作用。拟交感胺类药物具有激动α肾上腺素能活性作用,例如某些滴鼻液、抑制食欲的减肥药,长期使用可升高血压或干扰降压药物作用。三环类抗抑郁药阻止交感神经末梢摄取利血平、可乐定等降压药。环孢素刺激内皮素释放,增加肾血管阻力,减少水钠排泄。重组人促红细胞生成素可直接作用于血管,升高周围血管阻力。口服避孕药和糖皮质激素也可拮抗降压药的作用。

5. 容量超负荷 饮食钠摄入过多抵消降压药作用。肥胖、糖尿病、肾脏损害和慢性肾功能不全时通常有容量超负荷。在一些联合治疗依然未能控制血压的患者中,常发现未使用利尿剂,或者利尿剂的选择和剂量不合理。可以采用短期强化利尿治疗试验来判断,联合服用长作用的噻嗪类利尿剂和短作用的袢利尿剂观察治疗效应。

6. 胰岛素抵抗 胰岛素抵抗是肥胖和糖尿病患者发生顽固性高血压的主要原因。在降压药治疗基础上联合使用胰岛素增敏剂,可以明显改善血压控制。肥胖者减轻体重 5kg 就可显著降低血压或减少降压药数量。

7. 继发性高血压 其中睡眠呼吸暂停低通气综合征、肾动脉狭窄和原发性醛固酮增多症是最常见的原因。

顽固性高血压的处理应该建立在对上述可能原因评估的基础上,进行有效生活方式干预,合理制订降压方案,除外继发性高血压,增加患者依从性,大多数患者血压可以得到控制。

(四)高血压急症和亚急症

高血压急症(hypertensive emergiencies)是指原发性或继发性高血压患者,在某些诱因作用下,血压突然和明显升高(一般超过 180/120mmHg),伴有进行性心、脑、肾等重要靶器官功能不全的表现。高血压急症包括高血压脑病、颅内出血(脑出血和蛛网膜下腔出血)、脑梗死、急性左心衰竭、急性冠状动脉综合征(不稳定型心绞痛、急性非 ST 段抬高型和 ST 段抬高型心肌梗死)、主动脉夹层、子痫、急进性肾小球肾炎、胶原血管病所致肾功能危象、嗜铬细胞瘤危象及围术期严重高血压等。少数患者病情急骤发展,舒张压持续≥130mmHg,并有头痛、视力模糊、眼底出血、渗出和乳头水肿,肾脏损害突出,持续蛋白尿、血尿与管型尿,称为恶性高血压。应注意血压水平的高低与急性靶器官损害的程度并非呈正比,通常需要使用静脉降压药物。高血压亚急症(hypertensive urgencies)是指血压明显升高但不伴严重临床症状及进行性靶器官损害。患者可以有血压明显升高造成的症状,如头痛,胸闷,鼻出血和烦躁不安等。血压升高的程度不是区别高血压急症与亚急症的标准,区别两者的唯一标准是有无新近发生的急性进行性靶器官损害。

及时正确处理高血压急症十分重要,可在短时间内使病情缓解,预防进行性或不可逆性靶器官损害,降低死亡率。高血压急症和亚急症降压治疗的紧迫程度不同,前者需要迅速降低血压,采用静脉途径给药;后者需要在 24 到 48 小时内降低血压,可使用快速起效的口服降压药。

1. 治疗原则

(1)迅速降低血压:对于高血压急症选择适宜有效的降压药物,静脉滴注给药,同时监测血压。如果情况允许,及早开始口服降压药治疗。

(2)控制性降压:高血压急症时短时间内血压急骤下降,有可能使重要器官的血流灌注明显减少,应采取逐步控制性降压,一般情况下,初始阶段(数分钟到 1h 内)血压控制的目标为平均动脉压的降低幅度不超过治疗前水平的 25%。在随后的 2～6h 内将血压降至较安全水平,一般为 160/100mmHg 左右,如果可耐受,临床情况稳定,在随后 24～48h 逐步降至正常水平。如果降压后发现有重要器官缺血表现,血压降低幅度应更小。在随后的1～2周内,再将血压逐步降到正常水平。

(3)合理选择降压药:处理高血压急症的药物,要求起效迅速,短时间内达到最大作用;作用持续时间短,停药后作用消失较快;不良反应较小。另外,最好在降压过程中不明显影响心率、心输出量和脑血流量。

(4)避免使用的药物:应注意有些降压药不适宜用于高血压急症,甚至有害。利舍平肌内注射的降压作用起效较慢,如果短时间内反复注射可导致难以预测的蓄积效应,发生严重低血压,引起明显嗜睡反应,干扰对神志的判断。治疗开始时也不宜使用强力的利尿药,除非有心力衰竭或明显的体液容量负荷过重,因为多数高血压急症时交感神经系统和RAAS过度激活,外周血管阻力明显升高,体循环血容量减少,对强力利尿存在风险。

2.降压药选择与应用

(1)硝普钠(sodium nitroprusside):同时直接扩张静脉和动脉,降低前、后负荷。开始以$10\mu g/min$静滴,逐渐增加剂量以达到降压作用,一般临床常用最大剂量为$200\mu g/min$。使用硝普钠必须密切监测血压,根据血压水平仔细调节滴注速率。停止滴注后,作用仅维持3～5分钟。硝普钠可用于各种高血压急症。在通常剂量下不良反应轻微,可有恶心、呕吐、肌肉颤动等。硝普钠在体内红细胞中代谢产生氰化物,长期或大剂量使用应注意可能发生硫氰酸中毒,尤其肾功能损害者更容易发生。

(2)硝酸甘油(nitroglycerin):扩张静脉和选择性扩张冠状动脉与大动脉,降低动脉压作用不及硝普钠。开始时以5～$10\mu g/min$速率静滴。降压起效迅速,停药后数分钟作用消失,可用至100～$200\mu g/min$。硝酸甘油主要用于高血压急症伴急性心力衰竭或急性冠脉综合征。不良反应有心动过速、面部潮红、头痛和呕吐等。

(3)尼卡地平(nicardipine):二氢吡啶类钙通道阻滞剂,作用迅速,持续时间较短,降压同时改善脑血流量。开始时从$0.5\mu g/(kg \cdot min)$静脉滴注,可逐步增加剂量到$10\mu g/(kg \cdot min)$。主要用于高血压急症合并急性脑血管病或其他高血压急症。不良反应有心动过速、面部潮红等。

(4)拉贝洛尔(labetalol):兼有α受体阻滞作用的受体阻滞剂,起效较迅速(5～10分钟),持续时间较长(3～6小时)。开始时缓慢静脉注射20～100mg,以0.5～2mg/min速率静脉滴注,总剂量不超过300mg。拉贝洛尔主要用于高血压急症合并妊娠或肾功能不全患者。不良反应有头晕、直立性低血压、心脏传导阻滞等。

(五)高血压合并其他临床情况

高血压可以合并脑血管病、冠心病、心力衰竭、慢性肾功能不全和糖尿病等。急性脑卒中的血压处理尚未完全达成共识。对于稳定期患者,降压治疗目的是减少脑卒中再发。对老年患者,双侧或颅内动脉严重狭窄者及严重体位性低血压患者应该慎重进行降压治疗,降压过程应该缓慢、平稳,最好不减少脑血流量。对于心肌梗死和心力衰竭患者合并高血压,首先考虑选择ACEI或ARB和β受体阻滞剂。慢性肾功能不全合并高血压者,降压治疗的目的主要是延缓肾功能恶化,预防心、脑血管病发生。ACEI或ARB在高血压早、中期能延缓肾功能恶化,但要注意在低血容量或病情晚期(肌酐清除率<30ml/min或血肌酐超过$265\mu mol/L$,即3.0mg/dl)有可能反而使肾功能恶化。1型糖尿病在出现蛋白尿或肾功能减退前通常血压正常,高血压是肾病的一种表现;2型糖尿病往往较早就与高血压并存。多数糖尿病合并高血

压患者往往同时有肥胖、血脂代谢紊乱和较严重的靶器官损害,属于心血管疾病高危群体。因此应该积极降压治疗,为达到目标水平,通常在改善生活方式基础上需要 2 种以上降压药物联合治疗。ACEI 或 ARB 能有效减轻和延缓糖尿病肾病的进展。

(居来提·艾买提)

第二节　继发性高血压

继发性高血压是指由某些确定的疾病或病因引起的血压升高,约占所有高血压的 5%。继发性高血压尽管所占比例并不高,但绝对人数仍相当多,而且某些继发性高血压,如原发性醛固酮增多症、嗜铬细胞瘤、肾血管性高血压、肾素分泌瘤等,可通过手术得到根治或改善。因此,及早明确诊断能明显提高治愈率及阻止病情进展。

临床上凡遇到以下情况时,要进行全面详尽的筛选检查:①中、重度血压升高的年轻患者。②症状、体征或实验室检查有怀疑线索,例如肢体脉搏搏动不对称性减弱或缺失,腹部听到粗糙的血管杂音等。③药物联合治疗效果差,或者治疗过程中血压曾经控制良好但近期又明显升高。④恶性高血压患者。继发性高血压的主要疾病和病因见表 1—5。

表 1—5　继发性高血压的主要疾病和病因

肾脏疾病	肾小球肾炎
	慢性肾盂肾炎
	先天性肾脏病变(多囊肾)
	继发性肾脏病变(结缔组织病,糖尿病肾病,肾淀粉样变等)
	肾动脉狭窄肾肿瘤
内分泌疾病	Cushing 综合征(皮质醇增多症)
	嗜铬细胞瘤
	原发性醛固酮增多症
	肾上腺性变态综合征
	甲状腺功能亢进
	甲状腺功能减退
	甲状旁腺功能亢进
	腺垂体功能亢进
	绝经期综合征
心血管病变	主动脉瓣关闭不全
	完全性房室传导阻滞
	主动脉缩窄
	多发性大动脉炎
颅脑病变	脑肿瘤
	脑外伤
	脑干感染
其他	妊娠高血压综合征
	红细胞增多症
	药物(糖皮质激素,拟交感神经药,甘草)

一、肾实质性高血压

包括急、慢性肾小球肾炎，糖尿病肾病、慢性肾盂肾炎，多囊肾和肾移植后等多种肾脏病变引起的高血压，是最常见的继发性高血压，终末期肾病 80%～90% 合并高血压。肾实质性高血压的发生主要是由于肾单位大量丢失，导致水钠潴留和细胞外容量增加，以及肾脏 RAAS 激活与排钠减少。高血压又进一步升高肾小球内囊压力，形成恶性循环，加重肾脏病变。

临床上有时难以将肾实质性高血压与原发性高血压伴肾脏损害完全区别开来。一般而言，除恶性高血压，原发性高血压很少出现明显蛋白尿，血尿不明显，肾功能减退首先从肾小管浓缩功能开始，肾小球滤过功能仍长期保持正常或增强，直到最后阶段才有肾小球滤过降低，血肌酐上升；肾实质性高血压往往在发现血压升高时已有蛋白尿、血尿和贫血，肾小球滤过功能减退，肌酐清除率下降。如果条件允许，肾穿刺组织学检查有助于确立诊断。

肾实质性高血压必须严格限制钠盐摄入，每天<3g；通常需要联合使用降压药物治疗；如果不存在使用禁忌证，联合治疗方案中一般应包括 ACEI 或 ARB，有利于减少尿蛋白，延缓肾功能恶化。

二、肾血管性高血压

肾血管性高血压是单侧或双侧肾动脉主干或分支狭窄引起的高血压。常见病因有多发性大动脉炎，肾动脉纤维肌性发育不良和动脉粥样硬化，前两者主要见于青少年，后者主要见于老年人。肾血管性高血压的发生是由于肾血管狭窄，导致肾脏缺血，激活 RAAS。早期解除狭窄，可使血压恢复正常；长期或高血压基础上的肾动脉狭窄，解除狭窄后血压一般也不能完全恢复正常，持久严重的肾动脉狭窄会导致患侧甚至整体肾功能的损害。

凡进展迅速或突然加重的高血压，均应怀疑本症。体检时在上腹部或背部肋脊角处可闻及血管杂音。肾动脉彩超、放射性核素肾图、肾动脉 CT 及 MRI 检查有助于诊断，肾动脉造影可明确诊断和狭窄部位。

治疗方法可根据病情和条件选择经皮肾动脉成形术，手术和药物治疗。治疗的目的不仅是降低血压，还在于保护肾功能。经皮肾动脉成形及支架植入术较简便，对单侧非开口处局限性狭窄效果较好。手术治疗包括血运重建术，肾移植术和肾切除术，适用于不宜经皮肾动脉成形术患者。不适宜上述治疗的患者，可采用降压药物联合治疗。需要注意，双侧肾动脉狭窄、肾功能已受损或非狭窄侧肾功能较差患者禁忌使用 ACEI 或 ARB，因为这类药物解除了缺血肾脏出球小动脉的收缩作用，使肾小球内囊压力下降，肾功能恶化。

三、原发性醛固酮增多症

本症是肾上腺皮质增生或肿瘤分泌过多醛固酮所致。临床上以长期高血压伴低血钾为特征，亦有部分患者血钾正常，临床上常因此忽视了对本症的进一步检查。由于电解质代谢障碍，本症可有肌无力、周期性瘫痪、烦渴、多尿等症状。血压大多为轻、中度升高，约 1/3 表现为顽固性高血压。实验室检查有低血钾、高血钠、代谢性碱中毒、血浆肾素活性降低、血浆和尿醛固酮增多。血浆醛固酮/血浆肾素活性比值增大有较高诊断敏感性和特异性。超声、放射性核素、CT、MRI 可确立病变性质和部位。选择性双侧肾上腺静脉血激素测定，对诊断确有困难者,有较高的诊断价值。

如果本症是肾上腺皮质腺瘤或癌所致,手术切除是最好的治疗方法。如果是肾上腺皮质增生,也可作肾上腺大部切除术,但效果相对较差,一般仍需使用降压药物治疗,选择醛固酮拮抗剂螺内酯和长效钙通道阻滞剂。

四、嗜铬细胞瘤

嗜铬细胞瘤起源于肾上腺髓质、交感神经节和体内其他部位嗜铬组织,肿瘤间歇或持续释放过多肾上腺素、去甲肾上腺素与多巴胺。临床表现变化多端,典型的发作表现为阵发性血压升高伴心动过速、头痛、出汗、面色苍白。在发作期间可测定血或尿儿茶酚胺或其代谢产物3-甲氧基-4-羟基苦杏仁酸(VMA),如有显著增高,提示嗜铬细胞瘤。超声、放射性核素、CT或MRI可作定位诊断。

嗜铬细胞瘤大多为良性,约10%嗜铬细胞瘤为恶性,手术切除效果好。手术前或恶性病变已有多处转移无法手术者,选择α和β受体阻滞剂联合降压治疗。

五、皮质醇增多症

皮质醇增多症主要是由于促肾上腺皮质激素(ACTH)分泌过多导致肾上腺皮质增生或者肾上腺皮质腺瘤,引起糖皮质激素过多所致。80%患者有高血压,同时有向心性肥胖、满月脸、水牛背、皮肤紫纹、毛发增多、血糖增高等表现。24小时尿17-羟和17-酮类固醇增多,地塞米松抑制试验和肾上腺皮质激素兴奋试验有助于诊断。颅内蝶鞍X线检查,肾上腺CT,放射性核素肾上腺扫描可确定病变部位。治疗主要采用手术、放射和药物方法根治病变本身,降压治疗可采用利尿剂或与其他降压药物联合应用。

六、主动脉缩窄

主动脉缩窄多为先天性,少数是多发性大动脉炎所致。临床表现为上臂血压增高,而下肢血压不高或降低。在肩胛间区、胸骨旁、腋部有侧支循环的动脉搏动和杂音,腹部听诊有血管杂音。胸部X线检查可见肋骨受侧支动脉侵蚀引起的切迹。主动脉造影可确定诊断。治疗主要采用介入扩张支架植入或外科手术。

(居来提·艾买提)

第三节 感染性心内膜炎

感染性心内膜炎(infective endocarditis, IE)是指由病原微生物经血行途径引起的心内膜、心瓣膜、邻近大动脉内膜的感染并伴赘生物的形成。感染性心内膜炎被认为"致命的感染性疾病综合征"之一,位于尿路感染、肺炎、腹腔感染之后,居第4位,属危重病。根据病程分为急性和亚急性,并可分为自体瓣膜,人工瓣膜和静脉药瘾者的心内膜炎。天然瓣和人工瓣感染性心内膜炎总死亡率为20%~25%,由于非法静脉用药所致死亡率为10%。

大多数感染性心内膜炎发生于有器质性心脏病的患者,据我国资料显示,感染性心内膜炎患者中半数以上有风湿性心脏病,8%~15%有先天性心脏病,其他如心肌病、肺源性心脏病、甲亢性心脏病以及二尖瓣脱垂症等占10%,无器质性心脏病者发生感染性心内膜炎近几年呈明显增加趋势,约占 10%,可能与各种内镜检查和经血管的有创检查以及静脉吸毒有关。

一、流行病学

感染性心内膜炎的发病率相对较低,研究表明年发病率为 1.7/10 万~6.2/10 万,亚洲人发病率更高些,约为 7.6/10 万;病死率一直稳定在 16%~25%。近年来,感染性心内膜炎的流行病学呈现一定的变化:平均年龄增大;风湿性瓣膜病比例降低;人工瓣膜、老年退行性变、经静脉吸毒、无器质性心脏病患者明显增多;医源性获得性感染性心内膜炎更为常见;超声检出赘生物明显提高;因脑梗死、急性左心衰死亡者增加;初发性感染性心内膜炎存活率较以前提高。感染性心内膜炎致病菌有所变化:草绿色链球菌感染减少,而金黄色葡萄球菌感染增加。

随着静脉药瘾者的增加,金黄色葡萄球菌已经取代草绿色链球菌成为感染性心内膜炎的主要致病菌;随着经皮、血管内、胃肠道、泌尿生殖道的手术操作明显增多,以及需长期透析的慢性肾衰患者的增多都使口腔链球菌的感染比例下降,而金黄色葡萄球菌、凝固酶阴性葡萄球菌、肠球菌、牛链球菌感染比例升高。院内感染所致的感染性心内膜炎与社区获得性感染性心内膜炎的致病菌明显不同:社区获得性感染性心内膜炎仍以链球菌为主,院内感染感染性心内膜炎以金黄色葡萄球菌和肠球菌为主。

二、分类

传统的分类依据病情和病程将感染性心内膜炎分为急性感染性心内膜炎(acute infective endocarditis,AIE)和亚急性感染性心内膜炎(subacute infective endocarditis,SIE),前者由毒力强的病原体所致,病情重,有全身中毒症状,未经治疗往往数天至数周内死亡;后者病原体毒力低,病情较轻,病程较长,中毒症状少。

传统分类依据瓣膜类型分为自体瓣膜心内膜炎(NVE)和人工瓣膜心内膜炎(PVE)。也有依据感染的病原体和受累部位分为金黄色葡萄球菌性心内膜炎、真菌性心内膜炎以及右心瓣膜感染心内膜炎。

目前临床中已经摒弃了沿用多年的急性、亚急性和慢性心内膜炎分类方法,提出按照感染部位及是否存在心内异物将感染性心内膜炎分为四类。

感染性心内膜炎的分类:

1. 左心自体瓣膜感染性心内膜炎。

2. 左心人工瓣膜心内膜炎(瓣膜置换术后<1 年发生称为早期人工瓣膜心内膜炎,术后>1 年发生称为晚期人工瓣膜心内膜炎)。

3. 右心感染性心内膜炎。

4. 器械相关性感染性心内膜炎(包括发生在起搏器或除颤器导线上的感染性心内膜炎,可伴或不伴有瓣膜受累)。

三、病因

感染性心内膜炎的病因主要包括基础心血管病变以及病原微生物两方面。此外血流动力学因素、切应力及其他机械因素造成的损伤、非细菌性血栓性心内膜炎、暂时性菌血症以及血液中致病微生物的数量、毒力、侵袭力和黏附能力均与感染性心内膜炎的发生有关。

1.心脏病因学 60%～80%的患者都有原发瓣膜病变,如二尖瓣脱垂、主动脉瓣与二尖瓣的退行性变、先天性心脏病、风湿性心脏病。由于心瓣膜病损伤处存在着一定的血液压力阶差,容易引起局部心内膜的内皮受损,可形成非细菌性血栓性心内膜炎,涡流可使细菌沉淀于低压腔室的近端、血压异常流出处受损的心内膜上,使之转为感染性心内膜炎。

2.病原微生物 过去认为草绿色链球菌是感染性心内膜炎、尤其是亚急性感染性心内膜炎的最主要致病菌,但随着静脉药成瘾者的增加,金黄色葡萄球菌已经成为 IE 的主要致病菌。需要注意的是,几乎所有已知的致病微生物都可以引起本病;且同种病原体既可引起急性病程,也可表现为亚急性病程。

四、病理

心内膜上形成赘生物是感染性心内膜炎的基本病理过程。

赘生物形成受累的瓣膜往往不止一个,以主动脉瓣和二尖瓣多见,可造成瓣叶破坏、穿孔、腱索断裂及心肌脓肿;赘生物碎片脱落致周围血管栓塞;病原体血行播种在远隔部位形成转移性脓肿;激活免疫系统,导致肾小球肾炎、肝脾肿大、关节炎、腱鞘炎、心包、心肌炎。

五、发病机制

感染性心内膜炎的发病机理是三方面共同作用的结果。

1.心内膜自身病变 心内膜自身病变或者修复延迟为细菌定植提供了场所。心脏器质性病变存在时,血流由正常的层流变为涡流和喷射,从高压腔室分流至低压腔室,形成明显的压力差,冲击血管内膜使其受损,内层胶原暴露,血小板、红细胞、白细胞、纤维蛋白积聚。

2.菌血症 致病菌所致的菌血症为必要条件,而反复发生的菌血症使机体产生抗体,介导病原体与损伤部位黏附形成赘生物,进一步将细菌包裹于赘生物中不受机体免疫系统作用。

3.免疫功能异常 自身免疫力异常,未能及时清除致病菌。

以上三方面共同作用,使得细菌得以在心内膜定植并形成赘生物,当赘生物不断增大并破裂时易形成栓塞,其内细菌产生菌血症或脓毒血症并形成转移性播种病灶。

六、血流动力学

常与原发的心脏病变及所侵犯的瓣膜有关。赘生物可导致或加重瓣膜的狭窄和关闭不全;瓣叶穿孔,乳头肌及腱索的缩短或断裂,亦可导致或加重瓣膜关闭不全,而引起相应的血流动力学改变。此外,发热、贫血可增加心肌的耗氧和损害,从而诱发或加剧心功能不全。

七、临床表现及体征

1.发热 见于95%以上患者,为驰张热。但部分患者热型不典型,甚至没有超过38.5℃的发热。

2.心脏杂音　见于 90％患者,且杂音易变,最具特征的是新出现的病理性杂音或原有杂音的改变。根据致病菌侵犯的瓣膜不同可以出现不同的杂音。

3.皮肤及其附属器和眼的五大表现　皮肤瘀点,Osler 小结,Janeway 斑,Roth 斑,甲下线状出血。

4.脾大　约 30％患者可以出现脾肿大,与病程有关,慢性病程者常见。

5.贫血　为轻、中度 Osler 小结呈紫或红色,稍高于皮面,直径小至 1～2mm,大者可达 5～15mm,多发生于手指或足趾末端的掌面,大小鱼际或足底可有压痛,常持续 4～5 天才消退。需要注意的是 Osler 小结并不是感染性心内膜炎所特有,在系统性红斑狼疮、伤寒、淋巴瘤等疾病中亦可出现。Janeway 损害是指出现在手掌和足底的直径 1～4mm 无痛性出血性或红斑性损害,为化脓性栓塞所致。少数患者可有视网膜病变,表现为椭圆形黄斑出血伴中央发白,有时眼底仅可见圆形白点成为 Roth 斑。

八、并发症

1.心脏　心力衰竭(首位死亡原因),心肌脓肿,心包炎,心肌炎。

2.动脉栓塞　约 5％～30％,可见于任何器官组织。

3.细菌性动脉瘤　较少见,约 3％～5％。

4.转移性感染　可在任何部位形成(金葡菌及念珠菌常见)。

5.神经系统　约 30％;脑栓塞,脑膜炎,脑出血,细菌性动脉瘤,脑脓肿,癫痫样发作。

6.肾脏　肾动脉栓塞,肾炎,肾脓肿。

九、诊断

感染性心内膜炎临床表现缺乏特异性,不同患者间差异很大,老年或免疫受损的患者甚至无明确发热病史。感染性心内膜炎及时被检出在一定程度上依靠临床医师的诊断警觉性。

超声心动图和血培养是诊断感染性心内膜炎的两块基石。目前临床诊断主要参考 Duck 标准(表 1－6,1－7)。

表 1－6　感染性心内膜炎 Duke 诊断标准

明确的感染性心内膜炎	病理学标准:有赘生物、或栓塞性赘生物或心内脓肿进行培养或组织学证实有细菌或病理改变;组织病理证实赘生物或心内脓肿有活动性心内膜炎改变
	临床标准(表 1－7):2 项主要标准,或
	1 项主要标准加 3 项次要标准,或
	5 项次要标准
可疑的感染性心内膜炎	有心内膜炎的表现,但不明确,且又不能排除
非感染性心内膜炎	肯定的其他诊断可解释患者临床表现者,或
	抗生素治疗≤4 天而"心内膜炎"症状完全消失者,或
	抗生素治疗≤4 天手术或尸解没有发现感染性心内膜炎证据者

表 1－7　感染性心内膜炎 Duke 临床标准

主要标准

1. 感染性心内膜炎血培养阳性

(1)2 次不同血培养标本出现典型的致感染性心内膜炎病原微生物草绿色链球菌*，牛链球菌，HACEK 属或社区获得性金黄色葡萄球菌或肠球菌而无原发感染灶

(2)与感染性心内膜炎相一致的微生物血培养持续阳性包括血培养抽血间隔>12 小时,血培养≥2 次,或所有 3 次,或多 4 次血培养中的大多数(首次和末次血至少间隔 1 小时)

2. 心内膜受累的证据

(1)感染性心内膜炎超声心动图阳性证据包括：

在瓣膜或其支持结构上,或瓣膜反流路径上,或在医源性装置上出现可移动的物质而不能用其他解剖上的原因解释

脓肿

人工瓣膜的新的部分裂开

(2)新出现瓣膜反流(增强或改变了原来不明确的杂音)

次要标准

1. 易患因素　既往有心脏病史或静脉药物成瘾者

2. 发热　体温

3. 血管表现　主要动脉栓塞,脓毒性肺梗死,真菌性动脉瘤,颅内出血,Janeway 损害

4. 免疫系统表现　肾小球肾炎,Osler 小结,Roth 斑,类风湿因子等阳性

5. 微生物学依据　血培养阳性但不符合上述主要标准(不包括凝固酶阴性葡萄球菌和不引起心内膜炎细菌的一次培养阳性者),或与感染性心内膜炎相符的致病菌的血清学检查

6. 超声心动图表现发现　符合感染性心内膜炎表现但不具备上述主要标准

---

* 包括营养变异菌株

　　在血培养阴性、感染累及人工瓣膜或起搏器导线、右心感染性心内膜炎等情况下,杜克标准敏感性下降,主要依靠临床判断

　　超声心动图有经胸超声心动图(Transthoracic echocardiography,TTE)和经食管超声心动图(transesophageal echocardiography,TEE)两种,对于感染性心内膜炎的诊断、处理以及随访均有重大价值。TTE 诊断感染性心内膜炎的敏感性为 40%～63%,TEE 为 90%～100%,TEE 的敏感性和特异性均高于 TTE,有助于检出脓肿和准确测量赘生物的大小(图 1－1)。

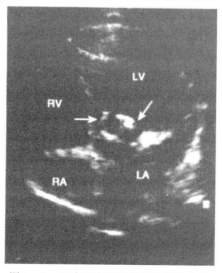

图 1－1　经胸超声提示主动脉瓣赘生物

TTE/TEE 的适应证：

1. 一旦怀疑患者有感染性心内膜炎可能，首选 TTE，应尽早检查。

2. 高度怀疑感染性心内膜炎而 TTE 正常时，推荐 TEE。

3. TTE/TEE 阴性但临床仍高度怀疑感染性心内膜炎者，应在 7~10 天后再行 TTE/TEE 检查。

4. 感染性心内膜炎治疗中一旦怀疑出现新并发症（新杂音、栓塞、持续发热、心力衰竭、脓肿、房室传导阻滞），应立即重复 TTE/TEE 检查。

5. 抗生素治疗结束时，推荐 TTE 检查以评价心脏和瓣膜的形态学及功能。

TTE/TEE 结果阴性不能完全排除感染性心内膜炎，因为在有严重瓣膜病变（二尖瓣脱垂、退行性钙化、人工瓣膜）、赘生物很小（<2mm）、赘生物已脱落或未形成赘生物者中，超声不易或不能检出赘生物。超声心动图也可能误诊感染性心内膜炎，因为有多种疾病可显示类似赘生物的图像，如风湿性瓣膜病、瓣膜黏液样变性、瓣膜血栓、腱索断裂、系统性红斑狼疮患者的利-萨病变（Libman-Sacks lesions，一种非细菌性心内膜炎，常累及二尖瓣）、心腔内小肿瘤（如纤维弹性组织瘤）等。此外，如何诊断局限于心腔内器械表面的感染性心内膜炎以及如何早期准确检出小型脓肿，也是较棘手的难题。

十、鉴别诊断

本病的临床表现涉及全身多脏器，故而，需要鉴别的疾病较多。亚急性病程患者应与急性风湿热、系统性红斑狼疮、左房黏液瘤、淋巴瘤腹腔内感染、结核病等鉴别。急性病程者应与金黄色葡萄球菌、淋球菌、肺炎球菌和革兰氏阴性杆菌败血症鉴别。

十一、治疗

(一)药物治疗

抗生素治疗的原则：高血药浓度；静脉给药；长疗程；首选杀菌抗生素；联合用药；早期治疗。感染性心内膜炎患者自身抵抗能力极弱，战胜疾病主要依靠有效的抗菌药物。抗感染治疗的总体原则应首先选择杀菌抗生素。抗生素应用病程要足够长，一般为 4~6 周，如血培养持续阳性，有并发症者疗程可延长至 8 周以上。通常维持的抗生素血清浓度应在杀菌水平的 8 倍以上。以血培养和药敏结果指导选用抗生素，如结果未报或不能确定致病菌时可行经验给药。

1. 经验治疗　在连续送血培养后，对于病情较重的患者立即经静脉给予青霉素每日 600 万~1800 万 U，并与庆大霉素合用，每日 12 万~24 万 U 静脉滴注。如疗效欠佳宜改用其他抗生素，如苯唑西林、羟氨苄西林、哌拉西林等，每日 6~12g，静脉滴注。需注意大剂量青霉素可产生神经毒性表现，如肌阵挛、反射亢进、抽搐和昏迷。此时需要注意与本病的神经系统表现相鉴别，一面误诊为本病的进一步发展而增加抗生素剂量。

2. 已知致病微生物的治疗

(1)对青霉素敏感的细菌（最低抑菌浓度，minimal inhibitory concentration，MIC 0.1mg/L）：草绿色链球菌、牛链球菌、肺炎球菌等多属此类。首选青霉素，400 万 U 每 6 小时静脉缓注或滴注，一般可有效控制病情；对青霉素过敏者可选红霉素、万古霉素或第一代头孢菌素。需注意的是有青霉素严重过敏者，忌用头孢菌素类。所有病例均至少用药 4 周。

（2）对青霉素的敏感性不确定者（0.1mg/L＜MIC＜1.0mg/L）：上列细菌或其他细菌对青霉素敏感试验测定为 I 时，青霉菌用药量应加大为 400 万 U，每 4 小时一次，同时加用氨基糖苷类抗生素，如庆大霉素，每日 12 万～24 万 U 静脉滴注。前者用药 4 周以上，后者一般用药不超过 2 周。青霉素为细胞壁抑制类药，与氨基糖苷类药物合用，可增强后者进入细胞的能力，从而提高疗效。

（3）对青霉素耐药的细菌（MIC≥1.0mg/L）：如肠球菌、粪链球菌等多对青霉素不敏感，青霉素用量需高达 1800 万～3000 万 U，持续静滴；或用氨苄西林 2g，每 4 小时静注或静滴，加用庆大霉素 160～240mg/d，用药 4～6 周。治疗过程中酌减或撤除庆大霉素，预防其毒副作用。上述治疗效果不佳或患者不能耐受者也可改用万古霉素 1g，每 12 小时静滴。对于高度耐药的链球菌应选万古霉素。

（4）金黄色葡萄球菌和表皮葡萄球菌：①萘夫西林或苯唑西林 2g，每 4 小时一次，静注或静滴，用药 4～6 周。②如用青霉素后延迟出现皮疹，用头孢噻吩 2g，每 4 小时一次，或头孢唑啉 2g，每 6 小时一次，静注或静滴，用药 4～6 周。③如对青霉素和头孢菌素过敏或耐甲氧西林菌株（MRSA）致病者，用万古霉素 4～6 周。如有严重感染播散，每一方案的初始 3～5 天加用庆大霉素。④对万古霉素中度耐药的金黄色葡萄球菌和凝固酶阴性葡萄球菌已经广泛出现。它的作用机制是由于染色体基因突变影响了细菌细胞壁的合成。新喹诺酮对该细菌多耐药，研制新的治疗耐万古霉素的葡萄球菌药物是当务之急。

（5）其他细菌：用青霉素、头孢菌素或万古霉素，用药 4～6 周。革兰氏阴性杆菌感染科根据；药敏选用三代头孢，如用头孢哌酮 4～8g/d，头孢噻肟 6～12g/d，也可用氨苄西林合并氨基糖苷类抗生素。对于多耐药性的肠球菌，这类细菌对绝大多数药物都耐药，甚至包括万古霉素，治疗这种细菌就要依靠多种抗生素联合用药及经验性用药。治疗时要依赖确切的药敏试验和测定杀菌、抑菌浓度，测定血药浓度，虽然这类肠球菌对氨基糖苷类经常耐药，但加用氨基糖苷类对其他抑制细菌细胞壁的药物有协同作用。链霉素是一个值得试验的药物，因为当其他氨基糖苷类对肠球菌耐药时，它仍然有杀菌作用。

（6）真菌感染：真菌感染性心内膜炎病死率高达 80％～100％，药物治疗效果有限，应在抗真菌治疗期间早期手术切除受累的瓣膜组织，术后应继续抗真菌治疗才有可能有治愈的机会。药物治疗以用静脉滴注两性霉素 B 为首选，首日 1mg，之后每日递增 3～5mg，直到 25～30mg/d。应注意两性霉素 B 的毒副作用，如发热、头痛、显著的胃肠道反应、局部的血栓性静脉炎和肾功能损害，神经系统和精神系统的损害。氟康唑和氟胞嘧啶是两种毒性较低的抗真菌药物，单独使用只有抑菌效果，而与两性霉素 B 合并使用可增强疗效，减少两性霉素 B 的用量。两性霉素 B 用够疗程后口服氟胞嘧啶 100～150mg/（kg·d），每 6 小时一次，用药数月。

抗生素剂量应考虑赘生物大小以及抗生素的 MIC，一般应达到最大非中毒血浓度。人工瓣膜心内膜炎的赘生物一般较自体瓣膜心内膜炎者为大，抗生素疗程应长于自体瓣膜心内膜炎。由凝固酶阴性葡萄球菌导致的 PVE 中，由于病原微生物与人工瓣膜之间存在着复杂的相互作用，使得抗生素杀菌过程变得极为困难。应用包括利福平在内的三联疗法，将万古霉素和利福平联合应用至少 6 周，并在该疗程的最初 2 周辅以庆大霉素协同治疗。

（二）手术治疗

对于抗生素治疗预期疗效不佳的高危患者，应考虑早期手术干预（表 1-8、1-9）。约半数：感染性心内膜炎患者须接受手术治疗。早期手术旨在通过切除感染物、引流脓肿和修复受损组织,避免心衰进行性恶化和不可逆性结构破坏,预防栓塞事件。但在疾病活动期进行手术的风险很大,因此须掌握适应证,尽早请心外科医师会诊,为患者确定最佳治疗方案。

表 1-8 自身瓣膜心内膜炎手术适应证

主要适应证

1. 由瓣膜功能衰竭引起的心力衰竭

2. 抗生素治疗后的持续败血症

3. 再发栓塞

次要适应证

1. 心内脓肿或窦道形成

2. Valsalva 窦瘤破裂

3. 抗生素治疗后仍病原不明

4. 真菌性心内膜炎

5. 伴有心衰的左侧急性金葡菌感染的感染性心内膜炎

6. 血培养阴性,足够抗生素治疗,持续发热 10 天以上的再发

表 1-9 置换瓣膜心内膜炎的手术适应证

主要适应证

1. 由瓣膜功能衰竭引起的心力衰竭

2. 真菌性心内膜炎

3. 再发的脓毒性血栓

4. 心内脓肿或窦道形成

5. 持续败血症(应用 3 种抗生素)

6. 抗生素治疗后无效,瓣膜功能

次要适应证

1. 非链球菌感染的病原体

2. 抗生素治疗后再发

发热大于 10 天,血培养阴性

感染性心内膜炎患者早期手术的三大适应证是心衰、感染不能控制、预防栓塞。早期手术按其实施的时间可分为急诊(24 小时内)、次急诊(几天内)和择期手术(抗生素治疗 1~2 周后)。术后继续抗感染治疗,一般根据血培养情况,联合应用大量有效抗生素 4~6 周,以防止复发。

十二、治愈与复发

临床治愈标准:应用抗生素 4~6 周后体温和血沉恢复正常;自觉症状改善和消失;脾缩小;红细胞、血红蛋白上升;尿常规转阴;停药后第 1、2、6 周作血培养阴性复发,首次发病后<6 个月由同一微生物(经血培养证实)引起感染性心内膜炎再次发作;再感染,不同微生物引起的感染,或首次发病后>6 个月由同一微生物引起感染性心内膜炎再次发作。

复发高危患者包括:人工瓣膜及瓣膜修复采用人工材料的患者;既往有感染性心内膜炎病史者;先天性心脏病患者等。高危患者仅在牙科操作下列情况考虑使用抗生素预防:涉及牙龈或牙根尖周围组织的手术或需要口腔黏膜穿孔的手术。

(居来提·艾买提)

第四节 心肌炎

心肌炎(myocarditis)是心肌的炎症性疾病。最常见病因为病毒感染。细菌、真菌、螺旋体、立克次体、原虫、蠕虫等感染也可引起心肌炎,但相对少见。非感染性心肌炎的病因包括药物、毒物、放射、结缔组织病、血管炎、巨细胞性、结节病等。心肌炎起病急缓不定,少数呈爆发性导致急性泵衰竭或猝死。病程多有自限性,但也可进展为扩张型心肌病。本节重点叙述病毒性心肌炎。

一、病因和发病机制

多种病毒都可能引起心肌炎,包括肠病毒、腺病毒、流感病毒、人类疱疹病毒－6、Epstein－Barr 病毒、巨细胞病毒、丙肝病毒、细小病毒 B19 等。有认为近年来细小病毒 B19(PVB19)和人类腺病毒 6 的致病率增加。对于心肌活检未能找到病毒,同时除外其他原因而诊断为淋巴细胞和巨细胞心肌炎的病例,可能属于自身免疫或特发性心肌炎。

病毒性心肌炎的发病机制包括:①病毒直接侵犯机体。②病毒与机体免疫反应共同作用。直接侵犯造成心肌直接损害,而病毒介导的免疫损伤,主要是由 T 淋巴细胞介导。此外还有多种细胞因子和一氧化氮等介导的心肌损害和微血管损伤。这些变化均可损害心肌组织结构和功能。心肌炎症长期不愈,体内抗体与心肌自身抗原(如肌红蛋白)作用,最终可以导致扩张型心肌病。

二、临床表现

本病见于任何年龄,以青少年多见。症状轻重不一,患者可以无症状而在因其他意外死亡后尸体解剖时发现。

(一)症状

病毒性心肌炎患者临床表现取决于病变的广泛程度与部位,轻者可完全没有症状,重者甚至出现心源性休克及猝死。多数患者发病前 1～3 周有病毒感染前驱症状,如发热、全身倦怠感和肌肉酸痛,或恶心、呕吐等消化道症状。随后可以有心悸、胸痛、呼吸困难、水肿,甚至晕厥、猝死。临床诊断的病毒性心肌炎绝大部分是以心律失常为主诉或首见症状,其中少数可因此发生昏厥或阿－斯综合征。

(二)体征

查体常有心律失常,以房性与室性期前收缩及房室传导阻滞最为多见。心率可增快且与体温不相称。听诊可闻及第三、第四心音或奔马律,部分患者可在心尖部闻及收缩期吹风样杂音。心衰患者可有颈静脉怒张、肺部湿啰音、肝大等体征。重症可出现低血压、四肢湿冷等心源性休克体征。

(三)临床类型

患者因心肌受累部位和程度不同可以表现为 4 个不同临床类型。

1.急性冠脉综合征样表现 患者发病前 1～4 周有呼吸道或消化道感染;胸痛同时有心电图改变(ST 抬高/压低,T 波倒置),但冠脉造影并未能显示有相应的血管病变;心脏超声或 CMR 检查显示有或者没有心肌收缩功能障碍;可以伴或不伴 cTnT/cTnI 升高,变化类似心梗或表现为持续升高较长时间(大于 1 周)。

2.新发心衰或心衰加重　近2周至3个月出现心衰或心衰加重。心脏超声或CMR检查无室壁增厚或心室扩张。无冠心病和其他原因。发病前有消化道或呼吸道感染,或者为围产期。ECG无特异性改变,可有束支阻滞、房室阻滞和/或室性心律失常。

3.慢性心衰　心衰超过3个月,无冠心病和其他原因。心脏超声或CMR显示心室功能受损,提示扩张型心肌病或非缺血性心肌病。ECG显示束支阻滞、房室阻滞和/或室性心律失常。

4.病情危重　无冠心病或其他心衰原因。表现为严重室性心律失常或心脏猝死;左室功能严重受损、心源性休克。

三、辅助检查

（一）胸部X线检查

可见心影扩大,有心包积液时可呈烧瓶样改变。

（二）心电图

改变常见但多非特异。包括ST段轻度移位和T波倒置。合并急性心包炎的患者可有除了aVR导联以外广泛导联ST段抬高。少数可出现病理性Q波。可出现各种心律失常,特别是室性心律失常和房室传导阻滞等。

（三）红细胞沉降率（ESR）和超敏C反应蛋白升高

属于非特异性炎症指标,升高也可以见于心包炎等患者。

（四）肌钙蛋白、CK－MB和脑钠肽

前两者心肌受损时升高,肌钙蛋白比CK－MB敏感,但都不属于心肌炎特异性指标,正常也不能除外心肌炎。脑钠肽升高见于心衰病例,对心肌炎的诊断也不具有特异性。

（五）病毒血清学检测

对病毒性心肌炎诊断价值有限。因为非心肌炎人群的血液中IgG抗体阳性率较高。而非心肌炎病毒感染造成抗体滴度升高的比例也不低。近来有研究显示血清学病毒抗体阳性与心肌活检结果的相关性较差。

（六）超声心动图检查可正常,也可显示左心室增大,室壁运动减低,左心室收缩功能减低,附壁血栓形成等。合并心包炎者可有心包积液。

（七）心脏磁共振（CMR）

对心肌炎诊断有较大价值。典型表现为钆延迟增强显像（LGE）,可见心肌片状强化（图1－2）。

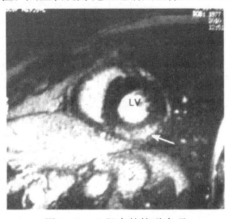

图1－2　心肌炎的核磁表现

左室短轴切面,钆延迟显像（LGE）时可在侧后壁处心肌内、心外膜下有片状增强（箭头）。LV:左心室

（八）心内膜心肌活检

是心肌炎诊断的金标准。心内膜和心肌内检出病毒、病毒抗原、病毒基因片段或病毒蛋白可以确立诊断。此检查除了用于诊断，

还有助于病情及预后的判断。因为属有创，本检查只用于病情急重、治疗反应差、原因不清的患者，对于轻症患者不作为常规检查。

四、诊断与鉴别诊断

（一）诊断

病毒性心肌炎的诊断主要依据临床。包括典型的前驱感染史；心衰和/或心律失常相应的症状及体征；心电图、心肌酶学检查改变；超声心动图、心脏磁共振显示的心肌损伤证据。确诊有赖于心肌活检。

最近发表的欧洲心肌炎诊断标准包括：①临床表现：胸痛；急性或慢性心衰加重；心悸、心律失常、晕厥、猝死幸存；不明原因心源性休克。②辅助检查：ECG/Holter 显示严重心律失常；心肌损害标记物（TnT/TnI）升高；心脏影像/功能异常（ECHO/CMR/造影）；CMR 心肌水肿和 LGE 有片状强化。

（二）鉴别诊断

所有患者必须除外冠心病、高血压所致和其他心脏外的非炎症性疾病。应注意排除甲状腺功能亢进、二尖瓣脱垂综合征以及影响心肌的其他疾患，如结缔组织病、血管炎、药物及毒物等。必要时可采用心内膜心肌活检来明确诊断。

五、治疗和预后

怀疑病毒性心肌炎的患者需要入院监护，因为该病变化无常、发展迅速。患者切忌进行运动试验，必须限制活动。

本病目前尚无特异性治疗，对心力衰竭但血流动力学尚可的患者需要使用利尿剂、血管扩张剂、ACEI/ARB，必要时加用醛固酮拮抗剂。对于有心包炎的患者可以使用非激素类抗炎药物阿司匹林，但对预后的影响不确定。出现快速心律失常者，可以用抗心律失常药物。高度房室传导阻滞或窦房结功能损害而出现晕厥或明显低血压时可考虑使用临时心脏起搏器。急性期患者不推荐 ICD 治疗。

对血流动力学不稳定的患者应该收入 ICU，并给予呼吸支持和必要的机械循环支持。后者主要方法有左心室辅助装置（LVAD）和体外膜肺（ECMO），设法过渡到心脏移植或好转。

近期有研究显示，对慢性和病毒阴性心肌炎患者使用免疫抑制和免疫调节剂治疗可望改善预后，但这些研究结果尚需要随机、对照临床研究确认。糖皮质激素的疗效并不肯定，不主张常规使用。但对其他治疗效果不佳者，仍可考虑在发病 10 天至 1 个月之间使用。此外，临床上还可应用促进心肌代谢的药物如三磷酸腺苷、辅酶 A、环化腺苷酸等。

六、预后

预后取决于病因、临床表现和开始治疗时疾病所处阶段。约一半病例在 2～4 周后好转，

约25％患者发展为持续心功能不全,另有少数病情恶化而死亡或进展为扩张型心肌病最终需要心脏移植。资料显示,病变累及双心室预后不良。爆发性心肌炎在儿童和婴儿多见,预后差。不明原因巨细胞心肌炎预后也差。所有心肌炎患者需要长期随访,对心肌酶持续升高的患者随访中有必要进行心肌活检。

(居来提·艾买提)

第二章　呼吸内科疾病

第一节　支气管哮喘

1995 年 WHO 和美国心肺血液病研究所共同发表了"全球哮喘防治的创议"(GINA)，并经过多次的更新和修订，已成为指导全球哮喘防治的纲领性文件。GINA 将哮喘定义为"一种由多种细胞和细胞组分参与的慢性气道炎症疾病。这种炎症使易感者对各种激发因子具有气道高反应性，并可引起气道的缩窄，表现为反复发作性的喘息、呼吸困难、胸闷或咳嗽等症状，常在夜间和(或)清晨发作、加剧，常常出现广泛多变的可逆性气流受限，多数患者可自行缓解或经治疗缓解。"该定义对哮喘的本质、病理生理和临床特征进行了描述，使我们能正确地认识和防治哮喘。

一、病因与发病机制

目前已经认识到气道慢性炎症的形成过程是哮喘发病机制的中心环节。所以，GINA 的哮喘定义已经清楚地阐明了慢性气道炎症是气道高反应性和哮喘反复发作的关键原因。变应原是哮喘发病最重要的危险因素，变应原引起机体异常的免疫反应是哮喘慢性气道炎症形成最基本的过程。淋巴细胞、肥大细胞/嗜碱性粒细胞、嗜酸性粒细胞、中性粒细胞等免疫细胞和炎性细胞以及气道上皮等组织细胞与众多的炎性细胞因子、多肽、化学介质等相互作用参与了气道炎症的形成过程。但其中的一些详细的机制尚未完全阐明。其次，哮喘发病还与气道的神经控制机制异常有关。遗传也是影响哮喘发病的重要因素，哮喘发病是遗传与环境因素相互作用的结果。慢性气道炎症和神经控制机制异常等因素导致了气道高反应性，当哮喘患者接触外界的刺激诱发因素时，气道平滑肌会产生过度的收缩反应，接触变应原还会产生气道炎症反应以及黏液分泌增多等，在这些因素的共同作用下使气道阻塞加重，导致哮喘症状发作。

以上介绍的是哮喘发病具有共性的机制，实际上近年来的研究显示哮喘是一种有明显异质性的疾病。哮喘发病的危险因素、气道炎症类型、病理生理改变和临床表现等方面都有一些不同的表型(phenotypes)。不同临床表型的发病机制也存在一定的差异，对哮喘发病机制的认识还需要更多和更深入的研究来阐明。

二、诊断

(一)诊断标准

中华医学会呼吸病学分会 2008 年发表的"支气管哮喘防治指南"提出的诊断标准如下。

1.反复发作喘息、气急、胸闷或咳嗽，多与接触变应原、冷空气、物理、化学性刺激以及病毒性上呼吸道感染、运动等有关。

2.发作时在双肺可闻及散在或弥散性、以呼气相为主的哮鸣音，呼气相延长。

3.上述症状和体征可经治疗缓解或自行缓解。

4.除外其他疾病引起的喘息、气急、胸闷和咳嗽。

5.临床表现不典型者(如无明显喘息或体征)应至少具备以下一项试验阳性。

(1)支气管激发试验或运动激发试验阳性。

(2)支气管舒张试验阳性。

(3)呼气流量峰值(PEF)日内(或2周)变异率≥20％。

哮喘的诊断并无"金标准",哮喘的诊断主要是临床诊断。在临床诊断中病史是最具诊断参考价值的材料。哮喘最常见的症状喘息、气短、胸闷、咳嗽、咳痰本身不具备诊断价值。然而,以上症状可以被明显的外界因素如变应原、刺激性气体、运动和病毒感染所反复诱发,并常在夜间(包括清晨)发作是哮喘病史中最具诊断价值的材料。根据其临床特征多数患者均可以得到正确的临床诊断。但哮喘临床表现不典型是可借助辅助检查方法帮助诊断。辅助检查没有一项是诊断的"金标准",所以,正确的诊断应该结合临床和辅助检查综合判断做出临床诊断,而不应该机械地依靠辅助检查。

(二)实验检查

多数哮喘通过仔细地询问病史,依靠典型的病史可以确定临床诊断。但当症状不典型时,需要通过诊断标准第5条中提出的试验来帮助诊断。对确定为哮喘的患者还需要变应原检测进行病因诊断和肺功能的通气功能测定以帮助评价哮喘严重程度。

1.支气管激发试验　测定哮喘患者对组胺、乙酰甲胆碱等非特异性介质的气道反应性可以定性和定量的诊断支气管高反应性(BHR)。哮喘患者均存在BHR,无BHR可除外哮喘。但有BHR不能肯定为哮喘,变应性鼻炎,部分COPD、嗜酸性粒细胞增多症,近期呼吸道感染等也有不同程度的BHR。此外,也要注意因试验质控不好导致的假阴性和假阳性,因此,将试验结果结合临床表现进行综合判断才能获得正确的临床诊断。

2.支气管舒张试验　对存在气道阻塞的患者(FEV1<70％预计值)做激发试验有一定的危险,容易导致哮喘的发作,对此类患者可进行支气管舒张试验。方法为首先给患者测定FEV1,然后,吸入β_2受体激动药,20min再测定FEV1。FEV1增加≥12％且FEV1增加绝对值≥200mL为阳性。试验的意义为,阳性提示气道阻塞可逆,哮喘的可能性大。但部分COPD患者也可能表现为舒张试验阳性需要进行鉴别。此外,支气管舒张试验阴性也不能除外哮喘。中、重度以上的患者支气管舒张试验阳性率较高,但轻度和间歇发作性哮喘患者阳性较低。因为轻度和间歇发作性患者的FEV1已基本正常,使用支气管扩张药后FEV1很难再改善。

3.PEF日间变异率　方法为在晨间和夜间用微型的呼气峰流速(PEF)仪测定PEF。根据公式计算其日间变异率。

$$PEF日间变异率(\%) = \frac{PEF(晚) - PEF(晨)}{1/2[PEF(晚) + PEF(晨)]}$$

由于哮喘患者存在气道高反应性。所以,PEF在晨间和夜间有一定的差异,是间接反映气道高反应性的指标。正常人的差异<20％,哮喘患者常>20％。日间变异率>20％可以帮助诊断,但阴性不能除外诊断。在使用PEF日间变异率进行诊断时应注意质控问题,PEF通常是患者自己测定,若患者掌握不好可能影响其测定结果的准确性。

4.变应原诊断　有变应原皮试和血清中特异性IgE检测两种方法,但特异性不高。因为有约30％的特应性人群也可以呈阳性反应。变应原诊断不是诊断哮喘病的方法,其意义在于可以给哮喘提供病因学诊断,为防治哮喘发作提供依据。

（三）严重程度分级

一旦诊断确定后我们需要对患者的病情进行分级以利于患者的长期治疗。我国的哮喘防治指南将哮喘的病情评价分为：①病情严重程度的分级（表2-1）：主要用于治疗前或初始治疗时严重程度的判断，在临床研究中更有其应用价值。②控制水平的分级（表2-2）：这种分级方法更容易被临床医师掌握，有助于指导临床治疗，以取得更好的哮喘控制。分级主要依据患者的症状频次和肺功能的情况。

表2-1　非急性发作期哮喘严重程度的估价

分级	临床特点
间隙状态（第1级）	症状＜每周1次 短暂出现 夜间哮喘症状≤每月2次 FEV1占预计值%≥80%或PEF≥80%个人最佳值，PEF或FEV1变异率＜20%
轻度持续（第2级）	症状≥每周1次，但＜每日1次 可能影响活动和睡眠 夜间哮喘症状＞每月2次，但＜每周1次 FEV1占预计值%≥80%或PEF≥80%个人最佳值，PEF或FEV1变异率20%～30%
中度持续（第3级）	每日有症状 影响活动和睡眠 夜间哮喘症状≥每周1次 FEV1占预计值%60%～79%或PEF60%～79%个人最佳值，PEF或FEV1变异率＞30%
重度持续（第4级）	每日有症状 频繁出现 经常出现夜间哮喘症状 体力活动受限 FEV1占预计值%＜60%或PEF＜60%个人最佳值，PEF或FEV1变异率＞30%

表2-2　哮喘控制水平分级

	完全控制（满足以下所有条件）	部分控制（在任何1周内出现以下1～2项特征）	未控制（在任何1周内）
白天症状	无（或≤2次/周）	＞2次/周	出现≥3项部分控制特征
活动受限	无	有	
夜间症状/憋醒	无	有	
需要使用缓解药的次数	无（或≤2次/周）	＞2次/周	
肺功能（PEF或FEV1）	正常或≥正常预计值/本人最佳值的80%	＜正常预计值（或本人最佳值）的80%	
急性发作	无	≥每年1次	在任何1周内出现1次

三、鉴别诊断

1. COPD　哮喘主要应与COPD鉴别，其鉴别要点，见表2-3。40岁以后发病的哮喘与COPD鉴别有时较为困难。哮喘与COPD都是常见的慢性疾病，少数患者可以同时合并这两种疾病。

表2-3 哮喘与COPD的鉴别要点

	哮喘	COPD
发病年龄	多于婴幼儿时期	常＞40岁
家族史	常有特应性家族史	多无特应性家族史
发作诱因	接触变应原、刺激气体、运动等	上呼吸道感染
发作缓解方式	多突然发作,自行或用药后很快缓解	发病较慢,治疗后逐渐缓解
发病季节	夏、秋季多发	冬春季多发
喘息特点	夜间、清晨多发	活动后出现,休息后缓解
症状	以喘息为主	咳嗽、咳痰为主
支气管舒张试验	多为阳性	多为阴性

2.心源性哮喘 急性左侧心力衰竭导致的心源性哮喘鉴别较为容易。心源性哮喘常有心脏病史、多在活动、劳累后,输液过快等诱因下出现,经利尿强心等处理后缓解,使用 β_2 受体激动药疗效不佳。过去没有心脏病和哮喘病史的老年患者突然出现喘息症状时,鉴别较为困难。需要特别注意排除心功能不全导致的喘息,不要误诊为哮喘。

3.气管狭窄 由于气管异物、肿瘤等因素造成的气管狭窄会出现喘息、呼吸困难等症状,不注意鉴别时可误诊为哮喘。气管狭窄表现为吸气性的呼吸困难,使用支气管扩张药效果不佳。用CT和支气管镜检查可以确诊。

4.癔症 与哮喘的鉴别点是:常见于青年女性,突然发作呼吸困难、喘息,常伴四肢发麻,但发作时肺部听诊无哮鸣音。用支气管扩张药治疗无效,症状可自行缓解。

5.变态反应性支气管肺曲菌病 是肺曲菌病的一种特殊类型,由曲菌感染导致的机体变态反应,引起患者的喘息、咳嗽、咳痰,症状与哮喘很相似。主要鉴别依靠痰液检查发现曲霉菌菌丝或支气管组织活检检查发现曲菌感染。此外,烟曲霉皮试阳性,血清抗曲霉特异性IgE、IgG抗体增高也可以帮助鉴别。

6.嗜酸性粒细胞增多症 病因不清楚,患者的主要表现有咳嗽、气短、胸闷、喘息等症状,并伴有一定程度的气道高反应性,容易与哮喘混淆。主要的鉴别点:嗜酸性粒细胞增多症患者外周血的嗜酸性粒细胞增多明显,分类常高达20%～30%。哮喘的嗜酸性粒细胞比例大多＜10%。

四、长期治疗

对哮喘的治疗目前大家已经形成了共识,即哮喘是一种慢性气道炎症性疾病需要长期治疗,而不应像过去那样以治疗急性加重为主。从理论上讲,目前哮喘仍是一种不能治愈的疾病,但循证医学的证据表明大多数哮喘患者经过规范的哮喘治疗都可以达到良好的哮喘控制,并且能维持控制状态。

(一)控制哮喘的目标

长期治疗的目的是控制哮喘,防止不可逆的气道阻塞和阻塞性肺气肿等并发症的发生。GINA提出了6条控制哮喘的目标如下。

1.达到并维持哮喘症状的控制。

2.维持正常活动能力,包括体育锻炼。

3.维持肺功能尽可能地接近正常。

4.预防哮喘急性加重。

5.避免哮喘治疗药物的不良反应。

6.预防哮喘死亡。

GINA 提出的这一目标是哮喘患者比较理想的治疗目标。一项有 5000 多例患者参加的"获得哮喘最佳控制(GOAL)"的国际多中心临床试验的结果初步显示,经过 1 年的吸入激素或吸入激素联合长效 β_2 受体激动药治疗,有约 50% 的患者可以达到 GINA 的哮喘控制目标,获得完全的哮喘控制,约 80% 的患者可以接近 GINA 的哮喘控制目标,达到良好控制。

(二)长期治疗的药物

哮喘的长期治疗药物可以分为控制用药(controller medications)和缓解药物(reliever medications)两大类。

1.控制药物 其主要作用是消除气道炎症,预防哮喘发作,最终控制哮喘。所以,需要长期规律地使用。控制药物主要有以下几类。

(1)吸入激素:皮质类固醇激素是治疗哮喘的最好药物,吸入激素目前是作为治疗哮喘的一线用药,也是控制哮喘最重要的药物。在后面还要详细的介绍。

(2)色甘酸钠和尼多酸钠:色甘酸钠具有稳定肥大细胞膜的作用。有预防哮喘发作的作用。适用于轻、中度哮喘,使用后 2 周开始起作用,4～6 周作用达最大。使用剂量和方法为每次 20mg,每日 4 次。不良反应有咳嗽、头痛。

尼多酸钠是一种氯通道阻滞药,具有抑制肥大细胞释放炎性介质和气道内的感觉神经激活的作用,具有预防哮喘发作,减少哮喘症状,尤其是减少哮喘咳嗽症状的作用。其治疗作用与色甘酸钠相似。不良反应有咳嗽、头痛、特殊气味。

以上两种药物均为非激素类药物。特别适合于青少年使用,不影响青少年的发育生长。但其抗炎作用不及吸入激素,对重度哮喘疗效较差。

(3)长效支气管扩张药:对吸入较大剂量激素仍不能控制哮喘症状的患者,可以联合使用长效支气管扩张药控制症状,并能减少吸入激素的剂量。

①β_2 受体激动药:有吸入和口服两种剂型。吸入剂型有沙美特罗(商品名:施立稳)、福莫特罗(formoterol)等。口服有:沙丁胺醇(商品名:全特宁等)、丙卡特罗、班布特罗等。长效 β_2 受体激动药以吸入剂型较为理想,口服剂型的不良反应发生率较高。

②长效茶碱:有缓释和控释两种剂型。其改善症状的作用不及长效 β_2 受体激动药,但茶碱有一定的抗炎作用。长期使用没有疗效减低的减敏作用。

(4)抗白三烯制剂:扎鲁司特 zafirlukast(安可来)、孟鲁司特 montelukast(顺尔宁)等。

白三烯(包括 LTC4、LTD4、LTE4、LTB4)即过去称之为"慢反应物质",是重要的哮喘气道炎症介质,其主要作用是:增加微血管的通透性,促进黏液分泌,募集嗜酸性粒细胞在气道内聚集。目前的抗白三烯制剂主要有拮抗白三烯受体和抑制白三烯合成两类,前者的代表是扎鲁司特,后者有 Zileuton。

抗白三烯制剂有较强的抗炎作用及改善症状的作用。抗白三烯制剂没有激素类的不良反应,是较理想的抗哮喘药物。缺点是价格较贵。它在哮喘治疗中的地位定位于抗炎治疗的辅助用药,适用于轻中度持续哮喘。主要用于长期治疗预防哮喘发作,不适宜用于治疗哮喘急性发作。安可来的使用剂量和方法为每次 20mg,每日 2 次。不良反应有轻微的胃肠道症状、头痛、转氨酶升高等。

(5)抗组胺药:过去这类药物,如氯苯那敏治疗哮喘的作用较差,现已很少用于治疗哮喘。但近年来问世的一些新一代的抗组胺药物,除了具有抗组胺的作用外,还有拮抗其他炎性介质和保护肥大细胞膜的作用。这类药物的代表有:氯雷他定(clarityne)、西替利嗪(cetirizine)、特非那丁(terfenadine)等。酮替芬也具有与抗组胺药物类似的作用,用于哮喘的预防治疗。抗组胺药在临床使用对变应性哮喘有一定的防治作用。但它们在哮喘长期治疗中的地位及作用仍有待进一步的研究。

酮替芬的常用剂量是 1mg/d,每日 2 次。缺点是有嗜睡等中枢神经抑制作用。氯雷他定则无此不良反应,其使用方法为:10~20mg/d,每日 1 次。

(6)生物靶向药:尽管全球有多个单克隆抗体和小分子靶向药进入研发阶段,但是目前惟一被批准上市的是抗 IgE 单克隆抗体,也被 GINA 推荐作为第 5 级治疗的重要治疗手段之一。抗 IgE 单克隆抗体主要应用于血清 IgE 水平增高的经过吸入中高剂量糖皮质激素和 LABA 联合治疗后症状仍未控制的严重哮喘患者。目前在 11~50 岁的哮喘患者的治疗研究中尚未发现抗 IgE 治疗有明显不良反应,在 5 年的研究中亦未发现有明显不良反应,但是其长期治疗的潜在风险有待进一步观察,价格昂贵也使其临床应用受到限制。

2.吸入激素 吸入的糖皮质激素与全身激素的性质有所不同。局部激素与全身激素最大的差别在于,吸入激素仅在支气管黏膜表面起作用,血循环中的浓度极低。所以,长期使用也不会出现明显的全身性不良反应。

(1)糖皮质激素的结构特点:皮质激素的基本结构为甾体环。目前临床上应用的皮质激素大多为半合成。天然的皮质激素多为 A 型结构,即 1,2 位碳原子之间以单键结合;而绝大多数人工合成制剂,都为不饱和的双键结合,称 B 型结构。糖皮质激素按其作用的不同可分为全身激素和局部激素。吸入激素与全身性激素的区别主要是类固醇结构 D 环上引入了亲脂性的基团,使其亲脂性明显增强,主要在用药局部起作用。

(2)药代动力学特点:吸入激素较全身激素的亲脂性明显增强,导致对激素受体的亲和力增强,解离时间延长;局部抗炎活性增强;与肝微粒体酶亲和力增强,首过代谢增加。由于这些特点,ICS 在肺内有高度的局部活性和极小的全身作用。ICS 经口腔吸入后,仅约 10% 的药物进入肺内,80% 以上残留在口咽部。其中多数经吞咽进入消化道。所以,ICS 的全身作用取决于胃肠道的吸收,即对激素生物利用度。其次是进入支气管内 ICS 的吸收入血循环。前者是最重要的因素。所以,生物利用度的大小是决定 ICS 全身性作用非常重要的指标。经胃肠道吸收的激素到肝脏后,多数可以代谢成为无生物活性的代谢物,称为肝的首过代谢作用(first-pass metabolism)。ICS 的口服生物利用度都很低。

(3)ICS 在肺的沉积:ICS 与全身用药的重要区别之一是药物的利用度有较大的差别,即使患者使用正确的方法吸入 ICS,也仅有部分药物在气道和肺内沉积,从而被利用。影响 ICS 在气道和肺内沉积的影响因素较多,如不同种类的 ICS、不同吸入装置、不同的剂型、药物的颗粒大小、患者操作技巧等。比较理想的药物颗粒大小为 2.5~5μm,药物颗粒过大会沉积在咽喉部,而不能到达远端气道;颗粒过小虽可以吸入到远端气道,甚至到达肺泡,但会随呼气时呼出。通常干粉剂的肺内沉积率大于 MDI。用 MDI 经储雾罐吸入也可以提高吸入效果,增加在肺内的沉积约 1 倍。训练患者正确使用吸入装置是保证药物疗效的基本前提。

(4)受体亲和力和局部的滞留:GR 的亲和力与 ICS 药理作用有直接关系。不同 ICS 有不同的受体亲和力,在常用的 ICS 中以 FP 最强、其次是 BDP 的代谢产物单丙酸倍氯米松

(beclometha－sonemonopropionate，BMP)和 BUD。但 ICS 的药理作用除与受体亲和力有关外，还有其他的因素影响 ICS 的作用。ICS 在靶细胞局部的滞留时间也与药理作用有关。局部的滞留时间受 ICS 与 GR 的解离时间影响。FP 与 GR 解离的半衰期是 10.5h，是局部滞留时间最长的 ICS。

(5)清除：ICS 在肝分解、代谢。ICS 在肝的清除率主要受肝血流量的影响。因此，多数 ICS 在肝的清除率是大致相同的。ICS 清除半衰期则受肝清除率和组织分布的影响，所以，不同 ICS 的清除半衰期则不同。FP 的半衰期最长，其次是 BUD。清除半衰期决定 ICS 在体内的稳定浓度。清除半衰期长的药物若给药间歇短于半衰期则可能发生药物蓄积。FP 的半衰期较长在体内有一定的蓄积作用，应注意避免长期超大剂量使用。

(6)激素作用的分子机制：激素主要通过"关闭炎性基因"的表达，增加抗炎产物的基因转录来实现抗炎作用。肺内有广泛的 GR 分布，其中在气道上皮和支气管血管内皮细胞内的 GR 最为丰富。通常 GR 与 90kd 的热休克蛋白(hsp90)结合在一起，以失活状态存在于胞质之中。hsP90 起分子陪伴作用，使 GR 处于失活状态。激素分子通过扩散作用，跨过细胞膜进入胞质，与胞质内的 GR 结合。一旦激素与 GR 结合，hsp90 则分离。然后，GR－激素复合体转运至核内，与 DNA 特定的部位结合，影响基因转录。

GR－激素复合体进入胞核后，形成二聚体结合至 DNA 上被称为"糖皮质激素反应元件"(GRE)的位置，它位于激素反应基因启动子区的 5'端上游。激素与 GRE 的相互作用改变基因的转录，导致抗炎基因产物的转录增加或抑制"炎性基因"的转录。过去认为，激素关闭"炎性基因"是通过直接与"炎性基因"启动子上游的负性 GRE 结合而起作用。但在许多"炎性基因"启动子的上游却没有发现负性 GRE 序列。所以，现在认为激素关闭"炎性基因"可能是间接性调节的结果。许多炎性细胞因子的基因转录均需要细胞特异性的转录因子，如 NF－κB、AP－1 等活化、参与。激素关闭"炎性基因"的作用可能主要在抑制转录因子的水平上起作用，而不是直接作用于"炎性基因"。

(7)药理和临床作用

①对哮喘气道炎症的作用：激素本身无直接的支气管扩张作用，它主要通过改善支气管黏膜的炎症，改善气道阻塞。长期吸入激素可以明显地改善气道炎症，而且可以修复炎症导致的气道上皮损害。抗哮喘气道炎症是 ICS 最重要的药理作用，激素抗炎的作用强大而广泛。激素抗炎作用的机制主要与减少炎性细胞的数量，抑制炎性的细胞功能，抑制细胞因子、炎性介质的产生，并增加抗炎产物的合成等有关。激素还能直接抑制气道黏膜下黏液腺细胞的分泌，也能间接地通过增加皮质素－1 的合成，抑制黏液素(mucin)基因表达等机制减少黏液分泌。

②增加 β 肾上腺素能受体的数目：激素通过增加 β 肾上腺素能受体基因的转录增加其数量。激素能促进气道上皮细胞、平滑肌细胞的 β 肾上腺素能受体表达，防止长期应用 β 受体激动药造成的数量下调。

③降低气道高反应性(AHR)：长期吸入激素治疗可以降低哮喘患者对组胺、乙酰甲胆碱的高反应性，也能降低对变应原、运动、雾、冷空气、缓激肽、腺苷等刺激的反应性。在用药数周后 AHR 就可以得到改善，改善的程度在不同的患者之间是有所区别的，通常治疗后，患者对激发的剂量耐受可以增加 1~2 倍。但 ICS 治疗很难使气道反应性降至正常。

④改善哮喘症状：激素没有直接扩张支气管的作用，它可以通过改善气道炎症的作用改

善哮喘症状。对哮喘急性加重的患者使用全身激素通常要在4～6h或以后才能使症状得到改善,因为激素主要通过影响炎症产物的基因转录来抑制气道炎症反应;从使用ICS到哮喘症状改善的时间就更长,需要数天,达到稳定的疗效则需要1个月以上。长期使用ICS还能有效地预防和减少哮喘发作,减少因急性哮喘发作而导致的死亡。

⑤改善肺功能:哮喘患者的气流受限(airflow limitation)除有支气管收缩的作用外,更重要的还有气道炎症的作用,尤其是中重度哮喘气道炎症是气流受限的主要原因。所以,长期适量的吸入激素可以显著地减少支气管黏膜的炎症、水肿,减少黏液的分泌,改善肺功能,防止气道重塑的发生。

⑥改善生命质量:哮喘症状不仅造成患者身体上的痛苦,也给患者带来身心的影响。近年来也开始用生命质量评分来判断哮喘给患者带来的影响。通过ICS治疗可以给患者在活动受限、症状影响、环境刺激和情绪作用等生命质量评分参数都带来好转,使生命质量得到显著的提高。

⑦剂量/药效关系:由于ICS给药方式的特殊性和激素作用机制的复杂性,激素的量/效关系也较复杂。对多数患者每日吸入400μg BDP相当剂量的ICS即可获得良好的临床疗效,但患者对ICS疗效的个体差异也较大,需要根据个体情况调整ICS使用剂量。但相近ICS剂量之间的疗效没有显著差异。激素的剂量/反应曲线是一条弯曲的斜线。在小一中剂量时,疗效随着ICS的剂量增加而增加。但在大剂量范围内,剂量/疗效关系变得非常平坦,虽然ICS剂量的增加很多,但疗效增加却很小。在临床试验中ICS的剂量相差4倍以上,才显示出有统计学意义的临床疗效差别。所以,当患者在使用大剂量(>800μg BDP/d)仍不能满意地控制哮喘症状时,再加大剂量的疗效改善有限。反而,不良反应却会明显增多。

(8)不良反应

①ICS不会造成库欣综合征等明显的全身性不良反应。对下丘脑-肾上腺皮质轴(PHA)功能的抑制和肾上腺皮质功能不足是激素最常见的不良反应,通常成年人吸入激素中等剂量(<800μg BDP/d),儿童吸入小剂量(<400μg BDP/d或相当剂量)的ICS不会产生对PHA轴的抑制作用。但超过此剂量可能产生对PHA轴的抑制。近年有一些个案报道,长期使用大剂量ICS(>1000μg FP/d)造成患儿肾上腺皮质功能不足,应引起重视。

其次,儿童哮喘使用ICS最关注的问题之一是对儿童发育、生长的影响。目前的资料表明长期使用小剂量(BUD<400μg/d)的ICS对儿童的发育和生长无显著的影响。长期使用ICS的剂量过大时可能会有一定的影响。其他全身激素的不良反应,如骨质疏松、皮肤变薄、白内障和眼压增高等则少有发生。

②局部性不良反应常见的有声嘶、咽喉部不适、口腔真菌感染、口腔溃疡等。ICS的局部不良反应除与剂量相关外,还与口腔黏膜与局部激素的接触时间有关。每次用药后漱口可以减少此不良反应的发生。另外,可通过使用储雾罐以减少药物在口咽部的沉积而降低其发生率。

3.ICS的种类及剂型

(1)主要的ICS种类:目前,用于临床ICS有:氟尼缩松(Flunisolide,FLU)、曲安奈德(Triamcinolone Acetonide,TAA)、二丙酸倍氯米松(BDP)、布地奈德(BUD)、丙酸氟替卡松(FP)、糠酸莫米松(Mometasonefuroate,MF)、环索奈德等。这几种ICS临床使用的抗炎活性大小依次为:MF≈FP>BUD>BDP>TAA>FLU。GINA推荐它们在临床应用的剂量换算关系,见表2-4。但这并不代表每种ICS之间有清楚的剂量/疗效关系。

表2-4 常用 ICS 临床应用的剂量换算

吸入激素	相当的剂量(小剂量)	中等剂量	大剂量
氟替卡松	$100\sim250\mu g$	$>250\sim500\mu g$	$>500\sim1000\mu g$
布地奈德	$200\sim400\mu g$	$>400\sim800\mu g$	$>800\sim1600\mu g$
二丙酸倍氯米松	$200\sim500\mu g$	$>500\sim1000\mu g$	$>1000\sim2000\mu g$
糠酸莫米松	$200\mu g$	$\geqslant400\mu g$	$\geqslant800\mu g$
环索奈德	$80\sim160\mu g$	$>160\sim320\mu g$	$>320\sim1280\mu g$

二丙酸倍氯米松(BDP)是最早上市的 ICS,主要是葛兰素史克公司生产的必可酮(Becotide)。必可酮的规格:$50\mu g$/揿、200 揿/支;$250\mu g$/揿、80 揿/支。目前已逐渐被其他 ICS 所取代。

布地奈德(BUD)商品名:普米克(pulmicort)为阿斯利康公司的产品。剂型有气雾剂、干粉剂和雾化溶液。气雾剂有 3 种规格:$200\mu g$/揿、100 揿/支;$100\mu g$/揿、200 揿/支;$50\mu g$/揿、200 揿/支。干粉剂规格:$200\mu g$/喷、200 喷/支。雾化溶液规格:$1000\mu g/2mL$/支、5 支/盒。

丙酸氟替卡松(FP)是葛兰素史克公司推出的人工合成的 ICS,商品名:辅舒酮。其抗炎活性约是 BDP 的 2 倍。口服 FP 的生物利用度仅为 1%,而 BUD 和 BDP 分别为 11% 和 20%。FP 低生物利用度的原因是由于 FP 的低胃肠吸收率和完全的肝首过代谢作用的结果。

辅舒酮规格为 $125\mu g$/揿、60 揿/支。国内广泛使用的氟替卡松产品是含 FP 和沙美特罗的复方制剂:舒利迭干粉剂。它有 3 种规格:$100\mu gFP/50\mu g$ 沙美特罗/剂、60 个剂量/盒;$250\mu gFP/50\mu g$ 沙美特罗/剂、60 个剂量/盒和 $500\mu gFP/50\mu g$ 沙美特罗/剂、60 个剂量/盒。

糠酸莫米松(Mometasone furoate,MF)是国外较新上市的 ICS,其抗炎活性与 FP 大致相当。有文献报道 MF 每日 1 次用药和每日 3 次用药具有相似的疗效。如果每天仅使用 1 次可以更方便患者,但每天 1 次的疗法仍没有被公认。另外,即使应用大剂量 MF($800\mu g$ bid),其对下丘脑—垂体—肾上腺轴(HPA)的抑制作用也较轻微,明显低于 FP$880\mu g$ bid 和泼尼松 10mg qd,而推荐最大治疗剂量 $400\mu g$ bid 对 HPA 轴无明显抑制作用。因此,MF 具有良好安全性,是治疗指数较高的 ICS。

环索奈德(Ciclesonide,CIC)是新开发的一种非卤化的 ICS,CIC 本身是几乎无药物活性的前体药(pro-drug),只有被吸入肺内在酯酶作用下才转化为有活性形式的去异丁酰基环索奈德。前体药可减轻药物残存在口咽部所可能产生的局部不良反应和吸收后的全身性作用。此外 CIC 气雾剂的颗粒$<2\mu m$,可以达到远端细支气管,甚至肺泡,在肺内的沉降率超过 50%,远大于 BUD 和 FP。GINA 推荐使用的 CIC 剂量甚至低于 FP(表2-4),并不是因为 CIC 的药物活性更强,主要是在肺内的沉积率更高,是 FP 的 2 倍以上。

(2)剂型

①压力定量气雾剂(pMDI):是采用四氟乙烷的化合物(HFA)作抛射推动剂将定量的药物抛射出装置。HFA 是一种惰性气体,不破坏大气层,已替代对大气臭氧层有破坏作用的氟立昂(CFC)。HFA 可用于吸入激素和 β_2 受体激动药的压力定量吸入器的抛射剂,对患者具有与 CFC 相似的疗效和一样的安全性和耐受性。目前市场上的压力定量吸入器(pMDI)的抛射剂多采用 HFA。

②干粉剂(DPI):舒利迭准纳器、普米克都保、必酮碟等干粉剂吸入的效果优于定量气雾剂,不需要手动和呼吸的协调配合。疗效明显优于气雾剂,而且吸入后在口咽部的残留明显少于气雾剂。所以,局部的不良反应也较少。缺点是必须要达到一定吸气流速才能将药物吸

入肺内,所以,小孩和体弱的老年人吸入效果较差。保存时需注意防潮,药粉受潮后吸入效果降低。价格较定量气雾剂贵。

③雾化溶液:2mL 普米克雾化溶液含普米克(布地奈德)1mg 可以加入气动雾化器雾化给药。优点是能大剂量持续吸入,对患者呼吸配合的要求低,适合于不能使用 MDI 和 DPI 的婴幼儿和老年人。缺点是需要特殊的雾化器(气动雾化器),携带不方便,通常用于急诊使用。

4.吸入装置 ICS 的吸入装置种类非常多。气雾剂主要用 pMDI 的装置,国内主要有葛兰素史克公司和阿斯利康公司的产品。而干粉剂的吸入装置不同差别较大,国内有葛兰素史克公司的准纳器(Accuhaler)、旋碟器(diskhaler),阿斯利康公司的普米克都保(Turbuhaler)等。国外还有 Autohaler、Easi—breathe、Airmax、Aerohaler、Clickhaler、Spacehaler、Rotahaler 等。

5.缓解药物 即缓解急性哮喘症状的药物,在介绍哮喘急性发作期治疗已做介绍。

6.变应原疫苗治疗 变应原疫苗治疗即过去所称的"变应原脱敏治疗"或"变应原提取物的免疫治疗。自 1911 年 Noon 应用此疗法治疗枯草热和变应性鼻炎之后,该疗法也用于治疗变应性哮喘。但对其疗效和安全性一直有争议。近年来,一些临床的随机双盲对照试验先后证明了该疗法对变应性哮喘的有效性。1998 年 WHO 建议将变应原提取物的免疫治疗命名为"变应原疫苗治疗",并指出应采用标准化的变应原进行治疗。变应原疫苗治疗的基本方法是首先对哮喘患者进行变应原诊断。然后使用特异性的变应原提取物,从低浓度到高浓度进行皮下注射。变应原疫苗治疗的时间较长,往往需要 1~3 年或以上。由于变应原疫苗治疗仍有许多问题没解决,GINA 推荐仅在经严格控制环境中的变应原和积极的吸入激素治疗后仍无效的患者使用这种特异变应原免疫治疗。

近年来由于对 GINA 的宣传和推广,吸入激素已在全球成为哮喘治疗的主导疗法。这对过去以解除支气管痉挛为主的治疗是明显的进步。但由于吸入激素仍不能治愈哮喘,长期使用,尤其大剂量使用仍有一些局部和全身的不良反应。因此,吸入激素仍有其局限性,仍不是完美的理想治疗方法。所以,研究理想的哮喘治疗方法仍是今后需要长期努力的方向。

(三)治疗方案

GINA 和我国制定的哮喘长期治疗方案相似(表 2—5)。均是以吸入激素为主的治疗方案,并根据控制水平调整治疗级别。

表 2—5 基于哮喘控制水平的哮喘分级治疗方案

升级 ⟹	治疗级别	⟸ 降级

第 1 级	第 2 级	第 3 级	第 4 级	第 5 级
哮喘教育、环境控制				
按需使用短效 β₂ 受体激动药	按需使用短效 β₂ 受体激动药			
控制性药物	选用 1 种	选用 1 种	加用 1 种或以上	加用 1 种或 2 种
	低剂量的 ICS	低剂量的 ICS 加 LABA	中高剂量的 ICS 加 LABA	口服最小剂量的 ICS
	白三烯调节药	中高剂量的 ICS	白三烯调节药	抗 IgE 治疗
		低剂量的 ICS 加缓释茶碱		
		低剂量的 ICS 加缓释茶碱		

ICS:吸入糖皮质激素

经以上治疗后，达到哮喘控制并至少维持 3～6 个月后，可考虑逐渐地减少维持治疗的剂量，但吸入激素的减量不能太快。要确定好控制疗效的最低维持剂量，长期治疗。对吸入激素的总疗程，尚无一致的意见。由于吸入激素仍不能治愈哮喘，部分儿童哮喘到青春发育期后哮喘可以自行缓解，但成年人哮喘从理论上讲需要终身用药。即使经治疗达到控制哮喘的标准后停药仍有相当多的患者会复发。通常应至少每 3 个月评价一次哮喘控制的情况，根据病情调整治疗方案，使哮喘能控制在一理想的水平。

五、急性加重的处理

哮喘急性加重(哮喘发作)是指哮喘患者气短、胸闷、喘息、咳嗽等症状在短时间内进行性地加重。对哮喘的急性加重应该给予迅速地处理。正确处理哮喘的急性加重首先需要正确的判断病情的严重程度。

(一)病情严重程度评价

我国的哮喘急性加重期的严重程度分为轻、中、重度和危重，分度标准几乎完全参照 GINA 的标准。2003 版 GINA 将危重改为"呼吸接近停止"(表 2—6)。分度的标准主要依靠患者的症状、体征、PEF 值和血气指标。

表 2—6 哮喘急性发作期的严重度

参数	轻度	中度	重度	呼吸接近停止
气短	步行时	稍事活动	休息时	
体位	可以平卧	喜坐位	端坐呼吸	
谈话	连续成句	常中断	单字	不能讲话
精神状态	可有焦虑/尚安静	时有焦虑或烦躁	常有焦虑、烦躁	嗜睡或意识模糊
出汗	无	有	大汗淋漓	
呼吸频率	增快	增快	常>30min	
辅助呼吸肌活动及三凹征	一般没有	可有	通常有	胸腹矛盾呼吸
哮鸣音	散在，呼吸末出现	响亮、弥漫	响亮、弥漫	无喘息
脉搏/min	<100	100～120	>120	>120 或心动过缓
奇脉(mmHg)	无，<10	可能有，10～25	常有，>25	
吸入支气管扩张药后 PEF 值占预计值或本人正常最高值%	>80%	60%～80%	<60%	
PaO_2(吸空气)	正常，不必要测定	>60mmHg	<60mmHg	
$PaCO_2$	<45mmHg	<45mmHg	>45mmHg	
$SaCO_2$	>95%	91%～95%	<90%	

GINA，2002

(二)自我管理

哮喘作为一种慢性疾病，会经历无数次的急性加重。加强对患者的宣传教育，使每个患者都掌握好自我处理的正确方法至关重要。按照 GINA 提出的哮喘管理的治疗原则，医师在给每个患者制订的长期治疗方案中应该包括急性加重的处理方法。

1.病情严重程度评估 哮喘急性加重后患者首先应该对病情有大致的判断。对急性加重病情严重程度评估主要依靠患者的症状。有条件的患者可以自我测定 PEF。PEF 能更客观地反映病情的严重程度。对轻、中度的急性加重可以先自行处理。对重度和呼吸接近停止的急性加重或出现以下情况应急诊就医。①患者有致死性哮喘的危险因素。②重度急性哮喘使用短效 β_2 受体激动药后 PEF 仍低于预计值或本人最大值的 60%。③使用短效 β_2 受体激动药后症状不能迅速改善并维持 3h 以上。④经激素治疗 2~6h 或以后症状仍无改善。⑤哮喘症状继续恶化。

2. 治疗哮喘急性加重患者可首先按以下方法处理

(1) β_2 受体激动药：吸入短效 β_2 受体激动药是最有效和治疗反应最快的方法，应作为首选使用。对中度以下严重程度的急性加重，可以反复吸入短效 β_2 受体激动药。在开始的第 1h 内可每 20min 吸入 2~4 喷。以后根据病情酌情使用。轻度急性加重每 3~4h 吸入 2~4 喷。中度急性加重每 1~2h 需要 6~10 喷。

(2) 激素对中度以上的急性哮喘可以使用口服泼尼松(0.5~1.0g/24h)，或者使用短效 β_2 受体激动药治疗效果不佳均需要口服激素治疗。目前国内应用口服激素治疗哮喘急性加重很少，许多患者急性发作后主要依靠静脉给药治疗，这实际上是一个认识上的"盲点"。口服用药方便经济。通常使用激素需要 4h 以上才能起效，口服泼尼松的吸收非常快，与静脉用药差别不大。只要使用剂量足够对多数急性哮喘的疗效与静脉用药并无大的差别。甚至有文献报道口服激素治疗哮喘持续状态的疗效与静脉用药无显著差异。

(三) 医院内治疗

1. 吸氧　$SaO_2 < 90\%$ 的患者需吸氧治疗。可用鼻导管或面罩给予充分饱和湿化的氧疗，吸氧浓度以 30%~40% 为宜。氧疗的目的应该是动脉血氧分压 $> 8.0kPa(60mmHg)$，氧饱和度在 90% 以上。氧疗可在脉氧浓度监测的条件下进行，无 SaO_2 检测时建议最好尽早进行氧疗。

2. β_2 受体激动药

(1) 气雾吸入法：对重度以上的患者最好用 MDI 加储雾罐或雾化器吸入给药。用 MDI 加储雾罐给药，可用短效 β_2 受体激动药 6~10 喷吸入。雾化器给药可使用沙丁胺醇(喘乐灵) 5mg 或叔丁喘宁 2.5~10mg 雾化溶液持续雾化吸入。雾化器最好以压缩氧为动力，这样可以同时给氧。在开始治疗时持续吸入比间歇给药更好。对大多数患者吸入给药与静脉给药和皮下注射同样有效，而且出现不良反应较少。

(2) 全身给药：对无吸入给药条件或吸入给药反应不佳的患者可以用 1‰肾上腺素 0.3mL 皮下注射。但高血压、心脏病患者需谨慎。

β 受体激动药治疗的限制剂量是出现心动过速或心动过缓，肢体震颤。出现以上症状应减量或停药。

3. 茶碱　对少数吸入 β_2 受体激动药疗效不佳者或无条件使用吸入 β_2 受体激动药的患者，可静脉给予氨茶碱。首剂可给 5mg/kg 的负荷量。若过去已用过氨茶碱或病史不清者应直接给予维持量。静脉注射最好用 250mg 氨茶碱加入 100mL 液体中在 30min 快速滴完，作为首剂负荷量。以后用 0.5mg/(kg·h) 静脉滴注作维持剂量，同时最好监测氨茶碱的血浓度，维持在 10~15μg/mL 较为理想。不能监测血浓度时用药，每日原则不超过 0.8g。但氨茶碱的清除率受个体差异和其他药物等因素的影响较大，不能一概而论，需严密观察其毒性及不良反应。

二羟丙茶碱虽然平喘作用低于氨茶碱，但对心血管的不良反应仅是氨茶碱的 1/10。故对老年人和心脏病患者使用较为安全。

4. 胆碱能拮抗药 单独使用治疗急性哮喘的作用较弱,与 β_2 受体激动药联合使用有协同的扩张支气管的作用。在急诊处理时联合治疗比单独使用其中的一种药物疗效更好。

5. 皮质激素 对住院患者应尽早使用全身激素。使用激素的剂量目前尚无统一的认识。应尽量使用短效制剂,如氢化可的松。用量一般 $200\sim300$ mg,每 $4\sim6$ h 1 次。甲泼尼龙 $40\sim80$ mg 静脉滴注,使用后症状改善不明显可每 $6\sim12$ h 重复使用。甲泼尼龙在肺内的分布浓度较高,是目前治疗急性哮喘使用最广泛的全身激素。多数患者使用甲泼尼龙 $80\sim160$ mg/d 即可,但不同患者对激素治疗反应存在一定差异,尤其是重症或激素依赖性哮喘需要使用的剂量会更大。而激素治疗的量效关系不是完全呈直线关系。所以,当初始治疗反应不佳时,激素的剂量往往需要加倍才能获得较好的疗效。

患者症状缓解、气道阻塞改善后,静脉使用激素可改为口服甲泼尼龙 $30\sim60$ mg/d,在 5d 之内激素可以突然停药,否则逐渐减量更为恰当。在此过程中一定要注意检测气道阻塞改善的情况,即 FEV1 或 PEFR 达到或接近正常或个人最佳值后,停用口服激素及其他治疗药物较为安全。否则,仅根据症状缓解停药,哮喘再发的可能性较大。

6. 补液及纠正酸碱失衡 重症哮喘常有水分丧失需有补液。通常补液每 24h $2500\sim3000$ mL/m^2 足够纠正脱水。但对无脱水的患者应避免输入过多的液体。一般情况下,1500mL 生理盐水足够维持水化。过多的输液并不降低呼吸道分泌物的黏滞度,也不增加分泌物的清除。相反,如果过多的输液会增加血管内的静水压,降低血浆胶体渗透压,增加肺水肿的危险性。尤其是急性哮喘时胸腔内负压急剧升高,更容易促使液体渗出增加。大量补液时应注意补充钾、钠,防止低钾低钠。重症哮喘患者往往抗利尿激素分泌增加。

重症哮喘因缺氧、呼吸困难消耗过大等原因产生代谢性酸中毒。由于严重的气道阻塞使二氧化碳潴留又出现呼吸性酸中毒。呼吸性酸中毒并代谢性酸中毒可使 pH 急剧下降。严重酸中毒的主要危害是造成支气管对 β 激动药的反应性降低。其次,高碳酸血症可以增加脑血流量,加重脑水肿。通常把 pH 低于 7.2 作为补碱的指征。但补充碳酸氢钠中和氢离子后会产生 CO_2,加重二氧化碳潴留。若采用人工通气,改善呼吸以后随着二氧化碳排出,pH 可以迅速升高。若不能在短时间内迅速地改善呼吸,排出二氧化碳,可补充小剂量的碳酸氢钠,使 pH 升高至 7.2 以上即可。每次补充 5% 的碳酸氢钠 $60\sim80$ mL,补碱速度不宜过快,若补碱后复查血气,pH 仍在 7.2 以下,45min 以后还可再补相同的剂量的碳酸氢钠。

7. 硫酸镁 静脉使用硫酸镁对急性哮喘有一定的支气管扩张作用,尤其是对重症哮喘和对初始治疗反应不佳的患者可能有一定益处。但硫酸镁在治疗急性哮喘中的作用仍有争议,GINA 不推荐将其作为常规治疗使用。主要不良反应是血管扩张及轻度的镇静作用。

8. 抗生素应用 哮喘急性加重通常与细菌感染无关。所以,哮喘的急性加重不必要常规使用抗生素治疗。只要在有明显的细菌感染征象,如发热、咳黄色脓痰、胸片显示肺炎改变以及白细胞增多等时才可以考虑使用抗生素。在我国急性哮喘使用抗生素的情况仍比较普遍,这既浪费卫生资源、增加患者经济负担,也增加病原菌的耐药。

9. 其他 用氦-氧混合气(60%~70%氦气+30%~40%氧气)给重症患者经面罩或呼吸机吸入可以改善患者的通气及症状。Jonathan 等报道一组患者用氦-氧混合气治疗后,PCO_2 从 59.7mmHg 降至 47.5mmHg,pH 从 7.23 升至 7.32。气道内的气流有层流和湍流两种。层流产生的阻力小,喘流产生的阻力大。氦气的密度较氮气小,其黏滞度小,在气道内为层流形式。故可以降低气道内阻力,改善患者的通气。激素治疗急性哮喘需要一定的时间才能见效。所以,对急性重症哮喘治疗初期使用氦-氧混合气,可以作为激素发挥疗效之前的一种治疗措施。

(四)重症监护室的治疗

1.需要重症监护的标准

(1)重症哮喘对初始治疗缺乏反应或尽管经适当的治疗症状仍继续恶化的患者。

(2)出现意识模糊、昏迷、嗜睡或呼吸不好,接近呼吸停止。

(3)在氧疗的情况下仍有低氧血症[$PaO_2 < 60mmHg(8kPa)$]和(或)$PaCO_2 > 45mmHg(6kPa)$,或$SaO_2 < 90\%$。

2.机械通气 重症哮喘目前尚无绝对的机械通气指征。通常的机械通气指征为:①神志改变出现昏迷。②患者躁动需使用镇静药才能继续进行治疗者。③潮气量急剧减少导致的通气不足。④进行性的PaO_2升高和$PaCO_2$降低。⑤心跳、呼吸停止。

重症哮喘插管需要比较熟练的技巧。对躁动不安者可谨慎使用镇静药和肌肉松弛药。对重症哮喘目前常采用持续气道内正压通气(CPAP)和呼气末正压通气(PEEP)方式。重症哮喘在呼气末由于呼气肌收缩使胸内压增加,造成气道塌陷,使肺泡气排出受阻,肺容量增加在肺泡内产生正压,称为内源性PEEP(PEEPi)。患者吸气时需增加吸气肌做功。如采用PEEP可避免气道过早塌陷,减少吸气肌做功。选择PEEP的大小目前看法不一。有人认为PEEP过小无益。但过大又可以加重病情,通常不宜超过$0.196kPa(20cmH_2O)$。使用机械通气应注意最大吸气压(PpK)不宜超过$50cmH_2O$,否则易造成气压伤并影响循环功能。有报道,用潮气量为$8\sim12mL/kg$的所谓"控制性低通气"可以有效地减少气压伤和低血压。控制性低通气的代价是允许二氧化碳分压"适度"的增高。但二氧化碳分压多高是适度仍无统一意见。总的原则是二氧化碳分压的升高不对机体产生严重的后果即为适度。

(丁宁)

第二节 细菌性肺炎

细菌性肺炎是机体防御功能减退时细菌侵入人体导致的肺部炎症。在成年人各种病原体所致肺炎中,细菌性肺炎约占80%。20世纪40年代抗生素问世前,细菌性肺炎对人类危害非常大,病死率很高。抗生素问世后,其预后显著改善。大量广谱甚至超广谱抗菌药物投入临床,使肺炎治愈率得到提高,但耐药菌引起的肺炎亦随之增多。新的抗菌药物的研制似乎难以跟上耐药细菌的发展,细菌性肺炎的治愈率也无法进一步提高。目前,社区获得性肺炎的病死率为$5\%\sim10\%$,院内感染肺炎的病死率则高达$20\%\sim50\%$。

一、肺炎球菌肺炎

肺炎球菌肺炎(pneumococcal pneumonia)是由肺炎球菌(pneumococcus)引起的急性肺部炎症,是社区获得性细菌性肺炎中最常见的肺炎,约占50%,在院内感染肺炎中仅占$3\%\sim10\%$,国外报道普通人群中肺炎球菌肺炎年发病率为20/10万,老年人群中发病率高达280/10万,国内尚无这方面的流行病学资料。

（一）病因及发病机制

肺炎球菌（pneumococcus）亦称肺炎链球菌（streptococcus pneumoniae）和肺炎双球菌，目前，多被称为肺炎链球菌。肺炎链球菌为革兰阳性球菌，常寄生于正常人呼吸道，尤其是在冬春季节呼吸道疾病流行期间，带菌率可达 40%～70%。当呼吸道防御功能受到损害或全身抵抗力削弱时，大量细菌进入支气管肺泡，即可导致肺炎。本病多发生于冬春季，发病前常有上呼吸道感染、受寒、饥饿、疲劳、醉酒、吸入有害气体、外科手术、昏迷等诱因。该菌主要由其荚膜多糖致病，细菌侵入肺泡引起充血、水肿和渗出，随炎症渗液经肺泡间孔或呼吸性细支气管向邻近肺组织蔓延，可累及整个肺叶。大叶性肺炎中以肺炎链球菌肺炎最多见，但随着抗菌药物的广泛应用，肺炎链球菌肺炎呈典型的大叶性肺炎者已较少见。典型的大叶性肺炎链球菌肺炎病理改变有充血水肿期、红色肝变期、灰色肝变期和消散期。病变消散后肺组织结构多无损害，一般不遗留纤维化。极个别患者肺泡内纤维蛋白吸收不完全，甚至有成纤维细胞形成，而成为机化性肺炎。在老年人及婴幼儿可表现为支气管肺炎。5%～10%的患者可并发脓胸，细菌入血后尚可形成关节炎、心包炎、心内膜炎、腹膜炎及中耳炎等。少数可发生败血症和休克。抗生素的广泛应用使其引起的化脓性脑膜炎很少见。

（二）诊断

1.临床表现　肺炎球菌肺炎的症状和体征与大多数细菌性肺炎相似，主要表现为全身毒血症状和呼吸系统表现。严重者可有休克、呼吸衰竭等表现。在上呼吸道感染先驱症状出现时即开始使用抗菌药物者及病情非常轻者，临床表现可以不典型。

（1）约半数患者有上呼吸道感染的先驱症状。

（2）全身毒血症状：大多起病数急骤，有畏寒、寒战，继之高热，起病后数小时可达 39～40℃，高峰在下午或傍晚，也可呈稽留热。可有全身肌肉酸痛。

（3）呼吸系统症状：起病数小时内即可有明显呼吸道症状，早期为干咳，渐有少量黏痰或脓性黏痰，典型者咳铁锈色痰，咯血少见。大部分病例累及胸膜，有针刺样胸痛，咳嗽及深呼吸时胸痛加重，如累及膈胸膜，疼痛放射至上腹部，易误诊为急腹症。

（4）消化系统表现：少数病例出现恶心、呕吐、腹痛、腹泻等消化道症状。重症患者可出现腹胀和肠胀气。

（5）严重感染可发生周围循环衰竭，甚至起病即表现休克。

（6）急性热病容：典型病例可表现有面颊绯红，鼻翼扇动，皮肤灼热、干燥、口角及鼻周单纯性疱疹。病变广泛者可有呼吸急促、发绀等表现。伴有败血症者，可有皮肤、黏膜出血点。心率加快，累及心肌者可表现心律失常。严重者表现有休克。

（7）肺部体征：典型病例可有肺实变体征及湿性啰音，累及胸膜时可听到胸膜摩擦音，或有胸腔积液体征。

2.实验室检查

（1）血常规：外周血细胞计数增多，通常为（10～30）×10⁹/L，中性粒细胞在 80% 以上，呈核左移，可见中毒性颗粒。年老体弱、有慢性基础疾病导致免疫功能低下者，白细胞计数可正常，但中性粒细胞百分比常增高。

（2）痰液检查：痰涂片可见革兰阳性成对的或呈短链排列的球菌，在白细胞内者对诊断意义大。痰中可培养出肺炎球菌，并可进行药物敏感试验，指导临床治疗。必要时可经支气管镜以防污染毛刷或支气管肺泡灌洗采样进行细菌学检查。

（3）血培养：10%～20%的患者合并菌血症，其中部分患者可在血液中培养出致病菌。

（4）血生化检验：病情较重者可出现血清谷丙转氨酶和谷草转氨酶增高，极少数严重患者可出现尿素氮和肌酐增高。

（5）血气分析：肺部病变广泛者可出现动脉血氧分压（PaO_2）降低、二氧化碳分压（$PaCO_2$）正常或降低，可有代谢性酸中毒改变。

（6）胸部 X 线检查：早期仅见纹理增多或淡薄、均匀阴影。典型表现为大叶性、肺段或亚肺段分布的均匀密度增高阴影。近年以肺段性病变多见。若病变累及胸膜时可有胸腔积液。给有效治疗，X 线征 2 周之内迅速消散，但个别病例，尤其是老年患者消散较慢，可达 3 周以上。

（三）肺炎严重程度评估

对于确诊的社区获得性肺炎，需对病情的严重程度进行评估，决定是否住院治疗或收住 ICU 治疗。可以用 CURB－65 评分或肺炎严重度指数（pneumonia severity index，PSI）对病情进行评估。CURB－65 评分相对简单，临床采纳较多。

欧洲 CURB－65 评分包括意识障碍（confusion，C）、尿素（urea，U）>7mmol/L，呼吸频率（respiratoryrate，R）>30/min，低血压（low blood pressure，B，收缩压<90mmHg 或舒张压<60mmHg），年龄>65 岁，每项为 1 分。CURB－65 评分≥2 时建议住院；2009 年英国胸科学会（BTS）的 CAP 指南建议 CURB－65 评分为 0 分或 1 分并且死亡风险较低时不需要住院治疗；1 分或 2 分且死亡风险高，特别是 2 分的患者需住院治疗，评分为 2 分但死亡风险中等的患者可缩短住院时间或门诊督导；≥3 时需紧急住院；4 分或 5 分时需入住 ICU 治疗。

美国肺炎严重度指数（PSI）分数计算及判断，见表 2－7。

表 2－7　肺炎严重度指数（PSI）分数计算及判断

第一步：区分危险Ⅰ级和风险Ⅱ～Ⅳ级	
临床表现：	
年龄>50 岁	是/否
意识改变	是/否
脉率≥125/min	是/否
呼吸频率>30/min	是/否
收缩压<90mmHg	是/否
体温<35℃或≥40℃	是/否
既往病史：	
肿瘤疾病	是/否
充血性心力衰竭	是/否
脑血管疾病	是/否
肾病	是/否
肝病	是/否
若有任何一项"是"，进入第二步 若均为"否"即判断为风险Ⅰ级	
第二步：区分危险Ⅱ、Ⅲ、Ⅳ、Ⅴ级	

（续表）

人口学因素:	分值
男性	＋年龄（周岁）
女性	＋年龄（周岁）－10
养老院居住者	＋10
合并症:	
肿瘤	＋30
肝病	＋20
充血性心力衰竭	＋10
脑血管疾病	＋10
肾病	＋10
体征:	
意识障碍	＋20
脉率≥125/min	＋20
呼吸频率>30/min	＋20
收缩压<90mmHg	＋15
体温<35℃或≥40℃	＋10
实验室和影像学表现:	
动脉血 pH<7.35	＋30
血尿素氮≥30mg/dl（9mmol/L）	＋20
血钠<130mmol/L	＋20
血糖≥250mg/dl（14mmol/L）	＋10
血细胞比容<30%	＋10
PaO_2<60mmHg	＋10
胸腔积液	＋10
∑<70＝风险Ⅱ级	
∑71～90＝风险Ⅲ级	
∑91～130＝风险Ⅳ级	
∑>130＝风险Ⅴ级	

风险Ⅰ级肺炎患者可在门诊口服抗菌药物治疗;风险Ⅱ～Ⅲ级患者可在门诊静脉给予抗菌药物治疗,必要时留院观察 24h;风险Ⅳ～Ⅴ级肺炎患者应该住院治疗。

美国感染病学会/美国胸科协会 IDSA/ATS 制定了入住 ICU 标准:

2 条主要标准:需要机械通气,感染性休克。

次要标准:①呼吸频率≥30/min。②PaO_2/FiO_2≤250。③多肺叶浸润。④意识障碍。⑤血尿素氮≥20mg/dl。⑥感染导致的白细胞减少,WBC<$4.0×10^9$/L。⑦血小板减少,血

小板<10×10⁹/L。⑧低体温,T<36℃。⑨低血压,需要液体复苏。

符合 1 条主要标准或 3 条以上次要标准考虑收住 ICU 治疗。

(四)鉴别诊断

1.干酪性肺炎　在少数进展迅速的肺结核患者,结核杆菌可导致肺部大量干酪坏死,其临床表现与肺炎链球菌导致的大叶性肺炎相似。但肺结核常有较长一段时间的低热、盗汗,痰中可找到抗酸杆菌,痰培养可有结核杆菌生长,痰结核杆菌 PCR 可扩增出特异性 DNA 片段,结核菌素试验阳性甚至强阳性,但须注意少数重症干酪性肺炎结核菌素试验可阴性。X线检查显示肺结核病灶多在双肺上叶的尖后段及下叶的背段,密度不均,病变下缘可呈"瓦盖样"征象,病灶久不消散,且可形成空洞和肺内播散。而肺炎球菌肺炎经过有效抗菌药物治疗3~5d,体温多能明显下降或恢复正常,肺内病灶也吸收较快。

2.其他病原体引起的肺炎葡萄球菌肺炎　起病常更加急骤,肺部易形成脓肿,易并发脓胸,外周血白细胞计数多在 20×10⁹/L 以上,可高达 50×10⁹/L。克雷伯杆菌肺炎及其他革兰阴性杆菌肺炎常见于体弱、有慢性基础疾病或免疫功能低下者,多为院内继发感染,病情常较重。痰液、血或胸腔积液中细菌培养阳性是诊断不可缺少的依据。病毒和支原体肺炎一般病情较轻,白细胞无明显增加,临床过程、痰液病原体分离和血液免疫学试验对诊断有重要意义。SARS 冠状病毒引起的肺炎病情进展迅速,易发生呼吸衰竭,外周血白细胞常不增高甚至降低,其传染性极强,血清中可检测出相关抗体,结合流行病学可明确诊断。

3.急性肺脓肿　早期表现与肺炎球菌肺炎相似,但随着病程发展,可咯出大量的脓臭痰。致病菌有金黄色葡萄球菌、克雷伯杆菌及其他革兰阴性杆菌、厌氧菌等,常为混合感染。大量脓痰排出后 X 线检查可显示脓腔和液平。

4.肺癌　少数周围型肺癌 X 线影像颇似肺炎,摄 X 线胸片时远离胶片的病灶更易呈现类似肺部炎症的表现,CT 检查常可显示明确的块影。这类患者无肺炎的全身毒血症状,外周血白细胞计数正常,痰中找到癌细胞可确诊。中心型肺癌可引起阻塞性肺炎,经抗菌药物治疗炎症吸收后,肿瘤病灶可逐步显示清楚。肺癌可有肺门淋巴结肿大、肺不张等表现。年龄在 40 岁以上,近期在同一部位反复发生肺炎者,要高度警惕中心型肺癌,及时进行痰脱落细胞、支气管镜检查,有利于鉴别诊断。

5.其他疾病　肺炎表现有胸痛或胸腔积液时,需与肺梗死、结核性渗出性胸膜炎鉴别。肺梗死有静脉血栓形成的基础,咯血较多见,无鼻翼及口周疱疹,心电图可见肺梗死特征性表现,肺部 X 线表现可见楔形密度增高影。结核性胸膜炎血象一般不增高,结核菌素试验阳性,胸腔积液有核细胞分类以单核细胞为主,而肺炎累及胸膜腔,胸腔积液中以多核细胞为主。膈胸膜受累时,需通过 X 线、腹部 B 超及其他相关检查与膈下脓肿、胆囊炎、胰腺炎等鉴别。

(五)治疗

1.对症支持治疗　患者应卧床休息,进食易消化饮食,补充足够热量和蛋白质。高热患者宜用物理降温,必要时可口服少量阿司匹林或其他解热药,同时应注意补充水分,根据病情决定补液的量和种类。除刺激性咳嗽者可给予镇咳药如可待因外,一般不用镇咳药,宜给予祛痰镇咳药如氯化铵、棕色合剂、氨溴索、厄多司坦、鲜竹沥等,必要时生理盐水加糜蛋白酶雾化吸入。老年人或慢性阻塞性肺疾病患者应注意保持呼吸道通畅,必要时配合应用支气管扩张药,缓解支气管痉挛,以利于痰液排出。有缺氧症状者给予鼻导管吸氧。

2.抗菌药物治疗　只要临床考虑细菌性肺炎诊断,不必等待确诊结果,也不必等待细菌培养结果,即应开始经验性抗菌药物治疗。痰涂片革兰染色查优势菌,可为经验性抗菌治疗提供一定帮助。一般采用抗菌谱主要针对革兰阳性菌的抗生素(如青霉素、林可霉素、克林霉素、红霉素、头孢唑林)与抗菌谱主要针对革兰阴性菌的抗菌药物(如哌拉西林、氨基糖苷类抗生素、第三代头孢菌素、喹诺酮类药等)联合应用。一旦确定为单纯的肺炎球菌肺炎,青霉素仍是首选药。对青霉素过敏者,克林霉素＋左氧氟沙星是非常好的选择。用药途径视病情轻重和有无并发症而定。青霉素一般剂量为 240 万 U/d,分次肌内注射,病情稍重者,可用至(1000～1200)万 U/d,分次静脉滴注。静脉滴注时,每次的量尽可能在 1h 内滴完,以达到有效的血药浓度,但大剂量应用青霉素时注意惊厥的发生。对青霉素过敏者可用红霉素1.2～1.8g/d,分次静脉滴注。也可用林可霉素或克林霉素 1.8～2.4g/d,分次静脉滴注。克林霉素抗菌效果较林可霉素强 4～8 倍。重症者还可用头孢菌素如头孢唑林 4～6g/d,头孢拉定 4～6g/d 等静脉滴注,但须注意 8%～15% 的患者对青霉素和头孢类药物有交叉过敏,故对青霉素过敏者应慎用头孢菌素。抗菌药物的疗程一般为 5～7d,或热退后 3d 可停药。对于有慢性基础疾病者及耐药菌株引起的肺炎,抗菌药物使用时间可酌情延长。

近年来耐青霉素肺炎链球菌株的报道不断增多,且颇受关注,MIC≥0.1～1.0mg/L 者为中度耐药,MIC≥2.0mg/L 则为高度耐药,不同的地区或国家发生率不同,据报道,我国较低,而南非高达 56%,一般认为,中度耐霉素肺炎链球菌感染者对青霉素或氨苄西林仍有效。高度耐青霉素肺炎链球菌(PRSP)感染者可选用去甲万古霉素 1600mg/d,分 2 次静脉滴注,或选用万古霉素 2000mg/d,分 2 次静脉滴注,可同时给予利福霉素钠 1000mg/d,分 2 次静脉滴注。还可选用利奈唑胺 1200mg/d,分 2 次静脉滴注或口服。

3. 并发感染性休克的处理 病情严重,预后较差,应积极抢救治疗,其主要措施如下。

(1)补充血容量:一般静脉滴注右旋糖酐－40 和平衡盐液补充血容量,维持收缩压在90～100mmHg、脉压>30mmHg 和适当尿排出量(>30mL/h),若有条件监测中心静脉压,维持其在 6～10cmH$_2$O 为宜。

(2)血管活性药物的应用:输液中可加入适量的血管活性药物,使收缩压维持在100mmHg,然后逐渐减量。血管活性药物有缩血管和扩血管两类。近年来以使用血管扩张药为主,收缩压严重下降时联合应用血管收缩药物以升高血压,调节组织灌注。常用药物有多巴胺、间羟胺、酸妥拉明、去甲肾上腺素、山莨菪碱等。具体使用须根据患者病情而定。

(3)控制感染:迅速、积极地控制感染是治疗肺炎并感染性休克的重要环节。抗生素选用原则为有效、强力及联合静脉给药,尽量根据致病菌的药敏试验结果选用抗生素。

(4)糖皮质激素的应用:对病情严重、中毒症状明显或经上述处理血压仍不回升者,在应用强有力抗生素前提下,可给予氢化可的松 100～200mg 或地塞米松 5～10mg 静脉滴注,一般在 24h 内可用氢化可的松 500～600mg 或相当量的其他糖皮质激素,病情好转迅速停药。

(5)纠正水、电解质和酸碱失衡:治疗过程中应密切监测血气分析结果和电解质变化,如发现酸碱及电解质失衡,应积极纠正。

(6)支持治疗:包括给氧、保暖、保持呼吸道的湿化和通畅,同时应保护心、脑、肾功能,防止多器官功能衰竭。为了提高机体抗菌能力,可给予静脉用人血丙种球蛋白 7.5g/d,静脉滴注,连用 3～4d。

4. 其他发症的治疗 并发胸膜炎或脓胸时,应积极抽掉胸腔积液,必要时进行胸腔闭式引流。合并心肌损害及肝损害者可适当给予营养心肌药和保肝药,但更重要的是抗菌治疗,随着肺部感染的控制,中毒性心肌损害、肝损害可迅速恢复正常。病程中出现少量蛋白尿一般不需特殊处理,但选择抗菌药物时应尽可能避免选用有明显肾毒性的药物。

二、葡萄球菌肺炎

葡萄球菌肺炎(staphylococcus pneumonia)主要由金黄色葡萄球菌引起的肺急性化脓性炎症。病情严重,预后多较凶险,病死率高。细菌耐药率高。发病率近年有所增加,在社区获得性肺炎中约占 2%,在院内感染肺炎中约占 5.9%。

(一)病因和发病机制

葡萄球菌为革兰阳性菌,分为金黄色葡萄球菌、表皮葡萄球菌和柠檬色葡萄球菌,致人类感染的主要为金黄色葡萄球菌和凝固酶阴性的表皮葡萄球菌,腐生葡萄球菌虽可致病,但主要导致泌尿道感染。目前医院内感染金黄色葡萄球菌对青霉素 G 耐药率高达 90% 以上,抗甲氧西林金黄色葡萄球菌和抗甲氧西林凝固酶阴性葡萄球菌(MRSA 和 MRSCN)亦在增加。虽表皮葡菌球菌致病性弱,但在院内感染肺炎的致病菌中也占一定比例,不容忽视。金黄色葡萄球菌肺炎分原发(吸入)性与继发(血源)性两类。前者经呼吸道感染,多见于婴幼儿,成年人多发生于体弱、免疫缺陷、呼吸道传染病、糖尿病、肺囊性纤维化以及应用激素、抗癌药物及其他免疫抑制药治疗者。长期应用广谱抗生素所致菌群失调时,耐药金黄色葡萄球菌也可借优势繁殖而致病。血源性葡萄球菌肺炎继发于葡萄球菌菌血症或败血症,由细菌栓子经血循环至肺引起,原发感染常为皮肤疖痈、毛囊炎、骨髓炎、蜂窝织炎及伤口感染,有时非常小的皮肤伤口感染也可导致葡萄球菌肺炎。少数情况下原发灶不明。主要病理变化为化脓性炎症,有单个或多发性脓腔,易形成张力性气囊肿,累及胸膜并发脓胸或脓气胸。

(二)诊断

葡萄球菌肺炎的临床表现与肺炎球菌肺炎较为相似。但起病更急,全身中毒症状更重,持续时间更长,更易发生休克。

1.全身毒血症状　起病急骤,病情发展迅速。寒战、高热,体温高达 39~40℃,呈稽留热,大汗淋漓。全身肌肉、关节酸痛,体质衰弱,精神萎靡,重者神志模糊,呼吸和脉搏增快,常并发循环衰竭。

2.咳嗽、咳痰　吸入性感染者咳粉红色乳样或脓性痰,痰量可较多。血源性感染者咳嗽、咳脓痰少见。

3.胸痛　因炎症多波及胸膜,故胸痛常见且明显,呈进行性加重,重者胸壁有明显触痛。

4.呼吸困难　易出现呼吸困难、发绀及顽固性低氧血症。

5.并发症　易并发感染性休克,可并发心肌损害而发生心功能不全。

6.肺部体征　早期可无特殊体征,体征较少,常与严重的毒血症状和呼吸道症状不平行。双肺可出现湿啰音,病变融合则出现肺实变体征,脓胸时呈胸腔积液的体征。

(三)实验室检查

1.血常规　白细胞计数增加,常为 $(15\sim25)\times10^9/L$ 可高达 $50\times10^9/L$,中性粒细胞比例增高,核左移,有中毒性颗粒。较易出现红细胞和血红蛋白下降。

2.痰液检查　涂片革兰染色可见大量成堆的葡菌球菌和脓细胞,白细胞内发现球菌有诊断意义,痰培养有助诊断,血源性感染者血培养半数可呈阳性。

3.血清学检查　血清胞壁酸抗体测定对金黄色葡萄球菌感染诊断有辅助意义。

4.X线检查 早期X线表现与临床表现不匹配,临床表现非常明显时,肺部X线改变可不明显。原发性感染者早期呈大片絮状、浓淡不匀的阴影,可呈节段或大叶分布,亦有成小叶性浸润,病变短期内变化很大,可在数小时内出现空洞或蜂窝状透亮区,或在阴影周围出现大小不等气囊肿。易出现胸腔积液,并常形成包裹性胸腔积液。血源性感染者常呈两肺多发斑片状或团块状阴影及多发性小的含液气囊肿,病变大小直径为1~3cm,有时类似于转移性肺癌。部分病例有胸膜病变之表现。

(四)鉴别诊断

1.肺囊肿并感染 先天性肺囊肿并感染时,肺部的囊状改变可含有液平,类似于血源性金黄色葡萄球菌肺炎,但先天性肺囊肿既往多有反复肺部感染史,全身毒血症状相对较轻,不易引起脓胸,脓痰较多,而血源性葡萄球菌肺炎痰少。肺囊肿并感染血象白细胞计数及中性粒细胞只是一般增高。

2.干酪样肺炎 干酪样肺炎在干酪物质排出后,在病变区域可形成多发"蚕蚀样"空洞,且中毒症状较重,血白细胞计数也可明显增高,甚至出现类白血病反应,需与葡萄球菌肺炎鉴别。干酪样肺炎痰多呈淡黄色或豆腐渣样,而吸入性葡萄球菌肺炎为黄色脓痰或脓血痰。干酪样肺炎以往常有长期低热、盗汗,有肺结核接触史,病变在肺上叶尖后段及下叶背段,痰中可找到抗酸杆菌,需要抗结核治疗病情才能好转。

3.其他细菌引起的肺炎 全身毒血症状重,血象白细胞计数在20×10^9/L以上,中性粒细胞在90%以上者,首先应考虑葡萄球菌肺炎可能,其次再考虑其他细菌引起的肺炎。肺部形成空洞者,以葡萄球菌肺炎多见,其次为克雷伯杆菌等革兰阴性球菌肺炎。双肺出现多发的含液气囊肿为血源性葡萄球菌肺炎的特征性改变,化脓性链球菌肺炎虽然也偶可形成气囊肿,但化脓性链球菌肺炎目前很少见,仅偶作为流行性感冒、水痘、百日咳的合并症出现,而其他细菌引起的肺炎一般无此变化。痰、血及胸腔积液中培养出葡萄球菌是最好的鉴别诊断依据。

4.肺结核"合"并感染 在空洞性肺结核基础上合并一般细菌感染,当结核诊断不明确时,需与葡萄球菌肺炎鉴别。但结核多有长期低热、盗汗及咳嗽,并可有反复咯血史,痰中可找到抗酸杆菌。感染控制后,感染病灶可吸收,但结核病变继续存在,需抗结核治疗病情才能进一步得到控制。

(五)治疗

1.抗菌药物治疗

(1)经验性治疗:根据社区感染、院内感染及当地近期药敏资料选择抗菌药物。为减少耐药菌产生,应联合用药。社区感染的葡萄球菌肺炎,可选用青霉素+苯唑西林(新青霉素Ⅱ)或头孢唑林,对青霉素过敏者,可选用克林霉素+左氧氟沙星,也可选择利福霉素钠和氨基糖苷类如阿米卡星0.4~0.8g/d等分次给药,治疗效果不佳时,换用去甲万古霉素或万古霉素等糖肽类抗生素。对于社区感染葡萄球菌肺炎严重病例,为避免MRSA感染延误治疗时机,也可直接选用糖肽类抗生素。选用青霉素时,剂量往往大于常规量,(600~2000)万U/d。近年来,耐青霉素的菌株增多,院外感染分离的金黄色葡萄球菌株对青霉素的耐药率为40%~85%,而院内感染分离的金黄色葡萄球菌株耐药率可高达90%左右。需要注意的是碳青霉烯类抗生素(如亚胺培南/西拉司丁)虽然具有超广谱抗菌谱和超强抗菌能力,但单独应用时对金黄色葡萄球菌作用并不强,甚至对非耐药菌株作用也不够强,因此,考虑葡萄球菌感染时,不首选此类昂贵的抗生素。

(2)针对性治疗:根据药敏试验结果选择抗菌药物。如为甲氧西林敏感菌株,可选用苯唑西林或氯唑西林,或头孢唑林、头孢噻吩等。若对青霉素和头孢菌素过敏,可选用磷霉素、利福霉素、氟喹诺酮类、氨基糖苷类。如为耐甲氧西林菌株(MRSA),则首选糖肽类抗生素,并根据药敏结果可加用磷霉素、复方磺胺甲噁唑、利福霉素及氟喹诺酮类等。目前国内应用的糖肽类抗生素有万古霉素和去甲万古霉素,万古霉素,1～2g/d,分2次静脉滴注,国产去甲万古霉素与万古霉素作用相似,常规1.6g/d,分2次静脉滴注。糖肽类抗生素可引起发热、皮疹、耳毒性及肾毒性等不良反应,使用应密切注意,有条件者可进行治疗药物监测,安全浓度范围为20pg/mL以下。目前国内应用的万古霉素和去甲万古霉素纯度均较高,不良反应并不多见。亦可选用利奈唑胺1200mg/d,分2次静脉滴注或口服。

抗菌治疗的疗程视病情而定,无并发症者,疗程一般为2～4周,严重感染或有并发症如脓胸、心内膜炎者需4～8周或更长,中途往往需要更换抗菌药物,并应注意预防真菌感染。

2.并发症治疗 并发脓胸时应彻底引流,并且胸膜腔内注射抗菌药物。并发气胸,肺被压缩>30%时需抽气,必要时行闭式引流。并发脑膜炎时需加大苯唑西林或氯唑西林用量,为12g/d;由于这两种抗生素透过血－脑屏障较差,严重病例宜选用万古霉素和利福平等。

3.对症支持治疗 包括给氧、保暖、保持呼吸道的湿化和通畅,同时应保护心、脑、肾功能,防止多器官功能衰竭。对重症患者可给予静脉用人血丙种球蛋白,200～300mg/(kg·d),连用2～3d。对于消耗性贫血者,可输新鲜全血或成分输血。

三、化脓性链球菌肺炎

化胺性链球菌肺炎(streptococcus pyogen pneumonia)主要是由A族链球菌(group A streptococci)引起的肺部急性炎症。主要见于免疫功能缺损并较长时间使用广谱抗生素者,亦常为麻疹、百日咳、流行性感冒后的并发症,好发于冬季。据认为在抗生素问世前约占细菌性肺炎的5%,目前更为少见。

(一)病因和发病机制

A族链球菌也称为化脓性链球菌(streptococcus pyogen),为革兰阳性球菌,其磷脂壁酸与生物膜的高度亲和作用,M蛋白的抗吞噬作用,溶血素、致热外毒素等毒性物质和透明质酸、链激酶等侵袭性物质都与其致病有关。化脓性链球菌是上呼吸道感染如急性咽喉炎、中耳炎的重要病原体。机体防御功能减退时,含化脓性链球菌的分泌物自上呼吸道吸入后常造成两侧肺下坠部分的感染,主要病理变化为支气管周围的肺实质炎症,发生水肿、实变,可有肺组织坏死和脓肿形成,也可出现肺气囊肿,累及胸膜可合并脓胸。

(二)诊断

1.临床表现

(1)好发于冬季,小儿多在麻疹、水痘或百日咳之后,成年人在流行性感冒之后发病。

(2)全身毒血症状:起病急骤,有寒战、高热,可能由于菌血症少见(2%～15%),寒战较肺炎球菌肺炎少见。

(3)咳嗽、咳痰:痰呈脓性、血性或粉红色,多较稀薄。

(4)胸痛及呼吸困难:化脓性链球菌肺炎较易累及胸膜,甚至形成脓胸,故胸痛、呼吸困难较常见。

（5）肺部体征：可有双下肺呼吸音减弱及湿性啰音，合并胸膜腔积液者可出现相应的体征。

2.化脓性链球菌肺炎的实验室检查

（1）血常规检查：血白细胞计数增加，中性粒细胞百分比增高，核左移，可见中毒颗粒。

（2）细菌学检查：痰涂片可见成对或链状排列的革兰阳性球菌。痰、胸腔积液、血培养分离出化脓性链球菌即可确诊本病。

（3）咽拭子化脓性链球菌抗原检测：可快速协助诊断。

（4）血清学检查：抗链球菌溶血素O的效价可明显升高。

（5）胸部X线检查：支气管肺炎伴大量胸腔积液为化脓性链球菌肺炎的常见表现，受累部位支气管周围出现不规则片状或斑点状模糊阴影，可有小块肺实变区伴小脓肿或肺不张，胸腔积液早期即可出现，病变消散时可出现肺气囊。

（三）鉴别诊断

由于化脓性链球菌肺炎可出现肺部气囊肿，因此，首先要与葡萄球菌肺炎鉴别。葡萄球菌肺炎起病更为急骤，病情重，预后凶险，化脓性链球菌肺炎相对较轻，预后较好，死亡率很低。葡萄球菌肺炎的气囊肿出现较早，而化脓性链球菌肺炎气囊肿出现较晚。与其他细菌肺炎一样，尚需与干酪样肺炎、肺脓肿、肺癌、肺癌合并阻塞性肺炎等相鉴别。

（四）治疗

1.抗菌药物治疗

（1）首选青霉素：体外药敏试验至今尚未发现青霉素耐药株，故化脓性链球菌肺炎首选青霉素治疗，轻症患者，每日（120～160）万U，分2～3次肌内注射，重症患者，可加大青霉素剂量静脉滴注，疗程不少于2周。对青霉素过敏者可选用克林霉素1.8～2.4g/d，或红霉素1.2～1.8g/d分次静脉滴注。对上述药物不能耐受者可考虑用第一代头孢菌素类抗生素，如头孢唑林，但需注意部分患者与青霉素有交叉过敏。

（2）经验治疗时不宜选用氨基糖苷类、氯霉素，因为化脓性链球菌对其耐药。大环内酯类抗生素部分耐药，根据药敏结果选用。

2.对症支持治疗　包括给氧、保暖、保持呼吸道的湿化和通畅，同时应保护心、脑、肾功能，防止多器官功能衰竭。合并胸腔积液时，积极抽液，必要时行胸腔闭式引流。

四、肠球菌肺炎

肠球菌肺炎系肠球菌（enterococcus）引起的急性肺化脓性炎症，在细菌性肺炎中占少数，多为院内感染。虽然痰中可分离出肠球菌，但确诊肠球菌肺炎者并不多，主要见于免疫功能缺损并长时间使用广谱抗菌药物者。

（一）病因及发病机制

肠球菌为革兰阳性菌，主要包括粪肠球菌（E. faecalis）、屎肠球菌（E. faecium）、坚忍肠球菌（E. durans），为人消化道正常菌群，口咽部也能培养到粪肠球菌，致病力弱，一般情况不致病。当机体免疫功能长期受到损害时，如患恶性肿瘤、器官移植、免疫抑制及其他慢性疾病时，就有可能发生肠球菌感染，可引起菌血症、尿路感染，心内膜炎、皮肤、软组织及手术伤口感染等。寄殖于口咽部的肠球菌易被吸入呼吸道，特别是鼻饲营养及机械通气等治疗时，则可能引起肠球菌肺炎。其中，粪肠球菌致病的机会显著高于屎肠球菌和坚忍肠球菌。肠球菌一般不引起上呼吸道感染。

（二）诊断

1.临床表现　有发热、咳嗽、咳脓痰、胸痛、气急等，与一般化脓菌所致肺炎无多大区别，无特征性。体征为肺炎实变体征。少数患者可合并肠球菌败血症，出现休克和弥散性血管内凝血，病情危重，可导致死亡。

2.实验室检查

（1）血常规：血象检查白细胞计数和中性分类多升高。

（2）细菌血检查：合并菌血症或败血症时血细菌培养可阳性。临床上主要依靠防污染毛刷经纤维支气管镜下呼吸道取材或进行支气管肺泡灌洗（BAL），取灌洗液做细菌定量培养及鉴定才能确诊。患者若有化脓性肺炎表现，且有机械通气及鼻饲营养治疗等侵入性操作史，临床上经用青霉素或头孢类抗生素治疗无效，应考虑肠球菌肺炎的可能，并进一步做细菌学检查。

（3）胸部 X 线检查：胸片检查可见斑片状密度增高影或大片密度增高影，即可呈支气管肺炎表现，也可呈大叶性肺炎表现。

（三）鉴别诊断

与其他细菌肺炎一样，肠球菌肺炎需与肺结核、肺脓肿、肺癌等进行鉴别。

（四）治疗

1.抗菌药物治疗　可选择青霉素与氨基糖苷类抗生素联合应用，也可选择万古霉素与氨基糖苷类抗生素。但近 10 余年来，肠球菌的耐药性逐渐增加，国外耐万古霉素肠球菌菌株增多，其中屎肠球菌最为显著，且出现了多重耐药，因此，应根据细菌培养及药敏试验结果选择抗菌药物。国内肠球菌对万古霉素耐药者尚较少。2002 年广州地区 350 株肠球菌药敏试验结果表明，肠球菌对替考拉宁、万古霉素、呋喃妥因的耐药率最低，粪肠球菌对氨苄西林和青霉素的耐药率相对较低，但其他肠球菌对氨苄西林和青霉素的耐药率较高，屎肠球菌对氯霉素的耐药率相对较低，肠球菌对庆大霉素、环丙沙星、链霉素的耐药率相对较高，对红霉素的耐药率很高。有报道，粪肠球菌和屎肠球菌对红霉素耐药率高达 78.8％和 95.3％。对青霉素和氨苄西林耐药、氨基糖苷类耐药、万古霉素耐药即多重耐药者，此类患者可选用利奈唑胺治疗。

2.对症支持治疗　包括给氧、保暖、保持呼吸道的湿化和通畅，同时应保护心、脑、肾功能，防止多器官功能衰竭。

五、卡他莫拉菌肺炎

卡他莫拉菌肺炎（M catarrhlis pneumonia）是由条件致病菌卡他莫拉菌引起的急性肺部炎症。一般见于免疫受抑制的患者。现已证明，卡他莫拉菌是支气管肺感染中一种重要的条件致病菌，成为继流感嗜血杆菌、肺炎链球菌之后引起原有慢性肺部疾病患者肺部感染的第三位常见病原体。

（一）病因和发病机制

过去认为卡他莫拉菌无致病性，现已发现该菌可引起临床多种感染，而且产生 β—内酰胺酶菌株迅速增多。卡他莫拉菌为革兰阴性双球菌，呈咖啡豆状或四联状，偶见成堆排列，为人鼻咽部常见寄殖菌，健康人很少感染患病，在某些恶性肿瘤、血液病、糖尿病、慢性支气管炎、免疫缺陷性疾病患者中,以及使用糖皮质激素或免疫抑制药时,卡他莫拉菌可侵入下呼吸道导致感染,患者多为老年人,发病有明显季节性,冬末春初多发。

(二)诊断

1.临床表现 主要表现为发热、咳嗽、咳脓痰、胸痛,重者可有寒战、呼吸困难等,与其他细菌性肺炎表现相似,但程度相对较轻。

2.实验室检查

(1)血常规:白细胞计数大多在正常范围,中性粒细胞比例可轻度增高。

(2)胸部 X 线检查:无特异性,易受原有慢性肺部疾病改变的影响,一般可见局灶浸润阴影,主要累及下叶,部分表现支气管肺炎改变,有时可见胸腔积液。

(3)细菌学检查:咳痰定量培养细菌浓度 $\geqslant 10^7$ cfu/mL,或经气管支气管保护刷取样培养 $\geqslant 10^3$ cfu/mL 可确诊本病。

(三)鉴别诊断

1.肺结核 卡他莫拉菌肺炎由于呼吸道症状及全身毒血症状大多相对较轻,而且血象可以正常,需与浸润性肺结核相鉴别。肺结核多累及肺上叶,而卡他莫拉菌肺炎多累及双下肺。长期低热、盗汗或咯血有利于肺结核诊断,结核菌素试验、痰找抗酸杆菌及痰结核杆菌 PCR 检测均有利于结核诊断。

2.支原体肺炎 支原体肺炎中毒症状不重,血象不高,与卡他莫拉菌肺炎相似。但卡他莫拉菌肺炎一般发生在慢性疾病导致免疫功能减退的基础上,而支原体肺炎无此特点。支原体肺炎一般不咳脓性痰,仅咳少量白色黏痰,合并细菌感染例外。血液冷凝集试验及痰支原体培养、痰细菌培养有利于两者鉴别。

(四)治疗

1.抗菌药物治疗 卡他莫拉菌对多种抗生素具有耐药性,目前几乎 100% 的菌株产 β—内酰胺酶,并对青霉素、氨苄西林、阿莫西林耐药,对克林霉素、万古霉素、甲氧嘧啶耐药率亦高达 90% 以上,对第一代头孢菌素的耐药株亦不断增多,但仍对第二、三代头孢菌素、大环内酯类、氯霉素、氨苄西林/舒巴坦复方制剂及喹诺酮类高度敏感。轻、中度感染者可选用红霉素类或第二代头孢菌素等,如红霉素 $1\sim2$g/d,分 $3\sim4$ 次静脉滴注,也可用阿奇霉素 0.5g/d,一次性静脉滴注或口服。第二代头孢菌素中常用头孢呋辛钠(头孢呋肟、西力欣),$4\sim6$g/d,分 $3\sim4$ 次稀释后静脉注射。重度感染者则可选用第三代头孢菌素,如头孢噻肟 $4\sim6$g/d,分 2 次静脉滴注,头孢曲松 $2\sim4$g/d,分 $1\sim2$ 次静脉滴注。

2.对症支持治疗 包括给氧、保暖、保持呼吸道的湿化和通畅,同时应保护心、脑、肾功能,防止多器官功能衰竭。治疗基础疾病,如控制血糖。

六、脑膜炎奈瑟菌肺炎

脑膜炎奈瑟菌肺炎是由脑膜炎奈瑟菌(Neisseria meningitidis)引起肺部急性炎症。脑膜炎奈瑟菌主要引起流行性脑脊髓膜炎。有不少人认为脑膜炎奈瑟菌肺炎是继发于脑膜炎奈瑟菌败血症的一种少见的化脓性迁徙合并症。

(一)病因和发病机制

脑膜炎奈瑟菌又称脑膜炎双球菌,为需氧革兰阴性球菌,选择性培养基利于痰标本中脑膜炎奈瑟菌的分离和鉴定。根据菌体荚膜多糖,目前至少可分 13 种血清型。其中 A、C、X、

Y、Z 和 W—135 型在临床上日趋重要,引起呼吸系统感染的血清型主要为 Y 型和 W—135 型。其主要通过飞沫直接从空气传播;呼吸道感染了流感病毒或腺病毒的人群更具有易感性。其病理改变为渗出性化脓性炎症,沿肺泡或支气管肺泡分布,个别呈大叶浸润甚至肺组织坏死和脓肿形成。

(二)诊断

1.临床表现 原发性脑膜炎奈瑟菌肺炎的临床表现与肺炎球菌肺炎类似,表现为咳嗽、咳脓痰或泡沫痰、胸痛、畏寒、高热,以及相伴出现的肺实变、湿啰音等体征变化。早期常有咽喉炎表现。X 线表现无特异性,可表现为支气管肺炎和大叶性肺炎,常见于下叶或右中叶,约 20%病例伴有胸腔积液。在人群集中的地方如军营、学校、托儿所或医院中同时出现许多细菌性肺炎病例时应警惕本病的可能。

2.实验室检查

(1)血常规:白细胞计数和中性粒细胞比例可轻度增高。

(2)痰液检查:痰涂片可发现中性粒细胞内有革兰阴性肾形双球菌,对诊断有重要参考价值。普通痰培养或鼻咽部、喉部拭子培养有时难以获得阳性结果,通过经支气管镜双套管保护刷刷检取样或进行支气管肺泡灌洗取样,或经气管插管直接吸出痰液进行培养,可提高阳性率。

(三)鉴别诊断

与其他细菌性肺炎一样,脑膜炎奈瑟菌肺炎需与浸润性肺结核、肺脓肿、肺癌等鉴别,也需要与其他细菌性肺炎鉴别。在人群集中的地方如军营、学校、托儿所或医院中同时出现许多细菌性肺炎病例时应警惕本病的可能。痰涂片中性粒细胞内有革兰阴性肾形双球菌,应高度怀疑脑膜炎奈瑟菌肺炎。痰细菌学检查、细胞学检查、结核菌素试验及抗感染治疗观察,均有利于其与肺结核、肺脓肿和肺癌的鉴别。

(四)治疗

1.抗菌药物治疗 常规应用青霉素 160 万~480 万 U/d,分 1~2 次肌内注射或静脉滴注,对大多数病例有效。并发脓胸或其他并发症患者仍可选用青霉素,但剂量应加大至 640 万 U/d 以上。对青霉素过敏者,可选用氯霉素,每日 2~3g,分 4~6 次口服或静脉滴注,但最好在前 3d 使用时,每天检查血常规,3d 后每 3d 检查血常规 1 次,发现白细胞计数下降速度过快或低于正常,应立即停止使用,以免发生粒细胞缺乏。第三代头孢菌素、磺胺嘧啶、利福平等对本病也有较好的疗效。

2.对症支持治疗 包括给氧、保暖、保持呼吸道的湿化和通畅,同时应保护心、脑、肾功能,防止多器官功能衰竭。

七、肺炎克雷伯杆菌肺炎

肺炎克雷伯杆菌(Klebsiella pneumoniae)又称肺炎杆菌或 Friedlander 杆菌,是最早被认识可引起肺炎的革兰阴性杆菌,为引起革兰阴性杆菌肺炎最常见的细菌,其所致肺炎占细菌性肺炎的 1%~5%,在革兰阴性杆菌肺炎中占 18%~64%。肺炎杆菌占医院内肺炎全部病原体的 7%~11%。近年来,随着对肺炎杆菌高效抗菌药物如第三代头孢菌素、氟喹诺酮类药物的不断问世与推广和耐药严重的铜绿假单胞菌及其他假单胞菌、不动杆菌和阴沟杆菌等引起的肺炎比例增加,肺炎杆菌肺炎发病率有下降趋势。肺炎杆菌肺炎的病死率较高,一般为

20%～50%。

(一)病因和发病机制

肺炎克雷伯杆菌属肠杆菌科克雷伯菌属,革兰染色阴性,兼性厌氧,不活动,常有荚膜。在普通培养基上生长迅速。根据荚膜抗原的不同,肺炎杆菌可分为78型。引起肺炎者以1～6型为多,但细菌型别与毒力无关。大多数社区及医院获得性肺炎杆菌肺炎是内源性感染,机体防御功能下降或醉酒后,口咽部寄殖菌或空气中含肺炎杆菌的气溶胶吸入下呼吸道即可导致肺炎。2%～25%正常人上呼吸道有肺炎杆菌寄殖。口咽部寄殖菌可源于其他住院带菌者。粪便、感染的泌尿道、口咽部等均也为肺炎杆菌的重要储存场所和产生交叉传播的来源。医务人员的手则是这些细菌的常见传播途径。胃液酸度下降可使胃内细菌显著增加,胃内细菌的逆向转移也可能是口咽部寄殖菌的重要来源。机体免疫功能下降如较长期使用激素和免疫抑制药,严重疾病包括糖尿病、慢性肝病、尿毒症、晚期癌症,某些侵入性检查、创伤性检查、创伤性治疗和手术等均可成为肺炎杆菌的易感因素。在原有肺部感染性疾病基础上发生肺炎杆菌感染一般被认为是继发性感染。原发性肺炎杆菌肺炎常呈大叶性分布,以上叶多见,特别是右上叶,也可为小叶性或两者兼有。继发性肺炎多为小叶性分布。因病变中渗出液黏稠而重,常使叶间隙下坠。肺炎杆菌肺炎时可导致肺泡壁破坏和纤维组织增生。肺部较大血管腔内血栓形成造成周围组织坏死、空洞、单个或多发性脓腔形成。病变累及胸膜、心包时,可引起渗出性或脓性积液,脓胸发生率约占25%。

(二)诊断

1.临床表现

(1)先驱症状:肺炎杆菌肺炎病前可有上呼吸道感染症状,部分患者有酗酒史。多数患者起病突然。也有发病较缓慢者,与肺结核相似。抗生素时代前,本病好发于冬季,但现在季节差别已不明显。

(2)全身毒血症表现:患者多呈急性病容,表现有寒战、发热,多数患者体温波动于39℃上下。早期全身衰弱较常见。严重者可有休克、黄疸、消耗性贫血等。

(3)呼吸道症状:主要表现为咳嗽、咳痰、呼吸困难等。痰液无臭,黏稠,痰量中等。典型的痰液为由血液和黏液混合成的砖红色胶胨样痰,但临床上并不多见。偶也有患者咳铁锈色痰或痰带血丝,或伴明显咯血。

(4)呼吸系统体征:常有呼吸困难甚至发绀,大叶性肺炎实变期,肺部检查可于相应部位发现实变体征,触觉震颤和语音传导增强,可有支气管样或支气管肺泡呼吸音。湿啰音常见。

2.实验室检查

(1)血常规:白细胞计数和中性粒细胞比例增多,核左移;白细胞减少者预后差。病情较重者可出现红细胞及血红蛋白减低等贫血表现。

(2)细菌学检查:痰涂片优势菌为革兰阴性杆菌,肺炎杆菌的多糖荚膜在痰涂片上常可见到。用型特异性血清做荚膜肿胀试验可成为早期、快速诊断肺炎杆菌肺炎的方法。痰培养可有肺炎杆菌生长。由于部分正常人口咽部也有肺炎杆菌寄殖,仅凭普通痰培养所分离的细菌不能区分肺炎的病原菌抑或口咽部寄殖菌。有认为连续2次以上经涂片筛选的痰标本分离到肺炎杆菌或定量培养分离的肺炎杆菌浓度>10^6 cfu/mL 或半定量浓度为3+或4+,可诊断为肺炎杆菌肺炎。对重症、难治或免疫抑制病例,使用防污染下呼吸道标本采样技术如经环甲膜穿刺气管吸引、防污染双套管毛刷采样(PSB)、支气管肺泡灌洗(BAL)和经皮穿刺吸引等采取标本进行培养,分离出肺炎杆菌则可确诊本病。20%~60%肺炎杆菌肺炎血培养可分离出肺炎杆菌,较其他细菌肺炎并发菌血症机会为多。有胸腔积液者,应抽取胸腔积液进行细菌培养。

(3)胸部检查:X线表现包括大叶实变、小叶浸润和脓肿形成。大叶实变多位于右上叶,重而黏稠的炎性渗出物可使叶间裂呈弧形下坠。支气管肺炎的小叶浸润多见于有免疫功能抑制和慢性肺部疾病患者。约50%的社区获得性肺炎杆菌肺炎的小叶浸润病变可累及多个肺叶,16%~50%伴肺脓肿形成。肺炎恢复期可出现肺总量下降、纤维化和胸膜增厚。偶见肺炎后肺气肿。

(三)鉴别诊断

长期免疫功能低下发生肺炎,咳砖红色胶胨样痰,X线显示大叶性实变,病灶下缘呈弧形下坠等均为肺炎杆菌肺炎的相对特异性的表现,有利于与其他细菌性肺炎鉴别,但更重要的是要依靠微生物学检查与其他细菌性肺炎相鉴别。与其他细菌性肺炎一样,肺炎杆菌肺炎需与浸润性肺结核、肺脓肿、肺癌等鉴别。

(四)治疗

1.抗菌药物治疗 抗感染治疗是否及时、有效,直接影响患者的预后。抗生素时代之前,肺炎杆菌肺炎的病死率高达51%~97%。目前在抗菌药物治疗下,病死率仍有20%~30%,超过肺炎链球菌肺炎。对肺炎杆菌有效的抗菌药物较多,包括第一代至第四代头孢菌素、半合成青霉素、氨基糖苷类抗生素、氟喹诺酮类、碳青霉烯类和单环 β—内酰胺类等。高效、低毒、价廉是择抗菌药物应考虑的重要因素。在确定诊断后应尽早开始经验性抗菌药物治疗,并积极进行细菌培养和药敏试验,根据药敏试验结果调整抗菌治疗方案。氨基糖苷类抗生素、头孢菌素、半合成青霉素是治疗肺炎杆菌肺炎的最常用药物。氨基糖苷类可选庆大霉素、妥布霉素或阿米卡星(丁胺卡那霉素),近年来,新氨基糖苷类抗生素的问世,明显减低了耳、肾毒性,临床应用安全性大大提高。一般选用一种氨基糖苷类抗生素与其他抗菌药物联合应用。成年人氨基糖苷类抗生素的常规用量如下:庆大霉素和妥布霉素,24 万 U/d(1mg=1000U),加入 500mL 液体中 1 次静脉滴注,药物浓度过高易产生过高的血峰浓度,增加耳毒性。阿米卡星,用量为 0.4~0.6g/d,肌内注射或静脉注射,1 次给药;新氨基糖苷类中的奈替米星和依替米星,0.2g/d,分1~2 次静脉滴注,耳、肾毒性均不明显。氨基糖苷类不易穿透支气管黏膜和痰液,抗生素在支气管分泌物中的浓度仅为血浓度的 5%~40%,且痰液的酸性环境会明显降低抗生素的抗菌活性,故氨基糖苷类的临床疗效往往逊于体外药物敏感试验。头孢菌素以头孢唑林和头孢拉定为首选,剂量为 4~6g/d,分 2~4 次静脉滴注;也可用第二代头孢菌素如头孢呋辛、头孢孟多、头孢西丁等,剂量同第一代头孢菌素,总体疗效较佳,也可单用第三代头孢菌素包括头孢噻肟、头孢哌酮、头孢曲松和头孢他啶等,效果更强,毒性更低。青霉素类中氨苄西林耐药率虽高,但新一代的广谱青霉素如哌拉西林、替卡西林及其与酶抑制药混合的复合制剂对肺炎杆菌有较好的治疗效果,其中,以哌拉西林和他唑巴坦复合制剂抗菌效果为强,成年人重症肺炎杆菌肺炎,选用哌拉西林和他唑巴坦复合制剂,以其中的哌拉西林计,每日通常用量为 8~12g。对重症感染可采用 β—内酰胺类抗生素与氨基糖苷类联合使用,对多重耐药菌感染、难治性感染,可试用亚胺培南或氟喹诺酮类的环丙沙星、氧氟沙星、加替沙星或氨曲南等。亚胺培南,成年人 500mg,静脉滴注,1/8h;左氧氟沙星,成年人 200mg,静脉滴注,2/d;加替沙星,成年人 200mg/d,静脉滴注,2/d。肺炎杆菌的抗感染疗程宜长,通常为 3~4 周。

2.对症支持治疗　包括保持气道通畅,祛痰,镇咳,给氧,纠正水、电解质和酸碱失衡,补充营养等。祛痰可选用氨溴索、鲜竹沥、厄多司坦等口服,必要时可选用氨溴索(沐舒坦)静脉滴注。对于严重感染,可静脉滴注入血丙种球蛋白辅助治疗。

八、大肠埃希菌肺炎

大肠埃希菌肺炎是由大肠埃希菌引起的肺部急性炎症。在社区获得性革兰阴性杆菌肺炎中占 12%～45%,仅次于肺炎克雷伯杆菌和流感嗜血杆菌肺炎,占全部细菌性肺炎的 2.0%～3.3%。医院内大肠埃希菌肺炎的发病率为(4.2～9.0)/10000,占革兰阴性杆菌肺炎的 9.0%～15.0%。近年来大肠埃希菌肺炎发病率和病死率有明显下降趋势。

(一)病因和发病机制

大肠埃希菌系肠杆菌科、埃希菌属细菌,革兰染色阴性,兼性厌氧,营养要求低,在普通培养基上生长良好。该菌为肠道正常菌群,人和动物粪便中大量存在,广泛分布于自然界。自 20 世纪 80 年代后大肠埃希菌产超广谱 β—内酰胺酶(ESBLs)的比例迅速增加,国外报道 ESBLs 的产生率为 2.2%～28%,国内为 5%～32.4%。大肠埃希菌为条件致病菌。当机体免疫防御功能下降,吸入口咽部寄殖菌或由腹部脏器如胃肠道和泌尿生殖道感染,通过血行传播等。年老体弱者,有慢性基础疾病、气管插管、长期使用糖皮质激素及其他免疫抑制药治疗者,长期使用抗生素而致菌群失调者,以及其他免疫功能缺陷者,为本病的易感人群。大肠埃希菌性肺炎与其他革兰阴性菌肺炎相似,主要呈现肺下叶的支气管肺炎改变。可发生有肺小脓肿、胸腔积液甚至脓胸。炎症累及气管—支气管黏膜较少,提示血源性感染较多。

(二)诊断

1.临床表现　与一般急性肺炎相似,大肠埃希菌性肺炎也可表现寒战、发热、咳嗽、咳痰、胸痛、发绀及呼吸困难等。痰常为黏稠脓性,可有腥臭味。部分病例伴胃肠道症状如恶心、呕吐、腹痛、腹泻。严重病例可有嗜睡等意识障碍和末梢循环障碍。肺部体征可有双下肺呼吸音减低并有湿啰音,肺部实变体征少见。少数患者有胸腔积液的体征。

2.实验室检查　实验室检查示外周血白细胞和中性粒细胞增多,核左移。痰、胸腔积液、血液甚至尿等多种标本可培养分离出大肠埃希菌。X 线表现为双肺多叶弥漫性斑片状浸润阴影,以两下肺为主,偶有实变征象。常可发现中等大小的脓腔形成和胸腔积液,约 40%患者发生脓胸。

(三)鉴别诊断

大肠埃希菌肺炎临床表现、X 线检查及血象变化等与其他革兰阴性杆菌肺炎类似,缺乏特征性,与其他革兰阴性杆菌肺炎的鉴别主要依靠病原学检查。痰涂片检查可区分病原体是否为革兰阴性杆菌,痰培养阳性应排除口咽部寄殖菌的污染,故首先应采取合格的痰标本,即痰涂片白细胞和上皮细胞比例>2.5 为合格痰。合格痰培养 2 次以上分离到大肠埃希菌且为优势菌,或定量培养分离菌浓度 10^7 cfu/mL,或采用经气管插管吸引、支气管肺泡灌洗、保护刷刷检等防污染下呼吸道标本采样技术采集到的标本分离到大肠埃希菌可确诊本病。如胸腔积液和血标本培养出大肠埃希菌也可确立诊断。条件允许时可使用 DNA 探针或 PCR 方法。若肺炎继发尿路感染,且尿路和痰培养大肠埃希菌均阳性时,则也有诊断价值。与其他细菌肺炎一样,需与肺结核、肺脓肿、肺癌及其他病原体引起的肺炎进行鉴别。

（四）治疗

1.一般治疗 镇咳、祛痰，适量补充液体，维持水、电解质和酸碱平衡。注意保暖，保证休息，进食足够营养和易消化的食物。缺氧时给予氧疗。积极处理原发病和基础疾病。

2.抗菌药物治疗

（1）β—内酰胺类：头孢菌素或半合成青霉素联合氨基糖苷类抗生素是治疗大肠埃希菌肺炎的常用治疗方案。头孢菌素国内曾以第一代的头孢唑林、头孢拉定及第二代的头孢呋辛应用较多，但近年来耐药比例迅速增加。第三代头孢菌素如头孢噻肟（2～12g/d）、头孢哌酮（2～8g/d）、头孢曲松（2～4g/d）、头孢他啶（2～6g/d）等，可作为对重症感染、难治性感染的经验性治疗的有利药物，可单用或与其他药物合用。半合成青霉素如哌拉西林及其与酶抑制药的混合的复合制剂如氨苄西林＋舒巴坦钠（6～12g/d）、哌拉西林＋他唑巴坦钠（13.5g/d）等对大肠埃希菌及其他革兰阴性杆菌有较好的杀菌作用。

（2）氨基糖苷类：成年人常规可应用庆大霉素24万U/d、妥布霉素24万U/d、阿米卡星0.4～0.6g/d、奈替米星0.2g/d、依替米星0.2g/d等均可用于大肠埃希菌肺炎的治疗，尤其是后两者，临床耐药率较低且不良反应较少，经验用药时可作首选联合用药之一，主张每日1次用药，老年人减量。

（3）氟喹诺酮类：环丙沙星（0.2～0.4g/d）、氧氟沙星（0.4～0.6g/d）、左氧氟沙星（0.2～0.4g/d）、司帕沙星（0.2g/d）、加替沙星（0.4g/d）、莫西沙星（0.4g/d）等对大肠埃希菌有强大的抗菌作用，对医院内获得性或耐药菌引起的大肠埃希菌肺炎也是比较理想的选用药物，但环丙沙星耐药明显增加。

经验治疗效果不佳或药物敏感试验与所选药物不符，则应调整抗菌药物。应尽可能行β—内酰胺酶及超广谱β—内酰胺酶（ESBLs）的检测，根据药敏结果选用敏感抗生素，但应注意对ESBLs阳性的大肠埃希菌，由于存在接种物效应（inoculum effect），即使体外药物敏感试验对某些β—内酰胺类抗生素敏感，但在体内应用时并不能取得预期的疗效。一旦确认为产ESBLs菌，则应认为其在临床上对所有头孢菌素类和氨曲南耐药，应尽量避免单用此类抗生素治疗。而且往往同时对氨基糖苷类抗生素及喹诺酮类抗生素同时耐药，此时可据药敏选用亚胺培南或含β—内酰胺酶抑制药的第三代头孢菌素、头霉烯类、阿米卡星及氟喹诺酮类抗生素治疗。必要时联合用药，抗生素的应用疗程为10～14d。

3.并发症治疗 对发生肺脓肿、胸腔积液或脓胸的患者应加大抗生素的剂量和疗程，脓胸形成者应进行引流，抗生素胸腔内注射，防止胸膜增厚及粘连。并发休克、心肺功能不全者，应给予相应处理，必要时给予机械通气治疗等，并加强护理，有条件者可住入呼吸监护病房。

九、变形杆菌肺炎

变形杆菌为为肠道正常菌群中的常见细菌，可引起泌尿道和腹部手术切口感染，少数情况下可引起肺炎甚至败血症。变形杆菌肺炎多继发于一些原发疾病，如糖尿病、慢性肺部疾病、肾疾病等。多为院内获得性感染，在院内感染中占3.4%～5.8%，在院内获得性革兰阴性杆菌肺炎中占7.5%～14%。

（一）病因和发病机制

变形杆菌为革兰阴性杆菌，无芽胞或荚膜，有周身鞭毛。存在于人类和各种野生动物的肠内,亦存在于粪肥、土壤和污水中。本属细菌血清型甚多,仅普通变形杆菌和奇异变形杆菌就有 100 多个血清型。医务人员的手部和器械是常见的传播方式。奇异变形杆菌为最见致病菌,产粘变形杆菌与人类致病无关。变形杆菌肺炎主要为院内获得性感染,以老年男性为主,好发于有慢性肺部疾病、酒精中毒、肾病、糖尿病的个体,其他易患因素包括长期应用抗菌药物、糖皮质激素、免疫抑制药等,另外,机械通气、ICU 病房长期居留亦是易感因素。当机体防御功能减退时,咽部寄殖的变形杆菌吸入下呼吸道,当吸入的细菌达到一定量时,即可引起肺炎。也可通过污染的吸痰管直接带入下呼吸道。长期应用抗酸药或 H_2 受体拮抗药造成的偏碱环境也有利于变形杆菌的寄殖。也可为血源性感染。受累肺呈现实变,部分可见多发性肺脓肿,甚至大的脓腔,胸腔积液罕见,镜下可见肺泡腔内充满红细胞,以及单核细胞、巨噬细胞、中性粒细胞等。肺泡隔内的毛细血管呈中度充血,肺泡隔部分伴有纤维化形成。脓肿形成区肺泡隔完全破坏。

(二)诊断

1.临床表现 临床表现缺乏特异性,与多数肠杆菌科细菌性肺炎的表现类似。主要表现为寒战、发热、咳嗽、咳痰、胸痛、呼吸困难,可伴有神经系统症状,如昏迷、谵妄等。部分患者可以神经系统症状为首发表现。可有肺实变体征,如语颤增强,叩诊呈浊音,多数患者可闻及管性呼吸音,有时出现气管移位。胸腔积液体征罕见。

2.实验室检查

(1)血常规:白细胞总数明显升高,可见核左移现象,偶有贫血。

(2)细菌学检查:培养是确诊变形杆菌的主要依据。可采用 TTA、PSB、BAL、LA 等防污染下呼吸道标本采样技术采集标本。血培养阳性率极低。

(3)X 线表现:缺乏特异性。血源性变形杆菌肺炎病变可发生于多个肺叶,吸入感染者病变多于上叶后段或下叶背段。表现为沿肺叶或肺段分布的渗出性病灶,部分患者受累肺叶的容积可缩小,致气管偏移。多发脓腔多见,有时可见到大的空腔。也可呈支气管肺炎表现。

(三)鉴别诊断

变形杆菌肺炎的临床表现与其他肠杆菌科细菌的临床表现类似,鉴别诊断主要依靠痰或其他呼吸道分泌物中病原菌的检查。

(四)治疗

1.抗菌药物治疗

(1)第三代头孢菌素:在体外细菌学及药物敏感试验结果出来前,对革兰阴性杆菌肺炎尤其是院内获得性目前主张选用针对革兰阴性杆菌的第三代头孢菌素,或与氨基糖苷类抗生素合用。常用药物头孢曲松,2～4g/d,头孢他啶,2～6g/d,一个疗程 7～10d。

(2)氨基糖苷类:对奇异变形杆菌以外的细菌常为首选,最常使用的为阿米卡星,剂量为 0.4g/d,疗程 10～14d。但对有肾功能不全者或老年人宜选用不良反应轻的新氨基糖苷类,如奈替米星和依替米星,剂量均为 0.2g/d,一次静脉滴注,必要时酌情减量,并做血药浓度检测。可与第三代头孢菌素合用。

(3)喹诺酮类药物:可静脉应用环丙沙星(0.2～0.4g/d)、氧氟沙星(0.4～0.8g/d)、左氧氟沙星(0.2～0.4g/d)、司帕沙星(0.2g/d)、加替沙星(0.2～0.4g/d)及帕珠沙星(0.6g/d)等,一个疗程为 7～10d。

当取得病原学结果后,应及时根据药敏结果调整抗生素,选用敏感抗生素,对产超广谱 β

一内酰胺酶(ESBLs)的菌株,可选用含β-内酰胺酶抑制药的药物如氨卡西林/舒巴坦钠 (6～12g/d)、哌拉西林/他唑巴坦(13.5g/d)、头孢哌酮/舒巴坦钠(2～8g/d),严重感染可选用 亚胺培南(1.5～4g/d)。

2.一般治疗　保持呼吸道通畅,吸氧,给予足够的营养和液体,以保持机体处于安全和稳定状态。积极处理基础疾病,如慢性肺部疾病、糖尿病、酒精中毒和肾病等,酌情使用人血丙种球蛋白,有利于改善患者机体状况,增加抵抗力。

十、铜绿假单胞菌肺炎

铜绿假单胞菌肺炎是由铜绿假单胞菌(pseudomonas aeruginosa,又称绿脓杆菌)引起的肺炎。在院内感染细菌性肺炎中占10%～35%,在ICU病房中,尤其是气管插管或切开72h后发生的呼吸机相关肺炎,铜绿假单胞菌占50%左右,为最常见的院内感染肺炎。在院外获得性肺炎中,铜绿假单胞菌感染较少见,但在某些免疫或防御功能低下的人群中的发病率较高。近年来,铜绿假单胞菌肺炎除发病率增高外,多重耐药菌感染有不断增加的趋势,造成治疗上的困难,病死率较高,已成为临床上常遇到的难治性肺炎之一。

(一)病因和发病机制

铜绿假单胞菌属于革兰阴性非发酵菌群,假单胞菌属。在自然界广泛分布,亦常寄殖于正常人呼吸道、胃肠道、皮肤等处。在医院环境中的医疗设备,如各种导管、人工呼吸器、湿化器、雾化器、床头柜、被褥、水龙头等均可分离到。在住院的患者中,尤其是应用广谱抗生素后和危重病患者,口咽部分离阳性率明显增加。其生物学特点是毒力强,但侵入力弱。通常在机体防御能力下降时致病,为条件致病菌。感染的途径包括口咽部含铜绿假单胞菌的分泌物吸入、外源性带菌气溶胶吸入及血行性肺部感染等。急性发病时,以吸入途径最常见。咽部铜绿假单胞菌丛生,或呼吸机管道带有细菌的液体,反流误吸入气道,形成感染。慢性反复感染患者,尤其是支气管扩张患者,内源性途径占主要地位。这些患者的气道内长期存在铜绿假单胞菌寄殖,当机体防御能力下降时,侵入气道形成感染。铜绿假单胞菌致病成分包括有内毒素、外毒素、色素、蛋白溶酶等。因此,急性感染时全身中毒症状明显,易形成化脓性炎症,并且易导致慢性感染和长期带菌。

(二)诊断

1.临床表现

(1)全身毒血症状:铜绿假单胞菌肺炎可以是急性起病,也可为慢性反复感染。急性起病者,常有寒战、高热、疲乏,较常有败血症样或休克表现。慢性反复感染者,全身症状可不明显,仅有部分患者出现发热、疲乏、食欲缺乏等。

(2)呼吸道症状:可有咳嗽、咳痰,咳脓痰较多,典型的痰液为翠绿色,较少见,痰可以有特殊的臭味。病变范围广者可有呼吸困难,严重者发生呼吸衰竭。

(3)其他症状:可出现心率相对缓慢,严重患者可有神志模糊,有败血症者可见中央坏死的出血性皮损。

2.实验室检查

(1)血常规:急性感染者白细胞计数及中性粒细胞比例增高,核左移。慢性感染者血白细胞计数及中性粒细胞比例多正常,血红蛋白及红细胞计数可低于正常。

(2)痰细菌学检查:获得痰液的方法对检查结果有明显的影响。咳出的痰易被上呼吸道正常菌群污染而影响其准确性,留痰前应先用生理盐水反复漱口,痰标本处理过程中避免外来污染。为避免上呼吸道污染,最好采用经纤维支气管镜双导管保护毛刷、支气管肺泡灌洗、经环甲膜穿刺抽吸等方法直接从下呼吸道取标本,也可经皮肺穿刺抽吸、开胸或胸腔镜肺活检取病变组织进行细菌培养。然而,有创伤性仅用于部分治疗有困难的病例或临床研究。革兰染色细菌形态、单克隆免疫荧光抗体检查病原体对铜绿假单胞菌有一定的快速诊断作用,但准确性并不能满足临床的要求,而且不能提供药敏资料。

(3)血和胸腔积液培养:凡是有重症肺炎表现的患者,均应做血培养。有胸腔积液时,应及时做胸腔积液细菌培养和药物敏感试验。其结果有确诊意义。

(4)胸部 X 线表现:以支气管肺炎型为常见,亦可表现为局部实变型和肺脓肿型。治疗不及时者易形成多发性的小脓肿,最终形成片状的机化性肺炎。慢性反复感染者多数伴有支气管扩张。

(三)鉴别诊断

1.与其他细菌引起的肺炎鉴别　典型的翠绿色痰,痰液、胸腔积液及血中培养出铜绿假单胞菌等是铜绿假单胞菌肺炎与其他细菌性肺炎鉴别的关键。然而,典型的翠绿色痰少见。铜绿假单胞菌肺炎一般为院内感染,或发生在有慢性基础疾病损害机体免疫功能的患者。

2.肺结核　铜绿假单胞菌肺炎多发生在免疫功能低下的患者,肺部可形成空洞,需与肺结核相鉴别,尤其需与肺结核基础上合并一般细菌感染进行鉴别。肺结核多累及肺上叶,而铜绿假单胞菌肺炎无固定的好发部位。长期低热、盗汗或咯血有利于肺结核诊断,结核菌素试验、痰找抗酸杆菌及痰结核杆菌 PCR 检测均有利于结核诊断。痰液、胸腔积液及血中培养出铜绿假单胞菌是铜绿假单胞菌肺炎确诊的依据。但要警惕肺结核基础上合并铜绿假单胞菌感染。

3.肺脓肿　急性肺脓肿起病急,可咳大量特征性的脓臭痰,血白细胞计数增加多较显著,多在 $20 \times 10^9/L$ 以上,可高达 $50 \times 10^9/L$。致病菌有金黄色葡萄球菌、克雷伯杆菌、厌氧菌及其他革兰阴性杆菌,常为混合感染,可发生在无慢性基础疾病的人,但多有疲劳、酗酒及受凉史。痰及血中病原体检查是鉴别的关键。

4.肺部真菌感染　铜绿假单胞菌肺炎和肺部真菌感染均多发生在免疫功能长期受损的患者及长期大量使用抗菌药物的患者,但肺部真菌感染多合并口腔真菌感染,可见花斑舌、口腔黏膜白斑和糜烂,咽拭子及痰涂片及培养可查到大量真菌。肺部真菌感染多咳白色痰,而铜绿假单胞菌肺炎咳黄色脓痰,典型者咳翠绿色脓痰。病原体检查是鉴别的关键。

(四)治疗

1.抗菌药物治疗　对铜绿假单胞菌有效的药物有以下几类。

(1)β—内酰胺类抗生素:这类药物种类比较多,包括:①半合成青霉素类:如哌拉西林(6~12g/d),羧苄西林和美洛西林等。②第三/四代头孢菌素类:如头孢他啶、头孢吡肟、头孢哌酮。③碳青霉烯类:如亚胺培南、美罗培南等。④单环类:如氨曲南。⑤β—内酰胺类药物与β—内酰胺酶抑制药组成的复合剂型,如头孢哌酮与舒巴坦、替卡西林与棒酸、哌拉西林与他唑巴坦等。

(2)氨基糖苷类抗生素:如妥布霉素、阿米卡量、庆大霉素、奈替米星及依替米星等。

(3)氟喹诺酮类抗菌药物:如环丙沙星、氧氟沙星、左氧氟沙星、加替沙星等。莫西沙星对铜绿假单胞菌肺炎有效率相对较低。

(4)多肽类抗生素:如多黏菌素 E,但通常仅作局部应用。

铜绿假单胞菌耐药菌株不断增多,而且容易出现继发性耐药,在 ICU 的患者中显得尤为突出,给治疗带来困难。对 β—内酰胺类耐药的主要机制是产生 β—内酰胺酶和外膜通透性改变。对氟喹诺酮类耐药的主要机制是 DNA 回旋酶变构和膜通透性降低。对氨基糖苷类耐药的最主要机制是产生钝化酶。铜绿假单胞菌耐药率达 $16\% \sim 42\%$,而相对耐药率较低的药物有哌拉西林/他唑巴坦、亚胺培南、头孢他啶、头孢哌酮/舒巴坦、阿米卡星等。

对铜绿假单胞菌抗菌药物治疗的原则是早期、足量、联合、足疗程。首选半合成青霉素类(如哌拉西林)、第三代头孢菌素类(如头孢他啶)或碳青霉烯类(如亚胺培南)。亦可选用氟喹诺酮类(如环丙沙星、左氧氟沙星)、单环类(如氨曲南)、第四代头菌素(如头孢吡肟)、氨基糖苷类(如妥布霉素、阿米卡星)、头孢哌酮/舒巴坦、替卡西林/棒酸、哌拉西林/他唑巴坦等。对于易感人群的中重度急性肺炎,获得病原学资料前,经验用药应选用对铜绿假单胞菌有效的药物。首选 β—内酰胺类。β—内酰胺类抗生素(除亚胺培南外)与酶抑制药合用通常能增加 20% 左右的有效率。对于估计耐药率高(如长期应用多种抗生素者)、病情严重或治疗有困难者,应该联合用药。如无用药禁忌,首选 β—内酰胺类药物与氨基糖苷类合用。也可氟喹诺酮类与氨基糖苷类合用或 β—内酰胺类与氟喹诺酮类合用。早期有效的治疗是提高疗效的关键。疗程通常为 2 周左右,争取将细菌清除,避免形成慢性反复感染。慢性反复感染者,要根据药物敏感试验的结果来指导联合用药治疗。对于支气管扩张者,铜绿假单胞菌在气道内长期存在,症状持续,治疗困难,可采用"脉冲式"治疗方案。平时仅应用一般性和辅助性的治疗,如祛痰、低剂量大环内酯类药、缓释茶碱等,当有急性加重的征象时,及时给予 1 个疗程(2 周)的联合用药治疗。病情得到控制后(尽管还有一些持续的症状)停用针对性治疗的抗生素。亦有用多黏菌素雾化吸入长疗程治疗(常用剂量为 1% 溶液 4mL,相当于 40mg,每日 3 次),认为可减少带菌率和急性加重。

2. 难治性感染的处理 难治性铜绿假单胞菌肺炎常见于有基础肺疾病(COPD,支气管扩张,肺纤维化等)、人工通气、慢性心力衰竭或肾衰竭等的患者治疗比较困难。处理的原则是:①再次论证诊断的正确性,尤其是要注意排除肺部恶性肿瘤、肺栓塞、心力衰竭等类似肺炎表现的疾病。②寻找难治的原因,包括慢性心肺疾病、反流误吸、人工通气、引流不畅、过分使用抗酸药、药物选用不当、细菌耐药或混合感染、老年人、全身衰竭、长期卧床、糖尿病、慢性肝肾功能不全、免疫功能低下等。③积极处理引起难治的原因。积极治疗基础疾病的同时,使用气道扩张药和祛痰药,使气道通畅。有明显痰液阻塞者,及时用纤维支气管镜做吸引和冲洗,可同时做深部痰培养和局部滴药治疗。对于有反流误吸者,要注意气管插管套囊的密封性好(选用合适的插管或套管、合适的位置和压力),鼻饲前论证胃管的位置正确,半坐卧位缓慢给予鼻饲和使用胃肠动力药。④反复做痰病原菌的培养和药敏试验,指导抗菌药物的选用和调整。⑤提高免疫力,改善全身状态和心肾功能。可静脉应用人血丙种球蛋白提高机体免疫能力。改善心力衰竭或肾衰竭,减轻肺间质水肿,有利于肺炎的治疗。⑥理想的护理对严重感染者非常重要,包括口咽部护理、翻身拍背等。⑦对于慢性反复感染和长期带菌者,在常规治疗的基础上,可加用口服低剂量大环内酯类药物(例如红霉素 $0.4 \sim 0.6$g/d,或罗红霉素 0.3g/d,长期使用,可减少临床症状和急性加重。其机制可能与调整气道炎症反应和改变细菌膜的特性有关)、利福平(0.15g,3/d,$14 \sim 21$d,可减少复发)、雾化吸入妥布霉素($40 \sim 80$mg,3/d)或多黏菌素 E($10 \sim 20$mg,3/d),对提高疗效,减少带菌和减少急性加重有一定的辅助治疗作用。

十一、不动杆菌肺炎

不动杆菌(acinetobacter)是一种机会致病菌,可引起肺部炎症,往往发生在长期住院或机体抵抗力降低患者,如恶性肿瘤接受化学治疗、放射治疗时,糖皮质激素治疗,老年人及婴幼儿,病情较重。细菌在肺泡内、细支气管内繁殖侵袭引起下呼吸道黏膜及肺泡充血、肿胀、炎性渗出、白细胞浸润聚集、化脓性坏死形成空洞及纤维增生。本菌对多种常用抗生素耐药,治疗较困难,病死率较高。不动杆菌肺炎起病急骤,寒战、高热、体温可高达40℃,热型不规则。咳嗽剧烈、痰黏稠、黄脓状,在肺部形成脓肿时可见大量黏稠脓痰,每天达数百毫升,少数患者痰中带血,呼吸困难明显。消化道症状常见为恶心、食欲缺乏、呕吐、腹泻。本病可多处感染。最多是泌尿道感染,出现尿痛、尿急等症状。

(一)病因及发病机制

不动杆菌是一属不发酵糖类的革兰阴性球杆菌或短杆菌。1954年归于一个菌属即不动杆菌属。不动杆菌广泛分布于水、土壤、人体皮肤、口腔黏膜、呼吸道和泌尿生殖道中。尤其在医院环境中,医务人员与患者之间手接触很可能是导致流行的重要传播途径。不动杆菌呼吸道感染来自外源性,亦可为内源性。目前认为主要的还是呼吸道人工管道、雾化器面罩、湿化瓶、呼吸机管道等带入的不动杆菌造成呼吸道感染。

(二)诊断

1.症状　起病急骤,寒战、高热、体温可高达40℃,热型不规则。咳嗽剧烈、痰黏稠、黄脓状,在肺部形成脓肿时可见大量黏稠脓痰,每天达数百毫升,少数患者痰中带血,呼吸困难明显。消化道症状常见为恶心、食欲缺乏、呕吐、腹泻。本病可多处感染。最多是泌尿道感染,出现尿痛、尿急等症状。

2.体征　继发性不动杆菌肺部感染者,多原有基础疾病或呼吸道感染。起病缓慢,在抗生素治疗下仍不见好转,临床感染症状加重,在临床上易疏忽。体征:全身衰竭明显,发绀、气促。有慢性肺脓肿或支气管扩张。感染时可有杵状指、贫血面容,胸部体检:呼吸音减低(患侧)及湿啰音,哮鸣音(两下肺多见),有脓胸时表现为胸腔积液体征,伴有败血症感染者可有脾大。

3.痰培养　连续2次以上痰培养有不动杆菌生长;不动杆菌为纯培养或优势菌。

4.血常规白细胞分类计数升高,一般为$(10\sim20)\times10^9/L$,中性粒细胞$0.8\sim0.9$,有时有肝功能异常。

5.胸部X线检查　肺中下野斑片阴影,少数为大片阴影,片状浓密影中见透亮区,呈多发性。部分患者有胸腔积液X线征象。

6.临床出现下列情况时应怀疑不动杆菌感染

(1)机体抵抗力下降的住院患者,监护病房患者,有人工气道及使用呼吸机治疗的患者中发生的感染或双重感染时。

(2)临床表现似为革兰阴性菌感染,但氨苄西林及头孢类抗生素等疗效不好时。

(3)长期使用多种抗生素呼吸道感染仍不能控制者。对可疑患者要反复留取分泌物或痰进行培养。

(三)鉴别诊断

1.铜绿假单胞菌肺炎　更多发生于支气管扩张、肺囊肿等结构性肺病基础上。典型的铜绿假单胞菌肺炎痰液为翠绿色,痰中反复培养出铜绿假单胞菌有助于鉴别。

2. 肺炎杆菌肺炎 砖红色胶胨样痰及胸部 X 线显示叶间裂下坠均为肺炎杆菌肺炎,有助于不动杆菌肺炎与之鉴别,但表现典型者并不多见。反复痰培养出肺炎克雷伯杆菌有助两者鉴别。

3. 其他革兰阴性杆菌 鉴别十分困难,主要依靠病原学检查。如细菌培养中同时有其他革兰阴性菌生长,可能为混合感染。此时应根据细菌数量来判断是否合并有不动杆菌感染。

(四)治疗

1. 抗菌药物治疗 20 世纪不动杆菌对庆大霉素、氨苄西林、头孢菌素、阿米卡星(丁胺卡那)、妥布霉素均较敏感,治疗以氨基糖苷类抗生素为主。但近年来,不动杆菌出现多重耐药株,新一代的喹诺酮类环丙沙星、氧氟沙星、依诺沙星均显示对不动杆菌有较高的抗菌活力。第三代头孢菌素,如头孢噻肟;及第四代头孢菌素,如头孢吡肟、头孢匹罗可用于不动杆菌肺炎。由于鲍曼不动杆菌易发生耐药,抗菌治疗时应联合用药。对于耐药鲍曼不动杆菌,可选用头孢哌酮/舒巴坦+碳青霉烯类或磷霉素,也可选择氨苄西林/舒巴坦+环丙沙星等,其中舒巴坦每日用量应达到 4~6g。可酌情选用替加环素、多黏菌素、单独的舒巴坦、米诺环素等与其他抗菌药物联用。笔者曾采用哌拉西林/舒巴坦联合氨基糖苷类治疗耐药鲍曼不动杆菌肺炎获得成功,舒巴坦每日用量为 4.5g,其中 1 例尚联合第三种抗菌药物利福霉素钠,0.5g,静脉滴注,3/d。

2. 一般治疗 此类患者多全身衰竭明显,营养支持较为重要,应酌情补充脂类、氨基酸、维生素、血浆、新鲜血液等,可静脉用人血丙种球蛋白。

(五)并发症及预后

可并发脑膜炎和全身感染。由于不动杆菌耐药性日趋严重,诊断治疗不及时,病死率较一般细菌感染高,重症感染病死率高达 30%,国内报道病死率为 20%。

(六)预防

不动杆菌的暴发流行主要发生在院内,主要预防措施是:

1. 积极治疗原发病。

2. 避免抗菌药物的滥用和长期应用。

3. ICU、RICU 病房要严格消毒各种呼吸治疗器械,呼吸机内部管道也应消毒。

4. 呼吸病室要注意空气的消毒。整理床铺时尽可能不要扬起灰尘,床单、被褥要及时更换,特别是有分泌物污染的用品要及时清洗消毒、更换。

5. 严格医务人员乃至陪员手的卫生,每接触一次患者都要洗手或用乙醇擦手消毒。

6. 对有不动杆菌感染或原有感染患者的遗物用品应彻底清洗消毒,特别是患者用过的气管套管和其他呼吸管道要认真洗消。

7. 常规监测不动杆菌,及时发现不动杆菌的感染,并进行隔离治疗。

十二、军团菌肺炎

军团菌肺炎(Legionnaries pneumonia)是指由军团杆菌引起的急性肺炎,为全身军团病最常见的表现形式。军团菌感染最易累及的脏器为肺,其次为胃肠道和神经系统,少数还可累及肾、心及皮肤。国内军团菌肺炎占细菌性肺炎的 1%~16%,平均 5%,为社区获得性肺炎 3 种常见细菌之一。军团菌感染暴发时侵袭率高达 30%。院内感染细菌肺炎中,军团菌肺炎约占 10%。

(一)病因和发病机制

军团菌为革兰阴性杆菌,不形成芽胞,无荚膜,可运动,有 1～2 根极鞭毛和侧鞭毛,其外膜的某些磷脂成分可引起溶血反应,脂多糖可引起特异性血清学反应。军团菌在普通细菌培养基上难以生长,目前多用 BCYE 琼脂培养基。军团菌属于军团菌科,其中只有军团菌属。目前已经发现的军团菌有 40 多种 60 多个不同血清型,但只有不到 50% 可引起人类疾病,最常见的是嗜肺军团菌(L. pneumophila)。嗜肺军团菌有 14 个血清型,90% 的军团菌病是由嗜肺军团菌感染引起的,其中嗜肺军团菌血清型 1～6 型占感染率的 85%。军团菌为条件致病菌。军团病在夏末秋初为高发季节,任何年龄人群均可发病,免疫功能低下者为好发人群,可暴发流行。可以通过饮水及气溶胶吸入传播和感染人群。

军团菌进入肺终末细支气管和肺泡后被巨噬细胞吞噬。军团菌可抑制巨噬细胞吞噬体和溶酶体的融合,从而使军团菌能在巨噬细胞内生长繁殖,最终破坏巨噬细胞,军团菌释放出来产生下一轮吞噬及释放,如此可导致肺泡上皮和血管内皮的损害,并伴随水肿液和纤维素的渗出,同时有不同程度的巨噬细胞和中性粒细胞浸润。细菌产生毒素,可引起出血、细胞溶解、坏死、血细胞的功能异常等。细菌可逆行至较大的细支气管及大气道,也可扩展至肺间质、胸膜、淋巴管,还可能随淋巴管进入循环而形成全身感染。本病的病变分布范围、破坏程度取决于宿主的抵抗力、病原菌的毒力及感染的菌量,可表现为支气管肺炎,大叶性肺炎,空洞形成直至全身多系统损害。肺外病变主要包括军团菌直接引起的病变,如化脓性心脏炎、肌病、中枢神经系统损伤以及肝、肾功能异常和弥散性血管内凝血(DIC)等。

(二)诊断

1.临床表现

(1)全身毒血症状:潜伏期 2～10d。90% 以上有骤起的发热,多为 39.5～40℃,50% 以上持续高热≥40℃。发热常伴随相对缓脉。3/4 患者伴随寒战。多有头痛、乏力、肌痛等。

(2)呼吸系统表现:早期轻度干咳,3～4d 后咳嗽加重,咳少量黏痰,痰中可带少量血丝或血痰,咳稠厚黄脓痰很少见。部分患者出现胸痛、胸闷和呼吸困难,可表现为进行性呼吸困难。早期肺部可闻及湿啰音,部分可闻及哮鸣音。可有少量胸腔积液,随着肺部炎症的发展,可出现肺实变体征。

(3)消化道症状:早期消化道症状明显,表现为无痛性腹泻,水样便,无脓血便。1/4 患者有恶心、呕吐。腹腔脓肿罕见。

(4)神经系统症状:较为常见,可表现为轻度的神志改变,如焦虑、反应迟钝,少数可出现谵妄、昏迷、精神错乱和癫痫大发作等症。

(5)部分患者可出现关节痛和肌痛。

(6)军团菌肺炎可出现以下并发症:心脏军团病、急性肾衰竭、肌炎、休克、DIC、闭塞性细支气管炎或闭塞性细支气管炎伴机化性肺炎。

2.实验室检查

(1)血常规:白细胞计数中度升高,严重者可高达 30×10^9/L 或低于 4.0×10^9/L,中性粒细胞比例增高,红细胞沉降率明显增快,严重者血小板减少。

(2)尿常规:50% 患者有蛋白尿,部分患者可出现血尿和颗粒管型。

(3)肝功能:肝功能损害主要表现为转氨酶的轻度升高,乳酸脱氢酶、碱性磷酸酶也可升高,少数患者可表现为黄疸。

(4)血电解质:电解质紊乱主要表现为低钠、低钙、低磷;低钠血症最为突出,为本病的重要的特征性表现之一。

(5)呼吸道分泌物涂片染色检查:革兰染色军团菌常不着色,或呈小而细长的革兰阴性杆菌。Giemsa 染色可见细胞内或细胞外淡紫色细长细菌。Gimenez 染色时军团菌被染成红色,背景为蓝色。改良抗酸染色也可检出军团菌,故有时可误诊为肺结核。痰涂片革兰染色见较多中性粒细胞而未见细菌时提示有军团菌感染的可能。

(6)军团菌培养:气道分泌物,血、痰、胸腔积液、支气管肺泡灌洗液(BALF)等标本以酵母浸膏培养基(BCYE 培养基)进行培养,一般 3～5d 可见菌落。由于军团菌生长条件要求严格,培养阳性率较低;因此,虽然细菌培养是军团菌肺炎最可靠的诊断方法,但仍无法满足临床诊断的需要。

(7)细菌抗原检测:直接荧光抗体法(DFA)检测细菌抗原,有利于早期诊断,但有交叉反应。军团菌抗原的测定,主要包括酶联免疫吸附试验(ELISA),放射免疫测定(RIA)、反相间接血凝试验以及乳胶凝集试验等。

(8)PCR 和基因探针检测军团菌特异性 DNA 片段:对嗜肺军团菌以外的军团菌检出率高,对嗜肺军团菌本身检出率低,故对军团菌肺炎诊断价值有限。

(9)血清特异性抗体检测:一般抗体需 4～9 周才能达到有诊断意义的水平,仅 25%～40%患者第 1 周呈有意义升高。一次军团菌感染后抗体升高可持续数月甚至数年。检测方法主要有间接免疫荧光(IFA)、ELISA、微量凝集试验与试管凝集试验,以 IFA 最常用。

(10)尿抗原检测:80%的患者检测出尿中军团菌抗原,并具有抗生素治疗几天后仍可检测出阳性结果的优点。

(11)胸部 X 线表现:开始主要表现为双肺片状肺泡浸润,少数免疫抑制患者早期也可见到间质浸润。病变继续发展,50%患者出现邻近肺叶受累,并可累及到对侧。免疫功能低下的严重患者可现空洞和肺脓肿改变。30%患者有少量胸腔积液,少数患者可先于肺野浸润灶出现。肺部病灶的吸收较一般肺炎缓慢,在临床治疗有效时 X 线表现病变仍呈进展状态为其X 线表现特征之一。20%患者至 2 周病变才明显吸收,1～2 个月阴影方完全消散,少数患者可延迟至数月,可残留少量条索状阴影。

3.诊断标准 1992 年我国制定的军团菌肺炎诊断标准(试行)为:军团菌肺炎是一种革兰阴性杆菌(军团菌)引起的肺部炎症。诊断军团菌肺炎主要依据如下。

(1)临床表现:发热、寒战、咳嗽、胸痛等呼吸道感染症状。

(2)X 线胸片具有炎症性阴影。

(3)呼吸道分泌物、痰、血或胸腔积液在药用炭酵母浸液琼脂培养基(BCYE)或其他特殊培养基培养,军团菌生长。

(4)呼吸道分泌物直接免疫荧光法检查阳性。

(5)血间接荧光法(IFA)检查前后 2 次抗体滴度呈 4 倍或以上增高,达 1∶128 或以上;血试管凝集试验(TAT)检测前后 2 次抗体滴度呈 4 倍或以上增高,达 1∶160 或以上;血微量凝集试验检测前后 2 次抗体滴度呈 4 倍或以上增高,达 1∶64 或以上。

凡具有(1)(2)同时又具有(3)(4)(5)项中任何一项者诊断为军团菌肺炎。

注:对于间接荧光抗体试验或试管凝集试验效价仅 1 次增高(IFA>1∶256,TAT>

1：320),同时有临床及 X 线胸片炎症表现的病例可考虑为可疑军团菌肺炎。

(三)鉴别诊断

1.支原体肺炎 支原体肺炎多见于儿童及青年,军团菌肺炎多见于老年人及慢性病患者;支原体肺炎患者多为低热或中度发热,血象正常,军团菌肺炎多有高热过程,且全身多系统表现多见,血象白细胞计数及中性粒细胞比例可增高;支原体肺炎血冷凝集试验多呈阳性,痰中可培养出支原体;军团菌肺炎血清中可检测出特异性抗体,呼吸道分泌物可培养出军团菌。

2.衣原体肺炎 包括肺炎衣原体肺炎和鹦鹉热衣原体肺炎。肺炎衣原体肺炎全身中毒症状不明显,呼吸道症状相对较轻。鹦鹉热衣原体肺炎全身中毒症状较重,与军团菌肺炎类似,但有明确的与鸟类接触史。支气管分泌物接种鸡胚及小鼠或组织培养中分离衣原体、血清学检测有利于鉴别。

3.Q 热肺炎 由立克次体引起的 Q 热肺炎的呼吸系统症状、消化系统症状及全身中毒症状与军团菌类似,并可表现相对缓脉。但 Q 热肺炎外周血白细胞计数多正常。流行病学资料及血清学检查是鉴别的关键。

4.病毒性肺炎 SARS 冠状病毒导致的肺炎称为严重呼吸障碍综合征,具有很强的传染性,也表现为高热、咳嗽、呼吸困难,易出现 ARDS 及多器官功能障碍,病死率较高。根据流行地区生活史或接触史,结合临床表现、大环内酯类抗生素治疗无效及血清抗体检测可进行鉴别。其他病毒性肺炎多发生于儿童,注意防治继发细菌感染,大多可痊愈,大环内酯类抗生素治疗无效及血清学检查为主要鉴别手段。

5.与其他细菌性肺炎鉴别 有时军团菌肺炎可合并其他细菌感染,甚至合并化脓性细菌感染。对于某些肺炎患者,虽然常规革兰染色发现有关致病菌,若患者呼吸系统症状相对较少,而全身症状明显,多系统受累,并且大环内酯和喹诺酮类以外的抗菌药物治疗效果较差,应考虑合并军团菌肺炎的可能。

6.肺栓塞及肺梗死 可有胸痛、少量咯血及呼吸困难,并且在老年人、慢性心肺疾病及恶性肿瘤患者多发,与军团菌肺炎类似。但军团菌肺炎常有乏力、食欲缺乏、嗜睡,而在肺栓塞者少见,肺栓塞发热多为中度或低热。相关实验室检查可鉴别。

7.其他 有明显神经、精神症状和严重呕吐、腹泻者,应与中枢神经系统感染及急性胃肠炎相鉴别。

(四)治疗

1.一般处理原则 轻症患者可在门诊口服大环内酯和新喹诺酮类药物治疗,中、重度患者应住院治疗。有慢性基础疾病的患者也应住院治疗。有以下表现者,提示病情危重,应收入监护病房:①呼吸急促:呼吸频率>30/min。②持续高热:体温>38.5℃。③休克:收缩压<90mmHg,舒张压<60mmHg。④神志异常:嗜睡、谵妄、惊厥、昏迷等。⑤急性肾功能不全:尿量<20mL/h 或<80mL/4h。⑥X 线胸片示双肺受累或多叶肺受累、入院后 48h 内肺部浸润增加 50% 以上。⑦实验室检查:WBC<$4.0×10^9$/L 或>$30.0×10^9$/L,$PaCO_2$>50mmHg,PaO_2<60mmHg。

2.病原学治疗

(1)大环内酯类抗生素:以往治疗军团菌肺炎的经典药物是红霉素,2~4g/d,疗程一般为10~14d。在这个治疗剂量下,消化系统的不良反应十分常见,在更高的治疗剂量下约有 1/4

的患者出现耳毒性。新合成的大环内酯类抗生素的不良反应较红霉素为轻,其在酸性环境中稳定,生物利用度高,目前常用的有阿奇霉素、克拉霉素。阿奇霉素半衰期长达48h以上,成年人常用0.25g/d,连续口服2周;也可0.5g/d,口服6d,停4d,再服6d;对于重症患者应静脉滴注。克拉霉素,成年人0.5g/d,分2次口服,疗程2~3周。

(2)喹诺酮类抗菌药物:喹诺酮类药物的药敏试验表明对军团菌均具有良好的抗菌活性和较低MIC。治疗军团菌病的有效剂量分别为:环丙沙星400mg/d,左氧氟沙星500mg/d,莫西沙星400mg/d,疗程7~14d;氧氟沙星400~800mg/d,培氟沙星800mg/d和司帕沙星第1d400mg,此后200mg/d,疗程10~14d;帕珠沙星600~1000mg/d,加替沙星400~600mg/d,疗程10~14d。嗜肺军团菌对喹诺酮类药物的耐药现象比较少见。

(3)其他抗菌药物:利福平是一种对细胞内和细胞外军团菌均具有明显抗菌效应的药物。由于利福平可产生耐药性,因此,临床上不推荐单药治疗。仅在一些严重的军团菌病例,特别是在免疫受损宿主,利福平协同其他抗菌药物进行治疗。成年人可用利福平,1.2g/d,分2次口服,重症患者可用利福霉素钠,1.0~1.5g/d,分2次静脉滴注。β-内酰胺类和氨基糖苷类抗生素,其中一些药物具有良好的细胞内抗菌活性,如亚胺培南和庆大霉素等。复方磺胺甲噁唑、四环素族和氯霉素也有体内外研究和临床应用报道,但由于其抗菌活性明显低于大环内酯类、喹诺酮类和利福平等药物而很少应用。

(4)联合用药:病情较重者可联合用药。大环内酯类与喹诺酮类药联合,大环内酯类与利福霉素类联合,喹诺酮类与利福霉素类联合均可。有学者发现,在体外红霉素和利福平具有协同效应。环丙沙星加红霉素,或利福平加环丙沙星也可观察到同样的协同效应。临床观察结果发现,红霉素和利福平联合治疗可明显改善免疫抑制患者的预后。其他抗菌药物联合治疗的报道目前仍十分少见。

3.对症治疗和并发症治疗 纠正低氧血症、酸碱及水、电解质失衡,抗休克。对严重呼吸衰竭进行机械通气治疗。渗出性胸膜炎可穿刺抽液或引流。急性肾衰竭时应做血液透析治疗。

(五)军团菌肺炎的预后

体质好、无慢性基础疾病、并经大环内酯类抗生素治疗者病死率约7%,免疫功能障碍和未接受大环内酯类抗生素治疗者,病死率可高达80%。早期确诊,并及时正确治疗者,免疫功能正常者病死率由25%降至7%,而免疫功能障碍者则由80%降至25%。正确使用抗菌药物治疗者,肺功能可完全恢复正常,少数患者可遗留肺纤维化。

(丁宁)

第三节 病毒性肺炎

一、流感病毒性肺炎

流感病毒性肺炎是由流感病毒(Influenza virus)吸入下呼吸道导致的肺部急性炎症。常在流行性感冒后同时发生,多见于年幼者、孕妇及老年人,流感易发生于左心房压力增高如二尖瓣狭窄者,但亦可发生于正常人,为直接而严重的肺部病毒感染。可继发细菌感染。

（一）病因及发病机制

流感病毒属正黏病毒科，系 RNA 病毒，呈球形或细长形，直径 80～120nm。其内部的致密核心系由 8 个片段组成的单链 RNA 和蛋白质组成的核蛋白，其外膜表面有血凝素和神经氨酸酶构成的糖蛋白突起。血凝素是流感病毒主要表面抗原，抗血凝素抗体能中和病毒。抗神经氨酸酶抗体可限制流感病毒的释放，减少感染的发生。根据核蛋白的特异性流感病毒可分甲、乙、丙 3 型。甲型病毒易发生基因片段重排致抗原变异，产生新的亚种和变种，引起世界性大流行；乙型病毒多仅发生基因片段点突变，引起抗原变异较小，只形成变种，常造成局部暴发和流行；丙型无抗原变异，仅以散在形式出现。

流感病毒主要通过空气飞沫传播。人群对流感病毒普遍易感，感染后免疫亦维持不长。含有流感病毒的飞沫吸入下呼吸道后，病毒神经氨酸酶破坏神经氨酸，糖蛋白受体暴露，并与病毒血凝素结合，病毒吸附于呼吸道纤毛上皮细胞，随后侵入上皮细胞内进行复制，大量呼吸道黏膜上皮细胞受染，引起黏膜上皮退行性改变，细胞最终坏死、崩解、脱落。病变向下蔓延，引起支气管壁弥漫性淋巴细胞浸润、充血、水肿，肺间质水肿，肺泡内充满由红细胞、单核细胞、巨噬细胞和纤维素组成的水肿液。Ⅰ型和Ⅱ型细胞脱落，透明膜形成，呈现浆液性出血性支气管肺炎。并发细菌感染时，可出现肺叶的实变、脓肿及间质性肺炎等。

（二）诊断

1.流行病学　流感流行期间患病。

2.临床表现

（1）流感症状：病初常有一般的流感症状，如起病急骤、咳嗽、咽痛，伴有发热、头痛、肌痛。

（2）流感病毒性肺炎的全身中毒症状：患者流感症状出现后高热不退。继发细菌感染也常导致持续高热或症状一度减轻后又复加重。

（3）呼吸道症状：可有剧烈咳嗽，痰量常很少，可出现咯血。肺部病变范围广泛者可出现气急、发绀。继发细菌性肺炎时，痰转为脓性。肺炎链球菌、金黄色葡萄球菌、流感嗜血杆菌等为继发性肺炎常见的病原菌。继发细菌感染多见于慢性心、肺疾病患者、慢性代谢性疾病以及慢性肾病患者，可导致基础疾病的恶化。

（4）肺部体征：体格检查时双肺呼吸音低，在病变相应部位可闻及干、湿啰音，但无实变体征。继发细菌感染时可出现肺实变。

3.实验室检查

（1）血常规：血白细胞计数变化大，早期常低，以后可正常或轻度增多。在显著的病毒或细菌感染时，可发生严重的白细胞减少。当白细胞计数超过 15×10^9/L 时，常提示存在继发细菌感染。

（2）病原体检查：取痰液等分泌物以及肺组织，利用组织细胞培养或卵黄囊培养技术分离流感病毒，此为确诊的重要手段，但常需 48～72h。用免疫荧光技术及酶联免疫吸附技术可自早期组织培养或鼻咽部洗液的脱落细胞中检出病毒抗原，快速且敏感度高，有早期诊断价值。

（3）血清学检查：检测方法包括血凝抑制试验、补体结合试验，用当前国内代表毒株或当地新分离的病毒株检测急性期和恢复期血清抗体，升高 4 倍以上有诊断价值。

（4）胸部 X 线检查：病初可见沿肺门向周边走向的炎症浸润，以后出现散在片状、絮状影，常分布于多个肺野，晚期则呈融合改变，多集中于肺野的内中带，类似肺水肿。

（三）鉴别诊断

1.SARS冠状病毒性肺炎 即严重急性呼吸道综合征，是由SARS冠状病毒引起的肺部急性炎症，具有极强的传染性，发生严重呼吸衰竭并最终死亡的概率较大。流感病毒性肺炎在流感流行期间发生，并且主要发生于年幼、孕妇及老年人，而SARS冠状病毒性肺炎多有流行区生活史，可发生于任何人群，病情恶化较流感病毒性肺炎快，死亡率高。流感病毒性肺炎的鼻塞、流涕、咽痛等上呼吸道症状明显，而SARS冠状病毒性肺炎无明显的上呼吸道症状。血清抗体检测、病毒培养分离结果是完全区别两者的手段。

2.支原体肺炎 支原体肺炎外周血白细胞计数及中性粒细胞不增高，咳嗽较重，痰少，双肺可出现散在片、絮状密度增高影，与流感病毒性肺炎相似。但支原体肺炎一般无高热，多为中、低热，有自限性，大环内酯类抗生素治疗有效，冷凝集试验及痰支原体培养有利于鉴别。

3.其他病毒引起的肺炎 麻疹病毒性肺炎及水痘病毒性肺炎有相应的接触史，并有相应的皮肤损害，而巨细胞病性毒肺炎多发生于新生儿、幼儿及长期应用免疫抑制药等免疫功能不健全的人群。血清抗体检测及病毒培养分离是鉴别的重要手段。

（四）治疗和预防

1.一般治疗 流感病毒肺炎的治疗主要是维持肺部的氧合功能，吸氧，必要时机械通气给氧。对高热、中毒症状较重者需给予输液及物理降温，其他治疗包括卧床休息、多饮水、防治继发细菌感染及镇咳祛痰等对症治疗。合并有细菌性感染时宜及早使用合适抗菌药物。

2.抗病毒治疗 抗病毒药如金刚烷胺、金刚乙胺仅用于甲型流感病毒的早期预防及治疗，因此类药物仅阻止流感病毒进入细胞，对已入胞的病毒则无效，故需早期应用才能减轻症状，缩短病程。有关金刚烷胺在流感病毒性肺炎治疗中可否改善生存、缩短病程尚无肯定意见，但临床专家仍建议使用。金刚烷胺每日100～200mg，分2次服用，疗程5～7d，由于其经肾排泄，并有可能引起兴奋、眩晕、共济失调等，故肾功能不全、中枢神经系统疾病及65岁以上者慎用。也可使用神经氨酸酶抑制药奥司他韦（oseltamivir）抗病毒，每天服用2次，每次75mg。奥司他韦主要的不良反应为消化道的不适，包括恶心、呕吐、腹泻、腹痛等，其次是呼吸系统的不良反应，包括支气管炎、咳嗽等，此外，还有中枢神经系统的不良反应，如眩晕、头痛、失眠、疲劳等，可能导致精神异常。抗病毒也可应用干扰素治疗。

3.吸氧及机械通气 重症流感病毒性肺炎并呼吸衰竭时，主要是维持肺部的氧合功能，吸氧，必要时提供呼吸支持。并发休克者，注意补液、应用血管活性药物和纠正酸中毒等。

4.预防 患者应隔离，防止交叉感染。应用减毒活疫苗及灭活疫苗有一定预防作用，因每次流感流行的毒株常有变异，疫苗毒株最好尽可能与流行期的毒株接近。金刚烷胺、金刚乙胺预防A型流感有一定效果，早期应用可减少流感病毒性肺炎的发生，对B型流感则无效，因此，流行早期需确定流行株型别。也可试用中草药预防。

二、麻疹病毒性肺炎

麻疹病毒性肺炎（measles pneumonia）是由麻疹病毒（Measles vims）引起的传染性肺部急性炎症，为麻疹的常见并发症。发病多见于5岁以下儿童，一年四季均可发病，而以冬、春季为多见。

（一）病因和发病机制

麻疹病毒主要经呼吸道传播，亦可自结膜侵入或通过接触感染。发病多见于5岁以下儿童,6个月以内婴儿由于在母体获得免疫力,一般不易感染。普种麻疹减毒活疫苗以来,该病的发病率已大为降低。体弱多病、营养不良和免疫功能低下者麻疹病毒性肺炎的发生率增加,如肿瘤患者患麻疹58%并发麻疹肺炎,艾滋病患者患麻疹则有82%患有麻疹肺炎。

麻疹病毒可侵犯整个呼吸道黏膜并产生肺炎,可发生于麻疹出疹前期和发疹期,免疫功能低下的幼儿常无皮疹。由于呼吸道黏膜的广泛损害,故常伴发细菌感染,多发生于营养不良、体弱的儿童。致病菌以肺炎链球菌、金黄色葡萄球菌和流感嗜血杆菌为常见,其中以金黄色葡萄球菌尤为多见,有时并发脓胸或脓气胸。病情多较严重。病灶迁延不愈可产生支气管扩张症。少数患儿尚可并发腺病毒感染。麻疹同时并发细菌感染和腺病毒感染时,病情则更为严重,常为麻疹肺炎导致死亡的重要原因。

(二)诊断

1. 流行病学　患者2～3周有麻疹接触史。

2. 临床表现

(1)麻疹表现:有发热、流涕、流泪、干咳、结膜充血等症状。起病2～3d首先在口腔颊黏膜出现麻疹黏膜斑,1～2d后,耳后发际出现散在的斑丘疹,以后迅速发展至面颈部、躯干,自四肢近端向远端扩展,直至手心、脚底。

(2)麻疹肺炎表现:并发肺炎时麻疹患儿呼吸道症状明显加重,常高热持续不退,咳嗽加剧、呼吸急促、鼻翼扇动、发绀。肺部可闻及干、湿啰音。热退、皮疹隐退时,大多肺炎亦逐渐消散。免疫力低下者可发生巨细胞肺炎,病情常迁延不愈。并发细菌性肺炎时,体温居高不退,或热退后又发热、咳嗽、咳痰加重,并出现黄色脓痰。并发脓胸时可出现胸痛、呼吸困难加重。

3. 实验室检查

(1)血常规:血白细胞计数变化大,早期常低,以后可正常或轻度增多。在显著的病毒或细菌感染时,可发生严重的白细胞减少。白细胞计数高于正常,常提示存在继发细菌感染。

(2)胸部X线检查:胸片显示双肺弥漫性细支气管和肺间质炎症改变,肺纹理增多,并有网状结节阴影或小片浸润阴影。非典型麻疹巨细胞肺炎的肺实变范围呈节段性,偶见大叶性。肺部结节直径可达6mm,常伴肺门淋巴结肿大和胸腔积液。肺部炎症和胸腔积液多于短期内吸收,肺结节或块状病灶则吸收缓慢,甚至1～2年或以后开始吸收。继发性细菌感染的炎症浸润常为肺段分布的支气管肺炎,多位于一侧或双侧肺部的下叶。

(3)痰及鼻咽部分泌物检查:鼻咽部分泌物、痰涂片做瑞氏法染色光镜下可观察到多核巨细胞,可检测出麻疹病毒荧光抗原。

(4)病原体检查:组织培养中可分离到麻疹病毒。

(5)血清学检查:急性期和恢复期做血凝抑制、酶联免疫吸附试验检测麻疹IgG,麻疹补体结合试验检测IgM,敏感性、特异性均较高,有早期诊断价值。特异性抗体有4倍以上增高,有助于诊断。

(三)鉴别诊断

麻疹病毒肺炎发生于麻疹患者,多有明确的麻疹接触史,有麻疹的典型皮疹及发病经过,有利于麻疹肺炎与其他各种病原体肺炎鉴别。血清抗体检测、呼吸道分泌物麻疹病毒抗原检测及麻疹病毒的培养分离均是鉴别两者的重要手段。

(四)治疗和预防

对麻疹病毒至今尚无特异的抗病毒药物。麻疹病毒性肺炎治疗主要为对症、支持疗法和预防治疗并发症。采用适当抗生素预防继发性细菌感染。已并发细菌性肺部感染患者,应针对致病菌并结合药物敏感试验选用抗生素,伴发喉炎出现喉梗阻时,除予氧疗外,应结合病情考虑做气管插管或气管切开术,以改善通气。广泛接种减毒麻疹活疫苗,已经使麻疹很少发生,麻疹肺炎则更为少见。由于麻疹肺炎的病情严重,特别是继发性细菌感染和腺病毒感染肺炎的病死率高,临床上应警惕这些并发症的存在,以便尽早做出诊断和处理。

三、水痘病毒性肺炎

水痘病毒性肺炎(varicella pneumonia)是由水痘病毒(Varicella－Zoste rvirus)引起的肺炎,为水痘的并发症。水痘并发肺炎的发生率为 4%,正常儿童水痘并发肺炎的发生率低,而成年人则较为常见,发生率为 10%～34%。免疫功能低下时,水痘并发肺炎机会则更多,老年患者由于严重肺炎常可导致呼吸衰竭,甚至死亡,严重感染的妊娠妇女病死率可高达 45%。

(一)病因及发病机制

水痘病毒也称水痘－带状疱疹病毒,为双链 DNA 病毒,直径 150～200nm。水痘多发生于幼儿,常流行于托儿所、幼儿园等儿童聚集的团体中,6 个月以内婴儿已自母体获得抗体,故而极少发病。病毒吸入后在鼻咽部黏膜生长繁殖,侵入血液,可能在单核巨噬细胞中复制,进而产生病毒血症和全身病变。病毒主要侵犯皮肤,在躯干、四肢先后分批出现典型皮疹,在同部位出现斑疹、丘疹、水痘和结痂,皮疹发展甚快,短者仅数小时即可转变为水疱。重症感染累及肺或其他器官如脑、肝、肾、消化道,偶可产生心肌炎或关节炎。水痘肺炎的病理表现和其他病毒性肺炎相仿,主要引起广泛性间质性肺炎,病变可累及咽喉部、气管、支气管黏膜和肺实质。细支气管周围和肺间质有以单核细胞为主的炎症浸润。肺充血、肿胀,在脱落的肺间质细胞内常能见到核内包涵体,肺泡内充满纤维蛋白,有时有透明膜形成,肺泡内常有灶性坏死实变区和血管损伤性出血,胸膜受累产生结节状物,类似水痘皮疹,并产生胸腔积液,以双侧为多见。肺和胸膜结节坏死灶随病变的吸收愈合而逐渐钙化。

(二)诊断

1.流行病学　有水痘接触史。

2.临床表现

(1)水痘表现:潜伏期为 10～24d,在躯干、四肢先后分批出现典型皮疹,在同部位出现斑疹、丘疹、水痘和结痂,皮疹发展甚快,短者仅数小时即可转变为水疱。

(2)肺炎表现:肺炎症状多发生于出疹后 2～6d,亦可出现于出疹前或出疹后 10d。少数患者症状轻微,可于数日后恢复。多数有高热、咳嗽、咯血和胸痛,严重时出现进行性呼吸困难、发绀,甚至导致死亡。继发细菌感染时咳脓性痰。体检肺部体征少,可闻及哮鸣音或湿啰音,极少发现肺实变体征,常与胸部 X 线征象所示肺部病变不相称。

3.实验室检查

(1)胸部 X 线检查:双肺呈弥漫性结节浸润或网织状阴影,病灶可融合呈广泛浸润灶影,常分布于肺门或肺底部。可出现两侧胸腔积液征象。病变较轻者多于 1～2 周吸收,亦有延长至数月才吸收者,最后可能遗留散在的钙化灶。

(2)病原体检查:可取新鲜疱疹内液体做电镜检查见疱疹病毒颗粒,或取疱疹内液体接种人胚羊膜组织做病毒分离。

(3)补体结合试验、间接荧光抗体测定有助诊断。

（三）鉴别诊断

对于水痘病毒性肺炎,临床上依靠水痘接触史、特殊的皮损一般即可与其他病毒性肺炎区别开。

（四）治疗及预防

1.对症和支持治疗 退热、镇咳,有咯血者应用止血药物,有呼吸困难及发绀时,吸氧,严重呼吸衰竭时进行机械通气。注意补充营养。可应用干扰素治疗。

2.抗病毒药物治疗 阿昔洛韦治疗有一定效果,其为一种抗 DNA 病毒药物,用量为 10mg/kg,每 8h 1 次,静脉注射,5d 为 1 个疗程,多数患者于用药 24～48h 或以后退热,症状改善。

3.其他处理 糖皮质激素一般忌用,因其他原因应用激素者,如病情许可,尽量减至生理量,必要时考虑停用。

患者需要采取呼吸道隔离,直至疱疹结痂。接触过水痘患者的儿童可肌内注射入血丙种球蛋白或带状疱疹免疫球蛋白,可减轻症状,有一定预防作用。对于有接触史的免疫功能低下者及孕妇可给予阿昔洛韦静脉注射或应用水痘病毒减毒疫苗进行预防。

四、巨细胞病毒性肺炎

巨细胞病毒肺炎是由人类巨细胞病毒(human cytomegalovirus,HCMV)引起的肺部急性炎症。一般发生于新生儿、幼儿及有基础疾病导致免疫功能低下的机体。巨细胞病毒感染可累及人体各组织、器官,以肺最易受累。巨细胞病毒在人群中可广泛传播,感染的症状轻重不一,多为无症状的隐性感染,严重时可引起重症肺炎,导致呼吸衰竭而危及生命。

（一）病因和发病机制

人类巨细胞病毒(human cytomegalovirus,HCMV)属疱疹病毒科,呈球形,直径 200nm。核心为双股线性 DNA,有严格的种特异性,仅在人二倍体成纤维细胞中缓慢生长和传代。

巨细胞病毒通过接触传染。患者和隐性感染者的唾液、呼吸道分泌物、尿液、子宫颈分泌物等均可能含有巨细胞病毒。有报道,成年人血清中约 80% 能检出巨细胞病毒抗体。肾移植患者约 70% 有巨细胞病毒感染。在健康人中,巨细胞病毒在体内呈潜伏状态,机体免疫防御功能减退时体内巨细胞病毒隐性感染活化且容易重新获得感染。各种原因导致免疫功能低下的机体易患本病。近年来,器官移植病例增多,特别是肾移植、骨髓移植术后常并发严重的巨细胞病毒感染,且常引起病毒血症和严重的肺炎,多发生于器官移植后 1～4 个月,病死率高。据报道,骨髓移植后 50% 左右产生肺部弥漫性间质性肺炎,其中约 1/3 巨细胞病毒感染是惟一的原因。有一组肾移植患者,30% 发生巨细胞病毒感染,其中 40% 产生肺炎,50% 肺炎患者死亡。肺部巨细胞病毒感染后,由于机体免疫力进一步降低,肺部常可继发细菌、真菌或原虫特别是卡氏肺孢子虫以及其他病毒感染,为导致死亡的重要原因。

巨细胞病毒肺炎患者肺部可见间质性炎症或灶性坏死等病变。受感染的肺泡上皮细胞明显增大,这种巨细胞较其他细胞体积增大 3～4 倍,细胞核内有嗜酸性包涵体,染色体被推向周围,形成果眼状特征性改变。CMV 尚可同时感染其他器官如脑、肝、胃肠道,引起同样病理改变。外周血中可出现大量异常淋巴细胞。CMV 还可活化多克隆 B 淋巴细胞,产生类风湿因子及其他自身抗体。

（二）诊断

1.有免疫功能低下的基础　新生儿、幼儿免疫功能尚不完善,恶性肿瘤化学治疗及放射治疗后,器官移植后长期使用免疫抑制药等,均使免疫功能处于低下状态,易感染巨细胞病毒并发展成肺炎。

2.临床表现

（1）成年人肺部巨细胞病毒感染通常先有上呼吸道感染症状。

（2）全身中毒症状:常有发热,关节、肌肉疼痛。

（3）呼吸道症状:多有阵发性干咳。继发细菌感染时可咳出脓性痰。呼吸困难较常见,严重时,出现进行性呼吸困难和发绀。器官移植后,并发肺部严重巨细胞病毒感染者易发生严重呼吸衰竭而致死。

（4）其他表现:CMV可侵袭全身多个器官,累及消化系统时可出现肝炎,食管、胃、肠溃疡导致出血或穿孔。累及视网膜可出现视网膜病变,导致失明。患者可出现腹胀、直立性低血压等。输入带有巨细胞病毒的新鲜血液而被感染者的临床表现极似传染性单核细胞增多症,但其嗜异性凝集试验为阴性。

3.实验室检查

（1）血常规:血白细胞和血小板可减少,外周血中可出现异常淋巴细胞。

（2）胸部X线检查:病初双肺可无异常。随后可逐渐出现两侧弥漫性间质性肺炎或肺泡浸润,常开始于肺的外周部位,肺底常被累及。骨髓移植患者早期尚可出现两肺粟粒样病变及结节状阴影,偶出现胸腔积液征象,并发细菌性或真菌感染时出现明显的肺实变。

（3）免疫学检测:可检测血液及支气管肺泡灌洗液中的CMV抗原。血清抗体检测技术,由于仅为CMV感染提供间接证据,且敏感性较差,不能早期诊断。由于CMV肺炎好发人群是免疫低下者,抗体产生常受抑制,因而血清抗体检测临床价值有限。

（4）分子生物学检测:可通过PCR、反转录PCR及分子杂交技术检测血液及支气管肺泡灌洗液中的巨细胞病毒特异性DNA片段及mRNA,可有效诊断活动性CMV感染。然而血中检测到成分无定位意义,也不能排除是CMV感染基础上并发一般肺炎。支气管肺泡灌洗液中检测到CMV包涵体、抗原、DNA、mRNA,特异性更高。

（5）病原体检测:直接检查CMV包涵体,或电镜检查病毒颗粒,或进行细胞培养分离。通过免疫荧光染色技术检测外周血多形核粒细胞中的晚期抗原结构pp65有较高的特异性及敏感性,定量分析$2×10^5$个外周血白细胞中的CMV阳性细胞数水平,可预测CMV肺炎的发生及预后,指导治疗。

（三）鉴别诊断

1.血行播散性肺结核　巨细胞病毒性肺炎和血行播散性肺结核均易发生在免疫功能低下的患者,均可出现高热、咳嗽及气急。但巨细胞病毒性肺炎更易出现严重呼吸困难,病情进展更为迅速。血行播散性肺结核经过抗结核治疗,体温可恢复正常,而巨细胞病毒性肺炎需抗病毒治疗才有可能控制病情。结核菌素试验往往均为阴性,无鉴别价值。血清免疫学检测、血及支气管肺泡灌洗液病原体相关的分子生物学检测均有利于鉴别,病毒的细胞培养和结核杆菌培养最有鉴别价值。

2.肺部真菌感染　主要通过各种真菌检查及巨细胞病毒相关检查进行鉴别。口腔出现大量的白斑、溃疡等真菌感染的表现,往往易合并肺部真菌感染。必要时进行诊断性抗真菌治疗和抗病毒治疗。

（四）治疗和预防

抗病毒治疗　目前尚无特效药物治疗。干扰素、阿糖腺苷、阿昔洛韦的疗效均不肯定。更昔洛韦系鸟嘌呤核苷的衍生物，为 CMV－DNA 多聚酶的选择性抑制药，对 CMV 的活性比阿昔洛韦强 10～100 倍，但单独用于 CMV 肺炎疗效较差，与 CMV 免疫球蛋白联合应用可显著提高临床有效率。应用干扰素、高效价免疫球蛋白以及病毒减毒活疫苗的预防效果尚有争议。隔离患者，对其分泌物的适当处理以及输血和器官移植供者进行 CMV 检测，在本病的预防上亦甚为重要。

五、SARS 冠状病毒性肺炎

传染性 SARS 冠状病毒性肺炎也称传染性非典型肺炎，世界卫生组织将其命名为严重急性呼吸综合征（sever acute respiratory syndrome，SARS），是由 SARS 冠状病毒（SARS－Cov）引起的一种严重的急性传染性肺炎。该病于 2002 年 11 月在我国广东首次发生，于 2003 年上半年在我国发生暴发流行，并波及 30 多个国家和地区。SARS 传染性强，病死率为 6.5%～7%，在老年患者病死率高达 50%。大多数患者能痊愈，不遗留后遗症。

（一）病因及发病机制

SARS 冠状病毒是于 2003 年新发现的病毒，属于嵌套病毒目中的冠状病毒科，为单股正链 RNA 病毒。临床上，多数冠状病毒引起轻度和自愈性疾病，主要表现为上呼吸道感染，也可累及胃肠道和神经系统，无明显的传染性。SARS 冠状病毒不同于其他冠状病毒，在临床上主要引起肺部急性炎症，严重时可发生呼吸衰竭而危及生命，也可累及胃肠道和神经系统，并且传染性非常强。不同地区的 SARS 冠状病毒株其基因序列不完全相同，提示 SARS 冠状病毒突变率高。SARS 患者的呼吸道分泌物、粪便及尿液中均可含有 SARS 冠状病毒，粪便和尿液中的病毒在常温下是稳定的，至少存活 1～2d，腹泻患者粪便中的病毒可存活 4d，当暴露于常用的各种消毒剂和固定剂后，病毒即失去感染性。在 4℃ 和 －80℃ 条件下，病毒可存活非常长的时间，在常温下 2d，病毒可减少 90%。

SARS 主要通过呼吸道飞沫传播。SARS 冠状病毒吸入下呼吸道后，在肺泡内产生激烈细胞免疫反应，导致弥漫性肺泡及细支气管炎症，严重时发生肺水肿、肺出血及透明膜形成，引起肺换气功能障碍，导致呼吸衰竭，甚至发生 ARDS 而死亡。有研究表明，SARS 冠状病毒除主要感染肺组织内的 Ⅰ、Ⅱ 型肺泡上皮细胞、巨噬细胞、小血管内皮细胞外，尚可感染肾小管上皮细胞、心肌细胞、胃肠黏膜上皮及腺上皮细胞、肾上腺实质细胞及少数淋巴细胞、睾丸曲细精管上皮及间质细胞，可能导致相应脏器功能损害。少数患者肺部病灶发展过程中形成纤维化。

（二）诊断

1.流行病学基础　患者有在 SARS 冠状病毒肺炎流行区工作和生活的历史是诊断 SARS 冠状病毒性肺炎的重要依据。

2.临床表现

（1）全身中毒症状：几乎所有患者表现为急性起病，常以发热为首发症状，体温多在 38℃ 以上，呈弛张热或不规则发热，可伴有畏寒、头痛、关节酸痛、全身酸痛、乏力、胸痛等。少数患者不以发热为首发症状，尤其是近期有手术史或基础疾病的患者。

（2）呼吸系统症状和体征：早期干咳，随后咳少量白色黏痰，少数患者可有痰带血丝，继发细菌感染可出现黄色脓痰。少数患者（约20％）可有咽痛、流涕。绝大多数患者有不同程度的胸闷和呼吸困难，约40％的患者出现严重呼吸困难，发绀。多数患者肺部体征不明显，部分患者肺部可闻及湿啰音，并可出现肺实变体征。少数患者出现气胸和皮下气肿。

（3）其他症状和体征：少数患者可出现恶心、呕吐、腹泻。

3.实验室检查

（1）血常规：病初淋巴细胞绝对数常减少。白细胞总数及中性粒细胞多为正常或减少，继发细菌感染时可增高。在呼吸道症状的极期，半数以上患者白细胞减少，血小板减少至正常下限值。

（2）血清酶检测：血清肌酸激酶、乳酸脱氢酶、转氨酶均可增高，而且增高越明显，预后越差。

（3）免疫学检查：血清特异性抗体检测有利于诊断，出现临床症状21d后血清中可检测出抗SARS冠状病毒抗体。SARS患者CD4$^+$和CD8$^+$淋巴细胞计数均低于正常人，病情严重者CD4$^+$淋巴细胞减少更为明显。

（4）分子生物学检测：利用PCR技术可从痰液、血液等标本中扩增出SARS冠状病毒特异性DNA片段，但阳性率较低。

（5）病毒分离培养：患者的痰液、粪便及血液均可进行病毒的组织培养和分离。

（6）胸部X线检查：肺部可出现斑片状、小片状、大片状密度增高影，典型者为淡薄的云雾状密度增高影，可仅在单侧肺出现单发病灶，也可有双肺多发病灶，病灶可在数十小时内迅速增加，双肺也可呈大片磨玻璃样改变或大片致密影，一般无空洞及胸腔积液，但合并肺结核或继发细菌感染者例外。痊愈后绝大多数患者肺部不遗留纤维化，少数病变广泛或继发感染者肺部有纤维化。

（三）鉴别诊断

1.肺炎支原体肺炎肺炎 支原体肺炎偶尔也可造成小的暴发，表现为干咳或少量白色黏痰为主，血象白细胞计数及中性粒细胞比例不增高，也属于非典型肺炎。但支原体肺炎全身中毒症状较轻，一般为中等程度发热及低热，肺部病变进展远不如SARS冠状病毒性肺炎迅速，极少导致死亡，有自限性，大环内酯类抗生素（阿奇霉素、罗红霉素、克拉霉素及红霉素）及新喹诺酮类抗菌药治疗效果良好。血冷凝集试验及痰支原体培养有利于鉴别。

2.衣原体肺炎 肺炎衣原体肺炎患者常为老年人及20岁以下青少年，起病1个月内可有本病患者接触史，可引起小流行，四季散发。临床上无症状及轻症患者较多。起病缓，初期发热、咽痛，数日后体温渐升，咳嗽、咳痰、头身痛、胸闷，肺部常可闻及湿啰音。鼻窦有压痛。血白细胞正常或稍高，定量免疫荧光试验多见双份血清效价上升4倍以上，冷凝反应效价1∶32以上，咽拭子可分离到病原菌。X线检查可见肺部单一节段性浸润，点状改变，以右肺及肺下叶多见，可呈游走性。大环内酯类及新喹诺酮类抗菌药物治疗有效。

3.军团菌肺炎 军团菌肺炎可表现发热、咳嗽、呼吸困难，并可出现腹泻，β－内酰胺类及氨基糖苷类抗菌药物治疗无效，与SARS冠状病毒类似。但军团菌肺炎胸痛及胸腔积液相对多见，并且，易合并中枢神经症状，血象白细胞计数及中性粒细胞比例常增高。血清抗体检测及直接免疫荧光法检测痰中军团菌有利于鉴别，大环内酯类及新喹诺酮类抗菌药物对军团菌肺炎治疗有效。军团菌肺炎无传染性，仅群集活动的人群中可以形成小的暴发，但不造成广泛流行。

4.流感病毒性肺炎　冬春季高发,急性起病,但上呼吸道卡他症状较为明显,体检可见面颊潮红,结膜充血和眼球压痛,咽充血,口腔黏膜可有疱疹。实验室检查白细胞正常、减少或略增加,淋巴细胞可增加,胸部X线检查病初可见沿肺门向周边走向的炎症浸润,以后出现散在性片状、絮状影,常分布于多个肺野,晚期则呈融合改变,多集中于肺野的内中带,类似肺水肿。痰中病毒抗原检测、血清抗体检测及病毒分离培养有助于鉴别。

5.禽流感　到过大量家禽、飞鸟病死的地区,患者有家禽、飞鸟的接触史,通过呼吸道和胃肠道传播,一般不发生人与人之间传播,因此,不会像SARS冠状病毒性肺炎一样造成迅速而广泛的流行。潜伏期一般在7d以内,早期症状类似普通流感,少数患者病情进展迅速,可出现重症肺炎、急性呼吸窘迫综合征、肺出血、肾衰竭、败血症、休克等。实验室检查白细胞计数升高或者正常,淋巴细胞大多减少,血小板正常。影像学显示50%患者单侧或双侧肺炎,少数伴胸腔积液。治疗以对症和抗流感病毒为主。血清特异性抗体检测及病毒分离培养有利于鉴别。

6.其他病毒性肺炎　包括腺病毒、鼻病毒、冠状病毒、呼吸道合胞病毒等。多发生于冬春季,散发或暴发流行。在儿童和成年人中均可发生,人与人之间通过飞沫传播。咳嗽以干咳为主,少量黏痰或血丝痰。儿童起病急,免疫力低下的患者症状较为严重,可迅速出现呼吸困难、发绀和肺实变体征。实验室检查白细胞减少,淋巴细胞相对增加。X线检查肺部以间质改变为主,可有斑点状、片状或均匀的斑片状阴影。可双侧同时出现,也可单侧多段发病,偶有胸腔积液。

7.真菌性肺炎　真菌性肺炎常见于长时间使用广谱抗菌药物或免疫抑制药者,艾滋病、糖尿病、淋巴瘤、白血病及器官移植患者等易患此病。可发热、寒战、咳嗽、咯血或咳痰。常合并口腔真菌感染。肺部可有湿啰音和哮鸣音。实验室检查白细胞计数升高或者正常,部分患者可出现嗜酸性粒细胞增多。X线胸片多数表现为两肺野散在的斑片状阴影,中下肺为主,也可表现为灶性斑片状阴影或大叶性改变。真菌培养阳性。抗真菌治疗有效。

8.艾滋病合并肺部感染　又称免疫损害宿主肺炎,患者往往有机体免疫损害的表现,有与艾滋病患者性交或输血液制品的历史,HIV检测呈阳性。

(四)治疗

1.一般性治疗　住院隔离,卧床休息。适当补充液体及维生素,避免用力和剧烈咳嗽,密切观察病情变化,多数患者在发病后14d内都可能属于进展期,定期复查X线胸片(早期复查间隔时间不超过3d)、心、肝、肾功能等,每天进行无创血氧饱和度监测。

2.对症治疗

(1)有发热超过38.5℃者,全身酸痛明显者,可使用解热镇痛药,高热者给予冰敷、酒精擦浴等物理降温措施。

(2)咳嗽、咳痰者给予镇咳、祛痰药。无痰或干咳频繁时,给可待因或复方桔梗片,睡前口服,以避免剧咳。两种镇咳药交替服用,防止产生依赖性。

(3)心、肝、肾等器官功能损害者,进行相应的处理。为防止药物毒性或病毒可能造成的肝损伤,可适当应用保肝药,如还原型谷胱甘肽、甘草酸二胺注射液或胶囊等。最近研究表明复方甘草酸苷既可保肝降酶,又可抑制SARS-CoV复制。

(4)氧疗:是综合治疗的关键,应持续鼻管给氧(包括睡眠时间),暂停时间应不超过

30min,流量为 3～5L/min,直到病情缓解。使用无创正压通气首选鼻罩 CPAP 的方法,常用压力水平为 4～10cmH$_2$O。推荐使用无创正压通气的标准:呼吸次数＞30/min;吸氧 3～5L/min 条件下,SaO$_2$＜93％或氧合指数＜200mmHg。对有胸闷、呼吸困难或达到重症诊断标准者,必须进行监护。必要时,行气管切开、插管或人工呼吸。一旦出现休克或 MODS,应及时做相应的处理。

(5)支持疗法:对年老、体弱、贫血或白细胞数过低,或起病后饮食摄入量明显减少,或缺氧症状明显患者,可少量输新鲜血液 100mL。重者根据病情可再次输血,直至病情好转。适当补充体液,控制输液总量,速度要慢,避免增加心肺负担。可应用入血球蛋白或白蛋白。

(6)保护心肌:用 1,6－二磷酸果糖注射液 10g,静脉滴注,1～2/d;肌苷注射液 400mg,静脉滴注,1/d;注射用复合辅酶粉针剂 2 支,溶解于 10％葡萄糖注射液中,静脉滴注,1/d。

(7)改善微循环:可减轻肺内动－静脉分流状况。可常规给予抗凝血、溶栓及扩血管治疗,如右旋糖酐－40(500mL 静脉滴注,1/d)、小剂量阿司匹林(50mg 口服,1/d)、钙拮抗药(盐酸氟桂利嗪 10mg,1/d)、川芎嗪(80mg 静脉滴注)等,并鼓励患者多饮水。

3.抗菌药物治疗　为防止继发肺部细菌感染加重病情,宜早期选用大环内酯类、氟喹诺酮类、β－内酰胺类等抗菌药物,如果痰培养或临床上提示有耐药球菌感染,可选用(去甲)万古霉素等。

4.糖皮质激素的应用　对于有严重中毒症状和重症患者。应有规律使用糖皮质激素,具体剂量根据病情来调整。儿童慎用。成年人常用甲泼尼龙 80～320mg/d,分 2 次静脉滴注。长时间大量使用糖皮质激素易造成继发感染、消化道出血、骨质疏松及股骨头坏死等,尤其是股骨头坏死在大剂量应用甲泼尼龙后发生率较高,给患者带来的痛苦也大,因此,在病情允许的前提下,应尽可能应用相对较小的剂量,尽可能早撤除激素,并可同时适当补充钙剂。

5.抗病毒治疗　选用对 RNA 病毒有效及广谱抗病毒药。利巴韦林:负荷量为 2g 静脉注射,然后 1g 每 6h 1 次,连续 4d;再用 0.5g 每 8h 1 次,连续 6d。根据患者情况亦可采用口服治疗。可选用干扰素:300 万 U/d,连用 5～10d。尚可选用膦甲酸钠、聚肌苷酸－聚胞苷酸、转移因子、胸腺肽等。必要时可试用 SARS 康复者的血清进行治疗。

6.其他治疗　可酌情选用中药治疗,对于有焦虑、紧张、抑郁等心理障碍的患者,应进行心理治疗,对于呼吸困难明显者,应避免使其兴奋及激动,而应让其安静休息。

六、高致病性人禽流感病毒肺炎

高致病性人禽流感病毒肺炎由某些跨越物种传播的禽甲型流感病毒亚型感染并发的肺炎,多表现为急性呼吸道症状,严重者可发生多器官功能障碍(MODS)。WHO 警告此疾病可能是人类潜在威胁最大的疾病之一。

(一)病因机制

禽流感病毒属正黏病毒科甲型流感病毒属,病死率高,故称为高致病性禽流感病毒。迄今的证据表明此病毒通过禽－人传播,可能存在环境－人传播,还有少数未得到证据支持的人－人传播,家族成员聚集发病可能由共同暴露所致。病毒致严重的肺损伤伴弥漫性肺泡损害,包括肺泡腔充满纤维蛋白性渗出物和红细胞、透明膜形成、血管充血、肺间质淋巴细胞浸润和反应性成纤维细胞增生。

（二）诊断

与患病禽类有密切接触史，在1周内出现临床表现者。

多在接触病原体后2～4d发病，主要表现为发热，体温多持续在39℃以上，可伴流涕、鼻塞、咳嗽、咽痛、头痛、肌肉酸痛和全身不适等感冒症状。

部分患者可有恶心、腹痛、腹泻、稀水样便等消化道症状。病情进展迅速，出现高热不退，肺炎的临床表现，并发急性肺损伤、急性呼吸窘迫综合征（ARDS）、肺出血、胸腔积液、全血细胞减少、多脏器功能衰竭、休克及瑞氏（Reye）综合征等多种并发症。

发病早期外周血白细胞总数正常或降低，淋巴细胞比例减少。

影像学检查特点为肺内动态变化快，迅速进展为弥漫病变，较快出现ARDS。具体可表现为肺内片状影。肺内病变进展迅速，1～2d即可有明显变化，上、下肺均可呈大片状磨玻璃样影及肺实变影像，病变后期为双肺弥漫性实变影，可合并胸腔积液。

呼吸道分泌物标本采用甲型流感病毒和H亚型单克隆抗体抗原检测阳性为疑似病例，从患者呼吸道分泌物标本中分离出特定病毒或采用RT－PCR法检测到禽流感H亚型病毒基因，且发病初期和恢复期双份血清抗禽流感病毒抗体滴度有4倍或以上升高为确诊病例。

（三）鉴别诊断

1.细菌性肺炎 咳痰症状更明显，有寒战、高热、胸痛等症状，肺实变体征明显。白细胞或中性粒细胞百分比显著升高。影像学按肺小叶、肺段或肺叶分步，病灶变化相对缓慢，一般5～6d，以实变为主。痰及血中分离病原菌可阳性。经抗生素治疗2周左右明显吸收。

2.支原体、衣原体肺炎 以阵发性刺激性咳嗽为主，咳少量黏痰或黏液脓性痰，病情一般较轻，发展缓慢，且通常可自愈。影像学变化呈现多样性，可有局限或广泛的片状模糊影，以磨玻璃样改变为主，也可为肺实变，可按或不按肺叶及肺段分步。影像学变化相对高致病性人禽流感病毒肺炎进展较慢，一般为3～4d。少数患者红细胞冷凝集滴度效价在1：500以上。

3.传染性非典型性肺炎（SARS） 与SARS患者密切接触或传染给他人的病史，SARS病原学检测阳性，影像学以磨玻璃样改变为主，一般不按肺单位分布。

（四）治疗原则

1.对疑似和确诊患者立即进行隔离。

2.对症治疗：可应用解热药、缓解鼻黏膜充血药、镇咳祛痰药等。儿童忌用阿司匹林或含阿司匹林以及其他水杨酸制剂的药物，避免引起儿童Reye综合征。

3.抗流感病毒治疗：应在发病48h内试用抗流感病毒药物。

（1）神经氨酸酶抑制药：奥司他韦（oseltamivir，达菲），为新型抗流感病毒药物，试验研究表明对禽流感病毒H5N1和H9N2有抑制作用，成年人剂量每日150mg，儿童剂量每日3mg/kg，分2次口服，疗程5d。

（2）离子通道 M_2 阻滞药：金刚烷胺（amantadine）和金刚乙胺（rimantadine）。金刚烷胺和金刚乙胺可抑制禽流感病毒株的复制。早期应用可阻止病情发展、减轻病情、改善预后。金刚烷胺成年人剂量每日100～200mg，儿童每日5mg/kg，分2次口服，疗程5d。治疗过程中应注意中枢神经系统和胃肠道不良反应。肾功能受损者酌减剂量。有癫痫病史者忌用。

4.可配合清热、解毒、化湿、扶正祛邪为主的中医药治疗。

5.加强支持治疗和预防并发症：注意休息、多饮水、增加营养，给易于消化的饮食。密切观察、监测并预防并发症。抗菌药物应在明确或有充分证据提示继发细菌感染时使用。

6.重症患者的治疗:重症或发生肺炎的患者应入院治疗,对出现呼吸功能障碍者给予吸氧及其他呼吸支持,发生其他并发症患者应积极采取相应治疗。

七、其他病毒性肺炎

除前述常见病毒性肺炎外,其他病毒如呼吸道合胞病毒、副流感病毒、腺病毒、鼻病毒等也可引起肺炎。呼吸道合胞病毒肺炎在 6 个月以下婴儿发病率最高,婴幼儿肺炎住院者本病毒感染占 25%,细支气管炎中占 5%。副流感病毒有 1 型、2 型、3 型、4 型 4 个血清型,引起肺炎的主要是 3 型。引起肺炎的腺病毒在我国以 3 型和 7 型最为多见。国内资料表明,小儿下呼吸道感染病原体中,腺病毒和呼吸道合胞病毒分别占第一和第二位。

(一)病因和发病机制

病因主要为呼吸道合胞病毒、副流感病毒、腺病毒、鼻病毒等。病毒通过飞沫与接触传播,一年四季均可发生,但多见于冬春病毒疾病流行季节。多发于儿童,成年人偶发,但免疫功能低下的成年人也易受感染产生肺炎。婴幼儿、高龄或原有慢性心肺疾病及免疫低下者患病毒性肺炎后,病情常较重,甚至导致死亡。我国北方腺病毒肺炎病死率在 5% 以上,呼吸道合胞病毒肺炎病死率约免疫抑制患者伴呼吸道合胞病毒感染病死率可达 30% 左右。先天性心脏病婴儿伴发呼吸道合胞病毒感染时,病死率可达 39%。

全身或呼吸道局部免疫功能低下,上呼吸道病毒感染向下蔓延即可导致病毒性肺炎。主要病理改变为细支气管及其周围和间质性肺炎。小支气管和细支气管黏膜水肿,上皮细胞坏死和脱落,管壁和管周淋巴细胞及组织细胞的浸润。肺泡壁和肺间质均有大量单核细胞浸润,部分肺泡腔可充满脱落的上皮细胞和水肿液,严重者有透明膜形成或肺泡内血性渗出。肺炎病灶多为局灶性或广泛弥漫性,偶呈实变。严重时可出现以细支气管为中心的肺泡组织的片状坏死。肺泡细胞及巨噬细胞内可见病毒包涵体。合胞病毒引起者,肺泡腔内可见散在的多核巨细胞。腺病毒肺炎常可出现肺实变,以左下叶最多见,并可超出单个肺叶,实变以外的肺组织可有明显肺气肿。继发细菌性肺炎时,在肺泡腔内可见大量以中性粒细胞为主的炎性细胞浸润。严重者可伴有小脓肿形成、纤维素性或化脓性胸膜炎及广泛的出血。肺炎经久不愈,可出现肺纤维化和支气管扩张。

(二)诊断

1.临床表现 绝大部分病毒性肺炎患者先有咽痛、鼻塞、流涕、发热、头痛等上呼吸道感染症状。随后出现咳嗽,多呈阵发性干咳,气急、胸痛、持续高热。婴幼儿以及存在免疫缺损患者,病情多较严重,有持续的高热、剧烈咳嗽、血痰、心悸、气促、呼吸困难和发绀等。病毒性肺炎体征常不明显,有些患者双下肺可闻及细湿啰音。严重者可见三凹征和鼻翼扇动,肺部可闻及较广泛的干、湿啰音,并可出现 ARDS、心力衰竭和急性肾衰竭。腺病毒肺炎约 50% 以上病例尚有呕吐、腹胀、腹泻等消化道症状。呼吸道合胞病毒肺炎患者约 2/3 病例有一过性高热,阵发性连声剧咳,喘息症状明显。皮肤偶可发现红色斑疹,肺部可闻及较多湿啰音和哮鸣音,亦可出现肺实变体征。

2.实验室检查

(1)胸部 X 线检查:双肺改变常与症状不相称,往往症状严重而无明显的 X 线表现。一般以间质性肺炎为主。可见肺纹理增多,小片状或广泛浸润,病情严重者显示双肺弥漫性结节性浸润,但大叶实变及胸腔积液者均不多见。呼吸道合胞病毒肺炎的常有肺门阴影扩大,肺纹理增粗,在支气管周围有小片状阴影,或有间质病变,肺气肿明显;腺病毒肺炎肺局部有小点状、不规则网状阴影,可融合成片状浸润灶,严重者两肺呈弥漫性浸润阴影。

(2)血常规:血白细胞计数一般正常,也可稍高或偏低。红细胞沉降率往往正常。继发细菌性感染时白细胞总数和中性粒细胞均增高。

(3)痰液检查:痰涂片所见的白细胞以单核细胞占大多数,若无继发细菌感染,痰培养无致病细菌生长。呼吸道分泌物中细胞核内的包涵体可提示病毒感染,但并非一定来自肺部,需在发病早期收集下呼吸道分泌物或肺活检标本做培养分离病毒,亦可免疫荧光和酶联免疫吸附试验测定呼吸道分泌物中病毒抗原,阳性率可达 85%～90%。

(4)病原学检查:包括病毒分离、血清学检查以及病毒抗原的检测。

(5)血清学检查:常用的方法是检测血液中特异性 IgG 抗体,如补体结合试验、血凝抑制试验、中和试验,但仅能作为回顾性诊断,并无早期诊断价值。目前已有报道,采用急性期单份血清检测合胞病毒、副流感病毒的特异性 IgM 抗体,敏感性、特异性均较高,弥补了双份血清诊断的不足,可作为早期诊断指标。

(三)鉴别诊断

主要是与细菌性肺炎、支原体、衣原体呼吸系统感染及某些传染病相鉴别。值得注意的是,在呼吸道病毒感染的基础上,呼吸道自身的防御功能及全身抵抗力均不同程度地受到削弱,故较易继发肺部的细菌感染。其中以肺炎链球菌、金黄色葡萄球菌、流感嗜血杆菌以及溶血性链球菌为多见。一般多发于病毒感染热退后 1～4d,全身中毒症状及呼吸系统症状再度加重者要考虑继发细菌性肺炎。

(四)治疗

治疗采用以对症治疗为主的综合疗法。利巴韦林具广谱抗病毒功能,对呼吸道合胞病毒、腺病毒、副流感病毒均有效。阿昔洛韦(无环鸟苷)为一化学合成的抗病毒药,阿糖腺苷为嘌呤核苷类化合物,均具有广泛的抗病毒作用。临床主要用于疱疹病毒、水痘病毒感染,尤其是免疫缺陷或应用免疫抑制药者感染。

重症病毒性肺炎可静脉滴注干扰素,疗程 3～5d。通过面罩、氧帐或雾化器吸入利巴韦林,药物浓度为每毫升蒸馏水中含利巴韦林 20mg,每天治疗 12～18h,2～5d 为 1 个疗程,亦可每次 100mg,加蒸馏水 20mL,雾化吸入,每日 2 次,连续 5～7d,可改善症状和提高血氧饱和度。另外,静滴高效价免疫球蛋白应用可使排毒时间明显缩短,提高血氧饱和度。有报道采用初乳提取 slgA,经雾化治疗婴幼儿呼吸道合胞病毒感染,也取得良好效果。胸腺素、转移因子等,亦可用于一些重症病毒性肺炎治疗。亦可试用板蓝根、黄芪、金银花、大青叶、贯众、菊花等中草药。

一般治疗需注意保暖,预防交叉感染,给予足量维生素及蛋白质,酌情静脉输液及吸氧。及时纠正水、电解质和酸碱失衡。保持呼吸道通畅,及时消除上呼吸道分泌物等,必要时机械通气治疗。对于合并细菌感染者,应及时给予抗菌药物治疗,尽可能根据药物敏感试验结果选择药物。

(丁宁)

第四节　肺栓塞

肺动脉栓塞简称肺栓塞(pulmonary embolism,生理综合征,包括肺血栓栓塞症、脂肪栓塞综合征、PE),是由血栓等内源性栓子或空气等外源性栓子羊水栓塞、空气栓塞、肿瘤栓塞和细菌栓塞等。由于栓塞肺动脉或其分支引起肺循环障碍的临床和病理长期被视为少见疾病,肺栓塞在我国漏诊、误诊现象严重,病死率高。近10余年来,随着诊断意识和诊断技术的不断进步,研究表明,肺栓塞不仅在西方国家,在我国也是一种比较常见的疾病,是重要的医疗保健问题。肺栓塞诊断正确率通常仅30%左右,不治疗病死率可达40%,而治疗后可降至8%以下,说明充分认识、正确诊断与鉴别诊断、及时治疗对提高肺栓塞患者生存率至关重要。

一、相关术语与定义

肺血栓栓塞症(pulmonary thromboembolism,PTE)是指来自静脉系统或右心的血栓阻塞肺动脉或其分支所致疾病,以肺循环(含右心)和呼吸功能障碍为主要临床表现和病理生理特征,是最常见的肺栓塞类型,通常所称的肺栓塞即指PTE。

深静脉血检(deep venous thrombosis,DVT)是引起PTE的主要血栓来源。DVT多发于下肢或者骨盆腔深静脉,也可发生于上肢,血栓脱落后随血液循环进入肺动脉及其分支,PTE常为DVT的合并症。

静脉血栓栓塞症(venous thromboembolism,VTE):由于PTE与DVT在发病机制上存在相互关联,是同一种疾病病程中两个不同阶段,因此,统称为VTE。

二、病因及发病机制

肺栓塞栓子包括血栓、癌栓、菌栓、脂肪栓、羊水栓、空气栓及寄生虫卵栓子等。以血栓栓塞最为常见,占绝大多数,栓子主要来源于从腘静脉上端到髂静脉段下肢近端深静脉血栓形成,部分来源于盆腔静脉丛、上腔静脉径路或右心附壁血栓。血栓形成的原因包括原发性和继发性因素,原发性因素由凝血、抗凝因子遗传变异引起。继发性因素与导致静脉血液淤滞、静脉系统内皮损伤和血液高凝状态因素有关,包括长期卧床、长途乘车、长期制动,慢性心肺疾病,血栓性静脉炎,手术、创伤、骨折、静脉内操作与置管术后,恶性肿瘤、妊娠、服用避孕药、高龄等,均为肺栓塞的高危因素。

下肢血栓栓子脱落后随静脉血回流至右心,进入肺动脉,依栓子大小、多少引起不同大小及面积肺动脉血管栓塞。栓塞部位多发生于肺下野,尤其是右下肺野。肺栓塞后对循环的影响:机械阻塞加之神经、介质、体液等因素参与致肺动脉痉挛,引起肺动脉高压,严重者发生右侧心力衰竭。左心回血量减少,左心室输出量下降,可出现低血压和休克。呼吸功能方面,栓塞区肺循环血流量减少或中断,V/Q比例失调,肺梗死,血管炎性渗出增加,弥散障碍,肺泡表面活性物质合成减少,肺塌陷、不张,顺应性下降。诸多因素引起不同程度低氧血症和代偿性低碳酸血症(过度通气所致)。

三、诊断

(一)临床表现

1.症状　肺栓塞的临床表现缺少特异性,是引起漏诊、误诊的重要原因。表现主要取决于栓子大小、数量、栓塞速度以及患者原有心肺功能储备状况。轻者可无任何症状,重者可突然发生休克,甚或猝死。常见的症状包括:①呼吸困难:最为常见。见于90%以上患者,呈劳力性,活动或运动后更为明显。②胸痛:多数表现为胸膜炎样胸痛,吸气或咳嗽时加重,见于40%~70%的患者。主要因周围性肺栓塞、肺梗死累及胸膜引起。少数(4%~12%)表现为心绞痛样胸痛,可能与冠状动脉灌注不足、心肌缺血有关。③咯血:发生率11%~30%,提示肺梗死。小量居多。④晕厥:可以是肺栓塞的首发或惟一症状,尤其是慢性栓塞患者。常因脑灌注不足引起。⑤烦躁不安,惊恐甚至出现濒死感。见于50%左右的患者。⑥心悸。⑦咳嗽。

肺栓塞多种多样的临床表现可归属于4个症候群。①急性肺源性心脏病型:患者突发呼吸困难、发绀,右心功能不全,低血压或休克。见于大块或大面积高危栓塞。②肺梗死型:以突发呼吸困难、胸痛、咯血三联征为主要表现。可伴胸腔积液。③"不能解释的呼吸困难"型:栓塞面积较小,仅或主要表现为不明原因的呼吸困难。④慢性反复性肺血栓栓塞型:起病隐匿,呈慢性经过,发现通常较晚。主要表现为重度肺动脉高压和右心功能不全。

应当注意既往临床上诊断肺栓塞强调的三联征症状(呼吸困难、胸痛、咯血)仅见于30%左右的患者。

2.体征　肺栓塞体征亦无特异性。可有呼吸急促,唇舌发绀,颈静脉充盈,梗死区叩诊浊音。肺部闻及干、湿啰音,肺动脉瓣区第二音亢进。胸腔积液时可查见相应体征。体温呈低至中度升高。血压下降常提示大块或大面积栓塞。

若伴有下肢深静脉血栓形成,患者常诉患肢疼痛、肿胀、易疲劳,活动后加重。检查发现患者一侧下肢周径较对侧增加超过1cm,或有下肢静脉曲张,应高度怀疑VTE。

(二)实验室与辅助检查

1.初筛检查

(1)血浆D-二聚体测定:血浆D-二聚体是交联纤维蛋白特异降解产物。在血栓栓塞时,因血栓纤维蛋白溶解使其血中浓度升高。对急性肺栓塞(APTE)的敏感度达92%~100%,但其特异度较低,仅为40%~43%。手术、外伤、感染和急性心肌梗死时D-二聚体也可增高,因此血浆D-二聚体测定的主要价值在于能排除APTE,当其数值<500μg/L基本可以除外APTE。

(2)动脉血气分析:是诊断APTE的筛选性指标。主要表现为低氧血症,低碳酸血症,$P_{(A-a)}O_2$增大。不伴慢性阻塞性肺疾病,动脉血二氧化碳增高是诊断肺栓塞的反指征。值得注意的是,约20%确诊为APTE的患者血气分析结果正常。

(3)心电图:多有非特异性异常,如窦性心动过速,T波倒置和ST段下降。典型心电图改变为$S_I Q_{III} T_{III}$型表现,即Ⅰ导联S波加深(>1.5mm),Ⅲ导联出现深的q波和T波倒置。但若应用不当,易导致误诊,如误诊为冠状动脉粥样硬化性心脏病,需观察心电图的动态变化。

(4)胸部X线平片:多有异常。有肺梗死者,常于肺下野,尤其是右下肺野见到圆形或楔形浸润阴影,尖端指向肺门,底端向外与胸膜相连。另可见肺动脉高压征和肺血分布不均,表现为肺门影增粗,肺动脉干增宽而远端区域性肺血管纹理变细、稀疏甚或消失,或呈"剪枝"现象。这些表现对肺栓塞虽非特异,但有提示意义。胸片在除外其他胸肺疾病方面也有重要价值。但仅有 X 线胸片不能确诊亦不能除外肺栓塞。

(5)超声心动图:在提示诊断、预后评估及除外其他心血管疾病方面有重要价值。超声心动图可提供 APTE 的直接征象和间接征象。直接征象可看到肺动脉近端或右心腔血栓,但阳性率低,如当时患者临床表现符合 PTE,可明确诊断。间接征象多是右心负荷过重的表现,如右心室壁局部运动幅度下降,右心室和(或)右心房扩大,三尖瓣反流速度增快以及室间隔左移运动异常,肺动脉干增宽等。心室功能异常是肺栓塞危险度分层的一项主要依据。

2.确诊检查

(1)CT 肺动脉造影(CTPA):能够显示肺栓塞的直接证据,发现段以上肺动脉内的栓子,呈半月形、环形或完全性造影剂充盈缺损。因无创、便捷、准确率高,目前已被推荐为一线确诊手段。但对亚段以下肺栓塞,CT 诊断敏感性尚不够。然而通常认为亚段以下肺栓塞,不治疗是安全的。

(2)放射性核素肺通气/灌注扫描:是检查肺栓塞简单而安全的无创性方法。单纯肺灌注扫描对诊断肺栓塞具有高度的敏感性,若结果正常,可基本排除肺栓塞诊断,除非临床高度疑诊。若灌注扫描显示 1 个叶段以上肺灌注缺损而该部位通气扫描正常,同时伴有相应症状、体征及深静脉血栓形成,即可开始按肺栓塞治疗。若通气、灌注扫描均异常,则属非诊断性异常,需做进一步检查,如 CT 血管造影或肺动脉造影明确诊断。

(3)磁共振肺血管成像(MRPA):对肺栓塞诊断敏感性约 85%,特异性 96%。约 20% 段级、60% 亚段级肺栓塞可能漏诊,MRPA 检查阴性,放弃治疗并不安全。因此,一般不作为一线确诊手段,但可作为二线确诊手段,用于对碘造影剂过敏的患者。

(4)肺动脉造影:是诊断肺栓塞的"金标准"。但操作复杂、有创、费用昂贵,有约 1% 致残率,0.01%~0.5% 死亡率。随着核素扫描、CT 肺动脉造影等无创诊断技术的日益成熟,已渐少用。

3.深静脉血栓形成的辅助检查 PTE 和 DVT 为 VTE 的不同临床表现形式,90% 的 PTE 栓子来自于下肢深静脉血栓形成。确诊深静脉血栓形成对诊断肺栓塞有重要参考价值。常用的检查包括血管超声多普勒技术、磁共振成像、肢体阻抗容积图、间接性 CT 静脉造影术(注入造影剂做肺血管扫描后等待 150~180s 或以后做下肢静脉横断面扫描)、间接性核素静脉扫描,以及下肢静脉造影术。

以上简要介绍了肺栓塞的临床表现和常用诊断技术。肺栓塞的诊断最重要的在于意识,不能视肺栓塞为"少见"病而忽略了对它的诊断。临床上凡高危人群出现下列情况:①原因不明的呼吸困难或呼吸困难突然加重不能用原来疾病解释。②不能解释的休克、晕厥,肺动脉高压或顽固性右心功能不全。③不明原因的肺野尤其是下肺野浸润性圆形或楔形阴影。④呼吸困难伴胸痛、咯血、胸腔积液。⑤下肢非对称性水肿、疼痛、疲劳等,均应考虑肺栓塞可能并迅速安排相关检查。对于高度怀疑肺栓塞者,可参考附图所示流程对肺栓塞做出诊断(图 2—1、图 2—2)。

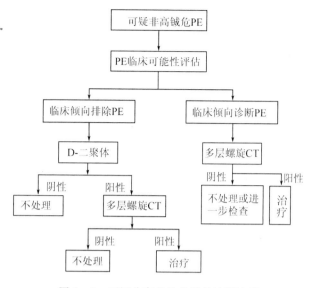

图 2—1　可疑非高危肺栓塞的诊断流程

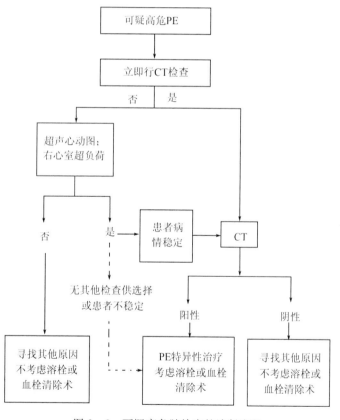

图 2—2　可疑高危肺栓塞的诊断流程

＊如果患者病情危重，只能进行床旁检查，不考虑行急诊 CT。床旁血管超声检出 DVT 有助于决策

四、鉴别诊断

肺栓塞的临床表现多样，缺少特异性，容易误诊。以肺部表现为主者常被误诊为其他肺

部疾病;以肺动脉高压和心脏病表现为主者,易被误诊为其他心脏病。临床易被误诊的疾病有急性心肌梗死、心绞痛、心肌病、原发性肺动脉高压、肺炎、胸膜炎、支气管哮喘、气胸、高通气综合征、夹层动脉瘤等。

1.急性心肌梗死　急性肺栓塞起病突然,可出现剧烈胸痛,重者出现休克、心功能不全、心律失常,心电图改变酷似心肌梗死,极易误诊。但心肌梗死多有冠状动脉粥样硬化性心脏病基础史,胸痛部位多在胸骨后、心前区,呈压榨样或窒息样,性质与呼吸无关。心电图呈特征性改变及演变,Q波异常,不易消失。血清磷酸肌酸激酶增高,肌钙蛋白阳性,超声心动图显示心脏以左心室扩大、左心室节段性运动功能下降为主。除非发生肺水肿,一般无呼吸困难、咯血、肺部浸润性阴影等可与急性肺栓塞鉴别。

2.冠状动脉供血不足　年龄较大的急性肺栓塞患者心电图可出现 Ⅱ、Ⅲ、aVF 导联 ST段、T 波改变,甚至 $V_{1\sim4}$ 导联出现"冠状 T",同时存在胸痛、气短、易被误诊为冠状动脉供血不足。但肺栓塞的心电图通常还出现电轴明显右偏,或出现 $S_1 Q_{\text{III}} T_{\text{III}}$ 型及"肺型 P"波,心电图改变常在 1~2 周明显好转或消失,与冠状动脉粥样硬化性心脏病不同。此外,肺栓塞患者主要表现为劳力性呼吸困难,而冠状动脉粥样硬化性心脏病为劳力性心绞痛。放射性核素心肌显像,肺梗死缺少冠状动脉粥样硬化性心脏病典型的心肌灌注缺损或"再灌注"表现。

3.原发性肺动脉高压　可出现劳力性呼吸困难、胸痛、咯血、晕厥、肺动脉高压及右侧心力衰竭表现,与肺栓塞相似。但原发性肺动脉高压患者较年轻(20~40 岁居多,肺栓塞 50 岁以上者居多),病情进行性恶化,无间歇稳定期,肺动脉收缩压常>60mmHg(栓塞性肺动脉高压多<60mmHg,随栓塞解除可恢复正常),肺灌注扫描无肺段分布的灌注缺损,CT 血管造影、肺动脉造影无充盈缺损及"剪枝"样改变等与肺栓塞不同。

4.主动脉夹层动脉瘤　急性肺栓塞患者剧烈胸痛、上纵隔阴影增宽(上腔静脉扩张引起)伴休克者需与夹层动脉瘤鉴别。后者多有高血压病史,胸痛与呼吸无关,无发绀,心电图呈左心室肥大而非右心室负荷过重。超声心动图或磁共振血管成像检查易于诊断和鉴别诊断。

5.肺炎　肺栓塞患者有发热、胸痛、白细胞增高及肺部浸润性阴影,易被误诊为肺炎。如能注意到用肺炎难于解释的明显呼吸困难、下肢非对称性水肿、血栓性静脉炎、肺血分布不均及肺动脉高压、右心负荷过重等征象,应能想到肺栓塞可能。进一步做核素肺通气/灌注扫描、螺旋 CT 血管造影等检查易于做出鉴别。

6.胸膜炎　约 1/3 的肺栓塞患者可出现胸腔积液,加之发热、胸痛等症状,易被误诊为病毒性或结核性胸膜炎。但肺栓塞患者年龄较大,无结核中毒症状,胸腔积液呈血性,量少,吸收快,肺部浸润性阴影多在下肺,与结核性胸膜炎并胸腔积液不同。如能发现下肢血栓性静脉炎、非对称性水肿及难于用少量胸腔积液解释的明显呼吸困难,则更有利于想到肺栓塞诊断。

7.高通气综合征(焦虑症)　呈发作性呼吸困难、憋闷、垂死感,血气分析示低碳酸血症,心电图可伴 T 波低平与倒置,需与急性肺栓塞鉴别。高通气综合征心肺检查无器质性疾病改变,常有精神、心理障碍,症状可自行缓解、消失,与肺栓塞不同。

五、治疗

经过早期积极治疗的肺栓塞患者病死率可明显下降。肺栓塞治疗的目的是帮助患者度过危急期,缓解栓塞引起的心肺功能紊乱和防止复发,尽可能地恢复和维持足够的循环血量和组织供氧。治疗的方法包括呼吸循环支持、溶栓、抗凝血、手术治疗及预防再栓塞等。

(一)急性肺栓塞的治疗

急性肺栓塞治疗策略:需根据病情严重程度制订相应的治疗方案,应迅速准确地对患者进行危险度分层(表2—8)。危险度分层主要根据三方面临床资料进行评价:血流动力学是否稳定;右心室功能不全征象是否存在;心肌有无损伤(表2—9)。

表2—8　2008年急性肺栓塞危险分层

早期死亡风险		危险分层指标			推荐治疗
		临床表现休克或低血压	右心室功能不全	心肌损伤	
高危	(>15%)	+	a	a	栓溶或栓子切除术
非高危	中危(3%~15%)	—	+	+	住院治疗
		—	+	—	住院治疗
		—	—	+	住院治疗
	低危(<1%)	—	—	—	早期出院或院外治疗

a. 当出现低血压后休克时就不需要评估右心室功能和心肌损伤情况

表2—9　2008年急性肺栓塞危险分层的主要指标

血流动力学	休克低血压[a]
右心室功能不全	超声心动图示右心扩大
	运动减弱或压力负荷过重表现
	螺旋CT示右心扩大
	BNP或NT—proBNP升高
	右心导管术示右心室压力增大
心肌损伤标志物	心脏肌钙蛋白T或I阳性

[a]. 低血压定义:收缩压<90mmHg或血压降低>40mmHg达15min以上,除外新出现的心律失常、低血容量或败血症所致低血压

1. 一般处理　对高度疑诊或者确诊的急性肺栓塞,应密切监测生命体征,包括呼吸、心率、血压、中心静脉压、血氧饱和度、血气分析、心电图等,密切观察病情变化,及时做出相应处理。为防止栓子再次脱落,要求患者绝对卧床休息,保持大小便通畅,防止用力。对于有焦虑和惊恐症状的患者,应予安慰,适度使用吗啡、哌替啶、罂粟碱等镇静,兼有镇痛作用。对合并下肢DVT的患者应绝对卧床至抗凝血治疗达到一定的强度(保持INR在2.0~3.0)方可。适量给予抗生素控制下肢血栓性深静脉炎和预防肺内感染。

2. 呼吸循环支持　对有低氧血症的患者,给予鼻导管或面罩吸氧。面罩吸氧可同时纠正低碳酸血症。当合并呼吸衰竭时,可通过鼻罩或鼻面罩行无创机械通气或行气管插管进行机械通气,注意控制气道平均压及呼气末正压水平,以免心排血量进一步下降。流量采用方波对维持循环稳定有利。尽可能避免其他有创检查手段,以免在抗凝血或溶栓过程中局部大量出血。

对于右心功能不全、心排血量下降但血压尚稳定的患者,可给予具有一定肺血管扩张作用和正性肌力作用的药物,如多巴胺或多巴酚丁胺;若血压下降,可增大剂量或使用其他血管加压药物,如去甲肾上腺素等,使平均动脉压维持在80mmHg以上。

血管活性药物在静脉注射负荷量后(多巴胺 3～5mg,去甲肾上腺素 1mg),需持续静脉滴注维持。不主张积极补液,因为过多的液体负荷可能会加重右心室扩张而影响心排血量。

3.抗凝血治疗 抗凝血治疗是肺栓塞的基本治疗方法,可有效地防止血栓再形成和复发。中高危肺栓塞患者溶栓后必须续以抗凝血治疗,以巩固溶栓效果并避免栓塞复发。低危肺栓塞患者通过抗凝血治疗防止血栓再形成,同时借机体自身纤溶机制溶解已经形成的血栓而达到治疗目的。

适应证:所有肺栓塞患者,只要临床高度疑诊,即可进行抗凝血治疗。高危肺栓塞通常在溶栓后序贯给予抗凝血治疗。

禁忌证:活动性出血,有出血性倾向的器质性病变(如活动性消化性溃疡),出血体质;凝血功能障碍,血小板减少症;未有效控制的严重高血压(可能发生脑血管意外);创伤;术后、急性感染性心内膜炎、严重肝病等。对于确诊的肺栓塞患者,大部分禁忌证属相对禁忌证。

抗凝血治疗的药物及用法。

(1)普通肝素:为高硫酸酯黏多糖,提取自猪肠黏膜或牛肝。与抗凝血酶Ⅲ结合后,使抗凝血酶Ⅲ构型发生变化,提高其抑制凝血因子(Ⅱa、Ⅹa、Ⅺa 和 Ⅻa)活性 100～1000 倍,而起到显著的预防血栓再形成作用。用法:首先给予负荷剂量 2000～5000U 或按 80U/kg 静脉注射,继之以 18U/(kg·h)持续静脉滴注。开始治疗 24h 内每 4～6h 测定 APTT,根据 APTT 调整剂量(表 2-10),使 APTT 尽可能在最初 24h 内达到并维持于正常值的 1.5～2.5(中间值 2.0)倍的治疗水平。稳定后改为每日测定 APTT 1 次。

表 2-10 根据 APTT 监测结果调整静脉肝素用量的方法

APTT	初始剂量及调整剂量	下次 APTT 测定的间隔时间(h)
治疗前测基础 APTT	初始剂量:80U/kg 静脉注射,然后按 18U/(kg·h)静脉滴注	4～6
APTT<35s(<1.2 倍正常值)	予 80U/kg 静脉注射,然后增加静脉滴注剂量 4U/(kg·h)	3
APTT 35～45s(1.2～1.5 倍正常值)	予 40U/kg 静脉注射,然后增加静脉滴注剂量 2U/(kg·h)	3
APTT 46～70s(1.5～2.3 倍正常值)	无需调整剂量	3
APTT 71～90s(2.3～3.0 倍正常值)	减少静脉滴注剂量 2U/(kg·h)	3
APTT>90s(>3 倍正常值)	停药 1h,然后减少剂量 3U/(kg·h)后恢复静脉滴注	3

溶栓后序贯抗凝血治疗,直接给予肝素 18U/(kg·h)静脉滴注,不需给予负荷剂量。以后同样根据 APTT 水平调整剂量。

(2)低分子量肝素:是普通肝素通过解聚得到的一种断片成分。与普通肝素相比,与血浆蛋白和内皮细胞结合较少,生物利用度更高,有更强的抗凝血酶活性,起效更快,作用时间更长,而不良反应更小。因出血发生率低,一般不需监测 APTT 和调整剂量,尤其适于院外治疗。用法:根据体重给药,每日 1～2 次,皮下注射(脐周最佳)。应注意不同品种、不同厂家低分子肝素其剂量单位及用法不同,使用时应参照其说明给药。以下是几种低分子肝素的使用方法。

Dalteparin 钠:200anti～Ⅹ aU/kg 皮下注射,每日 1 次。单次剂量不超过 18000U。

Enoxaparin 钠:1mg/kg 皮下注射,1/12h;或 1.5mg/kg 皮下注射,每日 1 次,单次总量不超过 180mg。

Nadroparin 钙:86anti～Ⅹ aU/kg 皮下注射,1/12h;或 171anti～Ⅹ aU/kg 皮下注射,每日

1 次。单次总量不超过 17100U。

Tinzaparin 钠：175anti～Ⅹ aU/kg 皮下注射，每日 1 次。

（3）其他新型抗凝血药物：选择性Ⅹa 因子抑制剂，目前在我国上市的有磺达肝癸钠和利伐沙班等药物，其适应证均为预防骨科术后 VTE 等。目前国内还没有这些药物治疗 PTE 的经验。

（4）华法林：长期抗凝应首选华法林。华法林是维生素 K 的拮抗药，可阻止凝血因子Ⅱ、Ⅶ、Ⅸ和Ⅹ的 γ 羧酸酯激活而发挥抗凝血作用。为口服抗凝药。因对已活化的凝血因子无效及起效慢，不适用于肺栓塞急性期。用法：在肝素或低分子肝素用后第 1～3d 加用华法林，初始剂量 2.5～3.0mg/d，维持量 1.5～3.0mg/d，与肝素至少重叠应用 4～5d（华法林需数天才能发挥明显作用，且在最初 3～5d 有促凝血可能）。当连续 2d 测定的国际标准化比率（INR）达到 2.0～3.0 的治疗水平，或 PT 延长至 1.5～2.5 倍正常值时，即可停用肝素/低分子肝素，单独口服华法林治疗。根据 INR 调节华法林剂量。在 INR 达到治疗水平前，应每日测定。达到治疗水平后改为每周监测 2～3 次，连续 2 周，至 INR 稳定后改为每周或数周监测 1 次。若行长期治疗，约每 4 周测定 INR 并调整华法林剂量 1 次，使 INR 维持在 2.0～3.0 的治疗水平。

疗程：普通肝素或低分子肝素须至少应用 5d，直到临床情况平稳，血栓明显溶解为止。对高危肺栓塞、复发性肺栓塞肝素约需用至 10d 或更长。华法林维持治疗时间因人而异，至少 3～6 个月。如高危因素可在短期内消除，如服用雌激素或临时制动，疗程 3 个月即可。对于栓子来源不明的首发病例，需至少给予 6 个月的抗凝血治疗。对复发、合并肺源性心脏病或高危因素长期不能解除的患者，疗程应在 12 个月以上甚至终身抗凝血治疗。疗程不足或剂量不够，将严重影响疗效并导致血栓复发率增高。

抗凝血治疗注意事项：①抗凝血治疗前应测基础 APTT、PT 及血常规（包括血小板计数、血红蛋白）。②对于每日需要大剂量肝素治疗的患者，最好监测血浆肝素水平，使之维持在 0.2～0.4U/mL（鱼精蛋白硫酸盐测定法）或 0.3～0.6U/mL（酰胺分解测定法）。③肝素可能引起血小板减少症，发生率约 5%。可能系肝素直接或由肝素依赖性抗血小板抗体引起血小板集聚所致。因此在使用普通肝素的第 3～5d 必须复查血小板计数。若长时间使用，还应在第 7～10d 和第 14d 复查。14d 以后，血小板减少一般不再发生。低分子肝素引起血小板减少的发生率低，在应用的前 5～7d 无须监测血小板数量。当疗程＞7d 时，也须每隔 2～3d 复查血小板计数 1 次。若血小板迅速或持续降低达 30% 以上，或绝对计数＜50×10^9/L，应停用肝素。停用肝素后栓塞可能进展或复发。如果预计复发的风险很大，可考虑放置下腔静脉滤器，阻止脱落的血栓再次进入肺循环。有条件者可替代使用重组水蛭素、硫酸皮素、蟒蛇蛋白和其他小分子血栓抑制药抗凝血，直至血小板计数升至 100×10^9/L 后再给予华法林治疗。④使用低分子肝素时一般根据体重给药，但对于过度肥胖者或孕妇，低分子肝素可能过量。有条件者最好监测血浆抗Ⅹa 因子活性并调整剂量。对有严重肾功能不全的患者在初始抗凝血时使用普通肝素是更好的选择（肌酐清除率＜30mL/min），因为普通肝素不经肾排泄。对于有严重出血倾向的患者，如须抗凝血治疗应选择普通肝素进行初始抗凝血，一旦出血可用鱼精蛋白迅速纠正。⑤妊娠前 3 个月和后 6 周禁用华法林。育龄妇女服用华法林期间应注意避孕。华法林可能引起胎儿鼻、骨骼、肢体发育不良、中枢神经和眼异常，并可能引起胎儿出血死亡及胎盘剥离。因肝素不能通过胎盘，可给予普通肝素或低分子量肝素治疗，直至分娩前 24h 或规则宫缩开始时。但临近足月时,肝素已需减量。产后一旦出血停止,即可重新给予肝素抗凝血。产后、哺乳期华法林使用不受限制。⑥围术期抗凝血治疗:肝素抗凝可在大手术后 12～24h 开始,但不给予首剂负荷量。静脉滴注剂量宜略小于常规剂量;手术部位若有出血,抗凝血治疗应推迟。⑦抗凝血治疗期间手术或介入治疗:对一般性仅涉及皮下组织的手术和介入治疗,可继续抗凝血治疗。若出血危险性较大,可暂将 INR 调至 1.5 左右。对于深部手术,可暂停抗凝 12～24h。对急诊手术,应尽快使用鱼精蛋白或维生素 K 中和抗凝剂,使 INR<1.5。输入凝血酶原复合物 500～1500U,可即刻重建正常止血效果。⑧停用抗凝血药物时应逐渐减量,以避免血凝反跳。

抗凝血治疗的不良反应及处理:抗凝血治疗的主要不良反应是出血。出血的危险性与药物剂量、基础血小板计数、年龄、肝功能、酒精中毒、药物相互作用、创伤、恶性肿瘤等多种因素有关。一般 APTT 高于 2.5 或 INR 高于 3.0,疗效无明显增加,出血的机会明显增加。INR 在治疗范围内发生出血,应排除恶性肿瘤存在可能。肝素治疗期间出血,如仅为瘀斑、鼻出血和牙龈少量出血,可不予处理。若为中等量出血,停用肝素即可,APTT 通常在 6h 内恢复正常。大量出血或有颅内出血,停用肝素同时,还应给予鱼精蛋白对抗肝素。用量为约 100U 肝素用 0.5mg 鱼精蛋白,缓慢静脉滴注。如给予 50mg 鱼精蛋白加入溶液中于 15～30min 滴完。此外还可紧急输注血制品,包括冷沉淀物,新鲜冷干血浆和血小板等,迅速补充凝血成分,使 APTT 恢复正常,多数可在较短时间内止血。华法林出血的发生率约为 6%,大出血为 2%,致死性出血为 0.8%,主要是颅内出血所致。伴 INR 延长的轻度出血只需中断华法林治疗,直至 INR 恢复到 2.0～3.0 的治疗范围。中等量出血可给予维生素 K 10mg 皮下或肌内注射,可在 6～12h 逆转华法林作用。华法林引起的大量出血或颅内出血,除用维生素 K 拮抗外,也应紧急输注冷沉淀或新鲜冷冻血浆,使 INR 迅速恢复正常。

因出血停用肝素或华法林后,若需重新使用,应从小剂量开始,根据 APTT 或 INR 监测值逐渐加量,直至 APTT 或 INR 恢复正常治疗水平。使用维生素 K 拮抗可在长时间内引起华法林耐受,若需继续抗凝血,应改用肝素。

肝素引起的血小板减少,在停用肝素 10d 内可逐渐恢复。若血小板计数过低或恢复不理想,可紧急输注血小板,并给予血小板刺激因子,如 IL－11(巨和粒)治疗。

肝素还可引起骨质疏松和转氨酶升高。华法林则可引起血管性紫癜,导致皮肤坏死,多发生于治疗的前几周。极少病例发生恶心、呕吐、血压下降、体温升高、过敏等,可对症处理。

4.溶栓治疗 溶栓药物直接或间接将血浆蛋白纤溶酶原转化为纤溶酶,裂解纤维蛋白,迅速溶解部分或全部血栓,恢复肺组织再灌注,减少肺动脉阻力,降低肺动脉压,改善右心室功能,增加左心室回流量和左心排血量,改善心肌和全身灌注水平,可有效降低严重肺栓塞患者的病死率。美国胸科医师协会已制定 PTE 溶栓治疗专家共识,对于血流动力学不稳定的急性肺栓塞患者建议立即溶栓治疗。

适应证:2 个肺叶以上的大块 PTE 者;不论肺动脉血栓栓塞部位和面积大小只要血流动力学有改变者;并发休克和体循环低灌注[如低血压、乳酸酸中毒和(或)心排血量下降]者;原有心肺疾病的次大块 PTE 引起循环衰竭者;有呼吸窘迫症状(包括呼吸频率增加,动脉血氧饱和度下降等)的 PTE 患者;PTE 后出现窦性心动过速的患者。

禁忌证:

(1)绝对禁忌证:活动性内出血;有自发性颅内出血或有出血性卒中病史。

　　(2)相对禁忌证:2周内的大手术、分娩、器官活检或不能压迫止血部位的血管穿刺;2个月内的缺血性卒中;10d内的胃肠道出血;15d内的严重创伤;1个月内的神经外科或眼科手术;难于控制的重度高血压(收缩压>180mmHg,舒张压>110mmHg);近期曾行心肺复苏;血小板计数低于100×10^9/L;妊娠;细菌性心内膜炎;严重肝肾功能不全;糖尿病出血性视网膜病变;出血性疾病;动脉瘤;左心房血栓;年龄>75岁。对于大面积肺栓塞,上述绝对禁忌证应视为相对禁忌证,在充分评估利益风险的前提下为抢救患者生命,必要时应果断溶栓治疗。

　　溶栓治疗的药物及方案:

　　(1)尿激酶:分离自人尿或培养的人胚肾细胞,可直接将纤溶酶原转变成纤溶酶而发挥溶栓作用。无抗原性,不引起过敏反应。用法:负荷量4400U/kg,静脉注射10min,随后以2200U/kg持续静脉滴注12h,或者可考虑2h溶栓方案:20000U/kg持续静脉滴注2h。

　　(2)链激酶:分离自β-溶血性链球菌,可与纤溶酶结合形成激活型复合物,使其他纤溶酶原转变成纤溶酶。用法:负荷量250000U,静脉滴注30min,以100000U/h持续静脉滴注24h。应注意链激酶具有抗原性,可引起严重的过敏反应,用药前需肌内注射苯海拉明或地塞米松。6个月内不宜重复使用。

　　(3)组织型纤溶酶原激活剂(recombinant tissue-type plasminogen activator rt-PA):为基因工程药物。与链激酶、尿激酶无选择性地同时激活血栓中及循环中的纤溶酶原不同,rt-PA只有与血栓中纤维蛋白结合后才能被激活,使血栓局部纤溶酶原转变成纤溶酶,在血栓局部发挥作用,因而溶栓效率更高而全身不良反应微小,无抗原性。用法:50~100mg持续静脉滴注2h。

　　3种药物都有确切的溶栓效果,由于链激酶有抗原性,rt-PA价格较昂贵,目前国内应用最多的是尿激酶。但研究发现rt-PA虽同尿激酶的溶栓疗效相当,但能够更快的发挥作用,降低早期病死率,以及减少血栓在肺动脉内停留时间而造成的肺动脉内皮损伤,以及减少血栓附着在静脉瓣上的时间,即可以降低远期慢性血栓栓塞性肺动脉高压及下肢深静脉瓣功能不全后遗症的发生危险,故推荐首选rt-PA方案。

　　溶栓时间窗:对有溶栓指征的病例,越早溶栓效果越好。因肺组织有肺动静脉、支气管动脉、肺泡三重机制供氧,不易发生缺氧梗死。溶栓治疗主要目的是尽早溶解血栓疏通血管,降低早期死亡的风险,降低慢性血栓栓塞性肺动脉高压的发生危险。因此,在APTE起病48h内即开始行溶栓治疗能够取得最大的疗效,但对于那些有症状的APTE患者在6~14d行溶栓治疗仍有一定作用。

　　溶栓治疗的注意事项:①溶栓应尽可能在肺栓塞确诊的前提下进行。但对高度疑诊肺栓塞却因不具备检查条件或因病情危重暂不能进行相关确诊检查的病例,在能较充分地排除其他可能的诊断,并且无显著出血风险的前提下,可在密切观察下行溶栓治疗,以免延误病情。②溶栓前应常规检查血常规、血型、APTT、肝肾功能、动脉血气、超声心动图、X线胸片及心电图等作为基线资料。③配血,做好输血准备,以应对可能发生的大出血。④向家属交代病情,签署知情同意书。⑤溶栓前宜留置外周静脉套管针,以便溶栓中取血监测,避免反复穿刺血管。⑥使用尿激酶溶栓期间勿同时使用肝素,rt-PA溶栓时是否停用肝素无特殊要求,一般也不使用。⑦溶栓治疗结束后,应每2~4h测定一次血浆凝血活酶时间(PT)或活化部分凝血活酶时间(APTT)。当APTT水平低于正常值2倍(或<80s),即应开始肝素治疗。常规使用肝素或低分子量肝素治疗。使用低分子量肝素时,剂量一般按体重给予,皮下注射,每

日 2 次,且不需监测 APTT。普通肝素多主张静脉滴注,有起效快、停药后作用消失也快的优点,这对拟行溶栓或手术治疗的患者十分重要。普通肝素治疗先予 2000～5000U 或按 80U/kg 静脉注射,继以 18U/(kg·h)维持。根据 APTT 调整肝素剂量,APTT 的目标范围为基线对照值的 1.5～2.5 倍。⑧溶栓结束后 24h 除观察生命体征外,通常需行核素肺灌注扫描或肺动脉影或 CT 肺动脉造影等复查,以观察溶栓的疗效。⑨使用普通肝素或低分子量肝素后,可给予口服抗凝血药,最常用的是华法林。华法林与肝素并用直到 INR 达 2.0～3.0 即可停肝素。

溶栓治疗的不良反应及处理:最重要的不良反应是出血,平均发生率为 5%～7%,致死性出血约 1%。最严重的是颅内出血,发生率 1.2%,约 50% 死亡。腹膜后出血较隐匿,主要表现为原因不明的休克,应特别注意检查发现。血管穿刺部位容易形成血肿,穿刺后应充分按压止血。一般小量出血可不予处理,严重出血须立即停药,输冷沉淀(含纤维蛋白原)和(或)新鲜冷冻血浆,并给予氨基己酸、氨甲苯酸、巴曲酶等止血治疗。颅内出血应紧急手术清除积血。除出血外,溶栓药物还可引起发热、过敏反应、低血压、恶心呕吐、肌痛、头痛等不良反应,可分别对症处理。

溶栓疗效观察指标:①症状减轻,特别是呼吸困难好转。②呼吸频率和心率减慢,血压升高,脉压增宽。③动脉血气分析示 PaO_2 上升,$PaCO_2$ 回升,pH 下降,合并代谢性酸中毒者 pH 上升。④心电图提示急性右心室扩张表现(如不完全性右束支传导阻滞或完全性右束支传导阻滞、V_1S 波挫折、V_1～V_3S 波挫折粗顿消失等)好转,胸前导联 T 波倒置加深,也可直立或不变。⑤胸部 X 线平片显示的肺纹理减少或稀疏区变多、肺血流分布小均改善。⑥超声心动图表现如室间隔左移减轻、右心房右心室内径缩小、右心室运动功能改善、肺动脉收缩压下降、三尖瓣反流减轻等。⑦CT 肺动脉造影或导管肺动脉造影显示肺动脉内充盈缺损减少或消失。

5.DVT 的治疗　70%～90% 急性肺栓塞的栓子来源于深静脉尤其是下肢深静脉血栓脱落。为防止深静脉血栓脱落再次栓塞肺动脉,除安置滤器滤过外,应积极发现并治疗深静脉血栓,以达到治本目的。深静脉血栓形成的治疗原则是卧床、抬高患肢、抗凝血、活血化瘀、消炎及使用抗血小板集聚药等。内科治疗无效可行导管介入治疗或行手术取栓。关于深静脉血栓形成的溶栓治疗,因为完全堵塞的静脉血栓较难溶开,到目前为止,疗效并不满意,方法也有待探索和改进。

(二)慢性肺栓塞性肺动脉高压的治疗

慢性栓塞性肺动脉高压多因慢性反复肺栓塞所致,也有部分是由于急性肺栓塞未诊断治疗或治疗疗效不佳引起。起病多缓慢或隐匿,临床表现类似于原发性肺动脉高压,可出现进行性的呼吸困难,双下肢水肿,反复晕厥、胸痛、发绀和低氧血症。右心导管检查静息肺动脉平均压＞20mmHg,活动后肺动脉平均压＞30mmHg。放射性核素肺通气/灌注扫描、CT 血管造影、磁共振血管成像或肺动脉造影等影像学检查发现有肺动脉阻塞,并呈慢性栓塞征象,如肺动脉内呈现偏心分布、有钙化倾向的团块状物,贴近血管壁,肺动脉管径不规则等。心电图及超声心动图显示有右心室肥厚。

慢性栓塞性肺动脉高压预后不佳,容易死于肺栓塞复发所致的严重肺动脉高压,故应予重视并给予积极处理。治疗措施包括:

1.肺动脉血栓内膜剥脱术　严重的慢性栓塞性肺动脉高压患者,因陈旧血栓牢固附着难于溶解和清除，如果栓塞部位位于手术可及的肺动脉近端，如主肺、肺叶和肺段动脉处，可考虑行肺动脉血栓内膜剥脱术。注意剥脱术前数日需常规安置下腔静脉滤器。

2.抗凝血　可以防止肺动脉血栓再形成，促使已形成的部分血栓溶解、再通，抑制肺动脉高压进一步发展。常用华法林，3.0～5.0mg/d，根据 INR 调整剂量，保持 INR 处于 2.0～3.0 的治疗水平。疗程 6 个月以上，可至数年。

3.安置下腔静脉滤器　存在反复下肢深静脉血栓脱落者，可安置腔静脉滤器，对脱落血栓进行滤过。

4.使用血管扩张药　栓塞性肺动脉高压形成除机械堵塞因素外，神经、介质、体液因素也起了部分作用，因而具有部分可逆性。硝苯地平、酚妥拉明、前列腺素 E_1、一氧化氮（吸入）等血管扩张药具有一定的降压效果。

5.治疗心力衰竭　有右侧心衰力竭患者可给予适度利尿、扩血管、强心治疗。

6.溶栓和血管成形术　慢性栓塞性肺动脉高压原则上不适宜溶栓和血管成形术。但有报道采用球囊扩张肺动脉成形术和肺动脉支架置入术取得一定效果，值得进一步探索。

（三）其他栓子引起的肺栓塞的治疗

1.羊水栓塞　常见于分娩过程中，子宫强烈收缩撕破羊膜和胎盘膜，将羊水挤入静脉系统进入肺循环引起。除肺栓塞外，尚易引起过敏性休克和 DIC。病死率 70％～80％。宜尽早使用大剂量速效糖皮质激素。可选用琥珀酸氢化可的松 200～300mg 或甲泼尼龙 80～120mg 静脉注射并静脉滴注维持，1/6h～1/8h。对 DIC 给予肝素、成分输血及抗纤溶治疗。对肺栓塞无特效治疗，主要在于支持治疗，氧疗，补充血容量，维持血压和缓解肺动脉高压。

2.脂肪栓塞　长骨、骨盆骨折或创伤后大量脂肪球、脂肪微粒进入静脉引起。病死率高。脂肪栓塞后引起血小板活化，释放活性介质，引起休克、支气管痉挛和消耗性凝血性疾病。典型的临床表现为脂肪栓塞三联征，即呼吸困难、精神错乱和皮肤瘀点。治疗不同于一般的肺栓塞，糖皮质激素具有重要作用，应早用，可给予甲泼尼龙 80～120mg 静脉注射或静脉滴注，1/6h～1/8h。使用后症状有望在 12～72h 获得改善。禁用肝素，因肝素会激活脂蛋白酯酶，溶解脂肪而增加游离脂肪酸浓度。游离脂肪酸可诱发严重炎症反应，损伤肺泡上皮细胞和血管内皮细胞，累及肺、脑和皮肤黏膜，导致肺水肿、呼吸衰竭和脑功能障碍。

（丁宁）

第三章　消化内科疾病

第一节　急性胃炎

急性胃炎(acute gastritis)是由各种有害因素引起的胃黏膜的急性炎症,病因多种多样,有人将其分为急性外因性与急性内因性两类,凡致病因子经口进入胃内引起的胃炎称外因性胃炎,包括细菌性胃炎、中毒性胃炎、腐蚀性胃炎、药物性胃炎等;凡有害因子通过血循环到达胃黏膜而引起的胃炎,称内因性胃炎,包括急性传染病合并胃炎、全身性疾病(如尿毒症、肝硬化、肺心病、呼吸衰竭等)合并胃炎,化脓性胃炎、过敏性胃炎和应激性病变。近年来由于内镜的广泛应用,发现应激性病变很常见,是急性上消化道出血的常见病因之一。

一、由细菌引起的胃炎

进食污染细菌或细菌毒素的食物常于进食数小时或 24 小时内发病,常伴有发冷发热、腹痛、恶心呕吐、继而腹部绞痛,出现腹泻,一日内可达数次至十数次,严重者出现脱水、电解质紊乱、酸中毒或休克等。

实验室检查周围血白细胞增加,中性粒细胞增多。内镜检查可见黏膜充血水肿糜烂,有出血点及脓性分泌物,病原学检查是诊断本病的依据,同桌共餐者常同时发病是诊断本病的有力证据。

治疗方面,口服电解质溶液,纠正脱水,止吐,解痉止痛,不能口服者给予静脉补液。此外,应给予抗生素如氨基糖苷类药物包括庆大霉素、丁胺卡那霉素等以及喹诺酮类药物如环丙沙星、氧氟沙星等。此外,针刺足三里也可缓解症状。

二、药物性胃炎

用某些药物治疗疾病时可发生胃的刺激症状。能引起胃黏膜损伤的药物常见的有非甾体类消炎药(non-steroid anti-inflammatory drug,NSAID)如阿司匹林、保泰松、吲哚美辛(消炎痛)、扑热息痛等及含有这类药物的各类感冒药等,激素类、乙醇、抗生素类、组胺类、咖啡因、奎宁、抗肿瘤化疗药、洋地黄、氯化钾、铁剂等。这些药物不但可以引起急性胃炎,同时也可使慢性胃炎加重。有人指出规律性应用阿司匹林者较之不用阿司匹林者胃溃疡的患病率约高三倍,阿司匹林至少通过两个主要的机制损害胃黏膜:①破坏胃黏膜屏障。②抑制前列腺素的合成,已经证明前列腺素可以保护胃黏膜免遭许多外源性因素的损害。

临床表现为用药后出现上腹痛、上腹不适,有些患者可出现黑便、呕血等上消化道出血的表现。根据不同的损害程度内镜下可表现为黏膜充血、水肿、糜烂甚至多发浅表溃疡。

对于长期服用阿司匹林等药物的患者应加用施维舒、硫糖铝等胃黏膜保护剂预防。对仅有上腹部症状而无上消化道出血的患者可用质子泵制酸剂或胃黏膜保护剂。对于有上消化道出血的患者应停药,应给予质子泵抑制剂(proton pump inhibitor,PPI)抑酸等治疗。

三、急性腐蚀性胃炎

急性腐蚀性胃炎是由于吞服强酸、强碱或其他腐蚀剂引起。盐酸、硫酸、硝酸、氢氧化钠、氢氧化钾、来苏、过氧乙酸、氯化汞、砷、磷及盘状电池等均可引起腐蚀性胃炎。常伴有食管的损伤。1989 年，美国中毒救治中心协会报道的 25026 例食入强碱患者中，9603 例就诊，7 例死亡，1890 例为中重度损伤。损伤的严重程度取决于所吞食的腐蚀性物质的性质和浓度，如盘状电池含有高浓度的氢氧化钠或氢氧化钾；同时，食入的量也很重要，有自杀意图的患者中严重损伤率高于意外食入者。

病理变化的轻重取决于腐蚀剂的性质、浓度、剂量、空腹与否、有无呕吐及是否得到及时抢救等因素。一般来讲，碱对食管的危害性大于胃，而强酸对胃的损伤大于食管，食入碱性物质引起食管损伤者中，20％的患者伴有胃损伤，而且胃穿孔者也并不少见。主要病理变化为黏膜充血水肿和黏液增多，严重者可发生糜烂、溃疡、坏死，甚至穿孔。

临床表现最早出现的症状为口腔、咽喉、胸骨后及中上腹剧烈疼痛，常伴有吞咽疼痛、咽下困难、频繁的恶心呕吐。严重者可发生呕血、休克，甚至发生食管或胃穿孔。黏膜与腐蚀剂接触后，可产生颜色不同的灼痂。如：与硫酸接触后呈黑色痂，盐酸结灰棕色痂，硝酸结深黄色痂，醋酸或草酸结白色痂，强碱使黏膜透明水肿。腐蚀剂吸收后可引起全身中毒症状，如甲酚皂液吸收后可引起肾小管损害，导致肾衰竭；酸类吸收后可致酸中毒引起呼吸困难。在急性后期可逐渐形成食管、贲门或幽门瘢痕性狭窄，并形成萎缩性胃炎。

诊断该病需要详细询问病史，观察唇与口腔黏膜痂的色泽，检测呕吐物的色味及酸碱反应，重要的是收集剩下的腐蚀剂作化学分析，对于鉴定其性质最为可靠。在急性期内禁止作 X 线钡餐检查，以避免食管、胃穿孔。一个月后可进行 X 线钡餐检查，了解食管和胃损伤的程度。胃镜检查是一个有争议的问题，主要是上消化道管壁的穿孔，国外有学者认为可在吞服腐蚀剂 12～24 小时进行，5 天后不应再行胃镜检查，因为此时食管壁最薄，有增加穿孔的危险。大多数报道指出，穿孔与使用硬式胃镜有关，胃镜检查的禁忌证是休克、严重的咽喉部水肿和坏死、会厌坏死、严重的呼吸困难、腹膜炎、膈下游离气体和纵隔炎。胃镜检查的优点是为临床治疗和预后估计提供重要的依据，内镜下表现为：黏膜水肿、充血、变色、渗出、糜烂和溃疡。

腐蚀性胃炎是一种严重的急性中毒，必须积极抢救。吞服强酸、强碱者可服牛奶、蛋清或植物油，以期保护黏膜，但强碱或强酸对黏膜的破坏作用常常发生在瞬间；对中和剂的作用尚有疑问，如不能用碳酸氢钠中和强酸，以免产生二氧化碳导致腹胀，甚至胃穿孔，同时，中和作用可释放热量，在化学烧伤的基础上增加热烧伤；中和剂还可引起呕吐，进一步损伤食管和气道。洗胃是有争议的方法，如诱发恶心和呕吐，以及导致食管、胃的穿孔。休克时应首先抢救休克，剧痛时可用吗啡、度冷丁镇痛。吞服强酸强碱者严禁洗胃。若有继发感染，应选用抗生素。在病情好转后可施行食管探条或气囊扩张术，以预防食管狭窄。食管严重狭窄而不能进食者，可放置支架或行胃造瘘术。

四、化胺性胃炎

化脓性胃炎是由化脓菌引起的胃壁黏膜下层的蜂窝织炎，故又称急性蜂窝组织胃炎（acute phlegmonous gastritis），其病情危重，属于临床少见病。男性多见，发病年龄多在 30～60

岁。约 70% 的致病菌是溶血性链球菌,其次为金黄色葡萄球菌、肺炎球菌、大肠杆菌及产气荚膜杆菌等。大量饮酒、营养不良、年老体弱、低胃酸或无胃酸,常为此病的诱因。

临床表现通常为急性上腹部疼痛、高热、寒战、恶心,呕吐物常有胆汁,也可吐出脓血样物,虽不多见,但具有诊断价值。患者腹痛较重,多不放射,坐位或前倾体位时疼痛减轻或缓解(Deininger 征),为本病的特异症状,与胃穿孔有鉴别意义。查体多有上腹部压痛和肌紧张。可并发胃穿孔、腹膜炎、血栓性门静脉炎及肝脓肿。周围血白细胞增多,以中性粒细胞为主,粪潜血试验可为阳性。典型的腹部 X 线平片检查可见呈斑点状阴影的胃壁内有不规则分布的气泡串。CT 扫描可见有胃壁增厚或胃壁内液体集聚,也可在门静脉内见到气体。内镜检查可见胃黏膜充血或成紫色,由于黏膜下肿块而致胃腔狭窄或呈卵石样。还可见因凝固性坏死而产生的白色渗出液。常规活检组织革兰染色和细菌培养可阳性。

急性化脓性胃炎诊断困难,治疗成功的关键在于早期诊断。应及早给予大剂量抗生素控制感染,纠正休克、水与电解质紊乱等。如病变局限而形成脓肿者,药物治疗无效,当患者全身情况允许时,可行胃部分切除术。

五、中毒性胃炎

能引起胃炎的化学毒物有几十种,常遇到的是 DDV、DDT、砷、汞等,多为误服或自杀。根据毒物的性质与摄入量,可有不同的临床症状,如上腹痛、恶心、呕吐、腹泻、流涎、出汗或头晕,甚至有失水、谵妄、肌肉痉挛及昏迷。根据病史进行诊断,检查患者用过的物品,必要时进行毒物鉴定。

治疗原则:立即清除胃内毒物,充分洗胃;给予解毒剂;辅助治疗为补液、吸氧、给予兴奋剂或镇静剂等。

六、应激性糜烂和溃疡

本病的临床表现为起病较急,多在原发病的病程初期或急性期时,突发上消化道出血,表现为呕血或胃管内引流出鲜血,有黑便。出血常为间歇性,大量出血可引起晕厥或休克,伴贫血。有中上腹隐痛不适或有触痛。发病 24~48 小时检查内镜可发现胃黏膜糜烂、出血或多发的浅表溃疡,尤以胃体上部多见,亦可在食管、十二指肠见到,结肠出血极为罕见。

七、酒精性胃炎

饮酒过量可以引起胃黏膜充血水肿糜烂出血,患者表现为上腹痛、上腹不适、烧心、反酸、恶心、呕吐、黑便,症状轻者多在短期内恢复。可以用 H_2 受体阻滞剂或胃黏膜保护剂。伴有酒精中毒者应进行洗胃等治疗。

八、过敏性胃炎

过敏性胃炎是过敏性疾病在胃的一种表现,除胃部症状如恶心、呕吐、上腹痛、食欲不振甚至幽门梗阻及胃出血外,常伴有其他过敏现象,如荨麻疹、神经性水肿、头晕及发热等。Cherallier 曾用胃镜观察过一些过敏患者的胃黏膜表现,血管通透性增强,胃黏膜明显水肿,可有糜烂出血。可给予抗过敏药物及对症治疗。

九、急性幽门螺杆菌胃炎

急性幽门螺杆菌胃炎是幽门螺杆菌原发感染引起的急性胃黏膜炎症，临床症状轻微或无症状。少数患者表现急性的上腹痛、恶心、呕吐及腹胀，胃镜检查胃窦部有显著异常，很像胃癌所见改变，组织学检查见有明显的嗜中性粒细胞的浸润、水肿及充血等。患者的症状于数日或数周内消失，经有效的抗生素治疗后，随着幽门螺杆菌的清除，胃炎也得以恢复。

（唐平）

第二节　慢性胃炎

慢性胃炎（chronic gastritis）是指不同病因引起的胃黏膜的慢性炎症性病变，以淋巴细胞和浆细胞的浸润为主，活动期以嗜中性粒细胞浸润为主。病变分布并不均匀。慢性胃炎临床上常见，占接受胃镜检查患者的 80%～90%，随年龄的增长发病率逐渐增高。由于多数慢性胃炎患者无任何症状，因此难以获得确切的患病率。由于幽门螺杆菌（helicobacter pylori，H. pylori）现症感染者几乎均存在慢性胃炎，除 H. pylori 感染外，胆汁反流、药物、自身免疫性因素、自主神经功能紊乱、长期失眠等也可引起慢性胃炎。因此，估计人群中慢性胃炎的患病率高于或略高于 H. pylori 感染率。其患病率与性别的关系不大。

一、分类

早在 1728 年 Stahl 首先提出慢性胃炎的概念，1990 年第九届世界胃肠病学大会上 Misiewicz 等提出了新的胃炎分类法，又称悉尼胃炎分类法，1996 年悉尼系统根据多方的建议进行了一次修订。此分类法是由组织学和内镜两部分组成，组织学以病变为核心，确定三种基本诊断：①急性胃炎。②慢性胃炎。③特殊类型胃炎。而以病因学和相关因素为前缀，组织形态学描述为后缀，并对肠上皮化生、炎症的活动性、炎症、腺体萎缩及 H. pylori 感染分别给予程度分级（分为无、轻、中、重四级）。内镜部分以肉眼所见描述为主，如充血、水肿、黏膜易脆、渗出、扁平糜烂、隆起糜烂、皱襞萎缩或增粗、结节状、黏膜下血管显露、黏膜内出血等，分别区分病变程度，并确定 7 种内镜下的胃缘诊断，包括红斑渗出性胃炎、平坦糜烂性胃炎、隆起糜烂性胃炎、萎缩性胃炎、出血性胃炎、胃肠反流性胃炎和皱襞肥厚性胃炎。悉尼分类把病因、相关病原、组织学（包括 H. pylori）及内镜均纳入诊断，使诊断更为全面完整，有利于胃炎的临床与病理研究的标准化，但还存在一些问题有待解决。

2002 年日本胃炎研究会公布了日本的慢性胃炎分类标准，包括基本分型、内镜分级及诊断标准两部分。2005 年，国际萎缩胃炎研究小组提出了如下不同于新悉尼胃炎系统的胃黏膜炎性反应和萎缩程度的分期标准，此后国际工作小组总结成为 OLGA 分级分期评估系统（表 3-1）。该系统不同于新悉尼胃炎分类系统，而旨在将慢性胃炎的病理组织学、临床表现和癌变危险联系起来分析。但其是否适合于目前我国的临床工作，尚待研究。

1982 年我国慢性胃炎学术会将慢性胃炎分为浅表性胃炎与萎缩性胃炎两种类型。

表 3—1　胃黏膜萎缩程度分期

组别	胃体			
	无萎缩(0分)	轻度萎缩(1分)	中度萎缩(2分)	重度萎缩(3分)
胃窦无萎缩(0分)	0期	Ⅰ期	Ⅱ期	Ⅱ期
胃窦轻度萎缩(1分)	Ⅰ期	Ⅱ期	Ⅱ期	Ⅲ期
胃窦中度萎缩(2分)	Ⅱ期	Ⅱ期	Ⅲ期	Ⅳ期
胃窦重度萎缩(3分)	Ⅲ期	Ⅲ期	Ⅳ期	Ⅳ期

2000 年中华医学会消化病学分会在江西井冈山举行慢性胃炎研讨会,提出了慢性胃炎分类的共识意见如下:内镜下慢性胃炎分为浅表性胃炎,又称非萎缩性胃炎和萎缩性胃炎两种类型,如同时存在平坦糜烂、隆起糜烂或胆汁反流,则诊断为浅表性或萎缩性胃炎伴糜烂或伴胆汁反流。病变的分布及范围包括胃窦、胃体及全胃。同时提出了病理组织学诊断标准。中华医学会消化内镜学分会 2003 年 9 月于大连召开了全国慢性胃炎专题讨论会,公布了慢性胃炎的内镜分型分级标准试行意见。根据内镜下表现将慢性胃炎分为浅表性胃炎、糜烂性胃炎、出血性胃炎和萎缩性胃炎四种类型,又根据病变的数量、程度或范围分别分为Ⅰ、Ⅱ、Ⅲ级。该试行意见对取材部位、病理诊断标准、活动性判断、H. pylori 诊断要求仍延续 2000 年消化病学会井冈山分级标准实行。上述分类标准在使用过程中也出现了很多争论,尤其是慢性病变内镜特征的特异性不强,在使用过程中容易出现与急性病变以及血管性病变相混淆。

2006 年中华医学会消化病学分会在上海召开了全国慢性胃炎研讨会,通过了《中国慢性胃炎共识意见》,对慢性胃炎的临床诊断、病理诊断、防治、随访等问题均进行了详尽的阐述。根据该共识,慢性胃炎分为非萎缩性胃炎和萎缩性胃炎两类,按照病变的部位分为胃窦胃炎、胃体胃炎和全胃炎。有少部分是特殊类型胃炎,如化学性胃炎、淋巴细胞性胃炎、肉芽肿性胃炎、嗜酸细胞性胃炎、胶原性胃炎、放射性胃炎、感染性(细菌、病毒、霉菌和寄生虫)胃炎和Menetrier 病。近年来,国际上有关慢性胃炎的诊疗出现了某些新进展,慢性胃炎的分级分期评估系统(operative link for gastritis assessment,OLGA)、欧洲《胃癌癌前状态处理共识意见》、Maastricht Ⅳ共识提出幽门螺杆菌(H. pylori)与慢性胃炎和胃癌的关系及根除 H. pylori 的作用、慢性胃炎内镜和病理诊断手段的进步等,中华医学会消化病学分会于 2012 年在上海再次召开全国慢性胃炎诊治共识会议,通过了最新版的《中国慢性胃炎共识意见》,较 2006 年的共识意见有较多的概念更新,更有利于临床普及应用。

二、病因和发病机制

慢性胃炎的病因未完全阐明,现已明确 H. pylori 感染为慢性胃炎的最主要的病因,有人将其称为 H. pylori 相关性胃炎,而其他物理性、化学性及生物性有害因素长期反复作用于易感人体也可引起本病。

(一)H. pylori 感染

螺杆菌属细菌目前已有近 40 种,新的细菌还在不断发现中。除 H. pylori 外,现已发现海尔曼螺杆菌(Helicobacter heilmannii)感染也会引起慢性胃炎。在慢性胃炎患者中,海尔曼螺

杆菌的感染率为 $0.15\% \sim 0.20\%$。与 H. pylori 感染相比，海尔曼螺杆菌感染者胃黏膜炎性反应程度较轻，根除海尔曼螺杆菌也可使胃黏膜炎性反应消退。海尔曼螺杆菌感染也可引起胃黏膜相关淋巴样组织(mucosa associated lymphoid tissue，MALT)淋巴瘤。

（二）免疫因素

慢性萎缩性胃炎患者的血清中能检出壁细胞抗体(PCA)，伴有恶性贫血者还能检出内因子抗体(IFA)。壁细胞抗原和 PCA 形成的免疫复合物在补体参与下，破坏壁细胞。IFA 与内因子结合后阻滞维生素 B_{12} 与内因子结合，导致恶性贫血。

（三）胆汁反流

胆汁反流也是慢性胃炎的病因之一。幽门括约肌功能不全导致胆汁反流入胃，后者削弱或破坏胃黏膜屏障功能，使胃黏膜遭到消化液作用，产生炎性反应、糜烂、出血和上皮化生等病变。这种慢性胃炎又称为胆汁反流性胃炎，好发生于胃窦部。

（四）药物

非甾体类消炎药(NSAIDs)如阿司匹林和保泰松可引起胃黏膜糜烂，糜烂愈合后可遗留有慢性胃炎。

（五）物理因素

长期饮浓茶、烈酒、咖啡、过热、过冷、过于粗糙的食物，均可导致胃黏膜的损害。

（六）遗传因素

Varis 和 Siurala 发现恶性贫血的一级亲属 A 型胃炎的发病率明显高于一般人群，严重萎缩性胃炎发生的危险性是随机人群的 20 倍，他们认为其中起作用的是一常染色体显形遗传基因。对 B 型胃炎的研究发现也有家庭聚集现象。说明人体的遗传易感性在慢性胃炎的发病中起着一定的作用。

三、病理

慢性胃炎的病理变化主要局限于黏膜层，有一系列基本病变。根据病变程度的不同可分为非萎缩性胃炎和萎缩性胃炎。

（一）萎缩的定义

胃黏膜萎缩是指胃固有腺体减少，组织学上有两种类型：①化生性萎缩：胃黏膜固有层部分或全部由肠上皮腺体组成。②非化生性萎缩：胃黏膜层固有腺体数目减少，被纤维组织或纤维肌性组织或炎症细胞(主要是慢性炎症细胞)取代。肠化生不是胃固有腺体，因此，尽管胃腺体数量未减少，但也属萎缩。

（二）组织学分级标准

有 5 种组织学变化要分级(H. pylori 感染、慢性炎症反应、活动性、萎缩和肠化)，分成无、轻度、中度和重度 4 级(0、$+$、$++$、$+++$)。标准如下述，建议与悉尼系统的直观模拟评分法(visual analogue scale)并用(图 3—1)，病理检查要报告每块活检标本的组织学变化。

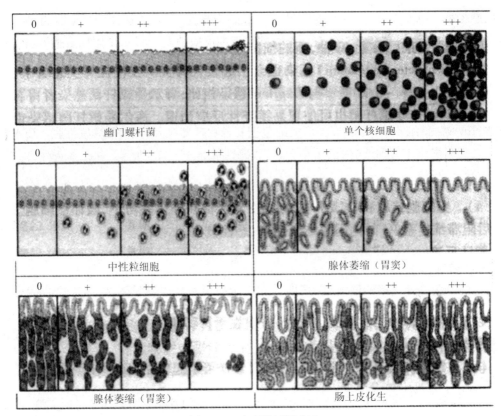

图 3-1 直观模拟评分法

1. H. pylori 感染　观察胃黏膜黏液层、表面上皮、小凹上皮和腺管上皮表面的 H. pylori。无:特殊染色片上未见 H. pylori;轻度:偶见或小于标本全长 1/3 有少数 H. pylori;中度:H. pylori 分布超过标本全长 1/3 而未达 2/3 或连续性、薄而稀疏地存在于上皮表面;重度:H. pylori 成堆存在,基本分布于标本全长。肠化黏膜表面通常无 H. pylori 定植,宜在非肠化处寻找。对炎症明显而 HE 染色切片未找见 H. pylori 的,要作特殊染色仔细寻找,推荐用较简便的 Giemsa 染色,也可按各病理室惯用的染色方法。

2. 慢性炎症反应(单个核细胞浸润)　根据黏膜层慢性炎症细胞的密集程度和浸润深度分级。无:单个核细胞(包括光学显微镜下无法区分的淋巴细胞、浆细胞等)每高倍视野中不超过 5 个,如数量略超过正常而内镜下无明显异常,病理可诊断为基本正常;轻度:慢性炎症细胞较少并局限于黏膜浅层,不超过黏膜层的 1/3;中度:慢性炎症细胞较密集,不超过黏膜层 2/3;重度:慢性炎症细胞密集,占据黏膜全层。计算密集程度时要避开淋巴滤泡及其周围的小淋巴细胞区。

3. 活动性　指慢性炎症背景上有中性粒细胞浸润。无:慢性炎性背景上有中性粒细胞浸润。轻度:黏膜固有层有少数中性粒细胞浸润;中度:中性粒细胞较多存在于黏膜层,可见于表面上皮细胞、小凹上皮细胞或腺管上皮内;重度:中性粒细胞较密集,或除中度所见外还可见小凹脓肿。

4. 萎缩　萎缩程度以胃固有腺减少各 1/3 来计算。无:固有腺体数无减少;轻度:固有腺体数减少不超过原有腺体的 1/3;中度:固有腺体数减少介于原有腺体 1/3～2/3;重度:固有腺体数减少超过 2/3,仅残留少数腺体,甚至完全消失。局限于胃小凹区域的肠化不能算萎缩。黏膜层如出现淋巴滤泡不算萎缩,要观察其周围区域的腺体情况来决定。一切原因引起黏膜损伤的病理过程都可造成腺体数量减少,如溃疡边缘取的活检,不一定就是萎缩性胃炎。切片中未见到黏膜肌层者,失去了判断有无萎缩的依据,不能"推测"诊断。

5.肠化 无:无肠化;轻度:肠化区占腺体和表面上皮总面积1/3以下;中度:占1/3~2/3;重度:占2/3以上。用组织化学和酶学方法可将肠化分为四型,Ⅰ型:为小肠型完全肠化,此型占肠化的多数,由小肠杯状细胞、吸收细胞及潘氏细胞组成,与正常小肠上皮相似;Ⅱ型:为小肠型不完全肠化,由黏液柱状细胞和杯状细胞组成,无成熟的吸收细胞及潘氏细胞;Ⅲ型:为大肠型完全肠化,由大肠吸收细胞及杯状细胞构成,无潘氏细胞;Ⅳ型:为大肠型不完全肠化,主要由柱状细胞及杯状细胞组成,无成熟的吸收细胞及潘氏细胞。过去曾有学者认为,肠化生亚型中的小肠型和完全型肠化生无明显癌前病变意义,而大肠型肠化生的胃癌发生危险性显著增高,从而引起临床的重视。但近年资料显示其预测胃癌价值有限,现更强调重视肠化生范围,范围越广,其发生胃癌的危险性越高。

(三)其他组织学特征

不需要分级的组织学变化出现时需注明。分为非特异性和特异性两类,前者包括淋巴滤泡、小凹上皮增生、胰腺化生和假幽门腺化生等;后者包括肉芽肿、聚集的嗜酸性粒细胞浸润、明显上皮内淋巴细胞浸润和特异性病原体等。假幽门腺化生是泌酸腺萎缩的指标,判断时要核实取材部位。胃角部活检见到黏液分泌腺的不宜诊断为假幽门腺化生。

(四)上皮内瘤变

多年来应用"异型增生"表示胃癌的癌前病变,也称不典型增生。胃小凹处上皮常可发生增生,增生的上皮和肠化上皮可发生发育异常,表现为不典型的上皮细胞,核增大失去极性,增生的细胞拥挤而有分层现象,黏膜结构紊乱,有丝分裂象增多。近年来改为"上皮内瘤变"。异型增生分为轻度、中度和重度,上皮内瘤变分为低级别和高级别。异型增生和上皮内瘤变是同义词,后者是 WHO 国际癌症研究协会推荐使用的术语。目前国际上对此术语的应用和国内对术语的采用及译法意见并未完全统一。

四、临床表现

慢性胃炎病程迁延,大多无明显症状,而部分有消化不良的症状。可有上腹饱胀不适,以进餐后为甚,有无规律性隐痛、嗳气、反酸、烧灼感、食欲不振、恶心、呕吐等。与功能性消化不良患者在临床表现和精神心理状态上无显著差异。部分慢性胃炎患者可同时存在胃食管反流病和消化道动力障碍,尤其在一些老年患者,其下食管括约肌松弛和胃肠动力障碍尤为突出。少数可有上消化道出血的表现,一般为少量出血。A 型胃炎可出现明显厌食和体重减轻,可伴有贫血。慢性胃炎患者缺乏特异性体征。在有典型恶性贫血时,可出现舌炎、舌萎缩和周围神经病变如四肢感觉异常,特别是两足。不同内镜表现和病理组织学结果的患者症状无特异性,且症状的严重程度与内镜所见和病理组织学分级无明显相关性。

五、胃镜和实验室检查

(一)胃镜及活组织检查

胃镜下肉眼所见的黏膜变化与病理检查结果结合是慢性胃炎最可靠的诊断方法。萎缩性胃炎的诊断目前仍主要依靠病理检查才能确诊。活检病理的诊断价值更大。

内镜下将慢性胃炎分为慢性非萎缩性胃炎(即以往所称的浅表性胃炎)及慢性萎缩性胃炎两大基本类型,如同时存在平坦糜烂、隆起糜烂、出血、粗大黏膜皱襞或胆汁反流等征象,则可诊断为慢性非萎缩性胃炎或慢性萎缩性胃炎伴糜烂、胆汁反流等。慢性非萎缩性胃炎内镜下可见黏膜红斑(点状、片状、条状),黏膜粗糙不平,黏膜出血点/斑,黏膜水肿及充血渗出等基本表现。而其中糜烂性胃炎有 2 种类型,即平坦型和隆起型,前者表现为胃黏膜有单个或多个糜烂灶,其大小从针尖样到最大径数厘米不等;后者可见单个或多个疣状、膨大皱襞状或丘疹样隆起,最大径 5~10mm,顶端可见黏膜缺损或脐样凹陷,中央有糜烂。慢性萎缩性胃炎内镜下可见黏膜红白相间以白为主,皱襞变平甚至消失,部分黏膜血管显露;以及黏膜呈颗粒或结节状等基本表现。萎缩性胃炎内镜所见有两种类型,即单纯萎缩和萎缩伴增生。前者主要表现为黏膜红白相间以白为主、血管显露、皱襞变平甚至消失,后者主要表现为黏膜呈颗粒或小结节状。特殊类型胃炎的内镜诊断,必须结合病因和病理做出。

根据病变分布,内镜下慢性胃炎可分为胃窦炎、胃体炎、全胃炎胃窦为主或全胃炎胃体为主。目前难以根据内镜所见作慢性胃炎严重程度的分级。主要是现有内镜分类存在人为主观因素或过于繁琐等缺点。合理而实用的分级有待进一步研究。

放大胃镜结合染色,能清楚地显示胃黏膜微小结构,对胃炎的诊断和鉴别诊断及早期发现上皮内瘤变和肠化具有参考价值。目前亚甲基蓝染色结合放大内镜对肠化和上皮内瘤变仍保持了较高的准确率。苏木精、靛胭脂染色也显示了对于上皮内瘤变的诊断作用。内镜电子染色技术结合放大内镜对于慢性胃炎以及胃癌前病变具有较高的敏感度和特异度,但其具体表现特征及分型尚无完全统一的标准。共聚焦激光显微内镜等光学活组织检查技术对胃黏膜的观察可达到细胞水平,能够实时辨认胃小凹、上皮细胞、杯状细胞等细微结构变化,对慢性胃炎的诊断和组织学变化分级(慢性炎性反应、活动性、萎缩和肠化)具有一定的参考价值。同时,光学活检可选择性对可疑部位进行靶向活检,有助于提高活检取材的准确性。

活检取材方法:活检取材块数和部位由内镜医师根据需要决定,取 2 块或更多。由于慢性胃炎时炎性反应程度、腺体肠化、腺体萎缩、间质增生等病理组织学变化是不均匀分布的,因此,对于胃镜活检需要具备一定基本条件。①胃镜活检钳的直径需>2mm(因为胃黏膜一个小区的宽度为 1.5mm,深度为 1.5mm),可采用全(或半)张开活检钳方法活检。②活检组织拉出胃镜镜筒后立刻放入固定液(10 秒内为佳,以免干燥影响制片,固定液为中性缓冲 4%甲醛溶液)。③病理科在包埋组织时需确认黏膜的表面与深面,确保切片后可以观察到黏膜全层;否则,将失去判断有无萎缩的基本条件。活检组织取出后尽快固定,包埋应注意方向性。有条件时,活检可在色素或电子染色放大内镜引导下进行。活检重点部位应位于胃窦、胃角、胃体小弯侧及可疑病灶处。不同部位的标本须分开装瓶,并向病理科提供取材部位、内镜所见和简要病史。

(二)H. pylori 检测

对慢性胃炎患者作 H. pylori 检测是必要的。目前 H. pylori 检测包括侵入性和非侵入性两类。侵入性方法依赖胃镜活检,包括快速尿素酶试验(RUT)、胃黏膜直接涂片染色镜检、胃黏膜组织切片染色(如 HE、Warthin-Starry 银染、改良 Giemsa 染色、甲苯胺蓝染色、吖啶橙染色、免疫组化染色等)镜检、细菌微需氧环境下培养、基因方法检测(如 PCR、寡核苷酸探针杂交、基因芯片检测等)。非侵入性检测方法不依赖胃镜检查,包括^{13}C—或^{14}C—尿素呼气试验(UBT),粪便中 H. pylori 抗原检测(H. pylori SA,依检测抗体分为单克隆、多克隆抗体检测)、血清 H. pylori 抗体测定等。符合下述 3 项之 1,可诊断为 H. pylori 现症感染:①胃黏膜组织 RUT、组织切片染色或培养结果 3 项中任 1 项阳性。②^{13}C－或^{14}C－UBT 阳性。③H. pylori SA 检测(经临床验证的单克隆抗体法)阳性。血清 H. pylori 体检测(经临床验证、准确性高的试剂)阳性提示曾经感染,从未治疗者可视为现症感染。根除治疗后的判断应在根除治疗结束至少 4 周后进行,首选方法为 UBT。符合下述 3 项之 1,可判断为 H. pylori 根除:①^{13}C－或^{14}C－UBT 阴性。②H. pylori SA 检测阴性。③基于胃窦、胃体两个部位取材的 RUT 均阴性。

(三)血清学检查

A 型胃炎时血清胃泌素水平常明显升高,在有恶性贫血时更甚。血清中可测得抗壁细胞抗体(约 90%)和抗内因子抗体(约 75%),维生素 B_{12} 水平明显低下。B 型胃炎时血清胃泌素水平的下降视 G 细胞的破坏程度而定。血清中也可有抗壁细胞抗体的存在(约 30%),但滴度低。在慢性胃炎中,胃体萎缩者血清胃泌素 G17 水平显著升高,胃蛋白酶原 I 或胃蛋白酶原 I/II 比值降低;胃窦萎缩者,前者降低,后者正常;全胃萎缩者则两者均降低。血清胃泌素 G17 及胃蛋白酶原 I 和 II 的检测有助于胃黏膜萎缩的有无和萎缩部位的判断。

(四)胃液分析

A 型胃炎均有胃酸缺乏,病变弥漫而严重者,用五肽胃泌素实验无胃酸分泌。B 型胃炎不影响胃酸分泌,有时反而增多,但如有大量 G 细胞丧失,则胃酸分泌降低。由于本检查操作复杂,有一定痛苦,目前已较少应用。

(五)X 线检查

由于胃镜检查的广泛应用,临床上已较少使用 X 线检查来诊断胃炎。相当一部分患者作气钡双重对比造影时并无异常改变,或在萎缩性胃炎时见有黏膜皱襞相对平坦和减少;胃窦炎症时可见局部痉挛性收缩、皱襞增粗、迂曲等。

(六)维生素 B_{12} 吸收试验

在使体内维生素 B_{12} 饱和后,给口服分别装有^{58}Co－维生素 B_{12},以及^{57}Co－维生素 B_{12} 内因子复合物的胶囊,并同时开始收集 24 小时尿液,分别测定尿中^{58}Co 和^{57}Co 的排出率。正常人两者的排出率都超过 10%,若内因子缺乏,则尿中^{58}Co 低于 5%,而^{57}Co 仍正常。

六、诊断和鉴别诊断

确诊主要依靠胃镜检查和胃黏膜活检病理检查,以后者更为重要。同时还必须除外溃疡病、胃癌、慢性肝病及慢性胆囊病。应用上述各种方法检测有无 H. pylori 感染。如怀疑为 A 型胃炎,应检测血中抗壁细胞抗体、内因子抗体,合并恶性贫血时可发现巨幼细胞性贫血,应作血清维生素 B_{12} 测定和维生素 B_{12} 吸收试验。血清胃泌素 G17 以及胃蛋白酶原 I 和 II 的检测有助于胃黏膜萎缩的有无和萎缩部位的判断。

七、治疗

目前慢性胃炎尚无特效疗法,治疗目的是缓解症状和改善胃黏膜组织学。慢性胃炎消化不良症状的处理与功能性消化不良相同。无症状、H. pylori 阴性的慢性非萎缩性胃炎无需特殊治疗;但对慢性萎缩性胃炎,特别是严重的慢性萎缩性胃炎或伴有上皮内瘤变者应注意预防其恶变。

（一）一般治疗

避免引起急性胃炎的因素，如戒烟酒，避免服用对胃有刺激的食物和药物如 NSAIDs 等。

（二）饮食治疗

原则是多次少餐，软食为主，避免生冷及刺激性食物，更重要的是根据患者的饮食习惯和多年经验，总结出一套适合本人的食谱。

（三）药物治疗

对未能检出的慢性胃炎，应分析其病因。如因非甾体抗炎药引起，应立即停服；有烟酒嗜好者，应予戒除。

有胃黏膜糜烂和（或）以反酸、上腹痛等症状为主者，抗酸或抑酸治疗对愈合糜烂和消除上述症状有效。可根据病情或症状严重程度选用抗酸剂、H_2 受体拮抗剂或 PPI。某些患者选择适度抑酸治疗可能更经济且不良反应较少。以上腹饱胀、恶心或呕吐等为主要症状者可用促动力药，如莫沙必利、盐酸伊托必利和多潘立酮等，可改善上述症状，并可防止或减少胆汁反流。伴胆汁反流者则可应用促动力药和（或）有结合胆酸作用的胃黏膜保护剂，如铝碳酸镁制剂，可增强胃黏膜屏障并可结合胆酸，从而减轻或消除胆汁反流所致的胃黏膜损害。其他胃黏膜保护剂如硫糖铝、替普瑞酮、吉法酯、瑞巴派特、依卡倍特等可改善胃黏膜屏障，促进胃黏膜糜烂愈合，但对症状改善作用尚有争议。在排除了胃排空迟缓引起的饱胀、胃出口梗阻、胃黏膜屏障减弱或胃酸过多导致的胃黏膜损伤（如合并有消化性溃疡和较重糜烂者）情况下，可针对进食相关的腹胀、纳差等消化不良症状而应用消化酶制剂（如复方阿嗪米特、米曲菌胰酶、各种胰酶制剂等）缓解相应症状。有明显精神心理因素及睡眠障碍的慢性胃炎患者，如常规治疗无效和疗效差者，可用抗抑郁药或抗焦虑药。

萎缩性胃炎以对症处理为主，伴恶性贫血者可给予维生素 B_{12} 和叶酸；有肠化生者可给予中药胃复春及维生素等。

八、转归、预后、随访及预防

慢性胃炎的转归包括逆转、持续稳定和病变加重状态。多数慢性非萎缩性胃炎患者病情较稳定，特别是不伴有 H. pylori 持续感染者。某些患者随着年龄增加，因衰老而出现萎缩等组织病理学改变，更新的观点认为无论年龄，持续 H. pylori 感染可能导致慢性萎缩性胃炎。慢性萎缩性胃炎多数稳定，但中重度者不加任何干预则可能进一步发展。反复或持续 H. pylori 感染、不良饮食习惯等均为加重胃黏膜萎缩和肠化的潜在因素。水土中含过多硝酸盐和亚硝酸盐、微量元素比例失调、吸烟、长期饮酒、缺乏新鲜蔬菜与水果及所含的必要营养素，经常食用霉变、腌制、熏烤和油炸食品等快餐食物，过多摄入食盐，有胃癌家族史，均可增加慢性萎缩性胃炎患病风险或加重慢性萎缩性胃炎甚至增加癌变的可能。慢性萎缩性胃炎常合并肠化，少数出现上皮内瘤变，伴有上皮内瘤变者发生胃癌的危险性有不同程度的增加。经历长期的演变，少数病例可发展为胃癌。低级别上皮内瘤变大部分可逆转而较少恶变为胃癌。

部分 H. pylori 相关性胃炎（<20%）可发生消化性溃疡：以胃窦炎性反应为主者易发生十二指肠溃疡，而多灶萎缩者易发生胃溃疡。部分慢性非萎缩性胃炎可发展为慢性萎缩性胃炎。

一般认为，中、重度慢性萎缩性胃炎有一定的癌变率。为了既减少胃癌的发生，又方便患者且符合医药经济学要求，活检有中至重度萎缩并伴有肠化的慢性萎缩性胃炎 1 年左右随访

1 次,不伴有肠化或上皮内瘤变的慢性萎缩性胃炎可酌情内镜和病理随访。伴有低级别上皮内瘤变并证明此标本并非来自于癌旁者,根据内镜和临床情况缩短至 6 个月左右随访 1 次;而高级别上皮内瘤变须立即确认,证实后采取内镜下治疗或手术治疗。

为了便于对病灶监测、随访,有条件时可考虑进行胃黏膜定标活检(mucosa target biopsy,MTB)。该技术采用胃黏膜定标活检钳和定标液对活检部位进行标记定位,同时取材活检,可对可疑病变进行准确定位和长期随访复查。糜烂性胃炎建议的定标部位为病灶处,慢性萎缩性胃炎的定标部位为胃窦小弯、胃窦大弯、胃角、胃体小弯、胃体大弯及病灶处。但需指出的是,萎缩病灶本身就呈"灶状分布",原定标部位变化不等于未定标部位变化。不能简单拘泥于与上次活检部位的一致性而忽视了新发病灶的活检。目前认为萎缩或肠化的范围是判断严重程度的重要指标,这是定标活检所不能反映的。

较多研究发现,感染有促进慢性萎缩性胃炎发展为胃癌的作用。根除可以明显减缓癌前病变的进展,并有可能减少胃癌发生的危险。新近发表的一项根除 H. pylori 后随访 14.7 年的研究报告称,H. pylori 根除治疗组(1130 例)和安慰剂组(1128 例)的胃癌发生率分别是 3.0%和 4.6%。根除对于轻度慢性萎缩性胃炎将来的癌变具有较好的预防作用。根除 H. pylori 对于癌前病变病理组织学的好转有利。

某些具有生物活性功能的维生素,如维生素 C 以及微量元素硒可能降低胃癌发生的危险度。对于部分体内低叶酸水平者,适量补充叶酸可改善慢性萎缩性胃炎病理组织状态而减少胃癌的发生。虽然某些报道认为环氧酶(COX2)抑制剂有一定降低胃癌发生的作用,但鉴于存在诱发心血管事件发生的可能,不主张在一般人群中应用。

(唐平)

第三节 特殊类型慢性胃炎或胃病

一、疣状胃炎(verrucosal gastritis)

疣状胃炎又称痘疹状胃炎,它常和消化性溃疡、浅表性或萎缩性胃炎等伴发,亦可单独发生。主要表现为胃黏膜出现弥漫性、多个疣状、膨大皱襞状或丘疹样隆起,直径 5~10mm,顶端可见黏膜缺损或脐样凹陷,中心有糜烂,隆起周围多无红晕,但常伴有大小相仿的红斑,以胃窦部多见,可分为持续型及消失型。病因尚不明确,可能与免疫因素、淋巴细胞浸润有关,制酸治疗有一定效果。

二、淋巴细胞性胃炎

淋巴细胞性胃炎也称胃假性淋巴瘤(pseudolymphoma)、反应性淋巴滤泡性胃炎、灶性淋巴组织增生。是胃黏膜局限性或弥漫性淋巴细胞明显增生的良性疾病。局限性者,胃底腺区或移行区皱襞肥厚呈脑回状、结节状,多数中心伴有溃疡,和恶性淋巴瘤相似。弥漫型者病变主要在胃窦,黏膜糜烂或浅表溃疡,类似于Ⅱc型早期胃癌。组织学见黏膜层和黏膜下层淋巴细胞增生,形成淋巴滤泡,可累及胃壁全层,胃固有腺体减少,表面常形成糜烂。本病诊断常在手术后作出,活检诊断应特别慎重,因为其与 MALT 淋巴瘤极易混淆,鉴别需要以免疫组化淋巴瘤基因重排检测。本病可能与免疫反应有关,一项较大样本(51 例)的多中心研究表明阳性的淋巴细胞性胃炎在根除 H. pylori 后绝大多数(95.8%)患者的胃炎得到显著改善,而服用奥美拉唑或安慰剂的对照组仅 53.8%得到改善,未改善者在根除 H. pylori 后均得到改善。提示 H. pylori 阳性的淋巴细胞性胃炎根除治疗对部分患者有效。如与恶性淋巴瘤难以区分时,应行手术治疗。

三、Menetrier 病

Menetrier 病又称巨大胃黏膜肥厚症,病因不明。常见于 50 岁以上男性。临床表现有上腹痛、体重减轻、水肿、腹泻。无特异性体征,可有上腹部压痛,水肿、贫血。粪隐血试验常阳性。内镜可见胃底胃体部黏膜皱襞巨大、曲折迂回成脑回状,有的呈结节状或融合为息肉样隆起,大弯侧较明显,皱襞嵴上可有多发性糜烂或溃疡。组织学显示胃小凹增生、延长,伴明显囊状扩张,炎症细胞浸润不明显。胃底腺主细胞和壁细胞相对减少,代之以黏液细胞化生,造成低胃酸分泌。由于血浆蛋白经增生的胃黏膜漏入胃腔,可有低蛋白血症。蛋白质丢失如持续而加重,可能需要全胃切除。近年来,已有若干 H. pylori 阳性 Menetrier 病在根除 H. pylori 后得到缓解或痊愈的报道。目前已将检测和根除 H. pylori 作为 Menetrier 病处理的策略之一。

四、自身免疫性胃炎

自身免疫性胃炎是发生在自身免疫基础上以胃体黏膜炎性反应和萎缩为病理特征的胃炎。在遗传易感个体,感染可激活胃 CD^{4+} Th1 淋巴细胞,后者可交叉识别蛋白和壁细胞 H^+ $-K^+-ATP$ 酶共享的表位(epitope),即通过分子模拟机制,参与胃自身免疫。H. pylori 在自身免疫性胃炎的早期阶段起作用;发生萎缩前,根除 H. pylori 有望在一定程度上治愈自身免疫性胃炎。

五、Russell 小体胃炎

Russell 小体胃炎是一种罕见的以胃黏膜中胞质富含 Russell 小体(PAS 染色阳性)的浆细胞浸润为特征的胃炎。该型胃炎可并发胃溃疡,组织学上需与印戒细胞癌和 MALT 淋巴瘤鉴别。根除 H. pylori 可使多数 Russell 小体胃炎好转。

六、门脉高压性胃病

肝硬化失代偿期合并门脉高压者所引起胃黏膜的病变称为门脉高压性胃病(portal hypertensive gastropathy,PHG)。由于胃黏膜血流量减少,易受酒精、阿司匹林、胆汁等攻击因素的损害,从而导致急性胃黏膜病变,糜烂、充血和出血是 PHG 常见的临床表现。内镜下门脉高压性胃病病变的程度可分为轻、中、重三度。具体包括:轻度:胃黏膜呈现细小粉红色斑点,类似猩红热样皮疹,黏膜皱褶处呈剥脱样红色改变,并有红白相间的网状结构样分隔,即蛇皮样改变;中度:在蛇皮样改变的基础上,出现樱桃样红斑,外周附以白色或黄色网状样物质,但无出血点;重度:胃黏膜可见大片红斑区,有明显出血点,并可发展为弥漫性出血的融合病变。有效降低门脉压力是预防和治疗 PHG 的可靠方法。

七、其他

(一)残胃炎

行胃大部切除后,特别是 Billroth Ⅱ 式手术者,易发生残胃和吻合口底炎症,这可能是胆汁反流、缺乏胃泌素的细胞营养作用等因素造成。内镜下多数呈充血水肿,黏膜染有胆汁或有糜烂渗出等,少数见息肉样隆起。部分患者在这基础上可并发残胃癌。治疗可给予胃动力药如西沙比利、多潘立酮等,以及硫糖铝、铝碳酸镁等。反流严重者需改作 Roux－en－Y 转流术。

(二)肉芽肿性胃炎

肉芽肿性胃炎是胃黏膜层或深层的慢性肉芽肿性疾病,可见于结核、梅毒、真菌感染、Crohn 病及结节病。病变以胃窦部多见,当胃黏膜溃疡和胃排空障碍时可出现相关症状,深部胃黏膜活检有助于诊断。

(三)嗜酸性细胞胃炎

临床少见,与过敏或免疫机制有关,病变常在胃窦部,可出现黏膜溃疡、结节和皱襞突起。肌层受侵犯时胃窦部僵硬狭窄和排空延迟,浆肌层受累可引起腹膜炎和腹水。胃黏膜活检见嗜酸细胞浸润,外周血嗜酸细胞增多,本病常有局限性,肾上腺皮质激素治疗有效。

(唐平)

第四节　应激性溃疡

应激性溃疡(stress ulcer,US)又称急性出血及糜烂性胃炎,近年来统称为急性胃黏膜病变(acute gastric mucosa lesion,AGML),是指在应激状态下,胃和十二指肠以及偶尔在食管下端发生的黏膜糜烂和溃疡,从而引起以上消化道出血为主要临床特征的疾病,是上消化道出血最常见的原因是之一,约占上消化道出血的 20%。临床主要表现是难以控制的出血,多数人发生在发病的第 2～15 天,其预后取决于原发疾病的严重程度。SU 发病率因病因和统计方法不同,文献报道差异很大。临床研究报道,SU 发生率在重型颅脑损伤后为40%～80%,脑出血后为 14%～76%,脊髓损伤后为 2%～20%,尸检发现中枢神经系统疾病患者 SU 发生率为 12%,是非神经系统疾病患者的 2 倍。

一、病因

1.严重全身性感染　如见于链球菌、葡萄球菌、革兰阴性杆菌和厌氧菌等所致的败血症或脓毒血症。尤其是伴感染性休克或器官衰竭时,由于组织缺血缺氧更易发生溃疡。

2.严重烧伤　引起的急性应激性溃疡又称 Curling 溃疡。

3.中枢神经系统疾病　见于脑肿瘤、颅内神经外科手术、颅内出血、中枢神经系统感染及颅脑外伤等。由此引起的溃疡又称 Cushing 溃疡。

4.药物　非甾体抗炎药、某些抗生素、乙醇、激素、组织胺、胰岛素、抗凝剂、氯化钾等。这些药物有的可刺激前列腺素,抑制黏液分泌,为本病的发病诱因。

5.食物或饮料 如辣椒、大蒜、饮酒等。

6.精神与心理疾病 如见于严重精神病、过度抑郁、焦虑、严重心理障碍等,通过精神和心理应激引起消化道黏膜糜烂和溃疡发生。

二、发病机制

关于 AGML 的发病机制尚不完全明了。胃黏膜防御功能削弱与胃黏膜损伤因子作用相对增强,是 SU 发病的主要机制。应激可引起各种疾病和紊乱,研究证明,应激性溃疡和抑郁之间在发病和治疗的上均有相关性。用慢性抑郁应激(chronic stress depression,CSD)、慢性心理应激溃疡(chronic psychological stress ulcer,CPSU)和浸水束缚应激模型(immersion restrain stress models)在鼠进行实验。暴露 CSD 后动物的溃疡指数比对照组显著增高,暴露 CPSU 后观察抑郁样行为,对暴露 CPSU 的鼠用盐酸氟西汀(fluoxetine hydrochloride,抗抑郁药)可显著降低溃疡指数,在 CSD 组用 ranitidine 可抑制抑郁样行为,CPSU 应激后应用米非司酮(mifepristone)结果比 CPSU 组溃疡指数有显著降低。但对 CSD 使用米非司酮与单纯对照组之间抑郁样行为无显著的不同。研究也发现,鼠暴露于 CPSU 或 CSD 慢性应激显示比对照组皮质酮的水平低。结论认为,在触发抑郁和应激溃疡性的发生中下丘脑一垂体一肾上腺轴(H. Pyloria)功能障碍可能起到关键作用。目前对 AMGL 的发病机制有以下几种认识。

(一)H^+ 逆扩散

H^+ 逆扩散是指 H^+ 在某种因素作用下,从胃腔反流至胃黏膜的一种病理现象。试验证明,胆酸和水杨酸制剂可使 H^+ 迅速从胃腔进入到胃黏膜内,破坏胃黏膜。积累于胃黏膜的酸性产物可以破坏毛细血管和细胞的溶酶体,导致胃黏膜充血、水肿、糜烂和出血。用电子显微镜观察发现,阿司匹林可使胃黏膜上皮细胞肿胀,细胞间的结合处裂开,胃黏膜通透性增加,胃黏膜屏障破坏,导致胃黏膜损害。

(二)胃黏膜微循环障碍

急性胃黏膜病变时常表现胃黏膜血管收缩痉挛与缺血,且溃疡好发于胃黏膜缺血区。在应激状态下,胃黏膜小动脉和毛细血管动脉收缩痉挛,导致胃黏膜缺血、缺氧,使黏膜内酸性产物增加,并损害胃黏膜。最后因酸中毒导致黏膜细胞的溶酶体酶释放,使溶酶体破裂,胃黏膜上皮细胞损伤并坏死,引起 AGML。酸中毒直接使组织中的组织胺和 5-羟色胺(5-HT)等血管活性物质释放,使胃黏膜内小静脉和毛细血管静脉端扩张、淤血,加重了胃黏膜循环障碍,以致缺血加重。在应激状态下,交感神经兴奋导致黏膜血管收缩、痉挛。迷走神经兴奋时使黏膜下动、静脉短路开放,使胃黏膜下缺血进一步加剧,表现胃黏膜内毛细血管的内皮损伤,通透性增加,也可加重胃黏膜损伤。此外,组织胺的释放以刺激胃酸一胃蛋白酶分泌增加,加重胃黏膜的损伤。由于缺血、缺氧、酸中毒和微循环障碍,激活了凝血因子导致胃黏膜血管的内凝血等一系列病理变化,引起 AGML 的发生。

(三)胃黏膜上皮细胞的脱落、更新和能量代谢异常

当胃黏膜表面上皮细胞脱落增加和(或)更新减少,可导致胃黏膜屏障破坏。各种应激、应用激素及尿毒症时见有胃黏膜表面上皮细胞更新减少,给予酒精、阿司匹林等药物后,胃黏膜表面上皮细胞脱落增加,胃黏膜屏障功能紊乱,以致发生 AGML。Menguy 等发现,失血性

休克鼠的急性 AGML 伴有组织中 ATP 含量显著减少。这是因为胃黏膜缺血时,由于细胞缺氧,酸性产物增加,影响了黏膜上皮细胞线粒体的功能,使 ATP 合成减少,氧化磷酸化速度减慢,细胞内的能量储备因而显著减少,导致胃黏膜损害发生。

(四)胆盐作用

胆盐能增加 H^+ 逆扩散,破坏胃黏膜屏障,并导致胃黏膜内组织胺、胃蛋白酶原和胃泌素的释放,产生自我消化,引起 AMGL。

(五)神经内分泌失调

下丘脑、室旁核和边缘系统是对应激的整合中枢,促甲状腺释放激素(TRH)、5-HT、儿茶酚胺等中枢介质参与或者介导了 SU 的发生。

发生应激情况 24～48 小时后整个胃体黏膜有 1～2mm 直径的糜烂,显微镜下可见黏膜有局限性出血和凝固性坏死。如果患者情况好转,在 3～4 天后检查 90% 患者有开始愈合的迹象。一般 10～14 天完全愈合,不留瘢痕。

三、诊断

有的急性胃黏膜病变可发生在原有慢性胃炎的基础上,这些病变常是局灶性的,且各部位的严重程度不同致使病变常不相同。因此,有学者把 AGML 分为原有慢性胃炎和原来无慢性胃炎两大类。

(一)病史

患者有上述的如服用有关药物、严重烧伤、严重外伤、大手术、肿瘤、神经精神疾病、严重感染、休克、器官功能衰竭等病史。

(二)临床表现

如为继发性的可有原发的临床表现型和体征。其表现依原发病不同而不同。应激性溃疡如果不引起出血,可没有临床症状,或者即使有症状也容易被应激情况本身的症状所掩盖而不能得到诊断。在应激损伤后数小时至 3 天后有 75%～100% 可发生胃黏膜糜烂或应激性溃疡,SU 的发生大多集中在原发疾病产生的 3～5 天,少数可延至 2 周。

上消化道出血是主要的临床表现,在原发病后 2 周内发生。30% 有显性出血。出血表现为呕血或黑便,一般出血量不大,呈间歇性,可自止。5%～20% 出血量大,不易控制,少数患者可大量出血或穿孔,2% 患者发生穿孔。也可出血与穿孔同时发生,严重者可导致死亡。疑有穿孔患者应立即作 X 线腹部平片,见有膈下游离气体则可确诊。其他的表现有反酸、恶心、上腹部隐痛等。

(三)急诊胃镜

急诊胃镜检查组应于 24～48 小时进行,是最准确的诊断手段,可明确诊断病变的性质和部位。胃镜下可见胃黏膜多发糜烂、浅表溃疡和出血等内镜下特征,好发于胃体及胃体含壁细胞的泌酸部位,胃窦部甚为少见,仅在病情发展或恶化时才偶尔累及胃窦部。病变常在 48 小时以后很快消失,不留瘢痕。若出血量大,镜下看不清楚,可以作选择性动脉造影。

(四)钡餐 X 线检查

一般不宜进行急诊钡剂上消化道 X 线检查,同时因病灶过浅,钡剂 X 线检查常阴性,没有诊断价值。

（五）腹部 B 超和(或)CT 检查

一般不用,但检查对鉴别诊断有重要价值。

四、鉴别诊断

（一）消化性溃疡

慢性消化性溃疡一般有节律性、周期性上腹痛、反酸、烧心史。内镜下慢性溃疡常较局限、边界清楚、底部有较厚白苔,周边黏膜皱襞向溃疡聚集,幽门、十二指肠变形等现象。

（二）Mollory－Weiss 综合征

Mollory－Weiss 综合征是由于胃内压力突然升高伴剧烈呕吐而引起食管贲门黏膜撕裂出血,常于酗酒后引起。严重上消化道出血个别的病例可发生失血性休克。急诊胃镜应在出血后 24～48 小时进行,可见胃与食管交界处黏膜撕裂,与胃、食管纵轴相平行。因撕裂黏膜迅速愈合,超过 48 小时后镜下可无黏膜撕裂发现。

（三）胃癌伴出血

胃癌早期可无症状,或有上腹部不适、进行性食欲不振、体重减轻和上腹部痛,用抑酸剂效果不显著。并发出血者少见。多见于中老年患者。胃镜检查可见隆起病变,表面不光滑污秽,可伴溃疡和出血,胃壁僵硬,蠕动差。

（四）食管静脉曲张破裂出血

食管静脉曲张破裂出血是肝硬化门脉高压的严重并发症,可有病毒性肝炎或饮酒史,静脉曲张破裂出血可反复发生,突然呕血或黑便,大量出血时常伴有失血性休克发生。患者常呈肝病面容,腹水常见,伴有黄疸、蜘蛛痣和皮肤色素沉着。实验室检查可有肝功能异常,低蛋白血症和凝血异常。

五、治疗

应激性溃疡出血常病情凶险,必须高度警惕,及早治疗。由于患者全身情况较差,不能耐受手术,加以术后再出血发生率高,所以多先内科治疗,无效时才考虑治疗。有报道,在 ICU 病房中合并应激性溃疡出血的患者病死率高达 70％～80％,但大多不是死于消化道出血而是原发病,未合并消化道出血的病死率仅 5％～20％。因此,应加强对原发病的治疗。下面重点介绍并发出血的治疗。

（一）治疗原发病

祛除病因,积极治疗创伤、感染、精神心理疾病、烧伤等引起应激状态的原发病停用加重胃黏膜损伤的药物。适当应用抗生素控制感染。

（二）出血量的估计

精确了解出血量的多少有时很困难。患者或家属提供的病史对于估计失血量常不正确。脉搏和血压的变化有助于出血量的估计,但它们与血容量之间的关系不大。失血量因失血速度而异,临床症状轻重有所不同。少量出血可无症状,或有头晕乏力,明显出血常出现呕血(或)便血,大量出血可见面色苍白、四肢厥冷,甚至晕倒,这是由于血容量不足、外周灌流减少所致。握拳掌上皱纹苍白,提示血容量丢失达 50％。Tudhope 发现,收缩压低于 100mmHg 时有血容量减少,但收缩压高于 100mmHg 并不能排除大量血容量的耗空。已往健康无贫血史,血红蛋白低于 120g/L,提示约 50％以上的红细胞丢失,临床上有皮肤与口唇苍白、口干、出汗等表现。失血患者脉搏增加 20 次/min,血压下降 10mmHg,则说明失血量已达 1000ml。失血量有时亦可从患者平卧、站立、倾斜试验得到估计。失血量与症状之间的关系 见表 3—2。尿量少于 30ml/h,提示有 30% 以上的细胞外液丢失。

表 3—2 失血量与症状之间的关系

失血量(ml)	血压(mmHg)	脉搏(次/min)	症状
<500	正常	正常	头晕乏力
800~1000	<100	>100	头晕、面色苍白、口渴、冷汗
>1500	<80	>100	四肢冷厥、神志恍惚或昏迷

判定失血量最有效的方法是中心静脉压(CVP)测定。测定 CVP 有助于了解血容量和心、肺功能情况,可鉴别是由急性循环衰竭、血容量不足还是心功能不全引起的,并可指导液体补充,若 CVP 较低,可能是脱水或血容量不足,CVP 升高则可能是肾衰竭,必须限制输液。

根据临床症状,将出血分为三类:

1.轻度(Ⅰ°) 有呕血或便血、无休克,血压、心率等稳定,可有头晕,血红蛋白无变化,出血量约为体重的 10% 以下(500ml)。

2.中度(Ⅱ°) 血压下降,收缩压 90~100mmHg,脉压差小,心率 100~120 次/min,出冷汗、皮肤苍白、尿少。血红蛋白 70~100g/L。出血量为体重的 25%~35%(1250~1750ml)。

3.重度(Ⅲ°) 收缩压常在 60~0mmHg,心率>130 次/min,血红蛋白低于 70g/L。有四肢冷厥、出冷汗、尿少或无尿发生等表现或心率、血压不稳定,或暂时稳定,短期内有再出血。出血量约为全身总量的 50% 以上(>2500ml)。

患者出血后,血红蛋白于 6~48 小时后下降,2~6 周恢复正常,血小板 1 小时内增加,网织红细胞 24 小时内增加,4~7 天达最高值。血中尿素氮上消化道出血时数小时增加 10.7~14.3mmol/L,24~48 小时达高峰,肾功能常需 3~4 天方可恢复正常。

(三)一般治疗

1.饮食 出血患者住院后应禁食 20~48 小时,因空腹增强胃的收缩,因此长期禁食并无益处。同时插胃管行持续抽吸,待抽吸已无血,病情又稳定后可开始给予少量流质饮食,以后视病情逐渐增加,以后过渡到半流质饮食、普通饮食。

2.卧床休息,保持镇静 发生消化道出血后,患者有精神过度紧张,或有恐慌心理,应给患者做好解释工作,一般不用镇静剂。有的患者表现烦躁不安,往往是血容量不足的表现,适当加速输血和精神上得到安慰之后往往可消除。消化道出血后由于 85% 患者于 48 小时内止血,因此卧床休息 2~3 天后如无再出血则可开始活动,以减少血栓栓塞和血管闭塞发生。目前不主张头低位,以免影响呼吸功能,宜采用平卧并将下肢抬高。

3.吸氧 消化道大出血者多有低氧血症存在,后者又是诱发出血的因素,应及时给予吸氧。

4.加强护理,严密观察病情 及时了解呕血及黑便量、注意精神神志变化、每小时测呼吸、脉搏、血压 1 次,注意肢体温度变化及记录每小时尿量等。

5.迅速补充血容量 应迅速建立静脉通路,快速补液,输注血浆及其代用品。

(四)输血

一般少量出血不必输血,脉搏>120 次/min,收缩压<80mmHg,红细胞压积 35% 以下,血红蛋白<82g/L 为输血的指征。尽量输新鲜血,少用库存血。自 20 世纪 80 年代开始应用成

分输血,更适应疾病的需要,消化道出血患者多输红细胞。输血量依病情而定,合并心功能不全时,原则上输血量以每日不超过 300～350ml 为宜,输血的速度应慢,以＜1.5ml/(kg·min)为宜。进行成分输血,有助于控制总输血量,尤其是老年患者应避免增加心肺和循环负担,以免加重心功能不全。

(五)止血剂的应用

1.纠正凝血因子异常　如有凝血因子异常,可用新鲜冷冻血浆或凝血酶复合物(PPSB)。也可用冻干健康人血浆,目前临床应用的为凝血酶原复合物浓缩剂(prothrombin complex concentrate,PCC)。PCC 含凝血因子Ⅱ(凝血酶原)、Ⅶ、Ⅸ 和 Ⅹ。用于重型肝炎、肝硬化有凝血因子缺乏的患者,有良好的止血作用。

2.孟氏溶液胃管内注入　为一种碱式硫酸铁溶液,它具有强力的收敛作用,从而能使血液凝固。经胃管注入 10%孟氏液 10～15ml,如 1 次收敛不显著,可于 4～6 小时后重复应用。本品在出血创面上能形成一层黑色的牢固附着的收敛膜,从而达到止血目的。口服本品时对口腔黏膜刺激大,故临床上已很少应用。

3.去甲基肾上腺素　去甲基肾上腺素用于胃内或腹腔内,经门脉系统吸收,能使门脉系统收缩,减少血流,达到减少出血或止血作用。去甲基肾上腺素还可使局部胃黏膜血流减少,胃酸分泌减少,但不影响黏液的分泌量。其作用与切除迷走神经相似。肝脏每分钟可破坏 1ml 去甲基肾上腺素,药物通过肝脏后大都遭破坏,因此,从门脉系统吸收的去甲基肾上腺素对全身血压无明显影响。其控制上消化道出血的机制是:高浓度去甲基肾上腺素可使胃肠道出血区域小动脉强烈收缩而达到止血。口服或胃管内注入或腹腔内注射可使内脏区小动脉广泛收缩,从而降低内脏区血流量 50%左右。常用去甲基肾上腺素 4～8mg 加生理盐水 100ml 灌入胃内,根据病情 4～12 小时重复一次。或用去甲肾上腺素 2mg 加 400ml 冷开水口服,对溃疡出血有一定疗效。Leveen 等提倡用 16mg 加生理盐水 200ml 灌入胃内。腹腔内用法为去甲基肾上腺素 10mg 加生理盐水 20～40ml 注入或 8mg 注入腹水中。经临床试用,腹腔内注入 8mg 去甲基肾上腺素后可引起一时性血压升高,减慢输入率后可恢复。由于使用后产生胃肠道缺血过重可能引起黏膜坏死,因此,对腹腔有粘连者、高血压、年老有动脉硬化的患者不宜应用。去甲基肾上腺素治疗只能作为不能手术或无手术指征病例的一种主要治疗措施,或作为紧急过渡性措施,把急诊手术转为择期手术。

(六)抑制胃酸分泌

1.生长抑素　是一种内源性胃肠肽,能抑制胃酸分泌,保护胃黏膜,抑制生长激素和胃肠胰内分泌物激素的病理学性分泌过多,并有效地抑制胃蛋白质酶的释放。生长抑素能抑制胃泌素、胰高糖素、内皮素、P 物质、白三烯等激素的分泌。能抑制胃动素分泌、减少胃蠕动,使内脏血流减少。同时可促进溃疡出血处血小板的凝聚和血块收缩而止血。

2.施他宁(stilamir)　施他宁也是一种人工合成的 14 肽,其结构和生物效应与天然的生长抑素相同。

施他宁的药理作用:①抑制由试验餐和五肽胃泌素刺激的胃酸分泌,并抑制胃泌素和胃蛋白酶释放。②减少内脏血流。③抑制胰、胆囊和小肠的分泌。④胰内的细胞保护作用。

3.善得定(octreotide,奥曲肽,sandostatin)　是一种人工合成八肽,且有与天然生长抑素相似的作用。善得定对胰腺炎也有显著的疗效。

生长抑素和施他宁的用法为:首先静脉推注 50μg,然后 250～500μg/h 持续静脉滴注,直到出血停止后再维持 1～3 天。奥曲肽 100μg 静脉注射，然后 25～50μg/d 静脉滴注。

4.质子抑制剂

（1）奥美拉唑（omeprazole，洛赛克，losec）：洛赛克与 H^+-K^+-ATP 酶结合，抑制胃酸分泌；增加胃黏膜血流量，保护黏膜。首剂 80mg 静脉推注，1 次/d，连用 5 天。

（2）达克普隆（takepron 或兰索拉唑，lansoprazole）：为第二代质子泵抑制剂。30mg，1～2 次/d。

（3）潘托拉唑（pantoprazole）：40mg，2 次/d，静脉滴注或口服。

（4）雷贝拉唑（rabeprazole，波利特，瑞波特）：通常成人 10mg，2 次/d，病情较重者 20mg，2 次/d。

（5）埃索米拉唑（esomeprazole，耐信）：20mg，2 次/d，病情好转后改为 20mg，1 次/d。

（七）内镜治疗

消化道出血时内镜止血治疗可降低出血所致死亡率，明显减少再出血率、输血量、急诊手术等。

1.局部喷射药物止血

（1）去甲基肾上腺素加冰盐水或使局部血管强烈收缩，减少血液而止血：常用去甲基肾上腺素 8mg 加入 100ml 4°～6°冰盐水，在胃镜直视下喷射，治疗有效率为 86.2%。

（2）孟氏液：主要成分为碱性硫酸铁[$Fe_4(OH)_2(SO_4)_5$]，为具有强烈收敛作用的三价铁，通过促进血栓形成和血液凝固、平滑肌收缩、血管闭塞，并在出血创面形成一层棕黑色保护膜而起止血作用。常用 5%～10%孟氏液 10～15ml 经胃管注入或在胃镜直视下喷洒。

（3）凝血酶：能直接作用于凝血过程的第三阶段，促使血液的纤维蛋白原迅速生成纤维蛋白凝块，堵塞出血点而达到止血目的。常用 1000U 局部喷射。

（4）纤维蛋白酶：常用 30000U 溶于生理盐水 30ml 中喷射，对出血量<1000ml 者有效率为 93.3%。

2.经内镜局部注射止血

（1）纯酒精注射止血：无水酒精可使组织脱水固定，使血管固定收缩，血管壁变性坏死，血栓形成而止血。采用 99.5%医用酒精结核菌素注射器和内镜专用注射针，先以无水酒精冲洗注射针，排尽注射器导管内空气，再于内镜下在出血的血管周围 1～2mm 注射 3～4 处，每处注入无水酒精 0.1～0.2ml，穿刺深度约 3mm。如果裸露血管很粗，出血量大，可于血管断端直接注射 1～2 次，每次 0.1～0.2ml。

（2）经内镜注射肾上腺素、高渗盐水混合溶液止血：肾上腺素有强力收缩血管作用，高渗盐水可使注射处组织水肿，血管壁纤维变性，血管腔内血栓形成而止血。

A 液：2.5M Nacl20ml＋肾上腺素 1mg

B 液：蒸馏水 20ml＋肾上腺素 1mg

A 液：B 液为 1：3。适用于出血性溃疡伴基底明显纤维化、瘢痕组织形成时，每处注射 1ml，共 3～4 处，总量不超过 5ml。

3.经内镜激光止血　目前临床应用的有氢离子激光和钇铝石榴石（Na－YAG）激光两种。功率高（60～100W），穿透力强，激光能穿透组织与动脉深达 5mm。因此止血效果好。将激光纤维放置于距病灶 1cm 处，在病灶周围每次脉冲或照射 0.5～1.0 秒，然后照射出血血管，一般止血需 6～8 次照射。

4. 经内镜电凝治疗 应用高频电的热效应使组织蛋白变性而止血。通过内镜活检孔置入电凝探头,电流通过探头产生热能,此高温足以使组织变性发白、血液凝固,主要适用于溃疡病出血。把电极尖接触出血病灶,用脚踏开关按通电凝电极,电凝数次,直至局部发白为止。

5. 经内镜微波止血 微波可使血管内皮细胞损伤,血管壁肿胀、血管腔变小、血管痉挛,形成血栓以达到止血。使用圆珠形电极输出功率 40W 时,通电时间 3～10 秒,而针形电机输出功率 40W 时,通电时间 10～15 秒。该法设备简单,操作容易,完全可靠,患者痛苦小。

6. 热电极止血 主要构造为一中空铝制圆柱体,内芯有线圈,顶端表面涂有聚四氯乙烯层。通过铝制圆柱体将热传导组织表面,起到止血和组织凝固作用,通过内镜的活检孔道将加热电极插入消化管腔,通常设定温度为 140～150℃,每次使用的能量为 3.6 千卡,持续 1 秒。

7. 经内镜钳夹止血 即通过内镜放置金属夹,对出血小动脉进行钳夹止血。

8. 冷冻止血 即迅速降温,使局部组织坏死凝固达到止血。冷却剂用液氮或液体二氧化碳。冷却剂可使探头末端温度降至-63℃,当接触黏膜组织后,出血部位冰冻发白,几小时后局部组织坏死,1～3 天后坏死完成形成溃疡,3～4 周后溃疡愈合。

(八)手术治疗

经上述各项治疗仍持续大量出血或反复大量出血,在 6～8 小时输血 600～800ml 仍不能维持血压稳定者,合并穿孔或腹膜炎者应及时去手术室治疗。手术时根据患者情况,尽可能采用最简单/最迅速的手术方式,以挽救生命。行局部止血、迷走神经切断加胃窦切除为常用术式。此类患者多数病情危重,全身情况差,应尽可能做好术前准备,但有时情况又十分危急,因此,把握好手术时机非常重要。手术后再出血也时有发生,应提高警惕。

六、预防

目前对急性胃黏膜病变的预防学者们存在一些分歧。已往主张药物预防,并认为收到显著的预防效果。新近 Scheurlen 报道 PPI 治疗预防 AGML 得到肯定。在 ICU 患者进行 AGML 的预防作为监护的标准。有报告,直肠癌术后预防性用抗酸剂是术后患者的保护因子,可减少 AGML 的发生。韩国 Park 等在鼠的试验,用 Acer mono Max. sap(AmMs)(五角枫,毛萼色木槭)观察在水浸束缚(water immersion restraint,WIRE)应激引起胃溃疡上的保护作用。结果 AmMs 通过诱导一氧化氮合成酶(NOS)/或神经原 NOS 表达,显著保护胃黏膜抵抗应激引起胃损伤。等报告鼠的试验,研究了抗抑郁药抗溃疡发生的预防作用。使用度洛西汀、阿米替林、氟西汀和米氮平,用赋形剂作为对照组,结果显示,抗抑郁药通过影响去甲基肾上腺素和 5-羟色胺水平引起抗溃疡作用,其中度洛西汀、阿米替林和米氮平对溃疡性作用较强。Huang 等研究 IGF-1(胰岛素样生长因子-1)/PTEN(人第 10 号染色体缺失的磷酸酶及张力蛋白质同源的基因)/Akt(蛋白质激酶 B)FoxO(叉头转录因子的 O 亚型)信号通路在应激引起胃溃疡性上的预防作用。研究指出,上述信号通路通过调节细胞的凋亡,在鼠胃溃疡的发生和愈合上发挥中心作用。美国从一个大城市医疗中心的调查结果,发现不同层次的医师是否用抑酸剂预防 AGML 发生认识上并不一致。部分医师不主张用抑酸剂预防。

(唐平)

第五节　消化性溃疡

一、病因与发病机制

消化性溃疡(peptic ulcer)或消化性溃疡病(peptic ulcer disease)泛指胃肠道黏膜在某种情况下被胃酸/胃蛋白酶消化而造成的溃疡,因溃疡形成与胃酸/胃蛋白酶的消化作用有关而得名。可发生于食管、胃或十二指肠,也可发生于胃－空肠吻合口附近或含有胃黏膜的Meckel憩室内。因为胃溃疡(gastric ulcer,GU)和十二指肠溃疡(duodenal ulcer,DU)最常见,故一般所谓的消化性溃疡,是指GU和DU。溃疡的黏膜缺损超过黏膜肌层,不同于糜烂。幽门螺杆菌感染和非甾体抗炎药摄入,特别是前者,是消化性溃疡最主要的病因。

(一)流行病学

消化性溃疡是全球性常见病。但在不同国家、不同地区,其患病率存在很大差异。西方国家资料显示,自20世纪50年代以后,消化性溃疡发病率呈下降趋势。我国临床统计资料提示,消化性溃疡患病率在近十年来亦开始呈下降趋势。本病可发生于任何年龄,但中年最为常见,DU多见于青壮年,而GU多见于中老年,后者发病高峰比前者迟10~20年。自20世纪80年代以来,消化性溃疡者中老年人的比率呈增高趋势。北京医科大学第三医院消化科的资料显示,1985—1989年与1960—1964年相比,消化性溃疡患者中60岁以上老人的比率增高了近5.6倍,胃溃疡增高4.0倍,这与国外文献报道相似。男性患病比女性较多。临床上DU比GU为多见,两者之比为(2~3):1,但有地区差异,在胃癌高发区GU所占的比例有所增加。绝大多数西方国家中也以十二指肠溃疡多见;但日本的调查报告表明,胃溃疡多于十二指肠溃疡。消化性溃疡的发生与季节有一定关系,秋末至春初的发病率远比夏季为高。

(二)病因和发病机制

1.幽门螺杆菌(Helicobacter pylori,HP)　现已确认幽门螺杆菌为消化性溃疡的重要病因,主要基于两方面的证据:①消化性溃疡患者的幽门螺杆菌检出率显著高于对照组的普通人群,在DU的检出率约为90%,GU为70%~80%,而幽门螺杆菌阴性的消化性溃疡患者往往能找到NSAIDs服用史等其他原因。②H. pylori不但在消化性溃疡患者中有很高的感染率,在非溃疡性消化不良患者中的感染率亦达50%~80%。因此,单凭消化性溃疡患者中H. pylori高感染率不足以证明H. pylori是消化性溃疡的主要病因。根除H. pylori治疗后观察溃疡的转归,可能是证明其作用的更有力证据,现已明确,根除H. pylori感染可促进溃疡愈合、降低复发率和并发症。大量临床研究肯定,成功根除幽门螺杆菌后溃疡复发率明显下降,用常规抑酸治疗后愈合的溃疡年复发率为50%~70%,而根除幽门螺杆菌可使溃疡复发率降至5%以下,这就表明去除病因后消化性溃疡可获治愈。

2.非甾体抗炎药(non－steroidal anti－inflammatory drug,NSAIDs)　NSAIDs是引起消化性溃疡的另一个常见病因。大量研究资料显示,服用NSAIDs患者发生消化性溃疡及其并发症的危险性显著高于普通人群。长期摄入NSAIDs可诱发消化性溃疡、妨碍溃疡愈合、增加溃疡复发率和出血、穿孔等并发症的发生率。临床研究报道,在长期服用NSAIDs患者中10%~25%可发现胃或十二指肠溃疡,有1%~4%患者发生出血、穿孔等溃疡并发症。

NSAIDs 引起的溃疡以 GU 较 DU 多见。溃疡形成及其并发症发生的危险性除与服用 NSAIDs 种类、剂量、疗程有关外,尚与高龄、同时服用抗凝血药、糖皮质激素等因素有关。

NSAIDs 通过削弱黏膜的防御和修复功能而导致消化性溃疡发病,损害作用包括局部作用和系统作用两方面,阿司匹林和绝大多数 NSAIDs 在酸性胃液中呈非离子状态,可透过黏膜上皮细胞膜弥散入细胞内;细胞内较高的 pH 环境使药物离子化而在细胞内积聚;细胞内高浓度 NSAIDs 产生毒性作用损伤细胞膜,增加氢离子逆扩散,后者进一步损伤细胞,使更多的药物进入细胞内,从而造成恶性循环。NSAIDs 的肠溶制剂可在很大程度上克服药物的局部作用。提示局部作用不是其主要的致溃疡机制。系统作用致溃疡机制,主要是通过抑制环氧合酶(COX)而起作用。COX 是花生四烯酸合成前列腺素的关键限速酶,COX 有两种异构体,即结构型 COX-1 和诱生型 COX-2。COX-1 在组织细胞中恒量表达,催化生理性前列腺素合成而参与机体生理功能调节;COX-2 主要在病理情况下由炎症刺激诱导产生,促进炎症部位前列腺素的合成。传统的 NSAIDs 如阿司匹林、吲哚美辛等旨在抑制 COX-2 而减轻炎症反应,但特异性差,同时抑制了 COX-1,导致胃肠黏膜生理性前列腺素 E 合成不足。前列腺素 E 通过增加黏液和碳酸氢盐分泌、促进黏膜血流增加、细胞保护等作用在维持黏膜防御和修复功能中起重要作用。同时服用合成的 PGE,类似物米索前列醇可预防 NSAIDs 引发溃疡是有力的佐证。

目前国人中长期服用 NSAIDs 的比例不高,因而这一因素在消化性溃疡的病因作用可能远较西方国家为小。NSAIDs 和幽门螺杆菌是引起消化性溃疡发病的两个独立因素,至于两者是否有协同作用则尚无定论。

3. 胃酸和胃蛋白酶　消化性溃疡的最终形成是由于胃酸/胃蛋白酶对黏膜自身消化所致。消化性溃疡发生的这一概念在"H. pylori 时代"仍未改变。胃蛋白酶是主细胞分泌的胃蛋白酶原经 H^+ 激活转变而来,它能降解蛋白质分子,所以对黏膜有侵袭作用。因胃蛋白酶活性是 pH 依赖性的,其生物活性取决于胃液的 pH,在 pH>4 时便失去活性,因此在探讨消化性溃疡发病机制和治疗措施时主要考虑胃酸。无酸情况下罕有溃疡发生,以及抑制胃酸分泌药物能促进溃疡愈合的事实均确证胃酸在溃疡形成过程中的决定性作用,是溃疡形成的直接原因。胃酸的这一损害作用一般只有在正常黏膜防御和修复功能遭受破坏时才能发生。在"H. pylori 时代"提出的"无酸、无 H. pylori,便无溃疡"的观点,也未否定胃酸的作用。

GU 患者基础酸排量(BAO)及 MAO 多属正常或偏低,对此,可能解释为 GU 患者伴多灶萎缩性胃炎,因而胃体壁细胞泌酸功能已受影响,而 DU 患者多为慢性胃窦炎,胃体黏膜未受损或受损轻微因而仍能保持旺盛的泌酸能力。近年来非幽门螺杆菌、非 NSAIDs(也非胃泌素瘤)相关的消化性溃疡报道有所增加,这类患者病因未明,是否与高酸分泌有关尚有待研究。

十二指肠溃疡患者胃酸分泌增多,主要与以下因素有关:

(1)壁细胞数量增多:正常人胃黏膜内平均大约有 10 亿个壁细胞,而十二指肠溃疡患者的壁细胞数量平均约 19 亿,比正常人高出约一倍。然而,个体间的壁细胞数量有很大差异,十二指肠溃疡患者与正常人之间有显著的重叠。壁细胞数量的增加可能是由于遗传因素和(或)胃泌素长期作用的结果。

(2)壁细胞对刺激物质的敏感性增强:十二指肠溃疡患者对食物或五肽胃泌素刺激后的胃酸分泌反应多大于正常人,这可能是患者壁细胞上胃泌素受体的亲和力增加或患者体内对胃泌素刺激胃酸分泌有抑制作用的物质如生长抑素减少所致。

（3）胃酸分泌的正常反馈抑制机制发生缺陷：正常入胃窦部 G 细胞分泌胃泌素的功能受到胃液 pH 的负反馈调节，当胃窦部的 pH 降至 2.5 以下时，G 细胞分泌胃泌素的功能就受到明显的抑制。此外，当食糜进入十二指肠后，胃酸和食糜刺激十二指肠和小肠黏膜释放胰泌素、缩胆囊肽、肠抑胃肽和血管活性肠肽等，这些激素具有抑制胃酸分泌的作用。所以正常情况下，胃酸分泌具有自身调节作用。H. pylori 感染后通过多种机制影响胃泌素和胃酸分泌的生理调节。

（4）迷走神经张力增高：迷走神经释放乙酰胆碱，后者兼有直接刺激壁细胞分泌盐酸和刺激 G 细胞分泌胃泌素的作用。部分 BAO/PAO 比值增加的十二指肠溃疡患者对假食所致的胃酸分泌几无反应，提示这些患者已处于最大的迷走张力之下。

4. 其他因素

（1）吸烟：吸烟者消化性溃疡发生率比不吸烟者高，且与吸烟量成比例；吸烟影响溃疡的愈合，促进溃疡复发和增加溃疡并发症的发生率。吸烟影响溃疡形成和愈合的确切机制未明，可能与吸烟增加胃酸分泌、减少十二指肠及胰腺碳酸氢盐分泌、影响胃十二指肠协调运动、降低幽门括约肌张力和黏膜损害性氧自由基增加等因素有关。

（2）遗传：遗传因素曾一度被认为是消化性溃疡发病的重要因素，但随着幽门螺杆菌在消化性溃疡发病中的重要作用得到认识，遗传因素的重要性受到挑战。因此，遗传因素的作用尚有待进一步研究。

（3）胃、十二指肠运动异常：研究发现部分 DU 患者胃排空增快，这可使十二指肠球部对酸的负荷增大；部分 GU 患者有胃排空延迟，这可增加十二指肠液反流入胃，加重胃黏膜屏障损害。但目前认为，胃肠运动障碍不大可能是原发病因，但可加重幽门螺杆菌或 NSAIDs 对黏膜的损害。

（4）饮食：饮食与消化性溃疡的关系不十分明确。酒、浓茶、咖啡和某些饮料能刺激胃酸分泌，摄入后易产生消化不良症状，但尚无充分证据表明长期应用会增加溃疡发生的危险性。据称，脂肪酸摄入增多与消化性溃疡发病率下降有关，脂肪酸通过增加胃、十二指肠黏膜中前列腺素前体成分而促进前列腺素合成。高盐饮食被认为可增加 GU 发生的危险性，这与高浓度盐损伤胃黏膜有关。

5. 与消化性溃疡相关的疾病 消化性溃疡，特别是 DU 的发病率在一些疾病患者中明显升高（表 3－3），对其机制的研究或许有助于阐明消化性溃疡的发病机制。

表 3－3 几种与消化性溃疡相关的疾病

病名	溃疡发生率（%）	可能机制
慢性肺部疾病	最高达 30	黏膜缺氧、吸烟
肝硬化	8～14	胃酸分泌刺激物不能被肝脏灭活，胃、十二指肠黏膜血流改变
慢性肾衰竭或肾移植	升高	高胃泌素血症，病毒感染

综上所述，消化性溃疡的发生是一种多因素作用的结果，其中幽门螺杆菌感染和服用 NSAIDs 是已知的主要病因，由于黏膜侵袭因素和防御因素失平衡导致溃疡的发生，而胃酸在溃疡形成中起到关键作用。

二、临床表现与诊断

（一）临床表现

本病患者临床表现不一，多数表现为中上腹反复发作性节律性疼痛，少数患者无症状，或以出血、穿孔等并发症的发生作为首发症状。

1.疼痛

（1）部位：大多数患者以中上腹疼痛为主要症状。少部分患者无疼痛表现，特别是老年人溃疡、维持治疗中复发性溃疡和 NSAIDs 相关性溃疡。疼痛的机制尚不十分清楚，食物或制酸药能稀释或中和胃酸，呕吐或抽出胃液均可使疼痛缓解，提示疼痛的发生与胃酸有关。十二指肠溃疡的疼痛多位于中上腹部，或在脐上方，或在脐上方偏右处；胃溃疡疼痛多位于中上腹稍偏高处，或在剑突下和剑突下偏左处。胃或十二指肠后壁溃疡，特别是穿透性溃疡可放射至背部。

（2）疼痛程度和性质：多呈隐痛、钝痛、刺痛、灼痛或饥饿样痛，一般较轻而能耐受，偶尔也有疼痛较重者。持续性剧痛提示溃疡穿孔或穿透。

（3）疼痛节律性：溃疡疼痛与饮食之间可有明显的相关性和节律性。十二指肠溃疡疼痛好发于两餐之间，持续不减直至下餐进食或服制酸药物后缓解。一部分十二指肠溃疡患者，由于夜间的胃酸较高，可发生半夜疼痛。胃溃疡疼痛的发生较不规则，常在餐后 1 小时内发生，经 1~2 小时后逐渐缓解，直至下餐进食后再次出现。

（4）疼痛周期性：反复周期性发作是消化性溃疡的特征之一，尤以十二指肠溃疡更为突出。上腹疼痛发作可持续几天、几周或更长，继以较长时间的缓解。以秋末至春初较冷的季节更为常见。有些患者经过反复发作进入慢性病程后，可失去疼痛的节律性和周期性特征。

（5）影响因素：疼痛常因精神刺激、过度疲劳、饮食不慎、药物影响、气候变化等因素诱发或加重；可因休息、进食、服制酸药、以手按压疼痛部位、呕吐等方法而使疼痛得到减轻或缓解。

2.其他症状　本病除中上腹疼痛外，尚可有唾液分泌增多、胃灼热、反胃、嗳酸、嗳气、恶心、呕吐等其他胃肠道症状。但这些症状均缺乏特异性。部分症状可能与伴随的慢性胃炎有关。病程较长者可因疼痛或其他消化不良症状影响摄食而出现体重减轻；但亦有少数十二指肠球部溃疡患者因进食可使疼痛暂时减轻，频繁进食而致体重增加。

3.体征　消化性溃疡缺乏特异性体征。溃疡发作期，中上腹部可有局限性压痛，DU 压痛点常偏右。程度不同，其压痛部位多与溃疡的位置基本相符。有消化道出血者可有贫血和营养不良的体征。部分 GU 患者的体质较瘦弱。

（二）特殊类型的消化性溃疡

1.胃、十二指肠复合溃疡　指胃和十二指肠同时发生的溃疡，这两个解剖部位溃疡的病期可以相同，但亦可不同。DU 往往先于 GU 出现，本病约占消化性溃疡的 7%，多见于男性。复合性溃疡幽门梗阻发生率较单独胃溃疡或十二指肠溃疡为高。一般认为，胃溃疡如伴随十二指肠溃疡，则其恶性的机会较少，但这只是相对而言。

2.幽门管溃疡　幽门管位于胃远端，与十二指肠交界，长约 2cm。幽门管溃疡与 DU 相似，胃酸分泌一般较高，餐后可立即出现中上腹疼痛，其程度较为剧烈而无节律性，制酸治疗疗效不如十二指肠溃疡。由于幽门管易痉挛和形成瘢痕，易引起梗阻而呕吐，也可出现出血和穿孔等并发症。

3.十二指肠球后溃疡 DU大多发生在十二指肠球部,发生在球部远端十二指肠的溃疡称球后溃疡。多发生在十二指肠乳头的近端,约占消化性溃疡的5%。常为慢性,穿孔时易穿透至浆膜腔进入胰腺及周围脏器。其午夜痛及背部放射痛多见,对药物治疗反应较差,较易并发出血。

4.巨大溃疡 指直径大于2cm的溃疡,并非都属于恶性,但应与胃癌作鉴别。疼痛常不典型,可出现呕吐与体重减轻,并发致命性出血。对药物治疗反应较差、愈合时间较慢,易发生慢性穿透或穿孔。病程长的巨大溃疡往往需要外科手术治疗。

5.老年人消化性溃疡 近年老年人发生消化性溃疡的报道增多。胃溃疡多见,也可发生十二指肠溃疡。临床表现多不典型,GU多位于胃体上部甚至胃底部,溃疡常较大,易误诊为胃癌。

6.无症状性溃疡 指无明显症状的消化性溃疡者,因其他疾病做胃镜或X线钡餐检查时偶然被发现;或以出血、穿孔等并发症为首发症状,甚至于尸体解剖时始被发现。这类消化性溃疡可见于任何年龄,但以老年人尤为多见。NSAIDs引起的溃疡近半数无症状。

7.食管溃疡 与酸性胃液接触的结果。溃疡常发生于食管下段,多为单发,约为10%为多发,大小不一。本病多伴有反流性食管炎和滑动性食管裂孔疝的患者。也可发生于食管胃吻合术或食管空肠吻合术以后,由于胆汁和胰腺分泌物反流的结果。主要症状是胸骨下段后方或高位上腹部疼痛,常在进食或饮水后出现,卧位时加重。

8.难治性溃疡 难治性溃疡诊断尚无统一标准,通常指经正规治疗无效,仍有腹痛、呕吐和体重减轻等症状的消化性溃疡。因素可能有:①穿透性溃疡、有幽门梗阻等并发症。②特殊部位的溃疡,如球后、幽门管溃疡等。③病因未去除(如焦虑、紧张等精神因素)以及饮食不洁、治疗不当等。④引起难治性溃疡的疾病,如胃泌素瘤、甲状腺功能亢进引起胃酸高分泌状态。随着质子泵抑制剂的问世及对消化性溃疡发病机制的不断认识,难治性溃疡已减少。

(三)实验室和特殊检查

1.胃镜检查 是确诊消化性溃疡首选的检查方法。胃镜检查不仅可对胃、十二指肠黏膜直接观察、摄像,还可在直视下取活组织作病理学检查及幽门螺杆菌检测,因此,胃镜检查对消化性溃疡的诊断及胃良、恶性溃疡鉴别诊断的准确性高于X线钡餐检查。例如:在溃疡较小或较浅时钡餐检查有可能漏诊;钡餐检查发现十二指肠球部畸形可有多种解释;活动性上消化道出血是钡餐检查的禁忌证;胃的良、恶性溃疡鉴别必须由活组织检查来确定;另外,胃镜还可以根据内镜表现判断溃疡的分期。

2.X线钡餐检查 适用于对胃镜检查有禁忌或不愿接受胃镜检查者。溃疡的X线征象有直接和间接两种:钡剂填充溃疡的凹陷部分所造成的龛影是诊断溃疡的直接征象,对溃疡有确诊价值。在正面观,龛影呈圆形或椭圆形,边缘整齐。因溃疡纤维组织的收缩,四周黏膜皱襞呈放射状向壁龛集中,直达壁龛边缘。在切面观,壁龛突出胃壁轮廓以外,呈半圆形或长方形,四壁一般光滑完整。胃溃疡的龛影多见于胃小弯。十二指肠溃疡的龛影常见于球部;局部压痛、十二指肠球部激惹和球部畸形、胃大弯侧痉挛性切迹均为间接征象,仅提示可能有溃疡。

3.幽门螺杆菌检测 应当注意,近期应用抗生素、质子泵抑制剂、铋剂等药物,因有暂时抑制幽门螺杆菌作用,会使上述检查(血清学检查除外)呈假阴性。

4. 胃液分析和血清胃泌素测定 一般仅在疑有胃泌素瘤时作鉴别诊断之用。

(四)诊断和鉴别诊断

慢性病程、周期性发作的节律性上腹疼痛,且上腹痛可为进食或抗酸药所缓解的临床表现是诊断消化性溃疡的重要临床线索。但应注意,一方面有典型溃疡样上腹痛症状者不一定是消化性溃疡,另一方面部分消化性溃疡患者症状可不典型甚至无症状,因此,单纯依靠病史难以做出可靠诊断。确诊有赖于胃镜检查。X 线钡餐检查发现龛影亦有确诊价值。

1. 内镜检查 内镜检查不仅可对胃、十二指肠黏膜直接观察、摄影,还可在直视下活检做病理检查。它对消化性溃疡的诊断和良、恶性溃疡鉴别诊断的准确性高于钡餐检查。内镜下溃疡可分为三个病期,即 A 期、H 期和 S 期。

2. 鉴别诊断 胃镜检查如见胃、十二指肠溃疡,应注意与引起胃、十二指肠溃疡的少见特殊病因或以溃疡为主要表现的胃、十二指肠肿瘤鉴别。本病与下列疾病的鉴别要点如下:

(1)胃癌:内镜或 X 线检查见到胃的溃疡,必须进行良性溃疡(胃溃疡)与恶性溃疡(胃癌)的鉴别。Ⅲ型(溃疡型)早期胃癌单凭内镜所见与良性溃疡鉴别有困难,放大内镜和染色内镜对鉴别有帮助,但最终必须依靠直视下取活组织检查进行鉴别。恶性溃疡的内镜特点为:①溃疡形状不规则,一般较大。②底凹凸不平、苔污秽。③边缘呈结节状隆起。④周围皱襞中断。⑤胃壁僵硬、蠕动减弱(X 线钡餐检查亦可见上述相应的 X 线征)。活组织检查可以确诊,但必须强调,对于怀疑胃癌而一次活检阴性者,必须在短期内复查胃镜进行再次活检;即使内镜下诊断为良性溃疡且活检阴性,仍有漏诊胃癌的可能,因此对初诊为胃溃疡者,必须在完成正规治疗的疗程后进行胃镜复查,胃镜复查溃疡缩小或愈合不是鉴别良、恶性溃疡的最终依据,必须重复活检加以证实,尽可能地不致于把胃癌漏诊。

(2)胃泌素瘤:亦称 Zollinger—Ellison 综合征,是胰腺非 β 细胞瘤分泌大量胃泌素所致。肿瘤往往很小(<1cm),生长缓慢,半数为恶性。大量胃泌素可刺激壁细胞增生,分泌大量胃酸,使上消化道经常处于高酸环境,导致胃、十二指肠球部和不典型部位(十二指肠降段、横段、甚或空肠近端)发生多发性溃疡。胃泌素瘤与普通消化性溃疡的鉴别要点是该病溃疡发生于不典型部位,具难治性特点,有过高胃酸分泌(BAO 和 MAO 均明显升高,且 BAO/MAO >60%)及高空腹血清胃泌素(>200pg/ml,常>500pg/ml)。

(3)功能性消化不良:患者常表现为上腹疼痛、反酸、嗳气、胃灼热、上腹饱胀、恶心、呕吐、食欲减退等,部分患者症状可酷似消化性溃疡,易与消化性溃疡诊断相混淆。内镜检查则示完全正常或仅有轻度胃炎。

(4)慢性胆囊炎和胆石症:对疼痛与进食油腻有关、位于右上腹,并放射至背部,伴发热、黄疸的典型病例不难与消化性溃疡相鉴别。对不典型的患者,鉴别需借助腹部超声或内镜下逆行胆管造影检查方能确诊。

(五)并发症

1. 上消化道出血 溃疡侵蚀周围血管可引起出血。上消化道出血是消化性溃疡最常见的并发症,也是上消化道大出血最常见的病因(占所有病因的 30%~50%)。DU 并发出血的发生率比 GU 高,十二指肠球部后壁溃疡和球后溃疡更易发生出血。有 10%~20% 的消化性溃疡患者以出血为首发症状,在 NSAIDs 相关溃疡患者中这一比率更高。出血量的多少与被溃疡侵蚀的血管的大小有关。溃疡出血的临床表现取决于出血的速度和量的多少。消化性溃疡患者在发生出血前常有上腹痛加重的现象,但一旦出血后,上腹疼痛多随之缓解。部分患者,尤其是老年患者,并发出血前可无症状。根据消化性溃疡患者的病史和上消化道出血的临床表现,诊断一般不难确立。但需与急性糜烂性胃炎、食管或胃底静脉曲张破裂出血、食管贲门黏膜撕裂症和胃癌等所致的出血鉴别。对既往无溃疡病史者,临床表现不典型而诊断困难者,应争取在出血24~48小时进行急诊内镜检查。内镜检查的确诊率高,不仅能观察到出血的部位,而且能见到出血的状态。此外,还可在内镜下采用激光、微波、热电极、注射或喷洒止血药物、止血夹钳夹等方法止血。

2.穿孔　溃疡病灶向深部发展穿透浆膜层则称并发穿孔。溃疡穿孔在临床上可分为急性、亚急性和慢性三种类型,其中以第一种常见。急性穿孔的溃疡常位于十二指肠前壁或胃前壁,发生穿孔后胃肠的内容物漏入腹腔而引起急性腹膜炎。穿孔时胃肠内容物不流入腹腔,称为慢性穿孔,又称为穿透性溃疡。这种穿透性溃疡改变了腹痛规律,变得顽固而持续,疼痛常放射至背部。邻近后壁的穿孔或穿孔较小,只引起局限性腹膜炎时称亚急性穿孔,症状较急性穿孔轻而体征较局限,且易于漏诊。溃疡急性穿孔主要出现急性腹膜炎的表现。临床上突然出现剧烈腹痛,腹痛常起始于中上腹或右上腹,呈持续性,可蔓延到全腹。GU穿孔,尤其是餐后穿孔,漏入腹腔的内容物量往往比DU穿孔者多,所以腹膜炎常较重。消化性溃疡穿孔需与急性阑尾炎、急性胰腺炎、宫外孕破裂、缺血性肠病等急腹症相鉴别。

3.幽门梗阻　主要是由DU或幽门管溃疡引起。溃疡急性发作时可因炎症水肿和幽门部痉挛而引起暂时性梗阻,可随炎症的好转而缓解;慢性梗阻主要由于瘢痕收缩而呈持久性。幽门梗阻引起胃滞留,临床表现主要为餐后上腹饱胀、上腹疼痛加重,伴有恶心、呕吐,大量呕吐后症状可以改善,呕吐物含发酵酸性宿食。严重呕吐可致失水和低氯低钾性碱中毒。久病后可发生营养不良和体重减轻。体检时可见胃型和胃逆蠕动波,清晨空腹时检查胃内有振水声,胃管抽液量>200ml,即提示有胃滞留。进一步作胃镜或X线钡剂检查可确诊。

4.癌变　少数GU可发生癌变,DU则不发生癌变。GU癌变发生于溃疡边缘,据报道癌变率在1%左右。长期慢性GU病史、年龄在45岁以上、溃疡顽固不愈者应提高警惕。对可疑癌变者,在胃镜下取多点活检做病理检查;在积极治疗后复查胃镜,直到溃疡完全愈合;必要时定期随访复查。

三、治疗

治疗的目的是消除病因、缓解症状、愈合溃疡、防止复发和防治并发症发生。消化性溃疡在不同患者的病因不尽相同,发病机制亦各异,所以对每一病例应分析其可能涉及的致病因素及病理生理,给予恰当的处理。针对病因的治疗如根除幽门螺杆菌,有可能彻底治愈溃疡病,是近年消化性溃疡治疗的一大进展。

(一)一般治疗

生活要有规律,工作宜劳逸结合,避免过度劳累和精神紧张,如有焦虑不安,应予开导,必要时给予镇静剂。原则上需强调进餐要定时,注意饮食规律,避免辛辣、过咸食物及浓茶、咖啡等饮料,如有烟酒嗜好而确认与溃疡的发病有关者应戒烟、酒。牛乳和豆浆能稀释胃酸于一时,但其所含钙和蛋白质能刺激胃酸分泌,故不宜多饮。服用NSAIDs者尽可能停用,即使未用亦要告诫患者今后慎用。

(二)治疗消化性溃疡的药物及其应用

治疗消化性溃疡的药物可分为抑制胃酸分泌的药物和保护胃黏膜的药物两大类,主要起

缓解症状和促进溃疡愈合的作用,常与根除幽门螺杆菌治疗配合使用。现就这些药物的作用机制及临床应用分别简述如下:

1. 抑制胃酸药物　溃疡的愈合特别是 DU 的愈合与抑酸治疗的强度和时间成正比,药物治疗中 24 小时胃内 pH>3 总时间可预测溃疡愈合率。碱性抗酸药物(如氢氧化铝、氢氧化镁和其他复方制剂)具有中和胃酸作用,可迅速缓解疼痛症状,但一般剂量难以促进溃疡愈合,目前已很少单一应用碱性抗酸剂来治疗溃疡,仅作为加强止痛的辅助治疗。常用的抗酸分泌药有 H_2 受体拮抗剂(H_2-RAs)和 PPIs 两大类。壁细胞通过受体(M_1、H_2 受体、胃泌素受体)、第二信使和 H^+-K^+-ATP 酶三个环节分泌胃酸。H^+-K^+-ATP 酶(H^+ 泵、质子泵)位于壁细胞小管膜上,它能将 H^+ 从壁细胞内转运到胃腔中,将 K^+ 从胃腔中转运到壁细胞内进行 H^+-K^+ 交换。胃腔中的 H^+ 与 Cl^- 结合,形成盐酸。抑制 H^+-K^+-ATP 酶,就能抑制胃酸形成的最后环节,发挥治疗作用。PPIs 作用于壁细胞胃酸分泌终末步骤中的关键酶 H^+-K^+-ATP 酶,抑制胃酸分泌作用比 H_2 受体拮抗剂更强,且作用持久。一般疗程为 DU 治疗 4～6 周,GU 治疗 6～8 周,溃疡愈合率用 H_2 受体拮抗剂为 65%～85%,PPIs 为 80%～100%。

质子泵抑制剂(PPIs)作用于壁细胞胃酸分泌终末步骤中的关键酶 H^+-K^+-ATP 酶,使其不可逆失活,因此抑酸作用比 H_2-RAs 更强且作用持久。与 H_2-RAs 相比,PPIs 促进溃疡愈合的速度较快、溃疡愈合率较高,因此特别适用于难治性溃疡或 NSAIDs 溃疡患者不能停用 NSAIDs 时的治疗。对根除幽门螺杆菌治疗,PPIs 与抗生素的协同作用较 H_2-RAs 好,因此是根除幽门螺杆菌治疗方案中最常用的基础药物。使用推荐剂量的各种 PPIs,对消化性溃疡的疗效相仿,不良反应较少,不良反应率为 1.1%～2.8%。主要有头痛、头昏、口干、恶心、腹胀、失眠。偶有皮疹、外周神经炎、血清氨基转移酶或胆红素增高等。长期持续抑制胃酸分泌,可致胃内细菌滋长。早期研究曾发现,长期应用奥美拉唑可使大鼠产生高胃泌素血症,并引起胃肠嗜铬样细胞增生或类癌。现认为这是种属特异现象,也可见于 H_2 受体阻断剂等基础胃酸抑制后。在临床应用 6 年以上的患者,血清胃泌素升高 1.5 倍,但未见壁细胞密度增加。

研究表明,PPIs 常规剂量(奥美拉唑 20mg/d、兰索拉唑 30mg/d、泮托拉唑 40mg/d,雷贝拉唑 20mg/d)治疗十二指肠溃疡(DU)和胃溃疡(GU)均能取得满意的效果,明显优于比受体拮抗剂,且 5 种 PPI 的疗效相当。对于 DU,疗程一般为 2～4 周,2 周愈合率平均为 70% 左右,4 周愈合率平均为 90% 左右;对于 GU,疗程一般为 4～8 周,4 周愈合率平均为 70% 左右,8 周愈合率平均为 90% 左右。其中雷贝拉唑在减轻消化性溃疡疼痛方面优于奥美拉唑且耐受性好。雷贝拉唑在第 4 周对 DU 和第 8 周对 GU 的治愈率与奥美拉唑相同,但雷贝拉唑对 24 小时胃内 pH>3 的时间明显长于奥美拉唑 20mg/d 治疗的患者,能够更快、更明显地改善症状,6 周时疼痛频率和夜间疼痛完全缓解更持久且有很好的耐受性。埃索美拉唑是奥美拉唑的 S-异构体,相对于奥美拉唑,具有更高的生物利用度,给药后吸收迅速,1～2 小时即可达血药峰值,5 天胃内 pH>4 的平均时间为 14 小时,较奥美拉唑、兰索拉唑、泮托拉唑、雷贝拉唑四种 PPI 明显增加。且持续抑酸作用时间更长,因此能够快速、持久缓解症状。研究表明,与奥美拉唑相比,埃索美拉唑治疗 DU4 周的愈合率相当,但在缓解胃肠道症状方面(如上腹痛、反酸、烧心感)明显优于奥美拉唑。最新上市艾普拉唑与其他 5 种 PPIs 相比在结构上新添了一个吡咯环,吸电子能力强,与酶结合容易。相对于前 5 种 PPIs,艾普拉唑经 CYP3A4代谢而不是经 CYP2C19 代谢,因此完全避免了 CYP2C19 基因多态性对其疗效的影响。PPIs可抑制胃酸分泌,提高胃内 pH 值,有助于上消化道出血的预防和治疗。奥美拉唑可广泛用于胃、十二指肠病变所致的上消化道出血,泮托拉唑静脉滴注也常用于急性上消化道出血。消化性溃疡合并出血时,迅速有效地提高胃内 pH 值是治疗成功的关键。血小板在低 pH 值时不能聚集,血凝块可被胃蛋白酶溶解,其他凝血机制在低 pH 值时也受损,而 pH 值为 7.0时胃蛋白酶不能溶解血凝块,故胃内 pH 值 7.0 时最佳。另外,静脉内使用 PPI 可使胃内 pH值达到 6.0 以上,能有效改善上消化道出血的预后,并使再出血率、输血需要量和紧急手术率下降,质子泵抑制剂可以降低消化性溃疡再出血的风险,并可减少接受手术治疗的概率,但对于总死亡率的降低并无多少意义。消化性溃疡合并出血时静脉注射 PPIs 制剂的选择:推荐大剂量 PPIs 治疗,如埃索美拉唑 80mg 静脉推注后,以 8mg/h 速度持续输注 72 小时,适用于大量出血患者;常规剂量 PPIs 治疗,如埃索美拉唑 40mg 静脉输注,每 12 小时 1 次,实用性强,适于基层医院开展。

目前国内上市的 PPIs 有奥美拉唑(omeprazole)、兰索拉唑(lansoprazole)、泮托拉唑(pantoprazole)、雷贝拉唑(rabeprazole)、埃索美拉唑(esomeprazole),以及最近上市的艾普拉唑(ilaprazole)。第一代 PPIs(奥美拉唑、泮托拉唑和兰索拉唑)依赖肝细胞色素 P450 同工酶(CYP2C19 和 CYP3A4)进行代谢和清除,因此,与其他经该同工酶进行代谢和清除的药物有明显的相互作用。由于 CYP2C19 的基因多态性,导致该同工酶的活性及第一代 PPIs 的代谢表型发生了变异,使不同个体间的 CYP2C19 表现型存在着强代谢型(EM)和弱代谢型(PM)之分。另外,抑酸的不稳定性、发挥作用需要浓聚和酶的活性、半衰期短等局限性影响了临床的应用;影响疗效因素多(如易受进餐和给药时间、给药途径的影响);起效慢、治愈率和缓解率不稳定,甚至一些患者出现奥美拉唑耐药或失败;不能克服夜间酸突破等,由此可见,第一代 PPIs 的药效发挥受代谢影响极大,使疗效存在显著的个体差异。第二代 PPIs(雷贝拉唑、埃索美拉唑、艾普拉唑)则有共同的优点,起效更快,抑酸效果更好,能 24 小时持续抑酸,个体差异少,与其他药物相互作用少。新一代 PPIs 的进步首先是药效更强,这和化学结构改变有关,如埃索美拉唑是奥美拉唑中作用强的 S—异构体,把药效差的 L—异构体剔除后,其抑酸作用大大增强。而艾普拉唑结构上新添的吡咯环吸电子能力强,与酶结合容易,艾普拉唑对质子泵的抑制活性是奥美拉唑的 16 倍,雷贝拉唑的 2 倍;其次新一代 PPI 有药代动力学方面优势,如雷贝拉唑的解离常数(pKa)值较高,因此在壁细胞中能更快聚积,更快和更好地发挥作用。再次,新一代 PPIs 较少依赖肝 P450 酶系列中的 CYP2C19 酶代谢。另外,第二代PPIs 半衰期相对较长,因此保持有效血药浓度时间较长,抑酸作用更持久,尤其是新上市的艾普拉唑,半衰期为 3.0～4.0 小时,为所有 PPIs 中最长的,因而作用也最持久(表 3—4)。

表3-4 常用抗酸分泌药物(剂量 mg)

药物	每次剂量	治疗溃疡标准剂量	根除 H. pylori 标准剂量
PPIs			
奥美拉唑	20	20qd	20bid
兰索拉唑	30	30qd	30bid
泮托拉唑	40	40qd	40bid
雷贝拉唑	10	10qd	10bid
埃索美拉唑	20	20qd	20bid
H2-RAs			
西咪替丁	400 或 800	400bid 或 800qn	
雷尼替丁	150	150bid 或 300qn	
法莫替丁	20	20bid 或 40qn	

2.保护胃黏膜药物　替普瑞酮、铝碳酸镁、硫糖铝、胶体枸橼酸铋、马来酸伊索拉定(盖世龙)、蒙托石、麦滋林、谷氨酰胺胶囊等均有不同程度制酸、促进溃疡愈合作用。

(三)根除幽门螺杆菌治疗

对幽门螺杆菌感染引起的消化性溃疡,根除幽门螺杆菌不但可促进溃疡愈合,而且可以预防溃疡复发,从而彻底治愈溃疡。因此,凡有幽门螺杆菌感染的消化性溃疡,无论初发或复发、活动或静止、有无并发症,均应予以根除幽门螺杆菌治疗。

在根除幽门螺杆菌疗程结束后,继续给予一个常规疗程的抗溃疡治疗(如 DU 患者予 PPIs 常规剂量、每日 1 次、总疗程 2～4 周,GU 患者 PPIs 常规剂量、每日 1 次、总疗程 4～6 周,是最理想的。这在有并发症或溃疡面积大的患者尤为必要,但对无并发症且根除治疗结束时症状已得到完全缓解者,也可考虑停药。

(四)NSAID 溃疡的治疗、复发预防及初始预防

对服用 NSAIDs 后出现的溃疡,如情况允许应立即停用 NSAIDs,如病情不允许可换用对黏膜损伤少的 NSAIDs 如特异性 COX-2 抑制剂(如塞来昔布)。对停用 NSAIDs 者,可予常规剂量常规疗程的 H_2-RA 或 PPIs 治疗;对不能停用 NSAIDs 者,应选用 PPIs 治疗(H_2-RA 疗效差)。因幽门螺杆菌和 NSAIDs 是引起溃疡的两个独立因素,因此应同时检测幽门螺杆菌,如有幽门螺杆菌感染应同时根除幽门螺杆菌。溃疡愈合后,如不能停用 NSAIDs,无论幽门螺杆菌阳性还是阴性都必须继续 PPIs 或米索前列醇长程维持治疗以预防溃疡复发。对初始使用 NSAIDs 的患者是否应常规给药预防溃疡的发生仍有争论。已明确的是,对于发生 NSAIDs 溃疡并发症的高危患者,如既往有溃疡病史、高龄、同时应用抗凝血药(包括低剂量的阿司匹林)或糖皮质激素者,应常规给予抗溃疡药物预防,目前认为 PPIs 或米索前列醇预防效果较好。

(五)难治性溃疡的治疗

首先须作临床和内镜评估,证实溃疡未愈,明确是否 H. pylori 感染、服用 NSAIDs 和胃泌素瘤的可能性,排除类似消化性溃疡的恶性溃疡及其他病因如克罗恩病等所致的良性溃疡。明确原因者应作相应处理,如根除 H. pylori 停用 NSAIDs。加倍剂量的 PPIs 可使多数非 H. pylori 非 NSAIDs 相关的难治性溃疡愈合。对少数疗效差者,可做胃内 24 小时 PH 检测,如 24 小时中半数以上时间的 pH 小于 2,则需调整抗酸药分泌治疗药物的剂量。

（六）溃疡复发的预防

有效根除幽门螺杆菌及彻底停服 NSAIDs,可消除消化性溃疡的两大常见病因,因而能大大减少溃疡复发。对溃疡复发的同时伴有幽门螺杆菌感染复发(再感染或复燃)者,可予根除幽门螺杆菌再治疗。下列情况则需用长程维持治疗来预防溃疡复发:①不能停用 NSAIDs 的溃疡患者,无论幽门螺杆菌阳性还是阴性(如前述)。②幽门螺杆菌相关溃疡,幽门螺杆菌感染未能被根除。③幽门螺杆菌阴性的溃疡(非幽门螺杆菌、非 NSAIDs 溃疡)。④幽门螺杆菌相关溃疡,幽门螺杆菌虽已被根除,但曾有严重并发症的高龄或有严重伴随病的患者。长程维持治疗一般以 PPIs 常规剂量的半量维持,而 NSAIDs 溃疡复发的预防多用 PPIs 或米索前列醇,已如前述。半量维持疗效差者或有多项危险因素共存者,也可采用全量分两次口服维持。也可用奥美拉唑 10mg/d 或 20mg 每周 2～3 次口服维持。对维持治疗中复发的溃疡应积极寻找可除去的病因,半量维持者应改为全量,全量维持者则需改换成 PPI 治疗。维持治疗的时间长短,需根据具体病情决定,短者 3～6 月,长者 1～2 年,甚至更长时间。无并发症且溃疡复发率低的患者也可用间歇维持疗法,有间歇全量治疗和症状性自我疗法(symptomatic self control,SSC)两种服法,前者指出现典型溃疡症状时给予 4～8 周全量 PPIs 治疗,后者指出现典型溃疡症状时立即自我服药,症状消失后停药。

（七）消化性溃疡治疗的策略

对内镜或 X 线检查诊断明确的 DU 或 GU,首先要区分有无 H. pylori 感染。H. pylori 感染阳性者应首先抗 H. pylori 治疗,必要时在抗 H. pylori 治疗结束后再给予 2～4 周抗酸分泌治疗。对 H. pylori 感染阴性者包括 NSAIDs 相关性溃疡,可按过去的常规治疗,即服用任何一种 PPIs,DU 疗程为 4～6 周,GU 为 6～8 周。也可用胃黏膜保护剂替代抗酸分泌剂治疗 GU。至于是否进行维持治疗,应根据溃疡复发频率、患者年龄、服用 NSAIDs、吸烟、合并其他严重疾病、溃疡并发症等危险因素的有无,综合考虑后决定。由于内科治疗的进展,目前外科手术主要限于少数有并发症者,包括:①大量出血经内科治疗无效。②急性穿孔。③瘢痕性幽门梗阻。④胃溃疡癌变。⑤严格内科治疗无效的顽固性溃疡。

（八）预后

由于内科有效治疗的发展,预后远较过去为佳,死亡率显著下降。死亡主要见于高龄患者,死亡的主要原因是并发症,特别是大出血和急性穿孔。

（唐平）

第六节　病毒性胃肠炎

一、病因与发病机制

（一）诺瓦克（Norwalk）病毒

Norwalk 是 1972 年在美国俄亥州的 Norwalk 地区性一次非细菌性胃肠炎流行中经免疫电镜首次被发现的病毒颗粒,其后,又发现了与 Norwalk 形态上相似的病毒,如夏威夷病毒、马林病毒、雪山病毒等,但其抗原性与诺瓦克病毒不同,故称诺瓦克样病毒。

传染源主要是患者,发病 72 小时内半数患者的粪便中可检到病毒。通过污染的水源、食物中毒经粪—口途径或密切接触传播。进入人体后侵入小肠黏膜,使肠绒毛增宽变短,腺管增生黏膜固有层有圆形细胞和多形核细胞质浸润,病变一般在 2 周内恢复。诺瓦克病毒对糖和脂肪吸收不良,上皮细胞刷状缘的酶如碱性磷酸酶、蔗糖酶、海藻糖酶等活性降低,肠液大量增加由于某种原因肠腔内渗透压的改变,患者可有碳水化合物、木糖、乳糖缺少和一过性脂肪痢。潜伏期 4~77 小时,平均 24~48 小时。

(二)轮状病毒

轮状病毒(Rotavirus,RV)于 1973 年首次由 Bishop 在婴幼儿急性非细菌性胃肠炎患儿十二指肠上皮细胞活检中发现。人类轮状病毒(human Rotavirus)属于呼吸道肠道病毒科。RV 按其抗原性和核酸的不同,分为 A~F 6 个组,其中 A 组轮状病毒主要引起婴幼儿腹泻,称为典型轮状病毒,B 组轮状病毒主要引起成人腹泻,故称为成人轮状病毒(ADRV),D、E、F 组轮状病毒很少致病或不致病。

轮状病毒主要侵犯十二指肠及空肠上皮细胞,引起肠上皮的损害,病毒在肠绒毛细胞中复制,使肠绒毛变短钝,结构严重扭曲变形,类似黏膜萎缩,最后使细胞破坏而脱落。已脱落的肠壁微绒毛细胞,被隐窝底部具分泌功能的细胞加速上移至绒毛顶部所替代,这种情况下细胞功能不成熟,仍呈分泌状态,结果导致分泌增加,吸收外液减少,而发生腹泻。刷状缘多糖被破坏,导致木糖、乳糖、脂肪酸等吸收障碍,致使大量水分和电解质在肠腔内积聚和腔内渗透压增加,造成吸收不良及渗透性腹泻。婴幼儿患者潜伏期为 24~72 小时,成人患者潜伏期最短数小时,最长可达 1 周,平均 2~3 天。

(三)肠道病毒

肠道病毒属于微小 RNA 病毒科,在肠道增殖并从粪便排出。包括脊髓灰质炎病毒、柯萨奇病毒、埃可病毒(enteric cytopathogenic human orphan virus,ECHO)和新分离的 68、69、70、71 和 72 型肠道病毒。上述这些肠病毒除了可引起腹泻外还可引起中枢神经系统麻痹、脑膜脑炎、流行性胸痛、心肌炎、皮疹等。

(四)腺病毒

1976 年正式明确腺病毒是人类社会胃肠炎的病原之一。在腺病毒胃肠炎 70% 由 Ad_{40} 及 Ad_{41} 型腺病毒引起,其他型如 1~3、5~7、11、12、14、16、18、21、23 型也可为腹泻的病原。主要引起婴幼儿腹泻。婴幼儿感染率为 2%~52%。大龄儿童和成人少见。全年发病,以夏秋及冬末略多,可呈爆发流行。患者是重要的传染源,主要通过人与人接触传播,也可通过粪—口途径传播。潜伏期 7~10 天。

二、诊断

(一)Norwal 病毒性胃肠炎

1. 临床表现　多急性起病,主要表现有轻重不同的呕吐或腹泻,大便呈黄色稀水样,量中等,1 天 4~8 次不等,无黏液和脓血。其他症状有食欲不振、恶心、腹痛,有低热、全身肌肉痛,有的可伴有呼吸系统症状,病程 1~3 天,无后遗症。

2. 实验室检查　①血白细胞计数器正常或稍高,中性多核细胞相对偏高。②粪常规镜检无脓细胞和白细胞。③粪便及呕吐物电镜检查均可找到病毒颗粒,免疫电镜阳性率更高。④免疫定量法或 ELISA 法检查粪便中病毒颗粒、抗原和血清、分泌物中的抗体,几乎所有患者均阳性,血清抗体于起病 10~14 天升高。⑤用 PCR 法检测粪便及肠分泌物中病毒的 DNA 阳性率高。

（二）轮状病毒胃肠炎

1.临床表现

（1）婴幼儿患者：发病多急，呕吐常为首发症状，腹泻1日数次不等，多为大量水样便，黄绿色，有恶臭，可有少量黏液，无脓血。半数以上的患儿有程度的脱水与酸中毒，可危及生命。一般而言，发热、呕吐多在48小时内消退，而腹泻可持续1周以上。

（2）成年患者：多起病急，表现以腹痛腹泻为主，尚有恶心、呕吐等。大便多为黄色水样便，无黏液及脓血，腹泻一般每日5～9次或者数次不等。腹部压痛以脐周明显，部分口才可有脱水。病程短一般3～5天。

2.实验室检查　白细胞总数多数正常，粪便镜检多无异常。取粪便的提取液做免疫电镜检查可检出轮状病毒颗粒，用免疫斑点试验检测粪便上清液的病毒抗原阳性率和特异性均高。

（三）肠道病毒性胃肠炎

除临床表现外，主要依靠粪便及呕吐物电镜检查找到病毒颗粒，粪便滤液可用放免法或ELISA法检测病毒抗原进行确诊。

（四）腺病毒胃肠炎

1.临床表现　主要表现为腹泻，呈水样便，量或多或少。病程一般4～8天。大多数患者有呕吐，持续1～2天，少数患者有发热。约20％患者有呼吸道症状。可有轻度脱水，少数可有中、重度脱水。

2.实验室检查　主要检测粪便中的腺病毒。可用电镜检查。粪便滤液用血凝抑制试验或ELISA法可检测腺病毒抗原，有助于对本病的诊断。应用聚丙酰胺凝胶电泳，亦可从粪便中测得腺病毒，阳性率高于电镜。

（五）其他病毒性胃肠炎

1.杯状病毒性胃肠炎　潜伏期4～72小时。病情轻重不一，有呕吐和腹泻，部分患者有低热及腹痛，病程3～9天。重型患者有腹部绞痛、严重的呕吐及腹泻，并出现不同程度的脱水及电解质紊乱。粪便电镜检查出杯状病毒则可确诊。

2.星状病毒胃肠炎　潜伏期3～4天，成人较婴儿症状轻，除腹泻外，部分患者有呕吐和低热。粪便中电镜检出星状病毒有诊断和鉴别诊断意义。

3.冠状病毒胃肠炎　主要引起新生儿及2岁以下婴幼儿急性胃肠炎，表现为腹泻，大便呈水样，每日10余次，少数可有血水样便。粪便电镜检查到病毒颗粒即可确诊。

4.小轮状病毒胃肠炎　本病多在冬季流行，密切接触者可能发病，发病后患儿几乎全有呕吐和腹泻，一般不发热，病程不超过5天。

三、鉴别诊断

（一）细菌性食物中毒引起的腹泻

许多细菌或细菌毒素，如沙门菌、变形杆菌、大肠杆菌、空肠弯曲菌及金黄色葡萄球菌等污染的食物均可引起恶心、呕吐、腹痛、腹泻等急性胃肠炎表现，故临床上常易误诊为病毒性胃肠炎。但本病由肠毒素引起，多有集体就餐、同时发病的流行病学史，潜伏期较短，有的仅几小时，特点是先吐后泻，以吐为主。起病时先有流涎、恶心，不久即出现频繁的呕吐，呕吐物常有黏液、胆汁或血液。腹泻虽为水样，但量较少，且多有恶臭，同时或先有腹上区不适，腹上、中部阵发性腹痛等。往往有进食不洁食物史。

（二）细菌性痢疾

细菌性痢疾为流行性，全身症状较重，多有发热，且较高，毒血症明显。腹痛腹泻较重，每天腹泻十多次或数十次，伴显著里急后重。腹部压痛多为左下腹。粪量少或无，为脓、黏液与鲜血相混，呈鲜红色或桃红色胶冻样，无粪臭。大便镜检有大量成堆脓细胞，分散多数新鲜红细胞，常见巨噬细胞。细菌性痢疾的细菌阳性率则在 50% 以上。偶见关节炎、周围神经炎和结膜炎。

（三）沙门菌胃肠炎

本病以腹泻为主，但腹泻时往往有部位不定的中度腹痛与腹部压痛，水样泻出物可伴恶臭。呕吐出现早，但较轻，且常有恶心，加之病程短，很少发生肌痉挛的表现，多有明显发热。从某种可疑食物与患者粪便中培养出同一病原菌，如肠炎沙门菌、鼠伤寒沙门菌或猪霍乱沙门菌等，则有确诊价值。

（四）霍乱

霍乱患者在吐泻的同时往注有恶心、腹痛，或有发热、上呼吸道症状，加之泻出物除呈水样外，常有黄绿色稀便或糊状便，夹杂着酸臭味，多见于秋、冬季。

（五）溃疡性结肠炎

溃疡性结肠炎临床表现有反复发作性腹泻、腹胀及脓血便，抗生素治疗无效。大便培养无致病菌。乙状结肠镜或纤维结肠镜检查，可见肠黏膜脆弱易出血，有散在溃疡。晚期患者钡灌肠 X 线检查，可见结肠袋消失，呈铅管样改变。

（六）阿米巴痢疾

阿米巴痢疾的腹泻呈血样大便，发病常无明显的季节性，不会造成流行，患者多无发热和全身毒血症状。腹痛多在右下腹，里急后重不明显，大便次数相对较少，每次的量较多，且因其病变部位较高，肠蠕动将肠道内的血液和大便均匀地混合，大便成为暗红色的果酱样，有明显的腥臭味，结肠镜检查其肠道可见散在较深的溃疡，且在大便中可找到阿米巴滋养体。

四、治疗

无特效疗法，主要的治疗措施为对症支持疗法。

（一）一般治疗

患者需要卧床休息，方便地进入厕所或得到便盆。暂停乳类及双糖类食物。此外，要给患者吃些容易消化吸收的清淡食物，如面条、米粥、肉汤等。因为进食太少，患者处于饥饿状态，会引起肠蠕动增加和肠壁消化液分泌过多而加重腹泻。

（二）病原治疗

1.干扰素和其他抗病毒药物　可以试用，但疗效不确切。病程早期应用大剂量人丙种球蛋白，能有一定效果。以对症治疗为主。

2.抗生素　不能乱用抗生素，抗生素不会杀病毒。同时，在人的肠道中生长着许多种细菌，它们按一定的比例组合，在肠道内形成一种相对平衡的生态环境，维护着人体的健康。乱用抗生素，会把对人体有益的细菌杀死，导致菌群失调，那些对抗生素不敏感的葡萄球菌、条件致病性大肠杆菌等会失去制约，乘机大肆繁殖，引起菌群失调性腹泻。

3.其他　硝噻醋柳胺，是噻唑烷类抗菌药物，0.5g，3 次/d，用于治疗成人和青少年病毒性肠炎患者,能明显缩短病程。

（三）对症支持治疗

如果呕吐严重且已排除外科急腹症,可注射止吐药(如肌内注射晕海宁 50mg,每 4 小时 1 次;每日肌内注射氯丙嗪 25~100mg)或口服普氯哌嗪 10mg,3 次/d(栓剂,25mg,2 次/d)。

严重腹痛,可每 4 小时或 6 小时 1 次肌内注射哌替啶 50mg。应该避免使用吗啡,因为其会加重肠道肌肉张力,从而加重呕吐。

当患者能摄入液体而无呕吐时,可逐渐在饮食中增加温和食物(谷类,明胶,香蕉,烤面包)。如果 12~24 小时以后,虽然有中度腹泻,但无严重的全身症状或便血时,则可以口服苯乙哌啶片剂或液剂(2.5~5mg,3~4 次/d),洛哌丁胺(2mg,4 次/d)或次水杨酸铋 524mg(2 片或 30ml,6~8 次/d)。

同时要补充水分和电解质,可服用口服补液盐。一旦恶心,呕吐较轻或停止,应该摄入葡萄糖—电解质口服液,滤过的肉汤,或加盐的肉菜清汤以预防脱水或治疗轻微的脱水。即使患者仍有呕吐,也应该多次少量进食上述液体,因为容量补充后呕吐可以消除。儿童可能较快发生脱水,应该给予适当再水化液(有些市场上可以买到)。经常饮用的液体,例如碳酸盐饮料或运动型饮品,因缺乏正确的葡萄糖和钠的比例,不适于在不满 5 岁的儿童中应用。如果呕吐持久或存在严重的脱水,则需要经静脉适当补充电解质。

（唐平）

第七节　十二指肠炎

十二指肠炎(duodentis)是指由各种原因引起的十二指肠黏膜的慢性炎症。根据发病急缓分为急性与慢性两类。临床症状无特异性,主要通过内镜检查进行确诊。综合国内 12849 胃镜检查报告,占上消化道内镜检查的 17.4%。国外报告内镜检出率为 6%~41%。男女发病率为 2∶1,以青年居多,发病部位依次为十二指壶腹、Vater 乳头部、降部及纵行皱襞处。

一、病因与发病机制

慢性原发性十二指肠炎的发生可能与下列因素有关:①胃酸作用:高胃酸分泌导致十二指肠酸负荷增加,可能是慢性原发性十二指肠炎的病因之一。②幽门螺杆菌感染:十二指肠炎时幽门螺杆菌检出率为 53.1%。十二指肠炎时十二指肠黏膜伴胃上皮化生率达 53.1%~58.7%,化生区能检出 Hp,检出率随化生的程度增重而加大,最高可达 75%。已有证据表明,胃上皮化生、十二指肠炎与 Hp 阳性胃炎三者间有密切关系。

慢性继发性十二指肠炎常继发于消化系统及其他系统的疾病,如慢性胃炎、消化性溃疡、胆道疾病、慢性肝病、慢性胰腺炎、慢性肾炎和肾功能不全、慢阻肺和心功能不全、胃肠过敏症及其他少见病因。十二指肠溃疡和胃溃疡患者慢性继发性十二指肠炎发生率为 66.0%~95.7% 和 75.0%~92.0%;而慢性全胃炎时 80% 有慢性十二指肠炎,所有慢性胰腺炎患者都能发现慢性十二指肠炎,而慢性十二指肠炎的发展又可导致慢性胰腺炎的多次复发。慢性肝病时常引起整个胃肠道受累,其中包括十二指肠。45% 的胆道疾病患者发现慢性继发性十二指肠炎,其中无结石慢性胆囊炎患者为 35.0%~79.2%。慢性胆石症时为 67.4%~80%,在慢性肾衰竭终末期有 42.3% 的患者有慢性十二指肠炎。在 47.3% 慢性继发性十二指肠炎患者检出贾第鞭毛虫,表现为十二指肠的浸润性炎症。另外,嗜细胞性胃肠炎、克罗恩病以及十二指肠结核等,也可成为十二指肠炎的非寻常病因。

二、诊断

(一)临床表现

病变轻微者可无症状,诊断依靠内镜检查。即使有症状也无特异性,也需结合内镜所见或上消化道钡餐检查方能确诊。

1.上腹痛 约80%以上的患者有不同程度的上腹痛,有的比较剧烈。部分患者有饥饿痛、夜间痛、进食缓解的特点;部分患者饭后疼痛加重,两者约占半数病例,近半数患者疼痛无规律性。体征有上腹痛或偏右压痛。

2.消化不良的症状 消化吸收不良的症状突出,有食欲减退、反酸、嗳气、呃逆、上腹饱胀等,容易误诊为功能性消化不良。

3.上消化道出血 上消化道出血的发生率为3.4%～35.5%,多为黑粪或柏油样便,也有呕血者。有的出血为首发症状,是上消化道出血的常见原因之一。

(二)内镜检查

内镜下主要见黏膜呈点片状充血、水肿、反光增强;或红白相间,以红为主;黏膜呈点片状糜烂、出血;绒毛变平或缺失,如为萎缩型黏膜苍白,血管网显露;浅表型黏膜粗大不平,呈颗粒状或增生结节状隆起;十二指肠球形态变异,球腔缩小。根据镜下特征可分为浅表型、出血糜烂型、萎缩型和增生型4种。内镜检查有确诊价值,90%内镜可做出确诊,10%可通过活检得到确诊。

三、鉴别诊断

首先应与慢性胃炎鉴别,慢性十二指肠炎往往与慢性胃炎并存,而且两者临床表现相似,而在治疗上也基本一致,因此两者的鉴别意义不大。急性十二指肠炎应与急性胃炎鉴别。有时与急性胆囊炎极易混淆,应仔细加以鉴别。进行内镜和B超检查,可将两者鉴别。其次应与消化性溃疡尤其是十二指肠溃疡鉴别,有些患者出现规律性上腹痛、反酸、嗳气,酷似消化吸收性溃疡,后者内镜下可见溃疡病变可资鉴别。如为继发性十二指肠炎,常有原发病的一些表现,如慢性消化性溃疡、慢性胰腺炎、慢性肝病、胆道疾病等,有各自原发病的表现,不难鉴别。

四、治疗

(一)一般治疗

生活规律、劳逸结合,避免过度劳累和精神紧张。饮食应定时,要细嚼慢咽,防止辛辣、浓茶、咖啡、烟酒、过冷过热等刺激性食物。应根据患者各自的生活习惯调整生活方式和饮食习惯。

为了保护黏膜,减轻症状,可适当应用黏膜保护剂,如替普瑞酮(施维舒)、铝碳酸镁、胶体次枸橼酸铋(CBS)、马来酸伊索拉定(盖世龙)、麦滋林、蒙托石(思密达)、谷氨酰胺(自维)等。

(二)降低十二指肠酸负荷

现在常用质子泵抑制剂。如奥美拉唑、泮托拉唑、兰索拉唑、雷贝拉唑、埃索美拉唑等。

选用质子泵抑制剂时应严格掌握适应证和禁忌证，防止滥用。近年来报告质子泵抑制剂的不良反应日渐增多，因此使用质子泵抑制剂时在用药过程中应及时了解有无不良反应发生。一般用药 2～4 周，如病情需要最多不超过 8 周。抗酸剂由于疗效差或副作用较大，目前已很少应用。

（三）根除幽门螺杆菌治疗

众所周知，幽门螺杆菌感染与慢性胃炎并十二指肠球炎、消化性溃疡及胃癌密切相关，因此，十二指肠球炎并发幽门螺杆菌阳性时，或并发慢性胃炎幽门螺杆菌阳性时，根除幽门螺杆菌治疗应列为首选。尽管十二指肠球炎至今尚无癌变的报告，但十二指肠球炎的发病与幽门螺杆菌感染有关，因此，根除幽门螺杆菌感染有其重要的临床意义。

（张红云）

第八节　小肠克罗恩病

一、概述

克罗恩病（Crohn's disease，CD）1932 年首先由 Crohn 报告，旧称克隆病、局限性回肠炎、节段性肠炎、肉芽肿性小肠或结肠炎等称谓，1973 年世界卫生组织科学组织委员会正式命名为克罗恩病。是一种原因不明的非特异性肠道炎性疾病。本病与慢性非特异性溃疡性结肠炎统称为炎症性肠病（inflammatory bowel disease，IBD）。

本病分布于世界各地，在欧美国家常见，发病率和患病率分别为 5/10 万和 50/10 万。我国发病率较低，近 10 余年来由于人群饮食结构的改变，尤其是食物中脂肪及蛋白成分比例的提高，克罗恩病有逐年增加的趋势。据报道，日本的 CD 患者以年 15% 的惊人速度增加。CD 可发生于任何年龄，但青壮年占半数以上。男女发病有差异。国外报道男女发病率相近或女多于男。而国内组均男多于女[（1.2～1.6）：1]。

克罗恩病可发生于消化道任何部位，但以回肠末端与邻近右侧结肠为最多见，约超过半数，主要在回肠，少数见于空肠。局限在结肠者约占 10%，以右半结肠为多见，但可涉及阑尾、直肠、肛门。病变在口腔、食管、胃、十二指肠者少见。

肠道病变呈节段性分布，病变肠段与正常肠区界限分明。为肠壁全层性增殖性炎症，早期黏膜充血水肿，淋巴结肿大。肠黏膜面有多数匍行沟槽样或裂隙状纵形溃疡，可穿孔引起局部脓肿，甚至穿透到其他肠段、器官、腹壁形成内瘘或外瘘。有时见铺路卵石状假息肉形成。受累肠段因浆膜有纤维素性渗出，常和邻近肠段、其他器官或腹壁粘连。结节样非干酪性肉芽肿形成，使肠壁增厚，肠管局部狭窄，导致肠梗阻、继发性小肠吸收不良等并发症。

二、发病机制

有关克罗恩病的发病机制目前普遍认为，克罗恩病的起因是有遗传易感宿主，对肠道微生物产生了不恰当的炎症反应。遗传因素在宿主—微生物相互作用的过程中起到重要作用。

（一）先天性免疫反应性基因与克罗恩病

1. NOD$_2$ 与克罗恩病　NOD$_2$ 是细胞内传感器的编码基因。NOD$_2$ 是一个认知受体类型（pattern recognition receptor，PRR），可认知细菌细胞壁成分胞壁酰基二肽（MDP），MDP 与

NOD_2 结合后,激活炎症前细胞途径,主要调节核因子一κB(NF一κB)。上皮细胞、帕内特(Panth)细胞、巨噬细胞、树突细胞和内皮细胞均表达 NOD_2。NOD_2 蛋白被细菌肽聚糖活化后,可激活核因子 κB 和有丝分裂原激活蛋白(MAP)激酶的信号传导途径,这可导致细胞因子,如 TNF、IL一1 和抗微生物肽的生成。缺乏 NOD_2 的小鼠不发生肠道炎症,在人也是如此。内毒素增加 CD 患者黏膜固有层 NOD_2 变异,引起 NF一κB 激活增加。研究证明,细菌在肠腔易位和(或)细菌产物进入肠黏膜可增加 NOD_2 变异引起炎症前信号级联的高度激活。新近报告,识别 NOD_2 受体调节人 FOXP3$^+$T 细胞存活,在 Fas 丰富的环境中可保护对抗死亡受体介导的凋亡。

2. 自噬基因与克罗恩病　近年研究自噬基因(ATG16L1)的等位基因变异可能伴有 CD。自噬作用是清除细胞内成分(包括细胞器、凋亡小体和微生物)的一种机制。Cheng 等报告指出,ATG16L T300A 多态性(ra2241889 的等位基因多态性)可伴有 CD。自噬基因在 CD 发病机制上比 UC 更为重要。

(二)T 细胞耐受性改变与炎症性肠病

天然的免疫细胞(中性粒细胞、巨噬细胞、树突细胞和自然杀伤 T 细胞)能识别普通微生物模式的受体(模式识别受体),这与适应性免疫系统受体的抗原特异性识别不同。肠道上皮表达各种天然免疫受体(Toll 样受体、树突细胞受体、T 细胞受体、巨噬细胞受体等),这些受体介导着对肠腔微生物丛的防御功能,同时也调节上皮细胞和抗原提呈细胞,以诱导出维持肠道免疫内环境稳定的耐受机制。派尔集合淋巴结、肠系膜集合淋巴结和固有层中的抑制性细胞因子 IL一10 和 TGFβ 都涉及肠道的 T 细胞耐受。通过 TGFβ 和视黄醛的作用,调节性 T 细胞可在派尔集合淋巴结、肠系膜集合淋巴结中分化。当调节 T 细胞发生过程和功能的缺陷,或小鼠反应的改变,可以导致肠道炎症发生。在 IL一10 缺乏的小鼠可自行发生结肠炎。另有报道,IL一10 与 UC 之间也存在遗传学相关性。

肠道树突细胞(DCs)在调节耐受和免疫之间的平衡上发挥轴心作用。CDs 启动调节 T 细胞反应,由单核细胞衍生的炎症性 DCs 表达 E一钙黏着蛋白,E一钙黏着蛋白阳性的 DCs 大量在肠系膜淋巴结和结肠蓄积,同时也看到 Toll 样受体也有很高的表达,激活后产生致结肠炎细胞因子,如 IL一6、IL一23,重要性在于适应性 E一钙黏着蛋白进入 T 细胞并在免疫缺陷的宿主贮存,增加肠 Th17 免疫反应引起结肠炎加剧。研究肯定了单核细胞衍生的炎症性 DC 是与肠炎的发生密切相关。

(三)T 细胞亚型与炎症性肠病

T 细胞(Th1、Th2、Th17)之间保持体内平衡。效应于细胞亚群(Th1、Th2、Th17 细胞)对防御病原体和避免肠道微生物丛过多地进入组织至关重要,这些细胞与调节性 CD4$^+$ 的扩增和过度活化,可导致肠道炎症。小鼠和人类的炎症性肠病研究显示,肠道 CD4$^+$T 细胞亚群失调与 IBD 的发病机制有关。

FOXP3(人叉头蛋白 P3)是 CD4$^+$ 细胞的亚群,与炎症的发生有关。IBD 炎症发生是因 CD4$^+$T 调节细胞(Treg)和炎症前 Th17 细胞之间体内稳定丧失所致。在 IBD 患者的周围血调节 T 细胞减少,Th17 细胞增加,Treg/Th17 比率显著降低,IBD 患者肠黏膜 FOXP3、IL一17α、IL一1β、IL一6 的表达增高。

Ahmed 等首次报告在炎症性肠病时 CD_{24} 上调,且刺激细胞能动性和集落形成。这可能受 Wnt 信号调节,导致集落形成能力和细胞移动增加。活动性 CD 时周围血单核细胞

CD16$^+$ 显著增加,并导致黏膜炎症细胞浸润。

(四)细胞因子与炎症性肠病

有许多细胞因子参与 IBD 的发病机制,其中 IL－23、IL－21、IL－33 相互间关系较多。活动性炎症性肠病时天然免疫细胞和适应性免疫细胞(B 细胞和 T 细胞)在固有层大量浸润。肠道黏膜中这些细胞的数量增加和活化,提高了局部 TNFα、IL－1β、IL－6、IL－12、IL－23、IFNγ、IL－23－Th17 途径细胞因子的水平增高。IL－23 由抗原呈递细胞分泌(由亚单位 P19 和 P40 组成)。IL－23 与 IL－23 受体复合物的结合引起 Janus 相关激酶(JAK2)－信号转导和转录激活(STAT3)的活化,从而调节转录活化。IL－23 导致 Th17 细胞增殖和(或)生存,TNF(配体)超家族成员 15(TNFS15)可增强 IL－23 的作用。IL－23 还通过 Th17 依赖性途径引起肠道炎症。在 UC 时 IL－23 特异性增加。它来自结肠上皮下肌成纤维细胞的衍生。IL－1β、TNFα 可显著增加 IL－33 mRNA 和蛋白表达,后者又受 P42/44 丝裂原激活蛋白激酶介导。IL－23 在 UC 的发病上发挥重要作用。新近报告,CD 时 CTLA4(细胞毒 T 淋巴细胞抗原 4)变异可由于 IL－23R 和 NOD$_2$ 相互作用引起。

IL－21 有调节 T 细胞和 B 细胞功能,调节免疫和非免疫细胞活性,但 IL－21 产生过多可引起免疫炎症发生。新近一个报告提出 IL－21 抵抗炎症性肠病、免疫反应组织损伤。

Toll 样受体(TLR4)特异的调节表皮生长因子相关的生长因子,Epiregulin(EPl,表皮调节素)和 Amphiregulin(AR,双调蛋白,角化细胞内分泌因子)是表皮生长因子的受体配体。AR 是表皮生长因子家族新基因,是一种含 844 个氨基酸多肽的糖蛋白。TLR4 调节 EPl 和 AR 表达,通过 AR 表达激活 EGFR(表皮生长因子受体),引起肠上皮细胞(ICF)增殖。在黏膜损伤反应时 TLR4 也调节 GDFR 配体的表达。最近报告,高加索人 TLR4 D299G 和 T399 I 多态性是伴有发生 CD 和 UC 的危险性增加。

新近报告,IFNγ、IL－12 水平在 IBD 时增加。IFNγ 在 IBD 发病机制上的作用是通过 NO 途径发挥轴心的作用。磷酸肌醇－3 激酶亚单位 δp110(P13Kδp110)缺乏的小鼠导致巨噬细胞功能改变,在 P13Kδp110 巨噬细胞,见到 Toll 样受体信号增大和缺乏细菌活力。P13Kδp110 有牢固黏膜稳定性作用。野生型鼠结肠 P13Kδp110 表达显著上调,与肠细菌的引入,和 IL－10 一起发生严重的结肠炎。

过氧化物酶体增殖因子活化受体 γ2(PPARγ2)突变可引起溃疡性结肠炎。IBD 时对固有菌丛获得耐受与保护免疫反应之间体内稳定遭到破坏,PPARγ 像是肠炎症反应的调节者,加上 Toll 样受体(TLR－4)调节 PPARγ 在结肠上皮细胞的表达,TLRs 与 PPARγ 功能失衡可能引起 IBD 的开始,且一些基因多态性可导致对 IBD 的易感性。研究结果 UC 患者显示 PPARγPro 12 Ala 突变后,在病变黏膜发现 PPARγmRNA 表达损害,伴有 MyD88(髓样分化因子 88)、TLR4,5,9、NF－κB P65(核因子 κB P65)和 TNFαmRNA 水平上调。PPARγPro 12 Ala 流行率 UC 比 CD 和正常对照组高。最后认为,TLRs 和 PPARγ 之间失衡通过肠菌反应引起结肠炎。

近年发现,基质金属蛋白酶(MMPs)水平的改变与 UC 的发生有相关性。MMP－7 和 MMP－13 主要来自内皮细胞和白细胞,UC 患者的炎症细胞和内皮细胞有 MMP－7 和 MMP－13 的表达增加,MMP－28 减少,提示结肠炎伴有上皮破坏和隐窝结构消失。

在小鼠的试验模型 P120 连环素(catenin)对维持黏膜屏障功能和肠体内稳定状况具有重要作用。当 P120 连环素丢失,新生儿的黏膜上皮屏障被破坏,嗜中性粒细胞显著增高导致肠炎发生。

（五）基因组与炎症性肠病

UC 是消化道一个慢性、复发性炎症疾病，有复杂的基因和环境病原学。McGoven 等收集 2693 例 UC 和 6791 对照组，发现基因变异潜在发生溃疡性结肠炎的危险。59 个 SNPs（单核苷酸多肽）从 14 个独立的部位获得显著相关性，$P < 10^{-5}$，其中 7 个部位有过多的基因组（genome-wide）（$P < 5 \times 10^{-8}$）。2009 例 UC 和 1580 对照组检验后，P120 连环素 13 个部位肯定与 UC 有显著相关性（$P < 5 \times 10^{-8}$），包括免疫球蛋白受体基因（FCGR2A，Fey 受体 II a 基因）、5p15、2p16 和 ORMDL3（orosomucoid1-like 3，血清类黏蛋白 3）。新近证实，染色体 7q22（809799）和染色体 22q13（IL17REL）与 UC 有相关性。在新西兰人群发现 PTPN2（酪氨酸磷酸化酶非受体 2 型基因）与 CD 相关。PTPN2 基因变异引起 CD 的发生。

（六）结语

越来越多的证据表明，炎症性肠病的发病机制与遗传、免疫和感染等因素有关，尽管近几年来做了大量的研究，然而大部分仍是在动物模型中进行，在人体内研究者较少。今后应对 IBD 的发病机制在广度和深度上作进一步系统深入的研究，从发病机制中探讨 IBD 的治疗策略，有望能改善 IBD 的预后。

三、临床表现与诊断标准

（一）临床表现

1. 起病和病程　起病缓慢，病程较长，反复发作，活动期与缓解期交替，后期进行性发展。少数起病急或为潜隐性急性发作，酷似急性阑尾炎、急性病肠梗阻等急腹症。

2. 胃肠道表现

（1）腹痛：常位于右下腹或脐周，可于餐后发生，一般为痉挛性阵痛，伴肠鸣音增多，排便后暂时缓解。当炎症波及腹膜或有腹腔脓肿形成时，可出现持续性疼痛。如发生穿孔、肠梗阻并发症时则可出现持续性剧痛、腹胀、恶心、呕吐，出现腹膜炎的症状和体征，严重者可有水电和酸碱平衡失调，甚至发生休克。少数急性回肠炎伴肠系膜淋巴结炎者，颇似急性阑尾炎，应做好鉴别，以免误诊。

（2）腹泻：先为间歇性，后为持续增长性。粪便糊状，次数不等，如累及结肠可有黏液脓血便。极少患者无腹泻。

（3）瘘管形成：溃疡穿孔至其他肠段、肠系膜、膀胱、阴道等，则形成内瘘；穿至腹壁或肛门可形成外瘘，出现相应表现，易并发感染。

（4）腹部肿块：CD 时腹部摸及肿块者较少见。多为痛性包块，由肠粘连、肠壁与肠系膜增厚、肠系膜淋巴结肿大、内瘘或局部脓肿形成等引起。以右下腹、脐周多见，边缘不清，质中等，固定，有压痛。

3. 全身及肠外表现　急性期常有低—中等度发热，严重急性发作、穿孔、腹膜炎等时可有弛张高热伴中毒症状。病程长而严重者，出现贫血、消瘦、低蛋白血症、水电解质失衡等表现。少数患者可出现结节性红斑、关节炎、虹膜睫状体炎、慢性活动性肝炎和肝脾大等肠外免疫异常表现，个别患者可有杵状指。

4. 实验室检查

（1）血液检查：常见贫血，白细胞增多，血沉加快。严重者血清 α_2 球蛋白增高，血清白蛋白、钾、钠、钙等均降低，凝血酶原时间延长。病变活动者，血清溶菌酶浓度增高，部分患者血清抗结肠上皮抗体阳性。CD4$^+$细胞增多，CD8$^+$细胞减少，CD4$^+$/CD8$^+$比值增高。

（2）粪便检查：隐血常阳性；有吸收不良现象表现者，粪中脂肪含量增加；病变累及左半结肠、直肠者，粪便可有黏液、脓细胞和红细胞。

5.影像学检查

（1）X线小肠钡灌：采用经导管直接灌注法。注入甲基纤维素混合悬钡溶液或稀钡混悬液，必要时再注入空气。正常表现为连续柱状，肠壁光滑。充盈良好的肠腔宽度不超过4cm，肠壁厚度不超过2mm。空肠黏膜皱襞较回肠密集。

小肠Crohn病的早期X线表现为小肠黏膜皱襞增粗。病变发展，小肠黏膜皱襞的纵形裂隙状的溃疡形成，肠腔内出现在小息肉样或卵石样充盈缺损。病变后期，肠腔不规则狭窄。并发症包括瘘管、脓肿形成以及肠梗阻等。

（2）小肠CT诊断：小肠CT检查的口服对比剂分为阳性、阴性和中性三种。水是一种简便、患者乐于接受的中性对比剂，若配合CT增强检查，肠壁和肠系膜血管显示清晰。CT小肠灌注检查常用的对比剂是0.5%甲基纤维素水溶液或1%稀钡混悬液。

小肠CT检查先作常规平扫，随后进行多期动态增强扫描，并在感兴趣区采用高分辨率薄层扫描（≤5mm层厚）。若肠壁厚度达到或超过4mm则有肠壁增厚。小肠系膜淋巴结直径一般不超过5mm，空回肠神经束呈圆形、卵圆形或短管状。

Crohn病的早期小肠黏膜改变在CT上难以显示。多病灶严重病例，肠壁增厚呈节段性、跳跃式分布，肠腔狭窄变形甚至消失。CT增强扫描浆膜内环和浆膜外环明显强化，呈"靶征"或"双晕征"。肠壁或肠周血管聚集扩张，呈"木梳状"。

（3）小肠MRI检查：小肠Crohn病的MRI表现主要包括肠壁增厚、异常强化和肠周改变。增厚的肠壁表现为"靶征"。增过日子的肠壁内多发等信号小结为"肉芽肿征"。Crohn病的特征性透壁异常在小肠灌肠true－FISP（真实稳态进动快速成像）序列上清晰显示。MRI对评估Crohn病的活动性具有很大价值。

6.结肠镜检查　病变呈节段性分布，黏膜充血、水肿、口疮样圆形或线样溃疡，或较深的纵形列沟，皱襞增厚，黏膜结节样或卵石样隆起，肠壁僵硬，肠管狭窄等改变。病变肠段之间的肠管黏膜正常，界线分明。黏膜活检有非干酪性结节性肉芽肿改变，据此可得到确诊。

（二）诊断与诊断标准

克罗恩病时腹痛是一个重要的症状表现。其特点为：①腹痛特征：多数病例有腹痛呈慢性反复发作性疼痛，出现持续性腹痛和明显压痛，提示炎症波及腹膜或腹腔内脓肿形成。②腹痛部位与病变部位相对应，克罗恩病超过半数发生在回肠末端与邻近右结肠，因此多数患者疼痛部位多在右下腹部，若病变发生在食管或胃则可为胸骨后痛或上腹部痛，若病变发生在空肠或结肠则可有上腹部、中腹部或下腹部疼痛不等。③疼痛的性质：腹痛的发生可能与肠内容物通过炎症、狭窄肠段，引起局部痉挛有关。腹痛亦可由不完全性或完全性肠梗阻引起。痉挛性疼痛可于餐后发生，一般为痉挛性阵痛，伴肠鸣音增多，排便后暂时缓解。如发生穿孔、肠梗阻并发者，则可出现持续性剧痛。一般克罗恩病肠腔狭窄引起单纯性机械性肠梗阻，常为阵发性剧烈绞痛，系由肠梗阻以上部位的肠管剧烈蠕动所致。

临床上引起腹痛疾病很多，因此单靠腹痛不能对克罗恩病做出诊断，必须结合其他临床表现，如腹泻、腹部肿块、瘘管形成、肛门直肠脓肿形成及肛裂，此外可有发热、营养障碍、体重下降等全身症状及肠外表现,如关节炎、结节性红斑、坏疽性脓皮病、口腔黏膜溃疡、虹膜睫状体炎、硬化性胆管炎、慢性肝炎等,根据以上表现为诊断提供依据。X 线检查和结肠镜检查具有辅助诊断价值。

1. 诊断标准　中华医学会消化病学分会炎症性肠病协作组于 2007 年提出克罗恩病诊断标准,今介绍如下:

(1)临床表现:慢性起病、反复发作的右下腹或脐周腹痛、腹泻,可伴腹部肿块、肠梗阻、肠瘘、肛门病变反复口腔溃疡,以及发热、贫血、体重下降、发育迟缓等全身症状。阳性 CD 家族史有助于诊断。

(2)影像学检查:胃肠钡剂造影,必要时结合钡剂灌肠。可见多发性、跳跃性病变,呈节段性炎症伴僵硬、狭窄、裂隙状溃疡、瘘管、假息肉及鹅卵石样改变等。腹部 B 超、CT、MRI 可显示肠壁增厚、腹腔或盆腔脓肿、包块等。

(3)结肠镜检查:结肠镜末端回肠。可见节段性、非对称性黏膜炎症、纵行或阿弗他溃疡、鹅卵石样改变,可有肠腔狭窄和肠壁僵硬等。胶囊内镜发现小肠病变,特别是早期损害意义重大。双气囊小肠镜可取活检。如有上消化道症状应做胃镜检查。超声内镜有助于确定范围和深度,发现腹腔内肿块或脓肿。

(4)活组织检查:内镜活检最好包括炎症与非炎症区域,以确定炎症是否节段性分布,每个人有病变的部位至少取 2 块组织。病变部位较典型的改变有非干酪性肉芽肿、阿弗他溃疡或裂隙状溃疡、固有膜慢性炎性细胞浸润、固有膜底部和黏膜下层淋巴细胞聚集,黏膜下层增宽、淋巴细胞管扩张及神经节炎,而隐窝结构大多正常,杯状细胞不减少。

(5)切除标本:可见肠管局限性病变、节段性损害、鹅卵石样外观、肠腔狭窄、肠壁僵硬等特征,镜下除以上病变外,病变肠段可见透壁性炎症、肠壁水肿、纤维化以及系膜脂肪包绕等改变,局部淋巴结可有肉芽肿形成。

在排除肠结核、阿米巴痢疾、耶尔森菌感染等慢性肠道感染、肠道淋巴细胞瘤、憩室炎、缺血性肠炎、白塞病以及 UC 等基础上,可按下列标准诊断:

1)具备上述临床表现者可临床疑诊,安排进一步检查。

2)同时具备 1 和 2 或 3 特征者,临床可疑诊为本病。

3)如再加上 4 或 5 项病理检查,发现非干酪性肉芽肿与其他 1 项典型表现或无肉芽肿而具备上述 3 项典型组织学改变面者,可以确诊,即临床拟诊,病理确认。

4)在排除上述疾病之后,亦可按 WHO 标准结合临床、X 线、内镜和病理检查结果推荐的 6 个诊断要点进行诊断。

5)初发病例、临床与影像或内镜及活检改变难以确诊时,随访观察 3~6 个月。如与肠结核混淆不清者按肠结核做诊断性治疗 4~8 周,以观后效。

近年提出一些新的诊断试验,包括:①neoptein 检测:为一种分泌型蛋白,可反映 CD 的活动度,neoptein 由巨噬细胞分泌。巨噬细胞必须在特异性的、与 CD 免疫相关的 T 淋巴细胞作用下被激活,方能分泌 neoptein,因此认为是与 CD 活动相关的标志物。②英夫利昔单抗(infliximab):是抗肿瘤坏死因子($TNF-\alpha$)抗体,因此可用于判断 IBD 的活动度。③抗酿酒酵母抗体(ANCA):为一种抗多聚糖抗体,对 CD 特异性高,达 90％,敏感性 56％。④抗中性粒细胞浆抗体(ASCA):也是常用的鉴别诊断指标,但在我国检测 IBD 敏感性等方面均逊于国外。⑤其他抗多聚糖抗原决定簇抗体:ALCA、ACCA、AMAC,对 CD 特异性均在 82％以上,采用 EUSA 方法进行检测。⑥ASLA 和 ANCA 抗体组合:可提高诊断价值。

2.诊断内容　诊断成立后,诊断内容应包括临床类型、严重程度、病变范围、肠外表现和并发症,以利全面估计病情和预后,制订治疗方案。

(1)临床类型:可参考疾病的主要临床表现做出。按 2005 年蒙特利尔世界胃肠病大会 CD 分类分为狭窄型、穿通型和非狭窄非穿通型(炎症型)。

(2)严重程度:CD 的严重度可参考消息临床表现做出。无全身症状、腹部压痛、包块与梗阻者定为轻度;明显腹痛、腹泻及全身症状与并发症定为重度;介于其间者定为中度。CD 活动指数(CDAI)可正确估计病情及评价疗效。临床上采用较为简便实用的 Harvey 和 Bradshow 标准(简化 CDAI)(表 3-5)。

表 3-5　简化 CDAI 计算法

观察项目	记分方法
1.一般情况	0 良好　1 稍差　2 差　3 不良　4 极差
2.腹痛	0 无　1 轻　2 中　3 重
3.腹泻	稀便每日 1 次计 1 分
4.腹块(医师认定)	0 无　1 可疑　2 确定　3 伴触痛
5.并发症(关节痛、虹膜炎、结节性红斑、坏疽性脓皮病、阿弗他溃疡、裂沟、新瘘管及脓肿等)	每个 1 分

<4 分为缓解期;5～8 分为中度活动期分以上为重度活动期

(3)病变范围:参考影像及内镜结果确定,如肠道病变者可分为小肠型、结肠型、回结肠型。

(4)肠外表现及并发症:肠外可有口、眼、关节、皮肤、泌尿及肝胆等系统受累,并发症可有肠梗阻、瘘管、炎性包块或脓肿、出血、肠穿孔等。

3.诊断举例　克罗恩病小肠型、中度、活动期、肛周脓肿。

4.疗效标准　①临床缓解:治疗后临床症状消失,X 线或结肠镜检查炎症趋于稳定。②有效:治疗后临床症状减轻,X 线或结肠镜炎症减轻。③无效:治疗后临床症状、X 线、内镜及病理检查无改善。

四、鉴别诊断

克罗恩病诊断时应与引起腹痛、腹泻、发热、体重下降和瘘管形成的疾病进行鉴别。

(一)肠结核

肠结核与克罗恩病好发部位一致,临床表现相似,并发症相仿,且 X 线表现、肠镜检查也很相似,故需很好鉴别。肠结核患者常有结核病史,尤其是肺结核,有结核中毒症状,如乏力、下午发热、食欲减退,且抗结核治疗有效。如有肠瘘、肠壁或器官脓肿、肛门直肠周围病变、活动性便血、肠穿孔等并发症或病变切除后复发等,应多考虑克罗恩病。两者鉴别见表3—6。

表3—6 克罗恩病与肠结核的鉴别

鉴别要点	克罗恩病	肠结核
结核病史	无	常有
发病机制	与感染、免疫、遗传有关	结核杆菌感染引起渗出、干酪样坏死及增殖性组织反应
结核中毒表现	无	常有
鉴别要点	克罗恩病	肠结核
病理	非特异性炎症、黏膜下水肿、肠腔非干酪性肉芽肿性炎症,黏膜肌层出现裂隙和破裂、肠黏膜面纵形溃疡,无干酪样坏死	干酪坏死性肉芽肿或溃疡形成、病变组织渗出、增生、干酪样坏死,病变呈节段性分布
抗酸杆菌	无	有
结核菌素试验	(—)	(+)
瘘管形成	可有	少见
肛门直肠脓肿形成与肛裂	可有	无
抗结核治疗腹外合并疾病	无效	有效
(慢性肝炎、硬化性胆管炎、关节炎等)	可有	无

(二)急性阑尾炎或慢性阑尾炎急性发作

需与CD起病或慢性活动期患者相鉴别。阑尾炎一般腹泻少见,主要为麦氏点压痛,腰大肌征、闭孔内肌征(+),压痛及反跳痛明显,发病急、病程短、发热、白细胞总数及中性白细胞均增加。鉴别有困难时应剖腹探查。

(三)小肠恶性淋巴瘤

原发性小肠淋巴瘤指发生于淋巴结外的肠道原发性恶性淋巴瘤,来源于肠壁黏膜下淋巴组织。原发性小肠淋巴瘤占原发性胃肠道淋巴瘤的20%～30%,可发生于任何年龄,以成年人多见,男性多于女性,好发于回肠(60%～65%),其次是空肠(20%～25%),十二指肠(6%～8%),其他(8%～9%)。其临床表现缺乏特异性,常以腹痛为主要表现,可伴有腹部不适、腹胀、腹部包块、出血、肠穿孔、恶心、呕吐、腹泻、黑便等其他表现,也可伴有发热、消瘦、食欲下降等全身症状。胃肠道黏膜相关淋巴组织(mucosa—associated lymphoid tissue,MALT)淋巴瘤现已证实其发生与幽门螺杆菌(Helicobacter pylori)感染密切相关。90%以上的胃MALT淋巴瘤的胃黏膜中找到幽门螺杆菌,此类患者根除Hp后肿瘤可治愈。

(四)溃疡性结肠炎(UC)

CD和UC统称为炎症性肠病,病理与发病机制相似,有人认为是一种疾病的不同表现。结肠镜和X线检查具有重要鉴别诊断价值(表3—7)。

表3-7　克罗恩病与溃疡性结肠炎的鉴别

鉴别点	克罗恩病	溃疡性结肠炎
发热	常见	不常见
便血	少见	极常见
腹泻	较少	常见
腹痛	痉挛性、肠梗阻时为持续性剧痛	有疼痛便意便后缓解规律中毒性巨结肠或累及腹膜时剧痛
肿块	常见	无
瘘管形成	常见	极少见
肠穿孔	常见,为局限性穿孔	少见,多与中毒性巨结肠扩张有关
中毒性巨结肠	罕见	可有,发生率2.5%~15%
肠梗阻	常见	罕见
黏液脓血便	少见	有,常见
癌变	一般无	可有
病理	肠壁全层炎,呈节段性跳跃式分布,病变肠段之间黏膜正常,常见非干酪性肉芽肿,隐窝脓肿少见。病变之间黏膜增生呈卵石样,一般不癌变	弥漫性炎症,病变为连续性,溃疡浅,多累及黏膜及黏膜下层,无干酪性肉芽肿,隐窝脓肿常见。炎症性假性息肉可癌变,杯状细胞减少
结肠镜		
直肠受累	少见	绝大多数受累
肠腔狭窄	多见,偏心性	少见,中心性
病变特征	纵形或匐形溃疡或卵石样改变	浅溃疡,黏膜充血水肿

（五）盲肠或右半结肠癌

均有腹痛、腹泻或黏液便,但盲肠或右半结肠癌患者年龄多较大,多在40岁以上;腹泻多不明显;进展较快;腹块硬,有结节感;X线钡灌肠见钡剂充盈缺损,病变肠壁僵硬,结肠袋不规则或消失,肠壁狭窄或扩张,结肠镜见息肉样病变呈卵圆形,表面有浅表溃疡,浸润型肿瘤侵及肠管全圈,使局部肠壁增厚,形成环状狭窄。根据以上特征与CD鉴别并不困难,如为结肠、盲肠癌肿块活检可确诊。

（六）急性出血性坏死性肠炎

急性出血坏死性肠炎是小肠的节段性出血坏死性炎症,起病急骤、病情重,与CD的鉴别要点见表3-8。

表 3-8　急性克罗恩病与急性出血性坏死性肠炎的鉴别

鉴别点	急性克罗恩病	急性出血性坏死性肠炎
病因	可能与感染、免疫、遗传因素有关	C型产气荚膜杆菌感染、胰蛋白酶减少或活性降低、饮食不当、变态反应
发病季节	无季节性	夏秋季多见
发病	较急	骤急
腹痛	多为痉挛性、多在右下腹	常为并发症状、疼痛位于脐部、左腹、右腹或全腹,为阵发性绞痛
腹泻、便血	少见	腹痛发生后发生腹泻,3～7次/d20余次,血水样便、高粱米泔水样便、果酱样便,可有严重出血
休克、高热、昏迷、抽搐	一般无	常见
腹部体征	右下腹压痛一般无反跳痛	腹部胀满、脐周、上腹或全腹压痛,麻痹性肠梗阻时肠鸣音减弱
病理	肠壁全层炎,呈节段性跳跃式分布,常见非干酪性肉芽肿	主要为肠壁小动脉内类纤维蛋白沉着,血栓形成造成小肠坏死出血。黏膜水肿、片状出血、溃疡形成

（七）缺血性肠炎

主要与急性 CD 或 CD 急性发作鉴别,缺血性肠炎以缺血性结肠炎为最多见,多因肠系膜动脉狭窄或闭塞、非闭塞性肠动脉缺血等原因引起。多发生在 60 岁以上的患者,以往无结肠疾病史,而突然出现急腹症表现、发病骤急,来势凶猛,表现腹痛、腹泻及便血、出血量少,疼痛常发作急骤,为痉挛性,多局限于左下腹,迅速发生脓毒症,休克的临床表现。X 线钡灌肠指压征或假瘤征,是本病的典型表现。发病 72 小时以内结肠镜见黏膜充血水肿,多见散在出血点、浅溃疡,这些改变与 CD 迥然不同。非闭塞性肠系膜动脉缺血(低流量综合征)多因冠心病、心肌病、心律失常或低血溶性休克所致,因此已往史了解,对缺血性肠炎诊断有帮助。

五、治疗

（一）营养治疗

CD 患者摄入不足,肠道吸收障碍、丢失增加等均造成营养不良,进而影响药物治疗效果。因此加强营养、纠正代谢紊乱、改善贫血和低蛋白血症具有积极治疗价值。宜进食高营养、多维生素易消化食物。完全胃肠外营养(TPN)仅用于严重营养不良、肠瘘及短肠综合征患者。既能纠正 CD 患者的各种营养不良,又可使肠道完全休息,有助于病灶修复。在有并发症的重症 CD 患者,TPN 的效果更加明显,但应用时间不宜太长。长期 TPN,可引起胃肠绒毛萎缩,胃肠道功能衰退。从 TPN 过渡到肠内营养必须逐步进行,大致可分为四个阶段:①肠外营养与管饲结合。②单纯管饲。③管饲与经口摄食结合。④正常膳。TPN 不能骤然停止,宜逐渐经过肠内营养以使残余肠道细胞得到再生及适应。当患者开始耐受肠内喂养,先采用低浓度、缓速输注要素膳或非要素膳,监测水、电解质平衡及营养素摄入量(包括肠外与肠内的),以后逐渐增加肠内量而降低肠外量,直至完全撤销 TPN,进而将管饲与经口摄食结合,最后至正常膳。此外,还可常有铁、叶酸、维生素 B_{12} 和其他维生素和微量元素缺乏,也应适当给予补充。

（二）药物治疗

1.氨基水杨酸制剂

（1）水杨酸偶氮磺胺吡啶（SASP）：本品系因毒副作用大，已较少使用。

（2）5－ASA缓释剂：5－ASA是SASP在结肠分解后产生的发挥治疗作用的成分，故目前正研究多种5－ASA新制剂，即5－ASA的各种控释、缓释制剂、pH依赖制剂以各种载体取代磺胺的制剂，都是为了加强局部抗炎效果、减少副作用。常用的口服制剂有：①美沙拉嗪（asacol）：又称艾迪沙（etiasa），为丙烯酸树酯膜包裹的5－ASA微粒压片，在pH＞6时溶解，使5－ASA在末端回肠及结肠中缓慢释放，800mg相当于ASAP 1.5～2.0g。不良反应少，可有头痛、恶心、呕吐。②颇得斯安（pentasa）：系5－ASA微颗粒，包以半渗透性的乙基纤维素，对结肠病变疗效尤佳，3次/d，每次0.5g，是另一种缓慢释放形式的5－ASA，1.5g相当于SASP 3g。③奥柳氮（olsalazine）：其结构中由重氮键取代磺胺吡啶，并结合两分子5－ASA，药物到达结肠后在肠菌的重氮还原酶作用下，破坏重氮键分解出5－ASA，因此，该药在结肠中产生很高浓度的5－ASA，疗效确切。④肠炎复（salofalk）：750mg相当于SASP 1.5～2.0g，也是5－ASA缓释剂。⑤Claveral(Salofalk)：5－ASA和碳酸钠、甘油混合成片，外包树脂（eudragit－L），作用介于颇得斯安和第二代新型ASA制剂Acacol之间。⑥Acacol，5－ASA包以树脂（eudragit－S）。⑦巴柳氮（balsalazide）：balsalazide则是一种将5－ASA以重氮基连接在不起作用的携带物上的化合物，这种新的5－ASA化合物同样需要经细菌的偶氮基还原酶降解，方可释放出5－ASA。口服5－ASA的不良反应主要为水样腹泻，罕见的副作用有胰腺炎、心包炎、脱发、肾毒性。

另外，采用5－ASA肛栓剂或灌肠用药，也可提高直肠和远端结肠内药物浓度，并维持较长时间，明显提高了疗效，而全身不良反应轻微，且发生率明显降低。其不良反应主要为肛门刺激症状。肛栓剂用法为0.2～1.0g塞入肛门，2～3次/d，对阿司匹林过敏者避免使用。

SASP和新型5－ASA制剂除口服外，可作灌肠或滴注（如SASP 2g或Pentasa 1g）。

水杨酸也可和其他药物（肾上腺皮质激素等）联合或前后使用。

2.肾上腺皮质激素的应用　对中－重度CD有效，活动性CD治疗反应率＞75%，因其能降低毛细血管通透性，稳定细胞及溶酶体膜，调节免疫功能，减少白三烯、前列腺素和血栓素等炎性介质生成，具抗炎、抗毒等作用，目前仍是控制克罗恩病最有效的药物。用于急性发作或症状重的患者，大多可使症状明显减轻，病情好转。常予以口服或静脉注射，也可用于保留灌肠。重症病例静脉用药过渡到口服，口服过渡到氨基水杨酸类药物时宜有一段重叠时间，以防疾病复发。常用药物：

（1）泼尼松30～60mg，10～14天，有75%～90%病例症状缓解，以后减量以5～15mg/d维持，维持剂量因人而异。

（2）6－甲基泼尼松龙开始给48mg/d，逐渐减至12mg/d，先后2年。

（3）氢化可的松200～400mg/d或ACTH 40～60μg/d，静脉滴注，14天后口服泼尼松维持，也有每日分次静脉滴注64mg泼尼松龙－21－磷酸盐。重症时1g/d，冲击，用于不能耐受口服的患者。

皮质类固醇药物对急性活动期克罗恩病有效，但对静止期无效，亦不能预防复发。有些外科切除病灶的病例，不论有无残留病变，每日给以7.5mg泼尼松，前后3年。

直肠病变则宜直肠保留灌肠或滴注,如倍他米松(5mg)或氢化可的松琥珀酸盐(20~100mg),灌肠时此类激素尚可与 SASP,锡类散等药物合并使用。此外,尚有用泼尼松龙和氢化可的松半琥珀酸盐作肛栓者。克罗恩病使用肾上腺皮质激素时应警惕紧急外科并发症,防止肠穿孔,大出血和继发感染发生。

布地奈德(budesonide)是一种糖皮质激素,因其针对 CD 的好发部位,在回肠和右半结肠缓慢释放,且因其能迅速在肝脏内失活,故虽有很强的肠道内抗炎作用,全身激素样副作用却很少。

3.免疫调节剂 对肾上腺皮质激素与水杨酸类药物无效者,可使用硫唑嘌呤、6-巯基嘌呤(6-MP)、甲氨蝶呤和环孢素 A 等。

(1)硫唑嘌呤(azathioprine)和 6-巯基嘌呤(6-mercaptopurine,6-MP):主要用于对类固醇有依赖性和静止的 CD 患者,新近报告对活动性 CD 也有疗效。硫唑嘌呤迅速吸收且置换为 6-MP,然后代谢为作用终末产物,硫代次类核苷抑制核苷酸(ribonucleotide)合成和细胞增殖,这些药物也改变免疫反应途径,抑制自然杀伤细胞活性和抑制细胞毒细胞功能。硫唑嘌呤剂量为 2.0~2.5mg/(kg·d),6-MP 1.0~1.5mg/(kg·d),分 2 次口服。4 个月后 56%患者有治疗反应,应用 1~3 年缓解率为 56%~84%。虽 CD 患者对硫唑嘌呤和 6-MP 常能耐受,但确实副作用大,有报告 92%患者有白细胞减少。3%~5%患者于治疗的几周内发生胰腺炎,药物撤除后迅速消失。其他毒副反应尚有恶心、发热、皮疹、肝炎和骨髓抑制。过去认为长期用药可致癌,新近研究认为硫唑嘌呤、6-MP 长期治疗并无致癌的危险性增加。

(2)甲氨蝶呤(methotrexate,MTX):MTX 抑制二氢叶酸还原酶引起 DNA 合成受损,IL-1 产生减少,T 细胞吞噬作用降低。可用于短期及长期治疗对肾上腺皮质激素产生抵抗和依赖的克罗恩病患者,每周 25mg 肌内注射或皮下注射可使肾上腺皮质激素完全停药,治疗至 16 周时 39%患者病情缓解维持。治疗的毒副反应有粒细胞缺乏、肝纤维化、恶心、呕吐、腹泻,过敏性肺炎发生率低,联合应用叶酸可使反应减少。MTX 可致畸胎和流产,因此妊娠妇女禁用。

(3)环孢素 A(ciclosporine,CSA):CSA 可改变免疫炎症级联放大,有力的抑制 T 细胞介导反应,抑制 Th 细胞产生 IL-2,降低细胞毒细胞的募集反应,阻止其他细胞因子,包括 IL-3、IL-4、IFN-7 和 TNF-α 的释放,与硫唑嘌呤、6-MP、MTX 相比较,CSA 开始作用比较迅速,适用于病情较重或对类固醇有抵抗的 CD 患者。常用量 CSA4mg/(kg·d),口服 5.0~7.5mg/(kg·d)ASA 对瘘管形成患者静脉内注射 4mg/(kg·d)平均 7.9 天可获疗效,慢性活动性 CD 口服 CSA7.5mg/(kg·d)治疗有效。口服 5mg/(kg·d)可预防 CD 复发。治疗的毒副反应有高血压、齿龈增生、多毛症、感觉异常、震颤、头痛和电解质异常,肾毒性是 CSA 的重要首发症,一旦发生应减量或停药。偶有并发癫痫。机会感染如卡氏肺孢子虫肺炎也偶见。

类似 CAS 新制剂他克莫司(tarcrolimus,FK506)对儿童难治性 IBD 及成人广泛小肠病变患者治疗有效,且不良反应很小。另一新制剂吗替麦考酚酸酯(骁悉)可抑制淋巴细胞中肌苷单磷酸,从而抑制具有细胞毒性的 T 细胞增殖及 B 细胞抗体产生。1g,2 次/d,可改善 CD 症状,耐受性较好,还可减少肾上腺皮质激素的用量。

4.细胞因子和细胞因子拮抗剂 目前抗 TNF-α 抗体、IL-2 抗体、抗 CS₄ 抗体、IL-10 及白细胞去除疗法等已在国内开始试用于临床,并取得了一些令人振奋的结果。重组抗

TNF 单克隆抗体(商品名为 inflixmab,或称 remicade)一般剂量为 5mg/kg,单次注射,可使难治性克罗恩病缓解 4 个月。inflixmab 起效快,通常 2 周内就发挥作用,单次治疗后可持续 30 周。但是大多数患者在抗体从血清中消失即 8~12 周后复发。每隔 8 周输注 inflixmab 可以维持疗效并达到 1 年缓解。inflixmab 是唯一能迅速控制克罗恩病瘘管的药物,但是连续 3 次输注(0 周、2 周、6 周)的效果不理想。复发的中数时间为 12 周。临床试验 inflixmab 治疗克罗恩病相当安全,最常见的副反应包括轻微的头痛、呕吐、上呼吸道感染和急性的输液反应。用 inflixmab 治疗过的患者中大约 13% 会发生 inflixmab 抗体,即 HACA(人类抗嵌合性抗体)。目前认为这些抗体的产生可能与输液反应有关。

人体化的抗 TNFα 单克隆抗体 CDP571 已开始在克罗恩病患者中研究试用,其他 TNF 抑制性治疗,包括核因子 κB(NFκB)反义寡核苷酸 P65,亦已开始在克罗恩病患者中研究试用。

5.抗生素类药物 虽然感染病因学说至今未被证实,但近年来甲硝唑治疗克罗恩病肛周和结肠病变取得很大成功。其作用机制可能与甲硝唑能对抗厌氧菌,且具有人体免疫调节作用有关。甲硝唑已是治疗克罗恩病性结肠炎、小肠炎、肛周疾病的一线用药,并能预防术后复发。常用剂量为 10~20mg/(kg·d),疗程一般在 2 个月以上。国内多家报道,用甲硝唑口服或灌肠均收到较好效果。不良反应有胃肠功能紊乱和周围神经病变等。广谱抗生素氨苄西林 4~8g/d,适用于出现并发症或病情严重时,近年提倡应用。喹诺酮类抗生素如环丙沙星、氧氟沙星等,可单用或与甲硝唑联用。抗菌药物可与皮质类固醇或硫唑嘌呤合用。

6.肠道菌群调整 已表明调整肠道菌群,可有益于 IBD 的治疗。促生疗法(probiotic therapy)现已认为是 21 世纪的一种治疗 IBD 的概念,即通过口服 Nissle 株大肠杆菌来预防克罗恩病和溃疡性结肠炎的复发。最近,有研究进一步表明,某些乳酸杆菌(Lactobacillus)株可通过上调肠道 IgA 及抗炎细胞因子(IL-6,IL-10)的分泌而发挥保护性免疫调节作用,已用于慢性 IBD 患者的治疗。亦有使用多种促生态制剂(乳酸杆菌、双歧杆菌)缓解疾病发作的报道。

7.奥曲肽及其类似物 vapreotide、P 物质拮抗剂及利多卡因胶灌肠剂通过影响肠血管通透性、肠道分泌,直接作用于免疫活性细胞,改变细胞因子释放或激活和促使肥大细胞脱颗粒反应,对 IBD 发挥治疗作用。

CD 患者药物治疗的选择见表 3-9。

表 3-9 CD患者药物治疗的选择

疾病程度及情况	选择药物
轻度	SASP 或 5-ASA、口服氨基水杨酸、甲硝唑或环丙沙星、布地奈德
中度	SASP 或 5-ASA、口服皮质类固醇(布地奈德)、硫唑嘌呤或多或少-MP
重度	infliximab、全身使用皮质类固醇、静脉或皮下应用甲氨蝶呤
难治性	静脉内使用 infliximab
肛周疾病	口服抗生素(甲硝唑或环丙沙星)静脉内使用 infliximab、口服硫唑嘌呤或 6-MP
缓解	口服皮质类固醇、SASP 或 5-ASA 或甲硝唑、口服硫唑嘌呤或 6-MP

(三)活动性克罗恩病的内科治疗

1.根据疾病部位和活动度来考虑用药

(1)如为轻度活动性局灶性回盲部 CD:首选布地奈德 9mg/d(2a,B),5-ASA 益处有限

(1a,B),不推荐使用抗生素(1b,A)。一些轻症患者无需治疗(5,D)。

(2)中度活动性局灶性回盲部 CD:首选布地奈德 9mg/d(1a,A)。或全身肾上腺皮质激素治疗(1a,A),如果怀疑出现脓毒血症,可加用抗生素(5,D)

(3)重度活动性局灶性回盲部 CD:首选全身皮质激素(1a,A),对于复发病例,应加用硫唑嘌呤或 6-MP(1a,B),如果患者不能耐受,可考虑甲氨蝶呤(1a,B),对皮质激素或免疫调节剂难治性或不能耐受的患者,可加用 infliximab(1b,A),也可考虑外科手术治疗。

(4)广泛性小肠 CD:中、重度小肠 CD 采用全身皮质激素(1a,B),推荐使用硫唑嘌呤或 6-MP,若患者不能耐受,可考虑用甲氨蝶呤(1b,B),同时给予营养支持(4,C)。如果治疗失败,加用 infliximab(1b,B),也可考虑外科手术治疗。

2.对皮质激素依赖性、难治性治疗 ①皮质激素依赖性 CD:可采用硫唑嘌呤或 6-MP(1a,A),如果患者不能耐受或无效,可用甲氨蝶呤,如果上述治疗失败,加用 infliximab(1a,A),也可考虑外科手术治疗。②皮质激素难治性 CD:采用硫唑嘌呤或 6-MP(1a,B)如果患者不能耐受或无效,考虑用甲氨蝶呤(1b,B)。如果免疫调节剂治疗失败,或需要快速获得缓解,可加用 infliximab(1b,B),也可采用手术治疗。

3.药物诱导缓解后的治疗 infliximab 治疗获得缓解后,硫唑嘌呤,6-硫基嘌呤或甲氨蝶呤均可用于维持治疗(2a,B)如果上述治疗失败,可考虑采用 infliximab 定期输注维持治疗(1b,B),对局限性病变应考虑外科手术治疗(4,D)。应用 5-ASA 获得缓解的患者应完全缓解后持续用药 2 年停药(5,D),对广泛性结肠炎患者,应考虑长期治疗以降低结肠癌发生的危险性(4,D),应用硫唑嘌呤维持治疗的患者,应于完全缓解后 4 年停药(2b,C)。

4.治疗复发患者的治疗 ①局灶性回盲部 CD 复发:如果患者复发,应加强维持治疗,可考虑手术治疗,皮质激素不应用于维持缓解。②广泛性 CD 复发:推荐用硫唑嘌呤维持缓解。③复发前用硫唑嘌呤或 6-MP 治疗患者的处理:复发时应加大硫唑嘌呤或 6-MP 的剂量,前者为>2.5mg/(kg·d),后者>1.5mg/(kg·d),对局灶性病变应考虑外科手术治疗。

证据级别分:1,2,3,4,5 级,每 1 级又分 a,b 二级,如 1a,2b。

推荐级别分:A,B,C,D 4 级。

(张红云)

第九节 急性出血性坏死性肠炎

一、病因与发病机制

急性出血性坏死性肠炎(acute hemorrhagic necrotic enteritis)是一种急性、暴发性疾病。临床上以腹痛、腹泻、便血、呕吐、腹胀、发热及中毒表现为主,成人和儿童均可发病。15 岁以下占 60%以上。男女发病为(2~3):1 发病前可有饮食不当等诱因,以农村中发病较多。

急性出血性坏死性肠炎的病因和发病机制尚不十分明了。一般认为,本病的发生是由于多种因素共同作用的结果。内部因素为肠道局部缺血,胃肠分泌功能低下,导致肠道屏障功能缺损外部原因是主要是肠道病原体感染。现认为与 C 型产气荚膜芽胞杆菌感染有关,可能与 C 型产气荚膜芽胞杆菌产生的 B 毒素所致,B 毒素可影响人体肠道微循环而致斑片状、坏疽性肠炎。由于某种原因进食污染有致病菌的肉类食物(未煮熟或变质),或肠内生态学发生改变(如从多吃蔬菜转变为多吃肉类)而利于该病菌繁殖;和(或)肠内蛋白酶不足(个体性或地区性),或以具有胰蛋白酶抑制因子的甘薯为主食发,使 B 毒素的分解破坏减少,从而导致了发病。病变主要为肠壁小动脉内类纤维板蛋白沉着、栓塞而致小肠出血、坏死。疾病好发于空肠和回肠,也可累及十二指肠、结肠及胃,偶可累及全消化道。病变可局限于肠的一段,也可呈多发性。受累肠段肠壁水肿、增厚、质地变硬。病变常起始于黏膜,表现出为肿胀、广泛性出血,可延伸至黏膜肌层,甚至于累及浆膜,可伴不同程度的腹腔渗液,严重时可引起溃疡及穿孔。

二、临床表现

多急性起病,也有缓慢发病者。病情轻重不一,轻者仅表现腹痛、腹泻,病程通常 1～3 周,很少复发或留后遗症;重者可在 1～2 天后出现大量便血,并出现休克、高热等中毒症状和严重并发症。

(一)胃肠症状

1.腹痛　可见于 95% 以上病例,腹痛常为首发症状。疼痛位于脐周、左腹、右腹或全腹。多为阵发性绞痛,疼痛亦可为持续增长性阵发性加剧。

2.腹泻、便血　腹痛发生后出现腹泻,一日 3～7 次不等,亦有达 20 多次者。粪便初为糊状带粪质,后渐为黄水样,继之呈血水样、高粱米泔水样或果酱样,甚至为鲜血或暗红色血块,此时粪质少而有恶臭。出血量多少不定,轻者可仅有腹泻,或为粪便潜血阳性。严重者一日血量可达数百毫升。腹泻和便血时间短者仅 1～2 天,长者可达月余。可呈间歇发作,或反复多次发作。

3.呕吐　常与腹痛、腹泻同时发生,呕吐物可为胃内容,或呈咖啡样、血水样,亦可呕吐胆汁。

(二)腹部体征

腹部胀满,有时可见肠型。脐周、上腹或全腹有明显压痛,部分患者肌紧张或反跳痛。早期肠鸣音亢进,中毒症状明显,或伴有麻痹性肠梗阻者,肠鸣音减弱或消失。

(三)全身表现

病情严重者,可出现水电解质紊、休克、高热、抽搐、神志模糊或昏迷等严重中毒症状。此种病例预后差。

(四)并发症表现及其他表现

严重病例可出现麻痹性肠梗阻、肠穿孔、急性一腹膜炎等并发症及相应表现。其他少见表现有肠系膜淋巴结肿大、黄疸、肝脏脂肪酸变性、间质性肺炎、肺水肿、弥散性血管内凝血(DIC)、肺水肿、急性肾衰、肾上腺灶性坏死等。

(五)临床类型

临床类型可根据其临床突出表现分为腹泻型、便血型、肠梗阻型、腹膜炎型和毒血症型 5 型。

(六)实验室检查和特殊检查

1.血象　白细胞增多,多在 $12.0 \times 10^9 /L$ 以上,以中性粒细胞增多为主,并有核左移现象。

2.粪检　粪便呈血性,或潜血试验强阳性,可有少量或中等量脓细胞。

3. X线检查 腹部 X 线平片可见受累肠段(多为空肠)充气和液平面。肠穿孔者膈下可见游离气体。在急性期不宜做钡餐或钡灌检查,以免发生穿孔。急性期过后可作钡餐检查,如怀疑病变累及结肠者,应考虑做结肠镜检查。钡剂检查员显示肠黏膜粗糙,肠壁增厚,肠间隙增宽,肠壁张力和蠕动减弱,肠管扩张和僵直,部分病例可出现在肠痉挛、狭窄和肠壁囊样气肿。

三、诊断与鉴别诊断

(一)诊断

急性出血坏死性肠炎的诊断主要根据临床表现和相关的辅助检查。剧烈腹痛、便血、腹部压痛点不固定伴有严重毒血症时应怀疑本病可能。如同时能排除中毒性痢疾、绞窄性肠梗阻、肠套叠等诊断即可成立。辅助检查对诊断有很大帮助。血象显示周围血白细胞质增多,以中性粒细胞增多为主,常有核左移。红细胞质和血红蛋白常降低。粪便检查外观呈或鲜红色,或潜血试验强阳性,镜下见大量红细胞,偶见脱落的肠系膜,可有少量或中等量脓细胞。急性期不宜做钡餐或钡灌检查,以免发生穿孔。急性期过后可钡餐检查,以协助诊断。因此无早期诊断价值。

急性出血坏死性肠炎腹痛前有程度不同的前驱症状,如头痛、乏力、全身痛及食欲不振等。腹痛常常是突然发生,以左上腹或右下腹为主,有时却是脐周围或全腹部的持续性腹痛。临床上酷似肠梗阻或腹膜炎。除腹痛外常有腹泻或血便。患者发热,体温增高,甚至于发生中毒性休克。服务部广泛压痛,肠鸣音减弱或消失,偶尔在腹部触及包块。穿孔和腹膜炎时全腹压痛,有肌卫、反跳痛。腹腔试探穿刺发现红细胞和脓细胞提示有肠穿孔、肠坏死可能性。

(二)鉴别诊断

由于本病的临床表现与其他胃肠病有相似之处,因此易于混淆,应及时给予鉴别。

1. 克罗恩病急性期 急性出血性坏死性肠炎与克罗恩病的急性期在病变与临床表现上却有许多相似之处。克罗恩病是一种非特异性遗传免疫力性疾病,常无明显发病季节性和发病诱因。青壮年多见,腹泻以单纯性水样便为主,很少便血或有中毒症状,甚至发生中毒性休克。易转为慢性。病变以增生为主,很少发生出血、坏死。根据以上可资鉴别。

2. 中毒性痢疾 随着生活环境和自然环境的改善,对中毒性痢疾防治效果水平面的提高,本病的发病率有明显下降。中毒性菌痢发病骤急,开始即有高热、惊厥、神志模糊、面色灰暗、血压下降,可于数小时内出现脓血便,粪便中队脓血便外,找到吞噬细胞或大便培养出痢疾杆菌可作鉴别。

3. 急性化脓性腹膜炎 主要是急性出血性坏死性肠炎早期与腹膜炎鉴别。尽管两种疾病有腹痛、恶心呕吐、感染中毒症状,但化脓性腹膜炎如为继发性,可继发于腹腔内器官操作穿孔、破裂或原发性腹膜炎常有肺炎、脓毒血症、泌尿生殖系统感染等引起。开始即有腹膜刺激征。急性出血坏死性肠炎早期一般无腹膜刺激征。腹痛、便血为主要症状。

4. 急性阑尾炎 腹痛是急性阑尾炎的主要症状,多数人以突发性和持续性腹痛开始,少数人以阵发性腹痛开始,而后逐渐加重。腹痛开始多在上腹、剑突下或脐周围,经 4～8 小时或者 10 多个小时后,腹痛部位逐渐下移,最后固定于右下腹部,这种转移性右下腹痛约 80%的患者具有这一特征,所谓转移性右下腹痛,根据这一特征可与其他急腹症鉴别。

5.急性胃黏膜病变　本病有用药、酒精中毒或应激如严重感染、休克、大手术、烧伤、创伤及精神高度紧张等应激,引起血管痉挛收缩,致使黏膜缺血缺氧,导致黏膜损害,发生糜烂和出血。因此,了解有无用药、酗酒或应激状态对诊断很有帮助。由于溃疡不侵及肌层,在临床上很少有腹痛,上消化道出血是其最突出的症状,表现呕血或黑便。出血严重者可发生出血性休克。

6.十二指肠溃疡　疼痛部位在中上腹脐上方偏右,呈钝痛、烧灼痛或饥饿痛,有周期性、节律性发作,发生在饭后 1~2 小时,进食可缓解,常有嗳气、反酸、烧心、呕吐等症状。内镜检查可确诊。

7.肠梗阻　腹痛、呕吐、腹胀、无大便、无肛门排气是肠梗阻的主要功能,临床症状不同。上述这些症状的出现在与梗阻发生的急缓、部位的高低、所有腔阻塞的程度有密切关系。肠梗阻的特点:①波浪式的由轻而重,然后又减轻,经过一平静期而再次发作。②腹痛发作时有气体下降感,到某一部位时突然停止,此时腹痛最为剧烈,然后有暂时缓解。③腹痛发作时可出现肠型或肠蠕动,患者自觉似有包块移动。④腹痛时可听到肠鸣音亢进。绞窄性肠梗阻由于某种原因有肠管缺血和肠系膜的嵌顿,则常常为持续性,伴有阵发性加重,疼痛也较剧烈。有时肠系膜发生严重绞窄,可无缘无故性剧烈腹痛。麻痹性肠梗阻的腹痛往往不明显,阵发性绞痛尤为少见,一般多为胀痛。肠梗阻时呕吐、腹胀明显,而便血不多。急性出血性坏死性肠炎时便血症状较重,X 线腹部平片小肠有比较弥漫的充气或液平面。

8.肠型过敏性紫癜　儿童多见。腹痛剧烈伴呕吐、便血、易发生休克。常有腹膜刺激征与伴有肠麻痹和腹膜炎者不难鉴别。但肠型过敏性紫癜呕吐、腹胀更重,而便血不多。X 线腹部平片典型者常显示假肿瘤(充满液体的团袢肠段)、咖啡豆(充气的团袢肠段)影像。急性出血性坏死性肠炎时出血症状较重,X 线腹部平片小肠有比较弥漫的充或液平面。

四、治疗

急性出血性坏死性肠炎的治疗一般以内科治疗为主,治疗的要点是减轻消化道负担、纠正水和电解质紊乱、改善中毒症状、抢救休克、控制感染和对症治疗。

(一)一般治疗

腹痛、便血和发热期应完全卧床休息和禁食。这样有利于胃肠休息。直到呕吐停止、便血减少,腹痛减轻时方可进少量流质,以后逐渐加量,待无便血和明显腹痛时再改软食。禁食期间应静脉补充高渗葡萄糖、复方氨基酸、白蛋白、脂肪乳等。恢复饮食宜谨慎,过早摄食可能会导致营养不良,影响疾病的康复。腹胀和呕吐严重者应作胃肠减压。

(二)纠正水、电解质失衡

急性出血性坏死性肠炎时由于出血、呕吐、腹泻、发热,加上禁食,易于发生水、电解质及酸碱平衡失调,应及时给予纠正。

(三)抗休克

急性出血性坏死性肠炎时由于某种原因发热、呕吐腹泻、失血、禁食等因素容易引起休克,是引起患者死亡的主要原因,早期发现休克并及时处理是治疗本病的主要环节,应迅速补充血容量,改善微循环,除补充晶体溶液外,应适当输血浆、新鲜全血或人体血清白蛋白等胶体液。血压不升者,可酌情选用山莨菪碱为主的血管活性药物。为减轻中毒症状、过敏反应、协助纠正休克,可慎用肾上腺皮质激素治疗。可静脉滴注 3~5 天氢化可的松,成人

200~300mg/d,或地塞米松 5～10mg/d;儿童用氢化可的松 4～8mg/d,或地塞米松 1~2.5mg/d,病情好转应及时停药,因肾上腺皮质激素有加重肠出血和肠穿孔之危险,应用时必须谨慎。一般用 3～5 天。

（四）应用抗生素

控制肠道感染,宜尽早应用有效抗生素治疗。常用头孢类罗氏芬、先锋必、舒普深,喹诺酮类、大环内酯类等,酌情选择。

（五）对症治疗

腹痛严重者可给予度冷丁,高热、烦躁可给吸氧、解热剂、镇静剂或物理降温,便血量大时给予输血。

（六）中药

可用清热解毒、行气化滞、止血为主持中药治疗。常用方剂有黄连丸加减。常用的有黄连素、白头翁、马齿苋、银花、黄芩、赤白芍、广木香、秦皮、丹皮等。

（七）抗毒血清

采用 Welchii 杆菌抗毒血清 42000～85000U 静脉滴注,有较好疗效。

（张红云）

第十节　酒精性肝病

酒精性肝病(alcoholic liver disease,ALD)是由于长期大量饮酒导致肝细胞的变性和坏死,由此引起的脂肪肝,进而可发展成酒精性肝炎、肝纤维化和肝硬化,甚至肝癌。严重酗酒时可诱发广泛肝细胞坏死,甚至肝衰竭。据估计全球有 1500 万～2000 万人酗酒,这些人中有 10％～20％的人有不同程度的酒精性肝病。我国尚缺乏酒精性肝病的全国性大规模流行病学调查资料,但地区性流行病学调查显示我国饮酒人群和酒精性肝病的患病率有上升趋势。华北地区流行病学调查显示,从 20 世纪 80 年代初到 90 年代初,嗜酒者在一般人群中的比例从 0.21％升至 14.3％;21 世纪初,南方及中西部省份流行病学调查显示饮酒人群增至 30.9％～43.4％。饮酒人群中一部分嗜酒者或饮酒过量的人群出现酒精相关健康问题,其中酒精性肝病是酒精所致的最常见的脏器损害。21 世纪初,南方及中西部省份酒精性肝病流行病学调查资料显示,成人群体酒精性肝病患病率为 4.3％～6.5％。酒精性肝病占同期肝病住院患者的比例在不断上升,从 1991 年的 4.2％增至 19％年的 21.3％;酒精性肝硬化在肝硬化的病因构成比从 1999 年的 10.8％上升到 2003 年的 24.0％。酒精所致的肝脏损害已经在中国成为一个不可忽视的问题。

一、发病原因

影响酒精性肝损伤进展或加重的因素较多,目前国内外研究已经发现的危险因素主要包括:饮酒量、饮酒年限、酒精饮料品种、饮酒方式、性别、种族、肥胖、肝炎病毒感染、遗传因素、营养状况等。

（一）饮酒量或饮酒年限

达到一定饮酒量或饮酒年限,就会大大增加肝损害风险。然而,由于个体差异较大,也有研究显示饮酒与肝损害的剂量效应关系并不十分明确。

（二）酒精饮料品种及饮酒方式

不同的酒精饮料对肝脏所造成的损害也有差异。饮酒方式也是酒精性肝损伤的一个危险因素,空腹饮酒较伴有进餐的饮酒方式更易造成肝损伤。

（三）性别

女性对酒精介导的肝毒性更敏感,与男性相比,更小剂量和更短的饮酒期限就可能出现更重的酒精性肝病。饮用同等量的酒精饮料,男女血液中酒精水平明显有差异。

（四）种族和遗传

汉族人群的酒精性肝病易感基因乙醇脱氢酶（ADH）2、ADH3 和乙醛脱氢酶（ALDH）2 的等位基因频率及基因型分布不同于西方国家,可能是中国嗜酒人群和酒精性肝病的发病率低于西方国家的原因之一。并不是所有的饮酒者都会出现酒精性肝病,只是发生在一小部分人群中,表明同一地区群体之间还存在着个体差异。

（五）营养状况

酒精性肝病病死率的上升与营养不良的程度相关。维生素 A 的缺少或维生素 E 水平的下降,也可能加重肝脏损害。富含多不饱和脂肪酸的饮食可促使酒精性肝病的进展,而饱和脂肪酸对酒精性肝病起到保护作用。肥胖或体重超重可增加酒精性肝病进展的风险。

（六）肝炎病毒感染者

肝炎病毒感染与酒精对肝脏损害起协同作用,在肝炎病毒感染基础上饮酒,或在酒精性肝病基础上并发 HBV 或 HCV 感染,都可加速肝脏疾病的发生和发展。

二、发病机制

ALD 主要是酒精进入肝细胞后经过 AND 代谢为乙醛,再通过 ALDH 代谢为乙酸,进入三羧酸循环,酒精及其衍生物的代谢过程中直接或间接诱导的炎症反应、氧化应激、肠源内毒素、炎症介质和营养失衡等多种因素相互作用结果。

（一）肝细胞代谢紊乱

酒精代谢过程中还原型辅酶Ⅰ/辅酶Ⅰ（NADH/NAD$^+$）比例增加,肝内氧化还原状态异常,抑制三羧酸循环,使脂代谢紊乱。

（二）氧化应激和脂质过氧化作用

酒精在代谢过程中,产生过多的氧化应激产物,通过脂质过氧化反应,影响细胞线粒体及细胞膜功能,对 ALD 的发生和发展起着关键作用。

（三）免疫和炎症损伤

酒精代谢产物乙醛与多种蛋白形成的乙醛复合物具有很强的免疫原性,刺激机体产生抗体引起免疫损伤,导致包括蛋白酶在内的重要蛋白质及 DNA 的损伤。ALD 时肠道屏障功能受损引起肠源性内毒素血症,内毒素与脂多糖结合蛋白结合,形成脂多糖结合蛋白复合物,增加炎性细胞因子的转录与释放,炎症因子产生放大炎症效应,刺激星状细胞向成纤维细胞转化,导致肝纤维化的发生。

（四）二次打击学说

酒精因素作为初次打击,通过氧化应激促使反应性氧化物增加,而诱发肝脏脂肪聚集。在氧化应激相关的脂质过氧化及炎性细胞因子作用下,使脂肪变的肝细胞发生第二次打击,导致脂肪肝发生炎症、坏死和纤维化。

三、病理

酒精性肝病病理学改变主要为大疱性或大疱性为主伴小疱性的混合性肝细胞脂肪变性。依据病变肝组织是否伴有炎症反应和纤维化,可分为单纯性脂肪肝、酒精性肝炎、肝纤维化和肝硬化。酒精性肝病的病理学诊断报告应包括肝脂肪变程度($F_{0\sim4}$)、炎症程度($G_{0\sim4}$)、肝纤维化分级($S_{0\sim4}$)。

(一)单纯性脂肪肝

依据脂肪变性肝细胞占肝组织切片的比例,以及肝细胞脂肪变性占据所获取肝组织标本量的范围将肝脂肪变程度分为 4 度($F_{0\sim4}$):F_0,$<5\%$肝细胞脂肪变;F_3,$5\%\sim33\%$肝细胞脂肪变;F_2,$33\%\sim66\%$肝细胞脂肪变;F_3,$66\%\sim75\%$肝细胞脂肪变;F_4,75%以上肝细胞脂肪变。

(二)酒精性肝炎和肝纤维化

酒精性肝炎时肝脂肪变程度与单纯性脂肪肝一致,分为 4 度($F_{0\sim4}$),依据炎症程度分为 4 级($G_{0\sim4}$):G_0,无炎症;G_1,腺泡 3 带呈现少数气球样肝细胞,腺泡内散在个别点灶状坏死和中央静脉周围炎;G_2,腺泡 3 带明显气球样肝细胞,腺泡内点灶状坏死增多,出现 Mallory 小体,门管区轻至中度炎症;G_3,腺泡 3 带广泛的气球样肝细胞,腺泡内点灶状坏死明显,出现 Mallory 小体和凋亡小体,门管区中度炎症伴或不伴门管区周围炎症;G_4,融合性坏死和(或)桥接坏死。

依据纤维化的范围和形态,肝纤维化分为 4 期($S_{0\sim4}$):S_0,无纤维化;S_1,腺泡 3 带局灶性或广泛的窦周/细胞周纤维化和中央静脉周围纤维化;S_2,纤维化扩展到门管区,中央静脉周围硬化性玻璃样坏死,局灶性或广泛的门管区星芒状纤维化;S_3,腺泡内广泛纤维化,局灶性或广泛的桥接纤维化;S_4,肝硬化。

酒精性肝病的病理学诊断报告需包括肝脂肪变程度($F_{0\sim4}$)、炎症程度($G_{0\sim4}$)和肝纤维化分级($S_{0\sim4}$)。

(三)肝硬化

肝小叶结构完全毁损,代之以假小叶形成和广泛纤维化,为小结节性肝硬化。根据纤维间隔有否界面性肝炎,分为活动性肝硬化和静止性肝硬化。

四、诊断

(一)病因诊断

有长期饮酒史,一般超过 5 年,折合酒精量男性$\geq40g/d$,女性$\geq20g/d$;或 2 周内有大量饮酒史,折合酒精量$>80g/d$。但应注意性别、遗传易感性等因素的影响。酒精量(g)换算公式$=$饮酒量(mL)$\times$酒精含量($\%$)$\times0.8$。

(二)临床症状及体征

临床症状为非特异性,可无症状,或有右上腹胀痛、食欲缺乏、乏力、体重减轻、黄疸等;随着病情加重,可有神经精神症状、蜘蛛痣和肝掌等表现。

(三)实验室检查

血清谷草转氨酶(AST)、谷丙转氨酶(ALT)、$\gamma-$谷氨酰转移酶(GGT)、总胆红素(TBil)、凝血酶原时间(PT),平均红细胞容积(MCV)和缺糖转铁蛋白(CDT)等指标升高。其中 AST/ALT＞2、GGT 升高、MCV 升高为酒精性肝病的特点,而 CDT 测定虽然较特异,但临床未常规开展。禁酒后这些指标可明显下降,通常 4 周内基本恢复正常(但 GGT 恢复较慢),有助于诊断。

(四)影像学检查

1.超声显像诊断

(1)肝脏 B 超影像:用于反映肝脏脂肪浸润的分布类型,粗略判断弥漫性脂肪肝的程度,提示是否存在肝硬化,但其不能区分单纯性脂肪肝与脂肪性肝炎,且难以检出＜33％的肝细胞脂肪变。

具备以下三项腹部超声表现中的两项者为弥漫性脂肪肝:①肝脏近场回声弥漫性增强,回声强于肾脏。②肝脏远场回声逐渐衰减。③肝内管道结构显示不清。

(2)FibroScan:是目前全球最先进且唯一可实现对肝脏硬度及脂肪变进行无创定量检测的设备,大大提高了患者肝纤维化、肝硬化、脂肪肝的检出率。其原理是利用振动控制的瞬时弹性成像技术(VCTE)来评估肝脏的硬度值及利用受控衰减参数理论(CAP)来评估肝组织的脂肪变数值。弹性数值越大,表示肝组织硬度值越大。CAP 越大,表示脂肪变数值越大。为肝纤维化、脂肪肝的早期诊断、早期治疗和预防提供了可能。FibroScan 适用于各种慢性肝病包括病毒性肝炎、酒精性肝炎及自身免疫性肝病等所导致的肝纤维化、肝硬化和脂肪肝的检查。

FibroScan 能够快速对肝脏硬度值、脂肪变数值做出诊断,精确度高、重复性好,完全避免了肝穿刺带来的创伤。FibroScan 对纤维化各期的分级诊断准确性皆在 85％以上。

2.CT 影像学诊断　弥漫性肝脏密度降低,肝脏与脾脏的 CT 值之比≤1.0。弥漫性肝脏密度降低,肝/脾 CT 值≤1.0,但大于 0.7 者为轻度;肝/脾 CT 值≤0.7、但＞0.5 者为中度;肝/脾 CT 值≤0.5 者为重度。

(五)病理诊断标准

肝穿活组织检查是确诊酒精性肝病及了解分期、分级的可靠方法。酒精性肝病病理学改变主要为大疱性或大疱性为主伴小疱性的混合性肝细胞脂肪变性。

依据病变肝组织是否伴有炎症反应和纤维化,可分为单纯性脂肪肝、酒精性肝炎、肝纤维化和肝硬化。酒精性肝病的病理学诊断报告应包括肝脂肪变程度($F_{0\sim4}$)、炎症程度($G_{0\sim4}$)和肝纤维化分级($S_{0\sim4}$),见表3-10。

表3-10　酒精性肝病病理分级与分期

分级	脂肪变(F)	炎症(G)	纤维化(S)
0	＜5％	无炎症	无纤维化
1	5％～33％	腺泡3带呈现少数气球样肝细胞,腺泡内散在个别点灶状坏死和中央静脉周围炎	腺泡3带局灶性或广泛的窦周/细胞周纤维化和中央静脉周围纤维化
2	33％～66％	腺泡3带明显气球样肝细胞,腺泡内点灶状坏死增多,出现 Mallory 小体,门管区轻至中度炎症	纤维化扩展到门管区,中央静脉周围硬化性玻璃样坏死,局灶性广泛的门管区星芒状纤维化
3	66％～75％	腺泡3带广泛的气球样肝细胞,腺泡内点灶状坏死明显,出现 Mallory 小体和凋亡小体,门管区中度炎症伴或不伴门管区周围炎症	腺泡内广泛纤维化,局灶性或广泛的桥接纤维化
4	75％以上	融合性坏死和(或)桥接坏死	肝硬化

（六）酒精性肝病临床分型

1.轻症酒精性肝病　肝脏生物化学指标、影像学和组织病理学检查基本正常或轻微异常。

2.酒精性脂肪肝　影像学诊断符合脂肪肝标准，血清 ALT、AST 或 GGT 可轻微异常。

3.酒精性肝炎　是短期内肝细胞大量坏死引起的一组临床病理综合征，可发生于有或无肝硬化的基础上，主要表现为血清 ALT、AST 升高和血清 TBil 明显增高，可伴有发热、外周血中性粒细胞升高。重症酒精性肝炎是指酒精性肝炎患者出现肝衰竭的表现，如凝血机制障碍、黄疸、肝性脑病、急性肾衰竭、上消化道出血等，常伴有内毒素血症。

4.酒精性肝硬化　有肝硬化的临床表现和血清生物化学指标的改变。

五、鉴别诊断

排除嗜肝病毒现症感染，以及药物、中毒性肝损伤和自身免疫性肝病等。

六、治疗

酒精性肝病的治疗原则是：戒酒和营养支持，减轻酒精性肝病的严重程度；改善已存在的继发性营养不良和对症治疗酒精性肝硬化及其并发症。

1.戒酒　是治疗酒精性肝病的最重要的措施，戒酒过程中应注意防治戒断综合征。

2.营养支持　酒精性肝病患者需良好的营养支持，应在戒酒的基础上提供高蛋白、低脂饮食，并注意补充维生素 B、维生素 C、维生素 K 及叶酸。

3.药物治疗

（1）糖皮质激素：可改善重症酒精性肝炎（有脑病者或 Maddrey 指数＞32）患者的生存率。但感染、急性胃肠出血、肾功能不全、胰腺炎、未控制的糖尿病者不适合应用。

（2）美他多辛 0.5g，一日 2 次，可加速酒精从血清中清除，有助于改善酒精中毒症状和行为异常，可用于酒精中毒有行为异常者。

（3）抗炎保肝药物

1）腺苷蛋氨酸 500～1000mg/d，静脉滴注、肌内注射或口服。腺苷蛋氨酸治疗可以改善酒精性肝病患者的临床症状和生物化学指标。

2）多烯磷脂酰胆碱口服 456mg，每日 3 次，严重者可静脉滴注 465～930mg/d。多烯磷脂酰胆碱对酒精性肝病患者有防止组织学恶化的趋势。

3）还原型谷胱甘肽 400mg，每日 3 次，或静脉注射 1200mg/d，严重者可 2400mg/d。

4）甘草酸制剂。

5）水飞蓟宾类。

6）双环醇 25mg，每日 3 次。

水飞蓟宾类、多烯磷脂酰胆碱和还原型谷胱甘肽等药物有不同程度的抗氧化、抗炎、保护肝细胞膜及细胞器等作用，临床应用可改善肝脏生物化学指标。但不宜同时应用多种抗炎保肝药物，以免加重肝脏负担及因药物间相互作用而引起不良反应。

（4）酒精性肝病患者肝脏常伴有肝纤维化的病理改变，故应重视抗肝纤维化治疗。目前有多种抗肝纤维化中成药或方剂，如安络化纤胶囊等。

（5）积极处理酒精性肝硬化的并发症（如门静脉高压、食管胃底静脉曲张、自发性细菌性腹膜炎、肝性脑病和肝细胞肝癌等）。

（6）严重酒精性肝硬化患者可考虑肝移植,但要求患者肝移植前戒酒 3～6 个月,并且无其他脏器的严重酒精性损害。

七、预后

评价酒精性肝病严重程度的指标：有多种方法用于评价酒精性肝病的严重程度及近期存活率,有 Child-Pugh 积分系统,凝血酶原时间-血清胆红素判别函数（Maddrey 判别函数,Maddrey discriminant function,MDF）,终期肝病模型（MELD）评分系统。其中,Maddrey 判别函数有较高价值。

1. Maddrey 判别函数（MDF）　4.6×（患者凝血酶原时间-对照值）+血清胆红素（mg/dl）,指数>32,近期死亡率为 50%。

2. 终期肝病模型（MELD）评分系统　可用于预测酒精性肝病死亡率。其计算公式：R=0.378log[胆红素（mg/dl）]+1.12log（INR）+0.95log[肌酐（mg/dl）]+0.64（病因：胆汁性或酒精性 0,其他 1）。R>11 有预测价值,越高,其风险越大,生存率越低。后为计算方便,Kamath 等将公式改良为 R=3.8log[胆红素（mg/dl）]+11.2log（INR）+9.6log[肌酐（mg/dl）]+6.4（病因：胆汁性或酒精性 0,其他 1）。

MELD 分级中使用的血清肌酐、胆红素、INR 等指标,容易受非肝病因素的影响,这将直接影响判断真实的肝病病情,并指出为了避免肝外因素造成的血清肌酐波动影响 MELD 分级的准确性,在利用 MELD 分级判断病情时,应在患者血流动力学稳定和充分补液的基础上使用。如使用血清肌酐清除率代替血清肌酐,将能使 MELD 分级更准确地反映肝功能变化；凝血酶原活性（PTA）较 INR 变化更小,如使用 PTA 代替 INR,可能使 MELD 分级具有更好的统一性。

（张红云）

第十一节　肝豆状核变性

肝豆状核变性（hepatolenticular degeneration,HLD）又称威尔逊病（WD）,由 Wilson 首先报道和描述,是一种常染色体隐性遗传的铜代谢障碍疾病。临床上表现为进行性加重的椎体外系症状、肝硬化、精神症状、肾功能损害及角膜色素环（K-F 环）等,关键在于早期诊断、早期治疗,晚期或不恰当治疗可致残甚至死亡。世界范围发病率为 1/10 万～1/3 万,基因携带者为 1/90,在中国人群中的发病率较高,且越来越多见。

一、病因及发病机制

本病属于常染色体隐性遗传性铜代谢异常疾病,致病基因 ATP7B 定位于染色体 13q14.3 上,编码一种铜转运 P 型 ATP 酶。虽然 ATP7B 可在包括脑在内的多种组织表达,但是主要表达于肝细胞,临床上多数患者广泛的铜蓄积几乎完全是肝细胞 ATP7B 功能损害引起,因为 HLD 患者在肝移植后铜蓄积可完全逆转。ATP7B 蛋白质缺乏或功能降低可致铜蓝蛋白生物合成和肝细胞向胆汁排铜的减少引起肝铜的蓄积和肝脏损伤,最终铜释放到血流中,沉积在其他各种器官内,特别是脑、肾和角膜之中,伴随细胞内持续的铜蓄积,铜平衡受损,最终导致组织铜的过量引起各脏器细胞损伤。铜蓄积引起细胞损伤的机制尚不清楚。

二、病理

1. 肝脏　光学显微镜下最早可观察到的病变是汇管区肝细胞核的糖原样变性和中度脂肪浸润肝细胞线粒体在大小和形状上有明显的不一致性,如基质密度增加。正常靠近的内外线粒体膜分离,嵴间空间增大,基质中出现一些空泡和晶体包涵体或致密包涵体。

在肝豆状核变性脂肪变性中观察到的脂滴中,1%～2%为具有酸性磷酸酶活性的脂质溶酶体脂滴。这些超微结构的异常,特别是线粒体和脂肪变性,常发展为纤维化,最终导致硬化。偶尔,在窦状隙可发现胶原纤维和基膜物质,也可见到肝细胞异常分离和假性腺体的形成。

从脂肪浸润到硬化,病理改变与其他原因导致的慢性活动性肝炎难以区别,均有单核细胞浸润(大多数是淋巴和浆细胞),超越界板的碎屑坏死,肝实质细胞的塌陷,桥接状肝细胞坏死及纤维化等,进展为大结节性肝硬化,或者迅速发展为难治性急性重型肝炎。向肝硬化进展的过程中常伴有轻微的肝实质炎性细胞浸润或细胞坏死。组织学表现为大结节性肝硬化或小结节－大结节性混合性肝硬化,胆管增生和不同程度的圆形细胞浸润。

2. 神经系统　神经系统的病理变化是在豆状核、尾状核和大脑皮质。表现为神经元变性和数目的减少,星形细胞显著增加,局部发生软化或空洞形成。

3. 角膜　角膜后弹力层切片可见金属色铜颗粒。

三、临床表现

出现症状时的平均年龄为 10～13 岁,在多数 WD 患者早期临床主要表现为肝脏症状与神经精神症状两大方面。晚期可出现肾、骨关节和肌肉损害等症状。

(一)肝脏症状

本病通常 5～10 岁发病。由于肝脏内铜离子沉积达超饱和,引起急性肝衰竭。临床表现为全身倦怠、嗜睡、食欲缺乏、恶心呕吐、腹部膨胀及高度黄疸,病情迅速恶化,多于 1 周至 1 个月死亡,往往在其同胞被确诊为肝豆状核变性后,回顾病史时方考虑本病的可能。

半数患者在 5～10 岁内出现一过性黄疸、短期谷丙转氨酶增高和(或)轻度腹水,不久迅速恢复。数年后当神经症状出现时,肝脏可轻度肿大或不能扪及,肝功能轻度损害或正常范围,但 B 超检查已有不同程度损害。

少儿期缓慢进行性食欲缺乏、轻度黄疸、肝大和腹水,酷似肝硬化的表现。经数月至数年,消化道症状迁延不愈或日益加重,而渐渐出现震颤、肌僵直等神经症状。神经症状一旦出现,肝症状迅速恶化,多于几周至 2～3 个月内陷入肝性脑病。因此,对原因不明的肝硬化患儿应排除本病。

部分青少年患者可表现缓慢进行性脾大,并引致贫血、白细胞或血小板减少等脾功能亢进征象,一般在脾切除和(或)门静脉分流术后不久出现神经症状并迅速恶化,常于短期内死亡;少数患者因食管静脉破裂致上消化道出血而迅速促发神经症状。

(二)神经精神症状

震颤:早期常限于上肢,渐延及全身。多表现为快速、节律性、似扑翼样震颤,可并有运动时加重的意向性震颤。

发音障碍与吞咽困难：多见于儿童期发病的 HLD 说话缓慢似吟诗，或音调平坦似念经，也可有含糊不清、暴发性或震颤性语言。吞咽困难多发生于晚期患者。

肌张力改变：大多数患者肌张力呈齿轮样、铅管样增高，往往引致动作迟缓、面部表情减少、写字困难、步行障碍等。少数舞蹈型患者伴肌张力减退。

精神症状：早期患者智能多无明显变化，但急性起病的儿童较早发生智力减退；大多数肝豆状核变性具有性格改变，如自制力减退、情绪不稳、易激动等；重症可出现抑郁、狂躁、幻觉、妄想、冲动等，可引起伤人自伤行为。少数患者以精神症状为首发症状，易被误诊为精神分裂症。

（三）肾脏表现

本病可出现氨基酸尿、高钙尿、肾性糖尿等，造成肾小管性酸中毒。

（四）血液系统表现

血液系统表现包括溶血性贫血、脾大、脾破裂、脾功能亢进（贫血、白细胞或血小板减少）。

（五）眼部表现

眼部可见角膜色素环，肉眼或裂隙灯在角膜后弹力层周边部可见棕色 K—F 环。

四、临床分型

Wilson 病根据临床表现分为肝型、脑型、其他型和混合型。脑型另分为帕金森综合征亚型和运动障碍亚型。

1.肝型　表现为急性或慢性肝炎、肝硬化（代偿或失代偿）或严重肝功能损害。

2.脑型　以神经、精神症状表现为主，多数在儿童、青少年或青年起病，同胞中常有相同患者。起病隐匿，病程进展缓慢。最初的症状可能为学业下降，继而出现运动障碍，表现为扭转痉挛、手足徐动、舞蹈症状、步态异常、共济失调等。还可表现为动作缓慢、流涎、构音困难、声音低沉、吞咽障碍等。

3.其他类型　以肾脏、骨骼和关节及肌肉损害或溶血性贫血为主。

4.混合型　以上各型的组合。

这种分型不仅突出了主要受损器官，更重要的是能够帮助临床医师选择恰当的治疗措施。

五、辅助检查

1.铜蓝蛋白测定　血清铜蓝蛋白正常参考值为 200～500mg/L，＜200mg/L 为异常；血清铜蓝蛋白＜80mg/L 是诊断 Wilson 病的强有力证据。Wilson 病患者血清铜蓝蛋白水平与病情严重程度和驱铜治疗效果无明显相关性。多数患者经驱铜治疗后，血清铜蓝蛋白水平无明显改变，但症状与体征改善。因此，血清铜蓝蛋白仅作为诊断指标，不作为监测疗效的指标。

2.血清铜测定　血清铜总量可能下降。

3.24h 尿铜测定　24h 尿铜亦是诊断 Wilson 病的重要指标之一。国内指南规定，24h 尿铜正常参考值为＜100μg，≥100μg 为异常。另外 24h 尿铜作为监测病情、调整药物剂量的依据亦十分重要。

4.肝铜测定　肝铜＞250μg/g 肝组织（干重）是诊断 Wilson 病的强有力证据。

5.角膜 K—F 环检查　角膜 K—F 环是诊断 Wilson 病的金标准之一。可疑 Wilson 病患者须经裂隙灯检查证实角膜 K－F 环阳性。有神经症状明显但角膜 K－F 环阴性者,不能排除 Wilson 病。<7 岁的 Wilson 病患儿很少出现角膜 K－F 环。

6.基因诊断 ATP7B 基因检测是诊断本病的直接证据。

7.影像学检查

(1)肝豆状核变性的肝脏 B 超检查:有其特殊的声像图,并将肝实质的声像图按肝损害的不同程度依次分为光点闪烁型、岩层征型、树枝状光带型和结节型,对肝豆状核变性具有特征性诊断价值。对尚未出现神经症状的肝豆状核变性肝硬化者(结节型)与慢性肝炎肝硬化者有鉴别价值。可评估脾脏大小、形态,可显示胆结石、肾结石、肾钙质沉着。

(2)食管钡剂造影摄片:脾门静脉造影或动脉造影,可对疑有门静脉高压临床表现的肝豆状核变性患者进一步确诊。

(3)骨关节 X 线检查

1)骨关节 X 线改变是本病潜在的诊断指标。临床上难以确诊的病例,不管有无骨关节症状,都可利用该检查帮助诊断。

2)在儿童、少年期出现不明原因的病理性骨折,或 X 线照片发现腕、膝关节异常,要考虑到患肝豆状核变性的可能性。

3)通过先证者做家系调查时可作为判断是否为症状前或症状早期患者的辅助方法。

(4)颅脑 CT、MRI

颅脑 CT:无症状的肝豆状核变性及无脑症状的肝型肝豆状核变性患者颅脑 CT 扫描以脑萎缩为多见,而脑型肝豆状核变性则以基底核区对称性低密度影为特征。因此,CT 扫描对不典型的潜伏型、肝型及脑型肝豆状核变性患者都有辅助诊断价值。

颅脑 MRI:可显示出比 CT 更为清晰的颅内异常表现,侵犯基底核神经核团时均表现为双侧对称性,且为豆状核、尾状核头部的大部分受累,而丘脑则为局部受累。脑干病灶则以脑桥和中脑病变为主,少见小脑病灶。因而,对称性基底核异常信号同时伴有脑干病灶是肝豆状核变性的影像特征之一。

8.电生理检查

(1)脑电图:以脑症状为主的脑型肝豆状核变性患者脑电图多正常或轻度异常;以肝脏损害为主的腹型或肝型肝豆状核变性患者的脑电图多为中度、重度异常。脑电图检查有助于对有癫痫发作的肝豆状核变性进行诊断。

(2)脑干听觉诱发电位(BAEP):肝豆状核变性患者可出现 BAEP 异常,有一定的辅助诊断价值。

9.心理测试及 IQ 检测 对精神障碍型肝豆状核变性或呈现精神症状的其他类型肝豆状核变性,可通过心理测试以区别属于行为障碍或器质性精神病。IQ 检测能了解患者智能障碍的程度。

10.其他检查 腹腔镜检查可看到肝脏硬化结节,有助于直接了解肝豆状核变性患者肝脏损害的程度。

六、诊断

有家族遗传史、父母是近亲婚配、同胞有肝豆状核变性患者或死于原因不明的肝病者。表现为缓慢进行性震颤、肌僵直、构语障碍等锥体外系症状、体征及肝症状即可诊断。40 岁以下起病的不明原因的慢性活动性肝病、肝硬化、溶血性贫血者均应做血清铜蓝蛋白和 ATP7B 基因的筛查,除外本病的可能。若肉眼或裂隙灯证实有角膜 K－F 环,血清铜蓝蛋白降低或 24h 尿排铜量增高,诊断可以确立。

慢性不明原因的肝炎、肝硬化,血清铜蓝蛋白降低(CP)<80mg/L,24h 尿铜≥100μg,肝铜>250μg/g 肝组织(干重),是诊断本病的强烈证据。

基因诊断是本病的直接证据,有家属史者诊断较易,无家属史者应做 ATP7B 基因突变检查。

七、鉴别诊断

(1)本病应与慢性活动性肝炎、慢性胆汁淤滞综合征或门静脉性肝硬化等肝病鉴别。但无血清铜降低、尿铜增高、血清铜蓝蛋白和铜氧化酶显著降低等铜代谢异常,亦无角膜 K－F 环。

(2)帕金森病:无铜代谢异常及角膜 K－F 环,可与肝豆状核变性区别。

八、并发症

肝豆状核变性患者免疫功能部分低下,部分患者有假性延髓麻痹的症状,如吞咽困难、饮水反呛等,特别是长期卧床的患者更容易患坠积性肺炎、尿路感染与褥疮。有锥体外系症状的患者,行走困难、易跌倒而出现骨折。

肝豆状核变性患者在肝硬化失代偿期有门静脉高压合并食管胃底静脉曲张者,易出现急性上消化道出血,甚至发生出血性休克;少数肝脏的解毒能力下降,易出现肝性脑病、肝肾综合征等;亦有患者由于脑部损害而合并癫痫发作。

九、治疗

(一)饮食治疗

1.避免高铜饮食　每日食物中含铜量不应>1mg,不宜进食动物内脏、鱼虾海鲜和坚果等含铜量高的食物。

2.适宜的低铜饮食　如精面、精白米、新鲜青菜、苹果、梨、鱼类、猪肉、鸡鸭肉等。

3.勿用铜制的食具

(二)驱铜及阻止铜吸收的药物治疗

药物治疗的目的是促进体内铜离子排泄、减少其吸收。这是一个需要长期维持的生理、生化代谢过程,因此,患者需要终身治疗(成功施行肝脏移植手术者则无需终身服药)。

1.D－青霉胺　应施行个体化方案,剂量 0.75～1.0g,自小剂量开始给药,最大可达 2.0g。检测 24h 尿铜(1 次/周),当其水平开始下降时,再缓慢增加 D－青霉胺剂量,防止肝脏等组织中沉积的铜一次动员过多,导致脑组织中铜离子水平短暂性升高。另外,对于已经发生面部或手足畸形的患者,不推荐应用 D－青霉胺治疗,因 D－青霉胺可能使其症状加重,甚至完全不能发声。应用 D－青霉胺过程中,建议每以 24h 尿铜作为调整药物剂量的依据,若多次检测 24h 尿铜均为 200～500μg,且患者症状稳定,可适当减少 D－青霉胺剂量或转为间歇给药,如服药 2 周停药 2 周,或服药 10d 停药 10d。

2.二巯丙磺酸钠(DMPS)　剂量 2.5～5mg/kg,每天 1 次,用药 3d 停 4d 为 1 个疗程,一般 3～5 个疗程。

3.二巯丁二酸　成人 1 次 0.5g,一天 3 次,连用 3d 为 1 个疗程,停药 4d 再用;或每次

0.5g,每天 2 次,隔天服药,共 10d,停药 5d 再用。一般 2～3 个疗程即可。

儿童每次口服 10mg/kg 或 350mg/m²,每 8h1 次,连用 5d,然后改为每 12h1 次,连用 2 周,共 19d 为 1 个疗程。

4.依地酸二钠钙 每天 0.5～1g 溶于 5%～10%葡萄糖溶液 250～500mL 中,静脉滴注,3d 为 1 个疗程,间歇 4d 后进行第二疗程。一般用 2～4 个疗程。肌内注射,每次 0.25～0.5g,每天 1 次,加 2%普鲁卡因 2mL(先做普鲁卡因皮试)。

小儿:静脉滴注,每次 12.5～25mg/kg,每天 2 次,每天最大剂量不超过 1g,疗程同上。

5.锌制剂等药物 可减少铜离子吸收。硫酸锌 10～300mg,每天 3 次,葡萄糖酸锌 500mg,每天 3 次。

(三)对症治疗

苯海索(安坦)开始时每天 1～2mg;逐日递增至每天 5～10mg,分次服用。用于帕金森病,改善流涎有效,缓解僵直等。

(四)肝脏移植

肝脏移植常采用原位肝脏移植或亲属活体肝脏移植,肝型中的暴发性肝衰竭(伴或不伴溶血性贫血)的患者,应首选肝脏移植治疗以挽救生命,驱铜治疗已不是首选,但术后仍需药物治疗。

(五)Wilson 病妊娠患者的治疗原则

国内指南建议:Wilson 病妊娠患者在整个妊娠期应继续服药,最好应用锌制剂治疗。

(六)Wilson 病的终身治疗原则

药物治疗的目的是促进体内铜离子排泄、减少其吸收。这是一个需要长期维持的生理、生化代谢过程,因此,患者需要终身治疗(成功施行肝脏移植手术者则无需终身服药)。临床上,不少患者经治疗后病情好转即自行停药,这样不但使新摄入的铜离子沉积于器官或组织,而且使已经与铜离子结合的复合物解离出游离铜离子而产生毒性作用,症状再次加重。发生这种情况,必须立即重新开始药物治疗。对于初诊患者尤其应强调终身治疗的重要性,当然终身治疗不是每天都要服药,症状稳定者可间歇给药。临床上,Wilson 病治疗的最大问题是患者依从性差。由于各种现实问题,如对长期服药的厌烦、对药物不良反应的担心、症状好转后的侥幸心理、购药困难(一般只能在大城市的某些医院才能购到 D-青霉胺)或经济困难等因素,使得许多患者依从性差,导致病情进展,最后病残,甚至死亡。因此,临床医师应尽可能给予患者用药指导和监督。

十、预后

肝豆状核变性患者出现并发症往往病情加重,如不及时、准确地处理,部分患者预后较无并发症的患者差。

十一、预防

对患者的家庭成员测定血清铜蓝蛋白、血清铜、尿铜及体外培养皮肤纤维细胞的含铜量,有助于发现肝豆状核变性症状前纯合子及杂合子,并给予尽早治疗。杂合子应禁忌与杂合子结婚,以免其子代发生纯合子。产前检查如发现为纯合子,应终止妊娠。

(张红云)

第四章 内分泌疾病

第一节 甲状腺功能亢进症

甲状腺功能亢进症(hyperthyroidism)简称甲亢,是指甲状腺功能增高,甲状腺激素分泌增多所致的一组内分泌疾病。临床特征有甲状腺肿大、高代谢症群,神经、心血管系统功能失常等。甲状腺毒症(thyrotoxicosis)是指任何原因引起的循环中甲状腺激素增多,可由于甲亢、摄入外源性的甲状腺激素及部分甲状腺炎等所引起。甲状腺炎的某一阶段由于甲状腺滤泡破坏、甲状腺激素释放入血而出现甲状腺毒症,多为一过性。见于亚急性甲状腺炎、安静性甲状腺炎及桥本甲状腺炎。

一、甲状腺功能亢进症的分类

根据病因不同甲状腺功能亢进症可分为以下几类。

1.甲状腺性甲状腺功能亢进症

(1)毒性弥漫性甲状腺肿:又称突眼性甲状腺肿或 Grave's 病,主要由自身免疫机制失常所致,临床上呈典型或不典型甲状腺功能亢进症症候群,典型病例伴有甲状腺弥漫性肿大与突眼症。

(2)自主性高功能甲状腺腺瘤:本病原因不明,结节可呈一个或多个,起病缓,无突眼,甲状腺扫描呈热结节,且不受 TSH 调节,而结节以外的组织摄碘相对减少。

(3)多结节性甲状腺肿伴甲状腺功能亢进症:又称毒性多结节性甲状腺肿,病因不明,甲状腺摄碘功能增高但分布不均匀,TSH 和甲状腺激素并不改变摄碘功能。

(4)碘甲状腺功能亢进症:与长期大量摄碘或使用含碘药物(如乙胺碘呋酮)有关。

(5)甲状腺滤泡癌:因癌肿或转移灶分泌较多的甲状腺激素所致。

2.垂体性甲状腺功能亢进症 由于垂体分泌过多的 TSH 所致,临床上罕见。

3.异位 TSH 综合征 非常罕见,绒毛癌、葡萄胎、支气管癌和直肠癌等均可能分泌 TSH 样物质而引起甲亢。

Grave's 病是临床上甲状腺功能亢进症最常见的一种类型,约占所有甲状腺功能亢进症患者的85%以上。本节重点阐述 Grave's 病。

二、Grave's 病

Grave's 病是一种自身免疫性甲状腺疾病,其确切机制尚不明确。患者血清中存在多种自身抗体,包括甲状腺球蛋白抗体(TgAb)、过氧化酶抗体(TPOAb)及针对促甲状腺素(TSH)受体的 TSH 受体抗体(thyrotropin receptor antibodies,TRAb),Graved 病患者体内的 TRAb 多为刺激性抗体,又称甲状腺刺激抗体(thyroid－stimulating antibodies)。TRAb 与 TSH 受体结合,可激活 G 蛋白(Gsa 和 Gq)信号通路,引起甲状腺组织增生,甲状腺激素合成和分泌增加,进而导致甲亢。用敏感方法测定,90%～100%未治疗的 Grave's 病患者可检测到 TRAb。Grave's 病的临床及病理特征包括甲状腺弥漫性肿大,滤泡细胞增生,并有淋巴细胞浸润,部分患者可伴有球后结缔组织增生和眼外肌水肿,引起突眼。根据美国第三次国家营养调查(NHANESⅢ)及英国的流行病学调查数据,在女性 Grave's 病的患病率在 1%~2%,发病率约为每年千分之一。男性较少,约为女性的 1/10。

(一)临床表现

本病多见于女性,以 20~40 岁者最多见,男女比例约 1:7~1:10。典型的临床表现主要包括高代谢症群、甲状腺肿大和眼病三方面。但少数老年患者高代谢的表现不明显,反而表现为乏力、心悸、厌食、抑郁、嗜睡等,称为"淡漠型甲亢"。随着诊断技术的提高,近年来轻症和不典型病例逐渐增多。典型的病例常有如下表现。

1.高代谢症群　常有怕热、多汗、皮肤潮湿。患者常有低热,严重病例如发生甲亢危象时出现高热。

2.心血管系统　心慌、气短,活动后明显,常表现为窦性心动过速,部分患者可有心律失常如期前收缩、房颤等。病程长、病情严重者还可能出现心力衰竭、心脏扩大等。在一项 Framingham 队列研究中,对超过 2000 例的 60 岁以上老年甲亢患者的调查中,28%存在由于甲状腺高功能导致的房颤。

3.消化系统　胃肠蠕动增加,食欲亢进,大便次数增加,但由于分解代谢增加,体重反而下降。甲状腺激素对肝脏有直接毒性作用,部分患者可有肝大和转氨酶升高等。

4.血液系统　外周血白细胞总数偏低,淋巴细胞、单核细胞比例和绝对值增加,偶有贫血。

5.皮肤改变　小部分患者可有典型的对称性黏液性水肿,多见于小腿胫前下段,也可见于足背、膝部或上肢等。局部皮肤多增厚、粗糙、色素沉着等。

6.运动系统　主要表现为肌肉无力,少数患者可发生甲状腺功能亢进症性肌病。以肩胛带和骨盆带肌群受累为主。Grave's 病有 1%伴发重症肌无力,也有少数 Grave's 患者合并低钾性周期性麻痹,多见于亚洲及拉丁美洲的男性患者。

7.生殖系统　女性患者常有月经稀少,周期延长,部分患者仍可妊娠、生育。男性主要表现为阳痿,偶有乳房发育。

8.神经系统　常有易激动、精神紧张、失眠,部分患者可有焦虑、多疑甚至幻觉等。手颤,腱反射活跃,反射时间缩短。

9.甲状腺肿　多数患者甲状腺呈弥漫性肿大,多质软,由于甲状腺的血流增多,在上下叶的外侧可闻及血管杂音和扪及震颤。

10.眼征　包括以下几种:①眼裂增宽(Darymple 征),少瞬和凝视(Steelwag 征)。②眼球内聚不良(Mobius 征)。③下视露白(Von Graefe 征)。④眼向上看时,前额皮肤不能皱起(Joffroy 征)。

(1)非浸润性突眼:又称良性突眼,多为对称性,主要改变为眼睑及眼外部的改变,球后组织改变不大,突眼度<18mm。

(2)浸润性突眼:又称内分泌性突眼或恶性突眼,较少见,病情多较严重,多伴随甲状腺功能亢进症发生,也可见于甲状腺功能亢进症不明显或无高代谢症群的患者,主要由于眼外肌和球后组织淋巴细胞浸润和水肿所致。

(二)实验室检查

1.甲状腺激素测定　甲状腺功能亢进症患者总 T_3、T_4 水平增高,但总甲状腺激素受甲状腺结合球蛋白的影响,在考虑到可能有 TBG 异常的情况下,应测定游离 T_3(FT_3)、FT_4。FT_3 和 FT_4 测定结果不受 TBG 的影响,与总 T_3、T_4 相比能更好地反映甲状腺功能,但 FT_3 和 FT_4 在血液中含量很低,对测定质控的要求较高。

2. 促甲状腺素(TSH)测定　TSH 刺激甲状腺激素的合成,同时又受甲状腺激素的反馈调节。甲状腺功能亢进症时,TSH 受抑制,用敏感方法测定 TSH 值低于正常,是诊断甲状腺功能亢进症敏感的指标。

3. 甲状腺摄[131]I 率测定　甲状腺功能亢进症时摄碘率增高,3h>25％,24h>45％,高峰前移,目前已不作为甲状腺功能亢进症诊断的常规指标,但对鉴别甲状腺毒症的原因如与部分甲状腺炎所致的一过性甲亢鉴别时仍有一定意义。

4. TSH 受体抗体(TRAb 或 TSAb)　TRAb 与 Grave's 病患者发生甲状腺功能亢进症有关,未治的 Grave's 病患者 TRAb 阳性率大于 90％。测定 TRAb 对甲状腺功能亢进症的诊断、治疗效果及预后判断均有意义。

5. 甲状腺核素静态显像　主要用于对甲状腺结节性质的判定,对结节性甲状腺肿伴甲状腺功能亢进症和自主高功能腺瘤的诊断意义较大。

(三)诊断和鉴别诊断

典型的 Grave's 病患者,根据高代谢表现、甲状腺弥漫性肿大及血清中甲状腺激素水平增高,诊断并不难。但轻症患者或老年及儿童患者,表现常不典型,需借助全面的实验室检查综合分析判断。

鉴别诊断:①神经官能症。②自主性高功能甲状腺腺瘤等,只要考虑到 Grave's 病的可能,鉴别诊断并不难。③与桥本甲状腺炎、无痛性甲状腺炎及亚急性甲状腺炎甲状腺功能亢进症期鉴别,各种甲状腺炎早期阶段均可能由于甲状腺滤泡的破坏而出现血清甲状腺激素水平升高,并可出现相应的高代谢表现,易与 Grave's 病混淆,但甲状腺炎所致的甲状腺毒症表现常常是一过性的,数周后甲状腺激素水平多可恢复正常甚至偏低,如行甲状腺摄碘率测定,甲状腺炎患者常显示摄碘率很低,与 Grave's 病的摄碘率增高明显不同,此外,亚急性甲状腺炎患者还有甲状腺区域疼痛、发热及红细胞沉降率增快等表现,也易与 Grave's 病鉴别。老年患者甲状腺功能亢进症常不典型,常有消瘦、畏食、表现淡漠、心律失常等,易误诊为恶性肿瘤、心脏病等。

(四)治疗

1. 一般治疗　治疗初期应注意休息,保证营养,进食高蛋白,富含维生素的食物。

2. 甲状腺功能亢进症的治疗　目前甲状腺高功能的治疗主要有 3 种方法,即药物治疗、手术治疗和放射性碘治疗。

(1)药物治疗:迄今为止,药物治疗仍是多数 Grave's 病患者的首选治疗方法,目前临床上常用药物主要有甲巯咪唑(他巴唑)和丙硫氧嘧啶(PTU))和卡比马唑等。A 卡比马唑在体内逐渐水解游离出甲巯咪唑而发挥作用,故其疗效与不良反应与甲巯咪唑相似,上述药物均可抑制甲状腺激素的合成,丙硫氧嘧啶同时还有抑制 T_4 向 T_3 转化的作用。甲巯咪唑的半衰期约 6h,PTU 大约 1.5h,两者均可在甲状腺内聚集,单剂量的甲巯咪唑抗甲状腺作用可持续 24h 以上,因此对于轻中度甲状腺功能亢进症患者可每日 1 次服用。药物治疗的起始剂量分别为甲巯咪唑 10mg,每日 3 次或 PTU 100mg,每日 3 次,治疗 4~6 周,待甲状腺功能恢复正常后,逐渐减少药物剂量直至维持量,总疗程在 1~1.5 年。如病情不易控制,可适当增加药物剂量和延长疗程。

由于 PTU 具有少见但严重的导致肝衰竭的不良反应,有时需要进行肝移植治疗。美国 FDA 于 2009 年 6 月提出警告,建议 PTU 不作为一线的抗甲状腺药物,但仍可用于妊娠早期(开始 3 个月)、威胁生命的严重甲状腺毒症、甲状腺危象及对甲巯咪唑不耐受的甲状腺功能亢进症患者的治疗。

治疗初期,在抗甲状腺药物治疗同时,如无哮喘、慢性阻塞性肺病等禁忌证,可加用 β 受体阻滞药如普萘洛尔或阿替洛尔等,以控制心动过速等交感神经兴奋表现。既往在抗甲状腺药物治疗的同时常加用甲状腺素制剂,曾有研究表明加用甲状腺素治疗对甲状腺功能亢进症患者有免疫调节作用,可降低甲状腺自身抗体水平,减少甲状腺功能亢进症复发。但后续多数研究不支持这一观点。在治疗过程中出现甲状腺功能低下或甲状腺明显增大时可加用左甲状腺素,主要目的是预防或纠正甲状腺功能低下。

1)抗甲状腺药物治疗的适应证:症状较轻、甲状腺轻至中度肿大的患者;青少年、儿童或老年患者;妊娠妇女;甲状腺手术后复发,又不适合放射性碘治疗者;手术前准备。

2)禁忌证:对抗甲状腺药物过敏或外周血白细胞持续低于 $3\times10^9/L$ 者。

3)抗甲状腺药物治疗的不良反应

①白细胞减少:多在抗甲状腺药物治疗 1~3 个月发生,严重者发生粒细胞缺乏症(发生率<1%),此时常伴有发热和咽痛,是抗甲状腺药物治疗最严重的并发症,死亡率较高。因此在抗甲状腺药物治疗初期应每周检查 1 次白细胞数,如低于正常,应严密观察,白细胞持续下降、中性粒细胞绝对计数<$1.5\times10^9/L$ 时,可停用抗甲状腺药物。如发生粒细胞缺乏症,应立即停抗甲状腺药物,积极给予广谱抗生素及集落刺激因子等抢救治疗。

②药疹:部分患者应用抗甲状腺药物过敏,出现药疹,一般多为轻型,极少出现严重的剥脱性皮炎。一般药疹可给予抗组胺药物,或改用其他抗甲状腺药物。出现剥脱性皮炎趋势时,应立即停药并应用肾上腺皮质激素。

③肝功能受损:部分患者于服用抗甲状腺药物后,可出现血清转氨酶增高,一般可减少剂量并加用保肝药物,并在严密观察下继续治疗。严重者可考虑换用其他抗甲状腺药物或停用。PTU 的少见不良反应包括抗中性粒细胞胞质抗体阳性的血管炎,也有少数导致肝坏死的报道。目前除用于妊娠甲状腺功能亢进症早期治疗或对甲巯咪唑过敏者外,一般不作为首选抗甲状腺治疗药物。

(2)放射性碘治疗

1)适应证:年龄 20 岁以上;对抗甲状腺药物治疗无效或因过敏及其他原因不能坚持服药者;抗甲状腺药物治疗后复发者;甲状腺手术后复发者;甲状腺功能亢进症伴突眼者,对重度活动性浸润性突眼,¹³¹I 治疗有可能使突眼加重,可在治疗前后加用皮质激素预防,严重活动性突眼患者目前不建议行¹³¹I 治疗。有心、肝、肾疾病及糖尿病等不宜手术者。既往临床实践中放射性碘治疗仅用于成年人,但由于其相对安全性,目前已有学者将该治疗方法的年龄下限降至 10 岁,适用于那些长期抗甲状腺药物治疗无效或复发的儿童患者。

2)禁忌证:妊娠或哺乳妇女。

3)治疗方法:剂量选择,通常以甲状腺的重量和对放射性碘的最高吸收率计算,一般根据下列公式:¹³¹I 剂量 MBq(uCi)=2.6-3.7MBq(70-100uCi)×甲状腺重量(g)/甲状腺最高吸¹³¹I 率。

治疗前后注意事项：根据以上公式计算剂量绝对不能机械地运用，必须根据病情轻重、以往治疗情况、年龄，^{131}I 在甲状腺的有效半衰期长短、甲状腺有无结节等全面考虑。服 ^{131}I 前 2～4 周宜避免用碘剂及其他含碘食物或药物。^{131}I 治疗前病情严重，心率超过 120/min，血清 T_3，T_4 明显升高者，宜先用抗甲状腺药物或普萘洛尔等治疗，待症状有所减轻，方可用放射性 ^{131}I 治疗。PTU 具有抗辐射作用，可降低 ^{131}I 治疗的成功率，因此，在 ^{131}I 治疗前多选用甲巯咪唑。一般抗甲状腺药物可在服 ^{131}I 前 1 周停药，然后做吸 ^{131}I 率测定，随后采用 ^{131}I 治疗，因 ^{131}I 治疗起效较慢，如服 ^{131}I 前曾用抗甲状腺药物治疗患者，为急于控制病情，在服 ^{131}I 后早期(1～2 周)可再恢复抗甲状腺药物治疗。

4)疗效和并发症：放射性碘治疗的疗效较为确切，有效率在 90% 以上，疗效多在服 ^{131}I 后 3～4 周出现，于 3～4 个月多数患者可达正常甲状腺功能水平。个别患者疗效差，大约 1/3 的患者需行第二次治疗。

放射性碘治疗的近期并发症较轻，多为颈部胀感不适，一过性甲状腺功能亢进症症状。远期并发症主要是甲状腺功能低下，随着治疗时间的延长其发生率逐渐增加，第一年甲减发生率 5%～10%，以后逐年增加，治疗后 10 年以上甲减发生率在 50% 以上。选择 ^{131}I 治疗主要是权衡甲状腺功能亢进症与甲减的利弊关系。甲减发生后可用甲状腺激素替代治疗，患者可正常生活、工作，育龄妇女可以妊娠和分娩。

三、甲状腺危象

1.诱因和表现

(1)主要诱因：精神刺激、感染、手术前准备不充分等。

(2)临床表现：早期时患者原有症状加剧，伴中等发热、体重锐减、恶心、呕吐，以后发热可达 40℃ 或更高，心动过速可在 140/min 以上，大汗、腹痛、腹泻等，甚至出现谵妄、昏迷。甲状腺功能亢进症危象的诊断主要靠临床表现综合判断。临床高度疑似本症及有危象前兆者应按照甲状腺功能亢进症危象处理。甲状腺功能亢进症危象的死亡率在 20% 以上。

2.治疗

(1)迅速减少甲状腺激素释放和合成

①大剂量抗甲状腺药物：首选丙硫氧嘧啶，首剂 600mg 口服或胃管内注入，继之 200mg，每 8h1 次。

②无机碘溶液：在抗甲状腺药物治疗后 1h，静脉或口服大剂量碘溶液可阻断甲状腺激素的释放。

(2)迅速阻滞儿茶酚胺释放：无心力衰竭情况下，用普萘洛尔 20～80mg，每 6h 口服 1 次或静脉滴注 0.5～1mg，老年患者宜注意心脏功能，伴有哮喘者禁用。

(3)肾上腺皮质激素：甲状腺功能亢进症危象是由于代谢增加，可能会伴有相对的肾上腺皮质功能不足，应给予糖皮质激素治疗。氢化可的松 200～500mg/d 静脉滴注或静脉注射地塞米松 2mg，每 6h1 次，随着病情好转剂量可逐渐减少。

(4)去除诱因、抗感染等。

(5)其他对症及支持治疗：如物理降温，加强营养，补充足够液体(3000～6000ml/d)等。

四、浸润性突眼

浸润性眼病也称 Grave's 眼病或甲状腺相关性眼病。Grave's 眼病分级目前多参照美国甲状腺学会(ATA)的Grave's病眼征分级(表4－1)。达到该分级Ⅲ级以上的标准可诊断本病。浸润性突眼突眼度>18mm(亚洲人),有眼外肌水肿、肥大等(图4－1)。患者诉眼内异物感、胀痛、胃光、流泪、复视及视力下降等。查体可见眼睑水肿、结膜水肿、眼球活动受限等。严重者眼睑闭合不全,角膜外露而形成角膜溃疡,甚至失明。

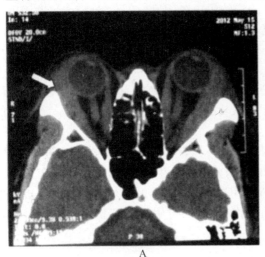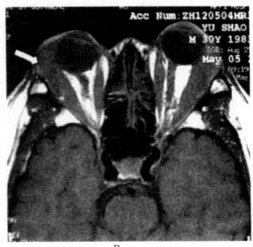

图4－1　Grave's眼病患者眼眶CT及MRI检查

患者男性30岁,Grave's眼病,眼眶CT(A)及MRI检查(B)示眼外肌水肿、肥大,以双侧外直肌为重

表4－1　分级Grave's病眼征的分级(美国甲状腺学会)定义

0级	没有症状和体征
1级	仅有眼征,无症状(限于上睑挛缩、凝视等)
2级	有软组织受累的症状和眼征
3级	突眼
4级	眼外肌受累
5级	角膜受累
6级	视力丧失(视神经损伤)

　　Grave's眼病男性多见,常和甲状腺功能亢进症合并存在,但也有约5%的患者仅有明显突眼而无甲状腺功能亢进症症状,10%～20%患者表现为单眼受累,极少情况下突眼也见于桥本甲状腺炎。治疗方法如下:

　　1.一般治疗　高枕卧位,限制钠盐及用利尿药,可减轻眼部水肿;戴有色眼镜;可用1%甲基纤维素滴眼液保持眼睛湿润,眼睑闭合不全者睡眠时可用盐水纱布或眼罩保护角膜。吸烟可加重突眼,应戒烟。

　　2.糖皮质激素　突眼明显,球后眼外肌水肿、肥厚等活动性眼病者可使用泼尼松40～60mg/d,分次口服,持续2～4周,然后每2～4周减量2.5～10mg/d,总疗程3～12个月。严重病例可用甲泼尼松龙500～1000mg/d[12.5mg/(kg·d)]冲击治疗,每日或隔日一次,共3次为1个疗程。如效果较好,可每月治疗1个疗程,共3个疗程。

　　3.球后放射　球后放射治疗与糖皮质激素联用可增加疗效。一般较少单独使用。

　　4.眶减压手术　严重病例上述治疗无效,出现角膜感染及溃疡、压迫导致视网膜和视神经受损可能引起失明时,可行眶减压手术。

在伴有浸润性突眼的 Grave's 治疗时尽量避免出现甲状腺功能低下以免加重突眼,必要时在应用 ATD 同时加用左甲状腺素。[131]I 治疗可能使活动性 Grave's 眼病加重,轻度突眼者同时使用糖皮质激素可有效预防,但伴有严重活动性眼病的患者不建议行[131]I 治疗,应采用抗甲状腺药物或手术治疗。

(李晶)

第二节　甲状腺功能减退症

甲状腺功能减退症简称甲减,是由多种原因引起的甲状腺激素合成、分泌或生物效应不足所致的一种全身代谢减低综合征。其病理特征是黏多糖等在组织和皮肤中堆积,严重者表现为黏液性水肿。甲状腺功能减退症的患病率依研究的人群不同而不同,普通人群的患病率为 $0.8\%\sim1\%$,女性及老年人较多见。在美国,人群中临床甲状腺功能减退的患病率约 0.3%,亚临床甲状腺功能减退症的患病率约 4.3%。

一、分类

1. 根据病变发生的部位分类

(1) 原发性甲状腺功能减退症:由甲状腺腺体本身病变引起的甲状腺功能减退症称为原发性甲状腺功能减退症,占全部甲状腺功能减退症的 95% 以上。发生在胎儿和新生儿的甲状腺功能减退症称为呆小病(克汀病),表现为智力低下和发育迟缓。成年人原发性甲状腺功能减退症的最常见原因是甲状腺的自身免疫损伤(桥本病)、甲状腺手术和甲状腺功能亢进[131]I 治疗所致。

(2) 中枢性甲状腺功能减退症:各种原因引起的垂体或下丘脑功能低下致促甲状腺素释放激素(TRH)或促甲状腺素(TSH)缺乏所致的甲状腺功能减退症。多见于垂体外照射、垂体大腺瘤、颅咽管瘤及其他鞍区肿瘤术前或术后。

(3) 甲状腺激素外周作用障碍所致的甲状腺功能减退症:主要原因为周围组织甲状腺激素受体减少或有缺陷,循环中有甲状腺激素抗体或外周 T_4 向 T_3 转化减少等。

2. 根据病变的原因分类　可分为药物性甲状腺功能减退症、手术后或[131]I 治疗后甲状腺功能减退症、特发性甲状腺功能减退症及垂体瘤术后甲状腺功能减退症(垂体功能低下)等。

3. 根据甲状腺功能减低的程度分类　可分为临床甲状腺功能减退症和亚临床甲状腺功能减退症,亚临床甲状腺功能减退症是指血清游离 $T_4(FT_4)$ 正常,而 TSH 升高。

二、病因

发生于胎儿或新生儿的甲状腺功能减退症称为呆小症,又称克汀病,可表现为智力低下和发育迟缓。成年人原发性甲状腺功能减退症占成年人甲状腺功能减退症的 95% 以上。主要病因为自身免疫性甲状腺损伤,如桥本甲状腺炎、萎缩性甲状腺炎、产后甲状腺炎等。其他原因包括手术及放射性碘治疗导致的甲状腺破坏及碘过量及应用抗甲状腺药物等。

三、临床表现

甲状腺功能减退症起病隐匿,病程较长,很多患者缺乏特异性症状和体征,主要表现以代谢率减低和交感神经兴奋性下降为主。由于甲状腺激素缺乏可影响全身各个系统,因此甲状腺功能减退症时全身各系统均有改变。甲状腺本身可以萎缩或肿大,部分原发性甲状腺功能减退症患者如未得到及时治疗,可出现垂体增大,治疗后可恢复。

1.一般表现 临床甲状腺功能减退症患者多有易疲劳,怕冷、体重增加、记忆力减退、反应迟钝及嗜睡等。查体可见表情淡漠、面色苍白,皮肤干燥、粗糙及声音嘶哑等表现。

2.皮肤 皮肤干燥、真皮黏多糖浸润,体液潴留。重者可出现黏液性水肿。部分由桥本甲状腺炎引起的甲状腺功能减退症可合并皮肤色素脱失,即白癜风,构成多内分泌性自身免疫综合征。

3.消化系统 尽管甲状腺功能减退症患者食欲较差,由于机体代谢减低及体液潴留,体重多有轻度增加。味觉差,胃黏膜萎缩,胃酸分泌减少。1/3患者胃壁细胞抗体阳性,恶性贫血约占10%。胃肠蠕动减弱,导致便秘,严重者可出现麻痹性肠梗阻。

4.心血管系统 窦性心动过缓、心肌收缩力下降,心排血量下降,活动耐量减低。重者可出现心力衰竭、心包积液。

5.呼吸系统 低通气,严重者可出现胸腔积液及梗阻性睡眠呼吸暂停。

6.血液系统 患者可出现正细胞、正色素性贫血,血细胞比容下降。少数情况下由于维生素 B_{12} 缺乏可能出现大细胞性贫血。

7.神经系统 由于甲状腺激素对胎儿的神经系统发育至关重要,胎儿期及出生后早期甲状腺激素不足会引起神经系统发育受损,如未能及时纠正可出现不可逆的改变。成年人甲状腺功能减退症患者多无严重的神经系统异常,严重者可能出现表情淡漠,腱反射迟钝,反射时间延长。

8.生殖系统 青少年甲状腺功能减退症患者可出现青春期启动延迟,成年患者可有生育力、性欲下降。妇女月经紊乱或月经量多。妊娠并发症如自发性流产及早产增加。

9.其他表现 各种中间代谢低下,酶清除减少,部分患者胆固醇、三酰甘油、低密度脂蛋白胆固醇(LDL-C)、肌酸激酶(CPK)等浓度增高,甲状腺激素替代治疗后上述指标多可恢复。如合并糖尿病,则糖尿病病情相对减轻,胰岛素和口服降糖药用量减少。

四、实验室检查

1.一般检查 血常规可见轻度贫血,胆固醇、三酰甘油、尿酸、CPK、LDH 水平可有不同程度的升高。

2.甲状腺功能检查 原发性甲状腺功能减退症患者 T_3、T_4 降低,TSH 水平升高。亚临床甲状腺功能减退症患者仅有 TSH 增高、T_4 和 FT_4 正常。亚临床甲状腺功能减退症患者 TSH 多在 $4\sim15mU/L$。中枢(垂体)性甲状腺功能减退症患者 FT_4 降低,TSH 水平低下或在正常范围。

甲状腺球蛋白抗体(TgAb)和过氧化酶抗体(TPOAb)是确定原发甲状腺功能减退症病因的重要指标,在桥本甲状腺炎中甲状腺自身抗体明显升高。

3.TRH 兴奋试验 对鉴别原发性甲状腺功能减退症与垂体性甲状腺功能减退症有意义。原发性甲状腺功能减退症患者 TRH 兴奋后 TSH 进一步升高,而垂体性甲状腺功能减退症 TSH 反应低下。

4.甲状腺摄碘率(RAIU)测定 甲状腺功能减退症时甲状腺摄碘率明显低于正常,通常为低平曲线,但 RAIU 受食物中碘摄入影响较大,高碘饮食可使 RAIU 降低。而且,在甲状腺激素合成缺陷而非甲状腺组织破坏导致的甲状腺功能减退症患者中,RAIU 可正常甚至升高。因此 RAIU 对甲状腺功能减退症诊断意义不大。

五、临床诊断

根据临床表现和体征,典型病例诊断不难。但早期不典型病例常易误诊为贫血、特发性水肿、慢性肾炎等,此时应检查甲状腺功能。亚临床甲状腺功能减退症可表现为单纯 TSH 升高,而 T_3、T_4 正常,临床上并无特殊表现,经常在常规查体及因为其他疾病进行甲状腺功能检查时被发现而诊断。严重甲状腺功能减退症患者由于垂体 TSH 细胞增生可出现垂体增大及蝶鞍扩大,经甲状腺激素替代治疗后可恢复正常,需与垂体瘤鉴别,以避免不必要的手术治疗。

六、治疗

除部分由于破坏性甲状腺炎导致的一过性甲状腺功能减退症外,甲状腺功能减退症患者一般不能治愈,主要是甲状腺激素替代治疗,以使甲状腺功能维持正常,一般需要终身替代,少数桥本甲状腺炎患者也有自发缓解的报道。

药物可选择左甲状腺素。药物替代剂量与患者年龄、体重及甲状腺功能减退症的严重程度有关,治疗剂量应个体化,按理想体重计算,通常在 $1.6 \sim 1.8 \mu g/kg$,成年人维持剂量多在 $50 \sim 200 \mu g/d$。左甲状腺素半衰期为 7d,口服后约 80% 被吸收,服药后约 6 周可达到血药浓度的平衡。因为其半衰期很长,偶尔漏服一次不会引起体内甲状腺激素水平的明显波动。起始剂量为左甲状腺素 $25 \sim 50 \mu g/d$,以后每 $1 \sim 2$ 周增加 1 次剂量,直至维持量,达到维持剂量的指标是临床症状改善,T_3、T_4、TSH 正常。在开始甲状腺激素治疗后 6 个月,药物剂量应重新评估,因为随着甲状腺功能的正常,T_4 的代谢清除可较开始阶段增加,有可能使得同一患者开始阶段合适的剂量在后期变得不足,应适当调整。

妊娠甲状腺功能减退症妇女在妊娠最初 3 个月应将 TSH 控制在 2.5mU/L 以下,FT_4 维持在正常范围高限水平,之后 TSH 应在 3mU/L 以下。儿童甲状腺功能减退症患者需要相对较高的剂量,而老年患者则需要较低剂量,对老年人或有冠心病病史者,起始剂量应更小,缓慢加量,以防诱发和加重心肌缺血。

甲状腺癌患者需要相对大剂量替代,约 $2.2 \mu g/(kg \cdot d)$,高危患者控制 TSH 在防止肿瘤复发需要的水平(0.1mU/L 或更低水平)。对亚临床甲状腺功能减退症患者,一般认为 TSH >10mU/L 时亦需要替代治疗,TSH 在 $4 \sim 10mU/L$,且 TPOAb 阳性者可密切随访甲状腺功能,必要时给予甲状腺激素替代治疗。

中枢性甲状腺功能减退症患者因为下丘脑或垂体功能受损,TSH 分泌不足是其发生甲状腺功能减退症的原因而非结果,因此甲状腺激素替代治疗应以 FT4 达到正常范围上 1/2 作为治疗目标,而不能把 TSH 作为治疗指标。中枢性甲状腺功能减退症患者治疗前应同时排查垂体其他功能,如同时存在继发性肾上腺皮质功能低下,糖皮质激素替代治疗应先于甲状腺激素,以免诱发肾上腺皮质功能危象。

甲状腺片是动物来源的甲状腺干制剂,因其甲状腺激素 T_3 和 T_4 含量不稳定和其中 T_3 含量偏高,目前在常规的甲状腺功能低下替代治疗中已较少使用。

七、黏液性水肿昏迷的治疗

黏液性水肿昏迷是长期未得到有效治疗甲状腺功能减退症患者的终末期表现,是甲状腺功能减退症病情加重的严重状态,多在冬季寒冷时发病,诱因多为严重的全身性疾病、甲状腺激素治疗中断、感染、手术及使用麻醉或镇静药等。临床表现为嗜睡、精神异常,木僵甚至昏迷,目前在临床上已较少见。患者体征包括皮肤苍白、低体温、心动过缓、低血压、呼吸衰竭和心力衰竭等。本病最常发生于伴有心肺疾病的老年甲状腺功能减退症患者,预后差,死亡率达20%左右。

黏液性水肿昏迷的治疗:

1.由于黏液性水肿昏迷存在严重的低代谢,外周循环不良,口服及肌内注射药物吸收不可靠,尽可能采用静脉给药治疗。左甲状腺素500~800μg,慢速静脉滴注5~10min,以快速补充外周激素池的不足,以后每天补充左甲状腺素50~100μg/d。患者可以口服后换用片剂。如没有左甲状腺素注射制剂,可将片剂碾碎后由胃管注入。

2.加强保暖、保持体温,但不宜外部加热。如对甲状腺激素治疗有反应,通常24h内体温会逐渐升高至正常。

3.保持呼吸道通畅、供氧,必要时气管插管,机械通气,纠正呼吸衰竭。

4.测定血糖和电解质后输液,观察水潴留情况。由于严重甲状腺功能减退症患者自由水清除下降,应忌用低渗液体,以免发生水中毒。可适当补充高渗盐水和葡萄糖以纠正稀释性低钠血症及低血糖。

5.氢化可的松静脉滴注200~300mg,以后25~50mg/8h,以防止甲状腺激素治疗代谢提高后相对的肾上腺皮质功能不足。患者清醒后逐渐减量。

6.去除诱因,如控制感染、治疗原发病。

(李晶)

第三节　甲状腺炎

甲状腺炎(thyroiditis)是一种常见的甲状腺疾病,女性多见。临床表现多种多样,同一种类型的甲状腺炎在病程的不同时期不仅可以表现为甲状腺功能亢进,还可表现为甲状腺功能减退,可以表现为弥漫性甲状腺病变,还可以表现为甲状腺结节,有时不同类型的甲状腺炎可以互相转换。因此甲状腺炎涉及甲状腺疾病的各个方面,需要和许多甲状腺疾病进行鉴别诊断,了解甲状腺炎的各种类型和临床特点具有重要意义。

甲状腺炎的临床分类多样,按照起病快慢分为急性化脓性甲状腺炎、亚急性甲状腺炎和慢性甲状腺炎。亚急性甲状腺炎又进一步分为亚急性肉芽肿性甲状腺炎(即亚甲炎)和亚急性淋巴细胞性甲状腺炎(无痛性甲状腺炎),后者进一步分为散发性甲状腺炎和产后甲状腺炎。慢性甲状腺炎包括慢性淋巴细胞性甲状腺炎(桥本甲状腺炎)和慢性纤维性甲状腺炎。按照病原学分类,可分为细菌性、病毒性、自身免疫性、辐射后、寄生虫、结核性、梅毒和艾滋病感染等。根据是否具有疼痛或压痛,可以将甲状腺炎分为两大类(表4-2)。临床上最常见的甲状腺炎是慢性淋巴细胞性甲状腺炎,其次是亚急性肉芽肿性甲状腺炎,无痛性甲状腺炎临床上也经常会看到;从病原学角度最常见的是自身免疫性甲状腺炎。

表 4-2 根据是否存在甲状腺疼痛或触痛进行甲状腺炎病因分类

疾病	同义词或病因
甲状腺疼痛或压痛	
亚急性甲状腺炎	亚急性肉芽肿性甲状腺炎
	亚急性非化脓性甲状腺炎
	De Quervain's 甲状腺炎
感染性甲状腺炎	急性或慢性甲状腺炎
放射性甲状腺炎	
挤压或外伤性甲状腺炎	
无甲状腺疼痛或压痛	
无痛性甲状腺炎	寂静性甲状腺炎
	甲状腺功能亢进症自发缓解性淋巴细胞性甲状腺炎
	亚急性淋巴细胞性甲状腺炎
产后发生	产后甲状腺炎
药物相关	Alpha 干扰素
	白介素-2
	锂
	酪氨酸激酶抑制药
慢性淋巴细胞性甲状腺炎	Hashimoto's 甲状腺炎
产后加重	产后甲状腺炎
胺碘酮相关性甲状腺炎	
纤维性甲状腺炎	Riedel's 甲状腺炎
	侵袭性甲状腺炎

一、慢性淋巴细胞性甲状腺炎

慢性淋巴细胞性甲状腺炎(chronic lymphocytic thyroiditis,CLT)是一种较常见的甲状腺自身免疫性疾病,又称自身免疫性甲状腺炎。日本外科医师 Hakaru Hashimoto 于 1912 年在德国柏林工作期间首次对该甲状腺炎进行了描述,因此又称桥本甲状腺炎(Hashimoto's thyroiditis,HT)或桥本病。

1.流行病学 桥本甲状腺炎在人群中的发病率为 5%~10%,日本女性的发生率为 1%~2%,近年有增加趋势。

2.病因及发病机制 桥本甲状腺炎的病因认为是遗传因素和多种内外环境因素相互作用的结局。经常发现同一家族有几代人发生该病。HLA 基因部分决定遗传易感性,但这种作用并非很强烈,而且不同人群之间有一定差异。甲状腺自身抗体的产生与常染色体显性遗传有关。欧洲和北美国家该病患者中 HLA-B8 及 DR3、DR5 多见,日本人以 B35 多见。感染和膳食中碘化物是桥本甲状腺炎发病的两个环境因素。桥本甲状腺炎患者血清中抗 Yersinia 细菌抗体高于正常对照,表明 Yersinia 菌的小肠和结肠感染与本病有关。流行病学研究发现,碘缺乏和富含区桥本甲状腺炎的发病均高,实验研究也显示碘过量可使具有遗传易感性实验动物发生甲状腺炎。桥本甲状腺炎的发病机制为免疫调节缺陷,可能是器官特异的 T 淋巴细胞数量和质量异常。细胞免疫和体液免疫均参与损伤甲状腺,在甲状腺组织中有大量淋巴和浆细胞浸润,血清和甲状腺组织中发现多种甲状腺自身抗体,如 TGA、TMA 和 TRAb,对甲状腺细胞的损害形式可以是自身抗体对细胞溶解及抗体依赖性淋巴细胞杀伤,还可以是致敏淋巴细胞对靶细胞的直接杀伤作用。有学者将本病又称为自身免疫性甲状腺炎。该病常同时伴有其他自身免疫性疾病如 Addison 病、恶性贫血、干燥综合征、系统性红斑狼疮等。

3.病理 桥本甲状腺炎可以表现为甲状腺肿大,也可以表现为甲状腺萎缩,有学者认为后者是前者的终末期,但也有学者认为后者为特发性甲状腺功能减低,与桥本甲状腺炎是两种独立的疾病。

肉眼可见甲状腺弥漫对称肿大、包膜完整、增厚、光滑,切面呈灰白色,质韧如橡皮,或有大小不一灰色结节。组织学见甲状腺滤泡变小,胶质减少,有不同程度淋巴细胞、浆细胞浸润及纤维化,形成淋巴滤泡及生发中心,一些上皮细胞增大,形成嗜酸粒细胞(askanazy)。从病理类型上 Doniach 病理分类可分为淋巴细胞型、嗜酸细胞型和纤维型。淋巴细胞型为中度淋巴细胞浸润,显著的胶质吞噬,无嗜酸粒细胞;嗜酸细胞型为致密的淋巴细胞浸润,淋巴样滤泡形成,显著的嗜酸粒细胞,轻度纤维化;纤维型为浆细胞浸润,可有嗜酸性粒细胞,存在显著的纤维化。

局灶性慢性淋巴细胞性甲状腺炎不少见,其特点为在病变周围或病变中有成片正常甲状腺滤泡或正常甲状腺小叶结构。

4.临床表现 桥本甲状腺炎是甲状腺炎最常见类型,近年有增加趋势,90%以上为女性,男性发病年龄晚于女性。女性 30～50 岁高发,其他年龄阶段也有发病。发病常有甲状腺疾病家族史,有时合并其他自身免疫性疾病。

本病起病隐袭,常不被察觉。有时查体时偶然发现,或出现甲状腺功能减低症状体征时就诊发现。典型的临床表现:中老年女性,缓慢起病,病程长,甲状腺呈现弥漫性肿大、质地硬韧、无痛或轻压痛、表面光滑、可有结节,局部压迫和全身症状不明显,偶有咽部不适,甲状腺功能正常或异常。从发病到出现甲状腺功能异常经常要经历漫长的时间,可以出现甲状腺功能减退,也可以出现功能亢进,有时还可以出现类似亚急性甲状腺炎症的表现,但最终发展为甲状腺功能减退。桥本病进展为甲状腺功能减低速度与许多因素有关,女性为男性的 5 倍,45 岁后进展快,初始甲状腺抗体高和初始 TSH 升高者进展快。一项随访 20 年的研究显示,抗体阳性者进展为甲状腺功能减低速度为每年 2.6%,随访结束时甲状腺功能减低发生率 33%;TSH 升高者进展为甲状腺功能减低速度为每年 2.1%,甲状腺功能减低发生率为 27%。

桥本病除了上述典型的临床表现外,还有一些特殊表现。桥本病出现甲状腺毒症有两种情况:桥本甲状腺功能亢进症(Hashitoxitosis)和桥本假性甲状腺功能亢进症(一过性甲状腺功能亢进症)。桥本甲状腺功能亢进症是指桥本合并甲状腺功能亢进症,或桥本合并毒性弥漫性甲状腺肿。其临床特点为有怕热、多汗、手抖、体重下降等甲状腺功能亢进症高代谢症状;甲状腺肿大、质韧,可有血管杂音;可有浸润性突眼和胫前黏液水肿甲状腺抗体 TMA、TGA 阳性,TRAb 阳性;甲状腺摄碘率高;多处穿刺有桥本病和毒性弥漫性甲状腺肿两者的组织学改变;需要正规的抗甲状腺药物治疗,疗程和通常的毒性弥漫性甲状腺肿相同,但是不宜行手术和[131]I治疗,因为相对容易出现甲状腺功能减低症。桥本假性甲状腺功能亢进症(一过性的甲状腺功能亢进症)是由于甲状腺破坏,甲状腺激素释放所致,一般症状较轻,病情也容易控制,甲状腺摄碘率降低,应用抗甲状腺药物后易迅速出现甲状腺功能的迅速下降。

5.实验室及辅助检查

(1)甲状腺功能正常或偏低,甲状腺功能与桥本病发展的不同时期有关。多数甲状腺功能正常,病程长者功能可降低。有时甲状腺功能呈现亢进表现,持续时间不定。

(2)甲状腺球蛋白抗体(TGA)和甲状腺微粒体抗体(TMA)明显增高,可持续较长时间,80%达数年,甚至10年以上。两抗体对本病的诊断有特殊意义。对桥本病的诊断TMA优于TGA,50%仅以TMA就可做出诊断。

(3)甲状腺摄碘率可正常、升高或降低。核素扫描分布不均,不规则稀疏和浓聚区,边界不清或为冷结节。

(4)甲状腺超声显示弥漫性增大,光点增粗,弥漫性超声低回声,分布不均匀。

(5)甲状腺穿刺活检有淋巴细胞、淋巴滤泡形成,可有嗜酸粒细胞及纤维化。

6.桥本病诊断与鉴别诊断 凡中年女性,缓慢发展的甲状腺肿大,有结节质韧者应怀疑,有典型临床表现,只要TMA、TGA阳性可诊断,临床表现不典型时,高滴度TMA、TGA才能诊断,即两抗体放免法连续两次>60%,有甲状腺功能亢进症时,高滴度抗体持续6个月以上,当临床怀疑,抗体阴性或不高,必要时可穿刺活检,有确诊价值。

典型病例根据临床症状体征和实验室、影像学检查不难做出诊断。但需要与以下疾病进行鉴别诊:桥本病可以出现弥漫性或结节样改变,这时需要和结节甲状腺肿或腺瘤鉴别,但结节性甲状腺肿和腺瘤甲状腺功能正常,抗体滴度较高,不难鉴别。当出现功能亢进时需要鉴别是单纯毒性弥漫性甲状腺肿还是桥本甲状腺功能亢进症,或者是桥本假性甲状腺功能亢进症。毒性弥漫性甲状腺肿时肿大的甲状腺质地软,TGA和TMA滴度低或持续时间短;桥本甲亢兼有桥本病和毒性弥漫性甲状腺肿的特点;桥本假性甲状腺功能亢进症病程短,甲状腺摄碘减少,容易出现甲状腺功能减低症。桥本病偶然出现甲状腺迅速增大、疼痛时需要和亚甲炎鉴别,后者有发热、红细胞沉降率加快、抗体不高等特点。桥本病可伴淋巴癌、乳头状癌等,穿刺活检进行组织病理检查有助于鉴别。

7.治疗 目前的治疗对消除该病尚无可靠方法,针对甲状腺大小和甲状腺功能异常可做对症处理。如甲状腺功能正常,甲状腺小、无明显压迫症状可随诊观察,若肿大的甲状腺压迫邻近器官或影响外观,有学者提议服甲状腺激素可使甲状腺缩小,而且多数病例最终甲状腺功能减低,早期用药比最终好。桥本病出现甲状腺功能减低者以甲状腺激素替代,L-T₄好于甲状腺片,小量开始,逐渐加量,直到腺体缩小,敏感TSH降至正常。当桥本病出现甲状腺功能亢进时若为一过性可使用β受体阻滞药,即使使用抗甲状腺药物也应选择小剂量、短时应用;若为桥本甲亢应按毒性弥漫性甲状腺肿治疗,不需手术和[131]I放射治疗,除非抑制治疗后甲状腺肿大压迫或怀疑恶变才手术。糖皮质激素可以使肿大的甲状腺变小,使抗体滴度下降,停药后可再复发而且药物有潜在不良反应,故不推荐使用。

8.预后 大多预后良好,自然发展为甲状腺功能减低趋势(76%),以往认为是永久的,但部分有替代后甲状腺功能自发恢复的情况。有些肿大的甲状腺或结节可缩小或消失,由质韧变软;本病有发展为淋巴瘤危险,甲状腺癌发生率高于对照人群。

二、亚急性肉芽肿性甲状腺炎

亚急性肉芽肿性甲状腺炎是一种甲状腺的炎性疾病,最早于 1904 年由 De Quervain 描述,又称 De Quervain 甲状腺炎和巨细胞性甲状腺炎。女性多见,是和病毒感染有关的具有自限性的疾病。

1.病因及发病机制　病因不明,一般认为起因为病毒感染,起病前 1～3 周常有上呼吸道感染。发病时患者血清中某些病毒的抗体滴度增高,包括腮腺炎病毒、柯萨奇病毒、流感病毒、艾柯病毒(ECHO)、腺病毒等。也有学者认为自身免疫参与该病的发病,HLA－B35 可能决定了患者对病毒的易感性。在部分患者亚急性期发现循环中有针对 TSH－R 的抗体和针对甲状腺抗原的致敏 T 淋巴细胞。

2.病理生理和病理改变　甲状腺滤泡上皮破坏和滤泡完整性丧失是本病的主要病生结局。造成所合成储存的甲状腺激素和异常碘化物释放入血,引起血液循环中 T_3 和 T_4 增高,出现甲状腺亢进的临床表现,反馈性抑制 TSH 水平。此时被破坏的甲状腺滤泡的摄碘能力低下。所储存的 T_3 和 T_4 释放完后血液循环中 T_3 和 T_4 逐渐下降,以至低于正常,TSH 开始高于正常,促进甲状腺滤泡上皮和滤泡逐渐恢复结构和功能,T_3 和 T_4 逐渐升至正常,之后 TSH 逐渐降至正常。

肉眼观甲状腺通常双侧肿大,常不对称,病变有时局限于甲状腺的一部分。切面中有散在灰白色结节病灶,质地较硬。早期受累滤泡有淋巴细胞和多型核白细胞浸润,滤泡细胞破坏,上皮细胞崩解,基底膜碎裂,胶质逐渐减少或消失,病变进一步发展,有多核巨细胞出现和肉芽组织形成,后期出现纤维化,病灶之间可见新生的小滤泡,有的滤泡上皮呈立方型,内含胶质。

3.临床表现和实验室检查　多见于中年 20～50 岁女性,女性为男性的 3～6 倍,发病有季节性和地区性。发病前 1～3 周有上呼吸道感染前驱症状。典型的临床表现分为甲状腺功能亢进症期、过渡期、甲状腺功能减低症期和恢复期。甲亢期在发病的第 2～6 周,是发病的早期,显著的特点是甲状腺部位逐渐或骤然疼痛,转头吞咽加重,可有颈后、耳后、甚至同侧手臂的放射痛,甲状腺出现明显肿大,质硬、压痛,开始时仅为一侧或一侧的某部分,不久就会累及两侧,可有结节。伴有发热、不适、乏力等全身症状,有时体温可达 39℃以上。可出现一过性怕热、心悸、多汗、易激惹等甲状腺功能亢进症症状,一般 50% 高峰出现在 1 周内,持续时间 <2～4 周。检查可有白细胞轻中度增高,红细胞沉降率明显加快,一般 40mm/h 以上,甲状腺功能五项 T_3、T_4 增高,TSH 降低,甲状腺摄碘率降低,出现分离现象。超声显示甲状腺增大,内部低回声区域,局部压痛,边界模糊,低回声内血流稀少,周边血供丰富。同位素扫描可见图像残缺或显影不均,有时一叶残缺。甲状腺穿刺活检有特征性多核巨细胞或肉芽肿样改变。在过渡期和甲状腺功能减低症期(中期)上述异常逐渐减弱,自限性,大多持续数周至数月可缓解,部分不出现甲状腺功能减低症,直接进入恢复期。恢复期(晚期)时患者临床症状好转,甲状腺肿和结节消失,不遗留后遗症。极少数成为永久甲状腺功能减低症。整个病程一般持续 2～4 个月,有的持续 6 个月以上,年复发率 2%。个别患者一侧发生病变接近恢复时期,另外一侧又出现病变,造成临床表现和病变起伏,病程延长。

4.诊断与鉴别诊断　本病的诊断主要依据临床表现和实验室检查。根据患者甲状腺肿大、疼痛、质硬,伴全身症状,发病前有上呼吸道感染史,红细胞沉降率快,T_3、T_4 高而甲状腺摄碘率降低可做出诊断。若甲状腺穿刺活检有巨细胞和肉芽肿变进一步支持诊断。

本病需与以下疾病相鉴别:甲状腺囊肿或腺瘤样结节急性出血可出现甲状腺增大、疼痛,但不发热,红细胞沉降率不加快,甲状腺功能正常,超声下为液性暗区。桥本病有时疼痛,但无红细胞沉降率加快、发热,TMA 和 TGA 明显增高。甲状腺癌虽然甲状腺结节质地类似亚甲炎,很硬,但无临床症状,无触痛,红细胞沉降率不加快,结节持续存在,不会变软或消失,必要时甲状腺穿刺活检鉴别。无痛性甲状腺炎时无疼痛和甲状腺触痛,无病毒感染史,红细胞沉降率不加快,病理表现为淋巴细胞浸润(表 4-3)。急性化脓性甲状腺炎可出现高热、疼痛,但血象高,局部有波动感,抗生素治疗有效。

表 4-3　无痛性甲状腺炎和亚急性肉芽肿性甲状腺炎的鉴别

项目	无痛性甲状腺炎	亚急性肉芽肿性
临床	甲状腺功能亢进症多见,甲状腺不痛	甲状腺功能亢进症少甲状腺局部痛
前驱	无病毒感染,有妊娠史	病毒感染症状
HLA 单倍型	散发 HLA-DR3,产后 DR3 DR5	HLAB35
病毒抗体	无	44%病毒抗体滴度增
红细胞沉降率	正常或轻度增高	明显加快,40~100ml/h
病理表现	淋巴细胞浸润	肉芽肿变
反复性	10%~15%反复发生	很少反复2%
预后	可永久甲状腺功能亢进症和甲状腺肿	少见

5.治疗　治疗主要从两方面进行:对症处理和针对甲状腺功能异常处理。症状较轻的患者不需要特殊处理,仅使用非甾体抗炎药就可缓解,一般服药 2 周左右。对于全身症状较重、持续高热、疼痛明显的患者可酌情使用糖皮质激素,首选泼尼松 20~40mg/d,24h 症状可缓解,1~2 周后开始减量,根据红细胞沉降率指导用药,过快减药易加重病情,疗程 1~2 个月,但部分患者减停药困难或复发。

对于甲状腺功能亢进不需要抗甲状腺药物和碘放射治疗,常用 β 受体阻滞药普萘洛尔对症。出现甲状腺功能减退时,一过性时不一定非要用甲状腺激素替代,若有临床甲状腺功能减低症症状可临时替代,但当发生永久性甲状腺功能减低症时需甲状腺激素终身替代。

6.预防与预后　预后良好,病程有自限性,但可复发。增强抵抗力,避免上呼吸道感染和咽炎有助于预防本病发生。甲状腺功能恢复后,滤泡储存碘功能恢复在临床完全缓解后 1 年以上,永久甲状腺功能减低症发生率<10%。

三、亚急性淋巴细胞性甲状腺炎

亚急性淋巴细胞性甲状腺炎又称无痛性甲状腺炎(painless thyroiditis,PPT)、寂静型甲状腺炎。本病有两种发病情况:散发性甲状腺炎和产后性甲状腺炎。近年来本病发病有增加趋势,30~40 岁女性多见,有报道 PPT 的发病率为 5%~10%,妊娠前 3 个月抗体阳性的妇女有 33%~55%发生 PPT。甲状腺疾病家族史、抽烟、高滴度抗体、娩出女婴者发生率高,PPT 是产后妇女发生甲状腺功能亢进症的最常见原因,占 70%~80%。

病因不明,近年来研究显示与自身免疫有关。相关证据:产后甲状腺炎最为显著的病理学特征是淋巴细胞浸润;患者血清中 TMA 增高,散发性 50%阳性,产后型 80%阳性;本病常合并其他自身免疫疾病,如干燥综合征、系统性红斑狼疮、Addison 病等;产后型常在产后 6

周,自身免疫在妊娠期被抑制,产后免疫抑制被解除的反跳阶段,50%有 AITD 家族史,HLA—DR3、DR4、DR5 多见。

1.临床表现、诊断及鉴别诊断 本病近年发病有增加趋势,2/3 为 30～40 岁女性。主要表现为轻中度甲状腺功能亢进症,可有心悸、怕热、多汗、乏力、体重下降等。甲状腺轻度肿大或正常大小,但无内分泌突眼和胫前黏液水肿,缺乏甲状腺血管杂音。甲状腺滤泡破坏,血液循环 T_3、T_4 升高。红细胞沉降率正常或轻度增高。TGA、TMA 在 80%产后型和 50%散发型中轻中度升高。超声显示弥漫性或局灶性低回声。甲状腺摄碘率下降。甲状腺穿刺活检显示弥漫性或局灶性淋巴细胞浸润对本病有诊断价值。甲状腺功能亢进症持续时间不超过 3 个月,之后常继发甲状腺功能减低症,少数成为永久性甲状腺功能减低症。

本病与亚急性肉芽肿性甲状腺炎进行鉴别,后者有疼痛和压痛,复发率低,与病毒感染有关,红细胞沉降率明显加快,活检为肉芽肿性改变。与毒性弥漫性甲状腺肿鉴别的重要手段是后者甲状腺吸碘率增加,另外,浸润性突眼、胫前黏液性水肿、持续性甲状腺功能亢进症和甲状腺受体抗体阳性均有助于后者的诊断。桥本甲状腺功能亢进症时甲状腺摄碘增加或正常,病理有嗜酸粒细胞形成。

2.治疗 本病治疗为对症处理。甲状腺功能亢进症症状不明显无需特殊处理,症状显著者可口服 β 受体阻断药,不需要使用抗甲状腺药物,手术和同位素治疗为禁忌。甲状腺功能减低症期为一过性轻型无需处理,持续性或加重者可采用甲状腺激素替代。

(李晶)

第四节 皮质醇增多症

皮质醇增多症(hypercortisonism)是指任何原因引起以皮质醇分泌增多为主的肾上腺皮质功能亢进症,亦称库欣综合征(Cushing's syndrone)。临床是以向心性肥胖、满月脸、多血质面容、皮肤紫纹、痤疮、高血压、低血钾、糖尿病、骨质疏松等表现为特征的一组综合征。因是美国外科医师 Cushing Haivey(1869—1939 年)首先提出(1932 年),故称之为库欣(Cushing)综合征。

一、病因及分类

按照皮质醇分泌过多是否依赖于 ACTH 的作用可将库欣综合征分为两大类。

1.ACTH 依赖性皮质醇增多症

(1)下丘脑垂体性皮质醇增多症:亦称为库欣病。此型为皮质醇增多症中最常见的一种,据不同资料报道,占 60%～70%,最高达 78.1%,主要是因垂体促肾上腺皮质激素(ACTH)分泌过多,从而引起肾上腺皮质增生,分泌过多皮质醇(F)。尸检和手术证实,其中约 90%存在垂体腺瘤,除少数为大腺瘤外,绝大多数(80%～90%)为<10mm 的微腺瘤。另有小部分为垂体嗜碱细胞增生,目前研究认为,与下丘脑促肾上腺皮质激素释放激素(CRH)分泌过多有关。

(2)异源性 ACTH 综合征:占皮质醇增多症的 10%～15%。因垂体、肾上腺以外的肿瘤产生具有 ACTH 活性的物质(极少数为 CRH 活性的物质),促使肾上腺皮质增生所致。肺燕麦细胞癌是异源性 ACTH 综合征中最常见的病因,约占 50%或以上,其次为胸腺瘤(15%),

胰岛细胞瘤(15%)，类癌(肺、肠、胰腺、卵巢等)，甲状腺髓样癌，嗜铬细胞瘤，恶性黑色素结肠癌，肝癌和卵巢无性母细胞癌，甲状旁腺癌，肾母细胞癌及鼻咽癌等。这类肿瘤细胞多来自胚胎神经脊 APUD 系统分化的组织。

2. 非 ACTH 依赖性皮质醇增多症

(1)肾上腺皮脂腺瘤：占皮质醇增多症的 10%~15%，多为单侧、孤立性腺瘤，极少双侧、多个腺瘤(图 4-2)。

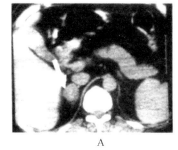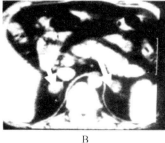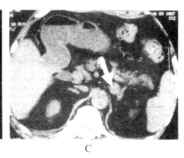

图 4-2　CT 腹部扫描

A. 右侧肾上腺腺瘤；B. 双侧肾上腺腺瘤；C. 左侧肾上腺腺瘤(箭头所示)

(2)肾上腺结节样增生：少见，多为双侧多结节(图 4-3A)。

(3)肾上腺皮脂腺癌：发病率报道不一，约占库欣综合征的 10%，常为单侧病变(图 4-3B)。

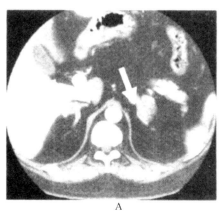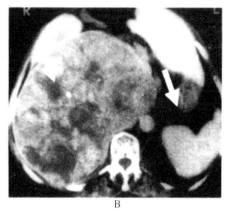

图 4-3　CT 腹部扫描

A. 双侧肾上腺大节结增生；B. 双侧肾上腺皮质癌(箭头所示)

(4)医源性皮质醇增多症：见于长期应用糖皮质激素治疗的患者，肾上腺多萎缩呈条索状。

二、病理学

1. 肾上腺皮质病理学

(1)皮质增生：多为双侧性，极少数为单侧，对侧可缩小。肾上腺重量可较正常(8~12g)增大 2~3 倍，尤以异源性 ACTH 综合征为甚，可达 24~50g。表现为弥漫性增生和结节性增生两种形式，前者多见，增生的肾上腺厚实、饱满、表面光滑，切面可见黄色斑点，镜下皮质束状带细胞肥大，胞核小、圆形、染色中等，胞质内充满伊红颗粒，脂质很少，与网状带细胞不易区别。少部分患者为束状带和网状带细胞同时增生。双侧结节性增生约占皮质增生的 20%,肉眼可见肾上腺皮质内有许多黄色结节,镜下结节内为分类正常的束状带细胞,内含脂质多,清亮透明;结节外为增生的束状带细胞,胞核致密。球状带常不受影响。

(2)皮质腺瘤:均有完整包膜,直径 1～6cm,多为 3～4cm,呈圆形、椭圆或异形,重量10～70g,切面呈淡黄色或粉红色,质地致密。镜下多数细胞质内有伊红色颗粒,部分细胞呈空泡状。肿瘤周围及肿瘤对侧的肾上腺皮质萎缩变薄,包膜增厚。

(3)皮脂腺癌:多>100g,重量可达数千克,多数肿瘤有包膜,少数包膜不完整,肿瘤切面为粉红色或软鱼肉状组织,血管丰富,常有坏死、出血、囊性变或部分钙化。镜下癌细胞可类似良性肿瘤或呈多形性,排列成片状或巢状,胞核深染,胞质成伊红色颗粒或空泡状。瘤细胞可浸润包膜、血管或周围脏器,也可转移至肝、淋巴结、肺等处。

2.垂体病理

(1)垂体腺瘤:80%～90%的腺瘤为微腺瘤,直径<10mm,以单个腺瘤为多数,蝶鞍常不扩大;只有约 10%的腺瘤直径>10mm,可使蝶鞍扩大,甚至扩展到鞍外。腺瘤位于垂体前叶,没有包膜,腺瘤周围是被压迫的正常垂体前叶细胞。常规组织学染色可见微腺瘤多由嗜碱细胞组成,大腺瘤则多为嫌色细胞瘤,亦有嫌色细胞和嗜碱细胞组成的混合性腺瘤。电镜下可见细胞内有直径为 200～700nm 的分泌颗粒,免疫细胞化学检查显示细胞的分泌颗粒内富含 ACTH 等肽类物质。

(2)ACTH 细胞增生:极少数库欣病患者表现为垂体嗜碱细胞增生,增生的细胞内富含ACTH 及其他有关多肽的分泌颗粒。

(3)Crooke 变性:无论是何种原因引起的皮质醇增多症患者,垂体分泌 ACTH 的细胞瘤(群)中细胞和周围的透明变性处会由平均直径为 7mm 的微丝状物质组成。电镜检查显示这些腺瘤中均可见到继发于过多皮质醇分泌所引起的细胞透明变性(Crooke 变性),即细胞核周围的透明变性。

三、病理生理和临床表现

1.脂肪代谢紊乱 皮质醇分泌过多对脂肪代谢的影响是促进脂肪动员(三酰甘油分解为甘油及脂肪酸)和抑制脂肪合成(阻碍葡萄糖进入脂肪细胞);但皮质醇的升糖作用则刺激胰岛素(INS)分泌增多,从而促进脂肪的合成。故在库欣综合征患者,脂的分解和合成都被促进,其中合成代谢相对旺盛,至体脂总量增加。由于体内各部分脂肪组织对皮质醇的敏感性不同,引起脂肪的重新分布,主要表现为四肢脂肪移向躯干部,形成特征性的向心性肥胖。患者面、颈、躯干部皮下及腹腔内网膜组织脂肪过多沉淀,出现满月脸、水牛背、锁骨上窝脂肪垫和悬垂腹等典型症状。

2.糖代谢紊乱 过量皮质醇促进肝糖原异生,拮抗 INS 对糖代谢的作用,减少葡萄糖被肌肉及脂肪组织的利用,引起不同程度的血糖升高。60%～90%的患者为 IGT,10%～30%的患者出现类固醇性糖尿病,该类糖尿病患者很少出现酮症或酮症酸中毒。

3.蛋白质代谢紊乱 大量皮质醇不仅抑制肝外组织摄取氨基酸合成蛋白质,也促进这些组织的蛋白质分解引起负氮平衡,从而影响皮肤、肌肉、骨骼等组织的生长和修复。表现为:

(1)皮肤菲薄,易损伤发生瘀斑,腹部、臀部、腹股沟、腘窝、腋下甚至四肢皮肤宽大紫纹,毛细血管扩张,多血质面容。

（2）全身肌肉萎缩，尤以四肢为著，肌无力。

（3）久病常影响骨骼，骨基质的蛋白质分解，引起骨质疏松，皮质醇对维生素 D 的拮抗作用可引起骨钙的丢失；临床表现为腰痛、胸肋骨痛，可发生脊柱压缩性骨折及楔状畸形，身高缩短，胸骨隆起，肋骨等多处病理性骨折。

（4）儿童患者骨骺生长发育障碍。

4.电解质代谢紊乱　除皮质醇分泌过多外，11－去氧皮质酮和皮质酮分泌也增加，可引起体内水、钠潴留，钾氯排出增多，严重者发生低钾低氯性碱中毒。以肾上腺严重增生，癌肿或异位 ACTH 综合征患者为常见，可伴有夜尿增多。

5.高血压　由于过多皮质醇和盐皮质激素引起的水、钠潴留及皮质醇加强了去钾肾上腺素和血管紧张素的升压作用，90％的患者中有中等程度以上的高血压，一般高于 150/100mmHg(20/14kPa)，多数为持续性，常有动脉硬化。患者主诉头痛、头晕、胸闷等，长期高血压可并发左心室肥大、心律失常、心力衰竭、脑血管意外和肾衰竭。

6.性腺功能障碍　皮质醇增多将影响下丘脑及垂体功能（抑制 LH 分泌），生殖年龄的女性患者多有月经减少或闭经、不孕，只有少数（<25％）病情轻者月经可正常且能生育。男性患者多有性欲减退或阳痿，睾丸小而软。肾上腺增生累及网状带分泌较多脱氢表雄酮、雄烯二酮等活性较低的雄激素，在男性不足以补偿睾酮的减少，但可引起毳毛增多、痤疮、皮脂腺分泌旺盛；女性亦可出现痤疮、多毛，如出现乳房萎缩、眉毛、阴毛增多，阴蒂肥大，应警惕肾上腺皮质腺癌。

7.皮肤色素沉着　ACTH 依赖性皮质醇增多症患者可有不同程度的皮肤色素沉着，常为均一性，以齿龈、舌系带、指掌纹、甲床及乳晕等非暴露部位色素沉着为特征性改变，尤以异位 ACTH 分泌及行双侧肾上腺切除术治疗后的患者为主。主因 ACTH 及 β 促黑素(β－MSH)分泌过多所致。亦有少数同类患者无色素沉着，所谓的"白库欣"。可能与皮肤色素细胞自身功能(对 ACTH 和 β－MSH 的敏感性)的个体差异有关。

8.其他

（1）过多皮质醇对骨髓的刺激作用，导致细胞增多，中性粒细胞及血小板也增多，嗜酸粒细胞和淋巴细胞则常减少。

（2）皮质醇对大脑皮质的兴奋作用致使本病者常有不同程度的精神、神经异常，轻者可有失眠、欣快感、情绪不稳定、易躁易怒；重者可引起精神分裂症或忧郁症。

（3）长期高皮质醇血症抑制机体的免疫功能，降低对感染的抵抗能力，患者常易患皮肤、呼吸道、泌尿系统等处感染，且不易控制，迁延不愈，尤以皮肤(指甲)真菌感染最常见。

（4）腺瘤和腺癌所致者常可有肿瘤局部压迫的症状，如垂体大腺瘤可伴有蝶鞍扩大，压迫视神经则出现视野缺损，亦可影响其他脑神经。

（5）肾上腺皮脂腺癌癌肿多很大，常因发现腹部包块就诊，异位 ACTH 综合征的原发病灶及转移灶可有其相应的临床改变。

四、实验室检查

1.常规检查

（1）血常规：部分患者红细胞计数及血红蛋白在正常高限或略高于正常，血细胞比容多正常。白细胞总数常轻度增高，中性粒细胞比例增加，嗜酸粒细胞则显著减少。

（2）电解质：皮质醇分泌过多者可有低血钾、低血氯性碱中毒，血钠含量多正常。血钙正常，血磷在正常低限或稍降低，约40%的患者尿钙增多。

（3）血糖：约70%的患者有不同程度的葡萄糖耐量异常，仅10%～15%的患者有空腹高血糖。糖耐量异常者可伴有高胰岛素血症。

2. 激素水平测定

（1）血皮质醇（F）及尿游离皮质醇（UFC）测定：正常人血ACTH及F水平以上午8～9时最高，午夜0～1时最低（正常值参照本地检验常规），具有明显的昼夜节律。库欣综合征患者，8时及0时F水平均可升高，尤以0时水平升高最为显著，可与8时水平持平，甚至高于8时水平，失去昼夜节律，有诊断特异性（表4-4）。UFC水平的升高程度不一，以肾上腺瘤、异位ACTH综合征患者升高更明显。尿17-羟皮质类固醇（17-OH）、17-生酮皮质类固醇（17-KGS）作为皮质醇的代谢产物排出量也相应升高。

表4-4 121例库欣综合征ACTH和皮质醇测定水平分布

临床分型	检测分类	血清ACTH		血清皮质醇		尿游离皮质醇
		8AM	0AM	8AM	0AM	
库欣病	检测例数	86	74	86	74	82
	正常(%)	34.9	5.4	30.2	1.4	1.2
	升高(%)	65.1	94.6	69.8	98.6	98.8
肾上腺皮脂腺瘤或皮质大节结增生	检测例数	35	28	35	27	35
	正常(%)	62.9	100	11.4	0	0
	降低(%)	37.1	0	0	0	0
	升高(%)	0	0	88.6	100	100

（2）血浆ACTH测定：ACTH依赖性库欣综合征者血浆ACTH水平轻度升高，或在正常高限，失去昼夜节律，其中0时的ACTH水平变化更有特异性，ACTH依赖型库欣病约95%均高于正常，而肾上腺来源的腺瘤或结节样增生则均在正常范围。N-POMC作为ACTH的前体物，其血中含量变化与ACTH平衡相关，肾上腺腺瘤和癌因肾上腺皮质激素的自主高分泌，抑制垂体ACTH及下丘脑CRH的分泌，血中ACTH和N-POMC水平降至正常低限或低于正常水平。

（3）其他垂体激素：少数垂体大腺瘤患者因肿瘤压迫垂体柄，减少泌乳素抑制因子（PIF）对泌乳素（PRL）的抑制作用，使血中PRL轻中度升高；血黄体生成素（LH）、卵泡刺激素（FSH）有不同程度下降，促甲状腺激素（TSH）及生长激素（GH）多正常。

3. 特殊试验

（1）午夜一次法地塞米松抑制试验：主要作为库欣综合征的筛选试验，方法为午夜12时口服地塞米松0.75～2mg（可参考体重，多采用1～1.5mg），于服药后晨8时抽血测定皮质醇，正常人服药后血皮质醇应抑制到低于正常值以下水平，如达不到此水平，提示有皮质醇自主分泌。此试验有一定假阳性。

（2）小剂量地塞米松抑制试验：为是否库欣综合征的定性试验。方法：口服地塞米松0.5mg，每6h 1次×2d，分别于服药前一天及服药2d后（第3天晨）8AM抽血测定皮质醇，并留取服药前一天及服药第2天的全天尿液测定UFC。正常人服药后血F（8AM）和UFC应降至正常低值以下水平，如不能则提示皮质醇有自主性高分泌。美国库欣综合征临床指南中将小剂量地塞米松抑制后血F值定为低于50nmol/L（1.8μg/dl），诊断敏感性可达98%～

100％，假阳性率较低。我院邹效漫等总结 285 例库欣综合征的小剂量地塞米松抑制试验结果，抑制后血 F 的 ROC 曲线的最佳切点是 146.5nmol/L，假阳性率低 1.1％，假阴性率 3％。如按美国指标抑制后血 F 50nmol/L 的标准，假阴性率 0.4％，假阳性率 11％。

（3）大剂量地塞米松抑制试验：用于库欣综合征的定位、定性试验。方法：口服地塞米松 2mg 每 6h 1 次×2d，分别于服药前一天及服药 2d 后（第 3 天晨）8AM 抽血测定血 F，并留取服药前一天及服药第 2 天的全天尿测定 UFC。绝大多数库欣综合征服药后血 F 或 UFC 可降至服药前水平的 50％以下（抑制前水平－抑制后水平/抑制前水平＝抑制率，<50％），而原发肾上腺的皮质腺瘤或癌则往往在 50％以上。

（4）氨基导眠能和甲吡酮试验：主要用于鉴别库欣综合征的病因，氨基导眠能和甲吡酮均能在不同环节抑制胆固醇向皮质醇的转变，从而减少皮质醇合成，使皮质醇对 ACTH 的反馈抑制减弱，ACTH 分泌增多，又促进 F 的合成。故正常人服用氨基导眠能或甲吡酮后不仅 ACTH 升高，血 F 及 UFC 均升高。方法：氨基导眠能试验，口服氨基导眠能 0.25mg，每 6h 1 次×2d，分别于服药前及 2d 后 8AM 测定血 ACTH 和 F，并留取服药前后和服药后第 2 天 24h 尿测定 UFC，正常人服氨基导眠能后血 ACTH 升高可达对照值的 3～4 倍，血 F 和 UFC 也有不同程度的增加。垂体 ACTH 腺瘤患者服药后血 F、UFC 轻度下降，血 ACTH 轻度升高，远低于正常人升高幅度。肾上腺腺瘤和癌及异位 ACTH 分泌肿瘤服药后反应更低于垂体腺瘤患者。甲吡酮试验：口服甲吡酮（我国目前无此药）0.75mg，每 6h 1 次×2d，留尿及抽血时间和检测项目同氨基导眠能试验，结果评价亦相似。

五、定位检查

随着计算机在医疗仪器方面的广泛应用，库欣综合征定位检查的手段也有很大改观，以往的气脑造影，腹膜后充气造影均已淘汰，代之以超声、CT、MRI 等无创而先进的诊查方法，一次检查定位率明显提高，必要时还可使用传统的静脉分段取血测定激素水平。在检查方法及检查部位的选择上应注意以下问题。

1. 应结合临床表现及生化结果选择检查部位及方法（表 4－5）。

表 4－5　库欣综合征临床表现与定位检查选择

临床表现	生化	大剂量*	可能诊断	选择方式	选择部位
病程较长，库欣综合征显著，皮肤色素沉着，高血压，低血钾	ACTH 正常或略高 UFC，F↑	可抑制>50%	垂体 ACTH 腺瘤或增生	CT、MRI（选择一种）鞍区冠状、矢状位超薄或动态扫描	垂体（鞍区）
病程较长，库欣综合征显著，无皮肤色素沉着，高血压	ACTH↓↓低血钾，UFC↑、F↑	不被抑制<50%	肾上腺皮质腺瘤	超声、CT、MRI（选择一种）、DSA 水平位，必要时超薄扫描	双肾上腺区
病程短，库欣综合征中度，无皮肤色素沉着	ACTH↓↓低血钾，UFC，F↑	不被抑制<50%	肾上腺腺癌	超声、CT、MRI（选择一种）CT 首选	双肾上腺区
病程短，库欣综合征轻，皮肤色素沉着，高血压明显，异位肿瘤征象	ACTH↑↑低血钾，UFC，F↑	不被抑制<50%	异位 ACTH 分泌的肿瘤	超声、CT、MRI（选择一种）DSA，岩上窦静脉分段取血测定 ACTH	双肾上腺区、垂体（鞍区）、肺、纵隔、腹部等

* 大剂量地塞米松抑制试验

2.由于垂体 ACTH 腺瘤多<10mm,故需选择有冠状位或矢状位重建功能的 CT 扫描机型,扫描范围局限在鞍区,必要时做动态扫描。全脑水平位 CT 扫描对垂体 ACTH 腺瘤无诊断价值。当前,增强垂体 MRI 检查是垂体病变首选的影像学检查方法,如需行垂体微腺瘤 γ 刀(χ 刀、质子刀)治疗者需行 CT 扫描定位。

3.如肾上腺发现单个或多个结节、肿瘤征象,但其余部分肾上腺不萎缩,且为增生饱满状,应高度怀疑病变主要为垂体 ACTH 分泌过多。少数大结节样肾上腺皮质增生,亦需除外依赖于 ACTH 分泌的因素。

六、诊断

1.典型临床表现,结合病史、实验室检查,影像检查结果,确诊并不困难。常规的检查步骤,见图4-4。

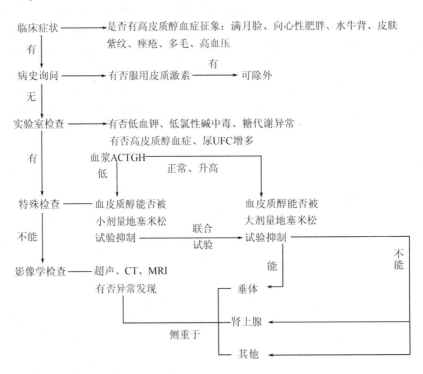

图4-4 库欣综合征常规的检查步骤

2.除常见皮质醇增多症临床检查外,诊断时尚需注意以下几点。

(1)库欣病:因垂体 ACTH 腺瘤多较小,在未能检测血浆 ACTH 或 N-POMC 的医院,定位诊断常较困难,如存在皮肤色素沉着、影像学显示双侧肾上腺饱满,仍支持病灶位于垂体,治疗以去除垂体病灶为妥,勿急于行肾上腺切除术,以免 Nelson 综合征或病变反复。

(2)周期性库欣综合征:已有病例报道,库欣病呈周期发作。临床症状为间断发生的向心性肥胖、紫纹、痤疮等库欣征象,可自行缓解,间隔一段时间后再发。症状出现时多无高血压、低钾血症,血 ACTH 多正常,F 和 UFC 高于正常,不能被小剂量地塞米松试验所抑制。症状缓解期则均恢复正常人水平,影像学检查无异常。我院曾遇到 1 例类似病例,未行治疗,仅临床随诊。

（3）库欣综合征合并类固醇结合球蛋白（CBG）缺乏：F 在血中的运输常有 CBG 伴行，故平时检测血中 F 的总值中约 75％是与 CBG 结合形成，15％与白蛋白结合，仅 10％为游离有活性的 F，UFC 则反映游离 F 的水平。血中 CBG 的含量对 F 的测定值影响较大。日本已报道 2 例 CBG 缺乏合并库欣综合征的病例，特点为临床明显"库欣"征象，血 F 不高（因血中 CBG 浓度低于正常人 1/2 以下），尿 UFC 高，易误诊，如遇类似病例，需注意鉴别。

（4）亚临床库欣综合征（subclinical Cushing's syndrome）：随着影像学研究的进展，肾上腺偶发瘤的检出率增高，对肾上腺偶发瘤的研究发现，约有 10％的腺瘤存在糖皮质激素的异常分泌，这些人多伴有高血压、糖耐量异常和腹型肥胖，但无库欣综合征的临床表现。血浆 ACTH、F 节律及 UFC 可正常，亦可轻度升高，主要是 2mg 地塞米松抑制试验 F（8AM）不能被抑制到正常值以下。如能发现肾上腺占位，则需行手术切除。

（5）葡萄糖依赖性胰岛素样多肽（glucose－dependent insulinotropic polypeptide，GIP）依赖性库欣综合征：临床多无典型的库欣综合征体征，可有多毛，常因影像学检查发现肾上腺单侧或双侧巨结节性增生而就诊。实验室检查的特点：雄激素水平增高；空腹血浆皮质醇正常或降低，ACTH 明显降低或测不到，CRH 可兴奋 ACTH 升高；尿 UFC 排出增加；进餐或 OG-TT 糖负荷后血浆皮质醇升高，不能被大剂量地塞米松抑制，但能被奥曲肽抑制。病理检查显示肾上腺网状带多发腺瘤样结节。符合上述条件可确诊，治疗主要是异常肾上腺的手术切除，预后较好。

七、治疗

1. 垂体 ACTH 瘤的治疗

（1）垂体放射治疗：适用于垂体手术治疗未能治愈者或有手术禁忌证者，随着放疗仪器的研究发展，照射剂量率高，均匀性好，时间短且稳定，照射野集中，半影小，治疗反映轻的新型仪器逐渐应运而生，目前我国大省市医院已较多地采用了加速器代替了[60]Co 照射，还由计算机控制的立体定向放射治疗（χ 刀、γ 刀、质子刀），为提高放射治疗的疗效减少不良反应提供了有利条件。一个疗程的照射量为 45～50Gy，放疗起效时间 6 个月至 1 年，在起效前可辅以药物治疗。

（2）药物治疗：目前用于抑制垂体 ACTH 分泌的药物有两种。①赛庚啶（cyprohepta-dine）为 5－羟色胺拮抗药，剂量为 24mg/d 口服。②溴隐亭（bromocriptine），为多巴胺能增效剂，剂量 10～15mg/d 口服。据目前临床观察，两种药单用的疗效均不稳定，需合用抑制肾上腺皮质功能的药物。多用于放疗后初期或术前准备。

2. 肾上腺瘤或腺癌的治疗

（1）放射治疗：仅用于肾上腺腺癌，可采取术中或术后癌床局部照射，不能耐受或失去手术机会的腺癌患者需联合药物治疗。

（2）药物治疗：适用于手术前准备及腺癌患者。作用于肾上腺水平的药物：①氨基导眠能（amiogluthimide），主要抑制胆固醇转变为孕烯醇酮，治疗剂量为 0.75～1.5g/d，口服，其抑制皮质醇分泌的作用出现快，一般在 1～2 周可出现肾上腺皮质功能低下，故服药 1 周内即应加用地塞米松 0.75mg/d，一方面补充皮质醇分泌不足，另则抑制 ACTH 分泌；部分患者服药后可出现雄激素分泌增多的临床表现，与该药对 11－羟化酶有一定抑制作用有关。因服药并非为长期治疗，故多不做特殊处置，停药后症状自然缓解。②甲吡酮（mytyrapone），主要抑制

11-β羟化酶的活性,治疗剂量为 0.75～1g/d,口服,服药治疗注意事项同氨基导眠能。③密妥坦(OP-DDD),作用于皮质醇合成的多个环节,且对肾上腺皮质束状带、网状代肿瘤细胞有杀伤作用,毒性较大,用于皮质腺瘤,可致瘤细胞坏死,初始剂量为 2～6g/d,口服,疗效不显著者可在 1 个月后增至 8～10g/d,亦需伍用地塞米松。④曲洛司坦(trilostane,WIN24540),为 3β羟一类固醇脱氢酶的竞争性抑制药,可抑制皮质醇、醛固酮和雄烯二酮的生物合成,治疗剂量为 150～200mg/d,口服。

3.异源性 ACTH 综合征的治疗

(1)异源性 ACTH 分泌灶的治疗。依据定位检查结果及肿瘤性质选择手术或放疗、化疗的方法。

(2)如难以查明病灶或未能清除病灶则采用抑制皮质醇合成的药物治疗。

(李晶)

第五节　原发性醛固酮增多症

原发性醛固酮增多症(简称原醛)是指由于肾上腺皮质分泌过多的醛固酮,而引起潴钠排钾,血容量增多而抑制了肾素活性的一种病症,临床表现为高血压和低血钾综合征。与正常及高血浆肾素活性的高血压患者相比,原醛症曾被认为是伴有较低的血管并发症发生率的一种相对良性的高血压,但近年来先后有报道,在原醛症患者中,心血管并发症的发生率可高达 14%～35%;蛋白尿的发生在原醛症患者中也多于原发性高血压患者,国内文献报道,分别有 22.3%～40.1%和 2.7%～9.2%的醛固酮瘤患者发生蛋白尿和慢性肾功能不全。既往认为,原醛发生率占同期高血压患者的 1%～2%,但近年报道采用敏感的血浆醛固酮与肾素活性比值(aldosterone/renin activity ratio,ARR)筛查,原醛在高血压患者中的比例可高达 5%～13%。

一、醛固酮分泌的调节

肾素-血管紧张素系统是醛固酮分泌的主要调节因素,当有效血容量减少,血压下降。钠离子浓度减低等刺激时,肾小球旁细胞释放肾素增加,进而刺激血管紧张素Ⅱ增加,血管紧张素Ⅱ可刺激醛固酮的合成和分泌。钾离子是调节醛固酮分泌的另一重要因素,高钾刺激醛固酮分泌,低钾则抑制醛固酮分泌。ACTH 亦能调节醛固酮的合成和释放,但对长期维持醛固酮的释放并非主要因素。

二、病因及病理亚型

原醛最常见的两种类型包括肾上腺皮质分泌醛固酮的腺瘤(醛固酮瘤,aldosterone producing adenoma,APA)及双侧(极少数可为单侧)肾上腺皮质增生(特发性醛固酮增多症,IHA)。其他少见的类型包括糖皮质激素可抑制型醛固酮增多症(glucocorticoid-remediable aldosteronism,GRA)、原发性肾上腺皮质增生(PAH)、产生醛固酮的肾上腺癌或异位肿瘤等。既往临床上醛固酮瘤为原醛的主要亚型,但近年来随着采用敏感的 ARR 比值筛查,多数早期及较轻的原醛得以获得诊断,这些患者多数是 IHA。各种亚型在原醛中所占的比例,见表 4-6。

表4-6 原发性醛固酮增多症的亚型

肾上腺醛固酮瘤(APA)	35%
特发性醛固酮增多症(IHA)	60%
原发性(单侧)肾上腺皮质增生(PAH)	2%
糖皮质激素可抑制性醛固酮增多症(GRA)	<1%
产生醛固酮的肾上腺癌	<1%
产生醛固酮的异位肿瘤或癌	0.1%

1.肾上腺醛固酮瘤(APA) 又称 Conn 综合征,女性多见,占原醛的 35%左右。以单一腺瘤最为常见,双侧或多发性腺瘤仅占 10%,个别患者可为一侧腺瘤,另一侧增生。醛固酮瘤体积一般较小,直径多<2.0cm,边界清楚,切面呈金黄色。

醛固酮瘤患者生化异常及临床症状较其他类型明显,其血醛固酮浓度与 ACTH 的昼夜节律相平行。

2.特发性醛固酮增多症(IHA) 特醛症在成年人原醛中比例约占原醛总数的 60%左右,居第 1 位,病理特征为双侧肾上腺球状带增生(弥漫性或局灶性)。有学者认为,特醛症的发生可能是由于一种异常的醛固酮刺激因子所致或由于肾上腺对血管紧张Ⅱ的敏感性作用增强所致,其升高的醛固酮水平可被 ACEI 及血清素拮抗药抑制。

3.原发性肾上腺增生 原发性肾上腺增生是原醛症中的一种特殊类型,其病理改变类似特醛症患者,可为双侧或单侧肾上腺结节样增生,但其临床及生化表现与醛固酮瘤相似,高血压及生化异常较特醛症更重,一般对螺内酯治疗有良好反应,单侧病变者需要手术治疗。

4.糖皮质激素可抑制性醛固酮增多症(GRA) 多见于儿童,明显家族发病倾向,属常染色体显性遗传,正常情况下,球状带有醛固酮合成酶,束状带分泌 11β-羟化酶;醛固酮合成酶和 11β-羟化酶基因同在第 8 号染色体。DNA 编码区有 95%相同。GRA 患者上述同源染色体之间遗传物质发生不对等交换。醛固酮合成酶基因与 11β-羟化酶基因 5′端调控序列(均在 8 号染色体)的编码序列融合形成嵌合体。其基因产物具有醛固酮合成酶活性,在束状带表达且受 ACTH 控制。该类患者血醛固酮水平轻度升高,血钾常正常,血醛固酮分泌受 ACTH 调节,可被小剂量地塞米松抑制,因此 GRA 可采用小剂量糖皮质激素治疗。

5.肾上腺皮质癌 多见于中年人,无显著性别差异,常因腹部占位或转移性病变就诊而被发现。除醛固酮外,常同时分泌糖皮质激素及性激素,血、尿醛固酮升高明显,低血钾明显,肿瘤常>5cm。病理学检查有时也难以明确诊断,如患者有肿瘤局部侵犯和远处转移表现可确诊。

6.产生醛固酮的异位肿瘤或癌 非常少见。

三、临床表现

1.高血压 高血压是原醛患者主要和早期的表现。随着病程进展,血压可逐渐增高,呈中度及重度高血压,且对一般降压药物治疗抵抗。据上海瑞金医院一组 201 例原醛患者统计,普食条件下平均血压在 164±18/104±11mmHg。美国 Mayo 临床中心对 1957—1986 年期间诊断的 262 例原醛患者统计,血压最高为 260/155mmHg;平均值(±SD)为 184/112±28/16mmHg,醛固酮瘤患者血压较特醛症者更高。

高血压的发病原理与醛固酮分泌增多引起水钠潴留和血管壁对去甲肾上腺素反应性增

高有关。但长期的高醛固酮作用有"盐皮质激素逃逸"现象,因此原醛患者血钠并不会明显升高,多在正常或正常高限水平,多无水肿发生。在高血压病程较长的晚期病例,由于有肾小动脉及外周动脉硬化等因素加入,致使醛固酮肿瘤摘除后血压仍不易完全恢复正常。高血压病史久者常引起心脏扩大甚至心力衰竭。

2.低血钾 部分病例由于大量醛固酮的作用导致尿中钾排出增加,造成血钾降低。早期患者血钾可正常或在正常低限,仅在使用利尿药、呕吐、腹泻等情况时出现低血钾。随着疾病进展可表现出持续低血钾,常在 3.0mmol/L 以下。并出现低血钾相关症状。

(1)神经肌肉功能障碍:可表现为肌肉软弱无力或典型的周期性麻痹,常见于下肢,可累及四肢,重者可有呼吸困难。有周期性麻痹者在西方白种人中非常少见,但在亚裔中并不少见。阵发性手足搐搦及肌肉疼挛可见于约 1/3 的患者,伴有束臂加压征(Trousseau 征)及面神经叩击征(Chvostek 征)阳性。该症状与失钾、失氯使细胞外液及血循环中氢离子减低(碱中毒)后钙离子浓度降低、镁负平衡有关。严重低钾血症时,神经肌肉应激性降低,手足搐搦不明显,补钾后反而可加重。

(2)肾脏表现:慢性失钾可导致肾小管上皮细胞空泡变性,肾脏浓缩功能下降,表现为多尿、夜尿增加,在男性,有时易与前列腺炎导致的症状所混淆。

(3)心脏表现:伴有低血钾的原醛患者可有如下心脏改变。

①心电图为低血钾表现:QT 延长、T 波增宽、减低、倒置、U 波明显。

②心律失常:可见期前收缩(室性期前收缩多见)、室上性心动过速。

(4)糖代谢异常:低血钾可致胰岛 B 细胞释放胰岛素减少,引起糖耐量减低,这种异常可通过补钾得到纠正。

3.碱血症 部分原醛患者由于醛固酮的保钠排钾作用,在肾小管内钠—氢离子交换加强,氢离子丢失增多,导致代谢性碱中毒,血 pH、剩余碱和 CO_2 为正常高限或高于正常,尿液 pH 为中性或偏碱性。

四、诊断

原醛诊断步骤分 3 步:①在有原醛高危因素的高血压患者中筛查可能的原醛患者。②进行原醛的确诊试验。③进行原醛的亚型分型及定位诊断。

1.病例筛查试验 原醛的诊断应具备高血压、血和尿醛固酮增高且不被抑制,血浆肾素活性降低且不被兴奋等条件。既往将低血钾作为原醛症的诊断条件之一,但近年研究发现仅有 9%~37% 的原醛患者有低血钾,因此,低血钾可能只存在于较严重的病例中;只有 50% 的腺瘤和 17% 的增生患者血钾<3.5mmol/L,因此,低血钾作为诊断原醛症的敏感性、特异性和诊断阳性率均很低。

目前由欧洲内分泌学会及高血压学会、国际内分泌学会及高血压学会共同制定的"原发性醛固酮增多症患者诊断治疗指南"推荐应用 ARR 筛查高血压患者中可疑的原醛症患者,包括:①对药物抵抗性高血压。②高血压伴有持续性或利尿药引起的低血钾。③高血压伴肾上腺意外瘤。④早发高血压或 40 岁前发生脑血管意外家族史的高血压患者。⑤原醛症患者一级亲属的所有高血压患者。但 0~50。比值大于该数值应怀疑原醛症,应行进一步检查。

目前 ARR 上升至何水平(切点)可以诊断为原醛尚有争议,况且临床检验相关激素受影响因素较多,其仅可作为一项筛查指标。目前各家报道关于 ARR 的切点多在 2 由于许多药物和激素可影响肾素—血管紧张素系统的调节,进行检查时尽可能停用所有药物,特别是螺内酯、血管转化酶抑制药(ACEI)、血管紧张素受体拮抗药(ARB)类降压药及雌激素,应停用 4～6 周或以上,利尿药、β 受体阻滞药、钙拮抗药等停用 2 周。药物对醛固酮及 ARR 的影响见表 4—7。如血压过高,为确保患者安全,可选用 α 受体阻滞药如盐酸哌唑嗪、多沙唑嗪、特拉唑嗪或非二氢吡啶类钙离子拮抗药如维拉帕米缓释药等。

表 4—7　药物对醛固酮及 ARR 的可能影响

药物	对醛固酮的影响	对肾素的影响	对 ARR 的影响
β 受体阻滞药	↓ ↑ →	↓ ↓	(假阳性)↑
排钾利尿药	→ ↑	↑ ↑	(假阴性)↓
保钾利尿药	↑	↑ ↑	(假阴性)↓
ACEIs	↓	↑ ↑	(假阴性)↓
ARBs	↓	↑ ↑	(假阴性)↓
钙离子阻滞药(DHPs)	→ ↓	↑	(假阴性)↓
肾素抑制药	↓	↑	(假阴性)↓
NSAIDs	↓	↓ ↓	(假阳性)↑

2.证实原醛的存在　影响血浆醛固酮的因素很多,基础醛固酮水平测定的意义有限。当醛固酮水平升高时,ARR 比值升高仅仅是筛查出高度怀疑原醛的患者,确诊尚需要行醛固酮抑制试验以证实醛固酮不适当分泌增多。目前常用的确诊试验包括盐水负荷试验、高钠负荷试验、氟氢可的松抑制试验和卡托普利抑制试验。

(1)盐水负荷试验:盐水负荷试验是确诊原醛症的常用检查方法之一(图 4—5)。生理情况下细胞外液容量扩张或肾小管腔内钠离子浓度升高时,肾素分泌受抑制,醛固酮分泌减少,肾脏排钠增多,从而使高钠及高容量状况得以纠正,体内代谢维持平衡;原醛症患者醛固酮分泌呈自主性,不受高钠摄入的抑制。该试验广泛应用于临床原醛的诊断,试验方法为患者取卧位,给予静脉滴注生理盐水 2000ml,4h 内输完,输注前后测定血浆醛固酮。结果显示正常人血浆醛固酮水平下降至 138pmol/L(5ng/dl)以下,原醛症者不被抑制。试验的敏感性和特异性均为 88% 左右。该试验可加重生化异常,严重低血钾,高血压及充血性心力衰竭患者不宜进行。

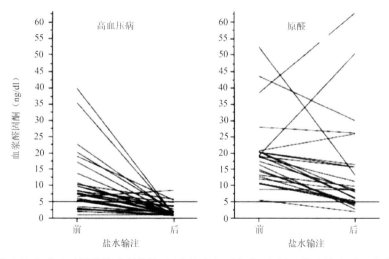

图 4—5　盐水输注试验对原醛的诊断价值,原发性高血压患者(左侧),盐水输注后血浆醛固酮水平绝大部分可被抑制至 5ng/dl(133pmol/L)以下,而原醛患者(右侧)多数不被抑制

(2)高钠试验:在高血压及低血钾得到控制后,每日摄入高钠饮食,钠 218mmol/d(≈

NaCl 12.8g),连续 3d,在高钠饮食的第 3 天留取 24h 尿测定醛固酮、钠及肌酐,24h 尿钠＞200mmol/L 说明钠摄入充足,24h 醛固酮＞12mg/24h 应考虑自主性醛固酮分泌。该试验的敏感性和特异性分别为 96％和 93％。严重高血压患者进行该试验时应仔细评估其风险,该项试验进行过程中可增加尿钾排泄,导致低血钾加重,因此试验过程中应加强补钾,并密切监测血钾水平。

(3)氟氢可的松抑制试验:患者口服 0.1mg 氟氢可的松,每 6h 1 次,共 4d,同时应用 kCl 缓释片进行补充(每 6h 1 次,使血钾保持接近 4.0mmol/L),应用缓释 NaCl(30mmol,每日 3 次与餐同服),以及保持足够的食物盐摄取,以保证尿钠排泄率至少为 3mmol/kg 体重。第 4 天上午 10 时取血醛固酮和 PRA,患者应取坐位,血浆皮质醇应测上午 7 时和 10 时值。第 4 天晨 10 时立位血浆醛固酮＞6ng/dl 同时 PRA＜1ng/(ml·h),血浆皮质醇在 10 时的值小于 7 时的值(排除 ACTH 混杂的影响)则可确诊原醛。该试验目前在临床已较少使用。

(4)卡托普利试验:卡托普利为 ACE 抑制药,可降低肾素调节的醛固酮分泌。方法:清晨卧位抽血测醛固酮及 PRA,给予卡托普利(巯甲丙脯酸)50mg 口服,2h 后予坐位抽血测醛固酮和 PRA。正常人服卡托普利后血醛固酮水平降低,通常降低＞30％,或＜416pmol/L(15ng/dl),而 PRA 增加,原醛症患者无明显变化。该试验敏感性为 90％~100％,特异性为 50％~80％。

血钾＜3mmol/L 时可抑制醛固酮水平(1/3 原醛症患者醛固酮正常),因此,应补充血钾至 3mmol/L 以上再行上述试验较为可靠。

3.原醛病理亚型的确定　原醛亚型主要包括 APA 和 IHA 及其他少见类型,亚型鉴别的主要意义在于根据分型可确定不同的治疗方案。

(1)卧、立位试验:正常人血浆醛固酮受体位及 ACTH 昼夜节律调节。卧位醛固酮为 50~250pmol/L,至 12AM 醛固酮下降;与皮质醇水平波动一致。立位(4h)可刺激肾素－血管紧张素系统,使血管紧张素Ⅱ增加,醛固酮上升。为增加刺激强度也可加用呋塞米,方法为肌内注射呋塞米 0.70mg/kg,总量＜40mg,立位时间可缩短至 2h。试验前后测定血浆肾素活性、血管紧张素Ⅱ及醛固酮。

结果:正常人立位或加呋塞米刺激后 PRA 和醛固酮水平明显升高。原醛患者卧位时 PRA 受抑制,醛固酮升高,立位时醛固酮瘤者醛固酮水平大多无明显升高甚至反而下降,而特醛症者醛固酮水平上升明显,并超过正常人。

(2)地塞米松抑制醛固酮试验:原醛症者如发病年龄小,有高血压、低血钾家族史,体位试验中立位醛固酮无升高或反常性下降,肾上腺 CT、MRI 阴性应考虑 GRA,可行该试验。目前有条件的单位对怀疑 GRA 的患者可做相关嵌合基因检测以证实。

方法:每日口服地塞米松 2mg,共 3~4 周,GRA 者血醛固酮在服药后可被抑制 80％以上。特醛症和 APA 者服药后不受抑制或可呈一过性抑制(2 周后复又升高)。

(3)影像学检查:可协助鉴别肾上腺腺瘤与增生并确定腺瘤部位及影像特征。

超声检查:可显示直径＞1.3cm 腺瘤,超声检查对于肾上腺较小病变不敏感,仅作为临床常规筛查。

肾上腺 CT 和磁共振显像(MRI):高分辨 CT 及 MRI 可显示直径＞0.5cm 的腺瘤,IHA 扫描时可表现为正常或双侧肾上腺弥漫性增大或结节状增生。醛固酮瘤患者 CT 检查常表现为圆形低密度影,直径多＜2cm,切除后大体病理检查呈金黄色。肾上腺皮质癌 CT 多表现为密度不均质占位,直径多>4cm。近年来,随着 ARR 筛查的应用,更多早期、较轻的原醛症患者被诊断,这些患者中 CT 检查区别 APA 和 IHA 并不准确,如在一个研究中发现,瘤体较小(<1cm)的 APA 患者 CT 检出率不到 25%,不典型 APA 单从影像学特点判断可能被诊断为结节状增生(IHA),此时需结合其他功能试验综合判断。

磁共振(MRI)对肾上腺病变的诊断作用相对较差,因为大部分腺瘤直径不超过 1cm,MRI 只用于对 CT 造影剂敏感患者。

放射性碘化胆固醇肾上腺扫描照相:可发现直径在 1.3cm 以上的腺瘤,可靠性更差,结果常常含糊不清,目前多不采用。

(4)双侧肾上腺静脉取血(AVS):近年国内外广泛采用双侧肾上腺静脉分段取血测定醛固酮,以判断体内高醛固酮的来源。操作前 30min 开始及在整个采血过程中需连续输入 ACTH(5U/h 或 50mg/h),以减少因应激诱发的 ACTH 释放。插管成功后分别从双侧肾上腺静脉及下腔静脉(IVC)取血,同时测定醛固酮及皮质醇,肾上腺静脉与 IVC 血标本皮质醇比值>10∶1 提示操作成功。如一侧肾上腺静脉醛固酮/皮质醇比值大于对侧 4 倍以上有意义,证明醛固酮为单侧肾上腺(醛固酮/皮质醇比值高的一侧)来源,考虑为醛固酮瘤或 PAH。若双侧均高,两侧相差<3 倍,考虑醛固酮为双侧肾上腺来源。该检查的敏感性 95%,特异性 100%。

肾上腺静脉取血为有创检查手段,应由有经验的医生进行,常见并发症为腹股沟血肿,肾上腺出血及肾上腺静脉损伤等。

五、鉴别诊断

1. 先天性肾上腺皮质增生(11β,17α-羟化酶缺乏等)　临床上由于酶缺陷,肾上腺皮质激素合成途径受阻,导致大量具有盐皮质激素效应的中间代谢产物增加,引起高血压、低血钾等。两种酶系缺陷均有双侧肾上腺增生。该类患者常有男性性早熟,女性假两性畸形或性不发育、ACTH 升高等特征性表现,易与原醛症鉴别。

2. Liddle 综合征　又称假性醛固酮增多症,为常染色体显性遗传性疾病。有家族聚集发病现象,人群中发病呈散发性。肾单位远端上皮细胞钠通道(ENa^+C)处于异常激活状态,钠重吸收过多、容量扩张,血压升高。远端小管 Na^+-K^+ 交换增加,K^+ 排出过多,H^+ 进入细胞内,造成低钾血症、代谢性碱中毒。低钾与低镁常同时存在。容量扩张抑制肾小球旁器合成和释放肾素。血浆肾素水平降低、低钾血症使醛固酮分泌减少。ENa^+C 对阿米洛利(amiloride)敏感。阿米洛利可以特异性阻断 ENa^+C,使 Na^+ 的重吸收减少,过高血容量和血压下降。低钾血症得以纠正。

3. 伴高血压、低血钾的继发性醛固酮增多症

(1)分泌肾素的肿瘤:①肾小球旁细胞瘤。②肾外肿瘤 Wilms 瘤、卵巢肿瘤等。

(2)继发性肾素增高所致继发性醛固酮增多:①恶性高血压。②肾动脉狭窄。③一侧肾萎缩、结缔组织病等。

继发性醛固酮增多症者血浆肾素均升高,易与原醛鉴别。

六、治疗

1. IHA　可选用螺内酯治疗,螺内酯为醛固酮拮抗药,可与肾小管细胞质及核内受体结

合。用法:120~240mg/d,服药后血钾多于1~2周、血压4~8周恢复正常。螺内酯在降低原醛患者血压的同时,还能改善由于高醛固酮血症对心肌和血管的毒性,降低心力衰竭和心肌梗死发生率,此作用是独立于降压作用之外;螺内酯治疗有一定的不良反应,主要是由于对孕酮和雄激素受体的部分拮抗作用,临床上可表现为男性乳房发育、阳痿、性欲减退,女性月经紊乱;部分患者难以长期坚持使用。近年来国外应用高选择性的醛固酮受体拮抗药依普利酮(eplerenone)治疗,剂量为25~50mg,每日2次,避免了上述不良反应。其他药物可选用阿米洛利或氨苯蝶啶,钙离子阻滞药、ACEI 及 ARB 等,可用于原醛症患者血压的控制,但无明显拮抗高醛固酮的作用。

2.GRA 生理剂量的糖皮质激素可使 GRA 患者血压、血钾恢复正常。对于儿童患者,治疗过程中要考虑到糖皮质激素对其生长发育的影响,应选择短效制剂,采用最低有效剂量〔如氢化可的松 10~12mg/(m^2·d)〕。也可使用盐皮质激素受体拮抗药治疗 GRA,疗效与糖皮质激素相当,并可避免糖皮质激素导致下丘脑-垂体-肾上腺轴的抑制和医源性不良反应。

3.肾上腺醛固酮癌 发现时多已有转移,失去手术时机,可行化疗,用米托坦、氨基导眠能、顺铂等治疗。

(李晶)

第六节　单纯性甲状腺肿

单纯性甲状腺肿(simple goiter)系由甲状腺非炎性或肿瘤性原因阻碍甲状腺素(TH)合成而导致的代偿性甲状腺肿大。本病不伴有甲状腺功能亢进或减退的表现,甲状腺呈弥漫性或多结节性肿大。根据发病的流行情况,可分为地方性甲状腺肿(endemic goiter)和散发性甲状腺肿(sporadic goiter)两种。单纯性甲状腺肿多见于女性,散发见于世界各地,国内近年来仍有散发,且多发生于青春期、妊娠期、哺乳期和绝经期妇女。青春期男性也可发生甲状腺肿,但比女性要少见。前者流行于离海较远,海拔较高的山区,是一种多见于世界各地的地方性多发病,后者散发于全国各地。

一、病因和病理

1.病因

(1)合成甲状腺激素原料(碘)的缺乏:为引起地方性甲状腺肿的最主要病因,1990 年国际碘缺乏组织公布的全世界 15.7 亿人口受碘缺乏的威胁,地方性甲状腺肿患者 6.55 亿,我国的地方性甲状腺肿患者 1984 年的 3500 万人和 1992 年的 700 万,占全世界地方性甲状腺肿患者的比例分别是 5.34% 和 1.07%。因第四纪冰川期溶解的冰层将地球表层的碘冲刷到海洋,所以地方性甲状腺肿多见于离海洋远、地势高的地区,如喜马拉雅山、阿尔卑斯山等,这些地区土壤、水源、食物中含碘甚少,在我国主要见于西南、西北、华北等地区。

(2)甲状腺激素的需要量增加:机体缺碘时不能合成足够的 TH,反馈引起垂体 TSH 的分泌增加,血中 TSH 水平升高,刺激甲状腺增生肥大,这种甲状腺肿称为缺碘性甲状腺肿(iodine-deficiency goiter)。如在青春期、妊娠期、哺乳期、寒冷、感染、创伤和精神刺激时,由于机体对 TH 的需要量增多,可诱发或加重甲状腺肿。

（3）甲状腺激素合成、分泌的障碍：某些物质也可导致甲状腺肿，常见的致甲状腺肿食物有卷心菜、黄豆、白菜、萝卜族、坚果、木薯、小米及含钙过多（如牛奶）或含氟过多的饮水等因含有硫脲类致甲状腺肿物质或含有某些阻抑 TH 合成的物质，引起甲状腺肿。药物如硫脲类、磺胺类、对氨水杨酸、保泰松、硫氰酸盐、秋水仙碱、锂盐、钴盐及高氯酸盐等，它们可以抑制碘离子的浓集或碘离子有机化，大量碘化物可抑制 TH 的合成和释放，从而引起甲状腺肿。另外、高碘、某些遗传缺陷致 TH 合成障碍及 Tg 基因突变等均可影响甲状腺激素的合成障碍。

2.病理　单纯性甲状腺肿的病理改变是一个动态的变化过程，取决于原发病的严重程度与病程的长短，其最显著的病理改变是滤泡的高度扩张，充满大量胶体，而滤泡壁细胞变扁平，这显示了甲状腺功能不足的现象。虽然镜下可看到局部的增生状态，表现为由柱状细胞所组成的、突入滤泡腔的乳头状体，但此种增生状态仅为代偿性的。形态方面，单纯性甲状腺肿可分为弥漫性和结节性两种。前者多见于青春期，扩张的滤泡平均地散在于腺体的各部。而后者，多见于流行区，扩张的滤泡集成一个或数个大小不等的结节，结节周围被有不甚完整的纤维包膜。结节性甲状腺肿经相当时期后，由于血液循环不良，在结节内常发生退行性变，引起囊肿形成（往往并发囊内出血）和局部的纤维化和钙化等。

甲状腺肿发生的基本病理机制是 TSH 及其他致甲状腺增生的因子对甲状腺滤泡上皮细胞生长的促进作用，上皮和滤泡的增生最终使甲状腺逐渐增大。早期的甲状腺肿呈均匀而弥漫性的腺细胞肥大和增生，同时血管显著增多，甲状腺重量增加。

二、症状与体征

1.甲状腺肿大（表4－8）　除甲状腺肿大外，往往无自觉症状。甲状腺常呈轻度或中度弥漫性肿大，质地较软，无压痛。因肿大多为渐进性的，故多无明确的发病时间，一般在地方病调查、体检时才被发现。早期为弥漫性逐渐肿大，质软，以后可形成大小不等的结节、质地坚韧，无血管杂音及震颤。晚期逐渐发展呈巨大甲状腺肿，并可有大小不等的结节，呈结节性甲状腺肿。

表4－8　单纯性甲状腺肿的主要症状与体征

症状或体征	百分比（%）
甲状腺肿大	100
呼吸困难	26.2
声音嘶哑	3.6
不能平卧	3.6
吞咽困难	7.7
影响劳动	16.6
气管移位	5.9
心慌气促	5.4

2.局部压迫症候群（表4－8）　随着甲状腺的肿大，可出现对邻近组织器官的压迫症状，如气管受压可出现堵塞感、咳嗽及呼吸困难，巨大的甲状腺肿的长期压迫可造成气管狭窄、弯曲、变形、移位或软化，诱发肺气肿及支气管扩张的发生，严重者可导致右心室肥大；食管受压可造成吞咽困难；喉返神经受压会导致声音嘶哑、刺激性干咳。胸骨后甲状腺肿可使头部、颈

部、上肢静脉回流受阻,表现为面部发绀、水肿、颈部与胸部浅表静脉扩张,但均较少见。

3.甲状腺功能　T_3 和 T_4 水平基本正常,TSH 水平大多正常,亦可有不同程度的增高。少数结节性甲状腺肿者可转变为甲状腺功能亢进症,也可发展为甲状腺功能减退症。

4.影像学检查

(1)超声:可明确显示甲状腺形态、大小及结构,是甲状腺解剖评估的灵敏方法。

(2)核素扫描:主要是评估甲状腺的功能状态。早期可发现均匀性变化,晚期可发现有功能结节或无功能结节。

(3)超声引导下的甲状腺细针穿刺活检:安全可靠、简便易行、诊断准确性高。对良性甲状腺疾病,包括 GD、结节性增生性甲状腺、甲状腺炎和良性肿瘤均有重要诊断价值。

三、诊断及鉴别诊断

1.诊断依据

(1)居住于碘缺乏地区,或具有高碘饮食史,部分患者呈现典型甲状腺肿大家族史。

(2)甲状腺肿大,但无明显的甲状腺功能异常征象。

(3)血清游离 T_3(FT$_3$)、游离 T_4(FT$_4$)一般在正常水平,甲状腺刺激激素无异常。

(4)甲状腺摄碘率正常或增高,但高峰不提前,且能被 T_3 抑制。甲状腺结节出现自主功能时,则不被 T_3 抑制。

(5)放射性核素扫描见弥漫性甲状腺肿,核素分布均匀,少数可呈无功能性结节图像。

(6)缺碘性甲状腺肿者,尿碘排出率明显降低。

2.鉴别诊断

(1)慢性淋巴细胞性甲状腺炎:本病属于自身免疫性甲状腺疾病,初期甲状腺功能正常,但多数患者具有甲状腺功能减退的临床表现。甲状腺球蛋白抗体与甲状腺过氧化物酶抗体常明显升高。甲状腺穿刺细胞学检查呈现典型淋巴细胞浸润特征。

(2)甲状腺癌:触诊时包块可有结节感,不规则、质硬。因发展较慢,体积有时不大,易与甲状腺腺瘤、颈前淋巴结肿大相混淆,细针穿刺甲状腺活检找到癌细胞可明确诊断。

(3)Grave's 病:肿大的甲状腺质地柔软,触诊时可有震颤,可听到血管杂音,临床有高代谢的表现,同时有甲状腺激素和甲状腺刺激激素含量的异常。

四、治疗

1.病因治疗　缺碘所致者,应进食含碘丰富的食品,适当补充碘盐。缺碘性甲状腺肿流行地区可采用碘化食盐防治,正常成年人(包括青春期)每日需碘约 $100\mu g$,1～10 岁小儿 $60\sim100\mu g/d$,婴幼儿 $35\sim40\mu g/d$。过多的碘则由尿液及粪便排泄。但结节性甲状腺肿的成年患者应避免大剂量碘治疗,以免诱发碘甲状腺功能亢进症。对于摄入致甲状腺肿物质所致者,停用药物或食物后,甲状腺肿一般可自行消失。

2.甲状腺激素替代或抑制治疗　早期轻度甲状腺肿,服用碘化钾 $10\mu g\sim30mg/d$,或复方碘口服溶液每天 3～5 滴。一般用 3～6 个月。对中度以上甲状腺肿者中度和(或)伴有甲状腺激素分泌不足时,可予以甲状腺激素替代,以补充内源性甲状腺激素不足,抑制甲状腺刺激激素分泌。加服干甲状腺片 $40\sim80mg/d$,经 6～12 个月可使腺体缩小或消失,半数患者可获治愈。多发结节型及混合型甲状腺肿可能缩小,但难于完全消失,因结节的形成往往标志着甲状腺肿进入了不可逆阶段。妊娠哺乳期适当增加甲状腺片剂量,每天不超过 160mg。

3.疗效评估　①甲状腺肿明显缩小或基本消失。②局部压迫症状明显缓解。③甲状腺功能正常。

五、预后评估

本病预后良好。多数患者可长期保持甲状腺功能正常状态,无需特殊治疗。应用甲状腺激素的患者,口服甲状腺激素 3～6 个月,甲状腺肿明显缩小,但停药后易复发,必要时可考虑长期服用。病程较长的多结节性甲状腺肿,甲状腺激素疗效差。甲状腺激素治疗 6～12 个月而甲状腺肿缩小不明显时,不主张继续服药。

防治甲状腺肿必须各省市进行分别调查,取得基本资料后进行分析,分别对待才能有效防治散发性单纯性甲状腺肿和地方性甲状腺肿。

(李晶)

第五章 风湿免疫性疾病

第一节 干燥综合征

干燥综合征（Sjogren syndrome,SS）是一种以侵犯外分泌腺,尤其是唾液腺及泪腺为主的慢性自身免疫性疾病,以灶性淋巴细胞浸润为病理特点。临床上主要表现为干燥性角结膜炎、口腔干燥症,还可累及其他多个器官如皮肤、骨骼肌肉、肾、呼吸循环系统、消化系统、神经系统和血液系统等。多数患者有明显的高球蛋白血症,RF 阳性,抗核抗体阳性,其中以抗SSA 和抗 SSB 抗体为主。其他实验室检查还包括滤纸试验（Schirmer test）、角膜染色、唾液流率、腮腺造影和唇腺活检等。该病可分为原发性（primary Sjogren syndrome,PSS）和继发性两种。继发于结缔组织病（如类风湿关节炎、系统性红斑狼疮和硬皮病等）和特殊病毒感染等称为继发性干燥综合征,不并发其他疾病者称为原发性干燥综合征。目前尚无根治方法,主要是替代和对症治疗以缓解干燥症状,近年来部分生物制剂已开始用于 PSS 的治疗,确切疗效尚需大规模临床试验进一步证实。本章主要介绍 PSS。

早在 1888 年,Hadden 首先描述了 1 例同时存在唾液和泪液缺乏的患者。1892 年 Mikulicz 报道了 1 例双侧腮腺及泪腺肿大的患者,腮腺活检显示大量淋巴细胞浸润,称为 Mickulicz 综合征。1933 年瑞典眼科医生 Henrick Sjogren 首次详细描述了 19 例伴有口干燥症的干燥性角结膜炎患者的组织学检查结果,他提出该病是一个系统性疾病,后以 Sjogren 综合征命名。1953 年 Morgan 认为 Mikulicz 综合征与 Sjogren 综合征的组织病理学改变是一致的。1965 年 Block 等对 62 例患者进行分析,首先提出了 PSS 这一概念,对其临床、病理作了较全面概述,并提出它与淋巴瘤有一定联系。自 20 世纪 70 年代抗 SSA（Ro）抗体和抗 SSB（La）抗体被证明与本病密切相关后,奠定了本病是自身免疫病的基础。1980 年 Talal 提出自身免疫性外分泌腺病这一名词,从概念上表达 Sjogren 综合征的含意。1995 年,Moutsopouios 根据临床及免疫病理学研究进展,建议命名本病为自身免疫性上皮炎。随着历史的发展,这些命名逐渐被统一,目前国际上通用的命名为 Sjogren syndrome,国内译为干燥综合征。1997 年国际 SS 会议提出"干燥轮"的概念,意在强调 SS 变化的全身性:以外分泌腺为中心,可以影响到全身各个系统。

一、流行病学

PSS 属全球性疾病,国际上根据不同诊断分类标准所做的流行病学调查显示,人群的患病率为 0.5%～1.56%,男女患病率约为 1 : 9。本病好发年龄为 40～50 岁,发病年龄在 30～60 岁的患者约占全部病例的 90%,但任何年龄均可发病,包括儿童和青少年。按圣地亚哥标准,我国人群中 PSS 的患病率为 0.29%,按哥本哈根标准则为 0.77%,老年人患病率为 2%～4.8%,是仅次于类风湿关节炎的第二常见的结缔组织病。

二、病因与发病机制

PSS 的病因和发病机制尚未完全清楚。它是在遗传、病毒感染和性激素异常等多种因素共同作用下,导致机体细胞免疫和体液免疫的异常反应,在 T 辅助细胞的作用下,B 淋巴细胞功能异常,产生多种自身抗体、多克隆的免疫球蛋白以及免疫复合物,通过各种细胞因子和炎症介质造成组织损伤,致使唾液腺和泪腺等组织发生炎症和破坏性病变。外分泌腺淋巴细胞浸润是 PSS 免疫异常的重要表现,在疾病的初期,主要为唾液腺的 T 淋巴细胞浸润。大多数患者血中免疫球蛋白增加,出现多种自身抗体,包括器官特异性抗体,如抗唾液腺上皮细胞抗体,也包括非器官特异性抗体,如抗核抗体、类风湿因子、抗 SSA 及抗 SSB 抗体等。

1.遗传因素 有研究显示,HLA Ⅱ类基因(HLA－A1,HLA－B8 及 HLA－DR3/DQ2 单倍型)在白种人中与 PSS 相关。HLA－DR3 与抗 SSA 和抗 SSB 抗体的产生有关。除了 HLA 等位基因外,其他涉及系统性炎症反应、细胞因子、细胞凋亡的调节基因也可能与疾病有关,但未获得肯定结果。

2.自身免疫耐受异常

(1)细胞免疫:PSS 的细胞免疫异常多出现在受累的外分泌腺体的局部组织。以唇小涎腺为例,在活检的组织中,可见 T 细胞在导管上皮细胞周围浸润,CD4$^+$辅助 T 细胞约占 70% ～80%,CD8$^+$T 细胞约占 10%,所以现临床上以下唇活检组织中所见到的淋巴细胞浸润程度来作为诊断 PSS 的指标之一。

研究表明,在趋化因子 CXCL10/IP－10 的趋化作用下,Th1 细胞在腮腺聚集,分泌 IFN－γ,TNF－α 及 IL－12 等细胞因子。除此之外,SS 患者及小鼠模型的唇腺组织中有 Th17 浸润,且促进 Th17 细胞分化的细胞因子(IL－6,IL－23 及 TGF－β)增高。而具有免疫调节作用的 Treg 细胞存在缺陷。有研究发现,SS 患者外周血及唾液腺中 Treg 细胞的数量明显减少,而其功能无明显异常,且浸润在唾液腺的 FoxP3$^+$T 细胞的数量与淋巴细胞浸润灶的数目正相关。由于 CD4$^+$T 细胞增多,导致 B 淋巴细胞功能亢进,产生大量自身抗体。大量淋巴细胞浸润可使组织结构破坏,导致腺体功能丧失。

同时,有人报道 CD8$^+$中有抑制功能的 T 细胞数目减少,因此造成 B 细胞大量增殖。

(2)体液免疫:PSS 患者突出的表现是高球蛋白血症和多种自身抗体存在,反映了其 B 淋巴细胞功能高度亢进和 T 淋巴细胞抑制功能的低下。

自身抗体产生、高球蛋白血症、异位生发中心形成表明 B 细胞激活在 PSS 发生发展中起重要作用。研究表明,患者外周血中 CD27$^+$IgD$^+$IgM$^+$CD5$^+$记忆 B 细胞数量减少,而唇腺组织中 CD27$^+$记忆 B 细胞增多。这可能与细胞趋化有关,也能与外周血记忆 B 细胞表面 CD27 分子脱落有关。

B 细胞活化因子(B－cell activating factor,BAFF)是 B 细胞增殖活化的重要细胞因子,可以促进抗体的产生。SS 患者血清及受损的唾液腺中 BAFF 水平升高,且与血清 IgG 及抗 SSA 抗体、抗 SSB 抗体、循环 CD19$^+$CD38$^+$IgD$^+$细胞数量以及淋巴细胞浸润灶数量相关;且 BAFF 转基因鼠可以出现 SS 样表现,表现为严重的涎腺炎,唾液产生减少,下颌腺破坏。

3.性激素 PSS 多累及女性,故女性激素水平可能在本病的发生过程中起一定作用。

雌激素可以使骨髓间质细胞产生 IL－7 减少,从而减少 B 淋巴细胞增生。雌激素和泌乳素均能促进抗体产生。除此之外,月经期时,低水平雌激素可促进 Th1 细胞介导的免疫反应;卵泡期时,高水平雌激素可促进 Th2 细胞介导的免疫反应。

三、病理

本病主要累及由柱状上皮细胞构成的外分泌腺体。以唾液腺、泪腺病变为代表,表现为腺体间质有大量淋巴细胞浸润、腺体导管管腔扩张和狭窄等,小唾液腺的上皮细胞则有破坏和萎缩,功能受到严重损害。类似病变涉及其他外分泌腺体,如皮肤、呼吸道黏膜、胃肠道黏膜以及内脏器官具外分泌腺体结构的组织包括肾小管、胆小管、胰腺管等。血管受损也是本病的一个基本病变,包括小血管壁或血管周炎症细胞浸润,有时管腔出现栓塞、局部组织供血不足,部分血管受累与高球蛋白血症有关。外分泌腺体炎症是造成本病特殊临床表现的基础。

四、临床表现

起病多隐匿,临床表现多样,与腺体功能减退有关。

(一)局部表现

1.口干燥症　因唾液腺病变而引起下述症状。

(1)有 70%~80% 患者诉有口干,严重者因口腔黏膜、牙齿和舌发黏以致在讲话时需频频饮水,进食固体食物时必需伴以流质送下等。

(2)猖獗性龋齿,即出现多个难以控制发展的龋齿,表现为牙齿逐渐变黑,继而小片脱落,最终只留残根。约见于 50% 的患者,是本病的特征之一。

(3)成年人腮腺炎,约 50% 患者表现有间歇性腮腺肿痛,累及单侧或双侧,10d 左右可自行消退,少数持续性肿大。少数有颌下腺肿大,舌下腺肿大较少见。一侧腺体突发肿大多与感染有关,腺体持续性肿大或出现淋巴结病时,应警惕恶性淋巴瘤。

(4)舌可表现为舌痛,舌面干、裂,舌乳头萎缩而光滑。

(5)口腔干燥常造成口腔菌落的组成发生变化,容易出现慢性念珠菌感染或某些微生物感染所致的牙周炎;慢性念珠菌感染可导致黏膜扁平苔藓样病变。

2.干燥性角结膜炎　因泪腺分泌的黏蛋白减少而出现眼干涩、异物感、少泪等症状,甚至哭时无泪。部分患者可出现睑缘炎(睑板腺低度感染)、疱疹性角膜炎(眼部疱疹)、感染性结膜炎、眼睑痉挛、前葡萄膜炎(大多与高度光敏性有关),严重者可致角膜溃疡,甚至穿孔、失明。焦虑和抑郁可以加重眼干的症状。

3.其他浅表部位　如鼻、硬腭、气管及其分支、消化道黏膜、阴道黏膜的外分泌腺体均可受累,使其分泌减少而出现相应症状。

(二)系统表现

除口眼干燥表现外,患者还可出现全身症状,如乏力、低热等。少数病例表现为高热,甚至高达 39℃ 以上。约有 2/3 患者出现腺外系统表现。

1.皮肤　皮肤病理基础为局部血管受损。约 1/4 患者有不同皮疹,特征性表现为紫癜样皮疹,多见于下肢,为米粒大小边界清楚的红丘疹,压之不褪色,分批出现,每批持续时间约为 10d,可自行消退而遗有褐色色素沉着,为小血管受累的表现,主要与高球蛋白血症、冷球蛋白血症有关。部分患者可出现荨麻疹性血管炎、坏死性血管炎。白癜风、干皮病、皮肤淋巴瘤也可见。

2.骨骼肌肉　关节痛较为常见,70%~80% 的患者有关节痛,其中 10%~20% 有关节肿,多关节受累,但多不严重,且多呈一过性,ESR 及 CRP 通常无异常。44% 的患者出现肌痛,主要原因为纤维肌痛,3%~14% 患者可出现肌炎,可有肌无力、肌酶谱升高和肌电图改变。

3.肾　据国内报道,有 30%~50% 患者有肾损害,主要累及远端肾小管,表现为因肾小管性酸中毒而引起的周期性低血钾性肌肉麻痹,严重者出现肾钙化、肾结石、肾性尿崩症及肾性软骨病。通过氯化铵负荷试验可发现约50%的患者存在亚临床型肾小管性酸中毒,近端肾小管损害较少见。部分患者肾小球损害较明显,出现大量蛋白尿、低白蛋白血症甚至肾功能不全,可能与淀粉样变、免疫复合物沉积、药物不良反应有关。

4. 呼吸系统　9%～75%的患者可出现呼吸系统受累。表现为气道受累和间质性肺炎,偶见胸膜炎、胸腔积液。间质性肺炎最常见的病理类型为淋巴细胞间质性肺炎(LIP),也可见寻常型间质性肺炎(UIP)、机化性肺炎(OP)、非特异性间质性肺炎(NSIP)及淀粉样变。临床表现为干咳、气短,少数患者可因呼吸衰竭死亡。另外,部分患者会出现气道高反应,因免疫抑制药的使用或气道黏液栓形成发生感染。

5. 消化系统　食管、肠道、肝及胰腺均可受累。30%～81%的患者可出现吞咽困难,与唾液流率、食管运动异常无关。胃肠道可因其黏膜层外分泌腺病变而出现萎缩性胃炎、胃酸减少。肝损害约见于20%的患者,临床上可无相关症状,也可出现黄疸等表现。部分患者可并发免疫性肝病,以原发性胆汁性肝硬化多见,抗线粒体抗体阳性。肝病理呈多样,以肝内小胆管壁及其周围淋巴细胞浸润、界板破坏等慢性活动性肝炎的改变较为突出。胰腺受累见于7%的患者,慢性胰腺炎和自身免疫性胰腺炎均可见,表现为胰头肿大,外分泌功能减退,18%～37.5%的患者内分泌功能也受累。有研究发现,部分患者可合并炎性肠病(IBD),包括克罗恩病(CD)、原发性硬化性胆管炎(PSC)、溃疡性结肠炎(UC)。假性肠梗阻和冷球蛋白引起的缺血性肠病罕见。

6. 神经系统　约20%的患者可出现神经系统受累,中枢神经(包括脊髓)和周围神经(包括脑神经)均可受累,与血管炎、血栓形成等有关。感觉神经病变、周围神经病变常见。周围神经受累可出现感觉、运动、自主神经异常等表现。局灶性中枢神经系统受累可表现为癫痫发作、运动异常、小脑症状、视神经病变、假瘤性病变、感觉运动丧失;多灶性中枢神经系统受累可表现为认知受损、脑病、痴呆、精神异常、无菌性脑膜炎;脊髓病变包括慢性进行性脊髓病、下运动神经元病、神经源性膀胱、急性横断性脊髓炎。

7. 血液系统　本病可出现白细胞减少和(或)血小板减少,严重者可有出血现象。贫血也不少见,包括自身免疫性溶血性溶血、缺铁性贫血、慢性病贫血。本病出现淋巴瘤显著高于正常人群,发生率约为正常人群40倍,持续腮腺肿大、淋巴结病、肝脾大、肺浸润性病变、血管炎、高球蛋白血症、紫癜、白细胞减少、冷球蛋白血症及低C4水平提示发展为淋巴瘤。

8. 心血管系统　本病可出现心包炎、肺动脉高压,严重者可出现心力衰竭。

五、实验室与其他检查

(一)血、尿常规及其他常规检查

血常规变化不特异,但却是评价疾病活动性和药物不良反应的重要指标。20%患者出现贫血,多为正色素性。16%患者出现白细胞减低,13%患者出现血小板减少。通过氯化铵负荷试验可见到约50%患者有亚临床型肾小管性酸中毒,尿pH>6.0,24h尿Na^+、K^+、Ca^{2+}排出增加等可以确诊。部分患者肾小球损害较明显,出现大量蛋白尿,尿β_2微球蛋白增高提示肾小管受累。60%～70%的患者ESR增快,只有6%的患者CRP增高。

(二)自身抗体抗

SSA及抗SSB抗体与本病密切相关,在本病的阳性率分别为37%和24%,是2012年

ACR 分类标准的组成部分之一,RF 和 ANA(1:3.20)是其替代指标。但两者与疾病活动性无关,不随疾病的缓解而消失。有系统性损害的患者两者阳性率更高。应用免疫印迹法可以看到与抗 SSA 抗体相作用的 SSA 抗原分为 60kDa 和 52kDa 两种。在 PSS 中多出现抗52kDa 抗体,而在 SLE 中多出现抗 60kDa 抗体。除抗 SSA 和抗 SSB 抗体外,PSS 中还存在其他自身抗体。如 α-fo-drin 抗体,可以协助诊断可疑患者,但少数继发于 SLE 的患者亦可出现;抗毒蕈碱受体 3(M3)抗体可能参与了眼干的发生。抗 μ1-RNP,抗 dsDNA 及抗组蛋白、抗心磷脂、抗胃壁细胞抗体、抗甲状腺球蛋白抗体、抗线粒体抗体均可在少数患者中出现,提示可能存在其他病变。

(三)高球蛋白血症

90%以上的患者有高球蛋白血症,以 IgG 增高为主,与疾病活动性相关。多克隆性且水平高,可引起皮肤紫癜、血沉快等症状。当出现巨球蛋白血症、单克隆性高球蛋白血症、高球蛋白血症转为正常或减低,需警惕淋巴瘤的可能。

(四)X 线及 CT 检查

胸部 X 线及 CT 检查可见肺间质纤维化、肺大疱等改变。出现淋巴瘤时可能会有相应部位浸润影。肾小管酸中毒时会出现骨密度降低的表现,严重时可出现病理性骨折。

(五)泪腺功能检测

1.Schirmer 试验 用滤纸测定泪流量,以 5mm×35mm 滤纸在 5mm 处折成直角,消毒后放入结膜囊内,滤纸浸湿长度正常为 15mm/5min,≤5mm/5min 则为阳性。

2.泪膜破碎时间(BUT 试验) <10s 为阳性。

3.角膜染色试验 受试者在试验前不能使用滴眼液,且 5 年内未行角膜手术或眼睑整容手术。用 2%荧光素或 1%孟加拉红做染色,在裂隙灯下检查角膜染色斑点,一侧>10 个着色点为不正常。

(六)涎腺功能检测

1.唾液流量 用中空导管相连的小吸盘以负压吸附于单侧腮腺导管开口处,收集唾液分泌量。未经刺激唾液流量>0.5ml/min 为正常,若≤1.5ml/15min 为阳性。

2.腮腺造影 表现为腮腺管不规则、狭窄或扩张,碘液淤积于腺体末端如葡萄状或雪花状。

3.涎腺放射性核素扫描 观察^{99m}锝化合物的摄取、浓缩和排泄能力。

(七)唇腺活检

PSS 在各器官的共同病理是淋巴细胞和浆细胞的浸润,从而影响受累器官的功能。唇腺、泪腺、唾液腺、胰腺、肾间质、肺间质、消化道黏膜、肝内胆管等均可出现淋巴细胞浸润,进而导致器官功能受损,其中泪腺、唾液腺受累最多见。≥1 个灶性淋巴细胞浸润/4mm² 组织,凡有≥50 个淋巴细胞聚集为 1 个灶,是 2012 年 ACR 分类标准的指标之一。淋巴细胞灶以外的病理改变如腺体的萎缩、导管的扩张、其他炎症细胞的浸润均属非特异性改变,不能作为诊断 PSS 的依据。

本病与淋巴瘤相关密切。PSS 的淋巴细胞由良性转为恶性最早可能出现在涎腺组织,在作涎腺病理时进行淋巴细胞良恶性鉴别有助于除外淋巴瘤。

六、诊断与鉴别诊断

PSS 诊断有赖于口干燥症及干燥性角结膜炎的检测、抗 SSA 和(或)抗 SSB 抗体、唇腺的灶性淋巴细胞浸润。后 2 项检查特异性较强。

目前国际上有多个分类标准用于诊断 PSS,由于制定年代不一,内容差异大。1965 年 Bloch 等总结 62 例 PSS 后提出了诊断标准,以后各国风湿病学家先后推出各自的诊断标准,如 1976 年哥本哈根标准,1977 年日本标准,1986 年希腊标准,1986 年 Fox 标准,1993 年欧洲标准,2002 年欧美合议标准以及 2012 年 ACR 新修订的分类标准。各个标准都包括口、眼干的客观检查,即测眼干燥的 Schirmer 试验、角膜染色试验、泪膜破碎时间,口干燥的唾液流率的测定、腮腺造影、唾液功能同位素检测、唇腺活检。20 世纪 80 年代以后由于抗核抗体谱在临床的广泛应用,在 1986 年 Fox 标准开始把抗 SSA 及抗 SSB 抗体、ANA 和类风湿因子 (RF)作为本病的一项诊断指标,至 1993 年欧洲标准中则从中选出其中特异性较强的抗 SSA 及抗 SSB 抗体作为诊断指标。唇腺的病理活检因其重要性和患者接受能力的提高于 1986 年以后列为主要诊断项目之一。我国自 20 世纪 80 年代初开始 PSS 的研究,起初阶段参用哥本哈根标准,以后也采用过圣地亚哥标准。国内也曾有作者提出自己几经修改的分类标准,如 1996 年董怡标准。下面是几个在国内外曾经被采用比较广泛的分类标准。

1. 干燥综合征的哥本哈根(Copenhagen)分类标准(表 5-1)

表 5-1 干燥综合征哥本哈根分类标准(1976—1977 年)

(1)干燥性角结膜炎:下述 3 项中至少 2 项阳性。①Schirmer 试验。②泪膜干裂时间。③孟加拉红角膜染色:用 Van Bijsterveld 半定量计分法

(2)口干燥症:下述 3 项中至少 2 项阳性。①非刺激性唾液流量。②腮腺造影异常。③唇黏膜活检

注:按上述标准凡具备干燥性角结膜炎及口干燥症者可诊为 PSS

1976 年哥本哈根标准诊断 SS 主要依靠口眼干燥的症状和客观的检查,未涉及自身抗体。该标准判断有无客观的口干,要求在 3 项检查中必须至少 2 项不正常(3 项中包括唇黏膜活检,如另 2 项含唾液流量不正常即可不行活检);同样判断眼干也要求 3 项检查中至少 2 项不正常。由于正常人唾液流量差异很大,并且每个中心需定出其正常值,故其特异性差。

2. 干燥综合征圣地亚哥(San Diego)分类标准(表 5-2)

表 5-2 干燥综合征圣地亚哥分类标准(1986 年)

(1)原发性干燥综合征
①眼干症状及客观体征
Schirmer 试验<8mm 滤纸湿/5min,加
孟加拉红角结膜染色示有干燥性角结膜炎
②口干症状及客观体征
腮腺唾液流量减低(用 Lashley 杯或其他方法),加
唇黏膜活检异常(4 个小叶平均计算),淋巴细胞浸润灶≥2。一个灶等于≥50 个淋巴细胞的聚集
③系统性自身免疫病证据
类风湿因子≥1∶320,或
抗核抗体≥1∶320,或
存在抗 SSA(Ro)或抗 SSB(La)抗体

(2)继发性干燥综合:具备如上述的干燥综合征特征,并有足够的证据诊断并有类风湿关节炎或系统性红斑狼疮或多发性肌炎或硬皮病或胆汁性肝硬化

(3)除外:结节病,已存在的淋巴瘤、获得性免疫缺陷病及其他已知原因引起角膜干燥或唾液腺肿大

1986年Fox等提出圣地亚哥分类标准,着重强调了本病的自身免疫性质,要求诊断必须具备与自身免疫相关的血清学指标及组织病理学结果。除2项眼科检查异常及唾液流量减低外,必须包括唇黏膜活检异常(且定为4个腺小叶平均灶数为2个),且必须 RF≥1:320或ANA≥1:320或抗SSA或抗SSB抗体阳性,可以看出人们已经注意到PSS的自身免疫特性。Fox把有上述口干、眼干及自身抗体但未行唇黏膜活检者,定为PSS的临床诊断标准(即很可能是SS)。将只有口眼干燥检查阳性而无自身抗体者(唇黏膜未活检或做后不支持)称之为"干燥症状复合体(sicca symptom complex)",而不诊为SS。

3.干燥综合征的欧洲联盟标准(表5-3)

表5-3 干燥综合征的欧洲联盟标准(1993年)

原发性干燥综合征:具备以下至少4项

①眼症状(至少1项存在)

每天持续性、不适地眼干,已超过3个月

反复地有沙进入眼中摩擦的感觉

需用眼泪代用品超过每日3次

②口腔症状(至少1项存在)

每天感觉口干、至少已3个月

反复唾液腺肿大

进干食物时需喝液体帮助送下

③眼干燥客观证据(至少1项存在)

Schirmer试验

孟加拉红角膜染色

泪腺活检示淋巴细胞浸润灶分≥1

④唾液腺被累及的证据(至少1项存在)

唾液腺扫描

腮腺造影

非刺激性唾液流量≤1.5ml/15min

⑤实验室异常(至少1项异常)

抗SSA或抗SSB抗体

抗核抗体

IgM类风湿因子(抗IgG Fc)

PSS的欧洲联盟标准于1993年最初报道,其后验证的报道于1996年发表,欧洲标准从圣地亚哥标准中选出其中特异性较强的抗SSA及抗SSB作为诊断指标。该分类标准的特点是首次将患者主诉症状纳入标准中,另一特点是它既不要求血清学条件,也不要求组织病理学条件。以欧洲标准对照圣地亚哥标准,后者特异性虽达100%,但敏感性只31.4%,符合欧洲分类标准的患者仅有15%符合圣地亚哥诊断标准,相对于圣地亚哥标准而言,欧洲联盟标准较宽松。

4.干燥综合征的董怡标准(表5-4)

表5-4　干燥综合征的董怡标准(1996年)

(1)原发性干燥综合征
主要指标:抗SSA或SSB抗体阳性
次要指标:
眼干和(或)口干(持续3个月以上)
腮腺肿大(反复或持续性)
猖獗齿
Schirmer试验≤5mm/5min或角膜荧光染色阳性
自然唾液流率≤0.03ml/min或腮腺造影异常
唇腺活检异常
肾小管酸中毒高球蛋白血症或高球蛋白血症性紫癜
类风湿因子阳性或抗核抗体阳性
(2)除外:其他结缔组织病、淋巴瘤、艾滋病、淀粉样变和移植物抗宿主反应

诊断PSS患者需符合标准中的1项主要指标及至少3项次要指标,或符合标准中的至少5项次要指标。

1996年董怡等结合我国患者的特点和基层医院的实际情况,制定了针对国人的分类标准。该标准把特异性较强的抗SSA和抗SSB抗体列为主要指标,由于唇腺活检在较基层医院条件下很难进行而且容易遭到患者的拒绝,因此,选为次要指标。另外,由于我国SS患者的系统性受损较西方文献报道的多且重,将特异性较强的肾小管酸中毒和高球蛋白血症性紫癜列为诊断指标。

5.2002年干燥综合征国际分类(诊断)标准(表5-5)

表5-5　2002年干燥综合征国际分类(诊断)标准

(1)口腔症状:3项中有1项或1项以上
①每日感口干持续3个月以上
②成年后腮腺反复或持续肿大
③吞咽干性食物时需要水帮助
(2)眼部症状:3项中有1项或1项以上
①每日感到不能忍受的眼干持续3个月以上
②有反复的沙子进眼或沙磨感觉
③每日需用人工泪液3次或3次以上
(3)眼部体征:下述检查任1项或1项以上阳性
①Schirmer试验(+)≤5mm/5min
②角膜染色(+)≥4Van Bijsterveld计分法
(4)组织学检查:下唇腺病理活检示淋巴细胞灶≥1(指4mm² 组织内至少有50个淋巴细胞聚集于唇腺间质者为1个灶)
(5)涎腺受损:下述检查任1项或1项以上阳性
①唾液流率(+)(≥1.5ml/15min)
②腮腺造影(+)
③涎腺同位素检查(+)
(6)自身抗体:抗SSA或抗SSB(+)(双扩散法)

(1)原发性干燥综合征:无任何潜在疾病的情况下,符合下述任1条则可诊断。①符合上

述 4 条或 4 条以上,但必须含有条目(4)组织学检查和(或)条目(6)自身抗体。②条目(3)(4)(5)(6)4 条中任 3 条阳性。

(2)继发性干燥综合征:患者有潜在的疾病(如任一结缔组织病),而符合(1)和(2)中任 1 条,同时符合(3)(4)(5)中任 2 条。

(3)必须除外:颈头面部放疗史,丙型肝炎病毒感染,艾滋病(AIDS),淋巴瘤,结节病,移植物抗宿主(GVH)病,抗乙酰胆碱药的应用(如阿托品、莨菪碱、溴丙胺太林、颠茄等)。

目前应用最广的是 2002 年修订的国际分类标准。该标准仍保留了患者主诉症状,相对于圣地亚哥标准,不再要求唇腺活检及血清学检查皆阳性,肯定的 PSS 诊断必须具备自身免疫表现即唇黏膜局灶性涎腺炎及抗 SSA 和(或)抗 SSB 抗体阳性两者至少必具其一。欧洲多中心的研究表明,该标准的敏感性为 89.5%,特异性为 95.2%;北京协和医院对该标准在中国 SS 患者中的验证表明,其诊断的敏感性为 88.3%,特异性为 97.8%,结果令人满意。2002标准在我国进行的 PSS 患者临床试验中,抗 SSA 抗体的敏感性 79.7%、特异性 91.4%,唇腺活检病理的敏感性 74.6%,特异性 82.7%;抗 SSA 抗体(+)而唇腺病理(一)者仅出现在0.5%的非 SS 的对照组;而抗 SSA 抗体(一),唇腺病理(+)者出现在 1.6%的非 SS 组。提示2002 标准中这两项关键项目中第(6)项较第(4)项敏感性和特异性均更高,且有简易可行的优点。因此,根据 2002 年 PSS 分类标准,在日常医疗工作中对有涎腺和泪腺功能低下者可以进行血清抗 SSA/SSB 抗体检测,阳性者可确诊为 PSS,阴性者必须在有条件的医疗机构进行唇腺活检并作病理检测。如果血清和唇腺病理均(一),则不能诊断 PSS。

6.2012 年 ACR 干燥综合征分类(诊断)标准(表 5-6)

表 5-6　2012 年 ACR 干燥综合征分类(诊断)标准

具有 SS 相关症状/体征的患者,以下 3 项客观检查满足 2 项或 2 项以上,可诊断为 SS

(1)血清抗 SSA 和(或)抗 SSB 抗体(+),或者类风湿因子 RF 阳性同时伴 ANA≥1∶320

(2)唇腺病理活检示淋巴细胞灶≥1 个/4mm²(4mm² 组织内至少有 50 个淋巴细胞聚集)

(3)干燥性角结膜炎伴 OSS 染色评分≥3 分(患者当前未因青光眼而日常使用滴眼液,且近 5 年内无角膜手术及眼睑整形手术史)

必须除外:颈头面部放疗史、丙型肝炎病毒感染、艾滋病(AIDS)、结节病、淀粉样变、移植物抗宿主(GVH)病、IgG4 相关性疾病

近年来随着生物制剂逐渐应用于临床,其诱发肿瘤、结核、乙型肝炎等的不良反应也越来越为人们所重视。考虑到生物制剂应用于干燥综合征患者的可能性,不管是在治疗上还是临床试验上,都需要有一个更为严格且特异的分类标准。在这种情况下,ACR 于 2012 年公布了新的干燥综合征分类标准,用可靠的客观检查,更加严格地限定了干燥综合征的分类,不论对实际临床工作抑或是临床试验,都有重要的指导意义。

七、治疗

PSS 的理想治疗不但是要缓解患者口、眼干燥的症状,更重要的是终止或抑制患者体内存在的异常免疫反应,保护患者脏器功能,并减少淋巴瘤的发生。由于医学研究的限制,目前对 PSS 的治疗主要是缓解症状,阻止疾病的发展,延长患者的生存期,尚无根治疾病的治疗方法。近年来生物制剂,如抗 CD20 抗体,已经开始用于 PSS 的治疗。随着对发病机制研究的深入和生物学技术的发展,将有更多的新治疗方法进入临床,有望在 PSS 的治疗效果上取得

进步。

1. 对症治疗 由于 PSS 外分泌腺功能受损,患者唾液和泪液分泌减少造成口、眼干燥的症状,并出现猖獗龋、角膜损伤等并发症。应嘱咐患者注意口、眼卫生,保持环境的湿润。停止吸烟、饮酒及避免服用引起口干的药物如阿托品等,保持口腔清洁,勤漱口,减少龋齿和口腔继发感染的可能。另外,使用含氟的漱口液漱口可减少龋齿的发生。

使用唾液和泪液的替代物,可以缓解症状,也能减少口、眼并发症的发生。

人工泪液,有多种非处方制剂,黏度不同,有的含有透明质酸。应鼓励患者根据自己的情况使用,最大限度地缓解症状。另外在夜间患者还可以使用含甲基纤维素的润滑眼膏,以保护角、结膜。

人工唾液也有多种制剂,含羧甲基纤维素、黏液素(mucin)、聚丙烯酸(polyacrylic acid)、黄胶原(xanthan)或亚麻仁聚多糖(linseed polysacchride)等成分。人工唾液作用时间短,口感较差,没有人工泪液那样应用广泛。Oral balance 是胶状物,作用时间较长,一般在夜间使用。

2. 改善外分泌腺体功能的治疗 当使用唾液或泪液替代治疗效果不满意时,可使用 M3 激动药刺激外分泌腺分泌。M3 受体激动药已经成为新一代改善口干、眼干的药物,它们包括 salagen(皮罗卡品,pilocarpine)及 evoxac(化学名 cevimeline),已被美国 FDA 批准上市。

皮罗卡品(毛果芸香碱,pilocarpine)是乙酸胆碱类似物,可刺激胆碱能受体,对 M3 受体作用较强。口服皮罗卡品 5mg,3/d(每日剂量 10～20mg),可以增加唾液流率。不良反应包括出汗、频繁排尿、肠激惹。消化道溃疡、哮喘和闭角性青光眼的患者禁用。但在临床使用的剂量范围内,患者的不良反应并不多,耐受性良好。

evoxac 更特异地作用于外分泌腺体中的 M3 受体,而对心血管系统的 M2 受体亲和力较低,半衰期长于皮罗卡品。每次 20～30mg,3/d,可以良好地改善患者的口、眼干燥症状,不良反应与皮罗卡品相似。

3. 对症治疗腺外表现 出现肾小管酸中毒的患者需要予以补钾和纠酸治疗;而对于并发原发性胆汁性肝硬化的患者应使用熊去氧胆酸治疗。

4. 免疫抑制和免疫调节治疗

(1)羟氯喹:200～400mg/d[6～7mg/(kg·d)],可以降低 PSS 患者 IgG 水平,降低 ANA 和 RF 滴度,在一些研究中也可以改善唾液腺功能。有研究表明,羟氯喹可以抑制 PSS 唾液腺中的胆碱酯酶活性,相对地增强外分泌腺体中乙酰胆碱的活性,这可能是羟氯喹改善外分泌功能的机制之一。尚未发现肾毒性及其他严重不良反应。羟氯喹对 PSS 的长期疗效还需要更多的临床研究。根据目前的临床资料,当患者出现关节肌肉疼痛、乏力及低热等全身症状时,羟氯喹是一个合理的选择。

(2)局部用环孢素:0.05%～0.40%环孢素乳化剂滴眼可以改善患者眼干症状,并增加患者泪液分泌。浓度为 0.05%的环孢素滴眼液是该类药物中循证医学证据最为充分的治疗方案,推荐使用 0.05%的环孢素滴眼液滴眼,每天 2 次。这类药物在美国和日本使用较广泛,在欧洲和我国尚未得到应用。

(3)其他免疫抑制药和免疫调节药:没有严重并发症或重要脏器受累的患者,糖皮质激素及免疫抑制药(除羟氯喹)并不能明显改善干燥症状或增加唾液流率,反而有较多的不良反应事件发生。对于有重要脏器受累的患者,应使用糖皮质激素和免疫抑制药治疗。糖皮质激素剂量应根据病情轻重决定。常用的免疫抑制药包括甲氨蝶呤 2～3mg/kg,硫唑嘌呤 1～2mg/(kg·d),环孢素 2.5～5mg/(kg·d),环磷酰胺 50～150mg/d 或 0.5～1g/m²。对于出现神经系统受累或血小板减少的患者可用人静脉用免疫球蛋白(IVIG)0.4g/(kg·d),连用 3～5d,需要时可以重复使用。

(4)生物制剂:目前生物制剂治疗 PSS 的研究尚不多,样本量小,其有效性还需更大样本量的研究进一步证实。

①IFN－α:有文献报道小剂量 IFN－α(150U)口腔含服每日 3 次,治疗 24 周后与对照组相比,治疗组患者唾液流率明显增加,口干和眼干的症状均有缓解,而没有出现明显不良反应。另外有文献报道,PSS 并发神经病变的患者使用静脉 IFN－α300 万 U 每周 3 次,不但患者的神经病变改善,而且口眼干的症状改善,自身抗体滴度下降,唇腺病理改变减轻。考虑到 IFN－α 的不良反应包括出现狼疮样症状,而且在 PSS 炎症反应局部也有 IFN－α 的异常表达,大剂量全身用药使用 IFN－α 治疗 SS 需要更多的安全性资料,而小剂量局部经口黏膜使用 IFN－α 值得进一步研究。

②肿瘤坏死因子拮抗药:在 PSS 唇腺中有肿瘤坏死因子 α(TNFα)的异常表达,且在动物模型中抑制 TNFα 可以减少唾液腺中淋巴细胞的浸润。有文献报道,infliximab 治疗可以缓解 SS 患者症状,提高唾液流率,但这结果没有被进一步的临床研究(RCT－TRIPSS)证实,且有患者出现严重不良反应。etanercept 对患者的症状也无明显改善,仅能降低患者的 ESR。

③B 细胞清除治疗

rituximab(抗 CD20 单克隆抗体):最早被用于 B 细胞淋巴瘤的治疗,后在自身免疫病治疗中也取得了一定的疗效,如自身免疫性血小板减少性紫癜、系统性红斑狼疮、类风湿关节炎、溶血性贫血和混合性冷球蛋白血症。使用 rituximab 375mg/m² 每周 1 次,12 周后患者主观症状显著缓解,唾液腺有残余功能的患者唾液流率也有明显增加,减少 B 细胞和 RF 的水平,改善泪腺功能。rituximab 还可以明显缓解患者的疲劳症状,对呼吸、关节、血液、神经等系统的腺外症状也有改善。但患者发生血清病样不良反应的概率较高。

epratuzumab:目前仅有一项 epratuzumab(人源化抗 CD22 单克隆抗体)用于 PSS 治疗的药物研究。epratuzumab 360mg/m²,每 2 周 1 次共 4 次,可以缓解活动性患者乏力的症状,患者主观感受也有所提高,提示抗 CD22 单抗有可能成为治疗 PSS 的有效药物。

(李光文)

第二节　风湿热

风湿热(rheumatic fever,RF)是一种咽喉部 A 组乙型溶血性链球菌(group A streptococcus,GAS)感染后反复发作的全身结缔组织炎症,主要累及关节、心脏、皮肤和皮下组织,偶可累及中枢神经系统、血管、浆膜及肺、肾等内脏。临床表现以关节炎和心脏炎为主,可伴有发热、皮疹、皮下结节、舞蹈症等。本病急性发作时通常以关节炎较为明显,反复发作后常遗留轻重不等的心脏损害,形成风湿性心脏病(rheumatic heart disease)。

发病可见于任何年龄,最常见为 5～15 岁的儿童和青少年,流行病学研究显示,GAS 与 RF 密切相关,并且感染途径也至关重要,GAS 咽部感染是本病发病的必要条件。随着流行病学变化,RF 的临床表现也发生变异,轻症、不典型和隐匿型病例发病增多。

一、临床表现

1.症状与体征

(1)前驱症状:在典型症状出现前1~6周,常有咽喉炎或扁桃体炎等上呼吸道GAS感染表现,如发热、咽痛、颌下淋巴结肿大、咳嗽等。半数患者因前驱症状轻微或短暂而无此主诉。

(2)典型表现:以下表现可单独或合并出现,并可产生许多临床亚型。皮肤和皮下组织表现不常见,通常只发生在已有关节炎、舞蹈症或心脏炎的患者中。

①关节炎:最常见。呈游走性、多发性关节炎。以膝、距小腿、肘、腕、肩等大关节受累为主,局部可有红、肿、灼热、疼痛和压痛。关节疼痛很少持续1个月以上,通常在2周内消退。发作后无变形遗留,但常反复发作,可继气候变冷或阴雨而出现或加重,水杨酸制剂对缓解关节症状疗效颇佳。轻症及不典型病例可呈单关节或寡关节、少关节受累,或累及一些不常见的关节如髋关节、指关节、下颌关节、胸锁关节、胸肋间关节,后者常被误认为心脏炎症状。

②心脏炎:患者常有运动后心悸、气短、心前区不适。二尖瓣炎时可有心尖区高调、收缩期吹风样杂音或短促低调舒张中期杂音。主动脉瓣炎时在心底部可听到舒张中期柔和吹风样杂音。窦性心动过速常是心脏炎的早期表现,心率与体温升高不成比例。心包炎多为轻度,超声心动图可测出心包积液。心脏炎严重时可出现充血性心力衰竭。轻症患者可仅有无任何其他病理或生理原因可解释的进行性心悸、气促等的亚临床型心脏炎表现。心脏炎可以单独出现,也可与其他症状同时出现。

③环形红斑:皮疹为淡红色环状红斑,中央苍白,时隐时现,骤起,数小时或1~2d消退,分布在四肢近端和躯干。常在GAS感染之后较晚才出现。

④皮下结节:为稍硬、无痛性小结节,位于关节伸侧的皮下组织,尤其肘、膝、腕、枕或胸腰椎棘突处,与皮肤无粘连,表面皮肤无红肿炎症改变,常与心脏炎同时出现,是风湿活动的表现之一。发生率2%~16%。

⑤舞蹈症:常发生于4~7岁儿童。为一种无目的、不自主的躯干或肢体动作,面部可表现为挤眉眨眼、摇头转颈、努嘴伸舌。肢体表现为伸直和屈曲、内收和外展、旋前和旋后等无节律的交替动作,激动兴奋时加重,睡眠时消失,情绪常不稳定,需与其他神经系统的舞蹈症相鉴别。

⑥其他:多汗、鼻出血、瘀斑、腹痛也不少见,有肾损害时,尿中可出现红细胞及蛋白。至于肺炎、胸膜炎、脑炎近年已少见。

2.实验室检查可测出链球菌感染指标、急性期反应物增高以及多项免疫指标异常。

(1)链球菌感染指标:咽拭子培养阳性率在20%~25%;抗链球菌溶血素"O"(ASO)滴度超过1:400为阳性,在感染后2周左右出现,以往急性RF患者ASO阳性率在75%以上,但由于近年来抗生素的广泛应用及因临床表现不典型而造成取样延误,ASO的阳性率已低至50%。抗DNA酶-B阳性率在80%以上,两者联合阳性率可提高到90%。

(2)急性炎症反应指标与免疫学检查:急性期红细胞沉降率(ESR)和C反应蛋白(CRP)阳性率较高,可达80%。但来诊较晚或迁延型RF,ESR加速仅60%左右,CRP阳性率可下降至25%或更低。

3.心电图及影像学检查　对风湿性心脏炎有较大意义。心电图检查有助于发现窦性心动过速、P-R间期延长和各种心律失常。超声心动图可发现早期、轻症心脏炎以及亚临床型心脏炎,对轻度心包积液较敏感。心肌核素检查(ECT)可测出轻症及亚临床型心肌炎。

二、诊断要点

1. Jones(1992 年)AHA 修订标准(表 5—7) 该标准在 20 世纪 90 年代沿用多年,仅作为诊断上的指南。

由于此标准主要是针对急性 RF,故又对下列情况作了特殊说明:即①舞蹈症者。②隐匿发病或缓慢出现的心脏炎。③有 RF 病史或现患 RHD,当再感染 GAS 时,有 RF 复发高度危险者,不必严格执行该标准。

表 5—7 Jones(1992 年)修订标准

主要表现	次要表现	有前驱的链球菌感染证据
心脏炎 多关节炎 舞蹈症 环形红斑 皮下结节	关节痛 发热 急性反应物(ESR,CRP)增高 心电图 P—R 间期延长	咽喉拭子培养或快速链球菌抗原试验阳性 链球菌抗体效价升高

如有前驱的链球菌感染证据,并有 2 项主要表现或 1 项主要表现加 2 项次要表现者高度提示可能为急性风湿热

2. 2002—2003 年 WHO 修订标准针对近年发现的问题,2002—2003 年世界卫生组织(WHO)对诊断标准进行修订。新标准最大的特点是对风湿热进行分类地提出诊断标准,有关主要和次要临床表现,沿用过去标准的内容,但对链球菌感染的前驱期作了 45d 的明确规定,并增加了猩红热作为链球菌感染证据之一(表 5—8)

表 5—8 2002—2003WHQ 对风湿热和风心病诊断标准(在 1965 年及 1984 年基础上修订)

诊断分类	标准
初发风湿热[1]	2 项主要表现或 1 项主要及 2 项次要表现加上前驱的 A 组链球菌感染证据
复发性风湿热不患有风湿性心脏病[2]	2 项主要表现或 1 项主要及 2 项次要表现加上前驱的 A 组链球菌感染证据
复发性风湿热患有风湿性心脏病	2 项次要表现加上前驱的 A 组链球菌感染证据[3]
风湿性舞蹈症	其他主要表现或 A 组链球菌感染证据可不需要
隐匿发病的风湿性心脏炎[2]	
慢性风湿性心瓣膜病[患者第一时间表现为单纯二尖瓣狭窄或复合性二尖瓣病和(或)主动脉瓣病][4]	不需要其他任何标准即可诊断风湿性心脏病
主要表现	心脏炎、多关节炎、舞蹈症、环形红斑、皮下结节
次要表现	临床上:发热,多关节痛实验室:急性期反应物升高(ESR 或白细胞计数)心电图:P—R 间期延长
近 45d 内有支持前驱的链球菌感染证据	抗链球菌溶血素 O 或其他链球菌抗体升高,咽拭子培养阳性或 A 组链球菌抗原快速试验阳性或新近患猩红热

(1)患者可能有多关节炎(或仅有多关节痛或单关节炎)以及有数项(3 个或 3 个以上)次要表现,联合有近期 A 组链球菌感染证据。其中有些病例后来发展为风湿热,一旦其他诊断被排除,应慎重地把这些病例视作"可能风湿热",建议进行继发预防。这些患者需予以密切追踪和定期检查其心脏情况。这尤其适用于高发地区和易患年龄患者。(2)感染性心内膜炎必须被排除。(3)有些复发性病例可能不满足这些标准。(4)先天性心脏病应予排除

对比 1992 年修订的 Jones 标准,2002—2003 年 WHO 标准由于对 RF 作出了分类诊断,实现了如下的改变:①对伴有风心病的复发性 RF 的诊断明显放宽,只需具有 2 项次要表现及前驱链球菌感染证据即可确立诊断。②对隐匿发病的风湿性心脏炎和舞蹈症也放宽,不需要有其他主要表现,即使前驱链球菌感染证据缺如也可作出诊断。③对多关节炎,多关节痛或单关节炎可能发展为风湿热给予重视,以避免误诊及漏诊。

三、治疗方案与原则

治疗原则包括下列 4 个方面:去除病因、消灭链球菌感染灶;抗风湿治疗、迅速控制临床症状;治疗并发症、改善预后;实施个别化处理原则。

基本治疗措施如下。

1. 一般治疗　注意保暖防潮,可减少上呼吸道链球菌感染。有心脏受累,应卧床休息,待体温、ESR 正常,心动过速控制或心电图异常明显改善后,继续卧床 2～3 周(总卧床时间不少于 4 周),然后逐步恢复活动。急性关节炎患者,早期亦应卧床,至 ESR 及体温正常后开始活动。舞蹈症患者,应安置在较安静的环境,避免受刺激。

2. 抗生素的应用　目的是消除咽部链球菌感染,避免 RF 反复发作。迄今为止,青霉素仍被公认为杀灭链球菌最有效药物。目前公认预防以单一剂量苄星青霉素(benzathine penicillin G)肌内注射为首选药物。应用剂量:体重在 27kg 以下,可用 60 万 U,体重在 27kg 以上,可用 120 万 U;其次,可选用口服青霉素 V(phenoxymethyl penicillin),儿童 250mg,2～3/d,青年及成年人 250mg,3～4/d 或 500mg,2/d,疗程为 10d。或阿莫西林(amoxicillin),儿童 25～50mg/(kg·d),成年人 750～1500mg/d,分 3 次口服。青霉素过敏者,可选用第一代头孢如头孢氨苄(cefalexin),儿童 30～50mg/kg,分 4 次口服,日剂量＜4g,成年人 0.5～1.0g,4/d,疗程为 10d。亦可用红霉素,儿童 25～50mg/(kg·d),分 3～4 次口服,成年人 0.25～0.5g,3～4/d,疗程为 10d;或罗红霉素:儿童 5～8mg/(kg·d),成年人 0.3g/d,分 2 次,10d 为 1 个疗程,但近年有报道链球菌对红霉素族有耐药情况。还可用阿奇霉素(azithromycin)5d 为 1 个疗程,儿童 10mg/(kg·d),1/d,成年人第 1 天 250mg,2/d,第 2～5 天 250mg/d。还可用头孢呋辛酯(cefuroxine),儿童 20～30mg/(kg·d),分 2～3 次,成年人 250mg,2/d,疗程亦为 5d。

3. 抗风湿治疗　单纯关节受累,首选非甾体消炎药,常用阿司匹林,开始剂量成年人 3～4g/d,小儿 80～100mg/(kg·d),分 3～4 次口服。亦可用其他非甾体类,如萘普生、吲哚美辛等。发生心脏炎者,一般采用糖皮质激素治疗,常用泼尼松,开始剂量成年人 30～40mg/d,小儿 1.0～1.5mg/(kg·d),分 3～4 次口服,病情缓解后减量至 10～15mg/d 维持治疗。对病情严重,如有心包炎、心脏炎并急性心力衰竭者可静脉注射地塞米松 5～10mg/d 或滴注氢化可的松 200mg/d,至病情改善后,改口服激素治疗。抗风湿疗程,单纯关节炎为 6～8 周,心脏炎最少 12 周,如病情迁延,应根据临床表现及实验室检查,延长疗程至病情完全恢复。

舞蹈症患者,首选丙戊酸,该药无效或严重舞蹈症如瘫痪的患者,应用卡马西平治疗。其他多巴胺受体阻断药物如氟哌啶醇,也可能有用。现已有证据表明,部分舞蹈症可在 RF 急性期出现,故有必要对此患者进行抗风湿治疗。

4. 并发症治疗　在 RF 治疗过程中或 RHD 反复风湿活动等,患者易患肺部感染,重症可致心功能不全,有时并发心内膜炎、高脂血症、高血糖、高尿酸血症,高龄 RHD 患者还会并发冠心病以至急性心肌梗死。这些情况可能与患者机体抵抗力下降或与糖皮质激素和阿司匹林长期治疗有关,亦可能与近年风湿热发病倾向于轻症,RHD 患者寿命较过去延长而并发各种老年疾病有关。故在治疗过程中,激素及非甾体类抗炎药的剂量和疗程要适当,以免促使各种并发症和的出现和加重。同时需警惕各种可能性的出现,及时加以处理。

四、预防

1.一般性预防　可采用以下措施。

(1)注意环境卫生,居室宜通风通气良好,防潮、保暖、尤其对人口比较集中的场所如幼儿园、学校、军营更需加强管理,以避免链球菌的传播。

(2)加强体育锻炼,提高抗病能力。对未患过 RF,或曾患风湿热但无心脏损害遗留者,其运动量不必作严格限制。如遗留心瓣膜损害,运动量应适当控制,以不出现明显的心脏症状(如心悸气短)为限。

(3)对流行期的咽部感染应积极控制。

2.风湿热发作的预防

(1)初发预防(一级预防):是指儿童、青年、成年人,一般包括 4 岁以上的儿童、青少年和中年人,有发热、咽喉痛拟诊上呼吸道链球菌感染者,为避免其诱发 RF,给予青霉素或其他有效抗生素治疗。亦可用红霉素,但近年有报道链球菌对红霉素族有耐药情况。还可用阿奇霉素(azithromycin),还可用头孢味辛酯(cefuroxine),儿童 20~30mg/(kg·d),分 2~3 次,成年人 250mg,2/d,疗程亦为 5d。

(2)再发预防(二级预防):是指对有 RF 史或已患 RHD 者持续应用特效抗生素,避免 GAS 侵入而诱发 RF 再发。复发多于前次发病后 5 年内发生。故再发预防不论有无瓣膜病遗留,应在初次 RF 发病后开始施行,目的是避免 RF 再发,防止心脏损害加重。

目前仍公认青霉素为再发预防的首选药物,对青霉素过敏者,可考虑用磺胺类如磺胺嘧啶或磺胺素嘧啶(sulfisoxazale)预防,妊娠期磺胺是禁忌的。如青霉素和磺胺药均过敏,可选用红霉素每次 250mg,2/d。目前普遍主张青霉素 V 仅适用于低发地区、低危人群、拒绝肌内注射青霉素的患者,剂量 500mg/d,分 2 次服。

五、预后

约 70% 的急性 RF 患者可在 2~3 个月内恢复。急性期心脏受累,如不及时合理治疗,可发生心脏瓣膜病。

(李光文)

第三节　痛风与痛风性关节炎

痛风(gout)是嘌呤代谢障碍所致的一组异质性代谢性疾病,其临床特征是:高尿酸血症及由此引起的反复发作的急性关节炎、慢性关节炎、关节畸形、出现痛风石、尿酸性尿路结石和间质性肾炎,严重者可引起急性肾衰竭。本病分为原发性与继发性两大类,原发性痛风更为常见,多由嘌呤代谢异常所致,常伴发肥胖、高脂血症、高血压、2 型糖尿病、动脉硬化和冠心病等;继发性痛风与某些系统性疾病或药物有关。

一、流行病学

1.性别与年龄 痛风患病率男性高于女性,男女之比约为 20:1。形成此差异的主要原因是雄性激素可促进尿酸重吸收、抑制尿酸排泄,而雌性激素可促进尿酸排泄。由于人体肾对尿酸的清除率随年龄的增加而下降,痛风患病率随年龄增加而升高。男性痛风患者 30 岁以上开始明显增加,45 岁以上为高发年龄;女性痛风患者一般发生于绝经后,平均年龄较男性大 8.5 岁左右。

2.家族与遗传 痛风属多基因遗传病,家族性痛风患者比非家族性者起病更早,病情更重,且双亲有痛风和高尿酸血症者比单亲有痛风和高尿酸血症者病情更重,发病年龄更小。10%~25%原发性痛风患者有阳性家族史,遗传变异较大。痛风的家族遗传性一方面与遗传因素有关,另一方面可能为同一家族的生活习惯相近这一环境因素所致。

3.种族与地区 不同种族和地区痛风的患病率差异较大,种族差异是主要原因。如黑人患病率高于白人,亚洲地区患病率高于欧美地区。在我国,不同地区痛风的患病率相差较大,如山东青岛地区痛风患病率为 4.3%;而上海地区的患病率为 0.34%。近年来由于生活水平及饮食的改善,痛风患病率也明显增加。山东沿海地区 1995—2004 年痛风患病率增加了 3 倍。

二、病因与发病机制

痛风的病因与发病机制不明。高尿酸血症是痛风的重要生化基础与基本特征。

(一)高尿酸血症

尿酸是嘌呤代谢的终产物,人体内 80%尿酸来源于内源性嘌呤代谢,即来源于细胞代谢分解的核酸和其他嘌呤类化合物,而来源含有嘌呤或核酸蛋白的食物仅占 20%。男性及绝经后女性血清尿酸在 37℃的饱和浓度为 420μmol/L(7mg/dl),绝经前女性为 350μmol/L(6mg/dl),超过此值为高尿酸血症。

1.尿酸生成增多 人类尿酸生成的速度主要取决于细胞内磷酸核糖焦磷酸(PRPP)的浓度,与各种酶的活性及浓度有关。

(1)PRPP 合成酶活性增高,导致 PRPP 的量增多。

(2)磷酸核糖焦磷酸酰基转移酶的浓度或活性增高,对 PRPP 亲和力提高,对嘌呤核苷酸负反馈作用减弱。

(3)次黄嘌呤-鸟嘌呤磷酸核糖转移酶缺乏,催化次黄嘌呤或鸟嘌呤转化成次黄嘌呤核苷酸或鸟嘌呤核苷酸的功能下降,对嘌呤代谢的负反馈作用减弱。以上 3 种酶缺陷为 X 伴性连锁遗传。

(4)黄嘌呤氧化酶活性增加,促进次黄嘌呤转化为黄嘌呤,黄嘌呤转变为尿酸。痛风常有家族遗传史。因尿酸生成增多导致痛风者约占患者总数的 10%。

2.尿酸排泄减少 80%~90%高尿酸血症患者有尿酸排泄障碍。主要有肾小管分泌减少,肾小管重吸收增多,肾小球滤过减少,尿酸盐结晶沉积。以肾小管分泌减少最为重要。

(二)痛风的发生

高尿酸血症患者仅有一部分会出现痛风的临床表现,具体原因尚不清楚。血尿酸浓度过高和(或)在酸性条件下,尿酸析出结晶并沉积于关节、肾和皮下组织,导致痛风性关节炎、痛风性肾病和痛风石形成。急性痛风性关节炎是由于中性粒细胞吞噬尿酸单钠晶体后,释放白三烯、白介素-1等细胞因子形成局部的炎症反应。痛风石是尿酸单钠针形晶体的沉积,周围有慢性单核细胞和上皮细胞、巨噬细胞形成的多核心性肉芽肿。痛风性肾病特征性表现为肾髓质或乳头处有尿酸盐结晶,其周围有圆形细胞和巨噬细胞反应,并常伴有急性或慢性间质性炎症改变、纤维化、肾小管萎缩、肾小球硬化和肾小动脉硬化。

三、病理

痛风的特征性病理改变是痛风石。痛风石是单钠尿酸盐针状结晶沉积,使机体产生慢性异物排斥反应,巨噬细胞等包围结晶形成的结节。单钠尿酸盐结晶为水溶性,病理检查时需用非水溶性固定剂,在偏振光显微镜下可见到针形结晶,有双折光现象。痛风石常见于血液供应相对较少、温度较低的组织,如关节软骨、肌腱、韧带、滑膜、腱鞘、关节周围组织、皮下组织、骨骺及肾间质部位等,远端周围关节的关节软骨是尿酸盐最常见的沉积部位。

四、临床表现

临床上,一般仅在发生关节炎时才称为痛风。痛风患者较多伴有肥胖、糖尿病、高脂血症、高血压、动脉硬化和冠心病等。痛风患者的临床自然病程可分4期:无症状高尿酸血症期、急性关节炎期、间歇期、痛风石及慢性关节炎期。

1. 无症状高尿酸血症期 此期仅有血尿酸持续性或波动性增高,并无尿酸盐沉积和组织炎症反应。从血尿酸增高到症状出现的时间长短不一,可长达数年至数十年,部分患者终身无临床症状。仅有血尿酸增高而无临床症状者,称为无症状性高尿酸血症。血清尿酸浓度随年龄增高而增高,男性患者一般从青春期后、女性多于绝经期后开始血尿酸升高,血清尿酸浓度越高,持续时间越长,发生痛风的机会越多。

2. 急性关节炎期 急性痛风性关节炎是原发性痛风最常见的首发症状。初发时常为单一关节受累,以第1跖趾关节最为常见。典型发作者起病急骤,常于午夜或清晨被关节痛惊醒,疼痛进行性加剧,呈撕裂样、刀割样或咬噬样,症状在数小时内可达高峰,受累关节出现红、肿、热、痛和功能障碍,关节周围皮肤紧绷、灼热、触痛明显。发作前多无先兆,部分患者发病前有疲乏、周身不适,可伴有发热、寒战、头痛等全身症状。急性痛风性关节炎好发于下肢关节,50%以上首次发作在第1跖趾关节,病程中约90%患者累及该部位。其他关节受累依次为踝、膝、腕、指、趾、肘、足背、足跟等部位,肩、髋、脊柱等关节较少累及。急性痛风性关节炎四季均可发病,但以春秋季节多发。高蛋白高嘌呤饮食、酗酒、劳累、关节损伤、手术、感染、精神紧张等常诱发本病。

急性痛风性关节炎自然病程数天至数周,大多数自行缓解后进入无症状间歇期。复发可发生于同一关节,逐渐转为慢性关节炎并出现关节畸形;或从下肢向上肢、从远端小关节向大关节发展,症状和体征渐趋不典型。多数患者愈发愈频,病情亦愈来愈重。

3. 间歇期 多数患者数月发作1次。偶有终生只发作1次者。随着病程的进展,发作次数逐渐增多,症状持续时间延长,无症状间歇期缩短甚至消失,受累关节逐渐增多。

4. 痛风石及慢性关节炎期

(1)痛风石:痛风石是痛风的特征性临床表现,为尿酸盐结晶沉积在软骨、滑膜、肌腱、腱鞘及皮下组织形成的结节。常发生于耳郭和跖趾,指间、掌指、肘关节,关节远端多见。痛风石多呈黄白色,可小如米粒,大如鸡蛋。严重者痛风石逐渐增大,外表皮肤发亮、菲薄,可破溃排出白色豆渣样尿酸钠盐结晶,并形成瘘管,瘘管周围组织形成慢性肉芽肿。因尿酸盐有抑菌作用,瘘管很少感染,但不易愈合。痛风石多见于关节炎反复发作10年以上的患者。

(2)慢性痛风性关节炎:多见于未规范治疗的患者。其病理基础是痛风石在关节周围组织引起慢性炎症性病变。受累关节非对称性不规则肿胀,关节组织被破坏,骨质侵蚀缺损,呈穿凿样或虫蚀样改变,关节肿胀、僵硬、畸形、周围组织纤维化和活动受限。从痛风初次发作至慢性关节炎形成平均病程10年左右。慢性期症状相对缓和,但也可有急性发作。皮下痛风石常与慢性痛风性关节炎并存。

5.肾病变　病程较长的痛风患者约1/3有肾损害。早期常无症状,当有结石形成及肾功能损害较重时,才出现相应临床表现,有3种表现形式。

(1)痛风性肾病:为微小的尿酸盐结晶沉积于肾间质,特别是肾髓质乳头处,导致的慢性肾小管-间质性肾炎。痛风性肾病起病隐匿,早期表现为间歇性蛋白尿,逐渐发展为持续性,因肾浓缩功能受损出现夜尿增多、低比重尿等,可伴白细胞尿、血尿及管型。晚期肾小球滤过功能下降发展为肾功能不全,出现高血压、水肿、贫血等。少数患者以痛风性肾病为首发而无关节症状。痛风性肾病导致的肾衰竭与其他原因导致者无特征性区别。

(2)尿酸性肾石病:由于痛风患者尿中尿酸浓度增加呈过饱和状态,易于结晶析出并在泌尿系统沉积形成结石。10%~25%痛风患者有尿酸性肾结石,且可能出现于痛风关节炎发生之前。细小泥沙样结石可随尿排出,无明显症状;较大者可阻塞尿路,引发肾绞痛、血尿、排尿困难、肾盂扩张、积水等,并继发泌尿系感染。

(3)急性肾衰竭:由于血、尿中尿酸水平急骤升高,大量尿酸结晶阻塞肾小管、集合管、肾盂、肾盏及输尿管等处,造成急性尿路梗阻而发生急性肾衰竭。临床表现为少尿、无尿,急性肾衰竭;尿中可见大量尿酸晶体和红细胞。多继发于恶性肿瘤化疗或放疗时,细胞分裂增殖过快和急剧破坏,核酸分解突然增多产生大量尿酸所致。如不及时治疗,可因肾衰竭而死亡。急性肾衰竭在原发性痛风较少见。

五、辅助检查

1.血尿酸测定　多采用血清标本,以尿酸氧化酶法测定。一般男性和绝经期后女性血尿酸>420μmol/L,绝经期前女性>350μmol/L,可诊断高尿酸血症。血尿酸受多种因素影响而波动较大,应反复监测。

2.尿尿酸测定　多采用尿酸氧化酶法检测。低嘌呤饮食5d后,24h尿尿酸排出量应<600mg,常规饮食时24h尿尿酸应<1000mg,否则为尿酸生成过多。尿尿酸测定主要用于对降尿酸药物选择及判断尿路结石的性质,辅助判断高尿酸血症的原因。

3.HLA-B*5801检测　对诊断有一定价值。

4.关节液或痛风石内容物检　急性关节炎期行关节穿刺,抽取关节液进行偏振光显微镜检查,可发现有负性双折光的针状或杆状尿酸钠结晶。痛风石的抽吸物与发作间歇期关节的滑液中也可发现同样晶体。在关节炎急性期的阳性率可达95%。关节液中增多的白细胞,主要为分叶多核粒细胞。普通显微镜也可用来观察尿酸钠结晶,但效果较差。

5.影像学检查

(1)X线检查:急性关节炎仅见受累关节非对称性软组织肿胀;慢性反复发作性痛风性关

节炎可见晶体沉积造成关节软骨下骨质破坏,出现偏心性圆形或卵圆形囊性变,甚至呈虫噬样、穿凿样缺损,边界较清。重者可使关节面破坏,造成关节半脱位或脱位,甚至病理性骨折;也可破坏软骨,出现关节间隙狭窄以及继发退行性改变、局部骨质疏松等。

(2)计算机断层扫描(CT)、双能CT(DECT)与磁共振成像(MRI):计算机断层扫描(CT)特异性较高,可较清晰显示痛风石,表现为不均匀的斑点状高密度影像。可用于慢性痛风性关节炎的诊断,评价关节破坏程度和治疗效果,引导关节穿刺,定位较超声更准确。缺点是敏感性不高,有辐射,组织对比不如MRI。

最有效的诊断痛风的方法是明确关节部位是否存在单钠尿酸盐结晶(尿酸)。但CT成像诊断痛风有一定的局限性,不能准确地确认尿酸沉淀物。而双能CT(DECT)可以直接通过颜色显示尿酸盐晶体在关节内的沉积,而且快速、无创、灵敏度高。

慢性痛风性关节炎的典型MRI特征包括:关节周围的软组织肿胀,边缘清楚的骨破坏以及滑膜增厚。痛风石在T_1和T_2加权像呈斑点状的低信号,静脉注射钆后,痛风石周围强化,但对痛风石的显示不如CT。

(3)超声检查:由于尿酸盐结石为阴性结石,腹部X线平片一般不显影,超声检查有一定帮助。超声下出现肾髓质特别是锥体乳头部散在强回声光点,提示尿酸盐肾病,也可发现X线下不显影的尿酸性尿路结石。

受累关节的超声检查可发现关节积液、滑膜增生、关节软骨及骨质破坏、关节内或周围软组织的痛风石、钙质沉积等,并且能引导关节抽吸和活检。痛风的关节积液表现为不均匀的高回声点,即"冰雪风暴"征。关节软骨表面有高回声不规则带,提示软骨表面的尿酸盐晶体沉积(双边征),是痛风性关节炎的特征性表现。痛风石常表现为高衰减的不均匀低回声肿块,并伴有阴影和高回声的边缘。超声检查还能显示痛风石邻近的骨皮质破坏。通过彩色多普勒超声成像,还可以看到痛风石周围的血管变化。

六、诊断与鉴别诊断

(一)诊断

1. 高尿酸血症　男性和绝经期后女性血尿酸>420μmol/L(7.0mg/dl),绝经期前女性>350μmol/L(5.8mg/dl)可诊断高尿酸血症。

2. 特征性关节炎　急性痛风性关节炎是痛风的主要临床表现,常为首发症状。多见于中老年男性,发作前可有明显的诱因,包括高嘌呤饮食、酗酒、饥饿、疲劳、着凉、外伤、手术等。表现为急骤进展、自限的单关节炎,特别是第1跖趾关节,伴血尿酸增高,高度提示痛风。对秋水仙碱治疗的反应迅速,具有特征性的诊断意义。反复发作多年后,关节炎呈慢性化,并可出现皮下痛风石。关节液或痛风石抽取物见到典型针形双折光尿酸结晶,是确诊痛风的金标准。

急性痛风性关节炎的诊断目前多采用1977年美国风湿病学会(ACR)的分类标准(表5—9)进行诊断,同时应与蜂窝织炎、丹毒、感染化脓性关节炎、创伤性关节炎、反应性关节炎、假性痛风等相鉴别。

表 5—9 1977 年 ACR 急性痛风性关节炎分类标准

①关节液中有特异性尿酸盐结晶,或

②用化学方法或偏振光显微镜证实痛风石中含尿酸盐结晶,或

③具备以下 12 项(临床、实验室、X 线表现)中 6 项

急性关节炎发作＞1 次

炎症反应在 1d 内达高峰

单关节炎发作

可见关节发红

第 1 跖趾关节疼痛或肿胀

单侧第 1 跖趾关节受累

单侧跗骨关节受累

可疑痛风石

高尿酸血症

不对称关节内肿胀(X 线证实)

无骨侵蚀的骨皮质下囊肿(X 线证实)

关节炎发作时关节液微生物培养阴性

3.间歇期痛风 此期为急性痛风性关节炎两次发作之间的缓解状态,通常无关节症状。间歇期的诊断依据是既往反复发作的急性痛风性关节炎和高尿酸血症病史。部分病史较长、发作频繁的受累关节可有轻微的影像学异常改变。在曾受累关节滑液中发现尿酸盐晶体可直接确诊。

4.痛风石及慢性痛风性关节炎 皮下痛风石是慢性期的标志。病史较长,一般距首次发作 10 年以上。反复急性发作多年,受累关节肿痛等症状持续不能缓解,结合骨关节 X 线检查的典型表现及在痛风石抽吸物中发现尿酸盐晶体有助诊断。

5.肾脏病变 慢性痛风性肾病可有夜尿增多,出现低比重尿和轻度红、白细胞尿及管型、轻度蛋白尿等,甚至肾功能不全。尿酸性尿路结石以肾绞痛和血尿为主要表现,X 线片不显影,B 超检查有助诊断。对于肿瘤广泛播散或接受放射治疗、化学治疗的患者突发急性肾衰竭,应考虑急性尿酸性肾病,其特点是血及尿中尿酸急骤显著升高。

(二)鉴别诊断

1.无症状高尿酸血症 对于无症状的高尿酸血症患者,须与继发性的高尿酸血症相鉴别。继发性的高尿酸血症有以下特点:

(1)儿童、青少年、女性和老年人更为多见。

(2)血尿酸水平较高。

(3)24h 尿尿酸排出增多。

(4)痛风性肾病、尿酸性结石、急性肾衰竭发生率高。

(5)关节症状一般较轻。

(6)应详细询问慢性病史及用药史。

2.急性痛风性关节炎 应与以下疾病鉴别。

(1)蜂窝织炎与丹毒:急性痛风性关节炎发作时受累关节周围软组织肿胀、皮肤发红、皮温升高、明显疼痛。蜂窝织炎与丹毒是感染性、化脓性疾病,受累部位出现红、肿、热、痛斑块,关节一般无压痛,发热、寒战等全身反应明显,外周血白细胞明显升高,血尿酸正常。受累部位附近一般有皮肤创口或局部感染史。

（2）急性风湿热：儿童与青少年多见。典型表现为游走性多关节炎，多累及膝、踝、肩、腕、肘等关节，受累关节周围软组织肿胀、疼痛、皮肤发红和皮温升高，常伴有发热、皮肤及心脏等表现。链球菌感染相关指标增高或阳性反应，C反应蛋白多增高，血尿酸不高。

（3）化脓性关节炎：为化脓性细菌引起的关节急性炎症。好发于儿童、老年体弱患者，受累关节多为单个大关节，局部红、肿、疼痛明显，寒战、高热等全身中毒症状严重。外周血白细胞明显升高，血尿酸正常，关节液可培养出致病菌。

（4）创伤性关节炎：有关节外伤史，血尿酸不高，关节液检查无尿酸钠结晶，较易与急性痛风性关节炎相鉴别。

（5）其他晶体性关节炎：这是由焦磷酸钙、磷灰石、胆固醇、类固醇等晶体所致的一组关节病变。大多见于老年人，以焦磷酸钙沉积于关节软骨所致的假性痛风最为多见。假性痛风急性发作时酷似痛风，以膝关节受累最多见，但血尿酸正常，关节液含焦磷酸钙结晶，晶体呈棱形或棒状，X线片示软骨钙化。

（6）反应性关节炎：有前驱肠道或泌尿生殖道感染史，关节受累为非对称性、以下肢关节为主，常伴有结膜炎、虹膜炎等关节外表现，血尿酸无升高，HLA－B27多为阳性。

3.慢性痛风性关节炎　需与以下疾病相鉴别。

（1）类风湿关节炎：多见于女性，对称性小关节炎，双手关节受累为主。症状持续并伴晨僵。血尿酸不高，类风湿因子阳性，抗CCP抗体阳性，X线片示关节端骨质疏松，关节间隙狭窄，关节骨质破坏，关节融合，这些改变与痛风性骨质缺损有明显区别。

（2）银屑病性关节炎：本病有典型的皮肤银屑疹和指甲病变，常非对称性累及远端指间关节并伴严重关节破坏，关节间隙增宽，趾（指）端骨质吸收，典型的X线"笔帽征"易与痛风性关节炎相鉴别。

（3）结核感染过敏性关节炎（Poncet病）：由结核杆菌感染引起变态反应所致。有结核感染史，常有午后低热、盗汗、消瘦、乏力等结核中毒症状。表现为游走性多发性关节痛，可有急性关节炎病史，常由小关节开始，逐渐波及大关节，易受累的关节有指、腕、膝、踝、肩及腰椎等。关节周围及双小腿皮肤常有结节性红斑。结核菌素试验强阳性，可有血细胞沉降率增快，血尿酸正常，非甾体抗炎药治疗无效，抗结核治疗有效。

七、治疗

目前治疗的目的包括：①迅速有效地缓解和消除急性关节炎发作。②预防关节炎复发。③纠正高尿酸血症，促进组织中沉积的尿酸盐晶体逐渐溶解，预防各种并发症。④预防尿酸肾结石形成。

1.一般治疗　患者的教育、适当调整饮食结构和生活方式是痛风长期治疗的基础。

（1）低嘌呤饮食：高嘌呤饮食可诱发关节炎急性发作，因此控制饮食是十分必要的辅助治疗措施。高嘌呤食物如动物内脏（尤其是脑、肝、肾、心）、海产品（尤其是海鱼、贝壳等软体动物）、浓肉汤、肉类、豆类、酵母、菠菜等应尽可能避免食用。

（2）忌酒：严格戒饮各种酒类，特别是啤酒。

（3）多饮水：每日饮水量至少2000ml以上，以促进尿酸排泄并预防肾结石。

（4）控制体重：建议采用低热量、平衡膳食，增加运动量，以保持理想体重。

（5）食用碱性食物：黄、绿色蔬菜如白菜、油菜、胡萝卜等属于碱性食物，应多食用。各种谷类、水果等含嘌呤最少,可选择食用。

(6)其他:急性期应注意卧床休息。避免过度劳累、紧张、饮酒、湿冷等急性痛风关节炎的诱发因素。避免使用抑制尿酸排泄的药物如噻嗪类利尿药、阿司匹林等。积极治疗痛风相关性疾病如高脂血症、高血压、糖尿病和冠心病等。

2.药物治疗 遵循个体化原则,按照临床分期进行治疗。

(1)急性发作期治疗:患者需卧床休息,抬高患肢。应及早、足量选择使用非甾体类抗炎药、秋水仙碱或糖皮质激素,早期治疗可使症状迅速缓解,见效后逐渐减停药物。急性发作期不启动降尿酸治疗,已服用降尿酸药物者发作时不需停用,以免引起血尿酸波动、延长发作时间或引起转移性发作。

①非甾体抗炎药(NSAIDs):现为急性痛风性关节炎一线用药,通过抑制环氧化酶活性而影响花生四烯酸转化为前列腺素,起到消炎镇痛作用。各种NSAHDs均可有效缓解急性痛风性关节炎症状。非选择性环氧化酶(COX-2)抑制药常见的不良反应是胃肠道症状,也可能加重肾功能不全、影响血小板功能等。必要时可加用胃保护药,活动性消化性溃疡禁用,伴肾功能不全者慎用。选择性COX-2抑制剂胃肠道反应少见,但应注意其心血管系统的不良反应,肾功能不全者慎用。

②秋水仙碱:对本病有特效。关节炎急性发作对秋水仙碱治疗有迅速反应,对该病具有特征性的诊断意义。秋水仙碱的药理作用是抑制白细胞趋化。秋水仙碱用于急性痛风发作的基础治疗,但应在急性痛风发作36h内开始治疗,治疗负荷量为1.0～1.2mg,之后每小时0.5～0.6mg维持。12h后转成痛风发作预防剂量,每次0.6mg,1～2/d,或每次0.5mg,3/d(除非必须调整剂量),每日最大剂量不超过2mg,直到痛风发作消退。秋水仙碱不良反应较多,主要是严重的胃肠道反应,如恶心、呕吐、腹泻、腹痛等,也可引起骨髓抑制、肝损害、过敏、神经毒性等。不良反应与剂量有关,肾功能不全者应减量使用。本药可引起生育缺陷,妊娠妇女应避免使用。

③糖皮质激素:可有效缓解急性痛风性关节炎,通常不作为首选用药,主要用于不能耐受NSAIDs及秋水仙碱或肾功能不全者。单关节或少关节的急性发作,可行关节腔抽液和注射长效糖皮质激素,以减少药物的全身反应,但应除外合并感染。对于多关节或严重的急性发作可口服、肌内注射、静脉使用中小剂量的糖皮质激素,如口服泼尼松20～30mg/d,3～7d后迅速减量或停用,一般总疗程不超过2周。为避免停药后症状"反跳",停药时可加用小剂量秋水仙碱或NSAHDs。

(2)发作间歇期及慢性期治疗:治疗目标是使血尿酸水平低于$360\mu mol/L$(6.0mg/dl),减少或清除体内沉积的尿酸盐晶体。通过长期有效地控制血尿酸水平,预防痛风急性发作,防止各种并发症的发生。使用降尿酸药物的指征是:①经饮食控制血尿酸浓度仍在$420\mu mol/L$(7mg/dl)以上。②急性痛风复发,每年2次以上。③多关节受累、关节症状持续不能控制。④痛风石出现、慢性痛风石性关节炎或受累关节出现影像学改变。⑤有肾损害者、并发尿酸性肾石病等。

目前临床应用的降尿酸药物主要有抑制尿酸生成药和促进尿酸排泄药,应在急性发作平息至少2周后,从小剂量开始,逐渐加量。根据降尿酸的目标水平在数月内调整至最小有效剂量并长期甚至终身维持。仅在单一药物疗效不好、血尿酸明显升高、痛风石大量形成时合用两类降尿酸药。在开始使用降尿酸药同时,服用低剂量秋水仙碱或NSAIDs 1个月,起到预防急性关节炎复发的作用。

①抑制尿酸生成药物:别嘌醇(allopurinoi)通过抑制黄嘌呤氧化酶,阻断次黄嘌呤、黄嘌呤转化为尿酸,使尿酸生成减少。适用于尿酸生成过多或不适合使用排尿酸药者。初始剂量为每次 50mg,1~2/d,口服,以后每周递增 50~100mg,直至每次 100~200mg,2~3/d,口服,最大剂量 600mg/d。每 2 周测血尿酸水平,达正常后可逐渐减量至最小有效剂量维持治疗,主要不良反应包括胃肠道症状、皮疹、药物热、肝损害、骨髓抑制等,应予监测。肾功能不全者应根据肾小球滤过率减量使用。

对别嘌醇引发的严重药疹要给予充分重视。斯蒂文—约翰逊综合征(Stevens—Johnson syndrome,SJS),及其相关表现—中毒性表皮坏死松解症(toxic epidermal necrolysis,TEN)是目前发现的别嘌醇的极严重不良反应。SJS 的特征是高热、皮肤水疱、紫斑及典型的皮损,可伴随 2 年以上的黏膜损害。TEN 的临床表现与 SJS 相似,但会导致更大面积的皮肤脱落及更高的病死率(30%~40%)。虽然 SJS/TEN 的发生率不高,一旦发生却可导致重度损害或死亡。研究发现,HLA—B＊5801 基因表达与别嘌醇引发的 SJS 有明显相关性,在第一次给药前宜考虑先做基因检测,以确保用药安全。长期使用没有不良反应的患者不建议做基因检测,无论是否携带 HLA—B＊5801 基因,在开始治疗的头几个月发生 SJS 的危险性最大,应注意随访观察。

②排尿酸药物:通过抑制近曲小管对尿酸盐的重吸收,增加尿酸排泄,降低血尿酸水平。主要用于尿酸排泄减少者,对别嘌呤醇过敏或疗效不佳者。600mg/24h 尿尿酸排出量 >3.57mmol/24h(600mg/24h)、有尿路结石或慢性尿酸盐肾病的患者不宜应用,急性尿酸性肾病禁用。肾功能异常影响其疗效,内生肌酐清除率<30ml/min 时无效。用药期间,特别是开始用药数周内应口服碳酸氢钠碱化尿液,并多饮水保持尿量。常用药有:①苯溴马隆(benzbromarone):初始剂量 25mg/d,渐增至 50~100mg/d,1/d。根据血尿酸水平调节剂量。本品可用于轻、中度肾功能不全,不良反应较少,包括胃肠道症状(如腹泻)、皮疹、肾绞痛、粒细胞减少等,罕见严重的肝毒性作用。②丙磺舒(probenecid,羧苯磺胺):初始剂量每次 0.25g,2/d,渐增至每次 0.5g,3/d,每日最大剂量不超过 2g。主要不良反应有胃肠道症状、皮疹、药物热、一过性肝酶升高及粒细胞减少。对磺胺药过敏者禁用。③磺唑酮(sulfinpyrazone,磺吡酮):初始剂量每次 50mg,2/d,渐增至每次 100mg,3/d,最大剂量 600mg/d。主要不良反应有胃肠道症状、皮疹、粒细胞减少,偶见肾毒性反应。本品是保泰松的衍生物,有胃黏膜刺激作用,消化性溃疡者慎用。本品有轻度水钠潴留作用,对慢性心功能不全者慎用。

③其他降尿酸药:国外已用于临床或正在进行后期的临床观察,部分药物在我国正在进行临床观察。非布司他(febuxostat):特异性地抑制氧化型及还原型黄嘌呤氧化酶,疗效优于别嘌醇。适用于别嘌醇过敏的患者,本品同时在肝代谢和肾清除,可用于轻中度肾功能不全者。不良反应大多为一过性轻、中度反应,主要有肝功能异常,其他有腹泻、头痛、肌肉骨骼系统症状等;奥昔嘌醇(oxypurinol):与别嘌醇相似,但不良反应相对较少;尿酸氧化酶(uricase):目前主要有重组黄曲霉菌尿酸氧化酶和聚乙二醇化重组尿酸氧化酶,两者均有快速、强力的降血尿酸疗效,主要用于重度高尿酸血症、难治性痛风,特别是继发性痛风如肿瘤溶解综合征患者。

④碱性药物:尿酸在碱性环境中的溶解度更高,利于肾排泄,可减少尿酸盐沉积造成的肾损害。碱化尿液使尿 pH 值保持在 6.5 左右,并保持尿量,可预防和治疗痛风相关肾脏病变。

碳酸氢钠片：口服每次 0.5～2.0g,3/d。常见嗳气、腹胀等不良反应,可加重胃溃疡;长期大量服用可引起碱中毒及电解质紊乱。充血性心力衰竭、水肿,肾功能不全者慎用。枸橼酸钾钠合剂:(枸橼酸钾 140g,枸橼酸钠 98g,加蒸馏水至 1000ml),每次 10～30ml,3/d。应监测血钾,避免高钾血症。

(3)肾病变的治疗:痛风相关肾脏病变是降尿酸药物治疗的指征,应选用别嘌醇,同时碱化尿液并保持尿量。避免使用影响尿酸排泄的药物,其他处理同慢性肾炎。如果出现肾功能不全,可行透析治疗,必要时可做肾移植。对于尿酸性尿路结石,经过合理的降尿酸治疗,大部分可溶解或自行排出,体积大且固定者可行体外冲击碎石、内镜取石或开放手术取石。对于急性尿酸性肾病这一急危重症,迅速有效地降低急骤升高的血尿酸,除别嘌醇外,可选尿酸氧化酶,其他处理同肾衰竭。

(4)伴发疾病的治疗:痛风常伴发肥胖、高脂血症、高血压、2 型糖尿病、动脉硬化和冠心病等代谢综合征中的一种或数种,这些疾病与痛风相互增加风险,因此在痛风治疗的同时,应积极治疗相关的疾病。其中部分治疗药物可增加尿酸清除而具有降血尿酸作用,如①降脂药:非诺贝特、阿托伐他汀、降脂酰胺。②降压药:氯沙坦、氨氯地平。③降糖药:醋磺己脲等。

(5)无症状高尿酸血症:应以非药物治疗为主,一般不推荐使用降尿酸药物。对于特别严重的或急性血尿酸升高,经过饮食控制血尿酸仍超过 476～535μmol/L 者,以及有家族史或伴发相关疾病的患者,可进行降尿酸治疗。

八、并发症

痛风患者可合并高血压、高脂血症、动脉硬化、冠心病和 2 型糖尿病。限制饮食、降低体重,常可使高尿酸血症、糖尿病、高血压和高脂血症得到控制。

九、预后

高尿酸血症和痛风是一种终身性疾病,积极治疗预后相对较好。及早诊断并进行规范治疗,大多数痛风患者可正常工作生活。慢性期病变经过治疗有一定的可逆性,皮下痛风石可缩小或消失,关节症状和功能可获改善,相关的肾病变也可减轻、好转。患者起病年龄小、有阳性家族史、血尿酸显著升高、痛风频发,提示预后较差。伴发高血压、糖尿病或其他肾病者,肾功能不全的风险增加,甚至危及生命。

(李光文)

第四节　类风湿关节炎

类风湿关节炎(rheumatoid arthritis,RA)是一种以侵蚀性关节炎为主要表现的全身性自身免疫病。本病表现为以双手、腕、膝、距小腿和足关节等小关节受累为主的对称性、持续性多关节炎。此外,患者尚可有发热、贫血、皮下结节及淋巴结肿大等关节外表现。血清中可出现类风湿因子(rheumatoid factor,RF)及抗环瓜氨酸多肽(anticyclic citrullinated peptides,CCP)抗体等多种自身抗体。病理表现为关节滑膜的慢性炎症、血管翳形成。未经正确治疗的 RA 可迁延不愈,出现关节的软骨和骨破坏,最终可导致关节畸形和功能丧失。

一、临床表现

关节病变是 RA 最常见和最主要的临床症状表现。亦可表现为血管炎,侵犯周身各脏器组织,形成系统性疾病。

RA 的起病方式有不同的分类方法。按起病的急缓分为隐匿型(约占 50%)、亚急型(占 35%~40%)、突发型(占 10%~25%)三类。按发病部位分为:多关节型、少关节型、单关节型及关节外型。最常以缓慢而隐匿方式起病,在出现明显关节症状前有数周的低热、乏力、全身不适、体重下降等症状,以后逐渐出现典型关节症状。少数则有较急剧的起病,在数天内出现多个关节症状。

RA 的病程一般分为以下 3 种类型。①进展型(progressive disease):占患者总数的 65%~70%,急性或慢性起病,没有明显的自发缓解期,适当治疗后病情可暂时好转,但停药后或遇有外界诱发因素时可导致复发。②间歇性病程(intermittent course):占患者总数的 15%~20%。起病较缓和,通常少数关节受累,可自行缓解,整个病程中病情缓解期往往长于活动期。③长期临床缓解(long clinical remissions):占患者总数 10%左右,较少见,多呈急性起病,并伴有显著关节痛及炎症。

1.关节表现

(1)疼痛与压痛:关节疼痛(pain)和压痛(tenderness)往往是最早的关节症状。最常出现的部位为双手近端指间关节(PIP)、掌指关节(MCP)、腕关节,其次是足趾、膝、距小腿、肘、肩等关节,胸锁关节、颈椎、颞颌关节等也可受累。多呈对称性、持续性。

(2)关节肿胀(swelling):多因关节腔积液、滑膜增生及关节周围组织水肿所致。以双手近端指间关节、掌指关节、腕关节最常受累,尤其手指近端指间关节多呈梭形肿胀膨大。膝关节肿胀,有浮髌现象。其他关节也可发生。

(3)晨僵(morning stiffness):是指病变关节在静止不动后出现关节发紧、僵硬、活动不灵或受限,尤以清晨起来时最明显。其持续时间长短可作为衡量本病活动程度的指标之一。95%以上的 RA 患者有晨僵。其他病因的关节炎也可出现晨僵,但不如本病明显。

(4)关节畸形(joint deformity):多见于较晚期患者。因滑膜炎的血管翳破坏了软骨和软骨下的骨质,造成关节纤维强直或骨性强直。又因关节周围的肌腱、韧带受损使关节不能保持在正常位置,出现关节的半脱位,如手指可出现尺侧偏斜、天鹅颈样畸形等。关节周围肌肉的萎缩、痉挛则使畸形更为严重。

(5)关节功能障碍:关节肿痛和畸形造成了关节的活动障碍。美国风湿病学会将因本病而影响生活能力的程度分为 4 级,即关节功能分级。

Ⅰ级　能照常进行日常生活和各项工作。

Ⅱ级　可进行一般的日常生活和某些职业工作,但其他项目的活动受限。

Ⅲ级　可进行一般的日常生活,但对参与某种职业工作或其他项目活动受限。

Ⅳ级　日常生活的自理和参加工作的能力均受限。

2.关节外表现　关节外表现是类风湿关节炎临床表现的重要组成部分,反应出 RA 是一个系统性疾病,而不仅局限于关节。

(1)类风湿结节:是本病较特异的皮肤表现。确诊 RA 的患者 15%~25%有类风湿结节,这些患者的 RF 常为阳性。多位于关节伸面、关节隆突及受压部位的皮下,如前臂伸面、肘鹰嘴突附近、枕部、跟腱等处,可单发或多发,质地较硬,通常无压痛。类风湿皮下结节的出现多见于 RA 高度活动期,并常提示有全身表现。

(2)类风湿血管炎:发生率约为 25%,可累及大、中、小血管,导致多种临床表现。皮肤是小血管炎最常累及的部位,查体能观察到的有指甲下或指端出现的小血管炎,少数引起局部组织的缺血性坏死,严重者可见单发或多发的指端坏疽。在眼部造成巩膜炎,严重者因巩膜软化而影响视力。

(3)胸膜和肺:10%～30%的类风湿关节炎患者可出现这些损害,常见的胸膜和肺损害包括胸膜炎、间质性肺炎、肺间质纤维化、肺类风湿结节、肺血管炎和肺动脉高压。其中,肺间质纤维化和胸膜炎最为常见。

(4)心脏:心包炎是最常见心脏受累的表现。通过超声心动图检查约 30%出现少量心包积液,多见于关节炎活动和 RF 阳性的患者,一般不引起临床症状。其他可见心瓣膜受累、心肌损害等。20%的患者有不同程度的冠状动脉受累。

(5)胃肠道:患者可有上腹不适、胃痛、恶心、纳差、甚至黑粪,但均与服用抗风湿药物,尤其是非甾体抗炎药有关。很少由 RA 本身引起。

(6)肾:本病的血管炎很少累及肾。若出现尿的异常则要考虑因抗风湿药物引起的肾损害。也可因长期的类风湿关节炎而并发淀粉样变。

(7)神经系统:患者可伴发感觉型周围神经病、混合型周围神经病、多发性单神经炎、颈脊髓神经病、嵌压性周围神经病及硬膜外结节引起的脊髓受压等。脊髓受压多由 RA 累及颈椎导致,表现为渐起的双手感觉异常和力量减弱,腱反射多亢进,病理反射阳性。周围神经多因滑膜炎受压导致,如正中神经在腕关节处受压而出现腕管综合征。多发性单神经炎则因小血管炎的缺血性病变造成。

(8)血液系统:本病可出现小细胞低色素性贫血,贫血因病变本身所致或因服用非甾体抗炎药而造成胃肠道长期少量出血所致。血小板增多常见,程度与关节炎和关节外表现相关。淋巴结肿大常见于活动性 RA,在腋窝、滑车上均可触及肿大淋巴结。Felty 综合征是指类风湿关节炎者伴有脾大、中性粒细胞减少,有的甚至有贫血和血小板减少。

(9)干燥综合征:30%～40%本病患者出现此综合征。口干、眼干的症状多不明显,必须通过各项检验方证实有干燥性角结膜炎和口干燥征。

二、辅助检查

1.血象　有轻至中度贫血。活动期患者血小板增高。白细胞及分类多正常。

2.细胞沉降率　是 RA 中最常用于监测炎症或病情活动的指标。本身无特异性,且受多种因素的影响,在临床上应综合分析。

3.C 反应蛋白　是炎症过程中在细胞因子刺激下由肝产生的急性期蛋白,它的增高说明本病的活动性,是目前评价 RA 活动性最有效的实验室指标之一。

4.自身抗体

(1)类风湿因子(rheumatoid factor,RF):是抗人或动物 IgG Fc 片段上抗原决定簇的特异性抗体,可分为 IgM,IgG,IgA 等型。在常规临床工作中测得的为 IgM 型 RF,它见于约

70％的患者血清。通常,RF 阳性的患者病情较重,高滴度 RF 是预后不良指标之一。但 RF 也出现在系统性红斑狼疮、原发性干燥综合征、系统性硬化、亚急性细菌性心内膜炎、慢性肺结核、高球蛋白血症等其他疾病,甚至在 5％的正常人也可以出现低滴度 RF。因此,RF 阳性者必须结合临床表现,才能诊断本病。

(2)抗环瓜氨酸多肽抗体(anti－CCP antibody):瓜氨酸是 RA 血清抗聚角蛋白微丝蛋白相关抗体识别的主要组成型抗原决定簇成分,抗 CCP 抗体为人工合成抗体。最初研究显示,RA 中 CCP 抗体的特异性高达 90％以上,至少 60％～70％的 RA 患者存在该抗体。与 RF 联合检测可提高 RA 诊断的特异性。抗 CCP 抗体阳性患者放射学破坏的程度较抗体阴性者严重,是预后不良因素之一。其他 ACPA 抗体还包括:抗角蛋白抗体(AKA)、抗核周因子(APF),近几年的研究发现,抗突变型瓜氨酸在波形蛋白(MCV)、PAD4 抗体等也与 RA 相关。

5.免疫复合物和补体 70％患者血清中出现各种类型的免疫复合物,尤其是活动期和 RF 阳性患者。在急性期和活动期,患者血清补体均有升高,只有在少数有血管炎患者出现低补体血症。

6.关节滑液 正常人的关节腔内的滑液不超过 3.5ml。在关节有炎症时滑液就增多,滑液中的白细胞计数明显增多,达 2000～75000/L,且中性粒细胞占优势。其黏度差,含糖量低于血糖。

7.影像学检查 目前常用的方法包括 X 线平片、CT,MRI,B 型超声和核素扫描。

X 线平片是最普及的方法,对本病的诊断、关节病变的分期、监测病变的演变均很重要,其中以手指及腕关节的 X 线片最有价值,但对早期病变不能明确显示。X 线片中可以见到关节周围软组织的肿胀阴影,关节端的骨质疏松(Ⅰ期);关节间隙因软骨破坏而变得狭窄(Ⅱ期);关节面出现虫蚀样破坏性改变(Ⅲ期);晚期则出现关节半脱位和关节破坏后的纤维性和骨性强直(Ⅳ期)。

CT 检查目前也比较普及,优点是相对廉价、图像清晰,主要用于发现骨质病变,对软组织及滑膜效果不佳。MRI 是目前最有效的影像学方法,对早期病变敏感,尤其是观察关节腔内的变化非常有效,但其费用较高、耗时较长、扫描关节数目有限等因素阻碍了其广泛应用。B 超检查相对廉价,经适当培训后的风湿病医师进行操作,可用于常规临床工作,在确定和量化滑膜炎方面价值明确,但超声检测的滑膜炎程度对将来出现骨侵袭的预测价值有待进一步研究。

三、诊断

1.诊断标准 RA 的诊断主要依靠病史及临床表现,结合实验室检查及影像学检查。

典型病例按 1987 年美国风湿病学会(ACR)的分类标准(表 5－10)诊断并不困难,但对于不典型及早期 RA 易出现误诊或漏诊。对这些患者,除 RF 和抗 CCP 抗体等检查外,还可考虑 MRI 及超声检查,以利于早期诊断。对可疑 RA 的患者要定期复查和随访。

表 5—10 1987 年美国风湿病学会类风湿关节炎分类标准

定义	注释
晨僵	关节及其周围僵硬感至少持续 1h(病程≥6 周)
3 个或 3 个区域以上关节部位的关节炎	医生观察到下列 14 个区域(左侧或右侧的近端指间关节、掌指关节、腕、肘、膝、距小腿及跖趾关节)中累及 3 个,且同时软组织肿胀或积液(不是单纯骨隆起)(病程≥6 周)
手关节炎	腕、掌指或近端指间关节炎中,至少有一个关节肿胀(病程≥6 周)
对称性关节炎	两侧关节同时受累(双侧近端指间关节、掌指关节及跖趾关节受累时,不一定绝对对称)(病程≥6 周)
类风湿结节	医生观察到在骨突部位,伸肌表面或关节周围有皮下结节
类风湿因子阳性	任何检测方法证明血清类风湿因子含量异常,而该方法在正常人群中的阳性率<5%
放射学改变	在手和腕的后前位相上有典型的类风湿关节炎放射学改变:必须包括骨质侵蚀或受累关节及其邻近部位有明确的骨质脱钙

注:以上 7 条满足 4 条或 4 条以上并排除其他关节炎即可诊断类风湿关节炎

2009 年 ACR 和欧洲抗风湿病联盟(EULAR)提出了新的 RA 分类标准和评分系统,即:至少 1 个关节肿痛,并有滑膜炎的证据(临床或超声或 MRI);同时排除了其他疾病引起的关节炎,并有典型的常规放射学 RA 骨破坏的改变,可诊断为 RA。另外,该标准对关节受累情况、血清学指标、滑膜炎持续时间和急性时相反应物 4 个部分进行评分,总得分 6 分以上也可诊断 RA(表 5—11)。

表 5—11 ACR/EULAR 2009 年 RA 分类标准和评分系统

关节受累情况		得分(0～5 分)
受累关节情况	受累关节数	
中大关节	1	0
	2～10	1
小关节	1～3	2
	4～10	3
至少 1 个为小关节	>10	5
血清学		得分(0～3 分)
RF 或抗 CCP 抗体均阴性		0
RF 或抗 CCP 抗体至少 1 项低滴度阳性		2
RF 或抗 CCP 抗体至少 1 项高滴度(>正常上限 3 倍)阳性		3
滑膜炎持续时间		得分(0～1 分)
<6 周		0
>6 周		1
急性时相反应物		得分(0～1 分)
CRP 或 ESR 均正常		0
CRP 或 ESR 增高		1

2.病情的判断　判断 RA 活动性的指标包括疲劳的程度、晨僵持续的时间、关节疼痛和肿胀的数目和程度以及炎性指标(如 ESR,CRP)等。临床上可采用 DAS28 等标准判断病情

活动程度。此外,RA 患者就诊时应对影响其预后的因素进行分析,这些因素包括病程、躯体功能障碍(如 HAQ 评分)、关节外表现、血清中自身抗体和 HLA－DR1/DR4 是否阳性,以及早期出现 X 线提示的骨破坏等。

3.缓解标准　RA 临床缓解标准:

(1)晨僵时间低于 15min。

(2)无疲劳感。

(3)无关节痛。

(4)活动时无关节痛或关节无压痛。

(5)无关节或腱鞘肿胀。

(6)血细胞沉降率(魏氏法):女性<30mm/h,男性<20mm/h。

符合 5 条或 5 条以上并至少连续 2 个月者考虑为临床缓解;有活动性血管炎、心包炎、胸膜炎、肌炎和近期无原因的体重下降或发热,则不能认为缓解。

四、鉴别诊断

在 RA 的诊断中,应注意与骨关节炎、痛风性关节炎、血清阴性脊柱关节病(uSPA)、系统性红斑狼疮(SLE)、干燥综合征(SS)及硬皮病等其他结缔组织病所致的关节炎鉴别。

1.骨关节炎　该病在中老年人多发,主要累及膝、髋等负重关节。活动时关节痛加重,可有关节肿胀和积液。部分患者的远端指间关节出现特征性赫伯登(Heberden)结节,而在近端指关节可出现布夏得(Bouchard)结节。骨关节炎患者很少出现对称性近端指间关节、腕关节受累,无类风湿结节,晨僵时间短或无晨僵。此外,骨关节炎患者的 ESR 多为轻度增快,而 RF 阴性。X 线显示关节边缘增生或骨赘形成,晚期可由于软骨破坏出现关节间隙狭窄。

2.痛风性关节炎　该病多见于中年男性,常表现为关节炎反复急性发作。好发部位为第一跖趾关节或跗关节,也可侵犯膝、距小腿、肘、腕及手关节。本病患者血清自身抗体阴性,而血尿酸水平大多增高。慢性重症者可在关节周围和耳郭等部位出现痛风石。

3.银屑病关节炎　该病以手指或足趾远端关节受累更为常见,发病前或病程中出现银屑病的皮肤或指甲病变,可有关节畸形,但对称性指间关节炎较少,RF 阴性。

4.强直性脊柱炎　本病以青年男性多发,主要侵犯骶髂关节及脊柱,部分患者可出现以膝、距小腿、髋关节为主的非对称性下肢大关节肿痛。该病常伴有肌腱端炎,HLA－B27 阳性而 RF 阴性。骶髂关节炎及脊柱的 X 线改变对诊断有重要意义。

5.其他疾病所致的关节炎　SS 及 SLE 等其他风湿病均可有关节受累。但是这些疾病多有相应的临床表现和特征性自身抗体,一般无骨侵蚀。不典型的 RA 还需要与感染性关节炎、反应性关节炎和风湿热等鉴别。

五、治疗

1.治疗原则　RA 的治疗目的包括:

(1)缓解疼痛。

(2)减轻炎症。

(3)保护关节结构。

(4)维持功能。

（5）控制系统受累。

2.一般治疗 强调患者教育及整体和规范治疗的理念。适当的休息、理疗、体疗、外用药、正确的关节活动和肌肉锻炼等对于缓解症状、改善关节功能具有重要的作用。

3.药物治疗 治疗 RA 的常用药物包括非甾类抗炎药（NSAIDs）、改善病情的抗风湿药（DMARDs）、生物制剂、糖皮质激素和植物药。

（1）非甾体抗炎药：非甾体抗炎药（non-steroidal anti-inflammatory drugs，NSAIDs）是在类风湿关节炎中最常使用并且可能最为有效的辅助治疗，可以起到止痛和抗炎的双重作用。这类药物主要通过抑制环氧化酶活性，减少前列腺素、前列环素、血栓素的产生而具有抗炎、止痛、退热及减轻关节肿胀的作用，是临床最常用的 RA 治疗药物。近年来的研究发现，环氧化酶有两种同功异构体，即环氧化酶-1（COX-1）和环氧化酶-2（COX-2）。选择性COX-2 抑制药（如昔布类）与非选择性的传统 NSAIDs 相比，能明显减少严重胃肠道不良反应。

目前常用的非甾体类抗炎药很多，大致可分为以下几种。

①水杨酸类：最常用的是乙酰水杨酸，即阿司匹林，它的疗效肯定，但不良反应也十分明显。阿司匹林的制剂目前多为肠溶片，用于治疗时要密切注意其不良反应。

②芳基烷酸类：是一大类药物，通常分为芳基乙酸和芳基丙酸两类，已上市的常见品种有：布洛芬、芬必得、萘普生等。芬必得是布洛芬的缓释剂，该类药物不良反应较少，患者易于接受。

③吲哚乙酸类：有吲哚美辛、舒林酸等。此类药物抗炎效果突出，解热镇痛作用与阿司匹林相类似。本类药中，以吲哚美辛抗炎作用最强，舒林酸的肾毒性最小，老年人及肾功能不良者应列为首选。

④灭酸类：有甲灭酸、氯灭酸、双氯灭酸和氟灭酸等。临床上多用氟灭酸。

⑤苯乙酸类：主要是双氯芬酸钠，抗炎、镇痛和解热作用都很强。它不仅有口服制剂，还有可以在局部应用的乳胶剂以及缓释剂，可以减轻胃肠道不良反应。

⑥昔康类：有炎痛昔康等，因其不良反应很大，近来已很少使用。

⑦吡唑酮类：有保泰松、羟布宗等。本药因毒性大已不用。

⑧昔布类：有塞来昔布、帕瑞昔布等。此类药物为选择性 COX-2 抑制药，可以明显降低胃肠道的不良反应。

NSAIDs 对缓解患者的关节肿痛，改善全身症状有重要作用。2008 年 ACR 发表了关于NSAIDs 使用的白皮书，明确指出选择性和非选择性 NSAIDs 在风湿病领域仍然是最有用的药物，但是临床医生须重视其存在的胃肠道、心血管、肾等不良反应。实际上，英国国立临床规范研究所（NICE）、欧盟药品评审委员会（EMEA）以及《中国骨关节炎诊治指南》都强调NSAIDs 用药的风险评估的重要性。其主要不良反应包括胃肠道症状、肝肾功能损害以及可能增加的心血管不良事件。根据现有的循证医学证据和专家共识，NSAIDs 应用原则如下。

第一，药物选择个体化，即如果患者没有胃肠道和心血管风险，则临床医生可以处方任何种类的 NSAIDs 药物。研究显示，NSAIDs 之间镇痛疗效相当。对有消化性溃疡病史者，宜用选择性 COX-2 抑制药或其他 NSAIDs 加质子泵抑制药；老年人可选用半衰期短或较小剂量的 NSAIDs；心血管高危人群应谨慎选用 NSAIDs，如需使用建议选用对乙酰氨基酚或萘普生；肾功能不全者应慎用 NSAIDs；用药期间注意血常规和肝肾功能的定期监测。

第二,剂量应用个体化。当患者在接受小剂量 NSAIDs 治疗效果明显时,就尽可能用最低的有效量、短疗程;若治疗效果不明显时,其治疗策略不是换药,而是增加治疗剂量。如布洛芬(每次 300mg,2/d)第 1 周效果不佳,第 2 周应增加剂量(如 800mg/d),如果剂量加大到 1200～2400mg/d,疗效仍无改善,可换用其他药物。

第三,避免联合用药。如患者应用布洛芬疗效不佳,若临床医生再处方 NSAIDs 药物不但不会增强疗效,反而会加重肾和胃肠道反应的风险。

第四,强调 NSAIDs 风险评估。2004 年亚太地区抗风湿病联盟(APLAR)会议上公布的在中韩进行的关于疼痛及其治疗对亚洲人生活影响的独立调研报告提醒临床医生,疼痛治疗对提高患者生活质量非常重要,但患者对止痛药物的不良反应缺乏认识,且不愿与医生主动沟通。

NSAIDs 的外用制剂(如双氯酚酸二乙胺乳胶剂、辣椒碱膏、酮洛芬凝胶、吡罗昔康贴剂等)以及植物药膏剂等对缓解关节肿痛有一定作用,不良反应较少,应提倡在临床上使用。

(2)改善病情的抗风湿药物:改善病情的抗风湿药(disease modifying anti－rheumatic drugs,DMARDs)。该类药物较 NSAIDs 发挥作用慢,临床症状的明显改善大约需 1～6 个月,故又称慢作用抗风湿药(slow acting anti－rheumatic drugs,SAARDs)。这些药物不具备明显的止痛和抗炎作用,但可延缓或控制病情的进展。对于 RA 患者应强调早期应用 DMARDs。病情较重、有多关节受累、伴有关节外表现或早期出现关节破坏等预后不良因素者应考虑 DMARDs 的联合应用。

尽管针对 RA 的最佳治疗方案仍在探讨和争论中,但经典的治疗 RA 的方案很多,如下台阶治疗、上台阶治疗(图 5-1)。对于早期 RA 患者,临床医生更倾向于上台阶治疗方案,因为使用下台阶治疗容易产生过度医疗的现象。但也有研究显示,对于早期 RA 患者应用下台阶方案可以更快更好的控制病情。所以在临床应用中必须在仔细评估患者病情活动度以及坚持个体化用药方案的原则才能选择最适合的治疗方案。

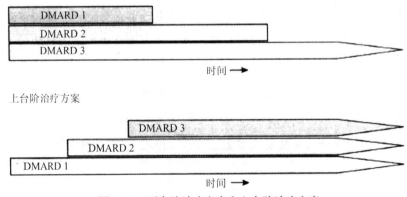

图 5-1　下台阶治疗方案和上台阶治疗方案

常用的 DMARDs 药物有以下几种。

①甲氨蝶呤(methotrexate,MTX):甲氨蝶呤是目前最常使用的 DMARD 药物,多数风湿科医生建议将其作为起始 DMARD 治疗,尤其是对有侵蚀性证据的 RA 患者。口服、肌内注射、关节腔内注射或静脉注射均有效,每周 1 次给药。必要时可与其他 DMARDs 联用。常用剂量为每周 7.5～20mg。常见的不良反应有恶心、口炎、腹泻、脱发、皮疹及肝损害,少数出现

骨髓抑制,偶见肺间质病变。是否引起流产、畸胎和影响生育能力尚无定论。服药期间应适当补充叶酸,定期查血常规和肝功能。

②柳氮磺吡啶(sulfasalazine,SSZ):可单用于病程较短及轻症 RA,或与其他 DMARDs合用治疗病程较长和中度及重症患者。一般服用 4~8 周后起效。从小剂量逐渐加量有助于减少不良反应。可每次口服 250~500mg^2/d 开始,之后渐增至每次 750mg,2/d 及每次 1g,2/d。如疗效不明显可增至 3g/d。主要不良反应有恶心、呕吐、腹痛、腹泻、皮疹、转氨酶增高和精子减少,偶有白细胞、血小板减少,对磺胺过敏者慎用。服药期间应定期查血常规和肝肾功能。

③来氟米特(leflunomide,LEF):来氟米特在 RA 治疗中的地位日渐提高。它作为单药治疗或是 MTX 的替代药物治疗均非常有效,与 MTX 联合应用时也安全有效。该药通过抑制二氢乳清酸脱氢酶从而抑制了嘧啶核苷酸的从头合成。T 细胞和 B 细胞都有少量的二氢乳清酸脱氢酶,没有合成嘧啶核苷酸的补救途径。因此,LEF 对淋巴细胞的作用是有相对特异性的。其剂量为 10~20mg/d,口服。主要用于病程较长、病情重及有预后不良因素的患者。主要不良反应有腹泻、瘙痒、高血压、肝酶增高、皮疹、脱发和白细胞下降等。因有致畸作用,故孕妇禁服。服药期间应定期查血常规和肝功能。

④抗疟药(antimalarials):包括经氯喹和氯喹两种。可单用于病程较短、病情较轻的患者。对于重症或有预后不良因素者应与其他 DMARDs 合用。该类药起效缓慢,服用后 2~3个月见效。用法为羟氯喹每次 200mg,2/d,氯喹每次 250mg,1/d。前者的不良反应较少,但用药前和治疗期间应每年检查一次眼底,以监测该药可能导致的视网膜损害。氯喹的价格便宜,但眼损害和心脏相关的不良反应(如传导阻滞)较前者常见,应予注意。

⑤青霉胺(D-penicillamine,D-pen):青霉胺用药剂量为 250~500mg/d,见效后可逐渐减至维持量 250mg/d。一般用于病情较轻的患者,或与其他 DMARDs 联合应用于重症 RA。不良反应有恶心、厌食、皮疹、口腔溃疡、嗅觉减退和肝肾损害等。治疗期间应定期查血、尿常规和肝肾功能。但由于本药长期应用的一些不良反应,目前临床使用较少。

⑥金制剂:金制剂包括肌内注射和口服金制剂。肌内注射的金制剂有硫代苹果酸金钠和硫代葡萄糖金钠,目前使用较少,因为它们有严重的毒性(如血细胞减少、蛋白尿),需要仔细监测,治疗和监测费用较高。口服的金制剂是一种三乙膦金化合物,叫金诺芬,于 20 世纪 80年代中期开始使用。金诺芬比肌内注射制剂有着不同且较轻的毒性,但在很多病例中,会出现轻微的小肠结肠炎,产生腹泻而导致治疗失败。其疗效不如 MTX 及肌内注射金制剂、SSZ。初始剂量为 3mg/d,2 周后增至 6mg/d 维持治疗。可用于不同病情程度的 RA,对于重症患者应与其他 DMARDs 联合使用。常见的不良反应有腹泻、瘙痒、口炎、肝肾损伤、白细胞减少,偶见外周神经炎和脑病。应定期查血、尿常规及肝肾功能。

⑦硫唑嘌呤(azathioprine,AZA):可以单用或者与其他药物联用治疗 RA,常用剂量1~2mg/(kg·d),一般 100~150mg/d。主要用于病情较重的 RA 患者。不良反应中因骨髓抑制导致中性粒细胞减少是其最常见的并发症,其他还有有恶心、呕吐、脱发、皮疹、肝损害,可能对生殖系统有一定损伤,偶有致畸。服药期间应定期查血常规和肝功能。

⑧环孢素(cyclosporin A,CysA):与其他免疫抑制药相比,CysA 的主要优点为很少有骨髓抑制,可用于病情较重或病程长及有预后不良因素的 RA 患者。常用剂量 1~3mg/(kg·d)。主要不良反应有高血压、肝肾毒性、胃肠道反应、齿龈增生及多毛等。不良反应的严重程

度、持续时间均与剂量和血药浓度有关。服药期间应查血常规、血肌酐和血压等。

⑨环磷酰胺(cyclophosphamide,CYC):较少用于 RA。对于重症患者,在多种药物治疗难以缓解时可酌情试用。主要的不良反应有胃肠道反应、脱发、骨髓抑制、肝损害、出血性膀胱炎、性腺抑制等。

⑩雷公藤(tripterygium):对缓解关节肿痛有效,是否减缓关节破坏尚缺乏相关研究。一般予雷公藤总苷 30~60mg/d,分 3 次饭后服用。主要不良反应是性腺抑制,导致男性不育和女性闭经。其他不良反应包括皮疹、色素沉着、指甲变软、脱发、头痛、纳差、恶心、呕吐、腹痛、腹泻、骨髓抑制、肝酶升高和血肌酐升高等。

⑪白芍总苷(total glucosides of paeony,TGP):常用剂量为每次 600mg,2~3/d。对减轻关节肿痛有效。其不良反应较少,主要有腹痛、腹泻、纳差等。

⑫青藤碱(sinomenine):每次 20~60mg,饭前口服,3/d,可减轻关节肿痛。主要不良反应有皮肤瘙痒、皮疹和白细胞减少等。

(3)糖皮质激素:全身使用糖皮质激素(简称激素)的治疗可有效控制 RA 患者的症状,提倡小剂量(<7.5m/d)泼尼松作为控制症状的辅助治疗。而且,近期证据提示小剂量激素治疗可延缓骨质侵蚀的进展。某些患者可能需要每月予大剂量激素冲击治疗,当与一种 DMARD 联合应用时将增加其疗效。

激素可用于以下几种情况:伴有血管炎等关节外表现的重症 RA;不能耐受 NSAIDs 的 RA 患者作为"桥梁"治疗;其他治疗方法效果不佳的 RA 患者;伴局部激素治疗指征(如关节腔内注射)。

激素治疗 RA 的原则是小剂量、短疗程。使用激素必须同时应用 DMARDs。在激素治疗过程中,应补充钙剂和维生素 D 以防止骨质疏松。关节腔注射激素有利于减轻关节炎症状,但过频的关节腔穿刺可能增加感染风险,并可发生类固醇晶体性关节炎。

(4)生物制剂:可治疗 RA 的生物制剂主要包括肿瘤坏死因子(TNF)-α 拮抗药、白介素 1(IL-1)和白介素 6(IL-6)拮抗药、抗 CD20 单抗以及 T 细胞共刺激信号抑制药等。

①TNF-α 拮抗药:生物制剂可结合和中和 TNF,已成为 RA 治疗的重要部分。其中一种是融合了 IgG1 的 TNF II 型受体依那西普(etanercept);另一种是对 TNF 的人/鼠嵌合的单克隆抗体英夫利昔单抗(infliximab);第 3 种是全人源化的 TNF 抗体阿达木单抗(adalimumab)。国产的还有益赛普和强克,属于可溶性的 TNF 受体融合蛋白。与传统 DMARDs 相比,TNF-α 拮抗药的主要特点是起效快、抑制骨破坏的作用明显、患者总体耐受性好。临床试验显示对于 DMARD 治疗失败的 RA 患者,给予任何一种 TNF 中和剂均可非常有效的控制症状和体征,对未经过 DMARD 治疗的患者也可取得相同的效果。无论是否同时合用甲氨蝶呤,重复给予这些药物治疗都是有效的。依那西普的推荐剂量和用法是:每次 25mg,皮下注射,每周 2 次;或每次 50mg,每周 1 次。英夫利昔单抗治疗 RA 的推荐剂量为每次 3mg/kg,第 0,2,6 周各 1 次,之后每 4~8 周 1 次。阿达木单抗治疗 RA 的剂量是每次 40mg,皮下注射,每 2 周 1 次。这类制剂可有注射部位反应或输液反应,可能增加感染和肿瘤的风险,偶有药物诱导的狼疮样综合征以及脱髓鞘病变等。用药前应进行结核筛查,除外活动性感染和肿瘤。

②IL-1 拮抗药:阿那白滞素(anakinra)是一种重组的 IL-1 受体拮抗药,目前唯一被批准用于治疗 RA 的 IL-1 拮抗药。阿那白滞素可改善 RA 的症状和体征,减少致残,减缓影

像学相关的关节破坏,可单独用药,或与甲氨蝶呤联用。推荐剂量为 100mg/d,皮下注射。其主要不良反应是与剂量相关的注射部位反应及可能增加感染概率等。

③IL-6 拮抗药(tocilizumab):主要用于中重度 RA,对 TNF-α 拮抗药反应欠佳的患者可能有效。推荐的用法是 4～10mg/kg,静脉输注,每 4 周给药 1 次。常见的不良反应是感染、胃肠道症状、皮疹和头痛等。

④抗 CD20 单抗:利妥昔单抗(rituxiamb)是一种与正常和恶性 B 淋巴细胞表面的 CD20 抗原相结合的单克隆抗体,其推荐剂量和用法是:第一疗程可先予静脉输注 500～1000mg,2 周后重复 1 次。根据病情可在 6～12 个月后接受第 2 个疗程。每次注射利妥昔单抗之前的 30min 内先静脉给予适量甲泼尼龙。利妥昔单抗主要用于 TNF-α 拮抗药疗效欠佳的活动性 RA。最常见的不良反应是输液反应,静脉给予糖皮质激素可将输液反应的发生率和严重度降低。其他不良反应包括高血压、皮疹、瘙痒、发热、恶心、关节痛等,可能增加感染概率。

⑤CTLA4-Ig:阿巴西普(abatacept)与抗原递呈细胞的 CD80 和 CD86 结合,阻断了 T 细胞 CD28 与抗原递呈细胞的衔接,继而阻断了 T 细胞活性。主要用于治疗病情较重或 TNF-α 拮抗药反应欠佳的患者。根据患者体重不同,推荐剂量分别是:500mg(<60kg),750mg(60kg～100kg),1000mg(>100kg),分别在第 0,2,4 周经静脉给药,之后每 4 周注射 1 次。主要的不良反应是头痛、恶心,可能增加感染和肿瘤的发生率。

4. 血浆置换或免疫吸附及其他治疗 除前述的治疗方法外,对于少数经规范用药疗效欠佳,血清中有高滴度自身抗体、免疫球蛋白明显增高者可考虑血浆置换或免疫吸附治疗。但临床上应强调严格掌握适应证以及联用 DMARDs 等治疗原则。当 RA 患者病情严重,但又传统 DMARDs 和新型抗细胞因子药物治疗无效时,可以使用此方法。

此外,自体干细胞移植、T 细胞疫苗以及间充质干细胞治疗对 RA 的缓解可能有效,但仅适用于少数难治性患者,须严格掌握适应证,仍需进一步的临床研究。

(李光文)

第五节　强直性脊柱炎

强直性脊柱炎(ankylosing spondylitis, AS)是一种古老的疾病,早在古埃及即有关于本病的描述。1691 年有了关于 AS 的正式记录,但它一直被认为是 RA(rheumatoid arthritis, RA)的变异而称之为"类风湿关节炎中枢型"或"类风湿脊柱炎"。直到 1973 年人们发现了 AS 与 HLA-B27 相关,以及之后对 AS 认识的不断加深,使得 AS 从 RA 中分离出来成为一种独立的疾病,并成为脊柱关节炎(spondyloarthritis, SpA)的范畴和原型疾病。

一、流行病学

AS 是一种慢性炎性疾病,有明显的家族聚集现象,并与 HLA-B27 密切相关。AS 呈世界范围分布,是关节病中最常见的疾病之一,在不同种族及国家,其人群患病率不尽相同。总的来说,不同种族中印第安人发病率最高,其次为白种人,黄种人低于白种人,黑种人发病率最低。我国 AS 的患病率为 0.3% 左右,普通人群 HLA-B27 阳性率为 6%～8%,患者则为 90% 左右,提示我国 13 亿多人口中可能有近 400 万 AS 患者。

AS 可以发生在任何年龄,但通常在 10～40 岁发病,10%～20% AS 患者在 16 岁以前发病,高峰在 18~25 岁,50 岁以后及 8 岁以下儿童发病者少见。研究发现 AS 发病男：女比例大概在(2~3)：1,40 岁以上无论成年人或儿童患者,发病初期常常因为症状轻微而不被重视。一旦症状明显就诊时再追问病史,实际已患病数月或数年。

二、病因与发病机制

(一)遗传因素

1. HLA—B27 与强直性脊柱炎　从 1973 年首次报道 HLA—B27 与 AS 的关联以来,流行病学调查发现,各人群 AS 的患病率基本与 HLA—B27 阳性率平行,流行病学资料的间接证据和来自 HLA—B2705 转基因鼠的直接证据均提示,HLA—B27 在 AS 的发病中起重要作用。

(1)HLA—B27 分子结构与功能:HLA 复合体位于人第 6 号染色体短臂 6p,DNA 片段长度约 4 分摩或 3600kb。HLA—B27 分子结构类同其他 MHC—I 类分子,是由由一个 44kDa 跨膜重链 α 链和一个 12kDa 的 β₂ 微球蛋白的轻链组成的二聚体。

(2)HLA—B27 亚型与 AS 的关系:HLA—B27 亚型是由于 HLA—B27 等位基因多态性而形成,它们之间仅是一个或数个氨基酸的差别,这些亚型很可能从同一种亚型进化而来。B^*2705,B^*2704,B^*2702,B^*2707 被认为与 AS 关联较密切。HLA—B27 亚型具有分布不同的种族和人种流行情况,B^*2705 和 B^*2704 是我国居民中最常见的两种基因型。

2. 其他遗传因素

(1)主要组织相容性复合物(MHC)基因:研究发现,HLA—B27 只提供 AS 遗传风险的 16%~50%,可能还存在其他因素如其他 HLA 基因。与 AS 相关的其他基因包括 HLA—B60 和仅见于 HLA—B27 阳性个体的 HLA—B39 等,HLA—B60 增加 AS 的风险可能达 3 倍,并独立于 HLA—B27。

(2)非 MHC 基因:非 MHC 基因对于 AS 的易患性可能也起重要的作用。研究发现,若干个非 MHC 基因可能与 AS 相关,特别是最近国内外的研究证实了 IL—23R 和 ERAP1 基因与 AS 发病密切相关。IL—23R 是炎症通路中的一个关键调节因子,介导幼稚的 CD4⁺ T 细胞分化为 rh17 细胞,IL—23/IL23R 的靶向治疗有可能预防 AS 的发生,而抑制 Th17 活动则可能是治疗自身免疫性疾病的一种方式。ERAP1 可将肽加工至最佳长度,以形成新生的 HLA—I 类分子,如 HLA—B27。

(二)环境因素

HLA—B27 阳性的单合子双胞胎中发病不同及 10%AS 患者不带有 HLA—B27,表明环境因子也很重要。非基因致病因子中,以感染较为重要。有学者认为,AS 患者肠道肺炎克雷伯杆菌检出率增高且与病情活动相关的结果提示肠道非特异性炎症可能源于持续性或复发性肠道感染,肠道细菌过量生长,加上黏膜通透性改变,有可能促进细菌抗原或代谢产物进入循环,激发免疫性或非免疫性炎症机制,导致关节炎症改变。Schwim—mbeck 等经过检索发现,HLA—B27 抗原中的第 72~77 位的 6 个氨基酸序列与 Kp 固氮酶还原酶第 188~193 位的氨基酸序列完全相同。由此推测,当肠道克雷伯菌入侵并经抗原递呈细胞后,通过分子模拟 HLA—B27 抗原被作为自身抗原或靶细胞来对待,出现强烈而持续的免疫反应。

AS 的病变部位主要由骶髂关节开始,进而累及腰椎或以上脊柱,而骶髂关节正好位于下胃肠道系膜淋巴结的引流区,在下胃肠道系膜淋巴结内产生的抗体,首先到达邻近的骶髂关节和腰椎部位,与 HLA－B27 有关结构发生抗原抗体反应,激活补体级联,诱发关节炎症。当抗体产生较多时,则进入外周循环,引起周围关节炎症反应。在 HLA－B27 转基因鼠研究中也发现,转基因鼠生活在无菌环境中,并不发生 AS,提示环境因素是 HLA－B27 相关疾病发生不可缺少的条件。但是,尽管很多研究表明 AS 与感染相关,目前为止,没有肯定的证据表明 AS 的启动与致病菌有关,微生物在 AS 中的作用尚不清楚。

（三）细胞因子

肿瘤坏死因子－α(TNF－α),是一种通过两种肿瘤坏死因子受体(TNFR1 及 TNFR2)作用的细胞因子,可能会与 AS 的发病机制相关。有研究发现,TNFR2 676T 等位基因在 AS 患者及对照组之间的分布不同。AS 患者的野生型 TNFR2 676T 等位基因的频率较高,表明了 TNFR2 具有帮助增加 TNF－α 介导的免疫活性的功能。免疫组化分析发现 TNF－α 是 AS 患者骶髂关节中介导炎症的一种重要细胞因子,这也促成了 TNF 抑制剂用于治疗 AS 的临床试验。

三、病理

1. 附着点炎　附着点是指肌腱、韧带、关节囊和筋膜插入骨的部位,包括插入点结构和附着处的骨结构。这些部位的炎症被称为附着点炎,是 AS 和相关的 SpA 的特征性病变。

2. 外周关节滑膜炎　AS 外周关节受累的关节肿胀、疼痛及活动受限的临床症状与 RA 十分相似,但两者的受累关节进展结果确有很大差别,AS 外周关节受累预后要远远好于 RA。在普通病理学检查中,两者同样具有滑膜组织的增生及血管翳形成伴有炎细胞及纤维素样渗出的典型表现。AS 外周关节滑膜组织病理学特点是滑膜组织增生明显,衬里层细胞层数明显增多,滑膜细胞增生、淋巴细胞浸润和血管翳形成,与 RA 的主要区别在于滑膜乳头样增生少见,少有纤维素样渗出物。

3. 骶髂关节炎　AS 骶髂关节炎的病理改变目前多认为,是由于血管翳或滑膜增生的肉芽组织所致,即 AS 骶髂关节炎是非特异性滑膜炎、软骨下骨板炎和不正常的软骨组织变性所致。初始为滑膜的炎性反应,滑膜内大量淋巴细胞和浆细胞浸润,常见大量 TNF－α mRNA 表达,产生富含血管的肉芽组织,滑膜呈绒毛样增生并形成血管翳,常始于关节外围韧带,并沿关节间隙向关节内蔓延侵蚀破坏软骨,也可侵入骨内,破坏了关节软骨、骨性关节面及邻近骨;晚期血管翳或滑膜增生纤维化,使关节发生纤维强直,纤维组织可因钙化、骨化产生骨性强直。

四、临床表现

（一）主要临床表现

1. 中轴受累　与 RA 不同,AS 是一个以中轴关节受累为主的疾病,尽管它也累及外周关节和肌腱端部位,由于早期患者临床表现多样,不典型,通常在临床上容易被漏诊或误诊,因此,要重视 AS 早期中轴受累的诊断和治疗,从而尽早控制病情,改善预后。

（1）炎性腰背痛:AS 患者的炎性腰背痛常常隐匿性起病,起始部位位于腰臀部区域,常常伴随晨僵,轻度活动后可改善,多在 40 岁前出现,持续时间通常在 3 个月以上。炎性腰背痛是 AS 最具有标志性的特点之一,几乎所有的诊断标准都要求该条件。到目前为止,炎性腰背痛被作为筛选和鉴别那些慢性腰背痛的患者是否是 AS,尤其是对中轴受累的脊柱关节炎的诊断的有力工具。2009年,脊柱关节炎国际评价协会(Assessment of Spondy－loarthritis International Society,AIAS)提出了炎性腰背痛的新标准。

(2)脊柱强直:AS的脊柱强直主要是由于椎体韧带、椎骨肋骨和胸肋关节的骨化所致,常常导致脊柱的活动度受损,并增加了骨折的风险。脊柱强直是疾病进展的特征之一。某些部位的脊柱强直如腰椎活动度下降被作为诊断标准之一。

(3)骶髂关节炎:炎性骶髂关节炎是AS的特征之一,常常作为诊断标准。放射线出现骶髂关节炎是AS分类诊断标准中最重要的条件,并且有较高的特异性。然而放射线显示骶髂关节炎往往需要2～5年的时间,不利于早期发现和诊断。早期的骶髂关节病变在普通骨盆的X线上很难发现。因此对于怀疑早期SpA,应该选择更敏感的磁共振成像(MRI)有利于发现骶髂关节早期骨水肿,在新的ASAS中轴脊柱关节炎的诊断分类标准已经将MRI上显示活动性(急性)炎症高度提示SpA相关的骶髂关节炎纳入到分类诊断标准中。

(4)前胸壁炎症:前胸壁疼痛是由于胸骨柄关节、胸锁关节和肋胸关节炎所致,常常导致AS患者的扩胸度下降,因此,大多数AS的分类诊断标准都包含有扩胸度受限。

(5)晨僵:同RA的晨僵相比,大多数患者甚至医生对AS的晨僵理解不深,这主要是因为腰背部的僵硬容易被忽视,不像RA手部的晨僵容易引起注意。AS的晨僵往往是一些中轴受累的脊柱炎患者或者患者早期的主要症状,表现为早晨醒后腰背部僵硬不适,轻度活动可缓解,持续时间与患者的病情轻重有关,轻者数分钟可缓解,重者不仅持续时间长达数小时甚至全天,而且还伴有早晨起床困难,需要借助帮助才能从床上起来。缓解晨僵最好的还是药物控制,此外,轻度活动、按摩、理疗和热水浴也可缓解部分晨僵。特别值得注意的是,有些早期和轻症的患者特别是女性患者非常容易忽视晨僵,往往在早期易误诊为睡眠姿势不对或者腰背肌肉软组织劳损所致。

(6)交替性臀部疼痛:尽管AS患者和机械性腰痛患者都有可能出现臀部疼痛,但是AS患者更特异性的是表现为先是一侧臀部疼痛起病,逐渐交替性臀部疼痛,而且这是相当多AS患者的初发症状。

2.外周关节受累　AS侵犯中轴(脊柱)关节以外,外周关节受累也是常见的脊柱外表现。有25%～45%的AS患者病程中先出现外周关节受累症状,经过数年后才出现脊柱受累(腰背痛)症状,这些患者极易被误诊为其他类型的关节炎而不能得到及时、正确的治疗,从而延误患者治疗,甚至造成患者的残疾。

AS外周关节发病率的高低与患者年龄有关,呈现发病年龄越小,外周关节受累越明显,致残性越高的特点。外周关节受累主要表现为:下肢关节多于上肢关节、单/寡关节受累多于多关节受累、不对称多于对称的临床特点。与RA不同,除髋关节以外,膝和其他关节的关节炎或关节痛症状多为间歇性的,临床症状较轻,X线检查主要以关节周围软组织肿胀为主,很少能发现骨质破坏的影像学证据,在关节镜下常常可以看到不同程度的滑膜增生及炎性渗出,很少或罕见出现受累关节骨质侵蚀、破坏及关节残毁的严重后果。

3.附着点炎　附着点炎是AS和相关的SpA的特征性病变。附着点炎和滑膜炎构成了AS患者的中轴和外周关节炎。在脊柱,附着点炎可见于滑囊和韧带的附着处,也见于椎间盘、肋椎关节和肋横突关节。椎旁韧带和椎间盘韧带的骨附着处也可受累。脊柱关节的疼痛、僵硬和活动度受限多源自附着点炎。附着点炎也累及很多中轴外部位。其中最常见的部位是足底筋膜和跟腱在跟骨上的插入点,可引起跟骨明显疼痛和活动度下降。通常在几个月后就会在 X 线上见到跟骨骨刺。其他中轴外附着点还包括胫骨结节、坐骨结节、骨盆内收肌插入股骨处以及肋骨软骨交界处。

（二）系统与器官受累

1.眼部受累 AS 是一种慢性、系统性、全身炎症反应性疾病,病程中除了出现脊柱和关节受累外,还会出现脏器受累,眼部为 AS 易受累的器官之一。

葡萄膜炎是 AS 最常合并的眼部损害,文献报道,约 25% 的患者可发生眼色素膜炎等。葡萄膜炎症状多出现在 AS 症状之后,但也可见到葡萄膜炎多年后出现脊柱关节症状的患者。常见的临床表现为急性发作,常单侧发病,也可双侧交替发作,出现疼痛难忍、充血、畏光、流泪及视物模糊,体检可见角膜周围充血和虹膜水肿,如虹膜有粘连,则可见瞳孔收缩,边缘不规则,裂隙灯检查见前房有大量渗出和角膜沉积,每次发作 4~8 周,经过数月适当的治疗后,眼炎常常得以缓解。眼炎症状的复发比较常见,复发时很可能侵及对侧眼睛,但多不遗留残疾。这种葡萄膜炎很少双眼同时发病,关节疾病症状加重并不一定会伴有眼炎的发作。

2.心血管受累 AS 心脏受累的常见表现包括心脏瓣膜功能不全(主动脉瓣和二尖瓣反流)、不同程度的心脏传导系统功能异常和左心室功能不全。AS 患者发生心脏瓣膜功能不全的概率会随着年龄和病程的增长而增加,病程 10 年者的发生率为 2%,而 30 年者的发生率可达 12%。出现主动脉瓣反流与下述 3 个因素有关:主动脉根部增厚、扩张;主动脉瓣瓣叶增厚、挛缩;主动脉瓣瓣叶向内卷曲。AS 患者通常在发病许多年后才出现心脏病变,其与骨骼病变的活动情况关系不大,且鲜有患者的心脏病变早于中轴骨骼症状。

AS 患者可以现多种类型的房室传导阻滞。研究者对 190 位 AS 患者进行心电图检查后发现,29 位患者(15%)有一度房室传导阻滞,3 位患者(1.6%)有完全性房室传导阻滞。对这些患者的一项纵向随访研究显示,1/3 的患者出现了心脏传导系统异常包括房室传导阻滞和室内传导阻滞。传导阻滞呈间断性发生,提示其病理过程源自可复性的炎症而非纤维化。

3.肺部受累 由于胸椎强直、肋椎及胸肋关节的炎症,使得胸廓扩张受限。有研究发现 50% 的患者出现柄胸联合及胸锁关节的随着点病变。胸廓扩张度的下降可导致限制性通气障碍和呼吸功能的降低。

4.神经系统病变 寰枢关节、寰枕关节的自发性半脱位以及枢椎向上半脱位也可见于 AS 患者,这一点与 RA 相似。如果不加固定,可导致脊髓受压。对于病程较长的患者,由于蛛网膜炎而缓慢侵及马尾是一种少见但严重的并发症。症状源自蛛网膜炎引起的腰骶部神经根损害。患者可以表现为感觉缺失和运动功能缺失。较少见的情形是,患者可出现下肢无力和疼痛、踝反射消失、阳痿以及大小便失禁。如出现运动神经症状,通常较轻微。MRI 和 CT 是诊断这类并发症的主要方法。

5.肾和泌尿生殖系统表现 IgA 肾病在 AS 不常见,其他常见的肾表现包括系膜增殖性肾小球肾炎,但很少出现膜性肾病(1%)、局限节段性肾小球肾炎(1%)和局限性增殖性肾小球肾炎。AS 患者肾的病变还有可能是患者乱用止痛药所致如非甾体类抗炎镇痛药或传统改善病情药如柳氮磺吡啶等。

五、实验室与辅助检查

1.血清学检查 迄今尚未见对 AS 有特异性诊断意义的血清学检查报道,即使是 HLA-B27 检测也仅对其临床诊断有帮助,而不能作为诊断和排除诊断的依据。因此,目前临床广泛采用的下列几项检查,主要是用于 AS 的病情活动判定和疗效评估。

(1)HLA－B27 检测:HLA－B27 是人类白细胞表面抗原(human leucocyte Antigen,HLA)B27 的简称。AS 患者中 HLA－B27 阳性率为 90%～95%,但人群中 HLA－B27 阳性者仅有约 10%患 AS(阳性预测值),因此,尽管 HLA－B27 检查对于 AS 具有高度特异性和敏感性,但 HLA－B27 检测结果既不能作为诊断依据,也不能预见患者的预后,只能增加诊断的可能性。在下列情况,HLA－B27 检测结果有助于 AS 诊断:如症状和体征提示患者为 SpA,HLA－B27 阳性将显著增加正确诊断机会;患炎性关节病变的儿童,HLA－B27 阳性提示发生 AS 的可能性大;预测 AS 患者家庭成员发生 AS 的可能性:AS 患者的子女中 HLA－B27 阳性者,发生 AS 的可能性大,反之则可能性小。

(2)血细胞沉降率(ESR):ESR 是一项古老而实用的急性时相指标,正常值为<20mm/第 1 小时,50%～80%患者 ESR 增快,静止期或晚期可降至正常;少数患者有轻度贫血(正细胞低色素性),ESR 可增快,但与疾病活动性相关性不大。检测 ESR 可作为判断 AS 病情活动和评估临床疗效的参考指标。

(3)C 反应蛋白(CRP):是一种急性时相蛋白,在 AS 急性活动期 CRP 水平可以明显升高,但其上升的幅度较比活动期 RA 低,当 AS 临床症状控制时 CRP 水平亦随之降低。在反应炎性发生、发展及转归方面,CRP 比血沉敏感,且其结果不易受贫血,高球蛋白血症影响。因此,检测 CRP 有助于监测 AS 病情的活动性及临床疗效。

(4)血小板:目前各医院多采用血细胞分析仪测定血小板计数,正常值为(100～300)×10^9/L。AS 可有轻度的血小板增高,但发生率不高,一般不超过 20%。AS 病情活动期时,血小板显著高于正常人,因此,血小板数量的变化可作为判断疾病活动情况及评价疗效的实验室检查指标。

(5)免疫球蛋白:AS 患者血清 IgA 可轻至中度升高,其升高水平与 AS 病情活动有关,伴外周关节受累者还可有 IgG 及 IgM 升高。

2.影像学检查　X 线、CT 及 MRI。

(1)影像学检查方法的选择:由于 AS 几乎均有不同程度的骶髂关节炎并累及脊柱骨突关节、肋椎关节、坐骨结节、椎旁韧带和椎体终板—椎间盘纤维环附着处,骶髂关节炎的发现对 AS 的影像学诊断具有重要作用,因此,临床上应首选拍摄 X 线骶髂关节正位片及腰椎正侧位片,并依据不同的临床表现选择胸部正位片或其他相关部位的 X 线检查。但因骶髂关节炎常于 AS 发病后数月乃至数年后始能发现阳性 X 线征象,最早也需发病 3 年后才能出现韧带骨化,因此,对可疑病例应于 X 线检查后选择骶髂关节高分辨率 CT 扫描或 MRI 检查,并可同时行腰椎 MRI 检查。目前,对于早期骶髂关节病变的检出,通常采用高分辨率 CT 或 MR 扫描。

(2)X 线分级及表现:对 AS 具有诊断意义的证据是 X 线片证实的骶髂关节炎,少数可与临床症状同时出现,但多数则于发病后数月乃至数年后出现,韧带骨化最早也需于发病 3 年后出现。随着病程的进展,病变可自下而上的累及腰椎至颈椎。依据骶髂关节的 X 线表现修订纽约标准分为 5 级。0 级:正常;Ⅰ级:有可疑异常;Ⅱ级:有轻度异常,可见局限性侵蚀、硬化,但关节间隙正常;Ⅲ级:明显异常,呈中度或进展性骶髂关节炎,伴有以下 1 项或 1 项以上改变:侵蚀、硬化、关节间隙增宽或狭窄,或部分强直;Ⅳ级:严重异常,完全性关节强直。

①骶髂关节:AS 一般从骶髂关节的下 2/3 处开始,多呈双侧对称性。早期表现主要有关

节面边界模糊,关节面下周围骨斑片状骨质疏松,软骨下可有局限性毛糙或小囊变,这种改变主要发生于关节的髂骨侧,关节间隙大多正常,其中关节面边界模糊是骶髂关节炎早期重要的X线征象。病变至中期时,关节软骨已破坏,表现为关节间隙宽窄不一,关节面不规则,呈毛刷状或锯齿状及囊变,全部或大部分软骨下骨性关节面骨硬化并以髂骨侧显著,可有部分强直。AS的晚期,关节间隙变窄或消失,有粗糙条状骨小梁通过关节间隙,产生骨性强直,软骨下硬化带消失,并可伴有明显的骨质疏松。

②髋关节:髋关节是AS最常累及的周围关节,尤其在儿童。AS累及髋关节常成为其致残的主要原因之一,髋关节受累率可达28%。髋关节累及的表现为髋臼及股骨头关节面下骨多个大小不等囊性变,关节面虫蚀状破坏,关节间隙均匀一致性狭窄或消失,关节边缘常见明显的增生骨赘形成并以股骨头外侧面显著,继而可出现股骨颈环形骨赘形成,关节面硬化,关节周围骨质疏松,晚期出现髋关节骨性强直。关节间隙均匀一致性狭窄与骨赘并存是AS的特征,也有研究认为,髋臼囊变应该是AS髋关节病变的早期影像征象,且在所有征象中最具特征性,这些特征对确定AS髋关节病变早期诊断有重要价值。

③脊柱改变:通常脊柱病变是由骶髂关节自下而上发展而来,并最终累及全脊柱,极少数呈跳跃性发病。X线早期有意义的表现为椎体终板—椎间盘纤维环附着处局灶性骨侵蚀及邻近骨硬化,即所谓椎体炎或Romanus病灶,Romanus病灶愈合后则在椎体终板—椎间盘纤维环附着处的椎体前角或后角呈现反应性骨硬化,表现为以椎体前角或后角为中心的扇形或三角形象牙质样亮白区,即"亮角征"。Romanus病灶或"亮角征"是AS早期重要的X线表现。随着椎体上下缘这种局限性或较广泛的骨侵蚀、破坏的进展,使椎体前缘正常的凹面逐渐消失变直,而呈现"方形椎"表现。AS中期关节突关节炎X线表现为椎小关节的关节面模糊、毛糙、小囊性变,软骨下骨硬化及关节间隙变窄,关节强直后则椎小关节间隙消失。于AS的晚期,可见广泛的椎旁软组织钙化,韧带条状或带状骨化,可于椎间隙的一侧形成骨桥。椎间盘纤维环的外层可见钙化,少数患者可出现椎间盘钙化,椎体骨侵蚀常导致跨越于椎间盘边缘的骨质增生,称之为韧带骨赘,是椎间盘纤维环本身骨化的表现。广泛的韧带骨赘形成后,则呈现典型的"竹节状脊柱"。

④骨炎:AS可在坐骨结节、耻骨和坐骨、股骨大粗隆、股骨内外上髁嵴、跟骨结节等肌腱附着处发生骨膜增生,表现为"羽毛"状或"胡须"样改变,常伴有局部骨质增生、硬化及囊状侵蚀破坏,一般自肌腱或韧带附着处的骨块开始并逐渐密度增高,直至伸延到韧带和肌腱。

(3)强直性脊柱炎的CT表现:CT在诊断AS尤其是骶髂关节病变的价值上已经得到国内同行普遍的认同,其价值有:①有较高的空间分辨力和密度分辨力,有利于观察骶髂关节软骨下骨板的微小改变。②清晰显示关节间隙便于测量。③对平片疑诊病变,CT可排除或肯定诊断,对于早期骨病变、椎小关节、椎体骨折及椎管狭窄程度的评价CT可能是最好的方法。④便于随访比较,有利于观察治疗效果。但CT不能显示软骨的病变,故在疾病早期(骶髂关节未发生形态学改变时)存在一定局限。

(4)强直性脊柱炎的MRI扫描序列简要对比及表现。

①骶髂关节:骶髂关节软骨异常是早期骶髂关节炎较为可靠的征象,研究显示,骨髓水肿与骨侵蚀破坏有明显的相关性。MRI检查显示,骶髂关节炎最早的受累部位通常是髂骨侧背尾侧端,骨侵蚀及软骨下脂肪堆积是骶髂关节炎的特征之一。MRI骶髂关节软骨异常表现为T_1WI和T_2WI上正常线样中等信号消失,软骨不规则增粗、扭曲,软骨表面不规则、碎裂,

T_1WI 正常的线样中等信号中出现高信号而变为不均匀的混杂信号，T_2WI 呈表面不规则的串珠状高信号。静脉注射顺磁性造影剂钆喷酸葡胺（gadolinium－diethylenetriamine penta-acetic acid，Gd－DTPA）增强扫描后增厚的滑膜和软骨下骨侵蚀区强化，关节积液在 T_2WI 上呈高信号、T_1WI 呈低信号。骶髂关节面下骨髓水肿表现为边界不清的斑片状 T_1WI 低信号、STIR（shorttau inversion recovery）和 T_2WI 高信号，Gd－DTPA 增强后呈局灶性强化。软骨下脂肪堆积见于 AS 的后期，可能为炎症侵犯骶髂关节软骨下区域后，炎性产物作用于局部脂肪代谢的结果。关节面下骨髓内脂肪堆积则于 T_1WI 和 T_2WI 像上均呈斑片状高信号，但抑脂序列则呈低信号，Gd－DTPA 增强扫描无强化，STIR 或脂肪饱和 FSE－T_2WI 像上均为低或等信号。骨侵蚀表现为低信号的关节面不规则凹陷，且 FSE－T_2WI 序列上见凹陷内出现混杂信号。只有 MRI 检查能够显示 AS 骶髂关节炎 0 级病变，MRI 的优势在于通过观察 AS 骶髂关节滑膜软骨和关节面下骨的形态和信号改变，达到早期发现和诊断 AS 的目的。

②脊柱：AS 活动期，Romanus 病灶表现为以一个或多个椎体终板－椎间盘纤维环附着处为中心的扇形或三角形、边界清晰的非侵蚀性且不伴有终板骨侵蚀、骨赘或许莫结节（Schmorl node）的 T_1WI 像低信号、STIR 和 T_2WI 像上呈高信号，即"MR 角征"（MR corner sign），代表骨髓水肿或骨炎；AS 进展期，Romanus 病灶则表现为 T_1WI 和 T_2WI 像上于椎间盘纤维环附着处的椎体终板边缘均呈高信号，代表炎症后局限性脂肪骨髓退变，仅在这一期 X 线片上可见亮角征，但 Romanus 病灶常见于 AS 的早期。

多数研究证实，MRI 不仅能发现 AS 早期 Romanus 病灶，而且可以良好地用于观察和发现正在接受非类固醇类药物、物理治疗或 TNF－α 抑制药等治疗后临床症状改善相关的脊柱急性期异常改变的恢复过程。因此，MRI 现已被广泛应用于 AS 的早期诊断和药物疗效评价。

（5）肌肉骨骼超声：在过去的二十余年中，超声影像学有了很大发展，肌肉骨骼超声逐渐成为炎性关节炎的评估的有力成像方法，在 AS 肌腱端炎、滑膜炎、滑囊炎及囊肿、骨与软骨病变等方面的判断，以及对 AS 疾病活动性、预后及治疗效果等方面的评估上均有其独特的优势。

超声影像学在检测 SpA 患者肌腱受累和肌腱端炎表现上比临床检查更加敏感，它能够检测到亚临床病变，一项研究显示，以超声作为肌腱端炎金标准，则局部疼痛对肌腱端炎判断的特异性和敏感性分别是 72％和 63％。滑膜炎包括滑膜增生、积液和血管生成都可以被超声检测出来。国外一项对早期寡关节炎的超声研究显示，超声在 33％仅有关节疼痛及 13％无症状的患者中检测出滑膜炎。有国外学者应用能量多普勒评估阻力指数进行半定量检测某个特定区域血管数来评估滑膜炎，超声造影剂可以增加多普勒超声评估滑膜炎敏感性，在欧洲得到广泛使用。超声诊断滑囊炎和腱鞘囊肿准确率可达 97％~100％，国外研究也显示，超声可以发现较临床多 5 倍的贝克囊肿，和较临床多 2 倍以上的髌上滑囊炎，乃至有学者将超声影像学作为囊肿检测的金标准。超声还可以发现不同程度的关节面软骨和软骨下骨的糜烂、侵蚀等病变。

超声引导穿刺技术具有比较高的精确性，不仅可以进行超声引导穿刺细胞学检查、组织学活检和经皮穿刺造影术等诊断性检查，还可以进行超声引导下经皮穿刺引流术及药物注射等治疗性检查，尤其是对处于深部的关节如髋关节，或者是结构复杂及局部血流丰富的关节，在临床工作中得到广泛推广。

六、诊断

1. 纽约标准(1966 年)

临床标准：

(1)腰椎在前屈、侧屈和后伸的 3 个方向活动均受限。

(2)腰背疼痛史或现在症。

(3)胸廓扩展范围＜2.5cm(在第 4 肋间隙水平测量)。

放射学标准：X 线证实的双侧或单侧骶髂关节炎(0 级：正常；1 级：可疑；2 级：轻度；3 级：中度；4 级：强直)。

肯定的 AS：①双侧 3～4 级骶髂关节炎加上至少 1 条临床标准。②单侧 3～4 级或双侧 2 级骶髂关节炎加上临床标准 1 或者临床标准(2)和(3)可能的 AS：双侧 3～4 级骶髂关节炎，但无上述临床表现。

2. 修订的纽约标准(1984 年)

临床标准：

(1)下腰痛至少持续 3 个月，疼痛随活动改善，但休息后不减轻。

(2)腰椎在前后和侧屈方向活动受限。

(3)扩胸度范围小于同年龄和性别的正常值。

放射学标准：单侧骶髂关节炎 3～4 级，或双侧骶髂关节炎 2～4 级。

肯定的 AS：满足放射学标准加上临床标准(1)～(3)中的任何 1 条。

3. ASAS 中轴脊柱关节炎分类标准　X 线所示的骶髂关节炎作为诊断 AS 的必备条件已经明显不适于对 AS 的早期诊断和早期治疗，同样，没有 X 线骶髂关节炎的早期患者与那些确诊为 AS 的患者相比无论是在病情活动程度、对疼痛的评价、对治疗的需求、对生活质量的影响上都无明显的差别，这些都提示，对于以中轴症状为主的 SpA 患者而言有无骶髂关节放射学的改变只是同一种疾病不同阶段的表现，放射学骶髂关节的改变提示疾病的慢性化和严重性，而非诊断的必要条件，因而认为，以中轴症状为主要表现的 SpA 与 AS 是同一种疾病，由此就提出了中轴脊柱关节炎的概念，它包括 AS 及以往所说的 SpA 中以中轴受累为主的患者。根据这个原因，就需要制定一个新的中轴脊柱关节炎的诊断分类标准。2004 年，ASAS 启动了一项国际间的合作来制定中轴和外周脊柱关节炎的分类标准，并于 2009 年完成了中轴脊柱关节炎的标准，在这个标准中修订的纽约标准所要求的 X 线骶髂关节炎只是作为影像学骶髂关节炎的一部分而非必须条件，对于那些没有放射学骶髂关节炎的患者磁共振所示的骶髂关节炎症也是一个重要的参考指标，同时它也结合了各项临床表现(如炎性腰背痛、关节炎、跟腱炎等)和实验室检查(HLA－B27 和 CRP)，这就更加有益于早期疾病的诊断。

(1)中轴脊柱关节炎 ASAS 分类标准(适用于发病年龄＜45 岁、时间超过 3 个月的慢性腰背痛患者)：影像学骶髂关节炎加上至少 1 条 SPA 的特点或 HLA－B27 阳性加上至少 2 条其他的 SPA 的特点。

SpA 的特点：炎性腰背痛、关节炎、跟腱炎、葡萄膜炎、趾炎、银屑病、克罗恩病/结肠炎、NSAIDs 治疗有效、SpA 家族史、HLA－B27 阳性、CRP 升高。

影像学骶髂关节炎：MRI 显示的活动性(急性)炎症、高度提示与 SpA 相关的骶髂关节炎、X线显示符合修订的纽约标准的明确的骶髂关节炎。

(2)外周脊柱关节炎的 ASAS 分类标准(适用于慢性腰背痛的患者,发病年龄<45岁):关节炎或肌腱端炎或指(趾)炎加≥1 项 SPA 临床特征(葡萄膜炎、银屑病、克罗恩病/结肠炎、既往感染史、HLA-B27 及影像学所示骶髂关节炎)或≥2 项其他的 SpA 临床特征[关节炎、肌腱端炎、指(趾)炎、炎性背痛(病史)、SpA 家族史]。

七、鉴别诊断

1. 非特异性腰背痛　此类腰背痛患者在临床上最为常见,该类疾病包括:腰肌劳损、腰肌痉挛、脊柱骨关节炎、寒冷刺激性腰痛等,此类腰痛类疾病没有 AS 的炎性腰背痛特征,进行骶髂关节 X 线或 CT 检查以及行红细胞沉降率、C 反应蛋白等相关化验容易鉴别。

2. 臀肌肌筋膜炎　本病常出现单侧臀上部疼痛,需要和 AS 进行鉴别。但该病疼痛程度不重,一般不引起行动困难,无卧久加重的特点,炎性指标均正常,骶髂关节无炎性病变。

3. 腰椎椎间盘脱出　椎间盘脱出是引起炎性腰背痛的常见原因之一。该病限于脊柱,无疲劳感、消瘦、发热等全身表现,所有实验室检查包括血沉均正常。它和 AS 的主要区别可通过 CT 及 MRI 或椎管造影检查得到确诊。

4. 髂骨致密性骨炎　本病多见于青年女性,其主要表现为慢性腰骶部疼痛和发僵。临床检查除腰部肌肉紧张外无其他异常。诊断主要依靠骶髂关节前后位 X 线平片或 CT,其典型表现为在髂骨沿骶髂关节之中下 2/3 部位有明显的骨硬化区,呈三角形者尖端向上,密度均匀,不侵犯骶髂关节面,无关节狭窄或糜烂,故不同于 AS。该病无明显坐久、卧久疼痛的特点,且接受 NSAIDs 治疗时不如 AS 那样疗效明显。一些女性 AS 早期的患者,和本病较难鉴别,骶髂关节 MRI 检查可能有一定帮助,但仍需综合临床情况判断,对于较难鉴别的患者建议随访观察。

5. 类风湿关节炎　在 AS 早期,单纯以外周关节炎表现为主时特别需要与 RA 进行鉴别。

(1)AS 在男性多发而 RA 女性居多。

(2)AS 以骶髂关节受累为特征,RA 则很少有骶髂关节病变。

(3)AS 为全脊柱自下而上地受累,而 RA 只侵犯颈椎。

(4)外周关节炎在 AS 为少数关节、非对称性,且以下肢关节为主,并常伴有肌腱端炎;在 RA 则为多关节、对称性和四肢大小关节均可发病。

(5)AS 无 RA 可见的类风湿结节。

(6)AS 的类风湿因子阴性,而 RA 的阳性率占 60%~95%。

(7)AS 以 HLA-B27 阳性居多,而 RA 则与 HLA-DR4 相关。

6. 痛风性关节炎　部分本病患者下肢关节炎发作持续时间较长,且有时发病期血尿酸不出现升高,此时往往需要与 AS 引起的外周关节炎进行鉴别。此时需综合两种疾病的临床特点仔细鉴别。

7. 弥漫性特发性骨肥厚(DISH)　又称强直性骨肥厚,或 Forestier 病。该病发病多在 50 岁以上男性,是一种非炎症性疾病,常有脊椎痛、僵硬感以及逐渐加重的脊柱运动受限。其临床表现和 X 线所见常与 AS 相似。但是,该病 X 线可见韧带钙化,常累及颈椎和低位胸椎,经常可见连接至少 4 节椎体前外侧的流注形钙化与骨化,而骶髂关节和脊椎骨突关节无侵蚀,晨起僵硬感不加重,血沉正常及 HLA-B27 阴性。根据以上特点可将该病和 AS 进行区别。

8.代谢性骨病　甲状旁腺功能亢进、钙磷代谢异常等代谢性骨病常出现脊柱疼痛变形、身高变矮、髋关节疼痛等表现,影像学可以见到骨质明显疏松或硬化,但骶髂关节面没有模糊、破坏,一些特征性的化验检查,如血尿钙、磷离子、血清碱性磷酸酶、甲状旁腺素等异常可与 AS 鉴别。

八、治疗

1.非药物治疗

(1)对患者及其家属进行疾病知识的教育是整个治疗计划中不可缺少的一部分,有助于患者主动参与治疗并与医师的合作。长期计划还应包括患者的社会心理和康复的需要。

(2)劝导患者要谨慎而不间断地进行体育锻炼,以取得和维持脊柱关节的最好位置,增强椎旁肌肉和增加肺活量,其重要性不亚于药物治疗。

(3)站立时应尽量保持挺胸、收腹和双眼平视前方的姿势。坐位也应保持胸部直立。应睡相对较硬的床垫,多取仰卧位,避免促进屈曲畸形的体位,枕头不宜过高。

(4)减少或避免引起持续性疼痛的体力活动。定期测量身高,保持身高记录是防止不易发现的早期脊柱弯曲的一个好措施。

(5)炎性关节或其他软组织的疼痛选择必要的物理治疗。

2.一般药物治疗

(1)非甾体类抗炎药(non-steroidal anti-inflammatory drug,NSAIDs):NSAIDs 可迅速改善患者腰髋背部疼痛和发僵,减轻关节肿胀和疼痛及增加活动范围,无论早期或晚期 AS 患者的症状治疗都是首选。NSAIDs 最大药效出现在用药 2 周后,因此,只有在足量使用某种 NSAID 2~4 周效果不佳时方考虑换用另一种 NSAID,某位 AS 患者使用至少 2~3 种 NSAIDs 效果不佳才被认为是对 NSAIDs 无反应。不应把本类药物简单理解为止痛药物而忽视其应用,本类药物具有抗炎作用而非单纯止痛,特别是近年有证据表明,NSAIDs 甚至能减缓 AS 结构破坏的发生更说明了该类药物治疗 AS 的重要性,因此,目前主张 AS 患者只要是出现腰髋背部疼痛就应不迟疑地足量、足疗程应用此类药物,不应为防止出现不良反应而忍受疼痛,否则长期疼痛、僵硬很容易逐渐出现脊柱僵直、驼背等畸形。对 NSAIDs 迅速起效、症状得到缓解也是诊断 AS 的一个有用工具,2009 年 ASAS 关于中轴型脊柱关节炎的诊断标准也将对 NSAIDs 反应良好列为脊柱关节炎的特点之一用于诊断。

因为 AS 大多夜间疼痛明显,因此,睡前应用此类药物疗效最为理想。此类药物的不良反应中最常见的是胃肠不适,少数可引起溃疡。选择性 COX-2 抑制药对胃肠的不良反应可能相对较小。其他较少见的不良反应有头痛、头晕,肝、肾损伤,血细胞减少,水肿,高血压及过敏反应等。医师应针对每例患者的具体情况选用一种抗炎药物,同时使用 2 种或 2 种以上的抗炎药不仅不会增加疗效,反而会增加药物不良反应,甚至带来严重后果。

(2)糖皮质激素(glucocorticosteroid):糖皮质激素长期口服治疗不仅不能阻止本病的发展,还会带来较多的不良反应。对其他治疗不能控制的下背痛,在 CT 指导下行糖皮质激素骶髂关节注射,部分患者可改善症状。本病伴发的长期单关节积液,可行长效皮质激素关节腔注射。重复注射应间隔 3~4 周,一般不超过 2~3 次。

(3)柳氮磺吡啶(sulfasalazine,SSZ):在治疗 AS 的二线药物中,SSZ 应该是目前使用最为广泛的药物之一。该药可改善 AS 的关节疼痛、肿胀和僵硬,并可降低血清 IgA 水平及其他实验室活动性指标,特别适用于改善 AS 患者的外周关节炎,并对本病并发的前葡萄膜炎有预防复发和减轻病变的作用。至今,该药对 AS 的中轴关节病变的治疗作用及改善疾病预后的作用均缺乏证据。通常推荐用量为 2～3g/d,分 2～3 次口服。本品起效较慢,通常在用药后 4～6 周。为了增加患者的耐受性,一般以 0.25g,3/d 开始,以后每周递增 0.25g,或根据病情,或患者对治疗的反应调整剂量和疗程,维持 1 年以上。为了弥补 SSZ 起效较慢及抗炎作用欠强的缺点,通常选用一种起效快的非甾体抗炎药与其并用。本品的不良反应包括消化系症状、皮疹、血细胞减少、头痛、头晕以及男性精子减少及形态异常(停药多可恢复)。磺胺过敏者禁用。

(4)甲氨蝶呤(methotrexate,MTX):MTX 是一种叶酸抑制药,目前已成为治疗 RA 的首选药物。同时也批准用于治疗克罗恩病、恶性肿瘤和银屑病;但也在临床上被广泛用于治疗 AS,尽管在这方面还缺少足够的循证医学的证据。活动性 AS 患者对 SSZ 治疗无效或有禁忌证时,可选用 MTX。但经对比观察发现,本品仅对外周关节炎、腰背痛、发僵及虹膜炎等表现,以及 ESR 和 CRP 水平有改善作用,而对中轴关节的放射线病变无改善证据。通常以 7.5～15mg,个别重症者可酌情增加剂量,口服或注射,每周 1 次。同时,可并用 1 种非甾类抗炎药。尽管小剂量 MTX 有不良反应较少的优点,但其不良反应仍是治疗中必须注意的问题。这些包括胃肠不适、肝损伤、肺间质炎症和纤维化、血细胞减少、脱发、头痛及头晕等,故在用药前后应定期复查血常规、肝功能及其他有关项目。

(5)沙利度胺(thalidomide):研究表明,沙利度胺具有特异性免疫调节作用,能抑制单核细胞产生 TNF-α。1995 年,Sansoni 等发现了 2 例 AS 患者接受沙利度胺治疗后显著改善患者中轴疾病和外周临床表现,而且持续降低急时相反应物如 CRP 等。Breban 等应用沙利度胺治疗 7 例 AS 和 3 例未分化脊柱关节病患者显示疾病活动性有一定程度改善,但有 4 例患者因不良反应退出试验。国内黄烽等观察 30 例难治性男性 AS 患者接受沙利度胺(200mg/d)为期 1 年的开放试验,结果 26 例患者完成了试验,在评价 AS 的 7 个主要指标中有 80%的患者病情改善>20%。同时发现患者外周血单个核细胞中的 TNF-α 的转录水平显著减少。但本品的不良反应相对偏多,常见的有嗜睡、头晕、口渴、便秘、头皮屑增多,少见的不良反应有白细胞下降、肝酶升高、镜下血尿及指端麻刺感等,对选用此种治疗者应做严密观察,在用药初期应每 2～4 周查血和尿常规、肝肾功能。对长期用药者应定期做神经系统检查,以便及时发现可能出现的外周神经炎。妊娠期女性服用该药可导致胎儿呈短肢畸形(海豹胎),因此对于妊娠期女性以及近期拟生育的患者(包括男性)应禁用本药。初始剂量每晚50mg,每 2 周递增 50mg,至 150～200mg 维持。该药容易引起困倦,适于晚间服用。

(6)来氟米特(leflunomide):来氟米特是一个低分子量、合成的口服免疫抑制药,其作用机制是特异性抑制嘧啶的从头合成。本药对 AS 的外周关节炎疗效较佳,另外,该药对 AS 其他症状,如虹膜炎、发热等亦有较好的改善作用,因此该药在临床上主要用于 AS 的脊柱外表现的治疗。该药通常以 10mg/d 剂量应用,病情较重者可加至 20mg/d。该药的最常见不良反应是肝功能损害,建议应用该药期间同时并用护肝药物,且用药初期应每 2～4 周查肝功能,以后每 3～6 个月复查 1 次。食欲减退、瘙痒性皮疹(常于用药较长一段时间出现)、体重下降等亦可在该药治疗过程中出现。

(7)中医中药:传统的中医药和针灸疗法对 AS 有一定治疗作用。本病主要病因为肾虚寒证及风寒湿邪淤阻,总为本虚标实之证。根据辨证论治,则以滋补肝肾、补肾强督、扶正祛邪为基本治法。临床常见寒湿痹阻,湿热痹阻,肾气亏虚,瘀血阻络证候。在论治中因邪之不同,而分别佐以祛风、散寒、祛湿、清热化痰、祛瘀通络等法。

3. 生物制剂治疗

(1)概述:近数十年在细胞学和分子作用途径等研究领域的新发现和进步,推动了生物制剂治疗 RA 等自身免疫性疾病的开发和应用。所谓生物制剂即选择性地以参与免疫反应或炎症过程的分子或受体为靶目标的单克隆抗体或天然抑制分子的重组产物。生物制剂针对风湿病的发病机制,比传统免疫抑制治疗更具特异性,从理论上讲,有可能从根本上控制疾病的进展,而不对正常的抗感染免疫产生影响。该类药物的出现使 AS 等风湿性疾病的治疗进入到一个崭新的阶段。越来越多的证据以及临床实践证实,抗 TNF－α 类生物制剂对 AS 以及 SpA 具有很好的疗效,且发现该类药物对 AS 及 SpA 的疗效要优于对 RA 的疗效。目前,TNF－α 抑制药如依那西普(etanercept)、英夫利西单抗(infliximab)、阿达木单抗(adalimumab)等均已被美国 FDA 和我国 SFDA 批准用于治疗 AS。

(2)常用的 TNF－α 抑制药

①依那西普:是将编码人 TNF p75 受体可溶性部分的 DNA 与编码人 IgG1 Fc 段分子的 DNA 连接后在哺乳动物细胞系表达的融合蛋白,它能可逆性地与 TNF－α 结合,竞争性抑制 TNF－α 与 TNF 受体位点的结合。推荐用法为:50mg,皮下注射,每周 1 次或 25mg,皮下注射,每周 2 次,两种用法对 AS 的疗效相近。国内市场上现有恩利(enbrel)、益赛普和强克三种制药。

②英夫利西单抗(类克):是人/鼠嵌合的抗 TNF－α 特异性 IgG1 单克隆抗体。其治疗 AS 的推荐用法为:5mg/kg,静脉滴注,首次注射后于第 2 及第 6 周重复注射相同剂量,此后每隔 6 周注射相同剂量。

③阿达木单抗(修美乐):是一个全人源化的抗 TNF－α 特异性 IgG1 单克隆抗体,体内和体外试验观察到,该药与可溶性的 TNF 结合进而抑制 TNF 与细胞表面的 TNF 受体结合以达到其抗 TNF 作用。推荐用法为皮下注射 40mg,每 2 周 1 次。

上述 3 种 TNF－α 抑制药均有起效快(几小时到 24h)、疗效好的特点,大多数患者的病情可迅速获得显著改善,如晨僵、腰背痛、外周关节炎、肌腱末端炎、扩胸度、ESR 和 CRP 等,应用一段时间后,患者的身体功能及健康相关生活质量明显提高,特别是可使一些新近出现的脊柱活动障碍得到恢复。但其长期疗效及对中轴关节 X 线改变的影响尚待观察。

前述药物的推荐用法都是 AS 病情活动期的足量用法,在足量使用该类制剂 2~3 个月病情得到控制后,可以逐渐拉长用药间隔时间,同时并用 NSAIDs 和其他 DMARDs 类药物,很多患者的病情不会出现明显复发。本类制剂价格偏高,目前在国内绝大部分地区尚未进入医疗保险报销范围,限制了其在国内的应用。

(3)TNF－α 抑制药的不良反应:TNF－α 抑制药可降低人体对结核菌感染的抵抗力,因此,在准备使用前必须对患者进行有关结核感染的筛查,包括询问是否有结核病史、肺部影像学检查和结核菌素纯蛋白衍化物试验(PPD 试验),有条件者可进行干扰素释放试验检查。在使用本类药物治疗期间应避免和活动性结核病患者密切接触,如果患者出现提示结核感染的症状如持续性咳嗽、体重下降和发热要注意是否有结核感染。

该类制剂尚可能导致其他一些类型的不良反应,包括注射部位皮肤反应、增加感染风险、使隐性感染患者病情活动或活动性乙型病毒性肝炎加重、使原有充血性心力衰竭加重以及个别患者出现神经脱髓鞘病变等,另外,少数患者对英夫利西单抗可能出现输液反应,建议首次使用该药时应密切观察。

4.关节镜治疗 关节镜技术的发展和应用极大改变了对关节病变的处理方式。关节镜检查不仅能进行精确的诊断、确认 MRI 和超声所见,还能同时进行治疗。由于关节镜操作的微创性,关节镜手术显著减少了传统开放手术对关节及其周围组织的损伤,患者术后康复期大大缩短。关节镜检查术可用于检查关节软骨、获取滑膜组织。通过关节镜进入病变关节,用旋转刨削刀切除滑膜组织并将其吸出,可以有效地缓解难治性关节滑膜炎症。

九、疾病预后

本病临床表现的轻重程度差异较大,有的患者病情反复持续进展,有的长期处于相对静止状态,可以正常工作和生活。但是,发病年龄较小,髋关节受累较早,反复发作虹膜睫状体炎,诊断延迟,治疗不及时和不合理,以及不坚持长期功能锻炼者预后较差。尽管生物制剂的出现令本病的预后已经有了较大改观,但本病仍是一种慢性进展性疾病,应在专科医师指导下长期随诊。

(李光文)

第六节　大动脉炎

大动脉炎(Takayasu arteritis,TA)是一种主要累及主动脉及其分支的慢性进行性非特异性炎症疾病。受累动脉出现不同程度的狭窄和闭塞、继发血栓形成,或因炎症破坏动脉壁肌层导致动脉扩张和动脉瘤形成。本病以日本眼科医生 Takayasu 的名字命名,他在 1908 年描述了一名由于大血管炎引起视网膜缺血导致视网膜动静脉吻合的年轻女性患者。

一、病因与发病机制

1.病因 本病病因目前尚不明确,可能与下列因素有关。

(1)感染:临床上观察到大动脉炎常与一些感染有关,如分枝杆菌、螺旋体、细菌和病毒等,尤其是大动脉炎并发结核杆菌感染者报道最多,但由于病变血管未能检出相应病原体,加之针对性抗感染治疗亦未能缓解本病,故未能明确证实。

(2)遗传因素:研究发现,大动脉炎的发病与人类白细胞抗原(HLA)之间有密切联系,但与 HLA 关联的遗传易患基因位点因种族和地区而异。在我国汉族人群中,大动脉炎与 HLA－DR4 和 HLA－DR7 等位基因高度相关,HLA－DR7 上游调控核苷酸变异可能与病情有关,DR7 阳性患者病情活动和动脉狭窄程度均更严重。在日本 50% 的 TA 患者与 HLA－BW52 和 HLA－DR12 等位基因相关。

2.发病机制 目前认为免疫反应参与大动脉炎的发病过程,炎性细胞因子参与和免疫学异常为其两大发病机制。在细胞因子介入的过程中 T 淋巴细胞发挥着主要作用,T 淋巴细胞浸润侵入血管壁,释放大量炎性因子(主要为 IL－1,IL－6,IL－12 和 IL－18 等)、黏附分子和肿瘤坏死因子 α(TNF－α),进一步激活血管内皮细胞,从而促进炎性细胞和血管内皮细胞相互作用,导致血管壁破坏。另外 T 淋巴细胞还可通过识别经 HLA 处理和递呈的自身抗原,诱发自身免疫反应。其次,大动脉炎常与系统性红斑狼疮、成年人 Still 病、幼年慢性关节炎等结缔组织病伴发,在本病中出现的特异性自身抗体抗内皮细胞抗体也支持大动脉炎是一种自身免疫性疾病。有研究报道,抗内皮细胞抗体为大动脉炎的特异性抗体,能激活补体导致细胞毒性作用而造成血管损伤。

二、临床表现

本病女性好发,男女比例约为 1∶(4~8),多为 10~30 岁的年轻女性,其主要临床表现呈多样性,为系统症状和受累血管区域缺血表现。

1. 系统非特异表现 本病患者在早期往往有一些非特异性症状如低热、乏力、食欲下降、体重减轻、月经紊乱、皮肤红斑和关节疼痛等,甚至部分患者无明显系统症状。而无脉症/脉搏不对称及肢体间歇性跛行对大动脉炎诊断较为特异的体征常出现在疾病的后期。常有50%以上患者出现高血压,尤其是舒张压增高明显,多部位血管杂音的出现和上下肢收缩压相差>40mmHg,或双上肢收缩压差>10mmHg 时更应警惕本病的可能。随着病情进展,逐渐呈现出受累血管缺血症状。

2. 组织器官缺血表现 本病组织器官缺血临床表现因受累血管区域不同而异,目前临床上将大动脉炎分为 4 型:①头臂动脉型:累及主动脉弓和它的分支。②胸腹主动脉型:累及降主动脉和腹腔动脉。③广泛型:具有上述两种类型的临床特征。④肺动脉型。

(1)头臂动脉型(主动脉弓型):主要为颈动脉和椎动脉的狭窄和闭塞引起的头晕、头痛、视力减退、记忆力下降等,严重致脑缺血者眩晕或晕厥、抽搐、昏迷等。少数患者因血管狭窄闭塞出现上颚、鼻中隔溃疡穿孔,牙齿松动、脱落、面肌无力、萎缩等。锁骨下动脉受累则表现为单侧或双侧上肢无力、疼痛、麻木、肢体发凉,严重者出现肌肉萎缩。体征主要表现为相应浅表动脉(如颈动脉、肱动脉、桡动脉等)波动减弱或出现无脉征,颈动脉和锁骨动脉受累者约半数可在颈部和锁骨上区闻及收缩期杂音,可伴有震颤。

(2)胸腹主动脉型:主要为胸腹主动脉及分支受累,表现为相应器官供血不足引起的功能障碍,肠系膜动脉受累可见肠功能紊乱、肠梗阻,甚至肠坏死和穿孔等;下肢血管受累则表现间歇性跛行、下肢无力、疼痛、麻木、肢体发凉,甚至坏死。肾动脉受累引起的肾性高血压,其机制为肾动脉狭窄和继发性肾素血管紧张素系统激活所致。随着病情的进展,受累肾因供血不足导致肾萎缩和肾衰竭,其他器官则因高血压引起的继发性损害。查体可发现腹部和背部相应区域闻及收缩期杂音,下肢动脉搏动减弱,血压下降。

(3)广泛型(混合型):该型表现为头臂动脉型和胸腹主动脉型两种类型的表现,病变广泛、病情严重、预后差。

(4)肺动脉型:单纯肺动脉受累者少见,常并发主动脉受累。其临床表现为胸闷、心悸、气促,有时症状轻微,严重者可出现咯血。体查可发现肺动脉瓣第二心音亢进。胸片见斑片状阴影、空洞形成。肺动脉造影和肺动脉活检有助于诊断。

三、辅助检查

1. 实验室检查 TA 尚无特异性检验指标。患者可出现血沉增快、C 反应蛋白增高、白蛋白降低、球蛋白增高和白细胞增高、轻度贫血等非特异性表现,其中血沉和 C 反应蛋白可作为判断病情活动的指标之一。ANCA,ANA,ENA 及类风湿因子一般为阴性。目前认为,血清抗内皮细胞抗体有助于本病临床诊断。

2.影像学检查　影像学检查是 TA 诊断的必要条件,目的是明确病变动脉的部位和解剖特点,尚可判断疾病的活动性(表5-12)。

表5-12　诊断大动脉炎不同影像学技术的比较

技术	优点	缺点
传统血管造影	"金标准"图像质量能够测量 CAP 同时可进行血管成形术	侵入性放射线暴露不能观察血管壁的厚度
磁共振成像	出色的图像质量非侵入性没有电离辐射暴露可观察血管壁的厚度	图像质量不是"金标准"不能用于使用心脏起搏器的患者不能测量 CAP
超声检查	非侵入性无电离辐射暴露可观察到血管壁水肿	图像质量非"金标准"图像质量受肥胖影响依靠操作者不能测量 CAP
计算机断层血管造影	出色的图像质量	电离辐射暴露不能测量 CAP 需要静脉注射造影剂
正电子发射断层扫描	能评估血管炎症的强度	电离辐射暴露血管解剖结构显示不佳不能测量 CAP 需要静脉注射造影剂

CAP:中心动脉压

(1)超声检查:彩色多普勒超声优势在于无创,可通过探查血流信号、动脉壁厚度和动脉径大小来判断动脉血管狭窄的程度,同时可鉴别血管壁的增厚和管腔内的血栓。高分辨力超声分辨力可以达到 0.1~0.2mm,用于表浅动脉的检查尤其适合,目前主要用于颈部和四肢血管,实质性脏器的血管也可探查,但对于机体深部的血管情况则不易准确探查。

(2)血管造影:数字减影血管造影(DSA)为诊断 TA 的"金标准",可以清晰地提供血管管腔的结构改变,图像清晰,对细小血管分辨率高,对后续的导管介入和外科治疗也起指导作用。

(3)计算机断层血管造影(CTA):CTA 的敏感性高于 DSA,能较好观察血管腔内变化,及血管壁的病理形态变化,因此有利于 TA 的早期诊断及长期随访。且 CTA 的多种后处理功能对评价血管病变极有价值。在疾病的活动期、非活动期和晚期 CTA 有不同的改变。TA 活动期时,CTA 增强表现为管壁增厚,延迟期表现为管壁强化斑伴内层环形低密度影;当病变处于非活动期时,CTA 在平扫表现为管壁厚度轻度增高或正常,伴有高密度影或钙化,而增强时无或管壁轻度强化,且在延迟期无环形低密度影的出现。在 TA 的晚期,CTA 可显示受累血管典型的结构变化,如狭窄、闭塞和动脉瘤等。

(4)磁共振(MRI):MRI 具有良好的软组织分辨力,可以显示主动脉受累的部位、范围和程度。与 CTA 类似,能清晰显示早期管壁的改变,故也可用于评估疾病的活动性。MRI 在 T_1 加权像上典型表现为管壁增厚,在 T_2 加权像上可以观察到血管炎症或周围水肿造成的信号,使用钆造影剂增强后能观察到强化的管壁增厚。临床观察发现,MRI 显示的血管壁水肿与 TA 病情活动不一定存在必然的相关性。

(5)[18]氟-氟脱氧葡萄糖-正电子发射计算机断层摄影(^{18}F-FDG-PET):通过细胞对氟脱氧葡萄糖(FDG)的摄取能力来反映组织的代谢状态。在 TA 患者中,动脉壁内聚集的炎性细胞大量摄取 FDG,扫描时可发现病变的位置并估计炎症的活动强度,对评估 TA 活动性的敏感性和特异性达 92% 和 100%,其缺点在于血管壁结构及病变解剖显示欠佳。

3.动脉活检　由于本病多为深部大动脉及其分支受累,病变为节段性,分布不均匀,准确取材困难,风险较大,且根据文献报道活检阳性率 30%~40%,活检阴性不能排除诊断,故实用价值有限，一般情况下较少采用。

四、诊断

TA 早期症状轻微，无特异性，大多数患者都被误诊，平均时间为 2～4 年，多数患者在重要器官出现损害和临床症状明显后才得以确诊。

1. 临床诊断　如 40 岁以下女性患者，出现下列表现 1 项以上者，应怀疑本病。

(1)单侧或双侧肢体出现缺血症状，表现为动脉搏动减弱或消失，血压减低或测不出。

(2)脑动脉缺血症状，表现为单侧或双侧颈动脉搏动减弱或消失，以及颈动脉血管杂音。

(3)近期出现的高血压或顽固性高血压，伴有上腹部二级以上高调血管杂音。

(4)不明原因低热，闻及背部脊柱两侧、或胸骨旁、脐旁等部位或肾区的血管杂音，脉搏有异常改变者。

(5)无脉及有眼底改变者。

2. 诊断标准　目前诊断标准多采用 1990 年美国风湿病学学会(ACR)的分类标准。

(1)发病年龄≤40 岁，40 岁前出现症状或体征。

(2)肢体间歇性运动障碍：活动时一个或多个肢体出现逐渐加重的乏力和肌肉不适，尤其以上肢明显。

(3)肱动脉搏动减弱，一侧或双侧肱动脉搏动减弱。

(4)血压差＞10mmHg，双侧上肢收缩压差＞10mmHg。

(5)锁骨下动脉或主动脉杂音：一侧或双侧锁骨下动脉或腹主动脉闻及杂音。

(6)血管造影异常：主动脉一级分支或上下肢近端的大动脉狭窄或闭塞，病变常为局灶或节段性，且不是由动脉硬化、纤维发育不良或类似原因引起。

符合以上 6 项中的 3 项者可诊断本病。此标准诊断的敏感性和特异性分别为 90.5％和 97.8％。

3. 疾病活动判断　TA 的诊断成立后，对其活动性的判断非常重要，目前多采用 Kerrs 等提出的病情活动性指标。

(1)血管缺血或炎症的症状和体征：如间歇性跛行、脉搏减弱或无脉、血管杂音、血管性疼痛、血压不对称等。

(2)血细胞沉降率增快。

(3)血管造影异常。

(4)全身症状：发热、关节、骨骼肌肉疼痛等系统炎症不能用其他原因解释。

符合以上 4 项中至少 2 项时为疾病活动。

疾病缓解指标为：临床症状完全缓解或稳定、血管病变长期无进展为疾病缓解指标。

五、鉴别诊断

需与本病鉴别的主要疾病有结缔组织病、非结缔组织病及感染性疾病等其他疾病(表 5—13)。

表5－13　大动脉炎的鉴别诊断:其他能够累及主动脉的疾病

疾病类型	具体疾病
风湿病	巨细胞动脉炎、Cogan 综合征、复发性多软骨炎、强直性脊柱炎、类风湿关节炎、系统性红斑狼疮、血管性闭塞性脉管炎、贝赫切特综合征
感染性疾病	梅毒,结核病
其他	动脉粥样硬化、麦角中毒、放射性损伤、腹膜后纤维化、炎性肠病、肉样瘤病、神经纤维瘤、先天性缩窄、马方综合征、Ehlers－Danlos 综合征

1. 与累及大血管的结缔组织病鉴别

(1)结节性动脉炎:主要侵犯中小肌性动脉,年龄几乎均在 40 岁以上,肺部血管受累少见,以四肢和躯干网状青斑、舒张压增高多见,可伴有睾丸痛为本病特征。

(2)巨细胞动脉炎:本病几乎见于 50 岁以上老年人,颞动脉搏动减弱、出现压痛或触痛,常伴有风湿性多肌痛,颞动脉活检可明确(表5－14)。

表5－14　巨细胞动脉炎和大动脉炎的比较

特征	巨细胞动脉炎	大动脉炎
女/男比例	2∶1	8∶1
年龄范围	≥50 岁	<40 岁
平均发病年龄	72	25
视觉丧失	10%～30%	很少
累及主动脉或其他主要分支	25%	100%
病理	肉芽肿性动脉炎	肉芽肿性动脉炎
肺动脉受累	无	可能
肾性高血压	很少	普遍
跛行	少见	常见
发病率最高的人群	斯堪的纳维亚人	亚洲人
糖皮质激素治疗反应	有	有
血管杂音	少数	多数
需要手术干预	罕见	常见

(3)贝赫切特综合征:本病全身大小血管均可累及,10%～20%患者并发大中血管炎,主动脉弓及其分支为常见受累部位,可伴有主动脉瓣及其瓣环的改变,但本病静脉系统受累较动脉系统多见,同时伴有本病特征性病变如口腔和外阴溃疡、虹膜葡萄膜炎、下肢红斑结节及针刺反应等有助于鉴别。

(4)其他结缔组织病:如系统性红斑狼疮、类风湿关节炎、强直性脊柱炎等疾病均可累及大动脉或主动脉及其瓣环改变,但这些疾病本身均伴有其特异的临床表现和实验室检查结果,易于鉴别。

2. 与累及大血管的非结缔组织病鉴别

(1)先天性主动脉狭窄:本病多见于儿童和年轻男性,无其他动脉受累表现,不伴有全身系统表现,无非特异性炎症表现。先天性主动脉狭窄部位常见于动脉导管韧带附近,且呈环状,血管杂音仅限于心前区及背部,胸主动脉造影可见特定部位狭窄(婴儿型位于主动脉狭部,成年人型位于动脉导管相接处)。

(2)动脉粥样硬化:多见于45岁后的中老年患者,常伴高血脂、高血压、高血糖等,血管造影提示血管斑片状狭窄,并伴有其他动脉硬化性临床表现,易于诊断和鉴别。

(3)血栓性闭塞性脉管炎(Buerger病):本病好发于吸烟男性,多见于四肢中小动静脉,尤以下肢多见,可出现下肢末端溃疡、坏死、剧痛,与大动脉炎不难鉴别。

(4)肾动脉纤维肌发育不良:本病也为女性多发、累及主动脉及其主要分支、病变分布与大动脉炎相似,但本病少见血管闭塞,无全身非特异性炎症表现,动脉造影提示肾动脉病变主要累及远端2/3及其分支狭窄,不同于大动脉炎病变主要位于肾动脉开口处及其近端。病理改变为血管壁中层发育不良,而非炎症改变。

(5)胸廓出口综合征:本病为胸廓出口异常,压迫锁骨下血管及神经导致患者上肢出现相应症状,其特征性表现为患侧上肢桡动脉搏动可随头部和上肢的活动而改变,血管造影可见血管受压,而结构无异常,X线提示颈肋骨畸形。

(6)其他:梅毒、风湿热等也可累及大动脉,尤其是主动脉及瓣环,应注意收集病史资料加以鉴别。

六、治疗

大动脉炎治疗原则是急性期积极给予抑制炎症反应,防止潜在的并发症发生;缓解期维持治疗避免疾病复发;对于重要器官血管狭窄或闭塞给予手术治疗,治疗措施包括药物治疗(糖皮质激素和免疫抑制剂)、外科手术及介入治疗,具体选择方案取决于血管狭窄导致局部器官组织缺血的程度和疾病活动情况,急性期活动明显患者应先进行抑制炎性反应的免疫治疗,再决定是否手术或介入处理。

由于本病约20%的患者为自限性,有自发缓解倾向,如发现时疾病已稳定且无并发症,可密切随访观察。如有感染因素存在,应积极有效控制感染,对防止病情的复发或进展有一定的意义。存在结核菌感染或高度怀疑者,应抗结核治疗。

1.急性期治疗

(1)糖皮质激素:糖皮质激素是大动脉炎的首选治疗药物,及时用药可有效改善症状,缓解病情。常规剂量为相当于泼尼松1mg/(kg·d),晨起顿服,病情缓解或维持用药3~4周后逐渐减量。激素减量方法一般为每1~2周减总量的5%~10%,直至相当于泼尼松减至5~10mg/d,维持1~2年以上,直到疾病完全缓解方可考虑停药。病情重度活动或危重患者可用甲泼尼龙静脉冲击治疗,方法为甲泼尼龙500~1000mg/d连续静脉给药3d,随后给予常规剂量治疗。激素治疗期间应注意防止感染、消化道出血、精神症状、继发性高血压和高血糖,长期用药应预防骨质疏松。

(2)免疫抑制药:免疫抑制药联合糖皮质激素是大动脉炎急性期主要的治疗方案,能增强疗效,有助于激素尽快减撤。由于众多免疫抑制药在控制大动脉炎疾病活动中没有一种药物显示出比其他药物更多的有效性故选择何种免疫抑制药主要在于患者对该药物的治疗反应和不良反应。

常用的免疫抑制药为环磷酰胺(CYC)、硫唑嘌呤和甲氨蝶呤等。环磷酰胺用法一般为连续或隔日给药,方法为环磷酰胺口服100mg/d,或隔日静脉推注环磷酰胺200mg/d,也可冲击治疗,每4周环磷酰胺0.5~1.0g/m²体表面积,病情缓解后逐渐减量,注意CYC长期使用的性腺抑制作用。甲氨蝶呤从小剂量开始,每周 0.3mg/kg(10~20mg),其他免疫抑制药如硫唑嘌呤(100mg/d)、环孢素[5mg/(kg·d)]及霉酚酸酯(1.5~2g/d)均可联合糖皮质激素进行治疗。需注意的是环孢素可使血管内皮损伤,血管收缩,血管壁透明变性,导致血压升高,加重心、肾损害。治疗期间应密切观察血象、肝肾功能变化等。

(3)生物制剂:糖皮质激素和免疫抑制药在控制 TA 临床症状和病变进展上的效果较好,但由于这些药物均具有明显的不良反应,长期应用会严重影响患者的生活质量。近年来,一些新的生物制剂尝试应用于 TA 患者的治疗取得了较好的效果。有报道肿瘤坏死因子拮抗药英夫利西治疗难治性 TA 有效。另有报道用抗白细胞介素-6 受体抗体托珠单抗治疗 TA 亦有效。

(4)其他辅助治疗:活动性大动脉炎在动脉狭窄、闭塞处容易形成血栓,这是由于血管内皮功能紊乱,血小板对胶原和前列环素敏感性增强所致。使用扩张血管和抗凝治疗,能有效改善缺血症状,如阿司匹林 100mg/d,氯吡格雷 75mg/d,地巴唑 20mg,3/d 等。血浆置换和大剂量静脉使用免疫球蛋白在治疗重症大动脉炎患者可能有一定疗效,但费用昂贵。

2.维持期药物治疗 临床症状完全缓解或稳定、血管病变长期无进展、炎性指标得到控制即可进入维持缓解期治疗,通常疗程为 2 年或以上。治疗原则为以最低所需药物剂量防止疾病复发,其治疗方案、药物剂量和治疗时间应根据个体差异选择。常用的维持期免疫抑制药有甲氨蝶呤(每周 10~15mg)、硫唑嘌呤(50~100mg/d)、霉酚酸酯(0.5~1.0g/d)。

3.外科治疗 手术治疗主要包括经皮介入治疗和外科手术治疗。由于 TA 在疾病活动期,即使血管病变解剖上非常适合经皮介入或外科手术治疗,手术成功率虽然很高,但尤其是在支架置入的患者,其介入部位的再狭窄率或亚急性血栓发生率也很高;并且在行血管搭桥的患者中,也常出现吻合口出血或假性动脉瘤的发生。因此,在 TA 活动期为手术治疗的禁忌证,一般应在炎症控制>2 个月方可考虑手术治疗。

(1)介入治疗:多数 TA 患者在确诊时血管狭窄已较明显,血管狭窄病变不可逆,药物疗效差,临床症状明显应外科或介入治疗。主要包括经皮腔内血管成形术(PTA)和血管内支架置入术。介入治疗具有创伤小、简便易行、并发症少、可反复应用等优点,PTA 尤其适用于年轻患者,对反复狭窄者可考虑支架置入术,有研究认为,PTA 治疗肾血管性高血压可获得痊愈或改善者达 80%~100%。

尽管 PTA 对于大动脉局限性狭窄技术成功率达 90%,但术后再狭窄发生率较高。因此,目前在球囊扩张基础上行支架置入术,其成功率在 99%左右,5 年血管通畅率 90%左右,总并发症发生率 2%~6%。有研究报道将适合大血管的药物释放支架用于治疗多发性大动脉炎引起的动脉狭窄取得长期的满意疗效,但仍有待大规模临床验证。

(2)外科治疗应选择在病情稳定 6 个月至 1 年、未完全丧失脏器功能时进行,手术是治疗多发性大动脉炎所致的并发症,而不是多发性大动脉炎本身。手术的主要目的是解决肾血管性高血压及脑或肢体缺血影响机体功能,一般在病变稳定后,如体温、血细胞沉降率、白细胞计数、IgG 正常等,其指征为动脉管腔狭窄甚至闭塞,产生严重脑、肾、上下肢等不同部位缺血影响功能,以及严重顽固性高血压药物治疗无效者,应以手术治疗。其原则是在脏器功能尚未丧失时进行动脉重建,以期改善血供维持脏器功能。手术方式如下。

①肾动脉狭窄、腹主动脉和锁骨下动脉狭窄等,经皮腔内血管形成术可获得满意疗效。

②单侧或双侧颈动脉狭窄的脑部严重缺血或视力明显障碍者,可行主动脉及颈动脉人工

血管重建术、内膜血栓摘除术或颈部交感神经切除术。

③胸或腹主动脉严重狭窄者,可行人工血管重建术。

④单侧或双侧肾动脉狭窄者,可行肾自身移植术或血管重建术,患侧肾明显萎缩者可行肾切除术。

⑤颈动脉窦反射亢进引起反复晕厥发作者,可行颈动脉体摘除术及颈动脉窦神经切除术。

⑥冠状动脉狭窄可行冠状动脉搭桥术或支架置入术。

(李光文)

实用临床内科学

（下）

丁　宁等◎主编

吉林科学技术出版社

第六章　感梁性疾病

第六章　感染性疾病

第一节　病毒性肝炎概述

病毒性肝炎是指几种不同的嗜肝病毒所引起的感染性疾病,病理学上以急性肝细胞坏死变性和炎症反应为特点。临床表现变异很大,包括无症状和亚临床型(隐性感染),自限性的急性无黄疸型和黄疸型肝炎,慢性肝炎以及少数发展为的重型肝炎、肝衰竭。甲型肝炎和戊型肝炎的预后良好,而乙型肝炎、丙型肝炎和丁型肝炎预后较差,部分患者可演变为慢性肝炎、肝硬化及原发性肝癌。

一、病因和分类

病毒性肝炎的病因至少有5种:①甲型肝炎病毒(HAV)。②乙型肝炎病毒(HBV)。③丙型肝炎病毒(HCV)。④丁型肝炎病毒(HDV)。⑤戊型肝炎病毒(HEV)。这几种肝炎病毒的核酸、生物学特性、流行病学和临床表现各异(表6-1)。另外尚有 HGV、TTV 等,但尚未确定。

表6-1　几种病毒性肝炎的比较

	甲型肝炎	乙型肝炎	丙型肝炎	丁型肝炎	戊型肝炎
病毒	HAV	HBV	HCV	HDV	HEV
颗粒大小	27nm	42nm	56～60nm	36nm	27～34nm
核酸型	RNA	DNA	RNA	RNA	RNA
易感动物	狝猴,黑猩猩	黑猩猩	黑猩猩	黑猩猩	猴类和黑猩猩
传播途径					
经口	+	-	-	-	+
经血或注射	-	+	+	-	-
媒介物					
粪	+	-	-	-	+
血液	-	+	+	+	-
分泌液	-	+	+	+	-
潜伏期	2～6周	1～6个月	0.5～6个月	1～6个月	2～8周
流行情况	流行性,可呈爆发流行	散发性	散发性	散发性	流行性,可呈爆发流子
好发人群	儿童,青年	各年龄组	各年龄组	各年龄组	儿童,成人
血清学诊断	抗 HAV IgM	抗 HBc IgM HBsAg、HBV-DNA	抗 HCV,HCV DNA	抗 HDV IgM,HDV DNA	抗 HEV IgM
慢性携带者	无	有	有	有	无
发生肝癌	-	+	+	+	-
被动免疫	丙球	HBIG	可能	-	?
主动免疫	疫苗	疫苗	-		在研制

二、病理学特征

各种病毒性肝炎的基本病理变化是相同的,其特点:①肝实质细胞的变性和坏死。②炎症和渗出反应。③肝细胞的再生。④慢性化的纤维增生是病毒性肝炎最具特征性的变化,为肝细胞的变质,包括不同程度的变性和坏死,如肝细胞肿胀、胞质疏松和水样变、细胞膨胀(气球样变性)、嗜酸性变、嗜酸性小体形成、点状和桥状坏死(融合性坏死)等,伴随的炎症渗出反应有淋巴、单核和组织细胞浸润,以及库普弗细胞增生。肝炎的病变过程很复杂,有的病变很轻,仅有少量肝细胞坏死并迅速出现再生,肝小叶结构很快恢复正常。极少数患者的大部分肝小叶发生坏死,正常肝小叶结构严重破坏,发展为重型肝炎,在这两种极端之间,以典型经过的急性肝炎最为常见,还有小部分病例呈迁延不愈,成为慢性肝炎。少数特殊类型的肝炎,以胆汁淤积为突出的病理表现。因此,病毒性肝炎在形态学方面呈现多样性和多变性的组织病理学特点。

(一)急性轻型肝炎(急性非致命性肝炎)

肝细胞常呈不同程度的肿胀和胞质疏松,肝细胞可呈明显肿胀,胞质甚稀少,甚至透明状,即所谓气球样变性。与胞质透明化同时,细胞核往往溶解而消失,细胞可进一步发生坏死。肝细胞变性的另一表现为细胞质浓缩呈嗜酸性变,胞质内含或粗或细嗜酸性的颗粒。进一步发展为胞质凝结致密、均匀,由伊红深染的类似玻璃样质块而形成嗜酸性小体,见于肝索、坏死灶和肝窦中,或被库普弗细胞所吞噬。肝细胞的点状坏死或单个细胞坏死,是轻型肝炎中常见的和有一定特征性的病变。坏死灶可被淋巴细胞和单核细胞或少数中性粒细胞所填补。肝细胞核也常显示核染色不良、浓缩或溶解。有时核内出现大小不等的空泡。肝细胞的脂肪变性很少见到,如有亦轻微。部分病例可见到小叶内胆汁淤积,毛细胆管内胆栓形成,管腔可扩大,有时可见肝细胞和库普弗细胞内有胆色素颗粒。胆汁淤积在黄疸型肝炎较多见,其淤胆程度往往与血清胆红素和胆汁酸浓度有关,有时可伴脂褐素沉着。

在坏死的肝细胞迅速被清除后,其邻近肝细胞很快出现再生代偿。其表现为细胞体积增大,胞核特别大,胞质染色加深,胞核常为双核或多核,偶见有丝或无丝分裂。病变区内的细胞大小不一致,显示出核的多样性。偶可见多核巨细胞。

肝脏间质的渗出性和间叶反应,亦为肝炎突出的病变之一。小叶内炎性细胞浸润以单核和淋巴细胞为主。部分病例可见中央静脉炎症反应,汇管区扩大,往往有明显的炎症反应(单核、淋巴细胞为主)和水肿。肝小叶内库普弗细胞呈显著肥大、增生和吞噬活跃,弥漫性增生较灶性增生为多见。在库普弗细胞内往往吞噬有脂褐素、含铁血黄素和胆色素颗粒。少数病例在急性期汇管区有结缔组织增生,偶见向小叶内延伸。

黄疸型和无黄疸型肝炎的组织病理所见基本相同。一般而论,无黄疸型肝炎的病变较轻,胆汁淤积现象很少见到。

(二)重型肝炎

1.急性重型肝炎　又名暴发型肝炎,急剧肝炎,急性"黄色"、"红色"肝萎缩,或急性大块性坏死。临床表现为急性肝衰竭,起病急骤,大多于发病后 10~14d 内死亡。肉眼见肝脏显著缩小，尤以左叶为甚，肝脏质地非常柔软，包膜皱缩，边缘锐薄。肝脏切面呈斑驳状，黄褐色与红色相间，或以黄褐色为主。

组织学检查见到肝小叶内几乎所有的细胞都坏死而消失，仅小叶边缘有时尚可见少量肝细胞残余，其间散布着较多的吞噬细胞和炎症细胞，包括组织细胞、淋巴细胞、单核细胞和少数的中性和嗜酸粒细胞。肝窦扩张、充血，库普弗细胞增生、肿大、游离，并吞噬被破坏物质和胆色素、脂褐素等。嗜银纤维染色标本证明肝小叶网状支架还被保留。汇管区及周围有大量的炎症细胞浸润。中央静脉壁往往肿胀增厚，并有细胞浸润（中央静脉炎）。在此型肝炎，无明显肝细胞再生现象。

2.亚急性重型肝炎　又名亚急性黄色肝萎缩，亚急性大块肝坏死，临床表现为亚急性肝衰竭。此型的特点是肝小叶有广泛坏死，同时伴有明显的肝细胞再生。肉眼观察肝表面部分皱缩塌陷，部分隆起较硬。在病程较长的病例，肝表面可出现大小不等的结节。肝切面见红褐色的部分是坏死塌陷区，黄色或绿色的结节隆起是肝实质再生的区域。

组织学检查示：在坏死塌陷部分，肝小叶的细胞几乎全部坏死、消失，并有炎症和吞噬细胞浸润，库普弗细胞增生、游离而成为巨噬细胞，并内含脂褐素；小叶的网状支架萎陷，各小叶较正常显著缩小，相互靠拢。网状纤维虽因萎陷而增宽，但在较早期未见胶原纤维增生。小叶周围的小胆管增生，腔内可含胆栓。汇管区常有显著的炎性细胞浸润。在结节隆起部分，肝细胞明显再生。发病10d后，小叶边缘残留的肝细胞即开始旺盛地再生，向萎缩区内扩展，肝细胞索常为2个或2个以上细胞的厚度。有时坏死区可跨越数个肝小叶，残留的肝细胞呈大小不等的结节状增生，在这期间，也可开始有肝硬化形成的趋向。此型肝炎，大多于发病2周后至6个月内死亡，部分病例坏死与再生交替，进程缓慢，最后发展为肝硬化。最后痊愈者亦有报道。

三、临床分型

各型病毒型肝炎的临床表现基本相同，无法区别。根据病程的长短，病情的严重程度，黄疸的出现与否，以及特殊的临床表现，肝炎的临床分型如下。

急性期：①急性黄疸型肝炎。②急性无黄疸型肝炎。良性经过，有自愈性。

重型肝炎：①急性肝衰竭。②亚急性肝衰竭。

慢性期：慢性肝炎合并肝硬化。

无症状的隐性感染：无感染症状，部分可有轻度、短暂血清转氨酶增高。

（一）急性黄疸型肝炎

黄疸型肝炎的病程经过可分为黄疸前期、黄疸期和恢复期三个阶段。黄疸前期，因当时尚未出现黄疸，诊断比较困难。常见的前驱症状为食欲不振、发热、上腹不适、右上腹痛、恶心和呕吐等。部分病例有咳嗽、流涕、咽痛等呼吸道症状，少数有关节痛、腹泻、荨麻疹和浮肿等。血清转氨酶增高为黄疸前期时最早出现和最敏感的肝生化检查。部分病例尿内胆红素可呈阳性。黄疸前期历时1～21d，平均为5～7d。黄疸出现后，伴有尿色如红茶。巩膜和皮肤黄染加深，可伴有皮肤瘙痒、大便色变浅，以及乏力、厌食、肝区胀痛和肝肿大等。黄疸一般持续1~6周,消退后即进入恢复期,仍可有乏力、肝痛、腹胀等症状。极少数黄疸型肝炎可以发生神经系统障碍的症状,或者并发血小板减少性紫癜、溶血性贫血、再生障碍性贫血、胰腺炎、非典型性肺炎和心肌炎等。

淤胆型肝炎:有少数黄疸型肝炎呈胆汁淤积型,黄疸持续较久较深,伴有瘙痒、白陶土样大便等表现,转氨酶开始增高较显著,以后轻、中度增高,而血清内胆汁酸、碱性磷酸酶(ALP)、5-核苷酸酶、γ-谷氨酰转肽酶(GGT)、直接胆红素、三酰甘油和胆固醇增高,与肝外胆管阻塞易于混淆。肝活组织检查主要病变为肝内胆汁淤积,而肝实质细胞的病变较轻。

(二)急性无黄疸型肝炎

根据住院病例资料统计,无黄疸型肝炎比黄疸型肝炎为少见。但实际上无黄疸型肝炎的发病率较黄疸型肝炎为多,因为前者症状较轻微,容易漏诊或误诊,多数不住院,在隔离、消毒和预防上造成困难。无黄疸型肝炎的临床和病理基本上与黄疸型肝炎相同,但程度上较轻,临床特点如下。

1.在整个病程中始终无黄疸出现。偶有个别病例可自无黄疸型转变为黄疸型。

2.一般症状与黄疸型相同,但较轻,有时肝区疼痛和不适较突出。

3.肝生化检查的阳性率比黄疸型为低,丙氨酸氨基转移酶(ALT)呈轻、中度增高,且恢复较快,有时测不出异常。

4.肝活组织检查所见与黄疸型者相同,但坏死较少,肝内胆汁淤积现象少见。

5.甲型和戊型预后良好,可完全自愈。但乙型和丙型的无黄疸型肝炎,往往转为慢性肝炎者较多见。

(三)重型肝炎

1.急性肝衰竭 急性黄疸型肝炎起病后10d内迅速出现精神、神经症状(嗜睡、烦躁不安、神志不清、昏迷等)而排除其他原因者。患者肝浊音区进行性缩小,黄疸迅速加深,肝生化检查异常(特别是凝血酶原时间延长)。应重视昏迷前驱症状(行为反常、性格改变、意识障碍、精神异常)以便做出早期诊断。因此,急性黄疸型肝炎患者如有高热、严重消化道症状(如食欲缺乏、频繁呕吐、腹胀或有呃逆)、极度乏力,同时出现昏迷前驱症状者,即应考虑本病。即使黄疸很轻,甚至尚未出现黄疸,但肝功能明显异常,又具有上述诸症状者,亦应考虑本病。小儿中可有尖声哭叫,反常的吸吮动作和食欲异常等表现。

2.亚急性肝衰竭 急性黄疸型肝炎起病后10d以上,8周以内具备以下指征者:①黄疸迅速上升[数日内血清胆红素(SB)上升大于171μmol/L],肝生化功能严重损害(ALT升高或有酶胆分离,清蛋白降低,丙种球蛋白升高),凝血酶原时间明显延长或胆碱酯酶活力明显降低,可有甲胎蛋白(AFP)增高。②高度无力及明显食欲减退或恶心呕吐,重度腹胀及腹水,可有明显出血现象(对无腹水及明显出血现象者,应注意是否为本型的早期),以后易发展为肝性脑病。后期可出现肾衰竭及脑水肿。

四、诊断标准

依据流行病学、症状、体征、肝生化检查、病原学和血清学检查,结合患者具体情况及动态变化进行综合分析。必要时可做肝活组织检查。特别要做好与其他疾病的鉴别诊断。常用的病原血清学检测方法见表6-2。

病毒性肝炎的诊断要求：①病因诊断。②临床类型诊断。如病毒性肝炎，甲型，急性黄疸型；病毒性肝炎，乙型，并发亚急性肝衰竭；病毒性肝炎，丙型，慢性型。

表6-2 种肝炎病毒血清标志指标的检测

病毒	指标	EIA/ELISA	RIA(SPRIA)	核酸杂交	PCR/RT-PCR
HAV					
	IgM 抗体	+	+		
	IgG 抗体	+	+		
HBV					
	HBV-DNA	-	-	+	+
	HBsAg	+	+		
	HBs	/	/		
	HBeAg	+	+		
	抗-HBe	+	+		
	抗-HBc	+	+		
	抗-HBc-IgM	+	+		
HCV					
	HCV-RNA	-	-	-	+
	抗 HCV	+	-		
HDV					
	抗-HDV-RNA	-	-	+	+
	HDAg	+	+	-	一
	抗 HBV	+	+		
	抗-HDV-IgM	+	+	-	一
HEV					
	抗 HEV	+	+		
	抗-HEV-IgM	+	+		

注："+"表示常规使用的方法；"-"表示不用此检测；"/"见于恢复期。

五、预防原则

(一)管理传染源

做好传染病报告和登记，对急性或慢性活动期患者进行适当的隔离和消毒，加强对献血员、血站、血制品单位、饮食行业和幼托机构人员的管理。病毒性肝炎的消毒方法见表6-3。

表6-3 病毒性肝炎的消毒方法

消毒对象	消毒方法	备注
房屋、门、窗、墙、地板、家具、玩具、运送工具	优氯净(1×10^{-3}有效氯)喷雾;3%氯亚明喷雾;2%过氧乙酸喷雾	按规定制取原药3g加水至100mL,根据原药浓度配制
呕吐物,排泄物	较稠吐排物1份加10%～20%含氮石灰乳剂2份;较稀吐排物加含氮石灰干粉1/5份搅拌,置2h	消毒液与粪便必须充分搅拌
厕所、垃圾、便具	2%次氯酸钠溶液喷雾;3%含氮石灰上清液喷雾;便具用药液浸泡1h	取原药3mL,加水98mL;按照规定配制,待澄清后取上清液使用
食具、护理用具	0.5%优氯净,3%氯亚明,2%次氯酸钠或3%漂白粉浸泡1h或煮沸10～20min	如废弃物也应煮沸后倒掉
残余食物	煮沸10～20min	
手	0.1%～0.2%过氧乙酸溶液浸泡2min;0.2%优氯净洗手,或肥皂水洗手	
衣服、被褥、书籍、化验单、病历、钱币	环氧乙烷0.4kg/m³或甲醛100mL/m³熏蒸,密闭12～24h	应在密闭的专用消毒器内进行
医疗器械耐热类	高压蒸汽1.05kg/m³15～30min,或干热160℃1h,煮沸20min。	
非耐热类	环氧乙烷或甲醛熏蒸,方法同上。2%戊二醛浸泡1～2h	取戊二醛8min(原药童为2.5%)加水至100mL,用碳酸氢钠调pH至7.7～8.3
饮用水	全氯保持在0.5～1mg/L,30min或煮沸	

（二）切断传播途径

养成良好的个人卫生习惯,加强对饮水、饮食和环境卫生的管理,防止医源性的传播。杜绝不良行为,如静脉药瘾、不法性行为等。

（三）疫苗

甲肝和乙肝疫苗。

（四）免疫球蛋白

被动免疫适用于甲肝(丙种球蛋白)和乙型肝炎(HBIG)。

六、治疗原则

病毒性肝炎病因不同,临床表现多样,变化较多,要根据不同类型、不同病期区别对待。一般轻型急性肝炎预后良好,大多能自愈,用药宜简,对出现肝衰竭者要及时发现和抢救。下列为适用于急性肝炎的原则。

（一）休息

急性肝炎的早期应住院或留家隔离治疗休息。慢性肝炎应适当休息,病情好转后应注意动静结合,恢复期逐渐增加活动,但要避免过劳,以利康复。无症状乙型肝炎病毒表面抗原携带者(即无症状及体征,且肝功能正常者)需要随访,但不需休息。

（二）饮食

急性肝炎患者食欲不振,应进易消化、富含维生素的清淡食物。若食欲明显下降,且有呕吐者,可静脉滴注 10%～20% 葡萄糖液和电解质等。食欲正常后改为普通饮食。肝炎患者禁止饮酒。

(三)药物

目前治疗急性肝炎的中西药物,疗效并无明显差别,可以根据药源因地制宜,就地选用适当西药或中药进行治疗,但应注意避免滥用。

(四)治愈标准适用急性病毒性肝炎。

1.出院标准　临床治愈应具备以下条件:①隔离期满(乙型肝炎不作此要求)。②主要症状消失。③肝脾恢复正常或明显回缩,肝区无明显压痛或叩痛。④肝生化检查恢复正常。

2.基本治愈标准　符合出院标准后,随访半年无异常改变者(乙型肝炎患者要求 HBsAg 转阴)。

3.治愈标准　临床治愈标准各项随访 1 年无异常改变者(乙型肝炎患者要求 HBsAg 转阴)。

(郭子宁)

第二节　甲型病毒性肝炎

甲型病毒性肝炎是由甲型肝炎病毒(hepatitis A virus,HAV)引起的一种以肝脏损害为主的急性传染病。早在 8 世纪,我国就有流行性黄疸及传染性肝炎的记载。本病呈世界性分布,发病率高,传染性强,其发病率过去一度占各型病毒性肝炎首位,近年发病率下降。但各国流行情况不同,其流行情况与社会经济、卫生水平和文化素质等密切相关。以甲肝感染率高低分为高发区、中发区和低发区。甲肝的高发区包括东南亚、印度次大陆、非洲、南美洲和我国等地。

一、病原学

HAV 是小核糖核酸病毒(picornavirus)科的一员,归入嗜肝 RNA 病毒(heparnavirus)科。HAV 直径 27～32nm,无包膜,球形,由 32 个壳粒组成 20 面体对称核衣壳,内含单股 RNA,由 7500 个核苷酸组成。该病毒抵抗力较强,能耐受 60℃ 1 小时,10～12 小时部分灭活;100℃ 1min 全部灭活;紫外线(1.1 瓦,0.9cm 深)1min,余氯 10～15 ppm 30min,3% 福尔马林 5min 均可灭活。

二、流行病学

(一)传染源

甲肝传染源是急性期患者和亚临床感染者。猩猩和猕猴虽可自然感染,但作为传染源的意义是有限的。潜伏期后期及黄疸出现前数日传染性最强,黄疸出现后 2 周粪便仍可能排毒,但传染性已经明显减弱。本病尚未发现持续带病毒者。

(二)传播途径

甲肝通过粪—口途径传播。带有病毒的粪便污染水源、蔬菜、食品、用具等均可引起流行。上海市对 1988 年甲肝流行时被毛蚶感染的猕猴进行研究的结果表明,毛蚶可将 HAV 浓缩 29 倍,HAV 可在毛蚶体内存活 3 个月之久。

（三）易感人群

成人多因早年隐性感染而获得免疫力,初接触 HAV 的儿童易感性强。我国甲型肝炎以学龄前儿童发病率高,青年次之,20 岁以后血清甲型肝炎病毒抗体(抗 HAV)阳性高达 90%以上,近年来发达国家成人甲型肝炎发病率相对增高,我国京、津、沪等大城市由于卫生条件改善,发病年龄已经后移,30 岁以上成人病例占 31.2%。1988 年上海甲型肝炎爆发流行时31 万余人发病,20～39 岁年龄组高达 89.5%。甲型肝炎病后免疫力持久。秋冬季发病率较高。

三、发病机制

甲型肝炎发病机制至今尚未充分阐明。首先,HAV 侵入肝细胞之前,是否先在消化道及肠上皮细胞内增殖;其次,HAV 侵入肝细胞之后,通过什么机制引起肝细胞病变,这些重要问题均无肯定的答案。既往认为甲型肝炎的发病机制是 HAV 对肝细胞有直接杀伤作用。近年研究表明,实验感染 HAV 的动物肝细胞及 HAV 体外培养时均不发生细胞病变;致敏淋巴细胞对 HAV 感染的靶细胞显示细胞毒性;患者外周血 CD_8^+ 细胞亚群升高;患者肝组织内炎症反应明显,浸润较多的 CD_4^+ 细胞、CD_8^+ 细胞及 B 细胞;针对Ⅰ类 MHC 抗原的特异性抗体能阻抑 CD_8^+ 细胞对 HAV 感染靶细胞的杀伤作用;患者外周血淋巴细胞产生并释放 γ 干扰素(INF－γ)。根据这些研究结果,目前认为甲型肝炎的发病机制倾向于宿主免疫反应为主。发病早期,可能是由于 HAV 在肝细胞内大量增殖及 CD_8^+ 细胞毒性 T 细胞杀伤作用共同导致肝细胞损害,内源性 INF－γ 诱导受感染肝细胞膜Ⅰ类 MHC 抗原表达则促进 Tc 细胞的细胞毒性作用。病程后期,可能主要是免疫病理损害,即内源性 INF－γ 诱导Ⅰ类 MHC 抗原表达,促使 Tc 细胞特异性杀伤受 HAV 感染的肝细胞,导致肝细胞坏死,同时 HAV 清除。

四、临床表现

甲型肝炎潜伏期为 2～7 周,平均 4 周,临床分为急性黄疸型、急性无黄疸型、亚临床型、急性淤胆型、急性重型。

（一）急性黄疸型

1.黄疸前期　急性起病,多有畏寒发热,体温 38℃左右,全身乏力,食欲不振,厌油,恶心,呕吐,上腹部饱胀不适或轻泻,少数病例以上呼吸道症状为主要表现,继之尿色加深,本期一般持续 5～7 日。

2.黄疸期　热退黄疸显现,可见皮肤巩膜不同程度黄染,肝区隐痛,肝脏肿大,触之有充实感,有叩痛和压痛,尿色进一步加深。本期约持续 2～6 周。

3.恢复期　黄疸逐渐消退,症状逐渐消失,肝脏逐渐回缩至正常,肝功能逐渐恢复。本期约持续 2～4 周。

（二）急性无黄疸型

起病较缓,除无黄疸外,其他临床表现与黄疸型相似,症状一般较轻。多在 3 个月内恢复。

（三）亚临床型

部分患者无明显临床症状,但肝功能有轻度异常。

（四）急性淤胆型

旧称毛细胆管性肝炎。现证明其病损在肝细胞泌胆机制而不在毛细胆管,故"毛细胆管性肝炎"一词已经废弃。本型实为急性黄疸型肝炎的一种特殊形式,特点是肝内胆汁淤积性黄疸持续较久,消化道症状、肝实质损害表现不明显,而黄疸很深,多有皮肤瘙痒及粪色变浅,预后良好。

（五）急性重型

此型病例少见,但病死率较高。其指急性黄疸型肝炎起病≤2周出现极度乏力,消化道症状明显,迅速出现Ⅱ度以上(按Ⅳ度划分)肝性脑病,凝血酶原活动度低于40%并排除其他原因,肝浊音界进行性缩小,黄疸急剧加深者应考虑重型肝炎的发生。

五、检查

（一）常规实验室检查

外周血白细胞总数正常或偏低,淋巴细胞相对增多,偶见异型淋巴细胞,一般不超过10%,这可能是淋巴细胞受病毒抗原刺激后发生的母细胞转化现象。黄疸前期末尿胆原及尿胆红素开始呈阳性反应是早期诊断的重要依据,血清丙氨酸转氨酶(ALT)于黄疸前期早期开始升高,血清胆红素在黄疸前期末开始升高。血清 ALT 高峰在血清胆红素高峰之前,一般在黄疸消退后1周至数周恢复正常。急性黄疸型血清絮状反应和浊度试验多呈异常,血浆球蛋白也见轻度升高,但随病情恢复而逐渐正常。急性无黄疸型肝炎和亚临床型病例肝功能改变以单项 ALT 轻中度升高为特点。急性淤胆型病例血清胆红素显著升高而 ALT 仅轻度升高,二者形成明显反差,同时伴有血清碱性磷酸酶(ALP)及丙谷氨酰转肽酶(rGT)明显升高。

（二）特异性血清学检查

1. 特异性血清学检查是确诊甲型肝炎的主要指标。血清 IgM 型甲型肝炎病毒抗体(抗－HAV－IgM)于发病数日即可检出,黄疸期达到高峰,一般持续2～4月,以后逐渐下降乃至消失。目前临床上主要用酶联免疫吸附法(ELISA)检查血清抗－HAV－IgM,以作为早期诊断甲型肝炎的特异性指标。

2. 血清抗－HAV－IgG 出现于病程恢复期,较持久,甚至终身阳性,是获得免疫力的标志,一般用于流行病学调查。

3. 利用克隆的 HAV－cDNA 片段制成探针,采用 cDNA－RNA 分子杂交技术可以检测出患者急性期粪便中和血清中的 HAV－RNA。聚合酶链反应(PCR)问世以来,为 HAV－RNA 的检测提供了更为灵敏的手段。需采用逆转录 PCR(RT－PCR)法,先用逆转录酶将 HAV－RNA 转为 cDNA,然后进行 PCR 检测。

4. 免疫电镜检查　HAV 颗粒。甲肝患者在潜伏期和急性期早期为粪便排病毒高峰期,故在前驱期和发病1周内采集粪便标本制成粪便提取液,即可检测甲肝病毒抗原,又可检测 HAV 颗粒。由于检查 HAV 颗粒可直接观察到甲肝病毒,故在研究工作中应用广泛。常用方法为将粪便提取液与甲肝抗体(免疫血清或患者恢复期血清)混合,经37℃孵育1小时后置于4℃的冰箱中过夜,超速离心后将沉淀溶解滴铜网,磷钨酸负染,置电镜下观察,可见到凝集成片的27nm病毒颗粒。

六、诊断

本病主要依据流行病学资料、临床特点、常规实验室检查和特异性血清学诊断。流行病学资料应参考当地甲肝流行疫情,病前有无甲型肝炎患者密切接触史及个人、集体饮食卫生状况。急性黄疸型病例黄疸期诊断不难。在黄疸前期获得诊断称为早期诊断,此期表现似"感冒"或"急性胃肠炎如尿色变为深黄是疑及本病的重要线索。急性无黄疸型及亚临床型病例不易早期发现,诊断主要依赖肝功能检查。需凭特异性血清学检查方能做出病因学诊断。慢性肝炎一般不考虑甲型肝炎之诊断。

七、治疗

本病尚无特效治疗,治疗原则以适当休息、合理营养为主,药物治疗为辅。应避免饮酒及使用对肝脏有害的药物。

（一）一般治疗

急性期应强调卧床休息,至症状明显减退后逐步增加活动。饮食宜清淡,热量要足够。进食过少者,应每日补充葡萄糖及维生素 C。可酌情使用适当的护肝药物。

（二）淤胆型肝炎的治疗

1. 利胆、退黄药物　熊脱氧胆酸(ursode oxychonic acid,UDCA)是一种亲水的双羟胆汁酸,可改变循环胆汁酸的组成,具有细胞膜保护作用。用法：750mg/d。

2. 对症治疗　皮肤瘙痒时可使用消胆胺,该药为一种树脂,在小肠内能与胆盐结合随粪便排出,使患者止痒。用法：早餐前、后、中、晚餐各一次,每次 4g,用药 8 周无效者停用。

3. 激素　上述治疗无效时,可酌情使用糖皮质激素。常用泼尼松每日 30～60mg,早上一次顿服,见效后缓慢减量停药。用药 10 天仍无明显疗效者应逐渐停用。

八、预后

本病预后良好,无慢性化倾向,发生肝衰竭者罕见,无演化成肝癌的危险。

九、预防

（一）管理传染源

早期发现传染源并予以隔离。隔离期自发病起共 3 周。患者隔离后对其居住、活动频繁地区尽早进行终末消毒。

（二）切断传播途径

提高个人和集体卫生水平,养成餐前便后洗手习惯,共用餐具应消毒,提倡分餐制;加强水源、饮食、粪便管理。

（三）保护易感人群

对有甲型肝炎密切接触史的易感者,可用免疫球蛋白(人血丙种球蛋白或人胎盘丙种球蛋白)进行预防注射,用量为 0.02～0.05mL/kg,注射时间越早越好,不宜迟于 2 周。因我国成人血中大都含有抗－HAV－IgG,故用我国正常成人血清中的免疫球蛋白对预防 HAV 感染有一定的效果。控制甲型肝炎流行的根本措施是广泛开展疫苗接种,目前减毒活疫苗已经研制成功并已经广泛使用。

（郭子宁）

第三节　乙型病毒性肝炎

乙型肝炎是由乙型肝炎病毒(HBV)引起的肝脏炎症性改变。在我国已成为危害人们身体健康的最重要的疾病之一。估计全国 HBV 感染人口约为 1.2 亿,其中活动性乙型肝炎患者约为 2800 万。据估计,全球慢性乙型肝炎病毒(HBV)感染者多达 3.6 亿。慢性感染者中 50%～75%有活跃的病毒复制和肝脏炎症改变,部分慢性肝炎可进展为肝硬化、肝衰竭或原发性肝癌。慢性乙型肝炎病毒感染的自然病程漫长,可持续 30～50 年并且多在青壮年时期发病,对国计民生影响重大。

一、病原学

乙型肝炎病毒(HBV)属于嗜肝 DNA 病毒科的一员。完整的 HBV 颗粒也称为 Dane 颗粒,其基因组为环状部分双链 DNA,由约 3200 个碱基对组成。HBV 具有较强的抵抗力,对热、低温、干燥、紫外线和一般浓度的化学消毒剂耐受;对 0.5%过氧乙酸、3%漂白粉敏感,100℃加热 10 分钟或高压蒸气消毒可灭活。

二、流行病学

乙型肝炎病毒感染呈世界性分布,估计全球约有 3.5 亿人口现行慢性感染,每年新增感染人数为 5 千万人左右,死亡约 1 百万人。HBV 感染高流行区的流行特征是感染多发生在婴幼儿,其 HBsAg 携带率接近人群的平均携带率,HBeAg 阳性率很高。亚洲为 HBV 高流行区。乙型肝炎病毒主要通过体液—血液传播,途径主要有母婴传播、密切生活接触、血液和性接触传播。

（一）传染源

乙型肝炎患者和携带者都可以成为传染源。急性乙型肝炎患者从起病前数周开始,持续于整个急性期。慢性无症状携带者数量大,无明显症状难于发现,是我国 HBV 传播最重要的传染源。

（二）传播途径

1.母婴传播　由带有 HBV 的母亲传给胎儿和婴幼儿,是我国乙型肝炎病毒传播的最重要途径。可通过宫内、围生期垂直传播和出生后的水平传播。HBsAg 和 HBeAg 双阳性或仅有 HBsAg 阳性的母亲所生婴儿,如不接种乙肝疫苗,将分别有 90%～95%及 25%～40%成为 HBsAg 携带者。婴儿期感染 HBV 将长期或终生带毒。

2.血液传播　输入被 HBV 污染的血液和血制品后,可引起输血后乙型肝炎。近年来,由于对献血员进行严格筛选,输血后乙型肝炎的发生率已明显降低。

3.医源性传播　使用被 HBV 污染的医疗器械引起的传播,如手术和牙科器械、注射器等所致的 HBV 传播。

4.日常生活接触传播　HBV 可以通过日常生活密切接触传播给家庭成员,主要通过隐蔽的胃肠道外传播途径而患者不自知。如在日常生活中共用剃须刀、牙刷等引起 HBV 的传播;或易感者有渗液的皮肤病灶,接触带有 HBV 的体液等,是家庭内水平传播的重要途径。

5.性接触传播　HBV 可以经性接触传播。因此,婚前应作 HBsAg 检查,对一方为 HBsAg 阳性,另一方为乙型肝炎易感者,在婚前应做乙肝疫苗的预防接种。

（三）人群易感性

人群对 HBV 普遍易感。重点预防对象包括新生儿、未行预防接种的 HBsAg 阳性者家庭成员、接触乙型肝炎患者的医护人员、化验员等。

三、发病机制

乙型肝炎发病机制尚未充分阐明。目前研究认为,疾病的发生是病毒与宿主免疫系统相互作用的结果。乙肝病毒感染是肝炎发生的始动因子,而病变主要是免疫应答的结果。受感染的肝细胞膜上由于存在病毒核心抗原表达,为宿主细胞毒性 T 细胞识别引起免疫应答,在清除病毒的同时导致感染 HBV 的肝细胞损伤。而机体对病毒的免疫耐受可能是乙型肝炎慢性化的关键因素之一。

四、临床表现

感染 HBV 后的表现是多样的。其包括无症状携带、急性肝炎、慢性肝炎、肝衰竭等。乙型肝炎的潜伏期为 45~160d,平均为 90d。

（一）急性乙型肝炎

起病急,总病程约 2~4 个月。典型病例可分为黄疸前期、黄疸期、恢复期。具体表现与分型见甲型肝炎一节。

（二）慢性乙型肝炎

慢性乙型肝炎指肝脏病变无改善或反复发作,病程超过 6 个月的乙型肝炎。急性肝炎病程超过 6 个月而仍在好转中者,难以诊断为慢性肝炎。临床常表现为反复疲乏、食欲减退、肝区钝痛等,体检发现肝脾肿大、肝掌、蜘蛛痣等。化验检查多数患者已有 HBsAg 阳性史多年,血清丙氨酸转氨酶（ALT）反复异常,血清球蛋白、胆红素增高等。慢性肝炎根据组织病变可分为轻、中、重度。

（三）重型肝炎

重型肝炎指由于大范围的肝细胞死亡或急剧的肝功能严重破坏而引起的临床综合征。根据发病的基础和缓急又分为急性重型肝炎、亚急性重型肝炎、慢性重型肝炎。急性重型肝炎是指以急性黄疸型肝炎起病,≤2 周出现极度乏力;消化道症状明显;迅速出现Ⅱ度以上（按Ⅳ度划分）肝性脑病;凝血酶原活动度低于 40% 并排除其他原因者;肝浊音界进行性缩小;黄疸急剧加深,或黄疸很浅,甚至尚未出现黄疸,但有上述表现者均应考虑本病。亚急性重型肝炎以急性黄疸型肝炎起病,15d 至 24 周出现极度乏力,消化道症状明显;同时凝血酶原时间明显延长,凝血酶原活动度低于 40% 并排除其他原因者。慢性重型肝炎在慢性肝炎或肝硬化病史的基础上出现亚急性重型肝炎的表现。

五、实验室检查

（一）肝功能检查

1. 血清酶的检测　以血清丙氨酸转氨酶（ALT）为主,升高 2 倍以上时,结合病原学检测及临床表现有诊断价值。重型肝炎时肝细胞大量坏死,黄疸加深而 ALT 反而下降,提示预后不良。草酰乙酸转氨酶（AST）意义与 ALT 相同,但特异性稍差。血清碱性磷酸酶（AKP）的显著升高有利于肝外梗阻性黄疸的鉴别。

2.血清蛋白　肝损害时血清清蛋白水平下降,慢性肝损害时抗原性物质绕过肝滤过功能进入体循环,导致大量免疫球蛋白产生。白/球蛋白比值下降或倒置反映肝功能的显著下降。

3.血清和尿胆色素检测　黄疸型肝炎时血清直接和间接胆红素均升高,急性肝炎早期尿中尿胆原增加。

4.凝血酶原时间检测　肝损害时凝血酶原时间延长、凝血酶原活动度下降,与肝损害程度呈正比。

(二)病原学检测

1.血清免疫学检测　常用 ELISA 法检测乙型肝炎病毒标志物。

2.分子生物学检测　使用分子杂交技术或实时定量仪可定性或定量检测 HBV－DNA 水平。

六、诊断

根据流行病学史、临床表现、肝功能检查及病原学检测,乙型肝炎的诊断并不困难。必要时行肝脏组织病理活检,以明确诊断及了解病情程度。有以下任何一项阳性,可诊断为现症 HBV 感染:①血清 HBsAg 阳性。②血清 HBV－DNA 阳性。③血清抗－HBc－IgM 阳性。④肝内 HBcAg 和(或)HBsAg 阳性,或 HBV－DNA 阳性。

(一)急性乙型肝炎的诊断

急性乙型肝炎的诊断必须与慢性乙型肝炎急性发作鉴别。诊断急性乙型肝炎可参考下列动态指标:①HBsAg 滴度由高到低,HBsAg 消失后抗－HBs 阳转。②急性期抗－HBc－IgM 滴度高,抗－HBc－IgG 阴性或低水平。

(二)慢性乙型肝炎的诊断

临床符合慢性肝炎,并有一种以上现症 HBV 感染标志阳性。

(三)慢性 HBsAg 携带者的诊断

无任何临床症状和体征,肝功能正常,HBsAg 持续阳性 6 个月以上者。

七、治疗

乙型肝炎的治疗包括一般治疗、辅助治疗、对症治疗以及抗病毒治疗在内的综合治疗。对不同的病情选择不同的策略:

急性乙型肝炎具有自限性,以辅助治疗和对症治疗为主。轻度的病情较稳定的慢性乙型肝炎,给予相应的对症和辅助治疗并随访观察病情;对肝功能持续或反复异常、肝组织活检炎症活动较重的病例,应争取规范的抗病毒治疗,必要时加以辅助治疗。对于重型肝炎的病例,应以支持、对症治疗为主,积极防治并发症,度过危险期,病情稳定后视病情再作进一步治疗。

(一)一般治疗

急性肝炎早期和慢性肝炎急性发作期应强调卧床休息至症状明显减轻。慢性肝炎时患者多有程度不同的心理负担,应予以耐心解释,有条件者配合心理治疗。

(二)辅助治疗

辅助治疗主要包括护肝及降酶治疗。

1.护肝药物

(1)缓解肝脏炎症的药物:目前应用最广泛的是甘草酸制剂,临床效果较为确切。其包括两种形式：口服的为甘草甜素片，静脉应用的为甘利欣注射剂。

（2）其他一些非特异护肝药物：主要是一些参与肝脏生理活动的化合物。其包括维生素类（B族、C、E、K等），促进解毒功能的药物（肝泰乐等），能量制剂（辅酶A、ATP、肌苷等）等。

护肝药物应根据情况选取1～2种，不易繁多，以免加重肝脏负担。

2.降酶药物 降酶药物大多从我国中草药物中发展而来。

（1）联苯双酯是合成的五味子丙素的中间体，具有明显的降酶作用。剂量15mg，每日三次，用药一个月无效者可加大剂量至30mg/次。半数患者停药后在半年内ALT反跳，可再次给药。为防止反跳发生，应在ALT正常后继续服用2～3个月并逐渐减量，可每半个月检查一次肝功能，如无波动则减药5mg，2～3个月停药。

（2）中药：中药五味子、垂盆草等均有显著的降酶作用，可酌情选用。

3.退黄药物

（1）苯巴比妥酶诱导剂，可用于肝内胆汁淤积，也是长效的镇静剂，在肝脏功能损害较重的患者慎用，以免诱发肝性昏迷。剂量30～60mg，每日3次。

（2）熊脱氧胆酸双羟基胆汁酸，具有利胆、细胞膜保护作用。剂量750mg/d，分两次口服，不可与消胆胺或氢氧化铝制剂同用。

（三）重型肝炎的治疗

重型肝炎的治疗主要以综合疗法为主，主要措施是加强护理，进行监护，密切观察病情。加强支持疗法，维持水和电解质平衡，补给新鲜血液或血制品、富含支链氨基酸的多种氨基酸，应用抑制炎症坏死及促肝细胞再生的药物。改善肝微循环，降低内毒素血症，预防和治疗各种并发症。

1.支持治疗 患者应绝对卧床休息，最好能在监护病房密切观察病情。严格隔离消毒，防止医院内感染，加强口腔和皮肤的护理。

营养物质及热量的供应：饮食中蛋白量根据病情调整，有低蛋白血症、水肿明显而无肝性脑病患者，可给予高蛋白饮食，成人每日约100g；当并发肝性脑病时，则严格限制蛋白质供应。应提供充足的糖类及维生素，脂肪不作限制，可静脉滴注葡萄糖液及支链氨基酸。

维持电解质及酸碱平衡：低钠血症补钠勿过度，低钾时视尿量予以口服和静脉补钾，注意纠正酸碱失衡。

2.并发症的处理

（1）肝性脑病的防治：①除去诱因：尽可能防止肝毒性药物的使用，勿过量进食蛋白，预防感染与胃肠道出血，保持大便通畅。②减少毒素的吸收：口服乳果糖、食醋保留灌肠以酸化肠道环境；口服头孢唑啉，抑制肠道菌群繁殖。③维持氨基酸平衡：支链氨基酸对脑病的治疗可能有效。④防治脑水肿：应防止和处理一些加重脑水肿的因素，如减少刺激、防治低血糖、缺氧等。保持液体的平衡，防止低血钠及过多液体输入。及早使用脱水剂或（和）利尿剂。

（2）出血的防治：使用足量的止血药，维生素$K_1$10mg，每日3次，连用3日；输入新鲜血浆、血小板或凝血酶原复合物。使用胃黏膜保护剂或制酸剂，如雷尼替丁、洛赛克等，防治消化道出血。积极防治DIC。

（3）继发感染的防治：输入新鲜的血浆及丙种球蛋白，对防治感染非常重要。发生感染时应选用针对性强的药物，并且避免使用肝毒性药物。长时间使用抗生素应注意避免发生二重感染。

(4)急性肾功能不全的防治:积极防止诱发因素,避免引起血容量降低。如避免强烈利尿,及时纠正水和电解质平衡紊乱,积极预防出血和感染。少尿时积极纠正低血容量,可使用低分子右旋糖酐、血浆等。

3.人工肝支持与肝脏移植 人工肝支持治疗已逐渐证明并不能降低重型肝炎的病死率,正在发展的生物人工肝可能会带来一些希望。肝脏移植是终末期肝病患者的最终选择。

(四)抗病毒治疗

抗病毒治疗是治疗慢性乙型肝炎、阻止病变活动的有效方法。目前抗乙肝病毒的药物主要有免疫调节剂和核苷类似物两大类。其中,核苷类似物中已广泛用于临床治疗的是拉米夫定。

1.干扰素(interferon,IFN) 干扰素是一种具有广泛生物学活性的细胞因子,它在自然控制病毒的感染中起着重要作用。目前临床上抗乙肝、丙肝病毒治疗多用IFN-α,特别是80年代初生产重组IFN以来,已用于大量患者的治疗,经验已渐趋成熟。适应证包括有HBV复制的活动性慢性乙型肝炎、丙型病毒性肝炎。

(1)剂量和疗程:经长期临床实践,慢性乙型肝炎应用IFN-α的治疗方案已渐趋规范化。IFN-α5百万单位(MU)每周3次,共用24~38周,是国内外目前通行的方案。前几年的疗程大多不足,延长疗程是近年的趋势。用大剂量虽疗效稍有提高,但有些患者不能耐受不良反应;用较小剂量如3MU,3次/周×16周,HBeAg和血清HBV-DNA阴转者降至30%;更小的剂量如1Mu,3次/周×16周,与未治疗组相比,HBeAg和HBV-DNA阴转率分别为17%和7%,无显著差异。

国内外用IFN-α治疗慢性乙型肝炎已有较多经验,对治疗方案及其疗效已有大体近似的认识,可遵循通行方案,在疗程中按个例的效应情况予以适当调整。密切观察治疗前8周的HBeAg和血清HBV-DNA定量,如稳定在±30%范围内,完成疗程亦难奏效;如HBeAg和血清HBV-DNA下降,尤其是同时ALT上升,有较大可能获得疗效,应继续疗程;如6个月时HBeAg和血清IIBV-DNA明显降低而尚未阴转,宜继续治疗至两者阴转。

(2)治疗评价:治疗结束时和随访6个月对治疗效果进行评价,治疗效应可分为完全应答(持续性应答)、部分应答和无应答。

疗效评价指标及检测方法:细分为以下几部分。①生化学指标:ALT,如伴有总胆红素等生化学指标异常者可进行相应指标的评价。②病毒核酸测定:HBV-DNA。可根据各医院实际情况选择经国家食品药品监督管理局(SFDA)批准的试剂和检测方法,要求治疗前后在同一实验室采用同一检测方法,以达到较好的可比性。③病毒血清标志物指标(经SFDA批准的试剂检测):HBsAg、抗-HBs、HBeAg和抗-HBe、抗HBc。④组织学指标:提倡有条件的医院按中华医学会传染病与寄生虫病学会和肝病学会修订的《2000年病毒性肝炎防治方案》制订的标准并参照Knodell的HAI指数,对治疗前后的肝脏炎症活动度分级和纤维化分期进行评价。

疗效评价标准:①生化学应答:完全应答:2次监测ALT均恢复正常(间隔1个月);无应答:ALT未恢复正常。值得注意的是评价生化学应答时应排除其他药物或疾病对ALT升高或下降的影响。②病毒学应答:完全应答按所采用的HBV-DNA检测方法说明书上提供的实验敏感性和检测范围确定,临床上一般认为采用国际公认的检测方法或敏感性相当的检测方法检测HBV-DNA定量$<10^5$拷贝/毫升或斑点杂交法阴性为完全应答;部分应答为未达

完全应答标准但 HBV-DNA 载量下降大于 2 个数量级;无应答为未达上述标准。③血清免疫学应答:完全应答为 HBeAg/抗 HBe 血清转换;部分应答为 HBeAg 阴转但未出现抗 HBe;无应答为未达上述标准。评价血清免疫学应答时应考虑是否为不能产生 HBeAg 的 HBV 变异株,有条件的医院可进行 HBeAg 定量检测,观察治疗前后的动态变化。HBeAg 阴性的患者不进行血清免疫学应答评价。

综合疗效评价:①完全应答为疗程结束时,生化学、病毒学和血清免疫学所有指标均达到完全应答。②部分应答为疗程结束时,生化学、病毒学和血清免疫学指标介于完全应答和无应答之间。③无应答为疗程结束时,生化学、病毒学和血清免疫学指标均为无应答。HBeAg 阴性伴 HBV-DNA 活跃复制的慢性乙型肝炎患者不进行血清免疫学应答评价,但应进行生化学和病毒学指标的疗效评价。

清除 HBeAg 是 IFN-α 治疗的目标。近 10% 的患者,治疗结束后虽血清 HBV-DNA 持续消失、ALT 正常,而 HBeAg 仍可阳性。这些患者大多在第二年内 HBeAg 阴转。此类 HBeAg 延迟清除的患者与完全效应者同样有临床、生化和组织学的好转。大部分 HBeAg 早期或延迟消失的患者,都随之抗 HBe 血清转换。HBeAg 消失至抗 HBe 出现,常有 0.5~2 年的转换期,一般发生在治疗中,小部分在治疗结束后。约 10% 的患者观察 4 年以上 HBeAg、抗 HBe 和 HBV-DNA 仍继续阴性。这一 HBeAg 阴性状态较不稳定,有再活动的可能。

IFN-α 治疗后仅小于 10% 的患者 HBsAg 清除,一般发生在治疗中或治疗结束后的 3 个月内,亦可在 HBeAg 消失后数年出现 HBsAg 延迟清除。HBsAg 清除多发生在感染史较短的患者。HBsAg 消失后,75%~90% 的患者可有抗 HBs 血清转换,但一般水平较低,罕有超过 1000IU/L 者。

作为对 IFN 的完全效应标准,血清 HBV-DNA 消失是以斑点杂交判定。HBeAg 消失后 6~12 个月,仍有约 85% 的患者可用 PCR 检出血清 HBV-DNA;HBsAg 消失后 1 年则仅 15%;5 年后随访多数还可在其肝组织中检出少量残存的病毒,个别甚至还可检出 HBV mRNA。

因而,无论 HBsAg 或 HBV-DNA 转阴,甚至两者都已转阴,须经数年观察才能肯定病毒清除。如此微量病毒的致病意义不明,如反映极低水平的病毒转录活性,可能有再活动的高危性。

另一方面,约有 15% HBsAg(+) 的 IFN-α 效应者血清 HBV-DNA(-),HBsAg 将在病毒血症(PCR)消失后的 12~24 个月内阴转。

治疗过程中,ALT 升高常提示有较大可能获得疗效。在完全效应者中,90% 降至正常,其余亦接近正常。

完全效应者在治疗结束后一年肝组织检查,显示界面性炎症和小叶内浸润较治疗前明显好转,2~7 年中随访较前有更大进步。部分效应者也可有相当程度的改善。肝组织学恢复常是不完全,而且缓慢,即使 HBsAg 消失已多年,肝组织检查仍可残留汇管区炎症和纤维化。

(3)复发率:完全效应者随访 5~7 年大多数疗效持续稳定,但完全效应并不是病毒完全清除,约 10%~20% 在一年内感染再活动。复发多数由于治疗不充分,如重复治疗,一般仍有良好效应;少数由于产生 IFN 抗体,换药后可能有效。一年后还可能有约 10% 延迟复发。完全效应者病情再活动须除外重叠其他病毒感染。

HBV 引起再活动(ALT 升高,HBV-DNA 再现)有两种情况:①抗 HBe 逆转为

HBeAg,占再活动的 80% 以上,可因 HBV 以低复制水平保留在肝内或外周血单个核细胞中,以后自发,或因免疫抑制剂或细胞毒性药物,或因其他病毒感染(如人免疫缺陷病毒 HIV、流感病毒)而激发野生型 HBV 再活动。②近 20% 因 HBV 变异,主要是前 C/A83 变异株,其特点是同时抗 HBe 和斑点杂交 HBV-DNA 转为阳性。

(4)无效应者的再治疗:由于干扰素治疗应答者的复发率高,因此可采用多疗程重复治疗。有学者先用 2 个疗程 IFN-α 治疗,然后对其中无应答或有应答后复发的患者进行第 3 个疗程的治疗,结果提示对 IFN 无应答或有应答后复发者进行重复治疗均不能产生长期的治疗反应,多数患者在各疗程中的反应情况相似,因此认为多疗程治疗仅限于对以往疗程有反应者。但也有学者认为,按通行方案治疗失败的患者,再按通行方案治疗也有相当数量的患者获得效应,提示对 IFN-α 无应答者再刺激有可能激发免疫应答。因而,再用 IFN-α 仍是无效应者的一种治疗选择。当然,亦可换用其他抗病毒药,如核苷类药物。

(5)疗效预测:因不可能在治疗前或治疗结束前测定 IFN-α 形成的抗 HBV 状态的确切疗效,IFN-α 治疗慢性乙型肝炎的最后结果只能是推测性的。

治疗前 ALT 高值、肝脏病变活动、血清 HBV-DNA 低水平的患者中,较多获得满意结果,可能上述特点反映了宿主对 HBV 较强的免疫应答。另一方面,婴幼儿期尤其是由母亲围生期传播者、感染长久症状又不明显者,治疗效果相对较差,可能由于这些患者存在一定的免疫耐受性。另外,女性患者的疗效明显优于男性,这可能与女性自然清除 HBV 能力较强有关,也可能是女性的性激素水平有助于发挥干扰素的抗病毒作用。

目前认为,治疗前病程小于 2 年者,用药疗效最好,病毒转阴率高,而无效者的平均病程则长达 10 年。从理论上讲,患者越早得到治疗其应答率越高。干扰素仅能清除外周的 HBV 而对整合的 HBV 无效,而这些整合的 DNA 仍可转录为 RNA,再由后者翻译为病毒蛋白。随着病程延长,肝细胞整合 HBV 的几率越大,越易产生免疫耐受,对药物的敏感性越低。

ALT 须在 100IU/L 以上,且以持续增高者为好。近年的研究表明,ALT 主要反映病变的活动性,并不能确切反映肝组织炎症(免疫)的程度,故用作预期指标并不经常准确。有研究表明,在治疗期间的早期出现 ALT 下降至正常者,可能正在出现应答反应。

HBV-DNA 的血清水平越低,可能越易被 IFN-α 治疗所清除,超过 200pg/mL 者效应较低。

IFN-α 治疗慢性乙型肝炎的应答性虽有多个相关因素,各个因素都直接或间接反映患者的抗病毒免疫活性或其反面的免疫耐性,将上述多个因素归纳起来,实际只是一个可预期干扰素应答的指标——肝组织的炎症(免疫)活性。

(6)副反应:应用 IFN-α 后副作用较大,大多数副作用为剂量依赖性,停止治疗后可逆转。在第一次注射 IFN-α 后约 6~8 小时多数患者出现类流感症状,如寒战、发热、头痛、肌痛、关节痛等。通常这些类流感症状随着继续治疗而减轻、消退。在治疗过程中,常持续乏力、食欲欠佳,脱发也较常见。IFN 治疗常引起中性粒细胞或血小板数下降,在 IFN-α 治疗期间应定期检查肝功能、血常规,如出现严重副作用应调整剂量或停药。

2.胸腺肽　胸腺肽(thymosin)在我国临床应用已 20 余年,但各种制剂制备方法和质量控制不统一,临床观察不规范,疗效难以肯定。目前化学合成的胸腺肽 α_1($T\alpha_1$)的主要活性成分是由 28 个氨基酸组成的多肽。$T\alpha_1$ 能明显抑制嗜肝 DNA 病毒的复制,在土拨鼠肝炎病毒(WHV)和鸭肝炎病毒(DHBV)模型中,$T\alpha_1$ 显示有抗病毒活性。$T\alpha_1$ 主要是通过诱导 T 细胞分化成熟、增强细胞因子的生成和增强 B 细胞的抗体应答而发挥抗病毒作用。早期研究报道，$T\alpha_1$ 用于治疗少数临床病例，能使患者病情改善，HBeAg 转阴率较对照组高。但最近的临床试验并未能获得类似早期试验的效应率。一组用 $T\alpha_1$ 治疗 HBeAg 阳性病例的多中心、双盲对照试验中，49 例治疗组 6 个月、12 个月的持久完全效应率分别为 14%（7/49 例）、10%（5/49 例）；而 48 例对照组 6 个月、12 个月的持久完全效应率分别为 4%（2/48 例）、8%（4/48 例），两组相比差异无显著性（P＞0.05）。

目前，$T\alpha_1$ 的推荐剂量为 1.6mg 或 $900\mu g/m^2$，2 次/周，皮下注射，持续 6 个月。治疗结束时 $T\alpha_1$ 的效应率很低，超出对照组不多。但在随访观察中完全效应的病例逐渐增加，提示 $T\alpha_1$ 无直接抑制病毒的作用，血清病毒水平下降是由于其免疫调节的结果。乙型肝炎单一使用 $T\alpha_1$ 治疗的效应率可能不高，大体比对照组高 15%。而与抗病毒药物（如干扰素、拉米夫定）联合治疗的临床试验目前正在进行中。临床试验表明患者对 $T\alpha_1$ 的耐受性良好，未发现严重的不良反应。

3. 拉米夫定（lamivudine）　治疗结束时和随访 6 个月对治疗效果进行评价，效应可分为完全应答（持续性应答）、部分应答和无应答。

（1）剂量：推荐 100mg/d 作为成人较合适的治疗剂量。儿童的剂量：小于 12 岁者为 3mg/（kg·d）；大于或等于 12 岁者与成人剂量相同。

（2）疗程：目前认为，拉米夫定的理想疗程是治疗前 HBeAg 阳性的 HBV 感染，需至少用药 1 年以上后，经 2～3 次复查（间隔 3～6 个月）均为出现 HBeAg 血清转换、HBV－DNA 阴性（PCR）方可停药；否则无限期继续治疗；出现病情发作时亦需无限期继续治疗。对于治疗前为 HBeAg 阴性的 HBV 感染，治疗效果差，停药后复发率高，目前暂无确定疗程，多主张继续治疗。

（3）治疗前影响 HBeAg 血清转换及治疗效果的因素：治疗前影响 HBeAg 血清转换的因素有两个，即血清 ALT 水平，血清 HBV－DNA 水平。血清 ALT 水平越高，血清 HBV－DNA 水平越低，可能其治疗效果会越好，HBeAg 血清转换率越高。应用拉米夫定一年，治疗前 ALT 小于正常上限 2 倍者，HBeAg 血清转换率为 5%；ALT 在 2～5 倍正常上限者，HBeAg 血清转换率为 34%；ALT 大于正常上限 5 倍者，HBeAg 血清转换率为 64%。LAM 治疗者的 HBeAg 血清转换率与患者年龄、性别、种族、是否用过干扰素、纤维化的严重程度及是否肝硬化等因素无关。这些特点与干扰素不尽相同。另外，HBeAg 阳性的慢性乙型肝炎治疗效果比 HBeAg 阴性的慢性乙型肝炎好。因此，预测拉米夫定治疗效果较好的因素有 ALT 高水平，HBV－DNA 低水平，HBeAg 阳性。

（4）适应证：拉米夫定治疗慢性乙型肝炎适应证与 IFN－α 相同，因其毒副作用小，故能用于不能耐受 IFN－α 的患者以及伴有自身免疫疾病而不能使用干扰素的患者。治疗前 HBeAg 阳性的患者，治疗 1 年时综合疗效达到完全应答者建议至少继续用药 6 个月，期间每 3 个月复查 1 次 ALT、HBV－DNA、HBeAg/抗 HBe，仍持续完全应答者可停药观察。治疗前 HBeAg 阳性的患者，治疗 1 年时综合疗效达到部分应答者，建议继续用药直至达到完全应答后再继续用药至少 6 个月，期间每 3 个月复查 1 次 ALT、HBV－DNA、HBeAg/抗 HBe，仍持续完全应答者可停药观察。治疗前 HBeAg 阳性患者治疗 1 年时综合疗效仍无应答可停药观察，或改用其他有效的抗病毒药治疗。对于有肝脏组织学检查等其他临床指征显示病情进展合并肝功能失代偿或肝硬化的患者，不宜轻易停药，并应加强对症保肝治疗。

HBeAg 阴性伴 HBV—DNA 活跃复制的慢性乙型肝炎患者,综合疗效完全应答者疗程至少 2 年;对于完成 1 年治疗仍无应答者可改用或加用其他有效治疗方案。

1)HBeAg 阳性的慢性乙型肝炎:ALT 高、病毒水平低也是预期 LAM 疗效较好的标志。

2)慢性乙型肝炎合并有糖尿病或甲状腺功能亢进症:慢性乙型肝炎、糖尿病或甲状腺功能亢进症等慢性疾病均较常见,因此慢性乙型肝炎合并糖尿病或合并甲状腺功能亢进症的病例在临床上并不罕见。近年来,对糖尿病和甲状腺功能亢进症疾病的研究表明,此两病均与自身免疫性因素相关,因此,干扰素治疗应属禁忌。这类患者的抗病毒治疗可用拉米夫定。

3)HIV 和 HBV 混合感染:HIV 感染及免疫功能低下者其 HBV 处于高水平复制状态,且对 IFN 治疗极少产生免疫应答。免疫抑制患者对 IFN 应答少,可能由于免疫抑制药物的使用阻碍了 IFN 的抗病毒作用。因此,对这一群体可选用拉米夫定治疗。以日剂量 600mg 治疗 HBV 和 HIV 混合感染,即使治疗前 HBV—DNA 血清水平高达 3000pg/mL 以上,治疗 2 个月时分子杂交检测病毒 DNA 也多阴转。一组有进展性 AIDS 的 HBV 混合感染患者 40 例,不能耐受 IFN—α 治疗,以 600mg 或 600mg 继以 300mg 的日剂量治疗 12 个月后 26/27 例(96.3%)血清 HBV 水平由 5pg/mL 以上降至其下,70% 患者 PCR 检测病毒 DNA 阴转。

4)预防肝移植的 HBV 再感染:HBV 感染相关的晚期肝硬化或终末期肝病的患者接受肝移植,HBV 再感染可高达 90% 以上。因此,肝移植的 HBV 再感染的预防已成为移植后的重要问题之一。IFN—α 治疗移植肝的 HBV 感染,效应很低而移植排斥率很高,应属禁忌。近年来,拉米夫定预防和治疗 HBV 再感染的研究较多。实践证明,拉米夫定预防和治疗肝移植后 HBV 再感染是安全有效的,即使使用强力免疫抑制剂也不影响拉米夫定的疗效。在移植前 4 周或在移植后开始拉米夫定治疗,HBV—DNA 可转阴,移植后可持续保持病毒阴性、肝组织学正常。在长期随访中有些患者病毒转阳,少数肝组织学显示肝炎复发,基因分析证实系 HBV—DNA 的 YMDD 变异所致,移植患者用拉米夫定后发生病毒变异似较一般慢性肝炎患者为多。过去用乙型肝炎免疫球蛋白(HBIG)预防肝移植的 HBV 再感染,但价格高昂,不能有效清除病毒,且仅少数有效,无效多因 S 基因变异。现用拉米夫定预防肝移植的 HBV 再感染,无效则因 P 基因变异引起。

近年研究主张,拉米夫定与高效价乙肝免疫球蛋白(HBIG)合用可抑制 HBV—DNA 复制,可较有效地预防肝移植后因肝炎复发所致的移植失败。临床试验比较单用 HBIG 与合用 HBIG 和拉米夫定于肝移植者的疗效。一组为单用 HBIG10000IU,在肝移植后的患者,每日 1 次,共 7 次,随后每月 1 次至患者的 HBsAg 转阴为止。另一组为合并用药,肝移植前给予拉米夫定 150mg,每日 1 次(0.2~9 个月,平均 1.7 个月),至肝移植后再加用 HBIG,用法同上,6 个月后停用 HBIG,只给予拉米夫定治疗。1 年和 2 年随访,单用 HBIG 者复发率分别为 9% 和 22%,合用者均为 0%;单用者 2 年生存率为 81%,合用者为 90%。

5)活动性肝硬化:晚期肝硬化而炎症活动的患者,肝功能多迅速恶化而失代偿,LAM 能较快抑制病毒复制从而控制病变进展,已有的治疗报道未见有明显不良反应。

(5)联合用药的问题:试用拉米夫定与干扰素(IFN—α)联合应用,能否提高疗效,减少耐药性。比较单用拉米夫定 100mg 每日 1 次(52 周)与拉米夫定 100mg/d(共 24 周)合并 IFN—a—2b10MU 每日 3 次(共 16 周),ALT 复常率分别为 44% 和 18%(P=0.05)。HBeAg 阴转率分别为 33% 和 21%,抗 HBe 阳转率分别为 18% 和 12%,均无显著差异。但拉米夫定的副反应轻微,而合用者出现较多的副反应,丧失工作能力天数明显增加,生产力显著下降。因此,目前大多数学者并不主张拉米夫定与IFN-α联合应用。拉米夫定和另一种核苷类药物泛昔洛韦(FCV)联合应用可有协同作用,其抑制HBV反转录酶可能不在同一个作用点,部分地区的报道认为,拉米夫定加FCV联合应用组的抗病毒效果优于单用IAM组,但尚缺乏随机双盲的多中心临床实验结果。拉米夫定和胸腺肽(商品名:日达仙)联合应用与单用拉米夫定比较的多中心临床实验正在进行中。

(6)停药后反跳:患者在停药后血清HBV-DNA往往又回复至治疗前水平,ALT亦可增高。拉米夫定不能清除复制源cccDNA,对已与宿主细胞基因整合的DNA亦无作用;且经原位杂交研究,治疗前、治疗后肝组织HBV-DNA含量并无改变,免疫组化染色肝细胞内HBV-DNA水平治疗组与安慰组相同,提示拉米夫定只能清除血循环中的HBV-DNA,而对肝细胞内HBV-DNA无影响。故停药容易复发。6个月疗程停药后有16%的患者病毒复制反跳,伴有肝病变活动,甚至出现黄疸,个别患者发生急性肝衰竭。用拉米夫定对抗HBe未转换的患者须谨慎停药,在肝硬化的患者尤应警惕停药后急性加重。根据289例的资料,在停药后63例(21.1%)ALT增高超过正常值上限2倍以上,22例(7.6%)ALT≥500IU/L,8例(2.8%)胆红素增高。在安慰剂23例中,仅2例(9%)ALT大于正常值上限2倍以上。这个现象应引起重视。

目前对停药的时机仍在探索之中。有学者提出,应用拉米夫定至少一年后,在分别2~3次(相隔1个月以上,一般相隔需3~6个月)复诊时,均为HBeAg阴性、抗-HBe阳性及HBV-DNA转阴(PCR法)后方可考虑停药。对未获得HBeAg血清转换的患者以及HBeAg阴性的病例应延长疗程。

(7)病毒变异与耐药性:目前,体内外实验均证明耐药性的产生与P基因变异有关,但为何P基因变异会导致HBV耐药仍不十分清楚。长期应用拉米夫定治疗,HBV可产生病毒的变异和耐药性。耐药性定义为患者在持续治疗中血清HBV-DNA再现。病毒变异发生在长期治疗过程中,36周前不会发生变异。世界各地用拉米夫定治疗52周,HBV变异的平均发生率为23%,我国慢性乙型肝炎患者中的发生率为15%。在肝硬化晚期进行肝移植的患者,变异发生率可高达26%~32%,可能与因肝移植接受免疫抑制剂的治疗有关。其中半数ALT增高,肝组织学显示肝炎病变活动。移植前后开始预防性服药,耐药发生率稍低。拉米夫定耐药的病例中,可发生纤维淤胆性肝炎及合并急性肝衰竭而致死。

(8)预测拉米夫定耐药株产生的可能因素:一是治疗前血清中病毒水平。治疗基线时血清HBV-DNA滴度的中位数较高者发生耐药株变异的可能性增高。二是治疗前HBV基因组的情况。有报道认为,前C区变异株感染的患者发生耐药株变异的频率较野株感染者高。三是机体免疫状态的影响。经过回顾性调查研究的结果表明,免疫抑制的患者(如接受器官移植者,合并HIV感染者等)易于发生拉米夫定的耐药。

(9)防止耐药性产生的途径:避免单一用药,采用联合同时用药。发展新的核苷类似物,选用需多位点变异才能导致耐药的药物。近年来,已发现一些新的核苷类似物,对拉米夫定和泛昔洛韦双重耐药株仍然有效。

综上所述,拉米夫定治疗慢性乙型肝炎,对迅速抑制HBV-DNA复制、降低病毒负荷、促进HBeAg血清转换、改善肝组织炎症坏死病变、延缓肝纤维化进程、提高肝移植成活率均具有良好疗效,且安全性和耐受性良好。但该药也存在两大问题,即停药后的复发和长期用药后变异耐药株的产生。

4. 阿德福韦(adefovir dipivoxil)

(1)剂量:推荐 10mg/d 作为成人较合适的治疗剂量。儿童的剂量目前无数据。

(2)适应证和疗程:阿德福韦主要的适应证是对拉米夫定耐药的慢性乙型肝炎病毒感染的病例。确切的疗程正在探索中。目前初步认为对于治疗前是 HBeAg 阳性的 HBV 感染,需至少用药 1 年以上。

(3)药理作用:阿德福韦双特戊酰氧甲酯是阿德福韦的一种口服前药,是腺苷单磷酸的磷酸盐核苷类似物,在体外有抗嗜肝病毒、逆转录病毒的活性能力。阿德福韦在细胞内的活性成分是阿德福韦单磷酸盐,它可选择性抑制病毒多聚酶,其所需要的药物浓度比抑制人类 DNA 多聚酶 α、β、γ 所需要的药物浓度低得多。核苷类似物如拉米夫定或泛昔洛韦,在转化成有活性形式的三磷酸盐之前,需依赖于细胞型或细胞特异的核酸激酶,在细胞内先转化成单磷酸盐的形式。阿德福韦含有单磷酸盐基团,在广泛存在的宿主细胞酶的作用下,添加两个磷酸盐基团,很容易地转化成三磷酸盐形式。因此,阿德福韦可能较其他核苷类治疗药物抗 HBV 活性方面具有更广泛的细胞类型。另外,每天给药一次,阿德福韦二磷酸盐在细胞内的活性代谢的半衰期约为 36 小时。

阿德福韦在体外 HepG2 和 HB611 肝癌细胞株中有抗人乙肝病毒活性,在原代鸭肝细胞系中有抗鸭乙肝病毒活性,在细胞培养中,以 $0.2\sim1.2\mu M$ 的药物浓度足以使病毒复制减少 50%。

在动物和人的体内和体外试验中均已证明,阿德福韦双特戊酰氧甲酯是一种乙型肝炎潜在治疗药物。在全球性的阿德福韦双特戊酰氧甲酯临床发展规划中,有关慢性乙型肝炎的几项研究均已证明,阿德福韦双特戊酰氧甲酯具有抑制 HBV 复制,使得 HBeAg 发生血清学转换和 ALT 正常。

根据阿德福韦双特戊酰氧甲酯全球性的临床研究数据,每天 10mg 剂量用于治疗慢性乙型肝炎患者 12 周后,可以使血清 HBV-DNA 水平下降 $1.4\sim4.0$log10。在治疗 48 周有 53%患者在组织学上有改善,12%患者发生血清学转换,HBV-DNA 水平平均下降 3.56log10拷贝/mL,48%患者 ALT 恢复正常。阿德福韦双特戊酰氧甲酯在慢性乙型肝炎的临床对照研究中,报告的最常见的副作用是乏力、头痛、胃肠道反应(恶心、腹泻),实验室检测值发生异常的较轻微,与其他治疗组发生的相近似。

5. 恩替卡韦(entecavir,ECV) 鸟嘌呤核苷类似物,由 ECV 的三磷酸盐抑制病毒聚合物,在 GepG2.2.15 细胞中能抑制 HBV 的复制;在土拨鼠模型中能抑制土拨鼠肝炎病毒(WHV)。ECV 阻断嗜肝 DNA 病毒复制的 3 个时期:引导、逆转录和 DNA 依赖的 DNA 合成。ECV 通过对底物 dGTP 的竞争而抑制 P 基因,并能以很高的亲和力与 P 基因结合,故而有较强的抗病毒活性(EC_{50}=3.71nmol/L)。慢性感染 WHV 的土拨鼠口服 ECV0.1mg/(kg·d),4 周内病毒聚合酶水平与治疗前比较降低了 1000 倍,3 个月治疗后病毒阴性(PCR 法)。但停药后 WHV 病毒水平又回到治疗前水平。小样本的临床试验认为 ECV 小剂量 0.1mg/d 即可,疗程需 24 周。治疗期间血清病毒水平可降到检测线以下,部分病例 HBeAg 转阴。未见重要不良反应,但有 10%以上的病例 ALT 增高超过治疗前 3 倍。

(五)治疗性疫苗

目前对慢性乙型肝炎的抗病毒治疗效果尚不满意,现有的抗病毒药物(IFN-α 和 LAM)的持久效应还不高,还有不良反应和耐药性发生,而且费用也非大多数患者所能负担,因此治疗性疫苗的研制为慢性乙型肝炎治疗可能提供了一个新的研究方向。治疗性疫苗已在某些感染性疾病中得到应用,但用于慢性乙型肝炎治疗还处于探索性阶段。近年来,国内外学者研究的治疗性疫苗包括蛋白疫苗和 DNA 疫苗,这两种疫苗能在部分人或实验动物体内激发特异性体液免疫和细胞免疫反应,从而取得抗乙肝病毒效果。

蛋白疫苗主要包括 HBsAg 疫苗、HBsAg/前 S2 疫苗、HBsAg 免疫复合物及 CTL 多肽疫苗等。DNA 疫苗包括编码 HBsAg 的 DNA 疫苗、编码 HBsAg/前 S2(S1)的 DNA 疫苗;编码 HBeAg 或 HBeAg 的逆转录病毒载体等。

1. HBsAg/前 S2 疫苗　该疫苗每 0.5mL 剂量中含 20FgHBsAg/前 S2 蛋白,以氢氧化铝为佐剂。在 HBsAg/前 S2 蛋白颗粒中至少存在 3 种特异性抗原决定簇,前 S2 的加入使它比 HBsAg 疫苗有了更多的应答者。有学者用该疫苗接种 32 例慢性乙型肝炎患者,每月 1 次,共 3 次,接种后约 44% 的患者血清 HBV-DNA 转阴或其滴度下降 50%,表明该疫苗抑制 HBV 复制的效率与其他抗病毒治疗药物相仿。另有学者的研究表明,在接种 HBsAg/前 S2 疫苗的慢性乙型肝炎中,抗原特异性外周血单个核细胞(PBMC)增殖反应明显高于对照组($P < 0.05$),有 41.2%(7/17)的患者发生强而持久的细胞免疫反应,29.4%(5/17)的患者血清 HBV-DNA 转阴或下降 50% 以上。该研究表明,慢性乙型肝炎患者接种后出现的细胞免疫反应与疫苗的抗病毒效应相关。该疫苗在用于慢性乙型肝炎的治疗中尚未发现免疫综合征相关疾病的症状,因而较为安全。

2. HBsAg 疫苗　给转基因小鼠注射 HBsAg 疫苗,有些是效应者,有些则是无应答者。应答者清除病毒的机制可能是通过非细胞免疫途径来实现,因转基因小鼠的血清 HBV-DNA 水平在接种疫苗后下降,而 ALT 水平却未见升高。另有实验表明,对 HBsAg 疫苗有应答的转基因小鼠其树突状细胞(DC)刺激 T 细胞增殖和抗-HBs 产生的能力明显高于无应答者。一项初期临床研究对 46 例慢性乙型肝炎患者给予 HBsAg 疫苗,每月注射一次即 10Mg,共 3 次后,继续用 IFN-α 治疗,最终的效应率与作为对照的 43 例单用 IFN-α 的患者并无显著差异。我国各地都试用过 HBsAg 疫苗(单用或联合猪苓多糖等),并无肯定的结果。因此,试图用普通预防用 HBsAg 疫苗治疗慢性乙型肝炎患者,表明无效也无害。

3. HBsAg 免疫复合物疫苗　该疫苗联合应用乙型肝炎疫苗和乙型肝炎免疫球蛋白(HBIG),每单位剂量中含 60μgHBsAg 和 38μg HBIG,以氢氧化铝为佐剂。早期的动物实验表明,以鸭乙肝病毒(DHBV)实验感染的一日龄雏鸭,发现对病毒抗原 DHBsAg 和 DHBcAg 免疫耐受,以含 Freund 完全免疫佐剂的病毒抗原注射不引起免疫应答。而用灭活金葡萄球菌作为固相基质,通过兔抗-HBs 血清偶联特异性抗原(纯化 DHBsAg),构建一种抗原-抗体复合物作为免疫原,给免疫耐受鸭注射 3 次,17 只中有 12 只血清 DHBV-DNA 消失、DHBsAg 清除;16 只中有 8 只可检出低滴度的抗-DHB%国内闻玉梅教授等用 HBsAg 免疫复合物疫苗对 14 例慢性乙型肝炎患者进行肌内注射,每 3 周 1 次,共 3 次。治疗 6 个月后,有 9 例(64.3%)血清 HBV-DNA 转阴,6 例(42.9%)HBeAg 转阴。所有接受治疗者均未出现免疫综合征相关疾病的症状。该疫苗对慢性乙型肝炎的治疗作用机制尚未完全阐明,可能是通过抗体将抗原凝聚成较大分子,改变抗原提呈的方式,加强对 HBsAg 的摄取和加工处理而实现的。

八、预防

(一)管理传染源

正确指导患者及其家属进行消毒、隔离和预防。对 HBsAg 携带者和乙型肝炎患者,不能献血及从事饮食业、托幼机构的工作。对所有献血员,应常规做 HBsAg 检查。

(二)切断传播途径

严格掌握输血及血制品的适应证。防止医源性传播,提倡使用一次性注射器、检查和治疗用具。对血液透析病房、传染病房应加强消毒隔离工作,防止交叉感染。

(三)保护易感人群

乙肝疫苗的免疫接种是控制 HBV 感染及流行的最有效的预防措施。目前多使用重组 HBsAg 疫苗。乙肝疫苗接种对象为和 HBV 感染的高危人群。

1. 新生儿预防接种　在出生时、出生后 1 个月和 6 个月各肌内注射 $10\mu g$ 重组乙肝疫苗。

2. HBsAg,HBeAg 阳性的母亲所生新生儿的预防　使用乙肝疫苗和乙肝免疫球蛋白(HBIG)联合免疫,具有较好的预防效果。在新生儿出生时即刻注射 HBIG1mL(200IU/mL),一个月后再注射等量 HBIG。出生后 2 个月、3 个月及 6 个月各肌内注射重组乙肝疫苗 $10\mu g$,保护率可达 95% 以上。

3. 成人高危人群的预防接种　肌内注射 $10\mu g$ 重组乙肝疫苗,按 0、1、6 个月接种 3 次。

4. 意外暴露者被动免疫　未行预防接种意外接触含有 HBV 的血液和体液,并有皮肤黏膜损伤者,可肌内注射 HBIG2mL。在接种 HBIG 后,应同时接种乙肝疫苗,并按上述程序全程接种。

(郭子宁)

第四节　丙型病毒性肝炎

丙型病毒性肝炎由丙型肝炎病毒(hepatitis C virus,HCV)引起。人们早在 1974 年就开始认识此病,当时称为非甲非乙型肝炎(Non A, Non B hepatitis, NANBH)。1989 年将此病毒命名为丙型肝炎病毒。目前,全世界已有 1.7 亿 HCV 感染者,我国有 3.2% 的人群感染。该病 80% 可转变为慢性持续性感染,部分患者可发展为肝硬化或进展为肝细胞性肝癌,其所导致的终末期肝病是重要死亡原因之一。

一、病原学

丙型肝炎病毒(HCV)在电镜下为直径约 36~62nm 大小的球形颗粒,其序列结构与黄病毒相似,归于黄病毒科丙型肝炎病毒属。HCV 的基因组是一单股正链 RNA,全长大约由 9500 个核苷酸组成。根据基因结构的差异,将 HCV 分为 6 型,50 多个亚型。我国存在多种 HCV 基因型,包括 1a、1b、2a、2b、3a 等,其中以 1b 和 2a 为主,占 70%~80% 以上。HCV 的 RNA 在复制过程中有很高的变异率。其在感染的个体中发生基因序列变异,以形成相互关联而各不相同的品种为主,而 HCV 病毒在长期进化过程中日积月累的变异可使病毒基因序列形成明显的差别,即基因型。研究表明,HCV 基因型与疾病严重性相关,1b 型 HCV-RNA 载量高,肝病理变化较重,易导致肝硬化和肝癌;此外,HCV 基因型与 IFN-α 疗效相关。丙型肝炎病毒的高变异性使其逃逸宿主机体的免疫监视而导致感染持续存在。

二、流行病学

目前的研究表明,HCV 感染呈世界范围分布,在不同性别、不同年龄、不同种族的人群中均可发病,以血液传播为主,还可通过生活密切接触、性途径、母婴途径、经移植物途径等肠道外传播方式传播。

（一）传染源

丙型肝炎的主要传染源是慢性丙肝病毒感染者,亚临床感染者也具有重要的流行病学意义。急性患者在起病前 12d 即具传染性,并可长期持续或终生携带病毒。

（二）传播途径

丙型肝炎病毒的传播途径与乙型肝炎传播方式相似,以体液传播为主。

1. 经血传播　HCV 感染经血或血制品传播,输血后肝炎中丙肝占 60%～80%。

2. 医源性传播　医疗器械、针头、针灸用品、拔牙等均可传播丙型肝炎病毒,这些均与污染血液相关。

3. 性接触传播　有研究报道无输血史的丙肝患者中,有性接触或家庭内接触肝炎史者颇为多见,还发现丙型肝炎发病与接触新的性伙伴明显相关,说明 HCV 存在性传播。

4. 母婴传播　HCV 也可经母婴垂直传播。

5. 日常生活接触传播　尽管经血传播是主要的传播途径,但仍有部分散发性丙型肝炎无输血或肠道外暴露史。日常生活密切接触也可能是散发性丙肝的传播途径之一。

三、发病机制

丙型肝炎的发病机制是一个复杂的问题,至今尚未完全阐明。目前的研究认为,丙型肝炎病毒感染后导致肝细胞损伤可能通过以下途径:一是 HCV 可能具有直接致肝细胞病变的作用;二是 HCV 通过免疫(体液和细胞免疫应答)介导肝细胞损伤。此外,HCV 的变异能力很强,甚至在同一患者不同时期所分离的毒株也有差异,这一点可能与 HCV 感染后易慢性化和感染持续有关。

四、临床表现

丙型肝炎的临床表现与乙型肝炎相似但较轻,黄疸的发生率亦较乙型肝炎为低,但易慢性化,发生率约为 50%～70%。丙型肝炎的潜伏期为 2～26 周,平均为 50 天;输血后丙肝潜伏期缩短至 7～33 天,平均 19 天。

（一）急性丙型肝炎

急性丙型肝炎约占 HCV 感染的 20%。急性丙肝多数为无黄疸型肝炎,常因症状轻或无症状而未能诊断。大约 25% 的急性丙型肝炎出现黄疸及与其他型病毒性肝炎相同的非特异性症状。潜伏期平均为 7 周,检测血清中 HCVRNA 可作为早期感染的指标。大多数患者在随后的几周中血清转氨酶水平增高,部分患者伴有乏力、纳差、恶心等症状,甚至出现进展性黄疸,暴发性肝衰竭少见。

（二）慢性丙型肝炎

HCV 感染持续超过 6 个月而进展成为慢性丙型肝炎。大多数慢性丙型肝炎患者表现为

ALT 增高、反复波动。约三分之一患者 ALT 持续正常，但有其他肝功能损害和肝纤维化的表现。多数患者无明显症状或症状较轻，许多患者在感染 HCV 多年后才发现，部分患者在出现肝病相关并发症时才就诊发现。国外根据临床演变类型和 ALT 的变化，把慢性 HCV 感染分成三种临床类型：①反复异常型，表现为 ALT 反复明显波动，波动幅度较大后有一段平稳期，是慢性肝炎最常见的过程。肝活检可见肝细胞变性、炎性细胞浸润与坏死，伴不同程度的肝纤维化。此类型慢性肝炎的转归易进入终末期肝病（相当于肝硬化失代偿期）。②慢性持续型：ALT 呈轻度升高，并表现为持续性，肝活检呈不同程度的慢性肝炎病理改变，少数患者也可进展为终末期肝病。③健康携带者：在急性丙肝 ALT 恢复正常后，肝功能一直正常，但抗 HCV 和 HCV－RNA 持续阳性。在慢性丙型肝炎中，约 60％以上的患者 20 年以内进展缓慢，无慢性肝病特异症状及体征。约 20％～30％的慢性丙型肝炎患者在 20～30 年中进展成肝硬化。10％～15％的 HCV 感染患者仅为轻、中度慢性肝炎，不发展至肝硬化。

在慢性 HCV 感染后 20 年，肝细胞癌发生率约 1％～5％，形成肝硬化后，则发生率为 4％～10％。成人 HCV 感染过程可受一些因素影响。长期饮酒可使肝硬化、失代偿性肝硬化和肝细胞癌的可能性增加，另外 HCV1 型可能较其他型肝病进展快且治疗困难。

（三）儿童 HCV 感染

儿童 HCV 感染一般认为主要由输血、血制品或母婴传播所致。在儿童期感染 HCV 且发展为持续感染的患者，因症状不明显较少进行治疗，肝脏损伤进展也较成人缓慢。

五、诊断

在 HCV 感染的实验室检查中，常规检测 HCV 抗体、HCVRNA 和 ALT、胆红素等指标，此外，还可进行血清免疫球蛋白检测、外周血淋巴细胞分群、HCV 分型、腹部影像学检查等，在进行治疗前和治疗期间，为了解肝脏病变情况，应常规行肝组织学检查。

（一）HCV 抗体检测

HCV 抗体检测是初步筛选 HCV 感染的常用方法。主要检测抗－HCV 和抗－HCV IgM，方法主要有酶联免疫吸附（ELISA）、酶免疫分析（EIA）和重组免疫斑点分析（RIBA）几种。

（二）HCVRNA 检测

血清中 HCVRNA 阳性是诊断 HCV 感染的"金标准"。HCV 抗体阳性而 HCVRNA 阴性者代表既往感染。此外，监测血清中 HCVRNA 可以评价治疗反应。

（三）HCV 基因分型

研究认为 HCV 基因型与 IFN 治疗反应有关，故有条件者可进行基因分型。

（四）其他生化检查

多数 HCV 感染患者有 ALT 水平升高，但单独 ALT 升高不能作为 HCV 感染的诊断指标，另有约三分之一的慢性丙型肝炎患者 ALT 持续正常，ALT 水平在 HCV 感染中与肝脏组织学活动和病情严重程度均无密切相关。

（五）肝组织活检

在证实 HCV 感染和判断疾病活动时，肝组织学检查是必要的，特别是开始抗病毒治疗前。肝组织学检查结合 ALT 水平可以明确肝脏疾病的活动性和严重程度，对治疗具有指导意义。

六、治疗

治疗原则:常规治疗与乙型肝炎相似,但丙型肝炎强调早期抗病毒治疗,无论急性或是慢性 HCV 感染,只要有病毒复制的证据存在,均应尽早行抗病毒治疗。

(一)一般治疗

急性期及慢性丙型肝炎急性发作时的处理与其他病毒性肝炎相同。此外,对于丙型肝炎应尽早进行抗肝纤维化治疗,抑制纤维组织增生而促进肝细胞再生,以利于肝组织的修复,防止纤维化的发生及发展。国外有报道秋水仙碱具有抗肝纤维化作用。其他常用的制剂有丹参滴丸、丹参片和丹参注射液、复方鳖甲软肝片等。

(二)抗病毒治疗

目前丙型肝炎的治疗主要是干扰素,联合病毒唑可提高疗效。急性丙型肝炎应尽早采用 IFN-α 治疗,以防止慢性化。慢性丙型肝炎的治疗以干扰素为主,联合病毒唑可提高治疗效果。其中,长效干扰素的研制和应用为慢性丙型肝炎的治疗带来了新的希望。

1. 治疗目标

(1)主要目标:治愈,即清除病毒、阻止疾病(坏死/纤维化)进展、消除临床症状。

(2)次要目标:延缓病情,预防或减少并发症发生,即减轻肝脏纤维化的进展、延缓肝硬化的发生、防止失代偿的发生、防止肝细胞癌的发生。

2. 疗效判定　临床上大多数根据生化反应(ALT 复常)、病毒反应(用 RT-PCR 法检测 HCV RNA)、组织学反应(肝穿显示是否有组织学改善)来判断慢性丙型肝炎的疗效。其中病毒学应答为最主要的评价指标。

(1)治疗结束时应答:指在治疗结束时 ALT 复常及 HCVRNA 阴转。

(2)持续应答:指治疗结束后随访 6 个月或 12 个月时 ALT 持续复常和 HCV-RNA 阴转。

(3)无应答:指治疗结束时 ALT 仍异常、HCV-RNA 仍阳性者。

(4)突发和复发:突发是指在治疗期间 ALT 复常后又上升,HCV-RNA 阴转后又阳性者;复发是指治疗结束时已获得应答的患者,在停药后再次出现 ALT 异常和 HCV-RNA 阳性者。

3. α 干扰素(IFN-α)　经多年应用经验,IFN-α 仍然是治疗丙型肝炎公认首选的药物。IFN-α 治疗丙型肝炎的机制与以下作用有关:直接抑制病毒复制,促进细胞增生,加快细胞毒性 T 细胞成熟,提高自然杀伤细胞活性。

(1)急性丙型肝炎:常规 IFN-α_3MU/次,每周 3 次,疗程 6～12 个月;或使用长效干扰素(Peg IFN)180μg/次,每周一次。虽然 IFN-α 在急性 HCV 感染中可有效清除 HCV,但急性 HCV 感染者仅 30% 出现非特异性症状或体征而就诊,因此能够明确诊断并进行治疗的患者较少。

(2)慢性丙型肝炎:常规 IFN-α_3MU/次,皮下注射,3 次/周,疗程至少 12～18 个月。

为提高疗效,治疗开始时 4 周,3MU/次,1 次/d。

疗效评价:单独使用常规干扰素治疗慢性丙型肝炎的效果很差,生化或病毒学持续反应率不高。在标准方案结束时,病毒学反应率约有 30%～40%,在停止治疗后有较高复发率(50%～75%),病毒学持续反应率仅为 10%～20%。

复发者和无反应者再治疗:对复发者或无反应者一般再给予较大剂量和更长时间(12个月)的治疗,复发者再治疗的持续反应率一般为40%~60%。

影响干扰素疗效的因素:许多宿主和病毒方面的因素可影响对干扰素的治疗反应,近来国内外已发现一些可能产生较好疗效的因素是:①肝活检肝组织炎症较轻,无肝硬化改变。②血清中 HCVRNA 水平较低者。③HCV 基因非 1 型。

4. 干扰素和病毒唑联合治疗　病毒唑系鸟嘌呤核苷酸类似物,可抑制肌苷 5'单磷酸(IMP)脱氢酶活性,引起细胞内 GTP 减少。病毒唑用于治疗慢丙肝,单独应用无确切的抗HCV 作用,联合 TFN－α治疗比单用 IFN－α或病毒唑 6 个月标准疗程有更好的持久疗效和较低的复发率。

推荐病毒唑仅与 IFN－α_2b 合用,病毒唑的剂量与患者体重有关,<75kg 的患者用病毒唑 1000mg/d,>75kg 的患者病毒唑剂量为 1200mg/d。

病毒唑的主要副作用为溶血性贫血,血红蛋白水平降低常常发生于治疗后 1~2 周内,接受病毒唑治疗的患者约有 10%血红蛋白浓度低于 100g/L,加入 IFN－α治疗不会使此副作用加重。由于贫血可使心脏病加重,有严重或不稳定心脏病史患者不用病毒唑和 IFN－α联合治疗。在联合治疗期间,除检测 IFN－α单独治疗所进行的实验室检查之外,每 2 月进行一次血红蛋白水平检测,如血红蛋白水平低于 85g/L,应减少病毒唑剂量或停用。本品对缺血性心脏病、肾病及有脑血管病史者禁忌,此外本品可致畸,故妊娠者亦应禁忌。女性患者治疗开始时应证实妊娠实验阴性,告知患者在治疗期间及治疗后 6 个月内采取有效避孕措施并每月做妊娠试验一次。

5. 长效干扰素　派罗欣(Peg IFN,商品名)和佩乐能是长效干扰素(第二代干扰素),系IFN－α与聚乙烯二醇(polyethylene glycol)的结合物,现有 Peg IFN－α和 Peg IFN－α_2b 两种制剂。Peg IFN 半衰期较长,可在体内较长时间维持有效的血药浓度,每周只需注射 1 次,目前主要用于丙型肝炎的治疗。长效干扰素具有持续的抗病毒效果,它的出现是丙型肝炎治疗的重要进展。Peg IFN(180μg/周)联合病毒唑治疗慢性丙型肝炎已经成为慢性丙型肝炎的标准治疗方案。

(1)剂量与疗程:根据病毒的基因型决定疗程和病毒唑剂量:基因 1 型:派罗欣 180μg/周＋病毒唑 1000~1200mg/d,疗程 48 周;基因非 1 型:派罗欣 180μg/周＋病毒唑 800mg/d,疗程 24 周。

根据早期病毒学反应(治疗 12 周病毒载量下降 2 倍 log 值以上或阴性)决定是否继续治疗,以取得最佳药物经济学效益。

(2)疗效:Peg IFN 联合病毒唑 1000/1200mg/d 治疗 48 周,总的持久性病毒学应答率为61%;Peg IFN 联合病毒唑 1000/1200mg/d 治疗 48 周,HCV 基因型 1 型持久性病毒学应答率为 51%;Peg IFN 联合病毒唑 800mg/d 治疗 24 周,HCV 基因型非 1 型持久性病毒学应答率为 78%。

(3)药物副反应:Peg IFN 副反应与常规 IFN 相似,在治疗中应严密观察。

七、预防

(一)筛查献血员

筛查献血员是当前预防 HCV 感染的主要措施。通过在献血员中筛查抗 HCV 阳性者使输血后丙肝有了明显的下降。此外血制品制备中采用灭活措施,对减少输血后丙肝也有重要意义。

（二）防止医源性感染

推广使用一次性注射器,对外科、妇产科、口腔科和内科所用器械以及内镜应采用高压灭菌或戊二醛等消毒,加强血透室管理,严格消毒制度。

（三）HCV 疫苗的研制

丙型肝炎最终控制将取决于疫苗的应用,但由于 HCV 的高变异性和亚型的繁多,目前疫苗的研制还在进行艰苦的探索中。

（邵丹丹）

第五节　丁型病毒性肝炎

丁型肝炎病毒（HDV）是一种缺陷的 RNA 病毒,必须在有 HBV 感染时才能感染宿主。HDV 可以与 HBV 同时感染（coinfection）,也可在 HBV 先前感染的基础上发生重叠感染（super－infection）。乙型肝炎合并丁型肝炎病毒感染常导致病情加重、慢性化,甚至发展为暴发性肝炎。

一、诊断

HDV 与 HBV 同时感染所致急性丁型肝炎,仅凭临床资料不能确定病因,凡无症状慢性HBsAg 携带者突然出现急性肝炎样症状、重型肝炎样表现或迅速向慢性肝炎发展者,以及慢性乙型肝炎病情突然恶化而陷入肝衰竭者,均应想到 HDV 重叠感染。

HDV 与 HBV 同时感染和重叠感染临床表现的区别,参见表 6－4。

表 6－4　HDV 与 HBV 同时感染和重叠感染的区别

项目	同时感染	重叠感染
意义	HDV 与 HBV 同时或相隔较短时间感染宿主细胞	已经感染 HBV 者再感染 HDV
潜伏期	6～12 周	3～4 周
临床特点	急性肝炎,可在病程中先后两次发生黄疸及肝功能损害（两个分离的血清转氨酶高峰期）	"急性"肝炎和易发生重型肝炎
慢性化	很少形成慢性 HDV 携带者及慢性肝炎	颇易慢性化,形成慢性活动性肝炎和肝硬化者较多
血清学标志		
抗－HDV－IgM	阳性,持续时间短	阳性,慢性感染时持续存在
抗－HDV－IgG	反应较弱,亦可持久	阳性,水平高,持续时间长,尤其慢性化时

检测到 HDAg 或 HDV－RNA;或从血清中检测抗－HDV,均为确诊依据。

HDV 感染诊断通常比较困难,常用 RIA 法检测抗－HDV。检测抗－HBc－IgM（急性乙型肝炎的血清学标志）可区分 HBV 和 HDV 的共同感染与 HDV 的急性感染。

二、治疗

治疗以护肝对症治疗为主。INF－α 是唯一被 FDA 批准用于治疗慢性丁型肝炎的药物,其可抑制 HDV－RNA 复制。用其治疗后,可使部分病例血清 HDV－RNA 转阴,所用剂量宜大,疗程宜长。但其疗效有限,研究显示 40%~70% 的患者 INF－α900 万 U,每周 3 次,或者每日 500 万 U,疗程 1 年,才能使血清中的 HDV－RNA 消失,但是抑制 HDV 复制的作用很短暂,停止治疗后 60%~97% 的患者复发。

(郭子宁)

第六节　戊型病毒性肝炎

戊型病毒性肝炎(viral hepatitis E,HEV)是由戊型肝炎病毒引起的急性传染病,是经粪—口途径传播的非甲非乙型肝炎。其临床表现与甲型病毒性肝炎相似,但黄疸型多见。

一、诊断

(一)临床表现

潜伏期一般为 2~9 周,平均 6 周。多见于青壮年,男性发病率高于女性,为 1.3~3.0∶1。

本病起病急,可出现以下临床表现:①临床上大多表现为急性黄疸型肝炎。②严重肝炎导致暴发性肝功能衰竭。③无黄疸型肝炎。④无症状感染。

常见症状、体征:与甲型肝炎类似。发热、咳嗽、乏力、纳差、恶心、呕吐、腹胀以及腹泻、皮肤瘙痒等。体征可有肝大、脾大。

儿童表现较轻。孕妇易感性高(尤其是处于孕期中 3 个月和末 3 个月),重症者多见,易早产,死胎率高。

本病常为自限性,与慢性肝炎、肝硬化、肝细胞癌无相关性。

(二)实验室检查

如出现急性肝炎症状,患者血清 HEV－RNA 阳性或发病 1 周后血清抗－HEV－IgM 和(或)抗－HEV IgG 阳性,或急性期血清戊型肝炎抗体(抗－HEV)阴性但恢复期阳性者,均可确诊。

(三)诊断标准

流行病学资料、临床表现结合特异血清病原学检查可以确诊。

如无特异性血清学检测方法,可用血清排除法诊断:多次血清学检查不符合甲型、乙型、丙型肝炎,无输血传播病毒(TTV)、巨细胞病毒、EB 病毒及其他已知原因的肝炎病毒感染,凡经流行病学资料证实为经粪—口感染者,亦可确诊。

二、治疗

治疗与甲型肝炎治疗相似。对孕妇患者强调早期诊断、早期治疗。对晚期妊娠患者应注意预防产后出血。

(郭子宁)

第七节　其他病毒引起的肝炎

临床诊断为病毒性肝炎患者中,10%~20% 为甲、乙、丙、丁和戊型肝炎病毒血清学标志阴性,无法分型,临床上诊断为非甲至非戊型肝炎。自 1995 年以来,先后报道 GB 病毒 C (GBV－C)/庚型肝炎病毒(HGV)、输血传播的病毒(TTV)及 TTV 相关病毒与非甲至非戊型肝炎有关。但目前对上述病毒的致病性尚有争议,多数学者认为不引起肝炎。

一、GBV－C/HGV 感染

关于 GBV－C/HGV 最早的研究可追溯到 1967 年,Deinhardt 等在研究甲型肝炎病毒的动物模型时,发现采自 1 名 34 岁的美国芝加哥外科医生(GB)黄疸后第 3 天的血清标本,给狨毛猴(棉顶狨猴)接种后发生肝炎,并可在狨毛猴中传代感染。因此,将该传染性因子及其相关肝炎分别被命名为 GB 因子和 GB 肝炎。

1995 年,美国 Abbott 实验室 Simods 等对含 GB 因子的须狨猴第 11 代传代感染血清进行各种已知肝炎病毒的筛查,证明该血清不含甲、乙、丙、丁和戊型肝炎病毒。然后,用免疫筛选和代表性差异分析法(representational difference analysis,RDA)等技术,从含 GB 因子的动物传代血清中获得 11 个 DNA 克隆,并对其中 7 个克隆进行了深入分析,发现两个完全不同但略有相关的病毒样 RNA 序列。经种系进化分析,该两种病毒的基因序列与黄病毒科关系密切,但与丙型肝炎病毒(HCV)的同源性较低,分别命名为 GBV－A 和 GBV－B。以后的研究表明,该两种病毒为动物源性病毒,而不是人源性病毒。

后来,Simons 等从西非一例非甲至非戊型肝炎患者血清中,用 RDAPCR 技术扩增临到一个黄病毒样基因产物,其 NS3 区的核苷酸序列与 GBV－A、GBV－B 和 HCV 的同源性分别为 59%,47.9% 和 53.7%;其结构区基因的核苷酸序列与 GBV－A、GBV－B 和 HCV 的同源性分别为 48%,28% 和 29%,但与基因库中已发表的所有公认序列无明显同源性。因此,被认为是一种新型肝炎病毒,与 GBV－A、GBV－B 和 HCV 同属黄病毒科,命名为 GBV－C。

不久,美国 Genelabs 公布 Kim 和疾病控制中心 Bradley 等报道,从美国 1 例输血后非甲至非戊型肝炎患者血清中发现一个新的黄病毒样 RNA 序列,称为庚型肝炎病毒(HGV)。HGV 基因序列与 GBV－C 同源性较高,两者 NS3 区核苷酸序列同源性为 85.5%,氨基酸同源性为 100%,提示 HGV 和 GBV－C 是同一种病毒的不同分离株。因此,该病毒暂命名为 GBV－C/HGV,其正式命名有待国际病毒分类与命名委员会最后确定。

(一)病因

至今尚未观察到 GBV－C/HGV 的病毒颗粒。但其全基因组序列已基本测定清楚。GBV－C/HGV 属黄病毒科,为单股正链 RNA 病毒,其基因组全长 9.1～9.4kb,有一个连续的开放读码框架,编码一个长度为 2870～2900 个氨基酸的多聚前体蛋白。5'端和 3'端均有一个较短的非编码区(untranslationregion,UTR)。多聚前体蛋白的氨基端为结构区,羧基端为非结构区。结构区分为衣膜 1(E1)和 E2。与 HCV 不同之处是无核心区或核心区较短,仅编码 79 个氨基酸。非结构区分为 NS2、NS3、NS4A/B、NS5A/B 等区,分别编码蛋白酶、解旋酶和 RNA 依赖的 RNA 聚合酶。

GBV－C/HGV 有 5 个基因型,1 型流行于西非,2 型流行于美国和欧洲,3 型流行于东亚,4 型流行于东南亚,5 型流行于南非。我国流行的 GBV－C/HGV 主要是基因 3 型。

GBV－C/HGV 可感染狨毛猴、狨猴和黑猩猩。美国用 GBV－C/HGV－RNA 阳性者的血清(含 107～108HGV 拷贝/mL)给 2 只黑猩猩静脉内接种,16 周后,血清 GBV－C/HGV－RNA 滴度逐渐升高,至接种后 50 周达高峰(107～108 拷贝/mL),随访检测 75 个月,黑猩猩血清中 GBV－C/HGV－RNA 持续阳性,但黑猩猩未发生肝炎,每周检测 1 次血清丙氨酸氨基转移酶(ALT),均未发现异常。

有人用 GBV－C/HGV 感染人原代肝细胞、HelpG2 和 HOHI(人类肝细胞系)、Molt4 细胞(人淋巴细胞系),前两者可分别持续感染 12d 和 23d;在 HelpG2 和 HOHI 细胞中可检测到 GBV－C/HGV 负链 RNA;在 Molt4 细胞中则可检测到 GBV－C/HGV 正链 RNA,提示 GBV－C/HGV 可在上述细胞中短期复制,但尚不能长期连续传代培养。

(二)流行病学

GBV－C/HGV 感染的地域分布较广,世界各大洲均有 GBV－C/HGV 感染。在美国 ALT 正常的供血员 GBV－C/HGV－RNA 阳性率为 1.3%,日本为 0.5%,德国为 2.3%,法国为 4.2%,我国为 1.4%~8.5%。非洲人群中 GBV－C/HGV 感染率较高,如随机检测 200 名加纳小学生,其 GBV－C/HGV－RNA 阳性率高达 14.2%。

GBV－C/HGV 主要经血传播。多次受血者、静脉内毒瘾者、血透析患者及接触血液的医务人员 GBV－C/HGV－RNA:阳性率较一般人群高 20~30 倍。乙型和丙型肝炎患者 GBV－C/HGV－RNA 阳性率分别为 10.3% 和 11.2%,显著高于甲型(1.6%)和戊型(0)肝炎,提示 GBV－C/HGV 与乙型和丙型肝炎病毒具有共同的传播途径。

GBV－C/HGV 还可经性和母婴传播。随访 9 例感染 GBV－C/HGV 的孕妇所生婴儿,其中 3 例感染 GBV－C/HGV。另对 18 例 GBV－C/HGV－RNA 阳性母亲所生婴儿检测发现,10 例婴儿 GBV－C/HGV－RNA 阳性,母婴传播率为 55.6%,而 19 例 HCV RNA 阳性母亲所生的婴儿,仅 1 例 HCV,提示 GBV－C/HGV 的母婴传播较 HCV 更为常见。

(三)临床表现

关于 HGV 的致病性问题,目前尚有争议。检索 PubMed 发现,自 2000 年 1 月 1 日至 2002 年 9 月 1 日间,共发表 141 篇有关 GBV－C/HGV 论文,其中 23 篇与 GBV－C/HGV 致病性有关,18 篇(78.3%)认为该病毒对急慢性肝病无临床意义,不引起非甲至非戊型肝炎;3 篇(13.0%)认为可致非甲至非戊型肝炎;2 篇(8.7%)认为需进一步研究。但在 141 篇论文中,29 篇(20.6%)是关于 GBV－C/HGV 对 HIV 感染者的意义,发现 GBV－C/HGV 阳性 HIV 感染者的 HIV 滴度明显低于 GBV－C/HGV 阴性者,且 CD$_4^+$ T 细胞计数较高,病情发展缓慢,存活率较高。因此,GBV－C/HGV 与 HIV 感染关系是目前研究的热点。

关于 GBV－C/HGV 与肝病无关的主要证据是:①在一般人群、献血员、各种肝病患者以及与肝病无关的其他患者中,GBV－C/HGV－RNA 阳性和阴性组,ALT 和(或)天门冬氨酸转移酶(AST)水平无差异。②单独 GBV－C/HGV 感染的健康献血员,在临床、生化和组织学上未见有肝病的证据。对 GBV－C/HGV－RNA 阳性组随访 2 年,未发生肝炎。③非甲至非戊型肝炎患者的 GBV－C/HGV－RNA 阳性率与一般人群和献血员无显著差异。④HBV 或 HCV 患者合并感染 GBV－C/HGV 并不加重病情,也不加速慢性乙型和丙型肝炎患者的肝纤维化进程。

GBV－C/HGV 与肝炎有关的主要证据是:①在急性和慢性非甲至非戊型肝炎患者中存在单纯 GBV－C/HGV 感染,但其因果关系难于证实,也无法排除潜在的未知病因。②动物实验表明,8 只恒河猴感染 GBV－C/HGV 阳性的患者血清后,ALT 和 AST 略有异常,肝组织学显示有一过性类似轻度肝炎的病理学改变,但以后不论 GBV－C/HGV 病毒血症是否存在,肝组织的病理学变化均趋于正常。因而认为 GBV－C/HGV 可能具有弱致病性,并为自限性的,但该研究未排除 GBV－A 和 GBV－B 感染。③对 18 例单纯 GBV－C/HGV 感染的献血员随访 3～5 年,发现 12 例为持续病毒血症,其中 10 例为脂肪肝,但未排除引起脂肪肝的其他可能病因。

(四)实验室检查

GBV－C/HGV 感染的实验室诊断系用逆转录套式聚合酶链反应法(RT－nPCR)检测 GBV－C/HGV－RNA 及用 EIA 检测抗 GBV－C/HGV 抗体。

1.RT－nPCR 法检测 GBV－C/HGV－RNA　黑猩猩感染 HGV 后第 7 天即可从血中检出 HGV－RNA,而抗 GBV－C/HGV 则于感染 21d 后方可检出,因此,RT－nPCR 是 GBV－C/HGV 感染早期诊断和监测病毒血症的方法之一。

2.EIA 检测抗 GBV－C/HGV 抗体　目前主要有两种 EIA 法:一是用人工合成的多肽作为抗原;二是用基因重组蛋白作为抗原。国外报道,用人工合成多肽 EIA 法检测 124 例静脉内毒瘾者的血清抗 GBV－C/HGV 抗体,与 RT－nPCR 法阳性、阴性及总符合率分别为 3.4%、77.2%和 77.4%;用基因重组蛋白 EIA 法检测 90 例肾透析患者的血清抗 GBV－C/HGV,与 RT－nPCR 法阳性、阴性及总符合率分别为 8.3%、75%和 75.6%。因而认为 EIA 法目前尚不能作为 GBV－C/HGV 感染的诊断。

(五)预防

GBV－C/HGV 感染的预防方法与 HBV、HCV 感染基本相同,主要是加强血液和血制品的管理,大力提倡义务献血,减少血源性传播;加强医院消毒隔离制度,防止医源性传播;大力开展健康教育,增强个人防护意识。

由于 GBV－C/HGV 的致病性问题尚未定论,且目前尚无简便、快速和可靠的筛查 GBV－C/HGV 方法,因此,对供血员是否需要 HGV 筛查,目前尚难确定。

(六)治疗

一些回顾性研究表明,GBV－C/HGV 对干扰素治疗敏感,与 HBV 和 HCV 具有相似的疗效反应类型。10 例 GBV－C/HGV－RNA 阳性的慢性丙型肝炎患者,用干扰素治疗后,其中 3 例(30%)GBV－C/HGV－RNA 阴转并持续阴性,说明干扰素治疗 GBV－C/HGV 感染有效。另有报道 7 例合并感染 GBV－C/HGV 的丙型肝炎患者,用干扰素治疗后,1 例完全应答(GBV－C/HGV 和 HCVRNA 持续阴转,ALT 恢复正常),3 例暂时应答(治疗时 GBV－C/HGV 和 HCVRNA 阴转,ALT 下降,但治疗停止后 GBV－C/HGV 和 HCVRNA 又阳转,且 ALT 回升),3 例无应答(治疗前后 GBV－C/HGV 和 HCVRNA 及 ALT 均无改变),与无 GBV－C/HGV 合并感染的丙型肝炎组结果相似,提示 GBV－C/HGV 对干扰素治疗敏感,合并感染 GBV－C/HGV 并不影响干扰素治疗丙型肝炎的疗效。但单独用利巴韦林治疗 GBV－C/HGV 合并感染的丙型肝炎患者,其抗病毒效果不佳。

由于 GBV－C/HGV 致病性问题尚未解决,因此,对单独感染 GBV－C/HGV 者是否需要治疗尚有争议。

二、TTV 及其相关病毒感染

1999 年 Nishizawa 等应用 RDA 对一例非甲至非庚型输血后肝炎患者两份血清(其中 1 份为 ALT 正常时的血,另 1 份为 ALT 高峰时的血)进行分析,经凝胶电泳发现一条相对分子质量为 500bp 的 DNA 带,纯化后将其连接至 pT7 Blue T 载体并转化至大肠杆菌,获得了 36

个克隆。根据序列分析,该36个克隆可分为13个组。将每组中的代表性克隆与基因库中的DNA序列进行同源性分析,然后选出4个代表性克隆,并根据其序列设计了两对引物,对上述患者的两份血清进行了PCR扩增,从ALT异常的那份血清中获得一个克隆,经与基因库中已知的DNA序列比较,未发现与其相同或相似的序列。在原获得的36个克隆中,有8个序列与该克隆相似,提示为同一种新型病毒的DNA。由于该克隆来源于一例姓名简写为TT的患者,因此,将该病毒暂命名为TT病毒(TTV)。

(一)病因

TTV为单链DNA病毒,无包膜,为小圆球状颗粒,直径为30～32nm,对Rnase I敏感,但具有抗Rnase A作用:TTV—DNA在蔗糖中的浮密度为$1.26g/cm^3$,在氯化铯中的浮密度为$1.31～1.35g/cm^3$,均高于HBV(分别为$1.24g/cm^3$和$1.25～1.26g/cm^3$)。

TTV基因小全长为3.6～3.8kb,为环状甲链负股DNA,A、C、G和T含量分别为31%、26%、23%和21%。有4个ORF:ORF1较长,位于589～2898核苷酸,编码770个氨基酸;ORF2较短,位于353～712核苷酸,编码120个氨基酸;ORF3位于353～2872核苷酸,编码286个氨基酸;ORF4位于353～3074核苷酸,编码289个氨基酸;3073～3535核苷酸为非编码区,内有一富含GC区。

自1999年起陆续发现了一些新的TTV相关病毒,包括SANBAN病毒、YONBAN病毒、TTV样微小病毒(TTV—like mini virus,TLMV)、SEN病毒(SENV)和PM病毒(PMV),经病毒的物理特性和基因进化树分析表明,这些病毒均属于环状病毒科,与TTV共同组成TTV相关病毒超级家族(super family of TTV—related viruses),其成员具有高度的基因异质性,核苷酸序列同源性仅为40%～60%。根据0RF1基因进化树分析,可将TTV相关病毒分为5个不同组(group):组1以TTV原型株TA278为代表;组2为PMV分离株;组3为SANBAN、SENV和TUS01分离株;组4为YONBAN分离株,包括新近从日本和中国分离的一些TTV毒株,如CT30—03和JT03—02等;另外一些新近从日本和分离的TTV毒株为组5,如CT39—25和JT34—04等。每个组中包含4～11个数口不等的基因型,共有35个基因型。

TTV的基因异质性较高,如基因组5的3株TTV全长核苷酸序列的同源性仅为68.4%～69.2%,各组间的核苷酸序列同源性高于氨基酸序列的同源性(表6—5)。

表6—5 TTV基因组5与其他4组代表株的核苷酸和氰基酸序列同源性比较

基因区	基因组5与其他4组代表株的核苷酸和氨基酸序列同源性(%)				
	1组	2组	3组	4组	5组
全长	50.2	51.5	55.0	49.3	68.4～69.2
UTR(nt)	73.1	73.2	76.0	63.4	82.6～83.3
编码区(nt)	50.7	53.3	50.1	48.4	64.0～65.2
ORF1(nt)	49.1	50.3	49.8	48.2	62.5～64.3
ORF1(nt)	39.9	42.4	38.9	37.0	55.2～57.6

检测5例血清TTV—DNA阳性者的肝组织表明,肝组织的TTV—DNA滴度等于或高于血清10～100倍,提示TTV可能在肝组织中复制。TTV、TTV相关病毒、TLMV和CAV组成一个副圆环状病毒科(paracircoviridae)。该病毒科具有下列特点:①基因组为单链闭合环状DNA。②在ORF2上游非编码区具有保守的TATA盒子、T—Ag和Cap位点功能区。

③存在 ORF2 编码的蛋白 WX－Sub7^ Sub3^ CXCX^ SUb5^ H 功能区。④ORF1 编码一个糖蛋白,其氨基末端富含精氨酸。本病毒科很可能存在更多的成员,其非编码区的保守核苷酸序列对发现新成员可能有用。

(二)流行病学

TTV 呈世界性分布,人群中 TTV 感染率较高。用多组引物或用较保守的非编码区设计的引物检测,一般人群中 TTV－DNA 阳性率很高,美国供血员为 34%～98%,新加坡、沙特阿拉伯供血员为 100%。即使用非理想的引物检测,发展中国家农村人群 TTV－DNA 阳性率也高达 83%。有人认为,由于 TTV 基因异源性较高,即使如此高的流行率,仍可能是低估的。

检测中国和日本的婴儿及成人 TTV－DNA 发现,6 月龄以下婴儿的 TTV－DNA 阳性率分别为 20% 和 15%,7～12 个月龄婴儿分别为 72% 和 54%,成人分别为 83% 和 49%,提示 TTV 感染十分普遍,6 月龄内婴儿即可感染,7～12 个月龄婴儿的感染率已达到成人水平(表6－6)。

表6－6 中国和日本的婴儿及成人 TTV－DNA 检出率

人群	例数	TTV 基因组别		
		1 组	4 组	5 组
中国				
婴儿<6 月	15	1(7%)	3(20%)	3(20%)
7～12 月	18	6(33%)	13(72%)	7(39%)
成人 21～58 岁	29	15(52%)	24(83%)	21(72%)
日本				
婴儿<6 月	34	0	5(15%)	3(9%)
7～12 月	59	9(15%)	32(54%)	11(19%)
成人 16～64 岁	120	18(15%)	59(49%)	28(23%)

不同基因型和基因组 TTV 合并感染较为常见,日本 17 例 TTV－DNA 阳性婴儿中,9 例(53%)合并不同基因型 TTV,中国 7 例 TTV－DNA 阳性婴儿中,6 例(86%)合并感染不同基因型 TTV。

TTV 主要经血液传播。有血液暴露史者 TTV－DNA 阳性率明显高于一般人群。非甲至非庚型慢性肝病患者 TTV－DNA 阳性率为 46%(41/90),非甲至非庚型肝炎为 47%(9/19),慢性肝炎为 47%(15/32),肝硬化为 48%(19/40),肝细胞癌为 39%(7/18),血友病患者为 68%(19/28),静脉注射毒品成瘾者为 40%(14/35),血透析患者为 46%(26/57),均显著高于供血员(12%,34/290)。

此外,TTV 还可经粪－口、空气飞沫和母婴传播(包括垂直和喂奶传播)。

(三)临床表现

通过 PubMed 检索,自 2000 年 1 月 1 日至 2002 年 9 月 1 日,共发表 183 篇有关 TTV 的论文,其中 55 篇与嗜肝致病性有关,41 篇(74.6%)认为 TTV 不致非甲至非戊型肝炎,对急、慢性肝病和肝癌也无临床意义;6 篇(10.9%)认为 TTV 引起非甲至非戊型肝炎;8 篇(14.5%)认为需进一步研究以确定其意义。TTV 与肝病无关的主要证据是:①TTV 在人群中分布广泛,其病毒血症在一般人群、各种肝病患者和其他疾病患者中的流行率无显著差别。②TTV 阳性组和阴性组患者的血清 ALT、清蛋白和胆红素水平,以及肝活检结果无显著差异;TTV 阳性组的血清 TTV－DNA 滴度变化与 ALT 水平无关。③通过输血或母婴传播感染 TTV 者不发生 ALT 异常;对经母婴传播感染 TTV 的婴儿,随访 6 个月至 5 年,未发生肝炎。④急性肝炎患者合并感染 TTV,对病因已知的急性肝炎自然史无影响,也不加速肝病的慢性化。⑤慢性肝炎患者合并感染 TTV,不加重病情,不影响干扰素或干扰素与利巴韦林联合治疗的疗效。⑥在动物实验中,6 只猕猴感染 TTV 阳性者的血清后,随访半年以上,未见 ALT/AST 水平上升及肝组织病理学异常改变。

TTV 与肝炎有关的证据主要集中在 TTV 基因 1 型感染:①在未知病因的肝炎患者中,许多 TTV 基因 1 型感染者存在轻度到中度的肝组织损伤,如肝纤维化和坏死性炎症反应等。②在献血员、普通人群和病因不明的肝炎患者中,TTV 基因 1 型感染者常有较高的 ALT/AST 水平,而在肝功能正常的 TTV 感染者中,TTV 各个基因型的分布均等。③两只黑猩猩感染 TTV 基因 1 型阳性者血清后,表现为轻度生化学和肝组织学异常。④慢性丙型肝炎患者合并感染 TTV 基因 1 型,血清 TTV 滴度较高(大于 104 拷贝/mL),可能是肝癌发生的危险因子。⑤TTV 基因 1 型感染可导致血小板计数降低,加重慢性肝病患者的血小板减少症。

关于 TTV 相关病毒的致病性问题报道较少。国外有 5 篇关于 SENV 致病性的报道,其中 4 篇认为 SENV 不导致非甲至非戊型肝炎。

TTV 相关病毒基因高度异质性的特点提示,在研究中应注意以下问题:①选择不同 DNA 片段进行 PCR 检测时,灵敏度有很大差异。例如,非编码区(UTR)较 ORF1 核苷酸序列保守,因此,用 UTR 引物作 PCR,其灵敏度明显高于 ORF1PCR,甚至可高达 5 倍。应用 UTRPCR 检测,多数国家的一般人群 TTV 流行率为 80% 左右。②虽然这些病毒几乎不致肝病,但在其众多的成员中,某些病毒可能致病,如 TTV 基因 1 型病毒可能和肝病有关;如 SENV-D/H 亚型可能不致肝病,但其他 SENV 亚型(A、B、C、E、F 和 G)是否致肝病,尚需进一步研究。因此,在研究 TTV 病毒的嗜肝致病性时,应考虑病毒分组和基因型。③已知在骨髓、淋巴结、肌肉、甲状腺、肺、肝、脾、胰和肾等多个组织和器官中可检测到 TTV-DNA,但不同组和基因型 TTV 是否具有不同的组织嗜性,以及在不同组织中是否引起其他疾病尚不清楚。④目前发现这些病毒在人群中广泛分布,且对人几乎不致病,因此,认为这些病毒可能属人体正常微生物群,有望作为载体用于基因治疗。但在进行这类研究时,应充分考虑病毒的分组和基因型,选择最安全的病毒株。

(四)实验室检查

目前,应用 EIA 检测抗 TTV 抗体方法尚未建立,因此,诊断 TTV 感染的实验室检测方法是用 nPCR 检测血清中 TTV-DNA。最初是用 N22 设计引物检测 TTV-DNA,但由于 TTV 异源性较高,即使是同一基因组,核苷酸序列差异也高达 30% 以上,因此,应用该引物做 nPCR 检测,TTV-DNA 阳性率较低。现改用非编码区(UTR)设计引物检测,其灵敏度明显提高,一般人群中 TTV-DNA 检出率可高达 80% 以上。

恒河猴经口或静脉内感染 TTV 后 4~7d,血清 TTV-DNA 即阳转,粪便于感染后 7~10d TTV-DNA 阳转,病毒血症和粪便排毒时间持续 6 个月以上,2 只黑猩猩感染 TTV 后,分别于 93~219d 和 93~226d 血清中检出 TTV-DNA。因此,nPCR 是目前 TTV 感染早期诊断和监测病毒血症的方法。

(五)预防

重点是采取以切断传播途径为主的综合性预防措施,如加强血液和血制品的管理,大力提倡义务献血,减少血源性传播;加强医院消毒隔离制度,防止医源性传播;严格管理粪便,加强水源保护、饮水消毒、食品卫生、食具消毒等;大力开展健康教育,加强个人卫生,防止 TTV 传播。

（六）治疗

由于 TTV 致病性问题尚未解决，因此，对单独感染 TTV 者是否需要治疗尚有争议。如与其他型肝炎病毒合并感染，则按其他型肝炎治疗。

（邵丹丹）

第八节　病毒性肝炎疫苗

目前，在甲、乙、丙、丁和戊型肝炎中，甲型和乙型肝炎疫苗已被正式批准生产，并广泛用于人群的免疫预防。HDV 一般不能单独感染，只有在 HBV 辅助下，才能发生感染，因此，可用常规乙型肝炎疫苗预防。丙型和戊型肝炎疫苗正在研制中。本节主要叙述甲型和乙型肝炎疫苗。

一、甲型肝炎疫苗

目前，预防甲型肝炎的疫苗包括甲型肝炎灭活疫苗和减毒活疫苗。

（一）甲型肝炎灭活疫苗

甲型肝炎灭活疫苗是将 HAV 在人二倍体细胞中培养，然后将细胞溶解，经超过滤、凝胶层析或其他方法纯化，甲醛灭活，氢氧化铝或新型佐剂（EPAXAL）吸附，加苯氧基乙醇或柳硫汞防腐（VAQTA 不加防腐剂），最后制成甲型肝炎灭活疫苗。目前，国内外有 5 种甲型肝炎灭活疫苗，其特性见表 6－7。

表 6－7　国内外 5 种甲型肝炎灭活疫苗特性比较

特点	HAVRIX	EPAXAL	VAQTA	AVAXIM	孩儿来福
其他	无	流感病毒血凝素，磷酸脂质	无	无	无
纯度	无资料	无资料	＞90%	无资料	无资料
使用对象	成人：＞15 岁 儿童：＞1 岁	＞1 岁	成人：＞18 岁 儿童：＞2 岁	＞2 岁	成人：＞16 岁 儿童：＞1 岁
程序	0.6	0.12	0.6	0.6	0.6
免疫原性	720： ＊SC 92%，GMT ＊＊SC 97% GMT305 ＊＊＊SC 100%， GMT3644	＊SC 89%，GMT75 ＊＊SC 99%， GMT181 ＊＊＊SC 100%， GMT2671	25U： ＊SC 92% ＊＊SC 98%， GMT211 ＊＊＊SC 100%， GMT3153	＊SC 93%，GMT59 ＊＊SC 100% ＊＊＊SC 100%	250U：100% 500U：100% 720U：100%
反应	1440：疼痛 56%，头痛 14%，发热 4.6% 720：疼痛 21%，头痛 9%	局部 25%，全身 5%	50U：局部 42%，全身 3% 25U：局部 16%，全身 2.8%	第一针：局部13%，全身 27% 加强：局部 9.5%，全身 13.7%	儿童第一针1000U：局部 5.2%，全身 6.6%
保护效果	94%	无资料	100%	无资料	无资料
免疫持久性	20 年	8～10 年	至少 10 年	20 年	24.6 年
优势	第一个上市疫苗	第一个无铝剂疫苗	有效，纯度高	一针	价格较低

注：＊、＊＊、＊＊＊表示 3 次研究报告结果。

1.免疫原性 成人接种第一针甲型肝炎灭活疫苗后第14d,抗HAV阳转率为54%~62%,1个月时为94%~100%。儿童、少年(2~18岁)接种第一针甲型肝炎灭活疫苗后1个月,抗HAV阳转率为97%~100%;接种第二针后1个月为100%。无母亲被动抗体的婴儿(<2岁)接种第一针甲型肝炎灭活疫苗后100%产生抗体;有母亲被动抗体的婴儿于接种甲型肝炎灭活疫苗后虽也产生抗体,但其几何平均滴度较低。儿童接种国产甲型肝炎灭活疫苗后抗HAV抗体阳转率见表6-8。

表6-8 儿童接种国产甲型肝炎灭活疫苗后抗HAV抗体阳转率

免疫程序(月)	剂量(U)	检测时间	阳转率(%)	抗HAV(mIU/mL)	95%可信限(mIU/mL)
0.6	250	免疫后1月	100	5963	6300~5642
0.6	500	免疫后1月	100	7154	7465~6850
0.3	250	免疫后1月	100	3265	4433~2403
0.3	500	免疫后1月	100	6611	9217~4742
0.1	250	免疫后2月	100	1973	2757~1412
0.1	500	免疫后2月	100	2800	3381~2319

甲肝灭活疫苗免疫原性下降的因素有:①被动抗体:如与人血免疫球蛋白(IG)同时接种,其抗体几何平均滴度(GMT)低于无被动抗体者;含来自母亲被动抗体的婴儿接种甲型肝炎灭活疫苗后,其抗体水平较不含母亲被动抗体的婴儿低1/3~1/10。②HIV感染:HIV感染者接种甲型肝炎灭活疫苗后,其抗体阳转率及GMT均低于HIV阴性者。对疫苗有应答的HIV感染者的CD4$^+$细胞明显高于无应答者。③病毒性或非病毒性慢性肝病:上述患者接种甲型肝炎灭活疫苗后,其抗体阳转率与健康人相似,但抗体水平明显低于正常人。有人报道,8例肝移植者接种甲型肝炎灭活疫苗后无一例应答。

同时接种其他疫苗(白喉、脊灰、破伤风、伤寒、霍乱、日本脑炎、狂犬病等)并不影响甲型肝炎灭活疫苗的应答率。与乙型肝炎疫苗同时注射也不影响抗HAV抗体的阳转率及不良反应的发生率。

2.预防效果 由表6-9可见,HAVRIX甲型肝炎灭活疫苗的保护率为79%~99%;VAQTA疫苗的保护率为87%~100%。

表6-9 甲型肝炎灭活疫苗的保护率

疫苗	地点	对象	人数	程序	保护率(%)
HAVRIX	泰国	1~16岁	40000	2针,间隔1月	94(79~99)
VAQTA	纽约	2~16岁	1000	1针	100(87~100)

3.免疫持久性 成人注射3针HAVRIX疫苗(720EL.U.,0个月、1个月、6个月)8年后,抗HAV>20mU/mL为100%。注射2针HAVRIX疫苗(1440EL.U.)后6年,抗HAV阳性率为99.7%,检测313名接种者,其中312(99.6%)抗HAV>20mU/mL。549名儿童接种VAQTA疫苗,5~6年后抗HAV>10mU/mL为99%。根据抗体下降动态模型推算,接种甲型肝炎灭活疫苗后有保护水平的抗HAV抗体可持续20年以上。随访研究表明,免疫后7年,接种者中未发生一例甲型肝炎。

4.不良反应 HAVRIX疫苗在美国注册前接种约50000人,未发现严重不良反应。成人接种HAVRIX疫苗1440EL.U.后,3d内接种部位疼痛者占56%,头痛14%,不适7%。

儿童最常见的不良反应是接种部位疼痛15%,喂养困难8%,头痛4%,接种部位硬结4%。该疫苗在欧洲和亚洲共接种130万人,严重不良反应包括过敏、Guillain－Barre综合征、支气管肺炎、横贯性脊髓炎、多发性硬化症、脑病、红疹,多数为成人,其中1/3人同时接种了其他疫苗,但其发生率并不比非接种者高。约4万名儿童接种360EL.U.HAVRIX疫苗,均未发现严重不良反应。至今HAVRIX疫苗已接种650余万针,观察5年以上,未发现严重不良反应。

VAQTA疫苗在美国注册前接种约9200人,未发现有严重不良反应。成人于接种后5d内接种部位硬结者占53%,疼痛51%,红肿17%,头痛16%。儿童最常见的不良反应是接种部位疼痛19%,硬结17%,红热VAQTA疫苗在欧洲和亚洲共接种11417名儿童和25023名成人,未发现严重不良反应。1995—1998年美国共接种650万针,其中230万针为儿童剂量,共发生247例难以解释的不良反应,发生于接种疫苗后6周,其中<19岁者80名,167名为成人,约1/3人曾同时接种其他疫苗。13名儿童(0.6/10万)和85名成人(1.4/10万)为严重不良反应,但并不比未接种者高。

对既往感染过HAV者接种甲型肝炎灭活疫苗后无不良反应。因此,对既往HAV感染率低的人群,在接种甲型肝炎疫苗前可不进行筛选,但对既往HAV感染率高的人群,为节省经费,在接种前可对该人群进行筛选。由于儿童HAV感染率低,接种疫苗前可不筛选。成人是否筛选取决于:①预期的HAV感染率,预期的HAV感染率高,可筛选。②筛选所需经费与疫苗费用比较,如筛选所需费用高于疫苗,则不进行筛选。③筛选是否影响疫苗接种时间,如影响,则不筛选。

5.预防HAV感染的最低抗体水平　体外实验表明,抗HAV水平>20mU/mL可中和病毒。给黑猩猩被动输入疫苗接种者的抗体(<10mU/mL)不能预防感染,但可预防发病。临床研究表明,疫苗接种者很少发病。HAVRIX疫苗的临床研究表明,抗HAV水平>20mU/mL(最近改为>33mU/mL)可预防感染。

用IG或甲型肝炎疫苗免疫后所产生的抗体水平较自然感染低10～100倍,一般用标准法难以检测到,须用改良法检测,标准法可测到的最低抗体水平是100mU/mL,改良法可测到的最低抗体水平为10mU/mL,因此,接种疫苗后用标准法测到抗体,说明有保护,但用标准法测不到也可能有保护。

6.禁忌证及注意事项　对既往甲型肝炎疫苗及其组分(铝、苯氧基乙醇)有严重反应者禁忌接种。对孕妇的安全性未曾考核,但因是灭活疫苗,理论上对胎儿发育无影响。

(二)甲型肝炎减毒活疫苗

已报道的甲型肝炎减毒活疫苗有CR326F株的F变种、HML75株MRC5适应株、H2株和LA－1株。H2株和LA－1株HAV减毒活疫苗是由我国自行研制成功的,是目前世界上唯一用于甲型肝炎免疫预防的减毒活疫苗。CR326F株的F变种、HML75株MRC5适应株甲型肝炎减毒活疫苗仅限于实验室研究,至今仍未用于人群的免疫预防。

H2株和LA－1株HAV减毒活疫苗系将HAV减毒株接种人二倍体细胞,经培养、收获病毒液制成,分冻干和液体两种剂型。在河北、广西和上海等地45万余名儿童中进行随机对照试验表明,该疫苗的保护率为97%;在个体随机分组的17万名受试者中,H2株和LA－1株两种甲型肝炎减毒活疫苗的均为95%(表6－10)。在河北农村的一次甲型肝炎流行中,对既往接种和未接种H2株疫苗的两组人群甲型肝炎发病率比较表明,该疫苗的保护率为

94.5%。

表6-10 甲型肝炎减毒活疫苗接种组与对照组发病率(1/10000)比较

组别	H2株			LA-1株		
	观察人数	发病数	发病率	观察人数	发病数	发病率
个体随机分组						
接种组	29376	0	0.0	39170	0	0.0
对照组	32701	8	2.45	34093	13	3.81
整群随机分组						
接种组	133463	0	0.0	58108	0	0.0
对照组	128178	14	1.09	40263	3	0.74

接种一剂H2株或LA-1株甲型肝炎减毒活疫苗后2~6个月,抗HAV抗体阳转率分别为94.9%和86.0%,GMT为100~140mU/mL,3年后抗HAV抗体下降至75%~80%。另一次报道,于接种甲型肝炎减毒活疫苗4年后,抗HAV抗体降至60%,但疫苗的保护效果未变,提示抗HAV抗体水平下降并不意味着免疫力衰退。

甲型肝炎减毒活疫苗接种2剂,间隔6~12个月,抗HAV抗体阳转率可达100%,与HAVRIX灭活疫苗0.6个月程序接种2剂结果相似。甲型肝炎减毒活疫苗接种2针后,抗HAV抗体的GMT为2000~3000mU/mL,与HAVRIX灭活疫苗接近。

(三)甲型肝炎疫苗的免疫策略

1999年美国免疫实施咨询委员会(ACIP)对甲型肝炎疫苗免疫策略的推荐意见如下:①发病率高于全国平均发病率2倍以上的地区(≥20/10万),应对儿童进行甲型肝炎疫苗常规免疫。②发病率高于全国平均发病率水平,但不到2倍的地区(10/10万~20/10万),儿童可考虑接种甲型肝炎疫苗。③对高危人群,如到甲型肝炎高度或中度地方性国家去旅行或工作者、男同性恋者、静脉内滥用毒品者、高危职业人群、凝血障碍者及慢性肝病患者等,应常规接种甲型肝炎疫苗。我国目前尚未制订甲型肝炎疫苗的免疫策略。但我国人群特别是儿童的甲型肝炎发病率为50/10万~100/10万,显著高于美国,为降低甲型肝炎的发病率,应及早制订我国甲型肝炎疫苗的免疫策略。

(四)甲型肝炎疫苗需进一步研究的问题

虽然目前已研制成功甲型肝炎灭活疫苗和减毒活疫苗,但为了提高甲型肝炎疫苗的免疫效果,尚需对下列问题作进一步研究:①进一步评价甲肝疫苗的安全性。②确定含母亲被动抗体婴儿的甲型肝炎疫苗免疫剂量及接种程序。③研制含HAV和其他抗原的联合疫苗,使甲型肝炎疫苗更快纳入儿童计划免疫。④对甲型肝炎疫苗纳入儿童计划免疫进行成本效益分析。⑤确定甲型肝炎疫苗用于暴露后预防的效果。⑥确定甲型肝炎疫苗的长期保护效果。⑦研制新的诊断试剂,以鉴别疫苗与自然感染产生抗体的差异。

二、预防性乙型肝炎疫苗

(一)疫苗种类

目前用于预防乙型肝炎的疫苗有乙型肝炎血源疫苗、酵母基因重组疫苗和哺乳动物细胞基因重组疫苗等。

乙型肝炎血源疫苗是从慢性HBsAg携带者血浆中提取HBsAg,经超速离心纯化,尿素、胃蛋白酶、甲醛及加热灭活,佐剂吸附后制成。该疫苗国外于 1981 年正式批准生产并用于乙型肝炎预防,我国于 1986 年正式批准生产。但由于该疫苗存在以下不足:①血源有限,影响疫苗生产。②可能含其他致病因子。③在血液采集、运输、保存及加工制备乙型肝炎疫苗过程中,存在污染和感染生产人员的可能性。④成本相对较高。⑤对慢性 HBsAg 携带者多次大量取血可能影响健康。因此,目前许多国家已停止生产和使用该疫苗。我国于 1998 年 7月 1 日停止生产并于 2000 年 1 月 1 日起停止使用乙型肝炎血源疫苗。

乙型肝炎酵母基因重组疫苗是将 HBsAg 基因插入表达质粒并转化至酵母杆菌,由重组酵母表达的 HBsAg 经层析、过滤纯化、甲醛灭活和佐剂吸附后制成。国外于 1986 年正式批准乙型肝炎酵母基因重组疫苗。该疫苗是目前国际上应用最广的乙型肝炎疫苗。1995 年我国从美国 Merck Sharp & Dohme 公司引进两条乙型肝炎酵母基因重组疫苗生产线,分别于1997 年和 1998 年正式生产,年生产量为 6000 万支疫苗,可满足新生儿乙型肝炎计划免疫的需要。

除酵母基因重组疫苗外,还有乙型肝炎哺乳动物细胞基因重组疫苗,如国产 HBVCHO(中国地鼠卵细胞)基因重组疫苗,系由重组 CHO 细胞表达的 HBsAg 经纯化、加佐剂吸附后制成。该疫苗于 1992 年被批准试生产,1996 年正式生产。

目前世界上一些重要厂家生产的各类乙型肝炎疫苗见表 6-11。

表 6-11 世界上一些重要厂家生产的各类乙型肝炎疫苗

商品名	来源	厂家	批准使用地区
Engerix B(现为 Glaxo Smith Kline)	酵母	Smith Kline Beecham	欧洲共同体和其他欧洲国家
Recombivax HB-Vac Ⅱ	酵母	Merck Sharp & Dohme	美国、欧洲共同体、欧洲和世界其他国家
Bimmugen	酵母	Kaketsuken	日本、远东
Eichi-Bi-Wai	酵母	Green Cross(日本)	日本
Eniwac-HB	酵母	Centro de Ingenieria Genetica Y Biotechnologia	古巴
Hepavax-Gene	酵母	Green Cross Vaccine	韩国
Euvax B	酵母	LG Chemical	
Heprecom B	酵母	Berna	瑞士、哥伦比亚
Genhevac B	哺乳动物细胞	Aventis Pasteur	法国、阿根廷
r-HB Vaccine	哺乳动物细胞	Mitsubishi	日本
Hevac B	血浆	Aventis Pasteur	欧洲共同体、远东
HB Vaccine-Medori	血浆	Green Cross(日本)	日本
HB Vaccine Hokken	血浆	Kitasato	日本
Hepaccine-B	血浆	Cheil Jedang	韩国

(二)免疫策略

为预防和控制 HBV 感染,世界卫生组织于 1991 年 10 月 7 日至 10 月 9 日在喀麦隆首都雅温达召开了关于乙型肝炎疫苗免疫会议,要求 HBsAg 携带率≥8% 的国家应于 1995 年将乙型肝炎疫苗纳入计划免疫,其他国家应于 1997 年纳入计划免疫。我国于 1992 年将乙型肝炎疫苗纳入计划免疫管理,即从 1992 年 1 月 1 日起所有新生儿应自费接种乙型肝炎疫苗(出生时、1 个月和 6 个月各注射一针)。具体的免疫方案如下。

1. 新生儿免疫　对孕妇未开展 HBsAg 筛查的地区,所有新生儿接种 3 针 $10\mu g$ 乙型肝炎血源疫苗;对孕妇开展 HBsAg 筛查的地区,对 HBsAg 阳性母亲的新生儿第 1 针接种 $30\mu g$ 乙型肝炎血源疫苗,第 2、3 针接种 $10\mu g$ 疫苗。如经济条件许可,对单项 HBsAg 阳性或 HBsAg 和 HBeAg 双阳性母亲的新生儿,可用乙型肝炎免疫球蛋白(HBIG)为 8 针 $10\mu g$ 疫苗或 3 针 $30\mu g$ 疫苗。

2. 学龄前儿童免疫　接种 3 针 $10\mu g$ 乙型肝炎血源疫苗。

3. 接种程序　用 0 个月、1 个月、6 个月 3 针间隔接种法,即出生后 24h 内、间隔 1 个月和第 1 针后 6 个月各注射 1 针。如 0 时接种 HBIG,可在 1~2 周后接种第 1 针乙型肝炎疫苗,以后则按 1 个月、6 个月间隔时间顺延。自 2000 年 1 月 1 日停止使用乙型肝炎血源疫苗后,我国改用 $5\mu g$ 或 $10\mu g$ 乙型肝炎酵母基因重组疫苗免疫。

我国已于 2002 年将乙型肝炎疫苗纳入计划免疫;各省必须为乙肝疫苗免疫提供相关的资金;中央政府将为贫困地区,特别是西部各省提供资助;疫苗接种的劳务费各地应统一。

为了控制乙型肝炎流行,世界卫生组织西太平洋地区办事处于 2002 年 6 月 26 日至 6 月 29 日在日本东京召开了乙型肝炎疫苗计划免疫工作组会议,要求于 2005 年 75% 西太平洋地区国家 1 岁组儿童的 HBsAg 携带率应降至 1% 以下,于 2007 年西太平洋地区所有国家 1 岁组儿童的 HBsAg 携带率均应降至 1% 以下。

为了贯彻世界卫生组织提出的目标,必须制订乙型肝炎疫苗免疫计划,包括出生后第一针接种时间、免疫效果监测和社会动员等。免疫效果监测包括:①监测乙型肝炎疫苗免疫覆盖率(如疫苗全程接种率、出生后第一针接种率、漏种率以及与其他计划免疫疫苗接种率比较等。②定期进行血清学调查。③急性乙型肝炎发病监测。④肝癌发病或死亡监测等。

婴儿于出生时注射乙型肝炎疫苗的必要性:①存在 HBV 围生期传播,亚洲高于非洲,亚洲 25%~50% 慢性 HBV 感染者是由母婴传播引起的,非洲仅为 10%~20%。②新生儿接种乙型肝炎疫苗和乙型肝炎免疫球蛋白(HBIG)有效。③单用乙型肝炎疫苗的保护率与乙型肝炎疫苗和 HBIG 联合应用效果接近。④出生时注射乙型肝炎疫苗还可降低水平传播。目前,已生产一次性疫苗注射器(Uniject TM),可用于在家出生婴儿的第 1 针乙型肝炎疫苗接种。

出生时注射乙型肝炎疫苗策略:①由围生期传播引起慢性 HBV 感染比例高的地区(如东南亚),不论是在医院还是在家出生的婴儿,于出生时均应及时接种乙型肝炎疫苗。②由围生期传播引起慢性 HBV 感染比例低的地区(如非洲),可根据对乙型肝炎的危害程度、成本效益和可行性分析后,确定是否在出生时注射乙型肝炎疫苗。

世界卫生组织规定:应在出生 24h 内接种第一针乙型肝炎疫苗。有 4 项研究报道,1 周内单独接种乙型肝炎疫苗的保护率为 70%~95%;另 4 次研究报道,于出生 1 周后单独接种乙型肝炎疫苗的保护率为 50%~57%,说明前者的免疫效果明显优于后者。

目前,一些地区应用乙型肝炎联合疫苗免疫。联合疫苗免疫具有下列优点:①减少免疫次数和随访次数。②增加全程免疫儿童人数。③减少冷链储存、运输、废物处理。④简化疫苗管理、记录保存和培训等。但也存在下列缺点:①不能在出生时接种。②费用明显增加,如用单价乙型肝炎疫苗免疫,全程免疫的价格为 1.55 美元,但用联合疫苗需 4.83 美元。

目前已生产或正在研制的联合疫苗有:①以百白破(DPT)为基础的联合疫苗:DTP—

HepB、DTP－HepB－Hib、DTP－HepB－IPV(正在研制)、DTP－HepB－Hib－PV(正在研制)和 DTP－HepB－Hib－IPV－HepA(正在研制)。②以乙型肝炎疫苗为基础的联合疫苗：HepB－Hib 和 HepB－HepA。

（三）免疫效果

据国内外文献报道,对 HBsAg 和 HBeAg 双阳性母亲的婴儿用乙型肝炎疫苗和 HBIG 联合免疫的保护率为 79%～98%,优于单独应用乙型肝炎疫苗;高剂量乙型肝炎疫苗优于低剂量组。北京市报道,联合应用乙型肝炎疫苗和 1 针或 2 针 HBIG 的保护率分别为 92% 和 97.1%,明显优于单纯用大剂量乙型肝炎血源疫苗($30\mu g$,$30\mu g$,$30\mu g$)(保护率为 86.9%)。表 6－12 所示不同种类乙型肝炎疫苗阻断 HBV 母婴传播的保护率。

表 6－12 不同种类乙型肝炎疫苗阻断 HBV 母婴传播的保护率比较

疫苗	规格(μg/剂)	免疫新生儿数	HBsAg		保护率(%)	95%可信限
			阳性数	%		
国产酵母	5	188	22	7.9	87.3	79.0～95.6
国产 CHO	10	122	29	23.8	74.7	60.8～88.6
进口酵母	10	174	15	8.5	90.5	85.9～95.1
进口酵母	5	46	4	8.7	90.3	
血源	15	78	32	41.0	54.4	
血源	20	22	8	36.4	59.6	
血源	40	42	5	11.9	86.8	

（四）免疫持续时间

一些研究表明,乙型肝炎疫苗的保护效果至少可持续 12～15 年,虽然抗 HBS 抗体滴度下降,但仍有保护作用,其机制是:暴露 HBV 后可产生回忆免疫应答。因此,美国学者不主张对乙型肝炎疫苗有应答者进行常规加强。但欧洲的专家意见不一,一些专家主张对抗 HBs 水平低于 10mU/mL 时应加强。

我国在广西隆安县对乙型肝炎血源疫苗的免疫持续时间随访研究表明,初次接种乙型肝炎血源疫苗后 15 年,疫苗组的 HBsAg 携带率为 1.9%,对照组为 16.7%;疫苗组的抗 HBs 阳性率为 50.9%,对照组为 33.3%,保护率为 88.6%,仍然具有免疫力。

对国产乙型肝炎酵母基因重组疫苗免疫持续时间观察表明,小学生接种 3 针 $5\mu g$ 国产乙型肝炎酵母基因重组疫苗后 5 年,抗 HBs 阳性率为 63.8%～65.3%,抗体 GMT 为56.1～78.5mU/mL。

（五）安全性

乙型肝炎疫苗是目前世界上最安全的疫苗之一。接种乙型肝炎疫苗后严重不良反应的发生率仅为 1/60 万。接种疫苗者中最常见的不良作用是:接种部位疼痛占 3%～29%,发热占 1%～6%,但与安慰剂组发生率相似。

（六）存在的问题

1999 年我国采用整群抽样方法对 31 个省市自治区 3 岁以下儿童进行了一次乙型肝炎疫苗覆盖率调查,共调查 25878 名儿童,结果发现我国乙型肝炎疫苗免疫存在如下问题:①疫苗覆盖率低,城市 1 岁以下儿童乙型肝炎疫苗覆盖率为 88.5%,农村为 62.7%,平均为 70.7%。②出生后 24h 内注射第 1 针疫苗接种率低,平均为 29.09%(2.1%～69.9%),出生后 48h 内注射第 1 针的接种率平均为 54.0%(25.2%～92.1%)。③疫苗全程接种率低,平均为63.5%(7.8%～99.0%)。本次调查发现,未接种乙型肝炎疫苗的原因是:①当地医院无乙型肝炎疫苗,占 36.6%～37.7%。②不知道要接种乙型肝炎疫苗,占 32.2%～34.4%。③疫苗价格太贵,占 20.4%～22.5%。因此,今后必须加强乙型肝炎疫苗供应,并对医务人员和广大群众普及乙型肝炎疫苗免疫的知识,进一步提高乙型肝炎疫苗的接种率。

(邵丹丹)

第九节　寄生虫感染

　　肝脏的寄生虫感染涉及面广而复杂,从在细胞内寄生的原虫到蠕虫,不同种类的寄生虫可在肝细胞、单核－巨噬细胞、门静脉、胆管等不同的组织内生长繁殖。

　　寄生虫在适宜的寄生部位,只引起轻微的急性损伤,但其产生大量多种代谢产物,分泌入血和胆管系统,使宿主具有传染性。

　　寄生虫进入不适宜的部位或宿主体内,则会引起急性或严重损伤。如棘球绦虫,通常是寄生在犬科类动物体内,如果人不慎被感染,就会引起严重的肝包虫病。再如寄生于肠道的溶组织阿米巴滋养体和蛔虫,如分别进入肝实质或胆管中,则会出现相应的临床症状。

　　寄生虫感染会调动宿主的防御系统和免疫反应,如宿主免疫功能不正常或低下,可能会出现严重的临床症状,如通常只表现为亚临床病变的黑热病,在 HIV 感染者身上,则会出现重症临床表现。

一、原虫感染

（一）疟疾

　　疟疾是流行最广泛的严重的寄生虫病,疟疾的病原体寄生于红细胞的疟原虫。感染人类的疟原虫共有 4 种,即恶性疟原虫、间日疟原虫、卵形疟原虫和三日疟原虫。疟疾由蚊子传播,在蚊体内发育成熟的子孢子通过蚊叮咬人而进入人体,然后侵入肝细胞。目前认为,肝脏的库普弗细胞并不能清除子孢子。现已明确,子孢子与肝细胞膜的直接结合是通过子孢子期合成的一种表面蛋白质介导的。子孢子在进入红细胞之前,先在肝细胞内大量繁殖,肝细胞亦是红细胞外期大量繁殖的孢子的储藏点。在老鼠体内试验表明:肝细胞的代谢状况可能会影响子孢子在红细胞前期的繁殖。重症疟疾,临床上出现的周期性发热、溶血、微循环淤滞、休克以及多器官功能衰竭是红细胞内期裂殖子繁殖,导致红细胞大量破坏的结果。肝脏内的库普弗细胞可摄取血色素的分解产物,因此,曾经患过疟疾的患者肝脏标本呈现黑色颗粒。如果宿主防御功能完善,通常会从急性感染中恢复。而恶性疟感染时,常会导致多脏器功能障碍,从而出现较高的病死率。近期的一篇综述表明,106 例患者中 60% 出现血清胆红素、丙氨酸氨基转移酶(ALT)或碱性磷酸酶中度升高。严重的肝脏损伤只见于大量的恶性疟感染的患者,并且通常还会同时出现急性肾衰竭、神智的改变或昏迷。一份来源于印度的报道发现,7 例恶性疟感染患者出现急性黄疸、扑翼样震颤,同时伴有转氨酶的 4 倍升高、出血及凝血酶时间和部分促凝血酶原时间延长。7 例患者的血涂片都发现了恶性疟原虫。其中,3 例给予静脉应用奎宁和乳果糖及肠道清洗等支持治疗的患者得以存活;4 例死亡患者中,1 例出现亚急性肝坏死,其他 3 例死后肝脏标本检查发现点状脂肪坏死。这些早期的病例报道中,尚不清楚患者肝脏损伤的发病率及其程度。然而,这些资料的价值在于提示诊断和治疗疟原虫感染时,均需关注肝脏的损伤情况。疟疾已有特效的治疗,氯喹、咯萘啶、青蒿素均可迅速控制症状,缓解病情,达到治愈的目的,其肝脏损害亦随之好转。

(二)利什曼原虫感染

内脏利什曼原虫病(亦称为黑热病),是由利什曼原虫感染肝脏单核—巨噬细胞、脾脏、骨髓以及其他器官而引起的细胞内寄生虫疾病。通常流行于热带地区的内脏利什曼原虫病,在一些 HIV 感染导致的免疫抑制患者或器官移植的患者中成为潜在的问题。

肝脏利什曼原虫病是由杜氏利什曼原虫感染所致,常见于儿童和青年。印度亚大陆地区,杜氏利什曼原虫通过白蛉叮咬而传播,其他地方如南美、北欧、亚洲、中东,以及中国地区,由白蛉传播的杜氏利什曼原虫是地方性动物病,首先寄生于犬科类动物体内。

临床研究表明,利什曼原虫除了可以通过白蛉叮咬传播外,也可以经过输血、注射毒品的针头、性接触或者被感染器官的移植而传播。当利什曼原虫进入血流,即被单核—巨噬细胞所吞噬,称之为无鞭毛阶段。利杜体在库普弗细胞和巨噬细胞内大量繁殖,再感染新的细胞,刺激机体产生细胞和体液免疫。Th_1 细胞介导的防御反应是宿主的主要免疫反应,它能阻止和减轻临床症状,但不能减少感染。这种细胞免疫也可见于结核样麻风结节和结核杆菌的初次感染,其产生的 T_1 细胞、γ 干扰素、白细胞介素—2(IL—2)和 IL—12,亦可防御其他细胞内的病原体感染。通常出现的体液免疫并不能改变利什曼原虫的感染过程,重症患者的 Th_2 细胞亦无防御功能。

肝脏的病理检查会发现相应的免疫改变,如上皮样肉芽肿和纤维素性肉芽肿(一些罕见的寄生虫病如 Q 热,肝脏中偶尔也会出现类似的病变)。利什曼原虫在肝脏的库普弗细胞和巨噬细胞内大量繁殖,刺激成纤维细胞的出现和肝小叶内胶原沉积,阻塞周围的狄氏间隙(肝淋巴间隙)产生明显的临床症状。这一病理特点,首先由 Rogers(1908 年)在印度黑热病患者中描述,当时他把这种肝小叶内纤维化命名为"特殊肝硬化",目前,又称为"Rogers 肝硬化",这种肝硬化的肝脏正常结构存在,而不出现假小叶。

黑热病的主要临床表现有:发热、肝脾肿大、淋巴结炎、全血细胞减少、高丙种球蛋白血症,病变可侵犯包括胃肠道在内的富含单核—巨噬细胞的所有器官和组织。实验室检查异常包括:血清转氨酶和碱性磷酸酶升高和清蛋白下降。由于巨噬细胞浸润,肝脾肿大有时非常明显,肝内纤维化也较多见。但大量腹水则不常见,肝功能衰竭和门脉高压则更少见。重症患者会有较高的病死率,或者出现严重的营养不良。HIV 感染等免疫缺陷者,会使潜伏期长达 20 年的隐性感染者出现明显的临床症状。

最近,黑热病流行区如西班牙和非流行区如法国和德国报道了 HIV 感染能加重黑热病的病情。因此,HIV 感染者如果出现发热,肝脾肿大和病情迅速恶化,同时患者又有流行区的接触史或有易感因素,就需明确是否合并有黑热病。这类患者 CD4 细胞计数大多低于 4×10^8/L,从而使 Th_1 细胞抵制利什曼原虫感染的能力下降。有人据此认为:HIV 感染者,如果再发生黑热病,则应该划为"获得性免疫缺陷综合征(AIDS)疾病"。这类患者对锑剂治疗反应良好,但停药后容易复发,故认为需要长期给予氟康唑、酮康唑或戊烷脒等药物。

器官移植手术后,接受免疫抑制剂治疗的患者也可能感染利什曼原虫。曾有 1 例认为通过供肝传播黑热病的病例报道。针对这类器官移植手术后的患者,在应用免疫抑制剂治疗过程中,如果再感染利什曼原虫,则认为需要加用锑剂,然后长期给予抗虫药物。

脾脏穿刺物检查和培养,对诊断黑热病的准确率接近100%。但此项操作有一定的危险性。因此在非流行区常采用的标本是骨髓和肝活检组织,准确率为50%～80%。血清抗体检测和皮肤试验在许多重症患者,常呈阴性反应,所以这两种方法通常无诊断价值。黑热病的主要治疗药物为5价锑制剂,美国CDC推荐的药物为葡萄糖酸锑钠,肌肉或静脉给予,疗程为3周或更长,安全而有效,二线药物有戊烷脒。两性霉素B、别嘌醇和氟康唑及其相应吡咯类药物。两性霉素B的新型制剂——两性霉素B脂质体明显增加了疗效,对于锑剂无反应或治疗后复发的患者,两性霉素B的6d疗法(总剂量为5～15mg/kg)常有显著的效果。

虽然药物治疗能够缓解黑热病的临床症状,但在免疫缺陷患者,尚不明确虫体是被杀灭而清除,还是只被抑制而不能检出。Th_1细胞的良性反应能力对疾病的预后非常重要。

在动物模型,给予Th_1细胞介导的γ干扰素和IL-2,能促进病情的恢复。印度的1项旨在评估锑剂联合干扰素治疗的对照试验发现:联合方案能加速实验室检查的阴转。因此适当的辅以干扰素等药物,可以促进虫体的清除。

黑热病患者肝小叶内严重的纤维化病变,经治疗后可以完全逆转,这一现象已引起了广泛的兴趣。如果再复制出黑热病肝小叶内纤维化的动物模型,并开展此方面的研究,就可促进对肝脏炎症过程的了解。

二、蠕虫感染

(一)血吸虫病

全球感染血吸虫者超过2亿人。在血吸虫上所投入的人力及财力比其他各类寄生虫肝病研究总和还多。很少有其他疾病像血吸虫病一样,在分子生物学、免疫学、经济发展、药理学、手术治疗等方面的研究达到如此的广度和深度。

1.发病机制　血吸虫雌雄异体,合抱寄生于肠系膜或膀胱静脉丛中,雌虫产卵而开始新一轮的循环,受精卵沉积于肠道或胆管黏膜内,通过粪便或尿液排出体外,在水中孵化出毛蚴,并感染中间宿主——钉螺,在钉螺体内发育繁殖为对人有感染力的尾蚴后逸出。当接触人体时,尾蚴则穿过皮肤而进入体内变为童虫,童虫经过静脉、肺、血液循环后定居于门静脉内,约6周后发育为成虫开始产卵,成虫在体内可以寄生数十年。

血吸虫肝病主要是由于未排出体外的虫卵进入门静脉内,沉积于管径约5μm(虫卵的最小直径)的血管中所引起。在肝脏中的虫卵约能存活3周,其分泌的物质,刺激机体产生一些特征性反应,如虫卵性肉芽肿。严重感染者,最终会出现门脉性肝硬化。进展性血吸虫肝硬化,门静脉管壁纤维化,在肝脏内成管状分布。无论是临床病例,还是实验室动物模型,血吸虫肝硬化对了解肝脏的炎症和纤维化的关键过程具有重要的意义。血吸虫病的免疫调控机制和胶原基因的表达已逐渐明了。活的虫卵分泌的抗原性物质首先致敏Th_1细胞,然后吸引嗜酸粒细胞等聚集到虫卵周围而形成肉芽肿。虫卵周围的炎症反应会持续数周至数月。在此期间,Th_1细胞介导的炎症反应逐渐降低,而Th_2细胞的反应则逐渐增强。通常,肝脏中虫卵周围长期的炎症反应与病情的严重程度相一致。但相关基因的敏感性可能会加重病情。有人认为HLA所突变基因就与血吸虫性肝脾肿大密切相关。

2.肝纤维化　血吸虫肝病时,Ⅰ、Ⅲ型胶原及基膜相关的胶原成分在肝脏内合成、沉积、重构和转化,肝脏中纤维素和基质类物质如黏多糖的含量亦逐渐增加。同时,胶原的分解产物如血浆中的PDIP亦会升高。血吸虫肝病的动物模型对于研究炎症因子在纤维化过程中的作用尤为重要。目前发现在血吸虫虫卵肉芽肿形成过程中，CD4 细胞和成纤维细胞产生一种纤维调节蛋白——fibrosin，这种蛋白能显著刺激成纤维细胞出现增生反应以及促进胶原的生物合成。现在认为 fibrosin 和其相关细胞因子可能是某些疾病出现纤维化的关键性信号。

纤维化肝脏存在数种胶原及其相关成分的潜在细胞源。血吸虫病患者的肉芽肿内及远离肉芽肿的门脉汇管区都显示有纤维原细胞及肌纤维原细胞。小叶内 Disse 间隙亦显示有胶原沉积。疾病随虫卵沉积而进展，纤维化程度亦因此发展至重度阶段。在肝脏纤维化阶段，汇管区炎性细胞浸润明显减少，而更为突出的表现为纤维化范围明显扩大，出现大量相对无实质细胞区域及成熟纤维化组织。

由于血吸虫病患者肝脏正常结构尚未破坏，故汇管区炎症和纤维化逆转应可使疾病好转而恢复正常肝脏功能。在对曼氏血吸虫和日本血吸虫感染早期的大鼠进行治疗后，纤维化的逆转机制已有很好的阐述。在炎症纤维素性变肝病中，对于胶原生物合成与胶原溶解的两个相竞争的过程来说，鼠血吸虫病是最佳的研究样本之一。在这一大鼠模型中，经治疗停止虫卵沉积，肝内可表现出胶原溶解增多，而胶原继续合成减少，同时肝脏纤维化消失。两项实验表明，高密度肝门脉系统纤维化亦可逆转，至少是部分逆转。①以感染日本血吸虫兔作为动物模型，其门脉区胶原沉积形态特点及其生化特点与人类门脉系统纤维化类似；实验表明，经过为期 40 余周的抗感染治疗，纤维化可逆转。②门脉性肝硬化的治疗研究中，对血吸虫感染患者进行常规超声检查已成为评价的标准手段。大量文献报道对曼氏血吸虫或日本血吸虫感染所致的肝纤维化患者经抗寄生虫治疗几年后，肝纤维化可部分或完全消失。在儿童和成人中，对感染时间相对较短的患者治疗后，肝纤维化的超声图像更多的显示为完全消失，同时，体检时可伴有肝脾肿大消失。

3.临床表现 所有血吸虫的幼虫包括死于穿透皮肤过程的血吸虫幼虫、尾蚴，均可导致过敏性皮炎，受染者出现瘙痒症状。一种潜在的致死性急性疾病——钉螺热（Katayama fever），是一种血清病，类似重度感染时由组织虫卵沉积初始阶段所触发的综合征。晚期肝脏血吸虫病的主要特征性表现为门脉性肝硬化和窦前性门脉高压加重，出现门脉系统阻塞，肝脏肿大，亦可有脾脏肿大，以及食管下段、胃底静脉曲张。典型病例多有以上表现或有胃底静脉曲张破裂大出血史，大多伴有脾大而无腹水，肝脏合成功能及其他相关生化指标可正常或接近正常。然而，在血吸虫病高发地区，人群纵向研究日益表明，慢性血吸虫病对健康和经济的最大影响是这些地区重度感染儿童的生长发育的延迟，而非上消化道大出血这样的严重结果。血吸虫病儿童由感染所致而非其他潜在病因所致的生长迟缓问题，在经抗寄生虫治疗后只得到部分克服。

主要表现为脾脏肿大的肝脏血吸虫病患者，其脾肿大是由炎性细胞的渗透及循环障碍两方面因素所致。触诊脾脏质地较硬，由于其体积增大，吞噬面积增大，导致临床纤细胞、白细胞、血小板严重减少，也可有器官肿大所致的严重不适。脾脏肿大可持续至感染治愈之后，故在血吸虫病流行地区，脾切除术是最为普通的外科手术。部分脾切除术由于切除的是脾脏的增大部分，故保留的脾组织大小近似正常，具有正常功能。血吸虫病伴有脾功能亢进患者需外科治疗时，对于有经验的外科医生来讲，选用该手术方式是安全而有效的。如考虑胃底静脉曲张破裂出血，手术时需加门—体静脉断流术。巨脾也许意味着脾脏滤泡型淋巴瘤的存在。据报道，肝脏血吸虫病相关的唯一恶性肿瘤——脾脏滤泡型淋巴瘤，可在曼氏血吸虫感染患者中发生。这类患者均需行脾切除术。

4. **血吸虫病和病毒性肝炎** 临床实践发现,出现门脉性肝纤维化和门脉高压而住院治疗的肝脏血吸虫病患者中,只有少部分病例保留正常肝组织结构及细胞功能。随着慢性乙型肝炎及丙型肝炎病毒学标志检测的广泛开展,可清楚地发现曼氏血吸虫及日本血吸虫感染的高发区也是慢性病毒性肝炎的高流行区。人群普查结果显示,血吸虫与乙型肝炎或丙型肝炎病毒合并感染的发生率与其单一感染发生率相比,并无增高。双重感染的危险性在有些患者中与血吸虫病相关,这些患者往往是因治疗需要曾输血及在抗血吸虫治疗时用了未经消毒的注射器和针头。合并有肝脏血吸虫病和病毒性肝炎的患者,较常出现重症病变。在一些流行地区,大部分因严重出血、治疗腹水或失代偿性肝功能不全而被选择住院,实际上,这些患者均同时患有血吸虫病及慢性活动性病毒性肝炎,且常合并有肝硬化。其发病机制是通过两种疾病的病理过程相互作用,还是两者的简单累积目前尚不清楚。有资料表明,合并曼氏血吸虫感染及慢性丙型肝炎患者对干扰素治疗反应较其他患者为差,并且,曼氏血吸虫感染患者对乙型肝炎疫苗反应的持续性较差。当然,在血吸虫病流行地区,乙型肝炎疫苗仍需优先配给应用,以尽可能地防止重叠感染的发生。

以上资料说明了大部分甚至全部的血吸虫肝病患者合并存在慢性病毒性肝炎的原因。曾把这类患者称之为"失代偿性肝脏血吸虫病"。但近期有人对这一提法提出质疑,因为通过兔子和灵长类动物的血吸虫模型发现,临床上表现为慢性肝病的部分动物经过抗虫治疗后,其病理上存在的却是向肝硬化发展的坏死性炎症,无血吸虫感染的对照组中,却没有类似的发现。如果上述情况属实,那么作为进展性肝病原因之一的血吸虫感染值得进一步的研究。

总之,血吸虫肝病患者出现肝细胞损伤或肝功能衰竭,则需要警惕是否合并感染 HBV 或 HCV。如果排除了 HBV 和 HCV 感染的可能,治疗上仍要警惕血吸虫患者也会出现肝坏死。

5. **诊断** 粪便中检出血吸虫卵是诊断血吸虫活动性感染最有用的方法。大量的研究表明日本血吸虫和曼氏血吸虫病患者,粪便中虫卵的排出与体内带虫量、病变严重程度具有明显的相关性。患者治愈后,粪便虫卵检查转为阴性。有些曼氏血吸虫病患者,虽然存在活动性感染,但是粪便虫卵检查也可为阴性。对于粪检阴性的患者,直肠黏膜活检可发现血吸虫卵。采用 ELISA 等血清学方法检测抗体,灵敏度高且适合于大规模的人群调查,但不能确定患者是否为活动性感染。用单抗斑点酶联法检测急性、慢性血吸虫循环抗原,敏感性、特异性均高,并提示为活动性感染。如前所述,腹部超声检查是目前最为适用的方法,且在诊断门静脉纤维化程度方面优于 CT 和 MRI 检查。

6. **药物治疗** 吡喹酮对所有类型的血吸虫病患者均有效,治愈率达 90%。吡喹酮口服给药,可分 3 次给药,每次 20mg/kg,每 8h 给药 1 次,总剂量 60mg/kg;40～50mg/kg 单剂给药方案已经用于社区曼氏血吸虫和日本血吸虫病的大规模治疗。吡喹酮已获美国 FDA 批准,患者的耐受性好,胃肠道不适为其主要不良反应。奥沙尼喹是治疗曼氏血吸虫病的另一有效药物,已经在非洲和南美洲的大规模治疗中应用。

大规模的人群治疗已成为许多国家防治血吸虫病的主要措施之一。地区性的大规模药物治疗以及随后定期粪便检查和及时治疗再次感染已降低了曼氏血吸虫病的发病率并减少了患者门脉纤维化。通过消除疫水而减少传播,大大巩固了大规模化疗的措施。在一些曼氏血吸虫流行地区,通过大规模的治疗,已经取得了良好的效果。但是对另一些流行地区多年调查研究表明,感染率降低没有减少患者持续的肝脾肿大和纤维化。在一些曼氏血吸虫流行地区,由于存在着多种的动物储存宿主,同时粪便检查无法检测出所有再感染患者,因此在这些地区进行多次大规模的治疗要比通过粪便检查监测再感染患者更为有效。此外,急性感染治愈患者发生近期再感染后,其炎症和纤维化程度比轻度持续感染患者重。因此,一旦进行了大规模的地区治疗,就必须反复进行下去。

动物实验结果表明,给感染血吸虫小鼠输入 γ 干扰素或通过 IL－4 可减少肝脏胶原纤维的沉积。应用细胞因子抗原联合疫苗可以减少血吸虫引起的宿主损伤,同时接种曼氏血吸虫卵和 IL－12 的小鼠,感染血吸虫后的肝脏纤维化程度明显减轻。在国内,已有报道认为 γ 干扰素可用于血吸虫肝纤维化及早期肝硬化治疗。

7. 外科治疗　血吸虫感染患者出现的门静脉高压、侧支循环开放主要与四个方面因素有关。①门静脉纤维化导致窦前阻塞。②门静脉纤维组织中的异常动脉化生引起肝动脉血流增加。③脾脏炎症引起脾脏肿大和血流量增加。④不明原因的内脏血管功能紊乱引起血管阻力下降和血流量明显增加。

多种内科和外科治疗曲张血管出血的方法已经应用于血吸虫感染患者,但尚缺乏一种确定而可靠的方法。一项 4～10 年的随机研究结果表明:近端脾肾静脉分流术、远端脾肾静脉分流术、脾切除伴食管胃底静脉断流术 3 组患者术后再出血率均为 25％,其中脾切除伴食管胃底静脉断流术后患者静脉曲张出血发生率略高于其他组。近端脾肾静脉分流术后患者的死亡率和肝性脑病的发生率均在 40％左右,明显高于远端脾肾静脉分流术、脾切除伴食管胃底静脉断流术后患者,两组患者死亡率和肝性脑病的发生率分别为 15％和 7％。使人们更倾向于选用脾切除伴食管胃底静脉断流术治疗。

内镜硬化疗法治疗血吸虫病引起静脉曲张出血的利弊与其他疾病相同。有关脾切除伴食管胃底静脉断流术使硬化疗法更为简单有效的观点,有待进一步确证,因为疗效的评价主要在于术后的再发出血情况。

两项对照试验均显示普萘洛尔可以降低血吸虫感染患者静脉曲张出血的复发率。其中一组研究人员报道长期服用普萘洛尔患者(160mg/d)2 年后的病死率降低 40％,表明 β 受体阻滞剂对于预防血吸虫患者的再次静脉曲张出血具有良好作用,在其他的肝脏疾病患者中亦如此。

与其他的肝脏疾病患者相同,血吸虫感染患者静脉曲张出血的治疗倾向于内科、内镜和非分流的手术治疗。这是因为近端脾肾静脉分流术后患者的肝性脑病发生率较高,且分流术后的患者需要预防医源性肺部虫卵沉积和血吸虫性肺炎。

(二)华支睾吸虫病和后睾吸虫

华支睾吸虫病、麝猫后睾吸虫病和猫后睾吸虫病是由华支睾吸虫、麝猫后睾吸虫和猫后睾吸虫寄生在人体肝内胆管所引起的寄生虫病。因进食未经煮熟、吸虫囊蚴感染的淡水鱼而感染。寄生于人体胆管内的成虫产卵后,虫卵经胆汁进入肠道,与粪便一起排出体外。虫卵在水中孵化,经过淡水螺和鱼中间宿主阶段,感染新的人和动物宿主。成虫大小约 1cm,腹部有一个吸盘,腹部吸盘使成虫可以吸附于肝内胆管上皮。成虫的寿命可长达 10 年以上。华支睾吸虫感染患者主要分布于中国和东亚地区的其他国家,居住在美国纽约市的中国移民中,1/4 的人有活动性感染。麝猫后睾吸虫病仅局限在泰国,老挝和柬埔寨,尤其泰国的东北部为高度流行区,该地区 1/3 的居民受到感染。猫后睾吸虫可感染猫和人类,主要分布在俄罗斯和东欧地区。

大多数患者感染的虫数在 100 条以下。根据尸体解剖或治愈患者的粪便检查结果,麝猫后睾吸虫感染患者体内成虫的寄生数与每克粪便中的虫卵数呈正相关。高度流行地区感染患者的调查研究表明,胆管感染与胆管畸形、胆管癌的发生关系密切,后者为流行区癌症死亡的首要病因。超声检查显示,感染的严重程度与胆囊增大、囊壁变形、胆汁淤积以及门脉回声增强密切相关。在泰国的东北地区,胆管癌患者主要为男性居民,这些患者几乎都有麝猫后睾吸虫感染。该地区的男性每克粪便中的虫卵数超过 6000 个,并患有胆管癌。

华支睾吸虫和后睾吸虫寄生的胆管可以发生扩张、不规则增厚和腺状上皮增生。有些病变经过治疗是可逆的,尤其是那些轻度感染或早期治疗患者。72 例经吡喹酮治疗 10 个月的麝猫后睾吸虫感染患者,多次超声检查显示增大的胆囊恢复正常、胆囊收缩力增强、胆汁淤积和门脉回声减轻。然而对于治疗后华支睾吸虫感染患者,多次(每隔 32 个月)的内镜下胆管造影发现由成虫引起的肝内胆管外形改变和充盈缺损有所改善,但已经扩张的胆管和管壁变形没有改变。阿苯达唑亦用于华支睾吸虫病的治疗,但杀虫作用缓慢,亚于吡喹酮。

胆管癌的发生由多种因素所致。例如,麝猫后睾吸虫感染患者超声检查可发现胆管畸形,同时细胞色素 P450 2A6 活性增加,后者可促进致癌物亚硝胺的作用。同样,给华支睾吸虫感染仓鼠应用二甲亚硝胺可以引起胆管癌,而未感染华支睾吸虫以及未用二甲亚硝胺的仓鼠不发生胆管癌。尽管无胆管癌的感染患者病情轻微,但发生胆管癌的感染患者临床预后极差,与非流行区胆管癌患者的预后相似。由目前的研究结果来看,感染和胆管癌高发地区的居民必须调整他们的饮食习惯,同时服用吡喹酮根治现症感染。对于来自流行地区移民也要加强检查和及时治疗。

东方胆管肝炎是一种慢性的肝胆疾患,主要表现为胆管炎伴多发结石形成、肝外胆管系统不规则扩张和多处狭窄形成。地理范围大致可以反映感染的吸虫类型。由华支睾吸虫感染引起的东方胆管肝炎,许多患者可出现严重胆管系统畸形,即使在没有活动性吸虫感染,也可出现胆管肝炎复发加重。对于东方胆管肝炎患者要考虑存在吸虫感染并进行抗虫治疗。此外,胆管空肠吻合术后的患者,如果发生因结石梗阻而复发的炎症则比较容易治疗。

(三)包虫病

包虫病又名棘球蚴囊病,是人体偶然感染犬绦虫、细粒棘球绦虫或多房棘球绦虫的幼虫所致疾病的统称。人因摄入家犬或野狗或其他犬科动物(如狐、狼等)排除的虫卵而感染。虫卵被羊或啮齿类动物摄入后,在实质脏器中形成包囊,内含幼虫头节。含包囊的动物内脏被犬科动物摄食后发育为成虫,完成其生活循环。包虫病多由人摄入牧羊犬排出的细粒棘球绦虫的虫卵而感染。囊型包虫病在世界分布甚广,由多房棘球绦虫的幼虫引起泡型包虫病主要流行于北半球的极地和亚极地地区。

细粒棘球蚴引起的肝囊型包虫病的患者大多无临床症状。囊内充满无色液体,外为囊壁紧密包裹。囊壁由棘球蚴产生,内面为生发上皮层,可发育产生头节。超声、CT 或核磁共振检查可以发现子囊形成。囊壁可发生钙化,囊肿可压迫肝脏组织并引起周围组织纤维化。胆小管破入囊内或囊内容物破出可引起严重的并发症。肝泡球蚴病变呈侵袭性,在肝脏组织中侵袭性繁殖增长并可转移种植到邻近器官组织形成新的头节和子囊。

在大多数包虫病患者,腹部影像学检查可发现肝脏的实质性病变。间接血凝和 ELISA 抗体检测可进一步明确诊断,阳性率达 90%。感染患者粪便中无虫卵排出,嗜酸粒细胞计数大多升高。胆管、腹膜病变以及肺部包虫病比较容易诊断,但是肾脏、脾脏、心、脑以及骨组织的异位病变则不易被发现。

近来,由于临床表现复杂,包虫病已经越来越引起临床医师的重视。外科手术成为主要的治疗手段,而泡球蚴病的手术不易完全根除,需要化学药物治疗。由于大多数的包囊均是在腹部影像学检查时偶然发现,尚缺乏完整系统的治疗方案,选择合理的治疗方案仍为一大难题。

阿苯达唑已经取代甲苯咪唑而成为目前临床试验性治疗包虫病的首选药物。与甲苯咪唑相比,阿苯达唑对细粒棘球蚴、泡球蚴杀虫作用更强,更容易吸收和渗透入囊内。阿苯达唑可作为术前和术后用药,明显减少术后并发症。采用阿苯达唑治疗 59 例肝囊型包虫病患者,这些患者的肝包囊直径在 10cm 或以下,经过 3~7 年,包囊消失 24 例、缩小 24 例、不变 9 例、复发 2 例,患者未出现包囊增大和新的症状。阿苯达唑已获批准在美国应用,剂量为每日 10~20mg/kg,疗程 12~16 周或更长。国内报道治疗泡型包虫病,为 20mg/kg。疗程 17~66 个月(平均 36 个月)。经长期随访,有效率达 91.7%。中间的间隔期可有可无。

肝囊型包虫病外科手术包括隔离周围组织、小心抽尽囊液并防止囊液外溅、注入高渗盐溶液或稀的硝酸盐溶液以杀死头节,内囊切除。如果抽出的囊液混浊则提示可能有胆管破入,应避免注入硬化剂。大多数手术只切除内囊及其包膜,不切除周围受压的肝脏组织。有报道称,腹腔镜下排出或超声引导下抽吸肝包囊的治疗是安全和有效的。是否可以使用这种治疗方案,有待进一步研究。肝泡型包虫病患者的手术较为复杂,同时涉及肝静脉压迫、栓塞、继发性胆管炎等并发症的处理,这些并发症在肝囊型包虫病中少见。对 17 例终末期肝泡型包虫病患者和 6 例肝囊型包虫病进行了肝脏移植术,前者和后者分别有 12 例和 4 例患者,长期预后良好。

目前来看,对于大的或有临床症状的细粒棘球蚴肝囊型包虫病应采取手术治疗,术前和术后使用阿苯达唑治疗数周。而对那些无症状、包囊直径在 10cm 以下或未侵及肝门的患者,尤其是腹部超声检查偶然发现的患者可考虑首先使用阿苯达唑治疗,同时严密监测药物对肝脏和骨髓的毒性并随访血清学和影像学检查。对于泡型包虫病患者除了进行阿苯达唑治疗以外,尚需根据病情采用其他内外科综合治疗方案。

(四)片吸虫病

片吸虫(肝片吸虫和大片吸虫)是寄生于牛和羊胆管内的一种吸虫,广泛分布于世界各地。雌雄成虫呈叶状,长达 2cm,在胆管中可存活 10 年以上。成虫产生的虫卵随粪便排出,在水中孵化,感染中间宿主小螺,螺释放尾蚴污染水生植物。当牛、羊或人类进食被污染的水生植物时,后囊蚴穿透小肠,穿过腹腔和肝脏包膜进入肝脏实质潜行 1~3 个月,不断发育成熟,最后进入胆管发育为成虫,完成一个循环。牛羊严重感染可造成当地畜牧业的巨大经济损失。人类感染多有生吃水生植物或饮用疫水史。人片吸虫病患者多在气候潮湿和农业国家,欧洲和北美洲非常少见。

急性片吸虫病为典型的发热性疾病,可长达 3 个月,常伴右上腹不适和肝脏肿大。当幼虫在肝实质移行时,可引起嗜酸粒细胞浸润的强烈炎症反应,导致移行区的凝固样坏死。动物实验表明,幼虫在肝脏炎症反应区前不断移行是其逃逸宿主免疫反应的一种方式。腹腔镜下可见移行孔道为典型的黄白色被膜下匍匐性线状病变,CT 检查为弯曲的线性化脓性病变,长度为 1~3cm。

2/3 急性感染患者可出现发热、白细胞增多和右上腹痛。来自西班牙的报道,20 例患者中有 19 例嗜酸粒细胞升高,达 15%~65%。当片吸虫穿透胆管系统引起出血和散在脓肿形成时,可出现急性感染的典型临床症状。幼虫能进入肝脏可引起多器官异位损害或脓肿形成,最常见是由幼虫降解组织和周围嗜酸粒细胞浸润形成的皮下结节。此外,急性感染患者可出现嗜酸粒细胞性胸膜炎和心包炎。

成虫进入胆管后,产生的虫卵引起慢性吸虫病。患者仅有胆管局部炎症、胆管上皮增生和胆管壁纤维性增厚。片吸虫可以分泌脯氨酸,而脯氨酸是形成胶原组织最重要的成分。动物实验显示局部的高浓度脯氨酸可以促进胆管上皮增生和纤维化。大量的成虫可以引起急性胆管梗阻和胆管炎。B型超声、CT或胆管造影检查可见成虫和胆管扩张。

发热、右上腹痛或有慢性胆管感染症状同时伴有饮食接触史,提示可能为急性或慢性吸虫感染。嗜酸粒细胞增高和上述的影像学检查结果,进一步支持此诊断。ELISA检测抗体对于诊断急、慢性感染灵敏度和特异性均较高,治愈患者体内的抗体水平会逐渐下降。慢性感染患者可进行粪便检查,如果成虫间歇排卵,粪便检查可为阴性。口服抗蠕虫药物硫氯酚(硫双二氯酚)对急性和慢性片吸虫病均有很好的疗效,疗程10~30d。多数患者有胃肠道不适症状,少数患者可出现皮疹、粒细胞减少和肝功能损害等不良反应。有些患者需要两个疗程方可治愈。三氯苯唑可作为硫双二氯酚替代药物。硫双二氯酚作为一种研究药物,可从美国CDC获得。三氯苯唑仅为兽用药物,尚未获得批准在临床研究或临床上应用。

(邵丹丹)

第十节　阿米巴肝脓肿

阿米巴肝脓肿(amebic liver abscess)是肠道外阿米巴病的最常见类型,系阿米巴侵入肝引起的化脓性病变。临床少见,属阿米巴肠病并发症。阿米巴主要由肠系膜上静脉经肝门静脉侵入肝内或由邻近的肠阿米巴直接蔓延或经淋巴进入肝内。脓肿多为单发,以肝右叶多见。

一、诊断

(一)临床表现

阿米巴肝脓肿的临床表现随病原体的毒力、机体对感染的抵抗力、病程的长短、肝内病变的程度和部位及有无并发症而异。临床常表现恶寒、发热、肝区疼痛、肝大和压痛、叩击痛及右下肋间压痛等,部分患者可出现局部皮肤凹陷性水肿。与膈肌粘连引起反应性膈膜炎或肺底肺炎。部分患者因脓肿压迫肝内胆管或胆总管,出现黄疸。肝脓肿刺激腹膜或者破入腹腔时,可引起剧烈疼痛,疼痛多位于右上腹,亦可见于其他部位。波及右肾区时,可引起右侧腰部疼痛,出现血尿、蛋白尿等改变。

(二)实验室检查

1.血常规　急性期白细胞轻或中度增高,中性粒细胞比例在80%左右,多有贫血、血沉快。

2.肝功检查　肝功能无明显改变,部分患者血清胆红素和ALT轻度升高、清蛋白降低,血清碱性磷酸酶活性、$\gamma-GT$增高。

3.粪常规　粪便送检可查到阿米巴滋养体或包囊。

4.免疫学检查　特异性较强,通过酶联吸附试验、间接血凝试验检测血清阿米巴抗体,该抗体多在感染阿米巴后 1 周出现。亦可以用聚合酶链反应(PCR)检测肝脓液和血清溶组织内阿米巴蛋白基因。

（三）影像学检查

1.腹部彩超检查　脓肿形成前期,病灶呈低回声,边界不清楚,脓肿成熟后,脓腔呈无回声液性暗区,后壁及脓肿深部回声增强,B超引导下可抽出脓汁,呈特征性巧克力色稀薄或浓稠液体,脓汁缺氧,不利于阿米巴存活,故阿米巴检出率较低。

2.腹部CT检查　表现为圆形或者类圆形的低密度影,边缘光滑。其密度与病变所处的阶段和其内容物有关。

（四）穿刺抽脓

典型的阿米巴肝脓肿可以从脓腔中抽出咖啡样脓液,有时甚至可以从附着于脓腔壁的脓液中找到阿米巴滋养体,为诊断本病的病原学证据,但概率并不大。故在脓液中找不到阿米巴滋养体不能否定本病的存在。

（五）诊断标准

1.有以下临床症状　发热、肝区疼痛、食欲减退、消瘦。

2.体征　肝大、局限性压痛、局部隆起。

3.实验室检查白细胞增高,血沉加快,碱性磷酸酶升高。

4.超声波检查示肝内有液平段。

5.X线检查示右膈升高,运动减弱。

6.肝穿刺抽出巧克力样脓液。

7.脓液中找到溶组织阿米巴滋养体或 ELISA、PCR 检测阳性。

8.抗阿米巴治疗有效。

1～2 中两项或多项加 6～8 中任何一项可确诊阿米巴肝脓肿。

（六）鉴别诊断

1.细菌性肝脓肿见表 6－13。

表 6－13　阿米巴肝脓肿与细菌性肝脓肿的鉴别

项目	阿米巴肝脓肿	细菌性肝脓肿
病史	阿米巴痢疾或腹泻史	常有败血症、胆管感染、阑尾炎史
起病	慢	急
发热	多见,常为低、中热	均有发热及畏寒,呈弛张或稽留热
白细胞	多中度升高(15×10^9/L左右),中性粒细胞增高	明显升高(20×10^9/L左右),中性粒细胞明显增高
脓液性质	巧克力色,有时可找到阿米巴滋养体	黄绿色或黄白色,细菌培养可阳性
脓肿状况	多为较大单发脓肿	较小多发脓肿
治疗	抗阿米巴药物	抗生素

2.其他疾病　原发性肝癌、胆囊炎、胆石症、膈下脓肿等。

二、治疗

（一）一般处理

加强患者的心理护理和教育,鼓励患者树立战胜疾病的勇气和信心,积极配合治疗。给予高蛋白、高糖、丰富维生素、低脂肪易消化饮食,高热患者给予流食或半流食。患者长期高热,为保持其不过度消耗,应以物理降温为主。物理降温不理想时,适当配以药物降温,同时鼓励患者多饮水。

巨大阿米巴肝脓肿患者,时刻都有脓肿穿破的可能,因此,嘱患者要绝对卧床休息,咳嗽或翻身时用手轻轻护住肝,还应积极配合医生做肝脏穿刺排脓。

(二)抗阿米巴药物治疗

急性炎症浸润期脓肿未形成、多发性小脓肿及直径<3cm 的肝脓肿可用抗阿米巴药物和抗生素治疗。

1.甲硝唑(灭滴灵)　首选,多采用每次 0.4～0.6g,3～4 次/d,20～30d 为 1 个疗程的治疗方案或者静脉滴注,首次 15mg/kg,以 5mg/min 的速度缓慢滴注,继以 7.5mg/kg,每 6～8 小时重复,病情允许时改为口服。

2.替硝唑　其疗效与甲硝唑相似,但毒性略低。成人 2g,1 次/d,连服 3～5d。

3.喹诺酮类抗生素　常用第三代药如诺氟沙星,其抗阿米巴作用不亚于甲硝唑,且兼有广谱抗菌作用,对甲硝唑疗效不佳者或 ALA 合并细菌感染者可用喹诺酮类。

4.吐根素　吐根素为至今抗阿米巴药物中作用最强的。但口服后引起强烈的胃肠刺激症状,只能肌内注射。成人一般 0.03g,肌内注射,2 次/d,共 6d。不良反应较大。按常规使用可避免心脏及神经等严重不良反应,如无禁忌证,可用于甲硝唑疗效不佳者,尤其脓腔较大、有穿破危险需紧急控制病情者。

5.氯喹　见效慢,疗程长,治疗剂量内可发生致命性心脏并发症,现已少用,仅作为甲硝唑的替换药物。

注意:抗阿米巴药物不宜同时应用,以免增加不良反应,但可轮换使用。

(三)肝穿刺排脓治疗

肝穿刺排脓治疗是治疗肝脓肿的首选方法,它具有操作简便、创伤小、住院时间短、合并症和病死率低及患者易接受等优点。

穿刺排脓的适应证:①脓肿部位疼痛及压痛明显而有穿破危险。②经足够的药物治疗 3～7d 临床征象无改善。③有继发细菌感染。④脓腔较大脓液难以吸收。

穿刺排脓一般在应用药物 3～5d 后进行,必要时可 5～7d 重复进行,每次应尽量抽尽脓液。若脓液黏稠不易抽取时,可用生理盐水冲洗或甲硝唑液体冲洗。

(四)经腹手术切开引流

有下列情况应该考虑手术引流:脓肿表浅易破溃者;位置较深,穿刺有可能损伤大血管者;脓液黏稠,坏死组织多,引流不畅者;脓肿穿入胸、腹腔或邻近器官,尤其左叶脓肿有穿入心包可能者。

(五)预后判断

1.临床治愈　症状和体征消失,肝大恢复正常,无压痛,检查白细胞计数、肝功能、血沉恢复到正常范围。

2.超声治愈　除临床治愈外,超声波液平段缩小至 3cm 以下者为治愈。液平段缩小,仍>3cm 者为好转。

(邵丹丹)

第十一节 细菌性肝脓肿

细菌性肝脓肿(pyogenic liver disease)系病原菌经胆管系统、门静脉、肝动脉迁移至肝引起的肝内化脓性疾病。常为多种菌混合感染,主要为厌氧菌,以微需氧链球菌及脆弱杆菌多见,其次为金黄色葡萄球菌、大肠埃希菌等。此外,创伤、手术、肝囊肿、肝癌均可继发感染形成脓肿。临床较多见,多发生于农村条件较差的地区和消瘦、营养不良个体。

一、诊断

(一)临床表现

肝区疼痛伴发热,体温达 39.0℃ 以上,可有寒战,近膈肌的脓肿或并发膈下脓肿时疼痛会向右肩或者右腰部放射,黄疸一般出现比较晚。

体检可发现肝大、压痛,肝区叩击痛,部分患者出现胸膜炎等并发症。

(二)实验室检查

1.白细胞计数及中性粒细胞增多,核左移或有中毒颗粒,有时出现贫血。

2.肝功能试验可出现不同程度的损害。

(三)影像学检查

1.X 线检查　右叶脓肿可见右膈肌升高,运动受限;肝影增大或局限性隆起;有时伴有反应性胸膜腔积液。左叶脓肿,X 线钡餐检查常有胃小弯受压、推移征象。

2.腹部 B 超检查　腹部 B 超检查作为首先检查方法。病变可以是不规则的无回声或者低回声或等回声肿块,内可见分割,肿块周围可抽出脓汁,多呈黄白色或黄绿色,涂片染色镜检可见多量中性粒细胞和脓细胞。

3.腹部 CT 检查　增强扫描动脉期病灶周围出现高灌注现象,呈楔形或片状强化,门脉期迅速消退,现已普遍把此征象列为肝脓肿的重要特征。

(1)平扫表现为圆形或类圆形低密度灶,巨大脓肿形态可不规则。

(2)病灶边缘模糊或清晰,增强扫描时病灶边缘相对清晰,病灶范围略有缩小。

(3)可见"环靶征",为单环、双环或三环。单环代表脓肿壁,双环中的内环为脓肿壁,外环为周围水肿带。三环中的内环由炎症组织构成,中环为脓肿壁的外层纤维组织,外环为水肿带。

(4)病灶内可有积气。

(5)簇状征:是由多个小脓肿聚集而来,可有融合倾向,为脓肿的早期阶段。平扫病灶呈簇状或蜂窝状低密度影,边缘清晰或不清晰,增强平衡期显示最清楚。

(6)病灶周边肝内胆管可有扩张,提示脓肿多由胆管系统感染所致。

(四)诊断

不明原因的发热,临床上有感染征象,伴肝区疼痛者,B 超或 CT 检查发现肝内液性暗区者可初步做出诊断,但确诊需要 B 超或者 CT 引导下经皮肝穿刺抽液检查。

（五）鉴别诊断

应与以下疾病鉴别：阿米巴肝脓肿；胆管感染；右膈下脓肿，原发性肝癌以及肝囊肿、肝包虫病合并感染等。

二、治疗

治疗原则是穿刺排脓、抗菌和营养支持治疗，防治脓胸、肺脓肿、膈下脓肿、腹膜炎及中毒性休克等并发症。

（一）营养支持治疗

适当补液、增强营养，适当补充清蛋白、维生素，维持水、电解质平衡等，有条件者予生长激素，可以缩短病程。

（二）穿刺排脓

确诊为细菌性肝脓肿的患者，肝内有脓液存在，就必须穿刺排脓，多选择超声引导下经皮肝穿刺抽脓术，尽可能将脓液抽干净，并应用甲硝唑等抗生素反复冲洗脓腔，直到临床症状明显改善，脓腔趋于闭合，细菌转阴为止。

（三）抗菌治疗

原则是早期、足量、足疗程使用抗生素，避免细菌耐药或者复发。在病原菌未确定之前，根据感染途径针对常见致病菌选择适当的药物，待穿刺物药敏结果回报后选择敏感药物。

（四）外科手术治疗

穿刺排脓无效或者出现严重并发症或原发腹腔病灶内科治疗无效者可考虑外科手术治疗。手术切开引流指征为：①巨大脓肿，直径＞10cm。②脓肿已穿破至胸膜者。③脓液黏稠或坏死组织较多，妨碍穿刺引流。④局部压痛明显、腹肌紧张、腹膜刺激征明显者。

（五）治愈标准

患者症状、体征消失；白细胞计数和分类正常；脓腔基本消失或逐渐缩小至原来的50％以下，并追踪观察脓腔至完全消失无复发。

（邵丹丹）

第十二节　中枢神经系统感染

中枢神经系统感染是神经系统最常见的疾病之一，是一种由病毒、细菌、真菌、立克次体、螺旋体、寄生虫等多种病原菌引起的中枢神经系统疾病。由于大脑皮层和脊髓被颅骨和脊椎管包绕，当中枢存在炎症、水肿时就会导致组织梗死，继而引起神经系统后遗症或者死亡，故其临床表现极其严重，但若早期积极治疗大多数患者会治愈。

临床上依据感染源侵犯中枢神经系统不同的解剖部位，中枢神经系统可分为两大类：①以脑和（或）脊髓实质受累为主的脑炎、脊髓炎或脑脊髓炎。②以软脑膜受累为主的脑膜炎或脑脊膜炎。因两者常同时存在，故临床上很难截然分开，当脑膜和脑实质均明显受累时，称之为脑膜脑炎。

常见的中枢神经系统感染途径主要包括以下三个方面：①血行感染：病原体通过呼吸道或皮肤黏膜进入血流，由血液系统进入颅内。②直接感染：病原体通过穿透性外伤或临近结构的感染向颅内蔓延。③逆行感染：病原体沿神经干逆行侵入颅内。

本节主要依据神经系统常见感染的病因学特点，对细菌性脑膜炎、病毒性脑膜炎及结核性脑膜炎进行介绍。

一、急性细菌性脑膜炎

（一）概述

机体抵抗力低时，病菌侵入人体形成菌血症，细菌经血液循环进入颅内引起脑膜炎。急性细菌性脑膜炎最常见的致病菌为脑膜炎双球菌、肺炎球菌和流感嗜血杆菌。这三种病原菌占细菌性脑膜炎的80%以上，其次为金黄色葡萄球菌、链球菌、大肠埃希菌、变形杆菌、厌氧杆菌、沙门菌、铜绿假单胞菌等。

（二）临床表现

1.多成暴发性或急性起病。

2.感染症状　发热、畏寒及上呼吸道感染症状。

3.颅内压增高表现　剧烈头痛、恶心、呕吐、抽搐。

4.脑膜刺激症状　颈项强直、克氏征、布氏征阳性等。

5.脑实质受累出现意识障碍、精神症状等。

（三）实验室检查

1.血常规检查　常见白细胞增高和核左移，红细胞沉降率增高。

2.血培养　应作为常规检查，常见病原菌感染阳性率可达75%。若在使用抗生素2小时内腰椎穿刺，脑脊液培养不受影响。

3.脑脊液检查　是细菌性脑膜炎诊断的金标准，可判断其严重程度、疗效及预后。腰椎穿刺对细菌性脑膜炎几乎无禁忌证，相对禁忌证包括严重颅内压增高、意识障碍等。典型急性细菌性脑膜的脑脊液（cerebro－spinal fluid，CSF）为脓性或浑浊外观，白细胞数（1000～10000）×10^6/L，早期中性粒细胞占85%～95%，后期以淋巴细胞及浆细胞为主；蛋白增高，可达1～5g/L；糖含量降低，氯化物亦常降低，致病菌培养阳性，革兰染色阳性率达60%～90%，有些病例早期脑脊液离心沉淀物可发现大量细菌，特别是流感嗜血杆菌和肺炎球菌。

4.头颅CT或MRI等影像学检查　早期可与其他疾病鉴别，后期可发现脑积水（多为交通性）、静脉窦血栓形成、硬膜下积液或积脓、脑脓肿等。

（四）诊断与鉴别诊断

1.诊断　根据患者呈急性或暴发性发病，表现为高热、寒战、头痛、呕吐、皮肤瘀点或瘀斑等全身性感染中毒症状，颈强直及克氏征等，可伴动眼神经、展神经和面神经麻痹，严重病例出现嗜睡、昏迷等不同程度的意识障碍。脑脊液培养发现致病菌方能确诊。

2.鉴别诊断　需要与结核性脑膜炎、病毒性脑膜炎鉴别诊断，主要通过脑脊液检查鉴别，见表6－14。

表6-14　细菌性脑膜炎的鉴别诊断

	压力 mmH₂O	外观	蛋白定性	蛋白定量 g/L	葡萄糖 mmol/L	氯化物 mmol/L	白细胞计数及分类×10⁶/L	细菌
细菌性脑膜炎	显著增高	混浊,脓性	++以上	显著增加	明显减少或消失	稍低	显著增加,数千,以中性粒细胞为主	可发现病原菌
结核性脑膜炎	增高	微混,呈毛玻璃状	+~+++	增加	减少	明显减少	数十或数百,早期以中性粒细胞为主,后期以淋巴细胞为主	可找到抗酸杆菌
病毒性脑膜炎	稍增高	清晰或微混	+~++	轻度增加	正常	正常	数十或数百,以淋巴细胞为主	无

（五）治疗原则

细菌性脑膜炎的治疗首先是针对病原菌选取足量敏感的抗生素,并防止感染性休克,维持血压,防止脑疝。

1.抗菌治疗　应选择在脑脊液中浓度高的杀菌剂。在未确定病原菌的情况下,可选择第三代头孢菌素如头孢噻肟或头孢曲松等抗生素。若明确病原菌时则选择对病原菌敏感的抗生素。

2.糖皮质激素的应用　激素可以抑制炎性细胞因子的释放,稳定血－脑脊液屏障,降低颅内压,对病情较重且无激素应用禁忌证的患者可考虑应用。

3.一般对症处理　高热时需采取物理降温或使用退热剂控制抽风;维持水及电解质平衡,减低颅内压,减轻脑水肿;如出现休克,要进行抗休克治疗,出现弥散性血管内凝血(disseminated intravascular coagulation,DIC)应及时给予肝素化治疗。

二、病毒性脑炎

（一）概述

病毒性脑炎是一种由病毒侵入神经系统,引起脑实质损害为主的严重感染性疾病。大多同时累及脑膜,为脑炎或脑膜炎;少数仅累及脑膜,为脑膜炎,通常统称为病毒性脑炎。

病毒性脑炎是全身病毒感染经血行播散至中枢神经系统的结果,多数病例发生于儿童和年轻人。全年均可发病,夏秋季较多,年发病率为3.5~7.4/10万。50%~80%的病例由肠道病毒如柯萨奇病毒、埃可病毒和非麻痹性脊髓灰质炎病毒引起,此外还有腮腺炎病毒、单纯疱疹病毒及虫媒病毒等。

（二）临床表现

急性起病,一般为数小时,出现发热(38~40℃)、畏光和眼球运动疼痛、肌痛、食欲减退、腹泻和全身无力等病毒感染的全身中毒症状,以及剧烈头痛、呕吐和轻度颈强直等脑膜刺激征,还会有不同程度意识障碍、抽搐及局灶性脑神经损害等临床表现。若出现更严重的神志障碍或神经系统局限性体征或癫痫发作,则意味着脑实质受侵犯,应诊断为脑膜脑炎。随宿主的年龄和免疫状态不同其临床表现也不一样,见表6-15。

表 6-15 不同人群病毒性脑膜炎的临床表现

人群	临床表现
婴幼儿	发热、易激惹和表情淡漠
儿童	突发起病，有发热，并伴有恶心、呕吐、咳嗽、肌痛等非特异性前驱症状，其后迅速出现头痛、畏光、颈项强直、神志改变等脑组织受累的表现，重者出现定向力障碍、昏迷、瘫痪、惊厥持续状态等
成人	突然起病，头痛较剧烈，多在额后或眶后，此外常有发热、周身不适、畏光和肌痛，有颈项强直，但不如细菌性脑膜炎强烈

病毒性脑炎一般症状轻微，发病几天后开始恢复，多数 2 周内痊愈。少数患者的不适和肌痛可持续数周。

(三)实验室检查

1.脑脊液检查 压力正常或轻度增高，外观无色清亮，白细胞数增多达(10~500)×10⁶/L，也可高达 1000×10⁶/L，早期以多形核细胞为主，8~48 小时后以淋巴细胞为主，蛋白可轻度增高，糖含量正常。

2.免疫学检查 依据临床某些特异性的症状做某种病毒学的检查。通过双份血清及脑脊液经免疫荧光技术或放射免疫技术检测 IgM 或病毒抗原。

(四)诊断与鉴别诊断

1.诊断 根据急性起病的全身性感染中毒症状、脑膜刺激征、CSF 淋巴细胞轻中度增高、血白细胞数不增高等表现，并排除其他病因可初步诊断为脑膜炎，确诊需 CSF 病原学检查。本病为良性自限性病程，一般情况下无须进行病原学诊断。

2.鉴别诊断 主要与化脓性脑膜炎、结核性脑膜炎鉴别，见表 6-14。

(五)治疗原则

病毒性脑炎的治疗原则是抗病毒，抑制炎症，降低颅内压及对症支持治疗。

1.对症支持治疗 本病是自限性疾病，主要是对症治疗、支持疗法和防治合并症。如卧床休息、降低体温和营养支持，严重头痛者可用镇痛药，癫痫发作可首选卡马西平或苯妥英钠。可能发生的严重合并症是抗利尿激素分泌不良综合征，表现为水潴留及稀释性低血钠，应限制液体入量，每日入量限制在 800~1000mL，外加发热损失的液体。

2.抗病毒治疗 抗病毒治疗可缩短病程和减轻症状，目前常用药物有鸟嘌呤衍生物阿昔洛韦，是一种选择性强、毒性小、效力高的抗病毒药，适用于单纯疱疹病毒和带状疱疹病毒性脑炎的治疗，更昔洛韦对巨细胞病毒性脑炎的疗效优于阿昔洛韦。大剂量免疫球蛋白静脉滴注可暂时缓解慢性肠道病毒脑膜炎的病情。疑为肠道病毒感染应关注粪便处理。

三、结核性脑膜炎

(一)概述

结核性脑膜炎是结核杆菌引起脑膜和脊髓膜的非化脓性炎症，绝大多数由人结核分枝杆菌感染所致，少数是由牛型结核分枝杆菌所致，常继发于全身其他器官的结核病变，约占肺外结核的 5%~15%。常在患者抵抗力下降或发生变态反应时感染结核杆菌而发病。

本病原发性的感染通常为结核菌经淋巴系统和血行播散，进入脑膜，并在脑膜和软脑膜形成结核结节，之后结节破溃，大量结核菌进入蛛网膜下腔，导致结核性脑膜炎。结核性脑膜炎也可继发于免疫力降低后体内潜伏结核菌的重新激活，经血行播散，在脑实质中形成结核灶,晚期破溃入蛛网膜下腔或脑室。结核结节可发展为大的结核瘤,出现占位效应。炎性渗出物阻塞基底池可导致脑积水和颅神经瘫痪。

(二)临床表现

多数结核性脑膜炎患者呈亚急性或慢性起病,少数可急性发病。其自然病程分为三期,各期临床表现见表6-16。

表6-16　结核性脑膜炎各期临床表现

分期	临床表现
前驱期	成人表现为低热、盗汗、食欲减退、全身倦态无力、神经萎靡和人格改变;儿童常见无食欲、易激惹、夜眠不安、头痛、呕吐和间断低热,通常持续1~2周;5岁以下儿童首发症状可为癫痫发作
脑膜炎期	出现发热、头痛、呕吐、视乳头水肿和脑膜刺激如克氏征、布氏征,婴幼儿可表现不明显 可伴颅神经麻痹,展神经、动眼神经、面神经和视神经受损为主,表现为复视、视力减退和面神经麻痹等 可有癫痫发作,成年人多为部分性发作,儿童常见全身性发作,部分患儿可以癫痫发作为首发症状。随病程进展颅内压增高日趋严重,脑脊液循环和吸收障碍可见脑积水。炎性病变波及脊髓膜可引起神经根脊髓炎、蛛网膜粘连和椎管梗阻,出现慢性进行性截瘫
晚期	出现昏睡、木僵、昏迷和持续发热,可发展为深昏迷、去大脑强直,深昏迷脑膜刺激征可消失。瞳孔扩大并固定,脉搏增快,呼吸不规律,呈潮式呼吸。脑干功能障碍常因小脑幕疝引起。老年人结膜性脑膜炎症状不典型,如头痛、呕吐较轻,颅内压增高症状不明显,约半数患者CSF改变不典型

(三)实验室检查

1.脑脊液检查　脑脊液压力增高,可达400mmHg或以上,外观无色透明或微黄,静置后可有薄膜形成,典型改变为淋巴细胞数增高(50~500)×10^6/L,早期多形核细胞增多,蛋白含量增高,重者可达1.0~2.0g/L。脊髓蛛网膜下腔阻塞时可更高。糖及氯化物明显降低。

2.结核杆菌检测　脑脊液抗酸涂片仅少数病例阳性,CSF结核分枝杆菌培养可确诊,但需大量脑脊液和数周时间。ELISA法可快速检出脑脊液中分枝杆菌可溶性抗原或抗体。PCR可检测结核分枝杆菌DNA。腺苷酸脱氢酶(ADA)增高有助于结核性脑膜炎诊断。

3.影像学检查　由于结核性脑膜炎为全身性结核的一部分,部分患者甚至有肺部粟粒性结核,因此,临床怀疑结核性脑膜炎时应行胸部X线或CT检查。肺部X线平片可见活动性或陈旧性结核灶。头颅CT和MRI早期无特殊,后期可见脑室扩大,呈阻塞性脑积水样改变,颅底粘连,脑膜增厚。

(四)诊断与鉴别诊断

1.诊断　根据患者亚急性起病,出现头痛、呕吐、颈项强直和克氏征等脑膜刺激征,颅内压增高,CSF淋巴细胞数和蛋白增高,糖及氯化物明显降低等可临床拟诊。CSF、抗酸涂片、结核分枝杆菌培养阳性时,可以确诊。行PCR检查时标本极易污染,尚不能作为诊断依据。

2.鉴别诊断　须注意与新型隐球菌脑膜炎、化脓性脑膜炎和癌肿性脑膜炎的鉴别诊断。头痛逐渐加重,伴癫痫发作和急性局灶性脑损伤体征如偏瘫、视野缺损等,检查可见视乳头水肿、展神经麻痹,CT增强显示大脑半球单发病灶,CSF、检查通常正常等表现时,也应考虑结核病的可能。

(五)治疗原则

本病的治疗原则是早期、联合、适量、规律和全程用药,只要患者临床症状、体征及实验室检查高度提示本病,即使CSF、抗酸涂片阴性亦应立即开始抗结核治疗,其治疗包括以下几个方面:

1. 抗结核治疗　异烟肼(H)、利福平(R)、吡嗪酰胺(P)、乙胺丁醇(E)、链霉素(S)等为主要的一线抗结核药物,WHO 建议应至少选择三种药联合治疗,因三种及以上药物联合治疗可增强疗效并防止和延缓细菌产生耐药性,常用异烟肼、利福平、吡嗪酰胺,轻症患者治疗 3 个月后停用吡嗪酰胺,继续用异烟肼和利福平 7 个月。因乙胺丁醇对儿童神经系统易产生毒性作用,故本品不宜用于 13 岁以下小儿;由于本品可透过胎盘,胎儿血药浓度约为母体血药浓度的 30%,动物实验显示本品可致畸形,孕妇应禁用本品;本品可分泌至乳汁,浓度与母体血药浓度相近,故哺乳期妇女禁用本品,如确有服用指征需暂停授乳。因链霉素易对胎儿的前庭神经产生不良影响,故孕妇不选用链霉素。

2. 皮质类固醇的应用　适用于病情严重、颅内压增高、潜在性脑疝形成、椎管阻塞、抗结核治疗后病情加重及合并结核瘤的患者,在充足抗结核药物治疗基础上可加用糖皮质激素。常选用泼尼松,成人 60mg/d 或儿童 1~3mg/(kg·d)口服,3~4 周后逐渐减量,2~3 周后停药。须特别注意,若不能排除真菌性脑膜炎,则激素应与抗真菌药物合用。

3. 对症支持治疗　颅内压增高可用渗透性利尿剂如 20%甘露醇、甘油果糖或甘油盐水等,同时须注意及时补充水、电解质和保护肾脏。有癫痫发作者可给予抗癫痫药物。对于抗结核和激素治疗无效的严重脑积水可考虑行脑室引流。

(曹世敏)

第十三节　呼吸系统感染

一、社区获得性肺炎

(一)概述

社区获得性肺炎(community-acquired pneumonia,CAP)是指在医院外罹患的感染性肺实质(含肺泡壁,即广义上的肺间质)炎症,包括具有明确潜伏期的病原体感染而在入院后潜伏期内发病的肺炎。CAP 是威胁人类健康的常见感染性疾病之一,其致病原的组成和耐药特性在不同国家、不同地区之间存在着明显差异,而且随着时间的推移而不断变迁。近年来,由于社会人口的老龄化、免疫损害宿主增加、病原体变迁和抗生素耐药率上升等原因,CAP 的诊治面临许多新问题。肺炎链球菌、流感嗜血杆菌是主要的病原菌,近年来非典型病原菌如肺炎支原体、肺炎衣原体、军团菌等所占的比例在不断增加。

(二)临床表现

CAP 通常起病急,发热、咳嗽、咳痰、胸痛为最常见症状。常见 CAP 致病菌的典型临床表现见表 6-17。重症 CAP 有呼吸困难、缺氧、休克、少尿甚至肾衰竭等。CAP 可出现肺外的症状,如头痛、乏力、腹胀、恶心、呕吐、食欲不振等,发生率约 10%~30%不等,非典型病原体所致 CAP 肺外表现更多见。老年、免疫抑制患者发热等临床症状发生率较青壮年和无基础疾病者低。

表 6-17 不同致病菌 CAP 临床特征

致病菌	典型症状	典型放射学表现
肺炎链球菌	咳铁锈色痰,寒战,胸膜炎性胸痛	肺叶渗出,支气管含气显影
流感嗜血杆菌	起病较缓,见于患有慢性阻塞性肺病的吸烟者	叶状或片状渗出
金黄色葡萄球菌	流感性肺炎后发病,是一种进展迅速的急性病	支气管肺炎,肺脓肿,气胸和脓胸
吸入性肺炎	发生于意识丧失、咽反射减弱、异常吞咽后;恶臭痰	多发于右下肺,高密度实变影,随后发生肺脓肿和脓胸
嗜肺军团菌	干咳,胃肠道症状,意识模糊	大叶性肺炎,免疫低下者表现为空洞
非典型性性肺炎	轻至中度症状,干咳,肺部检查一般正常	片状、肺下叶支气管肺炎

患者常有急性病容,体温升高、呼吸加快,患侧呼吸运动度减弱,肺部炎症实变时触诊语颤增强,叩诊呈浊音或实音,听诊可有管状呼吸音或湿啰音。少数患者可出现胸膜摩擦音或呼吸音减弱。

(三)实验室检查

1.血常规检查 CAP 患者外周血白细胞总数和中性粒细胞的比例通常升高,但在老年人、重症患者、免疫抑制等患者可以不高,甚至降低,急性期 C 反应蛋白、血沉可升高。

2.C 反应蛋白 急性期 C 反应蛋白(CRP)一般升高。

3.血沉 急性期血沉(ESR)一般增快,但多为轻度至中度增快。

4.X 线影像学 表现呈多样性,与肺炎的病期有关。在肺炎早期急性阶段病变呈渗出性改变,X 线影像学表现为边缘模糊的片状或斑片状浸润影。在慢性期,影像学检查可发现增殖性改变,或与浸润、渗出性病灶合并存在。病变可分布于肺叶或肺段,或仅累及肺间质。病变累及 1 个肺叶以上、出现空洞、病情迅速扩散或出现胸腔积液提示病情严重。

5.病原学检查 对怀疑有通常抗菌治疗方案不能覆盖的病原体感染或初始经验性治疗无反应者需进一步行病原菌检查,如痰涂片或痰培养等。

(四)诊断与鉴别诊断

1.诊断

(1)新近出现的咳嗽、咳痰或原有呼吸道疾病症状加重,并出现脓性痰,伴或不伴胸痛。

(2)发热。

(3)肺实变体征和(或)闻及湿性啰音。

(4)WBC$>10\times10^9$/L 或$<4\times10^9$/L,伴或不伴细胞核左移。

(5)胸部 X 线检查显示片状、斑片状浸润性阴影或间质性改变,伴或不伴胸腔积液。

以上 1~4 项中任何 1 项加第 5 项,并除外肺结核、肺部肿瘤、非感染性肺间质性疾病、肺水肿、肺不张、肺栓塞、肺嗜酸性粒细胞浸润症及肺血管炎等后,可建立临床诊断。

重症肺炎诊断标准:出现下列征象中 1 项或以上者可诊断为重症肺炎,需密切观察、积极救治,有条件时,建议收住 ICU 治疗:①意识障碍。②呼吸频率>30 次/min。③$PaO_2<60mmHg$,$PaO_2/FiO_2<300$,需行机械通气治疗。④动脉收缩压$<90mmHg$。⑤并发脓毒性休克。⑥X 线胸片显示双侧或多肺叶受累,或入院 48h 内病变扩大$\geq50\%$。⑦少尿:即尿量$<20mL/h$,或$<80mL/4h$,或并发急性肾衰竭需要透析治疗。

2.鉴别诊断 CAP 主要需与肺结核及肿瘤性疾病相鉴别。因为三者均为常见病且无论在临床表现或胸部 X 线表现方面有时可很相似,不易区别,但处理则完全不同。

(1)肺结核:起病较慢,病程较长,病变好发于肺上叶尖后段及下叶背段,病灶不均匀,新旧不一,可有钙化点,或播散病灶,结核菌素的纯蛋白衍生物(PPD)试验常呈阳性或强阳性,痰结核菌检查及纤维支气管镜检查有助于鉴别诊断,经验性抗感染治疗常无效。但有时肺结核有结构性破坏时可合并细菌性感染,此时抗感染有一定疗效,应予鉴别。

(2)肺癌:肺癌并发阻塞性肺炎时,其X线表现常与肺炎相混淆,同时球形(块状)肺炎也需与肺癌相鉴别。肺癌患者一般年龄偏大,常无毒血症的症状,而有刺激性咳嗽,痰中带血,明显胸痛等。胸部X线片显示块影,边缘清楚、有切迹,或分叶、毛刺,胸部CT检查有助于了解肺门、纵隔、膈肌等隐蔽部位的肿瘤及较小的块影。痰脱落细胞检查和纤维支气管镜检查以及病理活检有助于明确诊断。

(五)治疗原则

1.尽早开始抗菌药物经验治疗(见表6-18)。应选用能覆盖肺炎链球菌、流感嗜血杆菌的药物,必要时加用对肺炎支原体、肺炎衣原体、军团菌属等细胞内病原体有效的药物;有肺部基础疾病患者的病原菌亦可为需氧革兰阴性杆菌、金黄色葡萄球菌等。

表6-18　不同人群CAP患者初始经验性抗感染治疗的建议

不同人群	常见病原体	初始经验性治疗的抗菌药物选择
青壮年、无基础疾病患者	肺炎链球菌,肺炎支原体、流感嗜血杆菌、肺炎衣原体等	①青霉素类(青霉素、阿莫西林等)。②多西环素(强力霉素)。③大环内酯类。④第一代或第二代头孢菌素。⑤呼吸喹诺酮类(如左旋氧氟沙星、莫西沙星等)
老年人或有基础疾病患者	肺炎链球菌、流感嗜血杆菌、需氧革兰阴性杆菌、金黄色葡萄球菌、卡他莫拉菌等	①第二代头孢菌素(头孢呋辛、头孢丙烯、头孢克洛等)单用或联用大环内酯类。②β-内酰胺类/β-内酰胺酶抑制剂(如阿莫西林/克拉维酸,氨苄西林/舒巴坦)单用或联用大环内酯类。③呼吸喹诺酮类
需入院治疗、但不必收住ICU的患者	肺炎链球菌、流感嗜血杆菌、混合感染(包括厌氧菌)、需氧革兰阴性杆菌、金黄色葡萄球菌、肺炎支原体、肺炎衣原体、呼吸道病毒等	①静脉注射第二代头孢菌素单用或联用静脉注射大环内酯类。②静脉注射呼吸喹诺酮类。③静脉注射β-内酰胺类/β-内酰胺酶抑制剂(如阿莫西林/克拉维酸、氨苄西林/舒巴坦)单用或联用注射大环内酯类。④头孢噻肟、头孢曲松单用或联用注射大环内酯类
需入住ICU的重症患者		
A组:无铜绿假单胞菌感染危险因素	肺炎链球菌、需氧革兰阴性杆菌、嗜肺军团菌、肺炎支原体、流感嗜血杆菌、金黄色葡萄球菌等	①头孢曲松或头孢噻肟联合静脉注射大环内酯类。②静脉注射呼吸喹诺酮类联合氨基糖苷类。③静脉注射β-内酰胺类/β-内酰胺酶抑制剂(如阿莫西林/克拉维酸、氨苄西林/舒巴坦联合静脉注射大环内酯类。④厄他培南联合静脉注射大环内酯类
B组:有铜绿假单胞菌感染危险因素	A组常见病原体＋铜绿假单胞菌	①具有抗假单胞菌活性的β-内酰胺类抗生素(如头孢他啶、头孢吡肟、哌拉西林/他唑巴坦、头孢哌酮/舒巴坦、亚胺培南、美罗培南等)联合静脉注射大环内酯类,必要时还可同时联用氨基糖苷类。②具有抗假单胞菌活性的β-内酰胺类抗生素联合静脉注射喹诺酮类。③静脉注射环丙沙星或左旋氧氟沙星联合氨基糖苷类

2.住院治疗患者入院后应立即采取痰标本,做涂片革兰染色检查及培养。体温高、全身症状严重者应同时送血培养。

3.轻症患者可口服用药;重症患者选用静脉给药,待临床表现显著改善并能口服时改用口服药。总疗程根据病程而定,一般7~14天。

病原学治疗：明确病原体后，对经验治疗效果不满意者，可按药敏试验结果调整用药。

二、医院获得性肺炎

（一）概述

医院获得性肺炎（hospital acquired pneumonia，HAP）亦称医院内肺炎（nosocomical pneumonia，NP），是指患者入院时不存在、也不处于感染潜伏期，而于入院 48h 后在医院（包括老年护理院、康复院）内发生的肺炎。国际上多数报道 HAP 发病率 0.5%～1.0%，在西方国家居医院感染的第 2～4 位；ICU 内发病率 15%～20%，其中接受机械通气患者高达 18% ～60%，病死率超过 50%。我国 HAP 发病率 1.3%～3.4%，是第一位的医院内感染（占 29.5%）。HAP 在病原学、流行病学和临床诊治上与 CAP 有显著不同。

细菌是 HAP 最常见的病原菌，约占 90%，三分之一为混合感染，常见致病菌为革兰阴性杆菌如铜绿假单胞菌、肠杆菌科、金黄色葡萄球菌、厌氧菌、流感嗜血杆菌、肺炎链球菌等。其发病机制包括：误吸，带菌气溶胶吸入和经人工气道吸痰过程中交叉污染。

（二）临床表现

HAP 多为急性起病，但不少可被基础疾病掩盖，或因免疫功能差、机体反应削弱致使起病隐匿。咳嗽、咳痰常见，部分患者因咳嗽反射抑制致咳嗽轻微或无咳嗽；有的仅表现为精神萎靡或呼吸频率增加。在机械通气患者常表现为需要加大吸氧浓度或气道阻力上升。发热最常见，有时会被基础疾病掩盖，少数患者体温正常。重症 HAP 可并发疾病肺损伤和ARDS、左心衰竭、肺栓塞等。查体可有肺部湿啰音甚至实变体征，视病变范围和类型而定。

（三）实验室检查

1.血常规检查　常见血白细胞计数增高。中性粒细胞数增高，或伴核左移。血小板计数降低应警惕弥漫性血管内凝血可能，应作进一步检查。贫血提示合并慢性疾病或支原体感染可能。

2.血气分析　帮助判断病情严重程度。患者在呼吸空气条件下，动脉血氧分压（PaO_2）< 60mmHg，伴或不伴 $PaCO_2$>50mmHg，或 PaO_2/FiO_2<300。

3.血生化检查　全面评估病情，及时发现机体内环境紊乱和多脏器功能障碍的出现，及时采取相应抢救措施具有十分重要意义。

4.病原学检查　病原学检查对医院获得性肺炎的诊断提供重要依据，对合理选用抗菌药物进行治疗起关键指导作用。通常采用痰液标本做检查，但痰液标本受上呼吸道分泌物污染，故诊断的敏感性和特异性均不高，近年开展许多减少标本受污染机会的检查方法，如气管穿刺吸引、支气管肺泡灌洗、保护性支气管肺泡灌洗、保护性标本刷、经胸壁针刺抽吸、经支气管镜活检、经胸腔镜活检和开胸肺活检等。

（四）诊断与鉴别诊断

1.诊断　HAP 的诊断原则同 CAP。但临床表现、实验室和影像学所见对 HAP 的诊断特异性甚低，尤其应注意排除肺不张、心力衰竭和肺水肿、基础疾病肺侵犯、药物性肺损伤、肺栓塞和 ARDS 等。粒细胞缺乏、严重脱水患者并发 HAP 时 X 线检查可以阴性，卡氏肺孢子虫肺炎有 10%～20%患者 X 线检查完全正常。据其病情严重程度可分为以下两种：

（1）轻、中症：一般状态较好。早发性疾病（入院≤5 天，机械通气≤4 天）；无高危因素（高危因素如高龄，>65 岁，慢性阻塞性肺病，糖尿病，慢性心、肾功能不全，吸入或致吸入因素，近一年来曾有肺炎住院史,精神状态改变,慢性酗酒或营养不良,脾切除后等),生命体征稳定,器官功能无明显异常。

（2）重症:意识障碍,呼吸频率>30次/分,呼吸衰竭 PaO_2 <60mmHg, PaO_2/FiO_2 <300,需行机械通气治疗;血压<90/60mmHg,少尿,尿量<20mL/h,或<80mL/4h,败血症或肺外并发症,或急性肾衰竭需透析治疗;胸片示双侧多肺叶受累,或入院48h内病变扩大≥50%。而晚发性疾病(入院>5天,机械通气>4天)和存在高危因素者,即使不完全符合重症肺炎规定标准,亦视为重症。

2.鉴别诊断　应与其他肺部浸润性疾病如肺不张、肺水肿、肺血栓栓塞症、急性呼吸窘迫综合征(ARDS)等相鉴别。其鉴别点见表6-19。

表6-19　HAP的鉴别诊断

疾病	病因或基础疾病	临床表现	影像学检查	其他
肺不张	多为肿瘤或痰栓阻塞或者肿瘤、肿大淋巴结压迫管腔	肺不张缓慢发生或面积小时症状不明显,痰栓阻塞通常发病急、突发胸闷、气急、呼吸困难。合并感染也可出现咳嗽、脓痰、发热、咯血,与肺炎相似	X线表现密度增高,体积缩小,出现尖端指向肺门扇形、三角形,患肺体积缩小,纵隔向患侧移位的典型表现,同时可见原发肿瘤的占位	纤维支气管镜检查对肺不张有较大的诊断价值
肺水肿	多有高血压、冠心病、风湿性心脏病的病史	突发严重呼吸困难、端坐位、发绀、大汗、咳粉红色泡沫痰,两肺闻及广泛的湿啰音和哮鸣音,左心界扩大、心率增快、心尖部闻及奔马律	X线检查心界增大,肺门呈蝴蝶状,两肺大片融合的阴影	强心、利尿、扩血管等积极治疗能快速缓解
肺血栓栓塞症	常有血栓性静脉炎、心肺疾病、外伤、腹部或骨科手术、长期卧床和肿瘤病史,具有深静脉血栓形成的高危因素	如果患者突发剧烈胸痛、咯血、呼吸困难、神志不清时应高度怀疑肺血栓栓塞	X线胸片示区域性肺纹理减少,典型改变出现尖端指向肺门的楔形阴影	动脉血气分析见低氧血症和低碳酸血症。D-二聚体,CT肺动脉造影、放射性核素肺通气/灌注扫描和MRI等检查有助于诊断
急性呼吸窘迫综合征	有ARDS的高危因素,包括直接肺损伤因素(严重感染、胃内容物吸入、肺挫伤、吸入毒气、淹溺、氧中毒等)和间接肺损伤因素(感染中毒症、严重的非胸部创伤、重症胰腺炎、大量输血、体外循环、弥散性血管内凝血等)	表现为急性起病、呼吸频数和呼吸窘迫	X线检查显示两肺浸润阴影	低氧血症(ALI时氧合指数 PaO_2/FiO_2 ≤300,ARDS时 PaO_2/FiO_2 ≤200)。PAWP≤18mmHg或临床上能除外心源性肺水肿

（五）治疗原则

1.重视病原学检查　先取痰标本行涂片染色及痰培养加药敏后再给予经验性抗炎治疗,高热患者可行血培养。

2.尽早开始经验性抗菌治疗(见表6-20)　首先采用针对常见病原菌的抗菌药物,待痰培养结果返回后,根据药敏结果选择敏感药物。

表 6-20　HAP 的经验性抗感染治疗

一般情况	可能病原菌	首选药物	可选药物
住院≤4 天,无多重耐药菌感染危险因素	肠杆菌科细菌(大肠埃希菌、肺炎克雷伯菌、肠杆菌属、变形杆菌等)、肺炎链球菌、流感嗜血杆菌、甲氧西林敏感金黄色葡萄球菌	头孢曲松或喹诺酮类(左氧氟沙星、莫西沙星、环丙沙星)或氨苄西林/舒巴坦或厄他培南	
住院≥5 天,有多重耐药菌感染危险因素	除上述外,铜绿假单胞菌、肺炎克雷伯菌(产 ESBL)、不动杆菌属及 MR-SA 等	抗铜绿假单胞菌 β-内酰胺类(头孢他啶、头孢吡肟、亚胺培南、美罗培南、哌拉西林/他唑巴坦)联合喹诺酮类(环丙沙星或左氧氟沙星)或氨基糖苷类(阿米卡星、庆大霉素)	高度怀疑 MR-SA 者,加用万古霉素或利奈唑胺

3. 根据不同的病原菌、病情严重程度、基础疾病等因素决定疗程初始治疗一般采用针剂,病情明显好转或稳定后可改用口服药物治疗。

4. 有效控制院内交叉感染是减少 HAP 的重要措施。

三、呼吸机相关肺炎

(一)概述

呼吸机相关肺炎(ventilator-associated pneumonia,VAP)是医院获得性肺炎中最重要的临床类型之一,是气管插管或气管切开的患者在机械通气 48 小时后或撤机拔管 48 小时内新的肺实质感染。其病死率高,达 24%~76%,按其发生时间的早晚,又可分为早发性 VAP(机械通气≤4 天)和晚发性 VAP(机械通气≥5 天)。早发性 VAP 的致病菌多为敏感菌,如肺炎链球菌、流感嗜血杆菌、MSSA 和敏感的肠道革兰阴性杆菌(如大肠埃希菌、肺炎克雷伯杆菌、变形杆菌和黏质沙雷杆菌);晚发性 VAP 可能是 MDR 细菌所致,包括铜绿假单胞菌、产 ESBL 的肺炎克雷伯杆菌和鲍曼不动杆菌、耐药肠道细菌属、嗜麦芽窄食单胞菌,以及 MR-SA、MRSE 等。其发病机制包括:上呼吸道和胃腔内定植菌的误吸;吸入含有细菌的微粒;血行感染;由周围脏器直接感染而来;气管导管细菌生物被膜的形成。

VAP 以内源性感染为主,直接吸入是 VAP 最常发生的发病机制,吸入的主要途径来自:①口腔和上呼吸道内繁殖的细菌。②胃肠内繁殖细菌进入下呼吸道。③吸入被污染的雾化气。G-杆菌和金黄色葡萄球菌是 VAP 的主要病原菌,铜绿假单胞菌已成为我国 VAP 的主要病原菌。

(二)临床表现

由于严重基础疾病、免疫状态低下及治疗措施(药物、机械通气等)干扰等,VAP 的临床表现常常很不典型。

1. 症状　常见的症状包括发热和脓性的呼吸道分泌物。但在创伤和术后的患者,需注意鉴别发热可能是非感染性的。接受机械通气治疗的患者在没有 VAP 存在时,其呼吸道分泌物也可为脓性,但非脓性的气道分泌物往往可以排除 VAP。总之,在应用抗菌药物的情况下,若原来正常的体温出现波动,气道分泌物性质发生变化,都应该怀疑 VAP,并立即给予相应的检查。

2. 体征　主要为听诊音的变化,表现为病变部位新出现或程度加重的湿啰音。若为肺实变可听到管状呼吸音及局部语音传导增强。

3.并发症多　呼吸机相关性肺炎极易并发肺损伤(包括气压伤)、左心衰竭、肺栓塞等。

(三)实验室检查

1.血常规检查　多数表现为白细胞计数增高,中性粒细胞比例增高。若白细胞计数不高,往往显示预后不良。

2.胸部X线检查　X线胸片对于VAP的诊断是必需的。由于患者移动受限和技术设备原因,床旁X线胸片诊断VAP的敏感性和特异性均有限。如果在胸片上出现了新的肺部浸润影,并排除了肺水肿、肺不张和肺梗死等其他疾病,结合其他临床表现,应该考虑VAP。

3.痰培养　多数患者发病之前口咽部已有革兰阴性杆菌等致病菌定植。培养之前标本涂片光镜筛选法(每个低倍视野上皮细胞<10个,白细胞数>25个)仅能别除污染严重的痰标本,而免疫抑制患者痰标本中的白细胞数常达不到"合格标本"的规模数量。痰液普通培养主要用于社区获得性肺炎的诊断,对呼吸机相关性肺炎的病原学诊断价值不大。

4.气管内吸出物检测　机械通气患者可直接从气管或经环甲膜穿刺吸出下呼吸道分泌物进行检查。

(1)常规培养气管内吸出物进行培养,结果极少有阴性,但假阳性率高(主要为革兰阴性杆菌),常导致呼吸机相关性肺炎过度诊断。与组织学诊断标准相比,其敏感性达82%,但特异性仅27%。该检查亦不能用作评价肺炎的疗效。

(2)显微镜分析近端气管分泌物直接涂片作革兰染色,其结果与半定量培养结果呈线性相关。同时将标本用氢氧化钾溶液处理后观察弹性蛋白,以此作为诊断呼吸机相关性肺炎的指标,敏感性为52%,特异性100%。弹性蛋白出现可早于肺浸润改变1.8d±1.3d。

(3)定量培养临界值定在10^6CFU/mL。一般认为气管内吸出物定量培养与特异性较高的防污染样本毛刷或支气管肺泡灌洗液定量培养法相关性好,敏感性为38%~91%,特异性为59%~92%。有研究发现,气管内吸出物细菌定量培养的浓度增加先于肺叶出现浸润灶4.8d±3.2d,有早期诊断意义。

5.远端气道分泌物的检测

(1)直接抽吸法(非纤维支气管镜技术):经鼻或人工气道向气管插入导管或防污染样本毛刷,通过吸引或刷取方法采集标本。该方法不用纤维支气管镜,创伤小,操作过程中对患者气体交换影响小,可避免纤维支气管镜通道的污染。缺点是对气道无法直接观察,盲视采集标本难以保证采集部位与病变部位一致,敏感性低。

(2)防污染样本毛刷(PSB):采样经纤维支气管镜通道插入特制双套管防污染刷采样,优点是可直视气道病变情况,并可结合影像学资料,直接进入相应病变部位采集气道分泌物以提高检验阳性率,并可免受口咽部菌群的污染。缺点是纤维支气管镜可引起交叉感染,患者耐受性相对差,并要求操作者有熟练技术。通过PSB方法通常可采集远端气道分泌物约0.001mL,放入保菌液中,然后定量培养,细菌浓度达到10^3CFU/mL有临床意义。其敏感性为64%~100%,平均为82%;特异性为69%~100%,平均为92%。最近有作者认为呼吸机相关性肺炎的早期抗生素治疗显著改善预后,主张将PSB标本培养细菌浓度降为10^2CFU/mL作为有诊断意义的标准,可减少漏诊,而诊断特异性仅轻微降低。

(3)支气管肺泡灌洗(BAL):纤维支气管镜嵌入的远端肺泡面积是相应远端气道面积的100倍,BAL采集标本的范围显著多于PSB。BAL液中细菌浓度10^4CFU/mL可代表感染肺

组织中细菌浓度 $10^5 \sim 10^6$ CFU/mL。BAL 定量培养诊断医院肺炎的敏感性为 $72\% \sim 100\%$，特异性为 $69\% \sim 100\%$。BAL 取材方法使微生物系列分析成为可能，在定量培养同时可作离心涂片，早期作病原学初步诊断，以指导治疗。近年有人推荐微量灌洗(mBAL)，即一次性灌洗 $10 \sim 20$ mL，吸引回收液即可，不作反复灌洗，可减少污染。BAL 可作细胞学分析，有助于与出血、肿瘤等病变鉴别。

(4)防污染支气管肺泡灌洗(PBAL)：该方法可进一步提高 BAL 特异性(达 92%)，其敏感性为 97%。

(四)诊断与鉴别诊断

1. 临床诊断

(1)患者出现咳嗽、痰黏稠，肺部出现湿啰音，并有下列情况之一：发热；白细胞总数和(或)中性粒细胞比例增高；X 线显示肺部有炎性浸润性病变。

(2)慢性气道疾患患者稳定期(慢性支气管炎伴或不伴阻塞性肺气肿、哮喘、支气管扩张症)继发急性感染，并有病原学改变或 X 线胸片显示与入院时比较有明显改变或新病变。

2. 病原学诊断　临床诊断基础上，符合下述六条之一即可诊断：

(1)经筛选的痰液，连续两次分离到相同病原体。

(2)痰细菌定量培养分离病原菌数 $\geq 10^6$ CFU/mL。

(3)血培养或并发胸腔积液者的胸液分离到病原体。

(4)经纤维支气管镜或人工气道吸引采集的下呼吸道分泌物病原菌数 $\geq 10^6$ CFU/mL；经 BAL 分离到病原菌数多 $\geq 10^6$ CFU/mL；或经 PSB、PBAL 采集的下呼吸道分泌物分离到病原菌，而原有慢性阻塞性肺疾病包括支气管扩张者病原菌数必须 $\geq 10^6$ CFU/mL。

(5)痰或下呼吸道采样标本中分离到通常非呼吸道定植的细菌或其他特殊病原体。

(6)免疫血清学、组织病理学的病原学诊断证据。

3. 鉴别诊断

(1)引起发热的其他部位感染：临床疑似 VAP 病例的发热原因，结果显示除肺炎外，下列感染性疾病也可导致发热：导管相关性感染、鼻窦炎、泌尿系统感染、腹膜炎、难辨梭状芽孢杆菌性肠炎、伤口感染、腹腔内脓肿、原发性菌血症。

(2)引起发热的非感染因素：发热最常见的非感染因素见于 ARDS 患者，多由活动性的肺纤维化引起。患者可表现为发热、外周血白细胞增高，胸片可显示浸润影，BALF 中炎性介质水平显著升高。目前，肺纤维化只能靠排除其他疾病而确诊。对于那些机械通气时间超过 2 周，胸片无好转、血气分析无改善的发热患者应想到肺纤维化的可能。另一些引起发热的非感染因素还有胰腺炎、下肢深静脉血栓(DVT)、药物热。

(五)治疗原则

1. 加强人工气道的湿化和痰液的引流。

2. 早期选择恰当抗菌药物治疗，药物的选择应结合患者感染部位，疾病严重程度，可能病原菌种类及既往抗菌药物应用情况，患者的年龄、肝肾功能，本科室、地区病原菌及耐药情况以及药代和药效学。初始抗菌药物经验性治疗：不伴有 MDR(多重耐药)病原体感染高危因素的 VAP 患者，推荐抗生素有头孢曲松或左氧氟沙星，莫西沙星或环丙沙星或氨苄西林/舒巴坦或厄他培南(见表 6-21)；伴有 MDR 病原体感染高危因素的迟发性 VAP 患者，推荐抗生素联合治疗，使其至少能覆盖常见的多药耐药致病菌之一，推荐药物见表 6-22。

表6－21　无 MDR 菌感染危险的 VAP 经验性抗生素治疗

可能致病菌	推荐抗生素
MSSA	三代头孢(头孢曲松)
肺炎球菌	或
流感嗜血杆菌	氟喹诺酮类(左氧氟沙星、莫西沙星或环丙沙星)
革兰阴性肠杆菌	或
－肠杆菌属	氨苄西林/舒巴坦
－大肠埃希菌	或
－克雷伯菌属	厄他培南
－变形杆菌属	
－黏质沙雷菌属	

表6－22　晚发 VAP 且有 MDR 感染风险患者的初始经验治疗

潜在致病菌	抗生素联合治疗
表6－21 中列出的致病菌并有下列 MDR 致病菌危险因素时：铜绿假单胞菌 肺炎克雷伯菌(ESBL$^+$)[a] 不动杆菌属[a]	抗假单胞菌头孢菌素(头孢吡肟或头孢他啶)或抗假单胞菌碳青霉烯(亚胺培南或美洛培南)或β－内酰胺/β－内酰胺酶抑制剂(哌拉西林－他唑巴坦)＋抗假单胞菌氟喹诺酮(环丙沙星或左氧氟沙星)或氨基糖苷类(阿米卡星、庆大霉素或妥布霉素)(如果怀疑为产 ESBL 菌的感染或鲍曼不动杆菌,宜选碳青霉烯类)
耐甲氧西林金黄色葡萄球菌(MRSA)[b]	加上：利奈唑胺或万古霉素
肺炎军团菌[c]	加上：阿奇霉素或左氧氟沙星、环丙沙星

3. 后期抗菌药物的调整,避免抗菌药物过量和减少细菌耐药,并避免药物过量。理想的抗生素治疗应包括：①如果联合治疗中含氨基糖苷,则治疗有反应的患者氨基糖苷用 5～7 天停药。②非耐药菌感染的重度 VAP 患者可选择药物作单药治疗。此类患者开始时应予联合治疗直到下呼吸道培养结果出来并确定可以单药治疗。③如果初始抗生素治疗适当,假设为非铜绿假单胞菌感染,患者有明显的感染临床症状,而且临床反应良好,则应尽量使治疗时间从传统的 14～21 天缩短至 7 天。

(曹世敏)

第十四节　结核

一、概述

结核病(tuberculosis,TB)是由结核分枝杆菌侵入人体引起的慢性传染病,可累及全身多个器官,但以肺结核最为常见,约占各个器官结核总数的 80%～90%。结核病是我国重点控制的重大疾病之一。据 2000 年的调查显示,全国有 5.5 亿人感染结核分枝杆菌,现有结核病患者 500 万,占全球患者的 1/4,其中传染性结核患者达 200 万。每年有 13 万人死于结核病,耐药结核病比例高达 46%。

结核菌主要通过呼吸道传播。传染源主要是排菌的肺结核患者的痰。结核杆菌的抵抗力较强,在室内阴暗潮湿处能存活半年。其可扩散至全身长期潜伏,在机体抵抗力降低时发病,本病病理特点是结核结节和干酪样坏死,易形成空洞。

人体感染结核菌后不一定发病,当机体抵抗力降低或细胞介导的变态反应增高时,才可能引起临床发病。结核杆菌感染宿主反应主要见图6—1。

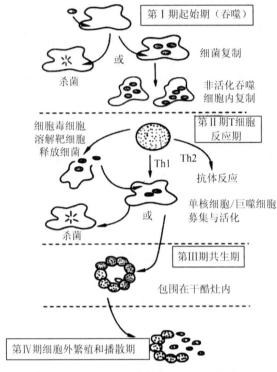

图6—1 结核菌感染宿主反应示意图

二、临床表现

肺结核的临床表现主要包括两个方面:全身性的结核中毒症状和呼吸系统症状(见表6—23)。

表6—23 肺结核的临床表现

全身症状	午后低热、乏力、食欲减退、消瘦、盗汗等。若肺部病灶进展播散,常呈不规则高热。妇女可有月经失调或闭经,自主神经功能紊乱等表现。少数急性起病的肺结核可能出现高热等急性发病症状呼吸系统症状
呼吸系统症状	咳嗽、咳痰,干咳或带少量黏液痰,继发感染时,痰呈黏液脓性,咯血、大咯血时可发生失血性休克,偶因血块阻塞大气道引起窒息,患者极度烦躁、紧张、挣扎坐起、胸闷气促、发绀。累及壁层及胸膜时出现胸痛,随呼吸及咳嗽而加重。慢性重症肺结核时,呼吸功能减退,常出现渐进性呼吸困难,甚至缺氧发绀。若并发气胸或大量胸腔积液,其呼吸困难症状尤为严重
体征	早期病灶小或位于肺组织深部,多无异常体征。若病变范围较大,患侧肺部呼吸运动减弱,叩诊呈浊音,听诊时呼吸音减低,或为支气管肺泡呼吸音。因肺结核好发于肺上叶尖后段及下叶背段,故锁骨上下、肩胛间区叩诊略浊,咳嗽后偶可闻及湿啰音,对诊断有参考意义。肺部病变发生广泛纤维化或胸膜粘连增厚时,患侧胸廓常呈下陷、肋间隙变窄、气管移位与叩浊,对侧可有代偿性肺气肿征

三、实验室检查

（一）痰结核菌检查

痰中找到结核菌是确诊肺结核的主要依据，也是制订治疗方案、考核疗效、随访病情的重要指标，对每一例患者均应进行此项检查。常用的方法有直接涂片、集菌涂片、培养法等。直接涂片方法简单，但需每毫升痰含菌10万个方能得到阳性结果。除痰标本外，脓液、病灶组织、纤维支气管镜刷检物、冲洗液、灌洗液均可用于直接图片检查。集菌法阳性率较高，大约每毫升痰含1000个结核杆菌即可阳性，但需24小时以上才有结果。痰中菌量少需用培养法或动物接种法方能检出，培养阳性时应做药敏试验，帮助选择有效抗结核药物，但需几周才有结果。痰菌阳性说明病灶是开放性的。痰菌阳性率受病灶的部位、病灶是否与支气管相通以及间歇排菌等因素影响，故痰菌阴性者亦不能轻易否定结核及其传染性。

聚合酶链反应（PCR）技术可将标本中微量的结核菌DNA加以扩增。另外还有血清、体液中结核菌抗原、抗体或抗原抗体复合物的检测，但仅可作为有辅助性诊断意义的方法。

（二）胸部X线和CT检查

早期诊断肺结核的主要方法，并能判断病变的性质、范围和部位。肺结核常见的X线表现有如下特点：

1.多发生在肺上叶尖后段、下叶背段、后基底段或多肺侵犯。

2.原发灶、淋巴管炎和肺门或纵隔淋巴结组成的哑铃状病灶。

3.急性血行播散型肺结核多表现为分布均匀、大小密度相近的粟粒状阴影。

亚急性和慢性血行播散型肺结核粟粒大小和密度不一，多趋于增生型；继发性肺结核的X线表现复杂多变，或云絮片状，或斑点或斑片结节状，干酪性病变密度偏高而不均匀，常伴明显的病灶周围炎使边缘极为模糊，可有透亮区或空洞形成。慢性继发性肺结核病的X线征象为多形态病灶的混合存在，好发于上叶尖后段。胸部CT有助于发现隐蔽区病灶和帮助诊断，如图6-2。

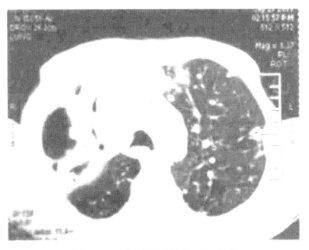

图6-2　典型肺结核的CT表现

（三）结核菌素试验（PPD试验）

1.试剂　结核菌素（简称结素）是从生长过结核菌的液体培养基中提取出来的，主要成分是结核菌代谢产物、结核蛋白。旧结素（OT）是粗制的混合物，目前常用的是纯化蛋白衍生物（PPD）。

2.方法　常用旧结素或 PPD 0.1mL，稀释成 1∶2000 的稀释液（内含 5U），于左前臂屈侧皮内注射成皮丘（方法、大小与青霉素试敏相同），经 48～72 小时测量皮肤硬结直径。

3.判断　皮肤硬结直径小于 5mm 为阴性（－），5～9mm 为弱阳性（＋），10～19mm 为阳性（＋＋），20mm 以上或局部有水疱、坏死为强阳性（＋＋＋）。

4.意义　测定人体是否受过结核菌感染。结核菌素试验中等阳性仅表示受过结核菌感染，并不一定表示患病。如高倍稀释（1∶10000）结核菌素试验反应强阳性，可作为诊断活动结核的参考条件。结核菌素试验年龄越小诊断意义越大，3 岁以下儿童结核菌素试验阳性反应，应视为活动性结核病。

阴性反应见于有下列情况：①可除外结核菌感染。②某些情况结核菌素试验可出现假阴性反应，如急性重症结核、麻疹、百日咳、营养不良、老年人、细胞免疫缺陷病、白血病、结节病、淋巴瘤。③应用糖皮质激素和免疫抑制剂治疗的患者。④新近感染肺结核需经过 4～8 周后才出现阳性反应，在此期以前因体内变态反应尚未形成，故可呈阴性反应。⑤患有恶性肿瘤或其他免疫缺陷疾病如艾滋病。

（四）其他检查

1.血常规检查　结核病患者血象一般无异常，严重病例可有继发性贫血，急性粟粒型肺结核可有白细胞总数减低或类白血病反应。

2.血沉　活动性肺结核血沉可以增快，常提示病灶进展，但对肺结核的诊断无特异性，可作为判断疗效的参考。

3.胸腔积液检查　属渗出液性质，偶呈血性。

4.纤维支气管镜检查　仅用于发现支气管内膜结核或需要排除其他肺部疾病；浅表淋巴结活组织检查，有时对结核病鉴别诊断是必要的。

四、诊断与鉴别诊断

（一）诊断

1.可疑肺结核者的筛查　肺结核可疑者指具有结核中毒症状（低热、乏力、盗汗等）或伴呼吸道症状者（咳嗽、咳痰 2 周以上，或伴咯血）；或通过健康体检发现的肺部阴影疑似肺结核者。

医疗机构对肺结核可疑者应进行如下检查：

（1）痰抗酸杆菌涂片镜检 3 次。

（2）痰分枝杆菌培养及菌种鉴定。

（3）胸片，必要时行胸部 CT。

2.根据病史、检查可将肺结核患者分为疑似病例、临床诊断病例以及确诊病例，其诊断参见表 6－24。

表6-24 肺结核的诊断标准

种类	诊断	
疑似病例	(1)有肺结核可疑症状的5岁以下儿童,同时伴有与涂阳肺结核患者密切接触史或结核菌素试验强阳性	
	(2)仅胸部影像学检查显示与活动性肺结核相符的病变	
	(符合上述条件之一者)	
临床诊断病例	(1)痰涂片3次阴性,胸部影像学检查显示与活动性肺结核相符的病变,且伴有咳嗽、咳痰、咯血等肺结核可疑症状	
	(2)痰涂片3次阴性,胸部影像学检查显示与活动性肺结核相符的病变,且结核菌素试验强阳性	
	(3)痰涂片3次阴性,胸部影像学检查显示与活动性肺结核相符的病变,且抗结核抗体检查阳性	
	(4)痰涂片3次阴性,胸部影像学检查显示与活动性肺结核相符的病变,且肺外组织病理检查证实为结核病变	
	(5)痰涂片3次阴性的疑似肺结核病例,经诊断性治疗或随访观察可排除其他肺部疾病者	
	(符合上述条件之一者)	
确诊病例	痰涂片阳性肺结核	(1)两份痰标本直接涂片抗酸杆菌镜检阳性
		(2)一份痰标本直接涂片抗酸杆菌镜检阳性,加肺部影像学检查符合活动性肺结核影像学表现
		(3)一份痰标本直接涂片抗酸杆菌镜检阳性,加一份痰标本结核分枝杆菌培养阳性
		(符合上述条件之一者)
	仅痰培养阳性肺结核	(1)同时符合下列两项者为仅痰培养阳性肺结核
		(2)痰涂片阴性
		(3)肺部影像学检查符合活动性肺结核影像学表现,加一份痰标本结核分枝杆菌培养阳性
	病理确诊	肺部病变标本病理学诊断为结核病变者

(二)鉴别诊断

很多肺结核的临床表现和呼吸道疾病相似,临床上称为不典型肺结核,不典型肺结核的临床表现多种多样,容易误诊漏诊,导致不良后果。与以下疾病尤其应该仔细鉴别。

1.肺癌 中央型肺癌常有痰中带血,肺门附近有阴影,与肺门淋巴结结核相似。周围型肺癌呈球形、分叶状块影,有时与结核球需要鉴别。肺癌多发生在40岁以上男性,常无毒性症状,而有刺激性咳嗽、明显胸痛和进行性消瘦。X线等影像学检查,结核球周围可有卫星病灶、钙化;癌肿病灶边缘常有切迹、毛刺,胸部影像学检查、痰结核菌和脱落细胞检查,以及纤维支气管镜检查和活组织检查有助于鉴别诊断。

2.肺炎 有轻度咳嗽、低热的支原体肺炎、病毒性肺炎和过敏性肺炎(嗜酸性粒细胞肺浸润症)在X线上有肺部炎症征象,与早期浸润型肺结核相似。对这些一时不能鉴别的病例,不宜急于采取抗结核治疗。支原体肺炎在短时间内(2~3周)可自行消散;过敏性肺炎血中嗜酸性粒细胞增多,且肺内浸润常呈游走性;细菌性肺炎有发热、咳嗽、胸痛和肺内大片炎症,需与干酪性肺炎相鉴别。但细菌性肺炎起病急骤,除高热、寒战外,口唇可有疱疹,咳铁锈色痰,痰中结核菌阴性,而肺炎球菌等病原菌阳性。在有效抗生素治疗下,肺部炎症一般可在3周左右完全消失。

3.肺脓肿 浸润型肺结核伴空洞须与肺脓肿相鉴别。肺结核好发于上叶锁骨上下或下叶背段。但下叶肺结核特别应注意与下叶肺脓肿相鉴别。后者起病较急,发热高,脓痰多,痰中无结核菌,但有多种其他细菌,血白细胞总数及中性粒细胞增多,抗生素治疗有效。慢性纤维空洞型肺结核伴继发感染时易与慢性肺脓肿混淆,后者痰结核菌阴性。

4.支气管扩张 有慢性咳嗽、咳痰和反复咯血史,需与慢性纤维空洞型肺结核相鉴别。但支气管扩张症痰结核菌阴性,X线平片多无异常发现或仅见局部肺纹理增粗或卷发状阴影,支气管造影检查可以确诊。

五、治疗原则

活动性肺结核是化疗的适应证。对硬结已久的病灶则不需化疗。至于部分硬结、痰菌阴性者,可观察一阶段,若X线病灶无活动表现、痰菌仍阴性、又无明显结核毒性症状,亦不必化疗。

(一)化疗原则

化疗的主要作用在于缩短传染期,降低死亡率、感染率及患病率。对于每个具体患者,则为达到临床及生物学治愈的主要措施,需遵循以下原则:

1.制订正确合理的化疗方案,坚持早期、联用、适量、规律和全程使用敏感药物的治疗方针。即早期治疗,采用多种抗结核药物联合治疗,采用适当的剂量,按时规则服药,坚持完成全疗程治疗。一般而言,初治患者按照上述原则规范治疗,疗效高达98%,复发率低于2%。

2.按照患者不同的病变类型选用国际和国内推荐的标准化疗方案。

3.实行了督导服药(directly observed treatment,DOT)管理患者策略。

4.病原菌获得性耐药的患者选择化疗方案时,方案中至少包括4种或4种以上未使用或敏感的抗结核药物。

5.疗程中无不良反应者不可随意更改化疗方案。

6.合并HIV感染或艾滋病患者,避免服用利福平。

(二)化疗方法

1.常见抗结核药物的剂量、副作用 见表6-25。

表6-25 常用抗结核药物成人剂量和主要不良反应

药名缩写	每日剂量(g)	作用机制	主要不良反应
H(异烟肼)	0.3~0.8	抑制DNA合成	周围神经炎、偶有肝功能损害
R(利福平)	0.45~0.6	抑制mRNA合成	肝功能损害、过敏反应
S(链霉素)	0.75~1.0	抑制蛋白质合成	听力障碍、眩晕、肾功能损害
Z(吡嗪酰胺)	1.5~2.0	抑菌	胃肠道不适、肝功能损害、高尿酸血症、关节痛
E(乙胺丁醇)	0.75~1.0	抑制RNA合成	视神经炎
P(对氨基水杨酸钠)	8~12	抑制中间代谢	胃肠道不适、过敏反应、肝功能损害
TH(丙硫异烟胺)	0.5~0.75	抑制蛋白合成	胃肠道不适、肝功能损害
K(卡那霉素)	0.75~1.0	抑制蛋白合成	听力障碍、眩晕、肾功能损害
Cp(卷曲霉素)	0.75~1.0	抑制蛋白合成	听力障碍、眩晕、肾功能损害

2.根据病变类型的不同可选择不同的联合化疗方案 见表6-26。

表6—26　结核杆菌感染的常用治疗方案

病变类型	宜选方案	可选方案	备注
初治菌阳肺结核	$2H_3R_3Z_3E_3/4H_3R_3$	2HRZE/4HR	初治涂阴的血行播散或有空洞形成，或病变范围广，或合并肺外结核者可用本方案
		$2HRZE/4H_3R_3$	
		2HZE/6HE(无条件监督用药者)	
初治菌阴肺结核	$2H_3R_3Z_3/4H_3R_3$	2HRZ/4HR	除外有空洞、粟粒型肺结核者；不包括上述备注中患者
		$2HRZ/4H_3R_3$	
		2HRZ/6HE(无条件监督用药者)	
复治菌阳肺结核	$2S3H_3R_3Z_3E_3/6H_3R_3E_3$	经初治菌阳方案治疗失败者	本组治疗对象为首次复治的痰涂片和(或)培养阳性的肺结核患者,以及首次复治的肺外结核
	2SHRZE/6HRE		
	$2SHRZE/6H_3R_3E_3$	2SHRZE/1HRZE/5HRE	
		$2SHRZE/1HRZE/5H_3R_3E_3$	

注：英文字母前数字为需用药月数，英文字母后下角数值为每周用药次数。/前为强化期，/后为巩固期

3.其他治疗

(1)对症治疗：肺结核的一般症状，在合理化疗下很快减轻或消失，无需特殊处理。咯血是肺结核的常见症状。咯血处置要注意镇静、止血，患者侧卧位，预防和抢救因咯血所致的窒息并防止肺结核播散。一般少量咯血多以安慰患者，消除紧张，卧床休息为主，可用氨甲苯酸、氨甲环酸、酚磺乙胺、卡络磺钠等药物止血。大咯血时先用垂体后叶素6～12U加入50%葡萄糖溶液40mL中缓慢静脉注射15～20分钟，然后将垂体后叶素12～20U加入5%葡萄糖液按0.1U/(kg·h)速度静脉滴注。垂体后叶素收缩小动脉，使肺循环血量减少而达到较好的止血效果，高血压、冠心病、心力衰竭患者和孕妇禁用。对支气管动脉破坏造成的大咯血可采用支气管动脉栓塞法。在大咯血时，患者突然停止咯血，并出现呼吸急促、面色苍白、口唇发绀、烦躁不安等症状时，常为咯血窒息，应及时抢救。置患者头低足高45°的俯卧位，同时拍击健侧背肺部，保持充分体位引流，尽快使积血和血块由气管排出，或直接刺激咽部以咯出血块。有条件时可进行气管插管，硬质支气管镜吸引或气管切开。

(2)糖皮质激素的应用：糖皮质激素在结核病的应用主要是利用其抗炎、抗毒作用，仅用于结核毒性症状严重者。必须确保在有效抗结核药物治疗的情况下使用。使用剂量依病情而定，一般用泼尼松口服每日20mg，顿服，1.2周，以后每周递减5mg，总的用药时间一般为4～8周。

(3)外科手术治疗：当前肺结核外科手术治疗主要的适应证是经合理化疗后治疗无效，多重耐药的厚壁空洞，大块干酪灶、结核性脓胸、支气管胸膜瘘和大咯血，保守治疗无效者。

(邵丹丹)

第十五节　真菌感染

真菌感染可分为浅部真菌感染和深部真菌感染，其中深部真菌病侵犯皮肤深层和内脏，如肺、脑、消化道等器官，危害性较大，故本节主要介绍深部真菌感染。真菌一般不产生外毒素，其致病作用可能与真菌在体内繁殖引起的机械性损伤以及所产生的酶类、酸性代谢产物

有关。根据致病菌的不同,真菌感染又可分为念珠菌感染、隐球菌感染、曲霉菌感染和毛霉菌感染等。

一、念珠菌感染

(一)概述

严重念珠菌感染的主要危险人群是中性粒细胞减少、接受移植或接受皮质激素或细胞毒性药物治疗的患者。目前,严重念珠菌感染常见于 ICU 患者。其中接受中心静脉置管、肠外营养、外科手术、广谱抗生素治疗、需要血透和 APACHE 评分高的患者是感染念珠菌的最高危人群。

念珠菌感染是导致医源性血流感染的第四位最常见的原因。在 ICU 患者中,念珠菌感染是导致医源性血流感染的第三位最常见的原因。念珠菌血症的归因死亡率保持在大约 40%。白念珠菌是人类最常见的病原体。光滑念珠菌是第二位最常见的感染源,继之以热带念珠菌和近平滑念珠菌;其他菌种感染很少见。

(二)临床表现

口腔念珠菌病常表现为鹅口疮,乳白色白膜覆盖口腔黏膜;也可表现为红斑萎缩性舌炎、义齿口炎、念珠菌性白斑、口角炎等。健康成人多为继发性口咽念珠菌病,一旦出现要寻找诱因(广谱抗生素、激素、化疗)甚至应作 HIV 抗体的检出。

肺念珠菌病临床可表现为支气管炎型和肺炎型,前者身体情况良好,症状轻微,一般不发热,主要表现剧咳,咳少量白色黏液痰或脓痰;检查发现口腔、咽部及支气管黏膜上被覆散点状白膜,胸部偶尔听到干性啰音。肺炎型大多见于免疫抑制或全身情况极度衰弱的患者,呈急性肺炎或败血症表现,出现畏寒、发热、咳嗽、咳白色黏液胶冻样痰或脓痰,常带有血丝或坏死组织,呈酵母臭味,甚至有咯血、呼吸困难等;肺部可闻及干、湿性啰音。

念珠菌心内膜炎常见于心脏瓣膜病、静脉药瘾、接受心脏手术或心导管检查者,临床表现与细菌性 IE 相似,但易产生大动脉栓塞。

食道念珠菌病可表现为进食不适、吞咽困难、胸骨后疼痛、烧灼感,临床诊断有赖于内镜检查(食道内壁白斑或表浅溃疡)。

泌尿道念珠菌病多累及膀胱,也可发生肾盂肾炎。

念珠菌菌血症多见于长时间静脉高营养者,血培养阳性,需拔管,24h 后再查。

中枢神经系统念珠菌病少见,很少在生前诊断。

生殖道念珠菌病多发生于阴道,表现为阴道瘙痒、灼烧、分泌物白色、混浊、量多无恶臭。

(三)实验室检查

1.血常规 继发性念珠菌感染可见白细胞降低,粒细胞缺乏。

2.病原学检查 经环甲膜穿刺吸引或经纤支镜通过防污染毛刷采取的下呼吸道分泌物、肺组织、胸水、血、尿或脑脊液直接涂片或培养出念珠菌,即可确诊。需注意痰液直接涂片或培养出念珠菌并不能诊断为真菌病,因约有 10%～20% 的正常人痰中可找到白色念珠菌,但若用 3% 双氧水含漱 3 次,从深部咳出的痰连续 3 次培养出同一菌种的念珠菌,则有诊断参考价值。

(四)诊断与鉴别诊断

1.诊断 经环甲膜穿刺吸引或经纤支镜通过防污染毛刷采取的下呼吸道分泌物、肺组织、胸水、血、尿或脑脊液直接涂片或培养出念珠菌,即可确诊。肺念珠菌感染的诊断标准见表 6—27。

表 6—27　肺念珠菌感染的诊断标准

确诊	血培养证明的念珠菌血症患者肺部浸润,同时呼吸道分泌物≥2 次或 BALF≥1 次分离到与血液标本所分离菌株相同的念珠菌,可确诊继发性肺念珠菌病
临床诊断	具有念珠菌血症典型的宿主危险因素如中性粒细胞缺乏或严重减少、长期接受免疫抑制剂或激素治疗、前期抗生素治疗、静脉高营养、糖尿病、血管内装置留置等,临床具有念珠菌血症或严重脓毒血症表现,同时肺内浸润性病变抗生素治疗无效,血清 G 试验阳性或呼吸道分泌物标本 1 次检测到念珠菌且涂片见到大量菌丝
拟诊	具有上述宿主因素和相应的临床表现,但无真菌学任何证据

2.鉴别诊断　一般需与细菌感染性疾病、病毒性疾病相鉴别,组织或分泌物直接涂片或培养出念珠菌是确诊的依据。

(五)治疗

白色念珠菌病首选大扶康 400mg/d,严重病例用 800mg/d,疗效不佳可能由于剂量依赖性敏感(可继续加量)、耐药或未覆盖(应该换药)。

大扶康对光滑念珠菌、克柔念珠菌效果不好,此时首选伏立康唑。

其他建议用药还有两性霉素 B+5FU、棘白菌素类。

体外药敏感治疗 90% 有效,耐药的治疗有效 60%。

药物用到症状和体征消失、末次血培养阳性后 2 周,用法为第一周静脉注射,以后口服。

二、隐球菌病

(一)概述

由新型隐球菌引起的感染,可感染人体的任何组织和脏器,最多见的是中枢神经系统感染,其次是肺部和皮肤。目前,在免疫抑制患者中,隐球菌感染的发病率约为 5%～10%;在 AIDS 患者中,隐球菌感染的发病率可高达 30%;在免疫功能正常的人群中,隐球菌的感染率约为十万分之一;经呼吸道吸入是隐球菌病的主要感染途径。由于隐球菌中枢神经系统感染最常见,本节主要介绍中枢神经系统隐球菌感染。

(二)临床表现

中枢神经系统感染主要表现为脑膜炎或脑膜脑炎,极少数表现为单个或多个局灶性肿块损害。其主要临床表现是发热、头痛(额部、眶后、颞部间歇性疼痛),头痛的频率和强度逐渐增强;精神和神经症状如精神错乱、定向力障碍、行为改变、意识障碍、嗜睡、昏迷;多有脑膜刺激征,甚至出现运动、感觉障碍,小脑功能障碍,癫痫发作和痴呆等临床表现。

颅内压高明显,常有视乳头水肿和视神经受损。中枢神经系统感染常伴发肺部或其他播散性感染,但大多数不伴有其他感染的临床表现。

(三)实验室检查

1.腰椎穿刺　脑脊液改变有时类似结脑,压力升高、外观清亮、细胞<500/μl、淋巴细胞为主、蛋白质轻中度升高、氯化物降低、糖低于 50% 血糖水平、墨汁染色可见厚壁荚膜。

2.隐球菌荚膜抗原测定　血清/脑脊液乳胶凝集法测定血清和脑脊液隐球菌荚膜抗原。

3.隐球菌培养　沙堡培养基生长,72h 内可见菌落。

(四)诊断与鉴别诊断

1.诊断　患者的临床症状、体征和脑脊液常规、生化及影像学检查对诊断有重要意义。脑脊液真菌涂片、培养和隐球菌乳胶凝集试验结果中的任一个阳性都可确诊隐球菌中枢神经系统感染。

2.鉴别诊断　隐球菌中枢神经系统感染最多见于隐球菌性脑膜炎,需与以下疾病鉴别,见表6-28。

表6-28　隐球菌脑膜炎与结核性脑膜炎的鉴别诊断

疾病	隐球菌性脑膜炎	结核性脑膜炎	脑肿瘤
起病方式	缓慢,可亚急性	多亚急性	慢性
发热	早不明显后不规则	较早出现发热	多无发热
颅神经	视 N,乳头水肿	外展 N,结节	外展神经
脑脊液细胞	轻中↑,<200 多见	中度↑200~500	正常,↑轻
糖	明显↓	20~40	正常
蛋白	轻中度↑	明显↑	稍高 P-C 分离
氯化物	减低	减低	正常
涂片	新型隐球菌	结核杆菌	无
乳胶抗原	阳性	阴性	—

(五)治疗原则

治疗主要为了消除或减轻临床症状,治愈感染,清除脑脊液中隐球菌,预防中枢神经系统后遗症。治疗方案主要根据隐球菌感染患者是否和 HIV 相关(见表6-29)。

表6-29　中枢神经系统隐球菌感染的抗真菌治疗方案

治疗分期	HIV 感染患者	非 HIV 感染患者
诱导治疗	两性霉素 B 0.7~1mg/(kg·d)联合氟胞嘧啶 100mg/(kg·d)×2 周;两性霉素 B 脂质体 3~4mg/(kg·d)或两性霉素 B 脂质复合物 5mg/(kg·d)联合氟胞嘧啶 100mg/(kg·d)×2 周;两性霉素 B 0.7~1mg/(kg·d)或两性霉素 B 脂质体 3~4mg/(kg·d)或两性霉素 B 脂质复合物 5mg/(kg·d)×4~6 周	两性霉素 B 0.7~1mg/(kg·d)联合氟胞嘧啶 100mg/(kg·d)≥4 周;两性霉素 B 0.7~1mg(kg·d)≥6 周;两性霉素 B 脂质体 3~4mg/(kg·d)或两性霉素 B 脂质复合物 5mg/(kg·d)联合氟胞嘧啶≥2 周
巩固治疗	氟康唑 400mg/d×8 周	氟康唑 200~400mg/d,至少 12 周或伊曲康唑 200~400mg/d,至少 12 周
维持治疗	氟康唑 200mg/d,疗程大于 1 年	氟康唑 200~400mg/d,0.5~1 年

三、曲霉菌病

(一)概述

曲霉菌病是由各种曲霉所致,可侵犯皮肤、黏膜、肺、鼻、脑、眼等全身各部位,但以肺和鼻窦最常见。根据宿主免疫状态的不同,曲霉菌病可分为非侵袭性曲霉病和侵袭性曲霉病。前者多见于免疫功能正常者,免疫功能低下者以侵袭性曲霉菌感染为主,可表现为急性或慢性侵袭性改变,尤其是骨髓或器官移植、化疗的患者,常可发生严重的侵袭性曲霉病,病死率可高达 63%~92%。本节主要介绍肺和鼻窦的曲霉菌感染。

肺曲霉病(pulmonary aspergillosis)主要由烟曲霉引起。该真菌常寄生在上呼吸道,慢性病患者免疫力极度低下时才能致病。曲霉属广泛存在于自然界,空气中到处有其孢子,在秋冬及阴雨季节储藏的谷草发热霉变时更多。吸入曲霉孢子不一定致病,如大量吸入可能引起急性气管－支气管炎或肺炎。曲霉的内毒素使组织坏死,病灶可为浸润性、实变、空洞、支气管周围炎或粟粒状弥漫性病变。鼻窦曲霉感染主要由烟曲霉和黄曲霉所致。

(二)临床表现

1.肺曲霉病临床上主要有三种类型:

(1)侵袭性肺曲霉病:为最常见的类型,肺组织破坏严重,治疗困难。肺曲霉病多为局限性肉芽肿或广泛化脓性肺炎,伴脓肿形成。病灶呈急性凝固性坏死,伴坏死性血管炎、血栓及菌栓,甚至累及胸膜。症状以干咳、胸痛常见,部分患者有咯血,病变广泛时出现气急和呼吸困难,甚至呼吸衰竭。影像学特征性表现为 X 线胸片以胸膜为基底的多发的楔形阴影或空洞;胸部 CT 早期为晕轮征,即肺结节影(水肿或出血)周围环绕低密度影(缺血),后期为新月体征。部分患者可有中枢神经系统感染,出现中枢神经系统的症状和体征。

(2)曲霉球:本病常继发于支气管囊肿、支气管扩张、肺脓肿和肺结核空洞。系曲霉在慢性肺部疾病原有的空腔内繁殖、蓄积,与纤维蛋白、黏液及细胞碎屑凝聚成曲霉肿。曲霉肿不侵犯组织,但可发展成侵袭性肺曲霉病。可有刺激性咳嗽,常反复咯血,甚至发生威胁生命的大咯血。因曲霉肿与支气管多不相通,故痰量不多,痰中亦难以发现曲霉。X 线胸片显示在原有的慢性空洞内有一团球影,随体位改变而在空腔内移动。

(3)变应性支气管肺曲霉病(allergic bronchopulmonary aspergillosis,ABPA):是由烟曲霉引起的气道高反应性疾病。对曲霉过敏者吸入大量孢子后,阻塞小支气管,引起短暂的肺不张和喘息的发作,亦可引起肺部反复游走性浸润。患者喘息、畏寒、发热、乏力、刺激性咳嗽、咳棕黄色脓痰,偶带血,痰中有大量嗜酸性粒细胞及曲霉丝,烟曲霉培养阳性。哮喘样发作为其突出的临床表现,一般解痉平喘药难以奏效,外周血嗜酸性粒细胞增多。典型 X 线胸片为上叶短暂性实变或不张,可发生于双侧。中央支气管扩张征象如"戒指征"和"轨道征"。

2.鼻曲霉菌病　鼻曲霉菌病常单侧受累,好发于上颌窦。由于上颌窦口阻塞致引流不畅,长期迁延不愈,临床表现为鼻塞和流脓涕、鼻分泌物恶臭等,后期由于分泌物及坏死物蓄积窦腔,逐渐增大后压迫骨质,出现头痛、鼻出血等症状。鼻涕中或在穿刺冲洗时有暗红或灰绿色团块为其特征,部分患者可诱发过敏性鼻炎或哮喘病。

(三)实验室检查

1.分泌物直接涂片　取痰、脓液、支气管肺泡灌洗液或活组织标本直接镜检。显微镜下见 45°分枝的无色有隔菌丝。取自空气流通、供氧充足的痰液和脓性分泌物有时可见曲霉分生孢子头。

2.曲霉菌培养　菌落在室温沙氏培养基上生长快,毛状,镜下可见分生孢子头和足细胞等曲霉的特征性结构。由于曲霉广泛存在,故临床上不能仅根据痰培养阳性就诊断曲霉菌感染。其敏感性仅 8%~34%。

3.组织学检查　曲霉菌病的组织病理反应一般为化脓性或混合性炎症反应,其组织相为无色分隔的菌丝,宽 3~7μm,一般粗细均匀,典型呈 45°分枝。HE 染色可见曲霉菌丝。

4.特异性抗体检测　血清曲霉特异性抗原(半乳甘露聚糖)检测,简称 GM 试验,主要用于早期诊断血液系统恶性肿瘤患者侵袭性曲霉病,有较好的特异性和敏感性。此外,血清真菌特异性抗原(1,3-β-D 葡聚糖)检测,也能对包括曲霉和念珠菌在内的临床常见侵袭性真菌感染作出早期诊断。

(四)诊断与鉴别诊断

1.诊断

(1)变应性曲霉病:根据病史、皮试及血清学证实的 I 型变态反应,经病理证实鼻腔、鼻窦中存在变应性黏蛋白,组织学或真菌培养发现黏蛋白中有真菌菌丝,并排除其他病原菌及侵袭性真菌感染。

(2)变应性支气管肺曲霉病:①既往有哮喘病史。②影像学检查发现肺部浸润影。③中心性支气管扩张。④在出现肺部浸润影时外周血嗜酸细胞计数升高。⑤血清总 IgE 水平升高。⑥Af 抗原皮内试验即刻反应阳性。⑦Af 沉淀抗体阳性。⑧IgE-Af,IgG-Af 水平升高。满足其中 7 项诊断标准(必须包括第 8 项)则可确诊 ABPA。

(3)侵袭性曲霉病:诊断需在对患者的临床表现、实验室检查、影像学所见和基础疾病等多种因素综合考虑的基础上,从临床标本中发现和分离曲霉并能证实其确在组织中。自无菌标本中分离出曲霉及在病理组织中发现曲霉菌丝具有诊断意义。与外界相通部位的标本如痰中分离出的曲霉多无病理意义,但标本直接镜检阳性,或反复培养为同一种曲霉,或多处标本培养为同一种菌有诊断价值。血清学特异性抗原检测有助于诊断。

2.鉴别诊断 曲霉菌病的临床表现酷似细菌、其他真菌和肿瘤性疾病,需与这些疾病鉴别。

(五)治疗原则

对于临床诊断或拟诊的病例,应针对病原学进行抗曲霉菌治疗,但不同的感染类型其治疗方案不同,见表 6-30。

表 6-30 曲霉菌病的治疗

感染类型	首选治疗	备选治疗
侵袭性肺曲霉病	伏立康唑(第一日 6mg/kg 静脉注射,每 12 小时 1 次,随后 4mg/kg 静脉注射,每 12 小时 1 次;口服剂量为 200mg 每 12 小时 1 次)	L-AMB[3~5mg/(kg·d),静脉注射],ABLC[5mg/(kg·d),静脉注射],卡泊芬净(第一日 70mg 静脉注射,随后 50mg/d 静脉注射),米卡芬净(100~150mg/d 静脉注射,尚未确定标准剂量),泊沙康唑(初始剂量 200mg 一日四次,病情稳定后改为 400mg 一日两次,口服),伊曲康唑(剂量根据不同的剂型来确定)
曲霉球	不治疗或外科切除	伊曲康唑或伏立康唑
支气管曲霉病	同侵袭性肺曲霉菌病相似	同侵袭性肺曲霉菌病相似
侵袭性鼻窦曲霉病	同上	同上

注:伊曲康唑治疗侵袭性肺曲霉病的剂量取决于其剂型。片剂剂量为 600mg/d×3 天,随后 400mg/d。虽然有一些病例报道中应用了伊曲康唑口服液,但其实口服液尚未被批准用于侵袭性曲霉病

四、毛霉菌病

(一)概述

毛霉菌病又称接合菌病(zygomycosis),是一种由接合菌亚门、毛霉目、毛霉科中的多种

真菌所致的疾病,也是一种发病急、进展快、病死率高的条件致病性真菌感染。可累及鼻脑、肺、胃、肠道、皮肤甚至播散性感染,其不同的临床类型常和特殊的基础疾病有关。

毛霉菌可存在于正常人口腔和鼻咽部,一般情况下不致病。机体免疫功能降低时可侵入支气管和肺,产生急性炎症,并经血行累及脑和全身各脏器,也可通过吸入孢子而致病。原发性感染罕见。

感染途径多为吸入空气中的孢子,故最常见和最早感染的部位为肺和鼻窦。随外伤接种植入也是常见的感染途径。免疫功能低下是致病的诱发因素,毛霉菌病典型病理特征是血管梗塞和组织坏死。

(二)临床表现

1. 鼻脑毛霉菌 多见于糖尿病酸中毒患者,感染常始于上鼻甲和鼻旁窦,毛霉菌进入黏膜后引起严重的蜂窝织炎和组织坏死。鼻甲和鼻中隔形成暗红色痂。鼻腔分泌物黏稠、黑色带血。鼻两侧有时可触及硬肿块。真菌可沿血管迅速进入眼和中枢神经系统,表现为眼球突出、眼眶疼痛、眼睑下垂、眼球运动受限和失明、第Ⅴ和第Ⅶ对脑神经麻痹等。随病情进展,病原菌可侵入较大的脑血管,引起脑栓塞和脑梗死。

2. 肺毛霉菌病 本病开始为急性支气管炎症状,累及肺时引起肺实变及肺脓肿,并伴有血栓形成和梗塞的征象。突然发病时,严重者出现发热、咳嗽、痰中带血、胸闷、气急、呼吸困难、胸痛等,当累及肺动脉时,可引起致命性大咯血。两肺有广泛湿性啰音及胸膜摩擦音。本病一般呈进展性,大多在3~30天内死亡。

3. 胃肠道毛霉菌 多由食入毛霉菌感染的食物或液体所致,主要累及胃、结肠和回肠,由于血管栓塞引起黏膜局部溃疡。病情发展迅速,表现为非特异性的腹痛、腹胀、呕吐、呕血和便血等,严重者发生胃肠穿孔,导致腹膜炎、脓毒血症或出血性休克,患者多在70天内死亡。

4. 皮肤毛霉菌病 原发性毛霉菌病少见,可见于外伤、手术或使用毛霉菌污染的外科敷料或夹板等,皮肤可出现丘疹、斑块、脓肿溃疡、深部脓肿等,以坏死性损害多见。继发性感染常来自于肺或其他部位毛霉菌感染的播散。患者多有免疫力低下,皮损形态多样,可有脓疱、脓肿、蜂窝织炎样、结节、水疱、紫癜、斑疹,特别是坏疽样深脓疱疮,可有疼痛。

(三)实验室检查

1. 真菌涂片检查 痰、脓液、鼻分泌物、病灶坏死组织、支气管肺泡灌洗液等加5%~10%氢氧化钾,涂片检查可见宽大菌丝,几乎无分隔。

2. 真菌培养 菌落生长快,多呈长毛状,有特征性孢子囊,因毛霉菌广泛存在于自然界,故真菌培养意义有限。

3. 组织病理 组织病理多表现为化脓性炎症反应伴脓肿形成和化脓性坏死,坏死组织中有菌丝。血管侵入表现为血管壁坏死和真菌性栓塞,常累及较大血管。

(四)诊断与鉴别诊断

糖尿病患者出现急性并迅速发展的鼻窦炎、眼眶蜂窝织炎、鼻腔黑色分泌物、肺部感染症状时应考虑鼻脑毛霉菌感染的可能。直接镜检和组织病理见宽大不分隔的菌丝可确立诊断,培养可确定致病菌种。

鼻脑毛霉菌病应与细菌性眼眶蜂窝织炎、筛窦血栓形成和无色丝孢霉病相鉴别。肺毛霉菌病应与革兰阴性细菌性肺炎、肺曲霉病等相鉴别。

（五）治疗原则

毛霉菌病常继发于致机体免疫力低下的基础疾病,长期血糖控制不佳的糖尿病患者是其主要发患者群。该病的预后与基础疾病及毛霉菌病类型有关,积极控制原发病和早期抗真菌治疗可以降低病死率。治疗选择的药物首选两性霉素 B,剂量 0.5～0.7mg/（kg·d）,疗程 8～10 周,肾功能不全者可改用两性霉素 B 脂质体,新一代三唑类药物泊沙康唑比伏立康唑、氟康唑效果更好。应强调早期诊断,病灶切除加两性霉素 B 治疗。鼻毛霉菌病患者常首诊或就诊于眼科,应引起眼科医生的高度重视。

五、卡氏肺孢子菌肺炎

（一）概述

卡氏肺孢子虫肺炎（Pneumocystis carinii pneumonia,PCP）,又称卡肺囊虫肺炎,是由卡氏肺孢子虫引起的间质性浆细胞性肺炎,是条件性肺部感染性疾病。本病 20 世纪 50 年代前仅见于早产儿、营养不良婴儿。自 1981 年发现艾滋病及其在世界范围内的流行,PCP 成为 AIDS 患者最常见的机会感染和最主要的致死原因。由于免疫抑制剂的广泛、长期、大剂量应用,恶性肿瘤放化疗以及器官移植患者的不断增加,本病发病率有所升高,该病病情进展迅速,致死率极高。

PCP 的致病菌为卡氏肺孢子虫,其为单细胞生物,主要有包囊和滋养体两种形态。包囊是重要的诊断形态。卡氏肺孢子虫寄生部位限于肺泡腔,成熟包囊进入肺泡后破裂,发育为滋养体,寄生于肺泡上皮,包囊则多位于肺泡中央。卡氏肺孢子虫属低致病力寄生性原虫,在健康宿主主要形成隐性感染。细胞免疫受损是宿主最主要的易患因素,如婴幼儿营养不良、先天性免疫缺陷儿童、恶性肿瘤、器官移植或接受免疫抑制治疗及 AIDS 患者。

当 T 细胞免疫功能抑制时,寄生于肺泡的肺孢子虫可大量繁殖,对上皮细胞造成直接的毒素性损害,引起 I 型上皮脱屑性肺泡炎。肺泡间隔有浆细胞、单核细胞浸润,肺泡上皮增生、增厚,泡腔内充满嗜酸性泡沫样物质和蛋白样渗出物。严重病例有广泛间质和肺泡性水肿。肺泡腔内充满炎性细胞、蛋白样渗出物和虫体,进而阻碍气体交换,产生临床症状。

（二）临床表现

1. 流行性婴儿型（经典型）　流行于育婴机构。起病缓慢,先有畏食、腹泻、低热,以后逐渐出现咳嗽,呼吸困难,症状呈进行性加重,未经治疗病死率为 20%～50%。

2. 儿童－成人型（现代型）　起病较急,开始时干咳,迅速出现高热、气促、发绀,肺部体征甚少,可有肝脾肿大。从起病到诊断,典型的为 1～2 周,接受大剂量激素治疗者,病程短促,可于 4～8 天死亡。

未经治疗 100% 死于呼吸衰竭。本病症状严重,但肺部体征较少,多数患者肺部听诊无异常,部分患者可闻及散在湿啰音。几乎所有患者均有发热。此外,常见症状为呼吸加速、咳嗽、发绀、三凹征、鼻扇及腹泻。病程发展很快。

在 AIDS 患者 PCP 为隐袭性发病,最常见的临床表现是伴有干咳的进行性呼吸困难,发热（常为低热）和体重减轻。肺部听诊多是正常的,或仅在肺底闻及捻发音。

（三）实验室检查

1. 血常规检查　白细胞增高或正常，与基础疾病有关。嗜酸性粒细胞轻度增高。

2. 血气和肺功能检查　动脉血气常有低氧血症和呼吸性碱中毒。肺功能检查肺活量减低。肺弥散功能（DLCO）低于70％估计值。

3. 病原学检查　痰、支气管肺泡灌洗液，经纤支镜肺活检做特异性染色（如吉姆萨染色、亚甲胺蓝染色、Gomori大亚甲基四胺银染色），找到含8个囊内小体的包虫为确诊依据。

4. 胸部X线检查　可见双侧弥漫性颗粒状阴影，自肺门向周围伸展，呈毛玻璃样，伴支气管充气象，以后变成致密索条状，间杂有不规则片块状影。后期有持久的肺气肿，在肺周围部分更为明显。可伴纵隔气肿及气胸。

5. 胸部CT检查　典型病例可表现为双侧毛玻璃样浸润，或致密均匀的斑片样改变（见图6—3），还可呈全肺小的薄壁样囊肿。肺尖部的肺大泡及广泛的肺气肿样改变是肺实质破坏的CT表现。

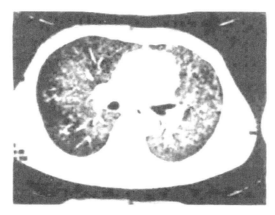

图6—3　典型PCP的胸部CT表现

（四）诊断与鉴别诊断

本病诊断较困难，对高危人群结合临床表现和X线检查可考虑诊断，再借助病原体检查以确诊，痰找病原体阳性率极低，支气管肺泡灌洗（BAL）和经纤支镜肺活检阳性率可达80％～100％。BAL可用于早期诊断。开胸活检虽阳性率高，但不易为患者接受，近年主张以胸腔镜活检取代剖胸活检。

本病需与细菌性肺炎、病毒性肺炎、真菌性肺炎，ARDS及淋巴细胞性间质性肺炎（LIP）等疾病相鉴别。

（五）治疗原则

1. 一般治疗　包括应卧床休息，增加营养，纠正水电解质紊乱，纠正缺氧，尽量减少免疫抑制剂的应用。但对严重弥漫性变者，尤其是AIDS患者则应短期使用糖皮质激素，如泼尼松龙40mg，每6小时1次，连用7天。

2. 病因治疗　主要是针对卡氏肺孢子虫的治疗，其常用药物见表6—31。

表 6-31 PCP 病因治疗的常用药物

药物	剂量及疗程	副作用	备注
复方磺胺甲噁唑	甲氧苄啶(TMP)每天 20mg/kg,磺胺甲噁唑(SMZ)每天 100mg/kg,静脉注射或分 4 次口服。病情严重者用静脉注射,7~10 天病情好转可改用口服,疗程至少 21 天	皮疹、转氨酶升高、中性粒细胞减少、血肌酐升高等	首选方案
喷他脒	4mg/kg,肌注,1 次/d,疗程 21 天	毒副反应大,主要为肾毒性、低血糖、直立性低血压、白细胞和血小板减少、恶心呕吐及肌注部位疼痛和脓肿等	替代方案
克林霉素联用伯氨喹	克林霉素 600mg,每 6 小时一次,口服/静脉,伯氨喹 15~30mg,一日 1 次,21 天	可发生疲乏、头晕、恶心、呕吐、腹痛,后者易引起溶血性贫血	替代方案
卡泊芬净	首次剂量 70mg 一日 1 次,维持量 50mg 一日 1 次,一周后根据 PCP 镜检和 PCR 结果,开始减量 50mg 隔日 1 次,疗程一般 21~42 天	常见寒战、发热、静脉炎、恶心、呕吐等胃肠道症状及肝功能异常、血细胞减低等	高龄多器官功能衰竭患者尤其合并真菌感染者首选

3. 支持疗法　包括肌注丙种球蛋白可以增强免疫力。

(曹世敏)

第七章　肾内科疾病

第一节　原发性肾病综合征

一、原发性肾病综合征的诊断

(一)肾病综合征的概念及分类

肾病综合征(nephrotic syndrome,NS)系指各种原因导致的大量蛋白尿(>3.5g/d)、低白蛋白血症(<30g/L)、水肿和(或)高脂血症。其中大量蛋白尿和低白蛋白血症是诊断的必备条件,具备这两条再加水肿或(和)高脂血症 NS 诊断即可成立。

NS 可分为原发性、继发性和遗传性三大类(也有学者将遗传性归入继发性 NS)。继发性 NS 很常见,在我国常由糖尿病肾病、狼疮性肾炎、乙肝病毒相关性肾炎、过敏性紫癜性肾炎、恶性肿瘤相关性肾小球病、肾淀粉样变性和汞等重金属中毒引起。遗传性 NS 并不多见,在婴幼儿主要见于先天性 NS(芬兰型及非芬兰型),此外,少数 Alport 综合征患者也能呈现 NS。

(二)原发性肾病综合征的诊断及鉴别诊断

原发性 NS 是原发性肾小球疾病的最常见临床表现。符合 NS 诊断标准,并能排除各种病因的继发性 NS 和遗传性疾病所致 NS,方可诊断原发性 NS。

如下要点能帮助原发性与继发性 NS 鉴别:

1.临床表现　应参考患者的年龄、性别及临床表现特点,有针对性地排除继发性 NS,例如,儿童应重点排除乙肝病毒相关性肾炎及过敏性紫癜肾炎所致 NS;老年患者则应着重排除淀粉样变性肾病、糖尿病肾病及恶性肿瘤相关性肾小球病所致 NS;女性、尤其青中年患者均需排除狼疮性肾炎;对于使用不合格美白或祛斑美容护肤品病理诊断为肾小球微小病(minimal change disease,MCD)或膜性肾病(membranous nephropathy,MN)的年轻女性 NS 患者,应注意排除汞中毒可能。认真进行系统性疾病的有关检查,而且必要时进行肾穿刺病理活检可资鉴别。

2.病理表现　原发性 NS 的主要病理类型为 MN(常见于中老年患者)、MCD(常见于儿童及部分老年患者)及局灶节段性肾小球硬化(focal segmental glomerular sclerosis,FSGS),另外,某些增生性肾小球肾炎如 IgA 肾病、系膜增生性肾炎、膜增生性肾炎、新月体肾炎等也能呈现 NS 表现。各种继发性肾小球疾病的病理表现,在多数情况下与这些原发性肾小球疾病病理表现不同,再结合临床表现进行分析,鉴别并不困难。

近年,利用免疫病理技术鉴别原发性(或称特发性)MN 与继发性 MN(在我国常见于狼疮性 MN、乙肝病毒相关性 MN、恶性肿瘤相关性 MN 及汞中毒相关性 MN 等)已有较大进展。现在认为,原发性 MN 是自身免疫性疾病,其中抗足细胞表面的磷脂酶 A2 受体(phospholipase A2 rreceptor,PLA2R)抗体是重要的自身抗体之一,它主要以 IgG4 形式存在,但是外源性抗原及非肾自身抗原诱发机体免疫反应导致的继发性 MN 却并非如此。基于上述认识,现在已用抗 IgG 亚类(包括 IgG1、IgG2、IgG3 和 IgG4)抗体及抗 PLA2R 抗体对肾组织进行免疫荧光或免疫组化检查,来帮助鉴别原、继发性 MN。

国内外研究显示,原发性 MN 患者肾小球毛细血管壁上沉积的 IgG 亚类主要是 IgG4,并常伴 PLA2R 沉积;而狼疮性 MN 及乙肝病毒相关性 MN 肾小球毛细血管壁上沉积的 IgG 主要是 IgG1、IgG2 或 IgG3,且不伴 PLA2R 沉积;恶性肿瘤相关性 MN 及汞中毒相关性 MN 毛细血管壁上沉积的 IgG 亚类也非 IgG4 为主,有否 PLA2R 沉积? 目前尚无研究报道。不过,并非所有检测结果都绝对如此,文献报道原发性 MN 患者肾小球毛细血管壁上以 IgG4 亚类沉积为主者占 81%～100%,有 PLA2R 沉积者占 69%～96%,所以仍有部分原发性 MN 患者可呈阴性结果,另外阳性结果也与继发性 MN 存在一定交叉。为此 IgG 亚类及 PLA2R 的免疫病理检查结果仍然需要再进行综合分析,才能最后判断它在鉴别原、继发 MN 上的意义。

3.实验室检查 近年来,研究还发现一些原发性肾小球疾病病理类型的血清标志物,它们在一定程度上对鉴别原发性与继发性 NS 也有帮助。

(1)血清 PLA2R 抗体:美国 Beck 等研究显示 70% 的原发性 MN 患者血清中含有抗 PLA2R 抗体,而狼疮性肾炎、乙肝病毒相关性肾炎等继发性 MN 患者血清无此抗体,显示此抗体对于原发性 MN 具有较高的特异性。此后欧洲及中国的研究显示,原发性 MN 患者血清 PLA2R 抗体滴度还与病情活动度相关,病情缓解后抗体滴度降低或消失,复发时滴度再升高。不过,在原发性 MN 患者中,此血清抗体的阳性率为 57%～82%,所以阴性结果仍不能除外原发性 MN。

(2)可溶性尿激酶受体(soluble urokinase receptor,suPAR):Wei 等检测了 78 例原发性 FSGS、25 例 MCD、16 例 MN、7 例先兆子痫和 22 例正常人血清中 suPAR 的浓度,结果发现原发性 FSGS 患者血清 suPAR 浓度明显高于正常对照和其他肾小球疾病的患者,提示 suPAR 可能是原发性 FSGS 的血清学标志物。Huang 等的研究基本支持 Wei 的看法,同时发现随着 FSGS 病情缓解,血清 suPAR 水平也明显降低,但是他们的研究结果并不认为此检查能鉴别原发性及继发性 FSGS。为此,今后还需要更多的研究来进一步验证。就目前已发表的资料看,约 2/3 原发性 FSGS 患者血清 suPAR 抗体阳性,但是其检测结果与其他肾小球疾病仍有一定重叠,这些在分析试验结果时应该注意。

二、原发性肾病综合征的治疗原则、进展与展望

(一)治疗原则

原发性 NS 的治疗原则主要有以下内容:①主要治疗:原发性 NS 的主要治疗药物是糖皮质激素(以下简称激素)和(或)免疫抑制剂,但是具体应用时一定要有区别地个体化地制定治疗方案。原发性 NS 的不同病理类型在药物治疗反应、肾损害进展速度及 NS 缓解后的复发上都存在很大差别,所以,首先应根据病理类型及病变程度来有区别地实施治疗;另外,还需要参考患者年龄、体重、有无激素及免疫抑制剂使用禁忌证、是否有生育需求、个人意愿采取不同的用药。有区别地个体化地制定激素和(或)免疫抑制剂的治疗方案,是现代原发性 NS 治疗的重要原则。②对症治疗:水肿(重时伴腹水及胸腔积液)是 NS 患者的常见症状,利尿治疗是主要的对症治疗手段。利尿要适度,以每日体重下降 0.5～1.0kg 为妥。如果利尿过猛可导致电解质紊乱、血栓栓塞及肾前性急性肾损害(acute kidney injury,AKI)。③防治并发症:加强对感染、血栓栓塞、蛋白质缺乏、脂代谢紊乱及 AKI 等并发症的预防与治疗。④保护肾功能:要努力防治疾病本身及治疗措施不当导致的肾功能恶化。

（二）具体治疗药物及措施

1．免疫抑制治疗

（1）糖皮质激素：对免疫反应多个环节都有抑制作用：能抑制巨噬细胞对抗原的吞噬和处理；抑制淋巴细胞 DNA 合成和有丝分裂，破坏淋巴细胞，使外周淋巴细胞数量减少；抑制辅助性 T 细胞和 B 细胞，使抗体生成减少；抑制细胞因子如 IL－2 等生成，减轻效应期的免疫性炎症反应等。激素于 20 世纪 50 年代初开始应用于原发性 NS 治疗，至今仍是最常用的免疫抑制治疗药物。

我国在原发性 NS 治疗中激素的使用原则是：①起始足量：常用药物为泼尼松（或泼尼松龙）每日 1mg/kg（最高剂量 60mg/d），早晨顿服，口服 8～12 周，必要时可延长至 16 周（主要适用于 FSGS 患者）。②缓慢减药：足量治疗后每 2～3 周减原用量的 10％左右，当减至 20mg/d 左右 NS 易反复，应更缓慢减量。③长期维持：最后以最小有效剂量（10mg/d 左右）再维持半年或更长时间，以后再缓慢减量至停药。这种缓慢减药和维持治疗方法可以巩固疗效、减少 NS 复发，更值得注意的是这种缓慢减药方法是预防肾上腺皮质功能不全或危象的较为有效方法。激素是治疗原发性 NS 的"王牌"，但是副作用也很多包括感染、消化道出血及溃疡穿孔、高血压、水钠潴留、升高血糖、降低血钾、股骨头坏死、骨质疏松、精神兴奋，库欣综合征及肾上腺皮质功能不全等，使用时应密切监测。

（2）环磷酰胺（cyclophosphamide）：此药是烷化剂类免疫抑制剂。破坏 DNA 的结构和功能，抑制细胞分裂和增殖，对 T 细胞和 B 细胞均有细胞毒性作用，由于 B 细胞生长周期长，故对 B 细胞影响大。是临床上治疗原发性 NS 最常用的细胞毒类药物，可以口服使用，也可以静脉注射使用，由于口服与静脉治疗疗效相似，因此治疗原发性 NS 最常使用的方法是口服。具体用法为，每日 2mg/kg（常用 100mg/d），分 2～3 次服用，总量 6～12g。用药时需注意适当多饮水及避免睡前服药，并应对药物的各种副作用进行监测及处理。常见的药物副作用有骨髓抑制、出血性膀胱炎、肝损伤、胃肠道反应、脱发与性腺抑制（可能造成不育）。

（3）环孢素 A（cyclosporine A）：是由真菌代谢产物提取得到的 11 个氨基酸组成环状多肽，可以人工合成。能选择性抑制 T 辅助细胞及 T 细胞毒效应细胞，选择性抑制 T 辅助性细胞合成 IL－2，从而发挥免疫抑制作用。不影响骨髓的正常造血功能，对 B 细胞、粒细胞及巨噬细胞影响小。已作为膜性肾病的一线用药，以及难治性 MCD 和 FSGS 的二线用药。常用量为每日 3～5mg/kg，分两次空腹口服，服药期间需监测药物谷浓度并维持在 100～200ng/mL。近年来，有研究显示用小剂量环孢素 A（每日 1～2mg/kg）治疗同样有效。该药起效较快，在服药 1 个月后可见到病情缓解趋势，3～6 个月后可以缓慢减量，总疗程为 1～2 年，对于某些难治性并对环孢素 A 依赖的病例，可采用小剂量每日 1～1.5mg/kg 维持相当长时间（数年）。若治疗 6 个月仍未见效果，再继续应用患者获得缓解机会不大，建议停用。当环孢素 A 与激素联合应用时，激素起始剂量常减半如泼尼松或泼尼松龙每日 0.5mg/kg。环孢素 A 的常见副作用包括急性及慢性肾损害、肝毒性、高血压、高尿酸血症、多毛及牙龈增生等，其中造成肾损害的原因较多（如肾前性因素所致 AKI、慢性肾间质纤维化所致慢性肾功能不全等），且有时此损害发生比较隐匿需值得关注。当血肌酐（SCr）较基础值增长超过 30％，不管是否已超过正常值，都应减少原药量的 25％～50％或停药。

（4）他克莫司（tacrolimus）：又称 FK－506，与红霉素的结构相似，为大环内脂类药物。其对免疫系统作用与环孢素 A 相似，两者同为钙调神经磷酸酶抑制剂，但其免疫抑制作用强，属高效新型免疫抑制剂。主要抑制 IL－2、IL－3 和干扰素 γ 等淋巴因子的活化和 1L－2 受体的表达,对 B 细胞和巨噬细胞影响较小。主要副作用是糖尿病、肾损害、肝损害、高钾血症、腹泻和手颤。腹泻可以致使本药血药浓度升高,又可以是其一种副作用,需要引起临床医师关注。该药物费用昂贵,是治疗原发性 NS 的二线用药。常用量为每日 0.05～0.1mg/kg,分两次空腹服用。服药物期间需监测药物谷浓度并维持在 5～10ng/mL,治疗疗程与环孢素 A相似。

(5)吗替麦考酚酯(mycophenolate mofetil):商品名骁悉(cellcept)。在体内代谢为吗替麦考酚酸,后者为次黄嘌呤单核苷酸脱氢酶抑制剂,抑制鸟嘌呤核苷酸的从头合成途径,选择性抑制 T、B 淋巴细胞,通过抑制免疫反应而发挥治疗作用。诱导期常用量为 1.5～2.0g/d,分 2 次空腹服用,共用 3～6 个月,维持期常用量为 0.5～1.0g/d,维持 6～12 个月。该药对部分难治性 NS 有效,但缺乏随机对照试验(RCT)的研究证据。该药物价格昂贵,由于缺乏RCT 证据,现不作为原发性 NS 的一线药物,仅适用于一线药物无效的难治性病例。主要副作用是胃肠道反应(腹胀、腹泻)、感染、骨髓抑制(白细胞减少及贫血)及肝损害。特别值得注意的是,在免疫功能低下患者应用吗替麦考酚酯,可出现卡氏肺孢子虫肺炎、腺病毒或巨细胞病毒等严重感染,甚至威胁生命。

(6)来氟米特(leflunomide):商品名爱诺华。是一种有效的治疗类风湿关节炎的免疫抑制剂,在国内其适应证还扩大到治疗系统性红斑狼疮。此药通过抑制二氢乳清酸脱氢酶活性,阻断嘧啶核苷酸的生物合成,从而达到抑制淋巴细胞增殖的目的。国外尚无使用来氟米特治疗原发性 NS 的报道,国内小样本针对于 IgA 肾病合并 NS 的临床观察显示,激素联合来氟米特的疗效与激素联合吗替麦考酚酯的疗效相似,但是,后者本身在 IgA 肾病治疗中的作用就不肯定,因此,这个研究结果不值得推荐。新近一项使用来氟米特治疗 16 例难治性成人MCD 的研究显示,来氟米特对这部分患者有效,并可以减少激素剂量。由于缺乏 RCT 研究证据,指南并不推荐用来氟米特治疗原发性 NS。治疗类风湿关节炎等病的剂量为 10～20mg/d,共用 6 个月,以后缓慢减量,总疗程为 1～1.5 年。主要副作用为肝损害、感染和过敏,国外尚有肺间质纤维化的报道。

2.利尿消肿治疗 如果患者存在有效循环血容量不足,则应在适当扩容治疗后再予利尿剂治疗;如果没有有效循环血容量不足,则可直接应用利尿剂。

(1)利尿剂治疗:轻度水肿者可用噻嗪类利尿剂联合保钾利尿剂口服治疗,中、重度水肿伴或不伴体腔积液者,应选用袢利尿剂静脉给药治疗(此时肠道黏膜水肿,会影响口服药吸收)。袢利尿剂宜先从静脉输液小壶滴入一个负荷量(如呋塞米 20～40mg,使髓袢的药物浓度迅速达到利尿阈值),然后再持续泵注维持量(如呋塞米 5～10mg/h,以维持髓袢的药物浓度始终在利尿阈值上),如此才能获得最佳利尿效果。每日呋塞米的使用总量不超过 200mg。"弹丸"式给药间期髓袢药物浓度常达不到利尿阈值,此时会出现"利尿后钠潴留"(髓袢对钠重吸收增强,出现"反跳"),致使袢利尿剂的疗效变差。另外,现在还提倡袢利尿剂与作用于远端肾小管及集合管的口服利尿药(前者如氢氯噻嗪,后者如螺内酯及阿米洛利)联合治疗,因为应用袢利尿剂后,远端肾单位对钠的重吸收会代偿增强,使袢利尿剂利尿效果减弱,并用远端肾单位利尿剂即能克服这一缺点。

(2)扩容治疗:对于合并有效血容量不足的患者,可静脉输注胶体液提高血浆胶体渗透压扩容,从而改善肾脏血流灌注,提高利尿剂疗效。临床常静脉输注血浆代用品右旋糖酐来进行扩容治疗,应用时需注意:①用含糖而不用含钠的制剂,以免氯化钠影响利尿疗效。②应用分子量为 $20\sim40kDa$ 的制剂(即低分子右旋糖酐),以获得扩容及渗透性利尿双重疗效。③用药不宜过频,剂量不宜过大。一般而言,可以一周输注 2 次,每次输注 250mL,短期应用,而且如无利尿效果就应及时停药。盲目过大量、过频繁地用药可能造成肾损害(病理显示近端肾小管严重空泡变性呈"肠管样",化验血清肌酐增高,原来激素治疗敏感者变成激素抵抗,出现利尿剂抵抗)。④当尿量少于 400mL/d 时禁用,此时药物易滞留并堵塞肾小管,诱发急性肾衰竭。

由于人血制剂(血浆及白蛋白)来之不易,而且难以完全避免过敏反应及血源性感染,因此在一般情况下不提倡用人血制剂来扩容利尿。只有当患者尿量少于 400mL/d,又必须进行扩容治疗时,才选用血浆或白蛋白。

(3)利尿治疗疗效不好的原因:常见原因如下:①有效血容量不足的患者,没有事先静脉输注胶体液扩容,肾脏处于缺血状态,对袢利尿剂反应差;而另一方面滥用胶体液包括血浆制品及血浆代用品导致严重肾小管损伤(即前述的肾小管呈"肠管样"严重空泡变性)时,肾小管对袢利尿剂可完全失去反应,常需数月时间,待肾小管上皮细胞再生并功能恢复正常后,才能重新获得利尿效果。②呋塞米的血浆蛋白(主要为白蛋白)结合率高达 $91\%\sim97\%$。低白蛋白血症可使其血中游离态浓度升高,肝脏对其降解加速;另外,结合态的呋塞米又能随白蛋白从尿排出体外。因此,低白蛋白血症可使呋塞米的有效血浓度降低及作用时间缩短,故而利尿效果下降。③袢利尿剂没有按前述要求规范用药,尤其值得注意的是:中重度 NS 患者仍旧口服给药,肠黏膜水肿致使药物吸收差;间断静脉"弹丸"式给药,造成给药间期"利尿后钠潴留";不配合服用作用于远端肾单位的利尿药,削弱了袢利尿剂疗效。④NS 患者必须严格限盐(摄取食盐 $2\sim3g/d$),而医师及患者忽视限盐的现象在临床十分普遍,不严格限盐上述药物的利尿效果会显著减弱。临床上,对于少数利尿效果极差的难治性重度水肿患者,可采用血液净化技术进行超滤脱水治疗。

3.血管紧张素Ⅱ拮抗剂治疗 大量蛋白尿是 NS 的最核心问题,由它引发 NS 的其他临床表现(低蛋白血症、高脂血症、水肿和体腔积液)和各种并发症。此外,持续性大量蛋白尿本身可导致肾小球高滤过,增加肾小管蛋白重吸收,加速肾小球硬化,加重肾小管损伤及肾间质纤维化,影响疾病预后。因此减少尿蛋白在 NS 治疗中十分重要。

近年来,常用血管紧张素转换酶抑制剂(ACEI)或血管紧张素 AT1 受体阻断剂(ARB)作为 NS 患者减少尿蛋白的辅助治疗。研究证实,ACEI 或 ARB 除具有降压作用外,还有确切的减少尿蛋白排泄(可减少 $30\%\sim50\%$)和延缓肾损害进展的肾脏保护作用。其独立于降压的肾脏保护作用机制包括:①对肾小球血流动力学的调节作用。此类药物既扩张入球小动脉,又扩张出球小动脉,但是后一作用强于前一作用,故能使肾小球内高压、高灌注和高滤过降低,从而减少尿蛋白排泄,保护肾脏。②非血流动力学的肾脏保护效应。此类药能改善肾小球滤过膜选择通透性,改善足细胞功能,减少细胞外基质蓄积,故能减少尿蛋白排泄,延缓肾小球硬化及肾间质纤维化。因此,具有高血压或无高血压的原发性 NS 患者均宜用 ACEI 或 ARB 治疗,前者能获得降血压及降压依赖性肾脏保护作用,而后者可以获得非降压依赖性肾脏保护效应。

应用 ACEI 或 ARB 应注意如下事项:①NS 患者在循环容量不足(包括利尿、脱水造成的血容量不足,及肾病综合征本身导致的有效血容量不足)情况下,应避免应用或慎用这类药物,以免诱发 AKI。②肾功能不全或(和)尿量较少的患者服用这类药物,尤其与保钾利尿剂(螺内酯等)联合使用时,要监测血钾浓度,谨防高钾血症发生。③对激素及免疫抑制剂治疗敏感的患者,如 MCD 患者,蛋白尿能很快消失,无必要也不建议服用这类药物。④不推荐 ACEI 和 ARB 联合使用。

(三)不同病理类型的治疗方案

1. 膜性肾病　应争取将 NS 治疗缓解或者部分缓解,无法达到时,则以减轻症状、减少尿蛋白排泄、延缓肾损害进展及防治并发症作为治疗重点。MN 患者尤应注意防治血栓栓塞并发症。

本病不提倡单独使用激素治疗;推荐使用足量激素(如泼尼松或泼尼松龙始量每日 1mg/kg)联合细胞毒类药物(环磷酰胺)治疗,或较小剂量激素(如泼尼松或泼尼松龙始量每日 0.5mg/kg)联合环孢素 A 或他克莫司治疗;激素相对禁忌或不能耐受者,也可以单独使用环孢素 A 或他克莫司治疗。对于使用激素联合环磷酰胺治疗无效的病例可以换用激素联合环孢素 A 或他克莫司治疗,反之亦然;对于治疗缓解后复发病例,可以重新使用原方案治疗。

2012 年 KDIGO 制定的肾小球肾炎临床实践指南,推荐 MN 所致 NS 患者应用激素及免疫抑制剂治疗的适应证如下:①尿蛋白持续超过 4g/d,或是较基线上升超过 50%,经抗高血压和抗蛋白尿治疗 6 个月未见下降(1B 级证据)。②出现严重的、致残的、或威胁生命的 NS 相关症状(1C 级证据)。③诊断 MN 后的 6～12 个月内 SCr 上升≥30%,能除外其他原因引起的肾功能恶化(2C 级证据)。而出现以下情况建议不用激素及免疫抑制剂治疗:①SCr 持续>3.5mg/dl(>309μmol/L)或估算肾小球滤过率(eGFR)<30mL(min·1.73m^2)。②超声检查肾脏体积明显缩小(如长径<8cm)。③合并严重的或潜在致命的感染。上述意见可供国人参考。

2. 微小病变肾病　应力争将 NS 治疗缓解。本病所致 NS 对激素治疗十分敏感,治疗后 NS 常能完全缓解,但是缓解后 NS 较易复发,而且多次复发即可能转型为 FSGS,这必须注意。

初治病例推荐单独使用激素治疗;对于多次复发或激素依赖的病例,可选用激素与环磷酰胺联合治疗;担心环磷酰胺影响生育者或者经激素联合环磷酰胺治疗后无效或仍然复发者,可选用较小剂量激素(如泼尼松或泼尼松龙始量每日 0.5mg/kg)与环孢素 A 或他克莫司联合治疗,或单独使用环孢素 A 或他克莫司治疗;对于环磷酰胺、环孢素 A 或他克莫司等都无效或不能耐受的病例,可改用吗替麦考酚酯治疗。对于激素抵抗型患者需重复肾活检,以排除 FSGS。

3. 局灶节段性肾小球硬化　应争取将 NS 治疗缓解或部分缓解,但是无法获得上述疗效时,则应改变目标将减轻症状、减少尿蛋白排泄、延缓肾损害进展及防治并发症作为治疗重点。既往认为本病治疗效果差,但是,近年来的系列研究显示约有 50% 患者应用激素治疗仍然有效,但显效较慢。其中,顶端型 FSGS 的疗效与 MCD 相似。

目前,推荐使用足量激素治疗,如果 NS 未缓解,可持续足量服用 4 个月,完全缓解后逐渐减量至维持剂量,再服用 0.5～1 年;对于激素抵抗或激素依赖病例可以选用较小剂量激素(如泼尼松或泼尼松龙始量每日 0.5mg/kg)与环孢素 A 或他克莫司联合治疗,有效病例环孢素 A 可在减量至每日 1～1.5mg/kg 后,维持服用 1～2 年。激素相对禁忌或不能耐受者,也可以单独使用环孢素 A 或他克莫司治疗。不过对 SCr 升高及有较明显肾间质的患者,使用环孢素 A 或他克莫司要谨慎。应用细胞毒药物(如环磷酰胺)、吗替麦考酚酯治疗本病目前缺乏循证医学证据。

4. 系膜增生性肾炎　非 IgA 肾病的系膜增生性肾炎在西方国家较少见,而我国病例远较西方国家多。本病所致 NS 的治疗方案,要据肾小球的系膜病变程度、尤其是系膜基质增多程度来决定。轻度系膜增生性肾炎所致 NS 的治疗目标及方案与 MCD 相同,且疗效及转归与 MCD 也十分相似;而重度系膜增生性肾炎所致 NS 可参考原发性 FSGS 的治疗方案治疗。

5. 膜增生性肾炎　原发性膜增生性肾炎较少见,疗效很差。目前并无循证医学证据基础上的有效治疗方案可被推荐,临床上可以试用激素加环磷酰胺治疗,无效者还可试用较小量糖皮质激素加吗替麦考酚酯治疗。如果治疗无效,则应停用上述治疗。

6. IgA 肾病　约 1/4IgA 肾病患者可出现大量蛋白尿(＞3.5g/d),而他们中仅约一半患者呈现 NS。现在认为,部分呈现 NS 的 IgA 肾病实际为 IgA 肾病与 MCD 的重叠(免疫荧光表现符合 IgA 肾病,而光镜及电镜表现支持 MCD),这部分患者可参照 MCD 的治疗方案进行治疗,而且疗效及转归也与 MCD 十分相似;而另一部分患者是 IgA 肾病本身导致 NS(免疫荧光表现符合 IgA 肾病,光镜及电镜表现为增生性肾小球肾炎或 FSGS),这部分患者似可参照相应的增生性肾小球肾炎及 FSGS 的治疗方案进行治疗。

应当指出的是,上述多数治疗建议是来自于西方国家的临床研究总结,值得从中借鉴,但是是否完全符合中国情况? 这还必须通过我们自己的实践来进一步验证及总结,不应该教条地盲目应用。同时还应指出,上述治疗方案是依据疾病普遍性面对群体制订的,而在临床实践中患者情况多种多样,必须具体问题具体分析,个体化地实施治疗。

(四)难治性肾病综合征的治疗

1. 难治性肾病综合征的概念　目前,尚无难治性 NS 一致公认的定义。一般认为,难治性 NS 包括激素抵抗性、激素依赖性及频繁复发性的原发性 NS。激素抵抗性 NS 系指用激素规范化治疗 8 周(FSGS 病例需 16 周)仍无效者;激素依赖性 NS 系指激素治疗缓解病例,在激素撤减过程中或停药后 14d 内 NS 复发者;频繁复发性 NS 系指经治疗缓解后半年内复发≥2 次,或 1 年内复发≥3 次者。难治性肾病综合征的患者由于病程较长,病情往往比较复杂,临床治疗上十分棘手。

2. 难治性肾病综合征的常见原因　遇见难治性 NS 时,应仔细寻找原因。可能存在如下原因:

(1)诊断错误:误将一些继发性肾病(如淀粉样变性肾病等)和特殊的原发性肾病(如脂蛋白肾病、纤维样肾小球病等)当成了普通原发性肾小球疾病应用激素治疗,当然不能取得满意疗效。

(2)激素治疗不规范:包括:①重症 NS 患者仍然口服激素治疗,由于肠黏膜水肿药物吸收差,激素血浓度低影响疗效。②未遵守"足量、慢减、长期维持"的用药原则,例如始量不足、"阶梯式"加量、或减药及停药过早过快,都会降低激素疗效。③忽视药物间相互作用,例如卡马西平和利福平等药能使泼尼松龙的体内排泄速度增快,血药浓度降低过快,影响激素治疗效果。

(3)静脉输注胶体液不当:过频输注血浆制品或血浆代用品导致肾小管严重损伤(肾小管呈"肠管样"严重空泡变性)时,患者不但对利尿剂完全失去反应,而且原本激素敏感的病例(如 MCD)也可能变成激素抵抗。

(4)肾脏病理的影响:激素抵抗性 NS 常见于膜增生性肾炎及部分 FSGS 和 MN;频繁复发性 NS 常见于 MCD 及轻度系膜增生性肾炎(包括 IgA 肾病及非 IgA 肾病),而它们多次复发后也容易变成激素依赖性 NS,甚至转换成 FSGS 变为激素抵抗。

(5)并发症的影响:NS 患者存在感染、肾静脉血栓、蛋白营养不良等并发症时,激素疗效均会降低。年轻患者服激素后常起痤疮,痤疮上的"脓头"就能显著影响激素疗效,需要注意。

(6)遗传因素:近十余年研究发现,5%～20%的激素抵抗性 NS 患者的肾小球足细胞存在某些基因突变,它们包括导致 nephrin 异常的 NPHS1 基因突变、导致 podocin 异常的 NPHS2 基因突变、导致 CD2 相关蛋白异常的 CD2AP 基因突变、导致细胞骨架蛋白 α－辅肌动蛋白 4(α－actinin4)异常的 AC－TIN4 基因突变、以及导致 WT－1 蛋白异常的 WT－1 基因突变等。

3.难治性肾病综合征的治疗对策　难治性 NS 的病因比较复杂,有的病因如基因突变难以克服,但多数病因仍有可能改变,从而改善 NS 难治状态。对难治性 NS 的治疗重点在于明确肾病诊断,寻找可逆因素,合理规范用药。现将相应的治疗措施分述如下:

(1)明确肾病诊断:临床上常见的误诊原因为:①未做肾穿刺病理检查。②进行了肾穿刺活检,但是肾组织未做电镜检查(如纤维样肾小球病等将漏诊)及必要的特殊组化染色(如刚果红染色诊断淀粉样变病)和免疫组化染色检查(如载脂蛋白 ApoE 抗体染色诊断脂蛋白肾病)。③病理医师与临床医师沟通不够,没有常规进行临床－病理讨论。所以,凡遇难治性 NS,都应仔细核查有无病理诊断不当或错误的可能,必要时应重复肾活检,进行全面的病理检查及临床－病理讨论,以最终明确疾病诊断。

(2)寻找及纠正可逆因素:某些导致 NS 难治的因素是可逆的,积极寻找及纠正这些可逆因素,就可能改变"难治"状态。它们包括:①规范化应用激素和免疫抑制剂:对于激素使用不当的 MCD 患者,在调整激素用量或(和)改变给药途径后,就能使部分激素"抵抗"患者变为激素有效。MN 应避免单用激素治疗,从开始就应激素联合环磷酰胺或环孢素 A 治疗;多次复发的 MCD 也应激素联合环磷酰胺或环孢素 A 治疗。总之,治疗规范化极重要。②合理输注胶体液:应正确应用血浆代用品或血浆制剂扩容,避免滥用导致严重肾小管损伤,而一旦发生就应及时停用胶体液,等待受损肾小管恢复(常需数月),只有肾小管恢复正常后激素才能重新起效。③纠正 NS 并发症:前文已述,感染、肾静脉血栓、蛋白营养不良等并发症都可能影响激素疗效,应尽力纠正。

(3)治疗无效病例的处置:尽管已采取上述各种措施,仍然有部分难治性 NS 患者病情不能缓解,尤其是肾脏病理类型差(如膜增生性肾炎和部分 MN 及 FSGS)和存在某些基因突变者。这些患者应该停止激素及免疫抑制剂治疗,而采取 ACEI 或 ARB 治疗及中药治疗,以期减少尿蛋白排泄及延缓肾损害进展。大量蛋白尿本身就是肾病进展的危险因素,因此,对这些患者而言,能适量减少尿蛋白就是成功,就可能对延缓肾损害进展有利。而盲目地继续应用激素及免疫抑制剂,不但不能获得疗效,反而可能诱发严重感染等并发症,危及生命。

(五)对现有治疗的评价及展望

综上所述,实施有区别的个体化治疗是治疗原发性 NS 的重要原则及灵魂所在。首先应根据 NS 患者的病理类型及病变程度,其次要考虑患者年龄、体重、有无用药禁忌证、有无生育需求及个人用药意愿,来有区别地个体化地制订治疗方案。现在国内肾穿刺病理检查已逐渐推广,这就为实施有区别的个体化的治疗,提高治疗效果奠定了良好基础。

　　激素及免疫抑制剂用于原发性 NS 治疗已经 60 余年，积累了丰富经验。新的药物及制剂不断涌现，尤其环磷酰胺、环孢素 A、他克莫司、吗替麦可酚酯等免疫抑制剂的先后问世，也为有区别地进行个体化治疗提供了更多有效手段。

　　尽管原发性 NS 的治疗取得了很大进展，但是，治疗药物至今仍主要局限于激素及某些免疫抑制剂。用这样的治疗措施，不少病理类型和病变程度较重的患者仍不能获得良好的治疗效果，一些治疗有效的患者也不能克服停药后的疾病复发，而且激素及免疫抑制剂都有着各种副作用，有些副作用甚至可以致残或导致死亡。所以开发新的治疗措施及药物，提高治疗疗效，减少治疗副作用仍是亟待进行的工作，且任重而道远。

　　继续深入研究阐明不同类型肾小球疾病的发病机制，进而针对机制的不同环节寻求相应干预措施，是开发新药的重要途径。例如，近年已发现肾小球足细胞上的 PLA2R 能参与特发性 MN 发病，而 suPAR 作为血清中的一种通透因子也能参与 FSGS 致病，如果今后针对它们能够发掘出有效的干预方法及治疗药物，即可能显著提高这些疾病的治疗疗效。最近已有使用利妥昔单抗（抗 CD20 分子的单克隆抗体）治疗特发性 MN 成功的报道，经过利妥昔单抗治疗后，患者血清抗 PLA2R 抗体消失，MN 获得缓解，而且副作用少。

　　治疗措施和药物的疗效及安全性需要高质量的临床 RCT 试验进行验证。但是在治疗原发性 NS 上我国的 RCT 试验很少，所以我国肾病学界应该联手改变这一状态，以自己国家的多中心 RCT 试验资料，来指导医疗实践。

三、原发性肾病综合征的常见并发症

　　原发性 NS 的常见并发症包括：感染、血栓和栓塞、急性肾损伤、高脂血症及蛋白质代谢紊乱等。所有这些并发症的发生都与 NS 的核心病变——大量蛋白尿和低白蛋白血症具有内在联系。由于这些并发症常使患者的病情复杂化，影响治疗效果，甚至危及生命，因此，对它们的诊断及防治也是原发性 NS 治疗中非常重要的一部分。

　　（一）感染

　　感染是原发性 NS 的常见并发症，也是导致患者死亡的重要原因之一。随着医学的进展，现在感染导致患者死亡已显著减少，但在临床实践中它仍是我们需要警惕和面对的重要问题。特别是对应用激素及免疫抑制剂治疗的患者，感染常会影响治疗效果和整体预后，处理不好仍会危及生命。

　　原发性 NS 患者感染的发生主要与以下因素有关：①大量蛋白尿导致免疫球蛋白及部分补体成分从尿液丢失，如出现非选择性蛋白尿时大量 IgG 及补体 B 因子丢失，导致患者免疫功能受损。②使用激素和（或）免疫抑制剂治疗导致患者免疫功能低下。③长期大量蛋白尿导致机体营养不良，抵抗力降低。④严重皮下水肿乃至破溃，细菌容易侵入引起局部软组织感染；大量腹水容易发生自发性腹膜炎。它们严重时都能诱发败血症。

　　常见的感染为呼吸道感染、皮肤感染、肠道感染、尿路感染和自发性腹膜炎，病原微生物有细菌（包括结核菌）、真菌、病毒、支原体和卡氏肺孢子虫等。

　　有关预测原发性 NS 患者发生感染的临床研究还很缺乏。一项儿科临床观察显示，若患儿血浆白蛋白小于 15g/L，其发生感染的相对危险度（relative risk，RR）是高于此值患儿的 9.8 倍，因此尽快使 NS 缓解是预防感染发生的关键。一项日本的临床研究表明，成人 NS 患者感染发生率为 19%，其危险因素是：血清 $IgG < 6g/L$（$RR = 6.7$），$SCr > 176.8 \mu mol/L$

(2mg/dl)(RR=5.3)。对于血清 IgG<600mg/dl 的患者,每 4 周静脉输注丙种球蛋白 10~15g,可以明显地预防感染发生。

需要注意,正在用激素及免疫抑制剂治疗的患者,其发生感染时临床表现可能不典型,患者可无明显发热,若出现白细胞升高及轻度核左移也容易被误认为是激素引起,因此对这些患者更应提高警惕,应定期主动排查感染,包括一些少见部位的感染如肛周脓肿。

感染的预防措施包括:①注意口腔护理,可以使用抑制细菌及真菌的漱口液定时含漱,这对使用强化免疫抑制治疗(如甲泼尼龙冲击治疗)的患者尤为重要。对于严重皮下水肿致皮褶破溃渗液的患者,需要加强皮肤护理,防治细菌侵入。②使用激素及免疫抑制剂时,要严格规范适应证、药量及疗程,并注意监测外周血淋巴细胞及 CD4+ 淋巴细胞总数的变化,当淋巴细胞计数<600/μl 或(和)CD4+ 淋巴细胞计数<200/μl 时,可以给予复方磺胺甲噁唑(即复方新诺明)预防卡氏肺孢子虫感染,具体用法为每周两次,每次两片(每片含磺胺甲噁唑 400mg 和甲氧苄啶 80mg)。③对于血清 IgG<6g/L 或反复发生感染的患者,可以静脉输注丙种球蛋白来增强体液免疫;对于淋巴细胞计数<600/μl 或(和)CD4+ 淋巴细胞计数<200/μl 的患者,可以肌注或静脉输注胸腺肽来改善细胞免疫。④对于反复发生感染者,还可请中医辨证施治,予中药调理预防感染。虽然在临床实践中,我们发现中药调理能够发挥预防感染的作用,但是,目前还缺乏循证医学证据支持。

需要指出的是,若使用激素及免疫抑制剂患者发生了严重感染,可以将这些药物尽快减量或者暂时停用,因为它们对控制感染不利,而且合并感染时它们治疗 NS 的疗效也不佳。但是,某些重症感染如卡氏肺包虫肺炎却不宜停用激素,因为激素能减轻间质性肺炎,改善缺氧状态,降低病死率。

(二)血栓和栓塞

NS 合并血栓、栓塞的发生率为 10%~42%,常见肾静脉血栓(RVT)、其他部位深静脉血栓和肺栓塞。动脉血栓较为少见。血栓和栓塞的发生率与 NS 的严重程度、肾小球疾病的种类有关,但检测手段的敏感性也影响本病的发现。

1. 发病机制　NS 易并发血栓、栓塞主要与血小板活化、凝血及纤溶异常、血液黏稠度增高相关。临床观察发现:①NS 患者血小板功能常亢进,甚至数量增加,患者血清血栓素(TXA2)及血管假性血友病因子(vWF)增加,可促使血小板聚集、黏附功能增强并被激活。②低白蛋白血症刺激肝脏合成蛋白,导致血中大分子的凝血因子Ⅰ、Ⅱ、Ⅴ、Ⅶ、Ⅷ、Ⅹ浓度升高;而内源性抗凝物质(凝血酶Ⅲ及蛋白 C、S)因分子量小随尿丢失至血浓度降低。③纤溶酶原分子量较小随尿排出,血清浓度降低,而纤溶酶原激活物抑制物 PAI-1 及纤溶酶抑制物 α_2 巨球蛋白血浓度升高。上述变化导致血栓易于形成而不易被溶解。④NS 患者有效血容量不足血液浓缩及出现高脂血症等,致使血液黏稠度增高,也是导致血栓发生的危险因素。此外,不适当地大量利尿以及使用激素治疗也能增加血栓形成的风险。

肾小球疾病的病理类型也与血栓、栓塞并发症有关:MN 的发生率最高,为 29%~60%,明显高于 MCD 和 FSGS(分别为 24.1% 和 18.8%),MN 合并血栓的风险是 IgA 肾病的 10.8 倍,并易发生有临床症状的急性静脉主干血栓如肾静脉、肺血管主干血栓,原因至今未明。

研究认为,能预测 NS 患者血栓、栓塞并发症风险的指标为:①血浆白蛋白<20g/L,新近发现 MN 患者血浆白蛋白<28g/L 血栓栓塞风险即明显升高。②病理类型为 MN。③有效血容量明显不足。

2. 临床表现与影像学检查 血栓、栓塞并发症的临床表现可能非常不明显，以肾静脉血栓为例，多数分支小血栓并没有临床症状。因此，要对 NS 患者进行认真细致地观察，必要时及时做影像学检查，以减少漏诊。患者双侧肢体水肿不对称，提示水肿较重的一侧肢体有深静脉血栓可能；腰痛、明显血尿、B 超发现一侧或双侧肾肿大以及不明原因的 AKI，提示肾静脉血栓；胸闷、气短、咯血和胸痛提示肺栓塞。

在肾静脉血栓诊断方面，多普勒超声有助于发现肾静脉主干血栓，具有方便、经济和无损伤的优点，但是敏感性低，而且检查准确性较大程度地依赖操作者技术水平。CT 及磁共振肾静脉成像有较好的诊断价值，而选择性肾静脉造影仍是诊断的"金指标"。在肺栓塞诊断上，核素肺通气/灌注扫描是较为敏感、特异的无创性诊断手段。CT 及磁共振肺血管成像及超声心动图也可为诊断提供帮助，后者可发现肺动脉高压力、右心室和（或）右心房扩大等征象。肺动脉造影是诊断肺栓塞的"金标准"，发现栓塞后还可以局部溶栓。上述血管成像检查均需要使用对比剂（包括用于 X 线检查的碘对比剂及用于磁共振检查的钆对比剂），故应谨防对比剂肾损害，尤其是对已有肾损害的患者。

3. 预防与治疗 原发性 NS 并发血栓、栓塞的防治至今没有严格的 RCT 临床研究报道，目前的防治方案主要来自小样本的临床观察。

（1）血栓、栓塞并发症的预防：比较公认的观点是，NS 患者均应服用抗血小板药物，而当血浆白蛋白<20g/L 时即开始抗凝治疗。对于 MN 患者抗凝指征应适当放宽一些。Lion-akiS 等研究显示，MN 患者血浆白蛋白≤28g/L 深静脉血栓形成的风险是>28g/L 者的 2.5 倍，血浆白蛋白每降低 10g/L，深静脉血栓的风险增加 2 倍，因此，目前有学者建议 MN 患者血浆白蛋白<28g/L 即应予预防性抗凝治疗。抗凝药物常采用肝素或低分子肝素皮下注射或口服华法林。口服华法林时应将凝血酶原时间的国际标准化比率（INR）控制在 1.5～2.0 之间，华法林与多种药物能起相互反应，影响（增强或减弱）抗凝效果，用药时需要注意。

（2）血栓、栓塞并发症的治疗：血栓及栓塞并发症一旦发生即应尽快采用如下治疗：

1）溶栓治疗：引起急性肾衰竭的急性肾静脉主干大血栓，或导致收缩压下降至<11.97kPa（90mmHg）的急性肺栓塞，均应考虑进行溶栓治疗。既往常用尿激酶进行溶栓，最适剂量并未确定，可考虑用 6 万～20 万 U 稀释后缓慢静脉滴注，每日 1 次，10～14d1 个疗程；现在也可采用重组人组织型纤溶酶原激活剂治疗，它能选择性地与血栓表面的纤维蛋白结合，纤溶效力强，用量 50mg 或 100mg，开始时在 1～2min 内静脉推注 1/10 剂量，剩余的9/10 剂量稀释后缓慢静脉滴注，2h 滴完。使用重组人组织型纤溶酶原激活剂要监测血清纤维蛋白原浓度，避免过低引起出血。国内多中心研究结果显示，50mg 及（或）100mg 两种剂量的疗效相似，而前者出血风险明显降低。

2）抗凝治疗：一般而言，原发性 NS 患者出现血栓、栓塞并发症后要持续抗凝治疗半年，若 NS 不缓解且血清白蛋白仍<20g/L 时，还应延长抗凝时间，否则血栓、栓塞并发症容易复发。用口服华法林进行治疗时，由于华法林起效慢，故需在开始服用的头 3～5d，与肝素或低分子肝素皮下注射重叠，直至 INR>2.0 后才停用肝素或低分子肝素。在整个服用华法林期间都一定要监测 INR，控制 INR 在 2.0～2.5 范围。若使用重组人组织型纤溶酶原激活进行溶栓治疗，则需等血清纤维蛋白原浓度回复正常后，才开始抗凝治疗。

（三）急性肾损伤

由原发性 NS 引起的 AKI 主要有如下两种：①有效血容量不足导致的肾前性 AKI，常只出现轻、中度氮质血症。②机制尚不清楚的特发性 AKI,常呈现急性肾衰竭(ARF)。至于肾小球疾病本身(如新月体性肾小球肾炎)引起的 AKI、治疗药物诱发的 AKI(如药物过敏所致急性间质肾炎或肾毒性药物所致急性肾小管坏死),以及 NS 并发症(如急性肾静脉主干血栓)所致 AKI,均不在此讨论。

1.急性肾前性氮质血症 严重的低白蛋白血症导致血浆胶体渗透压下降,水分渗漏至皮下及体腔,致使有效循环容量不足,肾灌注减少,而诱发急性肾前性氮质血症。临床上出现血红蛋白增高、体位性心率及血压变化(体位迅速变动如从卧到坐或从坐到站时,患者心率加快、血压下降,重时出现体位性低血压,乃至虚脱)、化验血尿素氮(BUN)与 SCr 升高,但是 BUN 升高幅度更大(两者均以 mg/dl 作单位时,BUN 与 SCr 之比值>20∶1,这是由于肾脏灌注不足时,原尿少在肾小管中流速慢,其中尿素氮被较多地重吸收入血导致)。急性肾前性氮质血症者应该用胶体液扩容,然后利尿,扩容利尿后肾功能即能很快恢复正常。盲目增加袢利尿剂剂量,不但不能获得利尿效果,反而可能造成肾素-血管紧张素系统及交感神经系统兴奋,进一步损害肾功能。而且,这类患者不能用 ACEI 或 ARB 类药物,它们也会加重肾前性氮质血症。

2.特发性急性肾衰竭 特发性 ARF 最常见于复发性 MCD,也可有时见于其他病理类型,机制不清,某些病例可能与大量尿蛋白形成管型堵塞肾小管和(或)肾间质水肿压迫肾小管相关。患者的临床特点是:年龄较大(有文献报道平均 58 岁),尿蛋白量大(常多于 10g/d),血浆白蛋白低(常低于 20g/L),常在 NS 复发时出现 AKI(经常为少尿性急性肾衰竭)。特发性 ARF 要用除外法进行诊断,即必须一一排除各种病因所致 ARF 后才能诊断。对特发性 ARF 的治疗措施包括:①积极治疗基础肾脏病。由于绝大多数患者的基础肾脏病是 MCD,故应选用甲泼尼龙冲击治疗(每次 0.5~1.0g 稀释后静脉滴注,每日或隔日 1 次,3 次为一个疗程),以使 MCD 尽快缓解,患者尿液增多冲刷掉肾小管中管型,使肾功能恢复。②进行血液净化治疗。血液净化不但能清除尿毒素、纠正水电解质酸碱平衡紊乱,维持生命赢得治疗时间;而且还能通过超滤脱水,使患者达到干体重,减轻肾间质水肿,促肾功能恢复。③口服或输注碳酸氢钠。可碱化尿液,防止肾小管中蛋白凝固成管型,并可纠正肾衰竭时的代谢性酸中毒。大多数患者经上述有效治疗后肾功能可完全恢复正常,但往往需要较长恢复时间(4~8 周)。必须注意,此 AKI 并非有效血容量不足引起,盲目输注胶体液不但不能使 AKI 改善,反而可能引起急性肺水肿。

(四)脂肪代谢紊乱

高脂血症是 NS 的表现之一。统计表明约有 80% 的患者存在高胆固醇血症、高低密度脂蛋白血症及不同程度的高三酰甘油血症。高脂血症不仅可以进一步损伤肾脏,而且还可使心脑血管并发症增加,因此,合理有效地控制血脂,也是原发性 NS 治疗的重要组成部分。

NS 合并高脂血症的机制尚未完全阐明,已有的研究资料提示:高胆固醇血症发生的主要原因是 NS 时肝脏脂蛋白合成增加(大量蛋白尿致使肝脏合成蛋白增加,合成入血的脂蛋白因分子量大不能从肾滤过排除,导致血浓度增高),而高三酰甘油血症发生的主要原因是体内降解减少(NS 时脂蛋白脂酶从尿中丢失,使其在活性下降,导致三酰甘油的降解减少)。

对于激素治疗反应良好的 NS 病理类型(如 MCD),不要急于应用降脂药,NS 缓解后数月内血脂往往即能自行恢复正常,这样可使患者避免发生不必要的药物副作用及增加医疗花费。若应用激素及免疫抑制剂治疗,NS 不能在短期内缓解甚至无效时(如某些 MN 患者),则应予降脂药物治疗。以高胆固醇血症为主要表现者,应选用羟甲基戊二酰辅酶A(HMG—CoA)还原酶抑制剂,即他汀类药物,每晚睡前服用,服药期间要注意肝及肌肉损害(严重者可出现横纹肌溶解)副作用。以高三酰甘油血症为主要表现者,应选用纤维酸衍生物类药,即贝特类药物,用药期间注意监测肝功能。另外,所有高脂血症患者均应限制脂肪类食物摄入,高三酰甘油血症患者还应避免糖类摄入过多。

（五）甲状腺功能减退

相当一部分原发性 NS 患者血清甲状腺素水平低下,这是由于与甲状腺素结合的甲状腺结合球蛋白(分子量 60kDa)从尿液中大量丢失而导致。观察表明,约 50% 的患者血中的总 T_3 及总 T_4 下降,但是游离 T_3(FT_3)、游离 T_4(FT_4)及促甲状腺素(TSH)正常。患者处于轻度的低代谢状态,这可能有利于 NS 患者的良性调整,避免过度能量消耗,因此不需要干预。

不过个别患者可出现甲状腺功能减退症的表现,以致使本来激素敏感的病理类型使用激素治疗不能获得预期效果。这时需要仔细监测患者的甲状腺功能,若 FT_3、FT_4 下降,特别是 TSH 升高时,在认真排除其他病因导致的甲状腺功能减退症后,可给予小剂量甲状腺素治疗(左甲状腺素 $25\sim50\mu g/d$),常能改善患者的一般状况及对激素的敏感性。虽然这种治疗方法尚缺乏 RCT 证据,但在临床实践中具有一定效果。这一经验治疗方法还有待于今后进一步的临床试验验证。

（朱永俊）

第二节　IgA 肾病

IgA 肾病是一组以系膜区 IgA 沉积为特征的肾小球肾炎,1968 年由法国病理学家 Berger 和 Hinglais 最先报道,目前已成为全球最常见的原发性肾小球疾病。我国最早于 1984 年由北京协和医院与北京医科大学第一医院联合报道了一组 40 例 IgA 肾病,此后,国内各中心对该病的报道日益增多,研究百花齐放。本节将针对 IgA 肾病的一些重要而值得探索的问题加以讨论。

一、IgA 肾病的流行病学特点与发病机制

（一）流行病学特点

1.广泛性与异质性　IgA 肾病为全世界范围内最常见的原发肾小球疾病。各个年龄段都能发病,但高峰在 20~40 岁。北美和西欧的调查显示男女比例为 2∶1,而亚太地区比例为 1∶1。IgA 肾病的发病率存在着明显的地域差异,亚洲地区明显高于其他地区。美国的人口调查显示 IgA 肾病年发病率为 1/100000,儿童人群年发病率为 0.5/100000,而这个数字仅为日本的 1/10。中国的一项 13519 例肾活检资料显示,IgA 肾病在原发肾小球疾病中所占比例高达 45%。此外,在无肾病临床表现的人群中,于肾小球系膜区能发现 IgA 沉积者也占 3%～16%。

以上数据提示了 IgA 肾病的广泛性与异质性特点。首先,IgA 肾病发病的地域性及发患者群的构成存在明显差异。这些差异可能与遗传、环境因素相关,也可能与各地选择肾活检的指征不同有关。日本和新加坡选择尿检异常(如镜下血尿)的患者常规进行肾穿刺病理检查,为此 IgA 肾病发生率即可能偏高;而美国主要选择蛋白尿>1.0g/d 的患者进行肾穿刺,

则其 IgA 肾病发生率即可能偏低。其次,IgA 肾病的发病存在明显的个体差异性。肾脏病理检查发现系膜区 IgA 沉积却无肾炎表现的个体并不少。同样为系膜区 IgA 沉积,有的患者出现肾炎有的患者却无症状,原因并不清楚。欲回答这个问题必须对发病机制有更透彻理解,IgA 于肾小球沉积的过程与免疫复合物造成的肾损伤过程可能是分别独立调控的环节,同时,基因的多态性的研究或许能解释这些表型差异。最后,不同地域患者、不同个体的临床表现及治疗反应的差异势必会影响治疗决策,为此目前国际上尚无统一的治疗指南。2012 年改善全球肾脏病预后组织(Kidney Disease:Improving Global Outcomes,KDIGO)发表了"肾小球肾炎临床实践指南",其中对 IgA 肾病治疗的建议几乎都来自较低级别证据。那么 IgA 肾病高发的亚洲地区及我国是否应对此做出自己贡献?

2. 病程迁延,认识过程曲折　早期观点认为 IgA 肾病是一良性过程疾病,预后良好。随着研究深入及随访期延长,现已明确其中相当一部分患者的病程呈进展性,高达 50% 的患者能在 20～25 年内逐渐进入终末期肾脏病(ESRD),这就提示对 IgA 肾病积极进行治疗、控制疾病进展很重要。

(二)发病机制

1. 免疫介导炎症的发病机制

(1)黏膜免疫反应与异常 IgA1 产生:大量研究表明 IgA 肾病的启动与血清中出现过量的异常 IgA1(铰链区 O-糖链末端半乳糖缺失,对肾小球系膜组织有特殊亲和力)密切相关。这些异常 IgA1 在循环中蓄积到一定程度,并沉积于肾小球系膜区,才可能引发 IgA 肾病。目前关于致病性 IgA1 的来源主要有两种观点,均与黏膜免疫反应相关。其一,从临床表现来看,肉眼血尿往往发生于黏膜感染(如上呼吸道、胃肠道或泌尿系感染)之后,提示 IgA1 的发生与黏膜免疫相关,推测肾小球系膜区沉积的 IgA1 可能来源于黏膜免疫系统。其二,IgA 肾病患者过多的 IgA1 可能来源于骨髓免疫活性细胞。Julian 等提出"黏膜-骨髓轴"观点,认为血清异常升高的 IgA 并非由黏膜产生,而是由黏膜内抗原特定的淋巴细胞或抗原递呈细胞进入骨髓腔,诱导骨髓 B 细胞增加 IgG1 分泌所致。所以,血中异常 IgA1 的来源目前尚未明确,有可能来源于免疫系统的某一个部位,也可能是整个免疫系统失调的结果。

以上发病机制的认识开阔了治疗思路,即减少黏膜感染,控制黏膜免疫反应,有可能减少 IgA 肾病的发病及复发。对患有慢性扁桃体炎并反复发作的患者,现在认为择机摘除扁桃体有可能减少黏膜免疫反应,降低血中异常 IgA1 和循环免疫复合物水平,从而减少肉眼血尿发作和尿蛋白。

(2)免疫复合物形成与异常 IgA1 的致病性:异常 IgA1 沉积于肾小球系膜区的具体机制尚未完全清楚,可能通过与系膜细胞抗原(包括种植的外源性抗原)或细胞上受体结合而沉积。大量研究证实免疫复合物中的异常 IgA1 与系膜细胞结合后,即能激活系膜细胞,促其增殖、释放细胞因子和合成系膜基质,诱发肾小球肾炎;而非免疫复合物状态的异常 IgA1 并不能触发上述致肾炎反应。上述含异常 IgA1 的免疫复合物形成过程能被多种因素调控,包括补体成分 C3b 及巨噬细胞和中性粒细胞上的 IgA Fc 受体(CD89)的可溶形式。

以上过程说明系膜区的异常 IgA1 沉积与肾炎发病并无必然相关性,其致肾炎作用在一定程度上取决于免疫复合物形成及其后续效应。此观点可能也解释了为何有人系膜区有 IgA 沉积却无肾炎表现的原因。

(3)受体缺陷与异常 IgA1 清除障碍:现在认为肝脏可能是清除异常 IgA 的主要场所。研究发现,与清除异常 IgA1 免疫复合物相关的受体有肝细胞上的去唾液酸糖蛋白受体(ASG-PR)及肝脏 Kupffer 细胞上的 IgA Fc 受体(FcαRI,即 CD89),如果这些受体数量减少或功能异常,就能导致异常 IgA1 免疫复合物清除受阻,这也与 IgA 肾病发病相关。

肝硬化患者能产生一种病理表现与 IgA 肾病十分相似的肾小球疾病,被称为"肝硬化性肾小球疾病",其发病机制之一即可能与异常 IgA1 清除障碍相关。

(4)多种途径级联反应致肾脏损伤:正如前述,含有异常 IgA1 的免疫复合物沉积于系膜,将触发炎症反应致肾脏损害。从系膜细胞活化、增殖,释放前炎症及前纤维化细胞因子,合成及分泌细胞外基质开始,通过多种途径的级联放大反应使肾损害逐渐加重。受累细胞从系膜细胞扩展到足细胞、肾小管上皮细胞、肾间质成纤维细胞等肾脏固有细胞及循环炎症细胞;病变性质从炎症反应逐渐进展成肾小球硬化及肾间质纤维化等不可逆病变,最终患者进入 ESRD。

免疫—炎症损伤的级联反应概念能为治疗理念提出新思路。2013 年 Coppo 等人认为应该对 IgA 肾病早期进行免疫抑制治疗,这可能会改善肾病的长期预后。他们认为 IgAN 治疗存在"遗产效应"(legacy effect),若在疾病早期阻断一些免疫发病机制的级联放大反应,即可能留下持久记忆,获得长时期疗效。这一观点大大强调了早期免疫抑制治疗的重要性。

综上所述,随着基础研究的逐步深入,IgA 肾病的发病机制已越来越趋清晰,但是遗憾的是,至今仍无基于 IgA 肾病发病机制的特异性治疗问世,当前治疗多在减轻免疫病理损伤的下游环节,今后应力争改变这一现状。

2. 基因相关的遗传发病机制 遗传因素一定程度上影响着 IgA 肾病发生。在不同的种族群体中,血清糖基化异常的 IgA1 水平显现出不同的遗传特性。约 75% 的 IgA 肾病患者血清异常 IgA1 水平超过正常对照的第 90 百分位,而其一级亲属中也有 30%~40% 的成员血清异常 IgA1 水平升高,不过,这些亲属多数并不发病,提示还有其他决定发病的关键因素存在。

家族性 IgA 肾病的病例支持发病的遗传机制及基因相关性。多数病例来自美国和欧洲的高加索人群,少数来自日本,中国香港也有相关报道。2004 年北京大学第一医院对 777 例 IgA 肾病患者进行了家族调查,发现 8.1% 患者具有阳性家族史,其中 1.3% 已肯定为家族性 IgA 肾病,而另外 7.4% 为可疑家族性 IgA 肾病,为此作者认为在中国 IgA 肾病也并不少见。

目前对于 IgA 肾病发病的遗传因素的研究主要集中于 HLA 基因多态性、T 细胞受体基因多态性、肾素—血管紧张素系统基因多态性、细胞因子基因多态性及子宫珠蛋白基因多态性。IgA 肾病可能是个复杂的多基因性疾病,遗传因素在其发生发展中起了多大作用,尚有待进一步的研究。

二、IgA 肾病的临床—病理表现与诊断

(一)IgA 肾病的临床表现分类

1. 无症状性血尿、伴或不伴轻度蛋白尿 患者表现为无症状性血尿,伴或不伴轻度蛋白尿(少于 1g/d),肾功能正常。我国一项试验对表现为单纯镜下血尿的 IgA 肾病患者随访 12 年,结果显示 14% 的镜下血尿消失,但是约 1/3 患者出现蛋白尿(超过 1g/d)或者肾小球滤过率(GFR)下降。这个结果也提示对表现无症状性血尿伴或不伴轻度蛋白尿的 IgA 肾病患者,一定要长期随访,因为其中部分患者随后可能出现病变进展。

2. 反复发作肉眼血尿 多于上呼吸道感染(细菌性扁桃体炎或病毒性上呼吸道感染)后

3d 内发病,出现全程肉眼血尿,儿童和青少年(80%~90%)较成人(30%~40%)多见,多无伴随症状,少数患者有排尿不适或胁腹痛等。一般认为肉眼血尿程度与疾病严重程度无关。患者在肉眼血尿消失后,常遗留下无症状性血尿、伴或不伴轻度蛋白尿。

3.慢性肾炎综合征 常表现为镜下血尿、不同程度的蛋白尿(常>1.0g/d,但少于大量蛋白尿),而且随病情进展常出现高血压、轻度水肿及肾功能损害。这组 IgA 肾病患者的疾病具有慢性进展性质。

4.肾病综合征 表现为肾病综合征的 IgA 肾病患者并不少见。对这类患者首先要做肾组织的电镜检查,看是否 IgA 肾病合并微小病变病,如果是,则疾病治疗及转归均与微小病变病相似。但是,另一部分肾病综合征患者,常伴高血压和(或)肾功能减退,肾脏病理常为 Lee 氏分级(详见下述)Ⅲ~Ⅴ级,这类 IgA 肾病治疗较困难,预后较差。

5.急性肾损伤 IgA 肾病在如下几种情况下可以出现急性肾损害(AKI):①急进性肾炎:临床呈现血尿、蛋白尿、水肿及高血压等表现,肾功能迅速恶化,很快出现少尿或无尿,肾组织病理检查为新月体肾炎。IgA 肾病导致的急进性肾炎还经常伴随肾病综合征。②急性肾小管损害:这往往由肉眼血尿引起,可能与红细胞管型阻塞肾小管及红细胞破裂释放二价铁离子致氧化应激反应损伤肾小管相关。常为一过性轻度 AK。③恶性高血压:IgA 肾病患者的高血压控制不佳时,较容易转换成恶性高血压,伴随出现 AKI,严重时出现急性肾衰竭(ARF)。

上述各种类型 IgA 肾病患者的血尿,均为变形红细胞血尿或变形红细胞为主的混合型血尿。

(二)IgA 肾病的病理特点、病理分级及对其评价

1.IgA 肾病的病理特点

(1)免疫荧光(或免疫组化)表现:免疫病理检查可发现明显的 IgA 和 C3 于系膜区或系膜及毛细血管壁沉积,也可合并较弱的 IgG 或(和)lgM 沉积,但 C1q 和 C4 的沉积少见。有时小血管壁可以见到 C3 颗粒沉积,此多见于合并高血压的患者。

(2)光学显微镜表现:光镜下 IgA 肾病最常见的病理改变是局灶或弥漫性系膜细胞增生及系膜基质增多,因此最常见的病理类型是局灶增生性肾炎及系膜增生性肾炎,有时也能见到新月体肾炎或膜增生性肾炎,可以伴或不伴节段性肾小球硬化。肾小球病变重者常伴肾小管间质病变,包括不同程度的肾间质炎症细胞浸润,肾间质纤维化及肾小管萎缩。IgA 肾病的肾脏小动脉壁常增厚(不伴高血压也增厚)。

(3)电子显微镜表现:电镜下可见不同程度的系膜细胞增生和系膜基质增多,常见大块高密度电子致密物于系膜区或系膜区及内皮下沉积。这些电子致密物的沉积部位与免疫荧光下免疫沉积物的沉积部位一致。肾小球基底膜正常。

所以,对于 IgA 肾病诊断来说,免疫荧光(或免疫组化)表现是特征性表现,不做此检查即无法诊断 IgA 肾病;电镜检查若能在系膜区(或系膜区及内皮下)见到大块高密度电子致密物,对诊断也有提示意义。而光镜检查无特异表现。

2.IgA 肾病的病理分级

(1)Lee 氏和 Hass 氏分级:目前临床常用的 IgA 肾病病理分级为 Lee 氏(表7-1)和 Hass 氏分级(表7-2)。这两个分级系统简便实用,对判断疾病预后具有较好作用。

表 7-1 Lee 氏病理学分级系统,1982 年

分级	肾小球病变	肾小管—间质病变
I	多数正常、偶尔轻度系膜增宽(节段)伴/不伴细胞增生	无
II	<50%的肾小球呈现局灶性系膜增生和硬化,罕见小新月体	无
III	弥漫系膜细胞增生和基质增宽(偶尔局灶节段),偶见小新月体和粘连	局灶肾间质水肿,偶见细胞浸润,罕见肾小管萎缩
IV	显著的弥漫系膜细胞增生和硬化,<45%的肾小球出现新月体,常见肾小球硬化	肾小管萎缩,肾间质炎症和纤维化
V	病变性质类似IV级,但更重,肾小球新月体形成>45%	类似IV级病变,但更重

表 7-2 Hass 氏病理学分级系统,1997 年

亚型	肾小球病变
I(轻微病变)	肾小球仅有轻度系膜细胞增加,无节段硬化,无新月体
II(局灶节段肾小球硬化)	肾小球病变类于原发性局灶节段肾小球硬化,伴肾小球系膜细胞轻度增生,无新月体
III(局灶增殖性肾小球肾炎)	≤50%的肾小球出现细胞增殖,为系膜细胞增生,可伴内皮细胞增生,绝大多数病例为节段性增生。可见新月体
IV(弥漫增殖性肾小球肾炎)	>50%的肾小球出现细胞增殖,为系膜细胞增生,伴或不伴内皮细胞增生,细胞增生可为节段性或球性。可见新月体
V(晚期慢性肾小球肾炎)	≥40%的肾小球球性硬化,其余可表现为上述各种肾小球病变。≥40%的皮质肾小管萎缩或消失

(2)牛津分型:国际 IgA 肾病组织(International IgA Nephropathy Network)与肾脏病理学会(Renal Pathology Society)联合建立的国际协作组织,2009 年提出了一项具有良好重复性和预后预测作用的新型 IgA 肾病病理分型——牛津分型(the Oxford classificationof IgA nephropathy)。

牛津分型应用了 4 个能独立影响疾病预后的病理指标,并详细制订了评分标准。这些指标包括:系膜细胞增生(评分 M_0 及 M_1)、节段性硬化或粘连(评分 S_0 及 S_1)、内皮细胞增生(评分 E_0 及 E_1)、及肾小管萎缩/肾间质纤维化(评分 T_0、T_1 及 T_2)。牛津分型的最终病理报告,除需详细给出上述 4 个指标的评分外,还要用附加报告形式给出肾小球个数及一些其他定量病理指标(如细胞及纤维新月体比例、纤维素样坏死比例、肾小球球性硬化比例等),以更好地了解肾脏急性和慢性病变情况。

牛津分型的制定过程比以往任何分级标准都严谨及科学,而且聚集了国际肾脏病学家及病理学家的共同智慧。但是,牛津分型也存在一定的局限性,例如新月体病变对肾病预后的影响分析较少,且其研究设计没有考虑到不同地区治疗方案的差异性,亚洲的治疗总体较积极(用激素及免疫抑制剂治疗者较多),因此牛津分型在亚洲的应用尚待进一步验证。

综上可见,病理分级(或分型)的提出需要兼顾指标全面、可重复性好及临床实用(包括操作简便、指导治疗及判断预后效力强)多方面因素,任何病理分级(或分型)的可行性都需要经过大量临床实践予以检验。

(三)诊断方法、诊断标准及鉴别诊断

1.肾活检指征及意义 IgA 肾病是一种依赖于免疫病理学检查才可确诊的肾小球疾病。但是目前国内外进行肾活检的指征差别很大,欧美国家大多主张对持续性蛋白尿>1.0g/d

的患者进行肾活检,而在日本对于尿检异常(包括单纯性镜下血尿)的患者均建议常规做肾活检。笔者认为,掌握肾活检指征太紧有可能漏掉一些需要积极治疗的患者,而且目前肾穿刺活检技术十分成熟,安全性高,故肾活检指征不宜掌握过紧。确有这样一部分 IgA 肾病患者,临床表现很轻,尿蛋白<1.0g/d,但是病理检查却显示中度以上肾损害(Lee 氏分级Ⅲ级以上),通过肾活检及时发现这些患者并给予干预治疗很重要。所以,正确掌握肾活检指征,正确分析和评价肾组织病理检查结果,对指导临床合理治疗具有重要意义。

2.IgA 肾病的诊断标准　IgA 肾病是一个肾小球疾病的免疫病理诊断。免疫荧光(或免疫组化)检查见 IgA 或 IgA 为主的免疫球蛋白伴补体 C3 呈颗粒状于肾小球系膜区或系膜及毛细血管壁沉积,并能从临床除外过敏性紫癜肾炎、肝硬化性肾小球疾病、强直性脊柱炎肾损害及银屑病肾损害等继发性 IgA 肾病,诊断即能成立。

3.鉴别诊断　IgA 肾病应注意与以下疾病鉴别:

(1)以血尿为主要表现者:需要与薄基底膜肾病及 Alport 综合征等遗传性肾小球疾病鉴别。前者常呈单纯性镜下血尿,肾功能长期保持正常;后者除血尿及蛋白尿外,肾功能常随年龄增长而逐渐减退直至进入 ESRD,而且还常伴眼耳病变。肾活检病理检查是鉴别的关键,薄基底膜肾病及 Alport 综合征均无 IgA 肾病的免疫病理表现,而电镜检查却能见到各自特殊的肾小球基底膜病变。

(2)以肾病综合征为主要表现者:需要与非 IgA 肾病的系膜增生性肾炎鉴别。两者都常见于青少年,肾病综合征表现相似。假若患者血清 IgA 增高或(和)血尿显著(包括肉眼血尿),则较支持 IgA 肾病。鉴别的关键是肾活检免疫病理检查,IgA 肾病以 IgA 沉积为主,而非 IgA 肾病常以 IgM 或 IgG 沉积为主,沉积于系膜区或系膜及毛细血管壁。

(3)以急进性肾炎为主要表现者:少数 IgA 肾病患者临床呈现急进性肾炎综合征,病理呈现新月体性肾炎,他们实为 IgA 肾病导致的Ⅱ型急进性肾炎。这种急进性肾炎应与抗肾小球基底膜抗体或抗中性白细胞胞浆抗体致成的Ⅰ型或Ⅲ型急进性肾炎鉴别。血清抗体检验及肾组织免疫病理检查是准确进行鉴别的关键。

三、IgA 肾病的预后评估及治疗选择

(一)疾病活动性及预后的评估指标及其意义

1.疾病预后评价指标

(1)蛋白尿及血压控制:蛋白尿和高血压的控制好坏会影响肾功能的减退速率及肾病预后。Le 等通过多变量分析显示,与肾衰竭关系最密切的因素为时间平均尿蛋白水平(time-average proteinuria,TA-UP)及时间平均动脉压水平(time-average mean arterial blood pressure,TA-MAP)。计算方法为:求 6 个月内每次随访时的尿蛋白量及血压的算术平均值,再计算整个随访期间所有算术平均值的均值。

(2)肾功能状态:起病或病程中出现的肾功能异常与不良预后相关,表现为 GFR 下降,血清肌酐水平上升。日本一项针对 2270 名 IgA 肾病患者 7 年随访的研究发现,起病时血清肌酐水平与达到 ESRD 的比例成正相关。

(3)病理学参数:病理分级的预后评价意义已被许多研究证实。系膜增生、内皮增生、新月体形成、肾小球硬化、肾小管萎缩及间质纤维化的程度与肾功能下降速率及肾脏存活率密切相关。重度病理分级患者预后不良。

(4)其他因素:肥胖 IgA 肾病患者肾脏预后更差,体质指数(BMI)超过 25kg/m² 的患者,蛋白尿、病理严重度及 ESRD 风险均显著增加。此外,低蛋白血症、高尿酸血症也是肾脏不良结局的独立危险因素。

2.治疗方案选择的依据 只有对疾病病情及预后进行全面评估才可能制定合理治疗方案。应根据患者年龄、临床表现(如尿蛋白、血压、肾功能及其下降速率)及病理分级来综合评估病情,分析各种治疗的可能疗效及不良反应,最后选定治疗方案。而且,在治疗过程中还应根据疗效及不良反应来实时对治疗进行调整。

(二)治疗方案选择的共识及争议

1.非免疫抑制治疗

(1)拮抗血管紧张素 Ⅱ 药物:目前血管紧张素转化酶抑制剂(ACEI)或血管紧张素 AT1 受体阻滞剂(ARB)已被用作 IgA 肾病治疗的第一线药物。研究表明,ACEI/ARB 不仅具有降血压作用,而且还有减少蛋白尿及延缓肾损害进展的肾脏保护效应。由于 ACE1/ARB 类药物的肾脏保护效应并不完全依赖于血压降低,因此 ACEI/ARB 类药物也能用于血压正常的 IgA 肾病蛋白尿患者治疗。2012 年 KDIGO 制定的"肾小球肾炎临床实践指南",推荐对尿蛋白>1g/d 的 IgA 肾病患者长期服用 ACEI 或 ARB 治疗(证据强度 1B);并建议对尿蛋白 0.5~1g/d 的 IgA 肾病患者也用 ACEI 或 ARB 治疗(证据强度 2D)。指南还建议,只要患者能耐受,ACEI/ARB 的剂量可逐渐增加,以使尿蛋白降至 1g/d 以下(证据强度 2C)。

ACEI/ARB 类药物用于肾功能不全患者需慎重,应评估患者的药物耐受性并密切监测药物副作用。服用 ACEI/ARB 类药物之初,患者血清肌酐可能出现轻度上升(较基线水平上升<30%~35%),这是由药物扩张出球小动脉引起。长远来看,出球小动脉扩张使肾小球内高压、高灌注及高滤过降低,对肾脏是起保护效应,因此不应停药。但是,用药后如果出现血清肌酐明显上升(超过了基线水平的 30%~35%),则必须马上停药。多数情况下,血清肌酐异常升高是肾脏有效血容量不足引起,故应及时评估患者血容量状态,寻找肾脏有效血容量不足的原因,加以纠正。除急性肾损害外,高钾血症也是 ACEI/ARB 类药物治疗的另一严重副作用,尤易发生在肾功能不全时,需要高度警惕。

这里还需要强调,根据大量随机对照临床试验的观察结果,近年国内外的高血压治疗指南均不提倡 ACEI 和 ARB 两药联合应用。指南明确指出:在治疗高血压方面两药联用不能肯定增强疗效,却能增加严重副作用;而在肾脏保护效应上,也无足够证据支持两药联合治疗。2013 年刚发表的西班牙 PRONEDI 试验及美国 VA NEPHRON-D 试验均显示,ACEI 和 ARB 联用,与单药治疗相比,在减少 2 型糖尿病肾损害患者的尿蛋白排泄及延缓肾功能损害进展上并无任何优势。而在 VA NEPHRON-D 试验中,两药联用组的高钾血症及急性肾损害不良反应却显著增加,以致试验被迫提前终止。

(2)深海鱼油:深海鱼油富含的 n-3(ω-3)多聚不饱和脂肪酸,理论上讲可通过竞争性抑制花生四烯酸,减少前列腺素、血栓素和白三烯的产生,从而减少肾小球和肾间质的炎症反应,发挥肾脏保护作用。几项大型随机对照试验显示,深海鱼油治疗对 IgA 肾病患者具有肾功能保护作用,但是荟萃分析却未获得治疗有益的结论。因此,深海鱼油的肾脏保护效应还需要进一步研究验证。鉴于深海鱼油治疗十分安全,而且对防治心血管疾病肯定有益,所以 2012 年 KDIGO 制定的"肾小球肾炎临床实践指南"建议,给尿蛋白持续>1g/d 的 IgA 肾病患者予深海鱼油治疗(证据强度 2D)。

(3)扁桃体切除:扁桃体是产生异常 IgA1 的主要部位之一。很多 IgA 肾病患者都伴有慢性扁桃体炎,而且扁桃体感染可导致肉眼血尿发作,所以择机进行扁桃体切除就被某些学者推荐作为治疗 IgA 肾病的一个手段,认为可以降低患者血清 IgA 水平和循环免疫复合物水平,使肉眼血尿发作及尿蛋白排泄减少,甚至对肾功能可能具有长期保护作用。

近期日本一项针对肾移植后复发 IgA 肾病患者的小规模研究表明,扁桃体切除术组降低尿蛋白作用显著(从 880mg/d 降到 280mg/d),而未行手术组则无明显变化。日本另外一项针对原发性 IgA 肾病的研究也同样显示,扁桃体切除联合免疫抑制剂治疗,在诱导蛋白尿缓解和(或)血尿减轻上效果均较单用免疫抑制治疗优越。不过上面两个研究均为非随机研究,且样本量较小,因此存在一定局限性。Wang 等人的荟萃分析也认为,扁桃体切除术联合激素和肾素-血管紧张素系统(RAS)阻断治疗,至少对轻中度蛋白尿且肾功能尚佳的 IgA 肾病患者具有肾功能的长远保护效应。

但是,2012 年 KDIGO 制定的"肾小球肾炎临床实践指南"认为,扁桃体切除术常与其他治疗(特别是免疫抑制剂)联合应用,所以疗效中扁桃体切除术的具体作用难以判断,而且也有临床研究并未发现扁桃体切除术对改善 IgA 肾病病情有益。所以,该指南不建议用扁桃体切除术治疗 IgA 肾病(证据强度 2C),认为还需要更多的随机对照试验进行验证。不过,笔者认为如果扁桃体炎与肉眼血尿发作具有明确关系时,仍可考虑择机进行扁桃体切除。

(4)抗血小板药物:抗血小板药物曾被广泛应用于 IgA 肾病治疗,并有小样本临床试验显示双嘧达莫治疗 IgA 肾病有益,但是许多抗血小板治疗都联用了激素和免疫抑制治疗,故其确切作用难以判断。2012 年 KDIGO 制定的"肾小球肾炎临床实践指南"不建议使用抗血小板药物治疗 IgA 肾病(证据强度 2C)。

2.免疫抑制治疗

(1)单用糖皮质激素治疗:2012 年 KDIGO 的"肾小球肾炎临床实践指南"建议,IgA 肾病患者用 ACEI/ARB 充分治疗 3~6 个月,尿蛋白仍未降达 1g/d 以下,而患者肾功能仍相对良好(GFR>50mL/min)时,应考虑给予 6 个月的激素治疗(证据强度 2C)。多数随机试验证实,6 个月的激素治疗确能减少尿蛋白排泄,及降低肾衰竭风险(表 7-3)。

表 7-3　单用激素治疗方案

试验	Pozzi 等(意大利)	Katafuchi 等(日本)	Hogg 等(美国)	Manno 等(意大利)	Lv 等(中国)
激素用法	静脉甲泼尼龙 1g/d 连续 3d(于第 1、3、5 月初使用),后续用口服泼尼松隔日 0.5mg/kg,共 6 个月	口服泼尼松龙 20mg/d,18 个月内减量至 5mg/d	口服泼尼松龙隔日 60mg/m² 共 3 个月,后 40mg/m² 共 9 个月,后 30mg/m² 共 12 个月	口服泼尼松龙 6 个月。用法:每日 1mg/kg 共 2 个月,后每月减 0.2mg/(kg·d)	口服泼尼松 6~8 个月。用法:0.8~1.0mg/(kg·d)共 2 个月,后每 2 周减量 5~10mg/d
对照	仅支持治疗	双嘧达莫	安慰剂	仅支持治疗	仅支持治疗
RAS 阻滞剂	基线时 14% 患者应用,随访时可继续使用	基线时 2% 患者应用,随访时可继续使用	高血压患者使用依那普利	所有患者使用雷米普利	所有患者使用西拉普利
主要结果	10 年肾脏存活率:对照组 53%,激素组 97%	蛋白尿水平显著下降,但是 ESRD 比例无显著变化	随访 2 年时,激素组与安慰剂组比较无获益	GFR 对照组下降 6.2mL/min,激素组下降 0.6mL/min	激素组仅 3%,而对照组达 24.1% 的患者 SCr 上升 50%

注:ESRD:终末期肾脏病;RAS:肾素-血管紧张素系统;GFR:肾小球滤过率;SCr:血清肌酐

不过,Hogg 等人进行的试验,是采用非足量激素相对长疗程治疗,随访 2 年,未见获益。另一项 Katafuchi 等人开展的低剂量激素治疗,虽然治疗后患者尿蛋白有所减少,但是最终进入 ESRD 的患者比例并无改善。这两项试验结果均提示中小剂量的激素治疗对 IgA 肾病可能无效。Lv 等进行的文献回顾分析也发现,在肾脏保护效应上,相对大剂量短疗程的激素治疗方案比小剂量长疗程治疗方案效果更优。

在以上研究中,激素相关的不良反应较少,即使是采用激素冲击治疗,3 月内使用甲泼尼龙达到 9g,不良反应报道也较少。但是,既往的骨科文献认为使用甲泼尼龙超过 2g,无菌性骨坏死发生率就会上升;Lv 等进行的文献复习也认为激素治疗会增加不良反应(如糖尿病或糖耐量异常、高血压、消化道出血、Cushing 样体貌、头痛、体重增加、失眠等)发生,因此仍应注意。

(2)激素联合环磷酰胺或硫唑嘌呤治疗:许多回顾性研究和病例总结(多数来自亚洲)报道,给蛋白尿>0.5~1g/d 或(和)GFR 下降或(和)具有高血压的 IgA 肾病高危患者,采用激素联合环磷酰胺或硫唑嘌呤治疗,病情能明显获益。但是,其中不少研究存在选择病例及观察的偏倚,因此说服力牵强。

近年有几篇联合应用激素及上述免疫抑制剂治疗 IgA 肾病的前瞻随机对照试验结果发表,多数试验都显示此联合治疗有效(表 7-4)。两项来自日本同一组人员的研究,给肾脏病理改变较重或(和)蛋白尿显著而 GFR 正常的 IgA 肾病患儿,进行激素、硫唑嘌呤、抗凝剂及抗血小板制剂的联合治疗,结果均显示此联合治疗能获得较高的蛋白尿缓解率,并且延缓了肾小球硬化进展,因此在改善疾病长期预后上具有优势。2002 年 Ballardie 等人报道的一项小型随机临床试验,用激素联合环磷酰胺续以硫唑嘌呤进行治疗,结果肾脏的 5 年存活率联合治疗组为 72%,而对照组仅为 6%。但是,2010 年 Pozzi 等发表了一项随机对照试验却获得了阴性结果。此试验入组患者为血清肌酐水平低于 176.8μmol/L(2mg/dl)、蛋白尿水平高于 1g/d 的 IgA 肾病病例,分别接受激素或激素联合硫唑嘌呤治疗,经过平均 4.9 年的随访,两组结局无显著性差异。

表 7-4　激素联合免疫抑制剂治疗

试验	Ballardie 等(英国)	Yoshikawa 等(日本)	Yoshikawa 等(日本)	Pozzi 等(意大利)
联合方案	口服泼尼松龙 40mg/d,渐减量至第 2 年末时 10mg/d,联合口服环磷酰胺 1.5mg/(kg·d)共 3 个月,后口服硫唑嘌呤 1.5mg/(kg·d)共 2~6 年	口服泼尼松龙 2mg/(kg·d),最多 80mg/d 共 4 周,渐减量,至第 2 年末时 1mg/kg 隔日服,联合口服硫唑嘌呤 2mg/(kg·d)共 2 年,并合用抗凝剂(肝素续以华法林)和双嘧达莫	口服泼尼松龙 2mg/(kg·d),最多 80mg/d 共 4 周,渐减量,至第 2 年末时 1mg/kg 隔日,联合口服硫唑嘌呤 2mg/(kg·d)共 2 年,并合用华法林及双嘧达莫	同表 7-3,并口服硫唑嘌呤 1.5mg/(kg·d)共 6 个月
对照组	仅支持治疗	支持治疗,并合用抗凝剂(方案同上)和双嘧达莫	不用硫唑嘌呤,余方案同上	仅支持治疗
RAS 阻滞剂	不统一	未提到	禁用	基线时 45% 患者应用
主要结果	联合治疗组 5 年肾脏存活率明显改善	联合治疗组蛋白尿及硬化肾小球比例显著降低	联合治疗组蛋白尿完全缓解比例较高	两组无差异
注释		研究对象仅儿童患者	研究对象仅儿童患者	

注:RAS:肾素-血管紧张素系统

总的来说,联合治疗组的副作用较单药治疗组高,包括激素副作用及免疫抑制剂的副作用(骨髓抑制等),而且两者联用时更容易出现严重感染(各种微生物感染,包括卡氏肺孢子菌及病毒感染等),这必须高度重视。因此,在治疗 IgA 肾病时,一定要认真评估疗效与风险,权衡利弊后再作出决策。

2012 年 KDIGO 制定的"肾小球肾炎临床实践指南"建议,除非 IgA 肾病为新月体肾炎肾功能迅速减退,否则不应用激素联合环磷酰胺或硫唑嘌呤治疗(证据强度 2D);IgA 肾病患者 GFR<30mL/(min·1.73m²)时,若非新月体肾炎肾功能迅速减退,不用免疫抑制剂治疗(证据强度 2C)。表 7-4 中所列的多数试验及其他一些临床试验,激素联合环磷酰胺或硫唑嘌呤治疗的对象均非 IgA 肾病新月体肾炎患者,可是治疗结果对改善病情均有效,所以将此激素联合免疫抑制剂治疗仅限于 IgA 肾病新月体肾炎肾功能迅速减退患者,是否有必要? 很值得研究。

(3)其他免疫抑制剂的应用

1)吗替麦考酚酯:分别来自中国、比利时以及美国的几项随机对照试验研究了高危 IgA 肾病患者使用吗替麦考酚酯(MMF)治疗的疗效。来自中国的研究指出,在 ACEI 的基础上使用 MMF(2g/d),有明确降低尿蛋白及稳定肾功能的作用。另外一项中文发表的研究也显示 MMF 治疗能够降低尿蛋白,12 个月内尿蛋白量由 1~1.5g/d 降至 0.5~0.75g/d,比大剂量口服泼尼松更有益。与此相反,比利时和美国在白种人群中所做的研究(与前述中国研究设计相似)均认为 MMF 治疗对尿蛋白无效。此外,Xu 等进行的荟萃分析也认为,MMF 在降尿蛋白方面并没有显著效益。所以 MMF 治疗 IgA 肾病的疗效目前仍无定论,造成这种结果差异的原因可能与种族、MMF 剂量或者其他尚未认识到的影响因素相关,基于此,2012 年 KDIGO 制定的"肾小球肾炎临床实践指南"并不建议应用 MMF 治疗 IgA 肾病(证据强度 2C)。认为需要进一步研究观察。

值得注意的是,如果将 MMF 用于肾功能不全的 IgA 肾病患者治疗,必须高度警惕卡氏孢子菌肺炎等严重感染,以前国内已有使用 MMF 治疗 IgA 肾病导致卡氏孢子菌肺炎死亡的案例。

2)雷公藤多苷:雷公藤作为传统中医药曾长期用于治疗自身免疫性疾病,其免疫抑制作用已得到大量临床试验证实。雷公藤多苷(tripterygium wilfordii hook F)是从雷公藤中提取出的有效成分。Chen 等的荟萃分析认为,应用雷公藤多苷治疗 IgA 肾病,其降低尿蛋白作用肯定。但是国内多数临床研究的证据级别都较低,因此推广雷公藤多苷的临床应用受到限制。此外,还需注意此药的毒副作用,如性腺抑制(男性不育及女性月经紊乱、闭经等)、骨髓抑制、肝损害及胃肠道反应。

3)其他药物:环孢素 A 用于 IgA 肾病治疗的相关试验很少,而且它具有较大的肾毒性,有可能加重肾间质纤维化,目前不推荐它在 IgA 肾病治疗中应用。来氟米特能通过抑制酪氨酸激酶和二氢乳清酸脱氢酶而抑制 T 细胞和 B 细胞的活化增殖,发挥免疫抑制作用,临床已用其治疗类风湿关节炎及系统性红斑狼疮。国内也有少数用其治疗 IgA 肾病的报道,但是证据级别均较低,其确切疗效尚待观察。

3.对 IgA 肾病慢性肾功能不全患者进行免疫抑制治疗的争议 几乎所有的随机对照研究均未纳入 CFR<30mL/min 的患者,GFR 在 30~50mL/min 之间的患者也只有少数入组。对这部分人群来说,免疫抑制治疗是用或者不用? 若用应该何时用? 如何用? 均存在争议。

有观点认为,即使 IgA 肾病已出现慢性肾功能不全,一些依然活跃的免疫或非免疫因素仍可能作为促疾病进展因素发挥不良效应,所以可以应用激素及免疫抑制剂进行干预治疗。一项病例分析报道,对平均 GFR 为 22mL/min 的 IgA 肾病患者,用大剂量环磷酰胺或激素冲击续以 MMF 治疗,患者仍有获益。另外,Takahito 等的研究显示,给 GFR 小于 60mL/min 的 IgA 肾病患者予激素治疗,在改善临床指标上较单纯支持治疗效果好,但是对改善肾病长期预后无效。

对于进展性 IgA 肾病患者,如果血清肌酐水平超过 $221\sim265\mu moI/L(2.5\sim3mg/dl)$ 时,至今无足够证据表明免疫抑制治疗仍然有效。有时这种血肌酐阈值被称为“一去不返的拐点”,因此选择合适的治疗时机相当关键。但是该拐点的具体范围仍有待进一步研究确证。

综上所述,对于 GFR 在 $30\sim50mL/min$ 范围的 IgA 肾病患者,是否仍能用免疫抑制治疗? 目前尚无定论;但是对 GFR<30mL/min 的患者,一般认为不宜进行免疫抑制治疗。

(三)关于 IgA 肾病治疗的思考

IgA 肾病的临床过程变异很大,从完全良性过程到快速进展至 ESRD,预后较难预测。国内多数医师根据 IgA 肾病的临床一病理分型来选用不同治疗方案,但是具体的治疗适应证及治疗措施,仍缺乏规范化的推荐或建议。2012 年 KDIGO 制订的“肾小球肾炎临床实践指南”关于 IgA 肾病治疗的推荐或建议证据级别也欠高,存疑较多。正如前述,指南对非新月体肾炎的 IgA 肾病患者,不推荐用激素联合环磷酰胺或硫唑嘌呤治疗,但是临床实践中仍可见不少这类患者用上述治疗后明显获益。另外,对于 ACEI/ARB 充分治疗无效、尿蛋白仍>1g/d 而 GFR 在 $30\sim50mL/min$ 水平的 IgA 肾病患者,就不能谨慎地应用免疫抑制治疗了吗? 也未必如此。因此,有关 IgA 肾病的治疗,包括治疗适应证、时机及方案还有许多研究工作需要去做。应努力开展多中心、前瞻性、随机对照临床研究,选择过硬的研究终点(如血肌酐倍增、进入 ESRD 和全因死亡等),进行长时间的队列观察(IgA 肾病临床经过漫长,可能需要 10 年以上追踪观察)。只有这样,才能准确地判断治疗疗效,获得高水平的循证证据,以更合理地指导临床实践。

(朱永俊)

第三节　局灶节段性肾小球硬化

原发性局灶节段性肾小球硬化(focal segmental glomerulosclerosis,FSGS)于 1957 年由 Rich 首先描述,病理检查可见部分肾小球出现节段性瘢痕,临床上以大量蛋白尿及肾病综合征(NS)为突出表现。

FSGS 在儿童和成人的原发性肾小球疾病中占 7%～35%。近年来,FSGS 的发病率有逐年升高趋势。过去 20 年里,美国儿童和成人 FSGS 的发病率增加了 2～3 倍,可能的原因包括:近年来除了重视经典型 FSGS 病理改变外,还注意到了许多 FSGS 的变异型,因而提高了 FSGS 检出率。此外,随着非洲裔美国人经济地位的提高,保健意识的增强,就诊人数明显增加,而非洲裔人群 FSGS 的发病率很高,从而导致美国整个人群发病率的上升。中山大学附属一院的资料也显示,在我国南方地区,近 10 多年来,FSGS 的发病率也有逐步升高的趋势。另外,原发病为 FSGS 接受肾移植的终末肾脏病患者,移植肾的 FSGS 发生率也较高。

与微小病变肾病相比,FSGS 患者临床上除表现大量蛋白尿及 NS 外,还常出现血尿、高血压及肾功能损害,对激素治疗常不敏感,常进行性发展至终末肾脏病。

一、局灶节段性肾小球硬化发病机制研究现状

FSGS 的发病机制目前还不完全清楚。FSGS 的肾小球节段性病变主要是细胞外基质蓄积构成的瘢痕。这种节段性硬化病变的产生,目前认为与遗传因素、循环因子、病毒感染、足细胞损伤、血流动力学改变、细胞外基质合成与降解失衡、细胞因子介导免疫损伤、高脂血症和脂质过氧化,以及细胞凋亡等密切相关。

(一)遗传因素

大量的资料显示 FSGS 的发病具有明显的种族差异和家族聚集性。如美国的资料显示,黑人肾病患者中 FSGS 的发病率是白人的 $2\sim3$ 倍($50\%\sim60\%$ 对 $20\%\sim25\%$)。FSGS 是南非和非洲裔美国人 NS 最常见的病理类型。而在我国广东地区仅占成人 NS 的 7% 左右。上述资料显示 FSGS 的发病具有明显的种族差异。

FSGS 的发病还与不同种族人群中人类白细胞抗原(HLA)等位基因出现的频率有关,已有报道,北美洲 FSGS 患者中 HIA－DR4 频率显著增高,而有 HLA－DR4 表型的成年人发生 FSGS 几率较高,提示具有该等位基因者较易发生 FSGS。西班牙裔儿童 FSGS 的发生与 HLA－DR8 相关,德国裔 FSGS 患儿则与 HLA－DR3 和 DR7 相关。而吸食海洛因的 FSGS 患者 HIA－B53 出现频率高。

FSGS 还呈现家族聚集性的特点,但 FSGS 的遗传特性尚不清楚,常染色体显性和隐性遗传都有报道。在一项对 18 个家族 45 个成员经肾活检证实为 FSGS 的病例研究中发现,FSGS 的家族遗传聚集性特征为常染色体显性遗传,伴随的 HLA 等位基因包括 HLA－DR4、HLA－B12、HLA－DR8 和 HLA－DR5。遗传性 FSGS 家族进行连锁分析发现,可疑基因定位在 19q13 上。

最近对家族性 FSGS 病例研究发现,肾小球滤过屏障中足细胞蛋白具有突出的重要性。例如,ACW4 基因(编码足细胞上 α－辅肌动蛋白 4,即 α－actinin4,具有交联肌动蛋白微丝功能)变异可能引起家族性常染色体显性遗传 FSGS;NPHS1 基因(编码足细胞上 nephrin 蛋白)变异能导致芬兰型先天性 NS(呈常染色体隐性遗传疾病);NPHS2 基因(编码足细胞上 podocin 蛋白)变异能导致家族性常染色体隐性遗传性 FSGS(患者在儿童期开始出现蛋白尿,而后很快进展至终末肾脏病,肾移植后很少复发)。家族性 FSGS 的 NPHS2 变异常由该基因发生无意义密码子、错义、移码或终止密码早熟导致。另外,NPHS2 基因变异也能发生于散发 FSGS 病例。最近,还发现 TRPC6 基因(编码足细胞的一种钙离子内流通道)变异、CD2AP 基因(编码足细胞上 CD2 相关蛋白)变异、或 PLCE1 基因(编码足细胞上磷脂酶 Cε)变异也与家族性 FSGS 发病相关。但是,大部分的研究资料显示,这些基因型变异与临床表现和免疫抑制治疗的反应性没有明显的关联性。

近期美国学者采用混合连锁不平衡全基因组扫描的方法,发现在美国黑人中 MYH9 可能是主要的遗传易感基因。随后采用的小样本全基因组关联分析研究发现,22 号染色体包括 APOL1 和 MYH9 基因的一段 60kb 区域可能与 FSGS 的发病密切相关。有趣的是变异可以保护非洲人免受引起昏睡病的锥虫(布氏锥虫罗得西亚亚种)感染,但是却可导致美国黑人易患 FSGS,进一步提示遗传因素在 FSGS 的发病中起着重要的作用。

(二)循环因子

对循环因子的重视和研究很多来自于肾移植的临床观察和治疗。Savin 等的研究发现，与正常对照者相比，33 名肾移植后再发 FSGS 患者的肾脏对白蛋白有更高的通透性。经血浆置换治疗后，其中 6 例患者尿蛋白显著减少，因而推测 FSGS 患者体内可能存在某些因子导致 FSGS 的发生。随后 Sharma 等从 FSGS 患者血清中提取了一种具有在短时间内显著增强肾小球基底膜(GBM)通透性的肾小球滤过因子，称之为循环因子或渗透因子。体外研究证实，肾移植 FSGS 复发患者血清相对于未复发者可明显增强 GBM 的白蛋白的通透性。部分复发的 FSGS 患者接受血浆置换治疗后，GBM 通透性降低，尿蛋白明显减少，因此多数学者认为，循环因子或渗透因子与移植肾 FSGS 的复发有关。而在非移植的 NS 患者，仅发现少数患者(如激素抵抗的先天性 NS 患者)经血浆置换治疗可减少蛋白尿和稳定肾脏功能。因此，对大多数 FSGS 患者而言，尽管血浆置换治疗后循环因子可减少，但蛋白尿没有改善。为此人们一直在探索循环中是否存在致病因子？迄今对循环因子究竟为何物还不清楚，循环因子在原发性 FSGS 发病机制中的重要性仍所知甚少。

2011 年 Reiser 等发现血清可溶性尿激酶受体(suPAR)在 2/3 原发性 FSGS 患者中升高。在肾移植术前血清中较高浓度的 suPAR 预示着移植术后复发的可能性比较大。循环中 suPAR 可激活足细胞 β_3 整合素，造成足细胞足突融合消失、大量蛋白尿。在三种小鼠模型实验中提示 suPAR 可以造成蛋白尿和肾脏 FSGS 的发生，提示 suPAR－足细胞 β_3 整合素在 FSGS 发生机制中具有重要作用，降低 suPAR 浓度可能防止 FSGS 的发生。2012 年该研究组又发表了验证研究的结果，显示在两组原发性 FSGS 的临床研究(PodoNet 和 FSGS CT Study)的患者中，84.3% 成人患者和 55.3% 儿童患者的血清 suPAR 均升高。目前，有关 suPAR 在 FSGS 患者血液中的表达及对长期预后的预示作用的验证工作正在进行中，而且中和或清除 suPAR 可作为 FSGS 的潜在治疗手段。

(三)病毒感染

艾滋病病毒(HIV)是导致 FSGS 的常见病毒之一。有研究发现，HIV－1 病毒感染是儿童期 HIV 相关肾病的直接原因，并在很大程度上影响到肾小球及肾小管上皮细胞的生长和分化，单核细胞局部浸润和细胞因子高表达，从而导致肾小球硬化。HIV 相关的 FSGS 在病理改变上与原发性塌陷型 FSGS 相似，前者内皮细胞中有管网状包涵体形成，而后者没有。

另外，细小病毒 B19 在 FSGS 中的可能致病作用近来也倍受关注。在镰状细胞贫血合并 FSGS 的 NS 患者肾组织中，细小病毒 B19 mRNA 表达增高，尤其在塌陷型 FSGS 患者中表达更高，提示该病毒可能参与 FSGS 致病。另有报道，与其他病理类型的肾脏疾病比较，原发性塌陷型 FSGS 患者的肾组织更易找到细小病毒 B19。Moudgil 等在 78% 的原发性 FSGS 患者肾活检组织中检测到细小病毒组 B19，这些研究都提示细小病毒 B19 可能参与原发性塌陷型 FSGS 的发生和发展。

(四)足细胞损伤

近年来，足细胞损伤在 FSGS 发病机制中的作用已为多数学者所重视。在大鼠残肾动物模型中，残余肾毛细血管袢扩大可导致足细胞发生代偿性胞体增大，同时细胞周期蛋白依赖性激酶－UCDK－1)及其抑制剂 p27 和 p57 表达减少。随着病程进展，足细胞胞体增大失代偿并出现退行性变，变得扁平，滤过液进入胞体下空间，足细胞胞浆隆起并进一步与 GBM 剥离，GBM 裸露，并与壁层上皮细胞发生粘连，最终在袢粘连区出现透明样变，形成节段性硬化。足细胞黏附表型的改变,如分泌整合素 α_3 显著减少,也参与了上述病理损伤过程。上述病理变化过程可能是足细胞病变导致肾小球发生节段性硬化的主要途径之一。

在人类 FSGS 中,足细胞损伤导致 FSGS 发生的机制目前还不清楚。最近的研究发现在足细胞上表达与裂隙膜相关的分子如 CD2 激活蛋白、α-辅肌动蛋白 4、podocin 和 nephrin 蛋白以及血管紧张素Ⅱ的 ATI 受体都与 FSGS 的发病机制有关。研究发现,尽管微小病变肾病和膜性肾病的发病与足细胞的损伤密切相关,但是这些病理类型足细胞的标志蛋白仍然存在,而塌陷型 FSGS 和 HIV 相关 FSGS 患者,足细胞的正常标志蛋白消失。提示在这些疾病中足突细胞表型改变起了重要作用。另外,在 FSGS 中,有部分患者会出现足细胞增殖,这可能是细胞周期蛋白依赖性激酶抑制剂 p27 和 p57 表达下调的结果。足突的消失可能是氧自由基和脂质过氧化酶堆积过度所导致。

最近有研究发现,在动物模型中高表达 miR-193a 可引起广泛足突融合消失,导致 FSGS 样病理改变,其机制是 miR-193a 可下调转录因子 WT1 表达,进而下调其靶基因 PODXL(编码足细胞上 podocalyxin 蛋白)及 NPHS1(编码足细胞上 nephrin 蛋白)表达。podocalyxin 与 nephrin 均为足细胞重要的骨架蛋白,其表达减少势必影响足细胞骨架结构稳定性,导致足突融合消失,引起大量蛋白尿。

(五)其他因素

导致 FSGS 发病的因素较多,包括血流动力学改变、细胞外基质合成与降解失衡、细胞因子介导免疫损伤、高脂血症和脂质过氧化,以及细胞凋亡等。

此外,在肾单位数量显著减少的情况下,容易出现 FSGS 的病理改变,如孤立肾损害、先天性肾单位减少、反流性肾病、局灶肾皮质坏死、单侧肾切除等。其可能的机制是,随着肾单位的丢失,剩余肾单位出现代偿性肥大和高压,这种代偿性改变会导致肾脏上皮细胞和内皮细胞的损伤,并最终导致肾脏的节段性硬化。

尽管 FSGS 的发病机制目前还不完全清楚,但已有的研究显示,FSGS 可能是多因素共同作用的结果。不同的致病因素可能通过不同的途径导致 FSGS。各致病因素可单独或联合参与 FSGS 的发生发展过程。

二、原发性局灶节段性肾小球硬化分型的演变

(一)对疾病认识和分型的演变

局灶性肾小球病变是指病变仅累及部分肾小球而不是全部肾小球,节段性肾小球病变是指病变仅累及肾小球毛细血管袢的部分节段,而非全球性病变。

自 1957 年由 Rich 首先描述以肾小球节段性瘢痕和透明样变为特征的原发性 FSGS 以来,人们逐渐发现 FSGS 在病理上有很多复杂的病理改变特征,包括系膜基质增加、透明样变、系膜区 IgM 沉积、系膜细胞增生、泡沫细胞形成、足细胞增生肥大等。因此,有关 FSGS 的病理分型有许多分歧和争议,它大致经历了如下演变过程:

经典型 FSGS(classic FSGS):即 1957 年 Rich 描述的原发性 FSGS。病变肾小球局灶分布于皮髓质交界处,节段性瘢痕靠近肾小球血管极,常伴透明样变。

变异性 FSGS:1980 年后人们陆续发现了几种不同于经典型 FSGS 的亚型,它们被统称为变异性 FSGS,包括:①周缘型 FSGS(peripheral FSGS),硬化部位出现于毛细血管袢周缘部位。②顶端型 FSGS(tip FSGS),硬化部位位于肾小球尿极。此型是 Howie 及 Brewer 于

1984 年最先报道。③系膜增生型 FSGS(mesangial hypercellular FSGS),肾小球弥漫系膜细胞增生伴节段硬化。④细胞型 FSGS(cellular FSGS),部分肾小球呈球性或节段性足细胞增生、肥大,伴内皮细胞增生,白细胞浸润及核碎。此型是 Schwartz 和 Lewis 于 1985 年最先报道。⑤塌陷型 FSGS(collapsing FSGS),肾小球毛细血管塌陷闭塞,伴足细胞增生、肥大。

2000 年在我国肾活检病理诊断研讨会上,我国病理学家也制订了中国 FSGS 的病理诊断及分型标准,包括了上述 6 个类型(经典型被称为门部型,其他 5 个类型命名与上相同)。

2004 年国际肾脏病理学会(IRPS)组织国际知名专家综合分析了近 20 年的 FSGS 临床和病理资料,然后提出了具有权威性的国际新 FSGS 分型方案,此方案将 FSGS 分为门周型、细胞型、顶端型、塌陷型和非特殊型等类型(表 7-5)。其中,门周型与上述经典型相当,细胞型、顶端型及塌陷型与上述各相应变异型类似,但是新设了非特殊型(not otherwise specified FSGS,即 NOS FSGS),取消了上述变异型中的周缘型(有学者认为它是门部型进展的结果)及系膜细胞增生型(有学者认为它是系膜增生性肾炎基础上继发的 FSGS)。下文将对此新分型作一详细介绍。

表 7-5　原发性 FSGS 的病理分型及诊断要点(IRPS,2004)

类型	病变部位	分布	玻璃样变	粘连	足细胞增生肥大	肾小球肥大	系膜细胞增生	小动脉透明样变
门周型	门周	节段	2+/-	3+/-	-/+	3+/-	-/+	2+/-
细胞型	任何部位	节段	-/+	-/+	2+/-	-/+	-/+	-/+
顶端型	尿极	节段	+/-	3+/-	2+/-	-/+	-/+	-/+
塌陷型	任何部位	节段或球性	-/+	-/+	3+/-	-/+	-/+	-/+
非特殊型	任何部位	节段	+/-	2+/-	-/+	+/-	-/+	+/-

(二)2004 年国际肾脏病理学会的病理分型

1.光学显微镜检查　目前 FSGS 诊断及分型主要依靠光学显微镜检查,具体如下:

(1)门周型 FSGS:该型必须同时满足以下 2 项标准才能诊断:①至少 1 个肾小球的门周部位(即血管极处)出现透明样变,伴或不伴硬化。②50%以上呈现节段病变的肾小球必须有门周硬化和(或)透明样变。常伴小动脉透明样变,并有时与肾小球门周透明样变相连。少见足细胞增生和肥大,硬化部位有时可见泡沫细胞。肾小球肥大和球囊粘连很常见,一般不伴系膜细胞增生。该型须排除细胞型、顶端型和塌陷型才能诊断。

该类型 FSGS 通常见于原发性 FSGS,也常见于由肾单位丧失或肾小球高压继发的 FSGS,例如肥胖、发绀型先天性心脏病、反流性肾病、肾缺如、肾发育不良、先天性肾单位减少伴代偿肥大、慢性肾脏病晚期肾单位毁坏等。与儿童相比,门周 FSGS 在成人中更常见。

(2)细胞型 FSGS:该型至少见 1 个肾小球毛细血管内细胞增多,并至少累及 25%毛细血管袢,导致毛细血管管腔堵塞。此病变可发生于肾小球的任何节段包括门周或周缘毛细血管袢。毛细血管内细胞主要为泡沫细胞、巨噬细胞及内皮细胞,有时也有中性粒细胞及淋巴细胞,且偶见这些细胞凋亡,形成核固缩和核碎裂。有时可见基底膜下透亮区,但是节段性透明样变或硬化却不常见。偶见毛细血管内纤维蛋白沉积,但不伴肾小球基底膜断裂。有或无球囊粘连。损伤部位常见足细胞增生和肥大。肾小球肥大和系膜细胞增生却不常见。其他肾小球可呈节段性或(和)全球性肾小球硬化。该型需排除顶端型和塌陷型才能诊断。

与门周型 FSGS 相比,细胞型 FSGS 在黑人中多见,大量蛋白尿显著(>10g/d,细胞型 FSGS 中占 44%~67%,而在门周型中只占 4%~11%),呈现 NS。细胞型 FSGS 常只存在于临床发病早期,患者很易进展至终末肾脏病。

（3）顶端型 FSGS：该型至少见 1 个肾小球顶部（即尿极处,靠近近端肾小管的起始部）节段病变,常为毛细血管袢与肾小囊粘连,或足细胞与壁层上皮细胞或肾小管上皮细胞融合。有时病变毛细血管袢会嵌入肾小管。常见毛细血管内细胞增多（累及 50% 以下毛细血管袢）或硬化（累及 25% 以下毛细血管袢）。损伤部位常见足细胞增生和肥大。常见泡沫细胞,也可见透明样变。有时可见肾小球肥大、系膜细胞增生和小动脉透明样变。虽然病变开始在外周,但是肾小球中心部位也能受累。该型需排除塌陷型才能诊断。

临床研究发现,该型 FSGS 的临床表现与微小病变相似,对激素治疗反应好,及时治疗预后佳。

（4）塌陷型 FSGS：该型至少见 1 个肾小球毛细血管壁塌陷,伴足细胞增生和肥大,病变可呈节段性或全球性,前者可出现在门周或周缘毛细血管袢。增生和肥大的足细胞可充满肾小囊腔,并可见胞浆蛋白滴及空泡样变。足细胞充满肾小囊腔时可形成"假新月体"。早期球囊黏连和透明样变不常见,系膜细胞增生、肾小球肥大、小动脉透明样变也不常见。其他肾小球可出现各型 FSGS 的节段性病变（常见硬化,毛细血管内细胞增多,顶端病变等）和（或）球性硬化。

20 世纪 80 年代初,有学者观察到 HIV 相关性肾病伴发塌陷型 FSGS。此后逐渐注意到一些原发性 FSGS 患者也有相似的组织学改变,但超微结构上这些患者的内皮细胞内无管网状包涵体。塌陷型 FSGS 患者的肾小管间质损害往往比较严重。肾小管上皮细胞内含大的吞噬小体,小管内有蛋白管型,管腔局部膨胀。间质中有大量的单核细胞浸润。治疗效果是各 FSGS 类型中最差的病理类型。

（5）非特殊类型 FSGS：是指不能将其归为其他 4 种类型的 FSGS 病变,该类型须排除门周型、细胞型、顶端型和塌陷型才能诊断。肾小球节段性（门周或周缘毛细血管袢）细胞外基质增多,毛细血管腔闭塞,伴节段性毛细血管壁塌陷。球囊粘连及透明样变常见。泡沫细胞也常见。足细胞增生和肥大少见。系膜细胞增生、肾小球肥大、小动脉透明样变也能见到。该类型最常见,随着疾病的进展,其他 4 种病理类型均可进展为此型 FSGS。

2. 免疫荧光检查　FSCS 的免疫荧光常表现为 IgM、C3 在肾小球节段硬化部位呈团块状沉积。无硬化的肾小球通常无免疫球蛋白及补体沉积,不过有时系膜区仍可见较弱的 IgM、C3 沉积,而 IgG、IgA 沉积罕见。由于 FSGS 病变呈局灶节段性分布,肾穿刺标本若无此病变肾小球,则免疫荧光检查也可全部阴性。

足细胞胞浆内有时可见白蛋白和其他免疫球蛋白（尤其是 IgA 和 IgG）,这是足细胞吸收蛋白所导致。同样,近端肾小管上皮细胞的胞浆内也可见白蛋白和免疫球蛋白,也是肾小管重吸收的结果。

3. 电子显微镜检查　在电子显微镜下观察 FSGS 的超微结构,常可见足细胞肥大、细胞器增多、微绒毛变性及胞浆内吞噬空泡和脂肪滴。肥大的足细胞,胞体呈圆形,平滑地黏附在肾小球基底膜上,足突消失。在硬化节段处可看到足细胞剥离,裸露的肾小球基底膜和剥离的足细胞间有板层状的新生膜样物质沉积。光镜下基本正常的肾小球,也能呈现不同程度的足突消失,由此可见,在电镜超微结构下 FSGS 的足细胞病变是球性的。在足突消失区域通常可观察到裂孔隔膜的消失和细胞骨架微丝与肾小球基底膜平行排列。节段硬化病变处可见肾小球基底膜皱缩,最终导致肾小球毛细血管腔狭窄或闭塞。通常肾小球内并无提示免疫复合物的电子致密沉积物,但是需注意的是,有时血浆物质沉积也可呈现电子致密物,会被误认为是免疫复合物,此时需结合光学显微镜和免疫荧光显微镜观察加以鉴别。

塌陷型FSGS的主要超微结构观察在于判定有无上皮的管网状包涵体。90%以上的HIV感染并发塌陷型FSGS患者有上皮的管网状包涵体,在原发性塌陷型FSGS和吸毒所致塌陷型FSGS患者中只不到10%有上皮的管网状包涵体。此外,上皮的管网状包涵体在狼疮性肾炎患者和α-干扰素治疗的患者中也很常见。

三、原发性局灶节段性肾小球硬化的治疗原则

与微小病变肾病相比,FSGS患者常表现为大量蛋白尿、血尿、高血压、肾功能损害、对激素治疗不敏感,及疾病持续进行性进展等特点。其中蛋白尿的程度和血清肌酐水平与预后密切相关。有资料显示,蛋白尿≥3～3.5g/d的原发性FSGS患者约50%在5～10年后发展至终末期肾病;而蛋白尿>10g/d的患者进展更快,5年内全都进展至终末肾脏病。相比之下,非NS范畴蛋白尿的患者预后就较好,追踪10年仅20%的患者进展至终末肾脏病。另一组资料显示,就诊时血清肌酐(1.3mg/dL)的患者比肌酐小于此值的患者进展至终末肾脏病的风险明显增加。因此,临床治疗过程中必须密切观察患者尿蛋白和肾功能的变化,这是判断治疗效果和预后的最重要的指标。

原发性FSGS的治疗目标是达到蛋白尿的完全或部分缓解,减少复发,并维持肾功能稳定,延缓肾功能损害进展。具体包括以下几方面:

(一)治疗前的初始评估

除详细询问病史(包括肾脏病家族史)、进行体格检查、实验室检查及影像学检查外,患者需经肾活检病理检查确诊FSGS。2012年改善全球肾脏病预后组织(KDIGO)强调,对原发性FSGS成人患者进行治疗前,应对患者进行彻底检查以除外继发性FSGS,但并无必要常规做遗传学检查。

(二)支持治疗

FSGS患者的支持治疗包括:寻找并清除潜在感染灶、积极控制高血压、进行调脂治疗等。血管紧张素转化酶抑制剂(ACEI)或血管紧张素ATI受体阻滞剂(ARB)能通过血压依赖性及非血压依赖性作用机制,来减少蛋白尿及延缓肾损害进展。所以,ACEI或ARB被推荐应用于所有的原发性FSGS患者治疗。

(三)FSGS患者的初始治疗

20世纪80年代以前,原发性FSGS的初始治疗一直遵循常规的原发性NS的治疗方案:泼尼松0.5～1.0mg/(kg·d),连服4～8周;然后逐步减量至停药。尽管这个方案对微小病变肾病有效,但是对原发性FSGS疗效并不理想,缓解率不超过30%,完全缓解率低于20%。

20世纪80年代以后,一些用激素治疗原发性FSGS的队列研究疗效显著提高,完全缓解率超过30%,最高达到40%以上。将完全缓解率<30%与>30%的研究结果做比较,发现两者泼尼松的用量相同,但是治疗持续时间差别极大,低缓解率的激素治疗时间≤2个月,而高缓解率的激素治疗时间是5～9个月。

Pei等的研究发现,使用足量和长疗程的激素治疗原发性FSGS,完全缓解率可达到44%,缓解所需时间的中位数是3～4个月。同时,有近一半的患者需加用细胞毒药物如环磷酰胺(CTX)或硫唑嘌呤。获得完全缓解的患者15年内肾功能基本稳定,而不能获得缓解的

患者肾功能 5 年、10 年、15 年分别下降了 27%、42% 和 49%。对激素治疗抵抗的患者中有 50% 在 4 年后血清肌酐翻倍。基于上述研究结果,他们推荐呈现 NS 的原发性 FSGS 患者足量激素治疗时间应为 3~4 个月,最长可用到 6 个月。

Ponticelli 等报道激素治疗少于 4 个月的患者完全缓解率只有 15%,而治疗时间≥4 个月者,完全缓解率可高达 61%。其中首次足量激素治疗时间对预后可能起更重要作用。因为 FSGS 患者激素治疗 8 周获得完全缓解期患者不到 1/3,达到完全缓解所需时间的中位数是 3~4 个月,绝大多数患者需要 5~9 个月。因此,有学者提出成人 FSGS 患者激素抵抗的定义为 1mg/(kg·d)泼尼松治疗 4 个月无效者。

隔天大剂量激素治疗可减少激素的副作用,但治疗效果欠佳,尤其是年轻人。Bolton 等观察了 10 名平均年龄 29 岁的患者,泼尼松 60~120mg/d,隔天口服,随访 9~12 个月,结果没有一例获得完全缓解。Nagai 等对一组≥60 岁的表现为 NS 的 FSGS 患者进行了观察,隔天顿服泼尼松 1.0~1.6mg/kg(最大剂量 100mg),随访 3~5 个月,有 44% 的患者获得完全缓解。其可能原因是老年人对激素的清除率下降,血药浓度相对较高和(或)激素效果更持久。

一个回顾性研究比较了足量泼尼松治疗[始量 1mg/(kg·d)至少服用 4 个月,然后逐渐减量]与低剂量泼尼松[始量 0.5mg/(kg·d)]联合环孢素 A[CsA,始量 3mg/(kg·d),逐渐减量至 50mg/d]或硫唑嘌呤治疗[始量 2mg/(kg·d),逐渐减量至 0.5mg/(kg·d)]。低剂量泼尼松主要用于合并肥胖、骨病或轻度糖尿病的患者。平均治疗 20 个月。结果显示:足量泼尼松治疗缓解率为 63%;低剂量泼尼松联合硫唑嘌呤治疗为 80%;低剂量泼尼松联合 CsA 治疗为 86%。提示对足量长疗程激素可能不耐受的患者,改用低剂量激素联合免疫抑制剂治疗同样有效。

2012 年 KDIGO 指南建议的 FSGS 患者 NS 治疗方案如下:足量激素如泼尼松 1mg/(kg·d)治疗至少 4 周,如果 NS 未缓解且患者能耐受,则可继续足量用药达 4 个月,NS 完全缓解后,再用半年以上时间缓慢减量。对激素相对禁忌或不能耐受的患者,可选用钙调神经磷酸酶抑制剂(包括 CsA 及他克莫司)。此建议可供参考。

(四)FSGS 复发患者的治疗

既往的研究资料证实,FSGS 患者治疗后缓解期越久,其复发率越低。缓解期长达 10 年甚至更久的患者预后好,很少复发。大多数(>75%)复发的 FSGS 患者经合理治疗能仍能获得缓解。

2012 年 KDIGO 指南建议,FSGS 患者 NS 复发的治疗与成人微小病变肾病复发的治疗相同。具体如下:口服 CTX 2~2.5mg/(kg·d),共 8 周;使用 CTX 后仍复发或希望保留生育能力的患者,建议使用钙调神经磷酸酶抑制剂如 CsA 3~5mg/(kg·d)或他克莫司 0.05~0.1mg/(kg·d),分次口服,共 1~2 年;不能耐受糖皮质激素、CTX 和钙调神经磷酸酶抑制剂的患者,可以使用吗替麦考酚酯(MMF)0.75~1.0g/次,每天 2 次,共 1~2 年。此指南建议可予参考。

环磷酰胺:研究发现 CTX 与激素联用可使 30%~60% 的 NS 患者完全缓解,降低复发率,并可减少激素用量及其不良反应。近年来多项研究认为 CTX 的治疗疗效往往与患者本身对激素的敏感程度相关,用于频繁复发及激素依赖的 FSGS 常有效,而对激素抵抗型则疗效有限。

环孢素 A:CsA 的疗效也取决于患者对激素治疗的敏感程度,在激素治疗敏感的患者中,应用 CsA 治疗后获得完全缓解、部分缓解和无效的患者比例分别为 73%、7% 和 20%。应用 CsA 治疗原发性 FSGS 的多中心前瞻性随机对照研究显示，CsA 治疗 FSGS 的缓解率明显优于单用激素治疗或 CTX 治疗。尽管 CsA 在复发的 FSGS 患者的治疗中显示出良好的疗效，但其治疗的最大问题仍是停药后复发。Ponticelli 等比较了激素加 CTX 2.5mg/（kg·d）和激素加 CsA 5~6mg/（kg·d）治疗的疗效，随访 2 年，CsA 治疗组的复发率是 75%，而 CTX 治疗组的复发率是 37%。因此，如何在获得良好治疗效果的同时，减少或避免 FSGS 复发是临床医师需要解决的问题。

他克莫司：目前已有多项关于他克莫司治疗 FSGS 的临床研究，提示他克莫司联合激素治疗儿童及成人 FSGS 都可诱导 NS 缓解，在短期内可减少蛋白尿，延缓肾病进展。有研究表明他克莫司与 CTX 在诱导 FSGS 缓解以及预后方面无明显差异，但他克莫司联合激素治疗可以有效控制难治性 NS。目前国内应用他克莫司治疗原发性 FSGS 推荐剂量为 0.05~0.1mg/（kg·d），维持血清谷浓度在 5~10ng/mL 范围。

吗替麦考酚酯：MMF 是近十余年来用于治疗原发性 NS 的新型抗代谢类免疫抑制剂。有报道用 MMF 治疗难治性 FSGS 能增加 NS 缓解率、降低复发率、减少不良反应，但多为小样本研究，治疗效果亦不一致。有限的临床数据显示 MMF 能使对激素和 CsA 抵抗的 FSGS 患者得到部分和全部缓解。有研究表明在 CsA 抵抗型 FSGS 患者中，联合应用 CsA 和 MMF 治疗 12 个月能使部分患者蛋白尿减少，但未能阻止肾功能恶化。目前还不清楚 MMF 停药后的复发率。

（五）激素抵抗患者的治疗

2012 年 KDIGO 指南建议，对激素抵抗型 FSGS 患者采用 CsA 治疗，CsA 3~5mg/（kg·d），分次服用，疗程≥4~6 个月。如果获得了部分或完全缓解，则继续 CsA 治疗达≥12 个月，然后逐渐减量。若对 CsA 不能耐受，则应用 MMF 与大剂量地塞米松联合治疗。此建议也可供参考。

已有的临床研究结果发现，应用 CsA 治疗成人和儿童激素抵抗的 FSGS 有较高的缓解率，并对患者的肾功能有保护作用。约有 48% 激素抵抗型 FSGS 患者能获得缓解，儿童患者的疗效比成人好。低剂量泼尼松和 CsA 联合治疗能增加激素抵抗型 FSGS 患者的缓解率。目前使临床医师困惑的最大问题仍然是 CsA 减量或停药后的复发。Cattran 等发现 60% 的患者于停药 1 年后复发，而 Ponticelli 等则发现 75% 的患者 1 年后复发。因此，如何在取得较好疗效的同时减少 NS 的复发是亟待解决的重要问题。

对激素抵抗的 FSGS 儿童患者，有报道采用大剂量甲泼尼龙冲击加烷化剂治疗缓解率可达 60% 以上，但更多的临床研究并没能支持上述结论。相反在唯一的一个评价 CTX 对激素抵抗 FSGS 患儿疗效的前瞻性随机试验中，泼尼松（40mg/m²，隔天口服共 12 个月）加与不加 CTX[2.5mg/（kg·d），治疗 90d]的完全和部分缓解率并无统计学差别（分别为 56% 和 50%）。因而对激素抵抗的 FSGS 患者加用细胞毒药物的作用似乎并不太大，尤其是儿童患者。

近年来，有一些小标本的研究结果显示，MMF 或他克莫司在激素抵抗的 FSGS 患者取得较好的疗效，能较好地减少蛋白尿和延缓肾功能的恶化，且副作用轻微，但仍需增大样本数继续观察验证。

（六）其他治疗及展望

利妥昔单抗（rituximab）是抗 CD20 抗原的单克隆抗体，它与 B 淋巴细胞表面的 CD20 抗原结合后,能通过补体依赖性细胞毒作用及抗体依赖细胞的细胞毒作用,而导致 B 细胞溶解,此药原用于抵抗性 B 淋巴细胞型非何杰金淋巴瘤的治疗,但是它也能作为免疫抑制剂治疗某些难治性免疫介导性疾病,包括难治性 FSGS。迄今,用利妥昔单抗治疗 FSGS 的临床试验病例数都很少,初步观察显示它能提高 FSGS 缓解率,对激素有效患者它的治疗效果较好,但对激素抵抗患者治疗效果较差。其确切治疗疗效尚需多中心前瞻性随机对照试验验证。

鉴于循环因子很可能是移植肾 FSGS 的重要致病因素,FSGS 患者肾移植前和移植后复发时都可进行血浆置换或免疫吸附治疗。而原发性 FSGS 患者血浆置换疗效欠佳,一般不推荐采用。

另外,近年对家族性 FSGS 的认识在逐渐深入,NPHS2 基因突变甚至还能见于散发性 FSGS 病例,这些病例用激素及免疫抑制剂治疗疗效均差。所以如何从 FSGS 患者中筛选出这些基因变异病例,是临床医师的一个重要任务,这可避免对这些患者盲目应用激素及免疫抑制剂治疗,甚至引起严重副作用。

目前还有一些新治疗药物正在研究中,包括:①半乳糖(galactose):有研究认为循环因子是与肾小球血管内皮表面糖萼中的糖起反应,而导致血管通透性增加,因此口服或静脉投给半乳糖即可能拮抗循环因子的这一致病作用。初步临床观察显示,此药单独应用或与免疫抑制剂联合应用都能减少尿蛋白排泄。进一步评估其疗效的临床试验正在进行中。②吡非尼酮(pirfenidone):为抗纤维化制剂,动物试验显示它能拮抗肺及肾纤维化。少数临床试验已观察了它对原发性 FSGS 及移植肾 FSGS 的治疗疗效,发现它能显著延缓肾小球滤过率下降。进一步评估其疗效的临床试验也在进行中。③脱氧精胍菌素衍生物(deoxyspergualin derivates):能调节 T 淋巴细胞功能,发挥免疫抑制作用。动物试验用 LF15-0195 治疗 Buff/Mna 大鼠的自发性 FSGS 及移植肾 FSGS 均显示出良好效果,能使尿蛋白正常,肾损害减轻。但是这类药物尚未进入临床试验。

FSGS 的预后主要与其临床一病理表现和病理类型有关。进行性发展的危险因素包括:血清肌酐水平>115μmol/L(1.3mg/dL)、大量蛋白尿(>3.5g/d)、肾间质纤维化>20%。在 FSGS 亚型中塌陷型疗效及预后最差,顶端型比较好。

(朱永俊)

第四节　特发性膜性肾病

膜性肾病(membranous nephropathy,MN)为一病理学诊断名词,其病理特征为弥漫性肾小球基底膜(GBM)增厚伴上皮细胞下免疫复合物沉积。MN 可分为特发性膜性肾病(idiopathic membranous nephropathy,IMN)和继发性膜性肾病(secondary membranous nephropathy)两大类,继发者多由自身免疫性疾病、感染、肿瘤、药物等引起,病因未明者称之为 IMN。IMN 是中老年人原发性肾病综合征(NS)的最常见疾病,国外报道占成人原发 NS 的 20%～40%,在我国 IMN 发病率稍低,占原发性肾小球疾病的 10%～15%,但是近年其发病率已显著增高。

IMN 多在 40 岁后发病,男性居多(男女比例约为 2:1),儿童少见。本病临床上起病缓慢,以蛋白尿为主要表现,60%～80%患者呈现 NS,少数患者(约占 40%)伴随镜下血尿,无并发症时不出现肉眼血尿。IMN 的自然病程差别较大,约 25%患者可自发缓解,也有

30%～40%的患者能在起病5～10年内进展至终末期肾病(ESRD)。

一、特发性膜性肾病发病机制的研究现状

目前认为,IMN是一个器官特异性自身免疫性足细胞病。循环中的自身抗体与足突上的靶抗原结合形成免疫复合物沉积在上皮下,激活补体系统,诱发肾小球毛细血管壁损伤,出现蛋白尿。近50余年,随着研究深入,人们对IMN发病机制的认识已取得了很大进展。

(一)足细胞靶抗原成分

1956年,Mellors和Ortega首次报道:通过免疫荧光检查,在MN患者肾组织切片中,发现免疫复合物呈现在肾小球毛细血管壁。从此开启了对MN发病机制的探索历程。几十年来,人们对MN致病抗原认识过程大致经历了如下几个阶段:

1959年Heymann等利用大鼠近端肾小管刷状缘的组织成分Fx1A免疫大鼠制作成功人类IMN模型,即Heymann模型,并在血液中找到含有Fx1A的免疫复合物,所以当时认为IMN是由循环中的Fx1A抗原与抗体形成免疫复合物沉积于肾小球致病。1978年Couser等运用抗Fx1A的IgG抗体灌注分离的大鼠肾脏,重复出Heymann模型的病理表现,免疫荧光检查见IgG沿肾小球毛细血管壁呈细颗粒样沉积,电镜检查可见电子致密物广泛沉积于肾小球上皮细胞下及足突裂孔上,提示Fx1A在肾小球中形成的原位免疫复合物也能致病。

1983年kerjachki等发现存在于大鼠足细胞表面及近端肾小管刷状缘上的致病抗原成分是糖蛋白megalin(原称为GP330)。megalin为跨膜糖蛋白,由4600个氨基酸组成,其胞外区N端的小糖化片断可能是其抗原决定簇。1990年又发现第二个抗原成分,即受体相关蛋白(for receptor associated protein,RAP),它能结合于magalin上。试验显示当循环抗体与足细胞表面的megalin及RAP结合后,即能形成上皮下原位免疫复合物致病。但是遗憾的是megalin在人类足细胞上并不表达,甚至与megalin结构相似的抗原也不能发现。

对于人类MN致病抗原研究的重大进展起始于2002年Debiec等对同种免疫新生儿膜性肾病(alloimmune neonatal membranous nephropathy)的研究。患此病的新生儿出生时即出现NS,肾活检证实病理类型为MN。Debiec等在患儿足细胞的足突上发现了中性肽链内切酶(neutral endopeptidase,NEP),并首次证实它是导致人类MN的一个自身抗原。研究发现,此类患儿的母亲均为先天性NEP缺乏者,而其父亲正常,故母亲在妊娠过程中即会产生抗NEP抗体,该抗体可以透过胎盘与胎儿肾小球足细胞上的NEP结合,形成原位免疫复合物,激活补体生成C5b－9,损伤足细胞,导致MN发生。但是此抗原是否也参与成人IMN的发病,并不清楚。

2009年Beck等通过检测IMN患者的血清,发现75%～80%的患者血清M型磷酸酯酶A2受体(phospholipase A2 receptor,PLA2R)抗体阳性,而在继发性膜性肾病、其他肾小球疾病和正常人的血清中此抗体皆阴性。后来,又有学者从IMN患者肾小球沉积的免疫复合物中分离出了PLA2R抗体,而V型狼疮性肾炎和IgA肾病患者的肾组织却无此抗体。上述研究均表明抗PLA2R抗体为IMN所特有。PLA2R,这一人类肾小球足细胞上具有丰富表达的蛋白成分,目前已备受关注,已明确它是人类MN的另一个重要自身抗原。

新近有学者提出醛糖还原酶(aldose reductase)、超氧化物歧化酶－2(superoxide dismutase－2)和α－稀醇化酶(α－enolase),也可能是导致人类IMN的足细胞抗原成分,但它们在疾病发生与进展过程中的作用尚未明确。

(二)致病抗体分子

应用免疫荧光或免疫组化方法检查人 IMN 患者肾小球毛细血管壁上沉积的 IgG 亚类，发现主要是 IgG4，但是常同时并存较弱的 IgG1、IgG2 或(和)IgG3。已知 IgG4 分子具有"半抗体交换"(half-anti-body exchange)特性，交换后重组的 IgG4 分子的两个 Fab 臂即可能结合不同的抗原，致使此 IgG4 抗体-抗原复合物不能与补体结合，失去激活补体能力。那么，IMN 患者的补体系统是如何被激活的呢? 一种解释是，抗 PLA2R 抗体虽然主要由 IgG4 构成，但是常伴随其他 IgG 亚型，补体系统即可能通过伴随的 IgG1、IgG2 或(和)IgG3 激活。对同种免疫新生儿膜性肾病的研究显示，母亲血清只存在抗 NEP 的 IgG4 抗体时，新生儿不发病，只有同时存在抗 NEP 的 IgG1 和 IgG4 抗体，新生儿才会出现蛋白尿，此观察似支持这一观点。另一种解释是，IgG4 虽然不能从经典途径及旁路途径激活补体，但是近年发现它仍可能从甘露糖-凝集素途径激活补体系统，特别是其糖类侧链结构发生变化而导致其免疫活性改变时。

检测患者血清 PLA2R 抗体，不但对 IMN 诊断及鉴别诊断有帮助，而且研究显示血清 PLA2R 抗体滴度还与疾病活动性密切相关。IMN 发病时血清 PLA2R 抗体滴度升高，病情缓解时 PLA2R 抗体滴度下降直至转阴(有的患者在蛋白尿消失前数月血清抗 PLA2R 抗体就已转阴)，复发时其滴度再次上升。所以，临床上可监测血清 PLA2R 抗体滴度，来判断 IMN 的疾病活动性。尽管 PLA2R 抗体滴度与疾病病情相关，但是有时仍能发现某些患者的血清抗体滴度与蛋白尿程度并不相关，血清抗 PLA2R 抗体已转阴，但是蛋白尿仍持续在 2~3g/d 水平，对这种现象的解释是:尽管促使 IMN 发病的免疫反应已缓解，但是长时间病程导致的肾小球硬化(局灶节段性硬化及球性硬化)和肾小管间质纤维化致使蛋白尿不消失。

(三)补体系统激活

在肾小球上皮下的免疫复合物(循环免疫复合物沉积或原位免疫复合物形成)，要通过激活补体形成膜攻击复合体 C5b-9，才能损伤足细胞致病。在被动 Heymann 肾炎大鼠模型中，予以抗 Fx1A 抗体后，再予眼镜蛇毒因子耗竭补体，可显著减少 C5b-9 在肾脏的沉积，蛋白尿减轻;另外，给予具有固定补体作用的绵羊抗大鼠 Fx1A 抗体 γ1 亚类，大鼠将发生蛋白尿;而给予无固定补体作用的抗 Fx1A 抗体 γ2 亚类，即使在肾小球足细胞上沉积了大量免疫复合物，但是无 C3 沉积，大鼠不出现蛋白尿，由此说明足细胞上沉积的免疫复合物必须通过激活补体才能致病。

补体有 3 条激活途径，包括经典途径、旁路途径及甘露糖-凝集素途径。由于肾小球毛细血管壁上很少有补体 C1q 沉积，故目前认为 IMN 主要是从旁路途径而非经典途径激活补体，其具体机制为:一方面抗 Fx1A 抗体可增强 C3b 在肾小球足细胞下沉积，促进 C3 转化酶(C3bBbP)形成;另一方面，抗 Fx1A 抗体还可拮抗补体调节蛋白如 H 因子的调节作用，延长 C3 转化酶(C3bBbP)半衰期，维持旁路途径活化。但是，正如前述，少数 IMN 患者的补体系统是否是由甘露糖-凝集素途径激活? 很值得研究。

补体激活形成的终末产物即膜攻击复合体 C5b-9 可在细胞膜上形成非选择性亲水跨膜通道，或在其周围形成"膜漏网"，即在细胞膜上"打孔"。溶解量的 C5b-9 可使细胞穿孔坏死，而亚溶解量的 C5b-9 则可作为人肾小球足细胞的一种刺激剂，插入细胞膜活化细胞，产生多种活性介质，损伤足细胞，产生蛋白尿。

（四）足细胞损伤

足细胞处于肾小球滤过膜最外层，它不仅参与构成滤过膜的机械屏障和电荷屏障，而且在维持肾小球毛细血管袢的正常开放、调节静水压、合成 GBM 基质及维持其代谢平衡上起着重要作用。其结构与功能的完整性对于维护滤过膜的正常功能具有重要意义。足细胞在 GBM 上稳定附着和发挥正常功能需要一组足细胞相关蛋白来维系。根据蛋白的分布部位将其分为：裂孔隔膜蛋白、顶膜蛋白、骨架蛋白和基底膜蛋白。IMN 发病时无论是原位免疫复合物形成及循环免疫复合物沉积，或是补体膜攻击复合体 C5b－9 产生，都与足细胞有着密切联系，而其也是最终的受损靶细胞。

目前研究认为，膜攻击复合体 C5b－9 插入足细胞膜后，破坏了裂孔隔膜蛋白 nephrin 与足细胞膜的锚定结构，使裂孔隔膜蛋白复合体结构解离，同时还导致骨架蛋白结构松散，顶膜蛋白丢失，负电荷屏障受损，这些足细胞相关蛋白的异常均加速了足细胞结构与功能的损伤。还有研究指出，C5b－9 可通过转换生长因子－β(TGF－β)/Smad 7 通路及活性氧产生导致足细胞损伤，促使足细胞凋亡与脱落。脱落的足细胞产生的蛋白酶能够进一步加重肾小球滤过膜损伤。裸露的 GBM 能与肾小囊壁黏连，启动肾小球硬化机制。还有研究发现 C5b－9 还参与了足细胞细胞周期的调节，上调了细胞周期抑制蛋白 p21 及 p27，阻止了足细胞增殖，同时 C5b－9 通过损伤 DNA 加速了足细胞死亡。

综上所述，目前对于人 IMN 的研究已经取得了重要进展。肾小球上皮下的免疫复合物沉积或原位形成，及由此引起的补体系统活化、膜攻击复合体 C5b－9 产生，最终造成足细胞损伤，这是 IMN 的重要发病机制。但是对 IMN 发病机制的认识仍存在不少未明之处，需要更进一步深入研究澄清。

二、特发性膜性肾病的病理、临床表现与诊断

本病诊断有赖于肾脏病理检查，而且需要排除继发性膜性肾病后，IMN 诊断才能成立。

（一）肾脏病理表现

1. 光镜检查　早期光镜下仅能见肾小球上皮下嗜复红蛋白沉积，而后 GBM 弥漫增厚，"钉突"形成，甚至呈"链环状"改变。晚期系膜基质增多，毛细血管袢受压闭塞，肾小球硬化。通常肾小球无细胞增殖及浸润，系膜区和内皮下也无嗜复红蛋白沉积。如果出现明显的系膜细胞增殖、炎细胞浸润和坏死性病变，则需考虑继发性膜性肾病可能。另外，在一些大量蛋白尿持续存在、肾功能异常的 IMN 患者中，发现伴发局灶节段性肾小球硬化病变，此类患者往往对免疫抑制治疗反应差，预后不良。近年来，一些伴发新月体肾炎的病例也屡见报道，其中部分患者的血清可检出抗 GBM 抗体或抗中性粒细胞胞浆抗体(ANCA)，但其发病机制欠清。

肾小管间质病理改变主要包括肾小管上皮细胞颗粒及空泡变性，肾小管灶状萎缩，肾间质灶状炎性细胞浸润及肾间质纤维化。肾小管间质的病变程度往往与蛋白尿的严重程度和持续时间相关。

2. 免疫荧光检查　免疫球蛋白 IgG 呈弥漫性细颗粒状沉积于肾小球毛细血管壁，是 IMN 特征性的免疫病理表现，在个别早期病例或免疫复合物已进入消散期的患者，IgG 可呈节段性分布。大部分患者伴有 C3 沉积。此免疫荧光检查十分敏感，有助于疾病的早期诊断。IMN 一般无多种免疫球蛋白及补体 C1q 沉积，而且也不沉积于肾小球毛细血管壁以外区域，若有则需排除继发性膜性肾病可能。

3.电镜检查 可于 GBM 外侧(即上皮细胞下)见到排列有序的电子致密物,GBM 增厚,并常能在电子沉积物间见到"钉突"。此外,足细胞足突常弥漫融合。

4.疾病分期 目前公认的 Ehrenreich－Churg 分期法,是以电镜表现为主,光镜表现为辅的 IMN 分期,共分为如下 4 期:

Ⅰ期:GBM 无明显增厚,GBM 外侧上皮细胞下有少数电子致密物。

Ⅱ期:GBM 弥漫增厚,上皮细胞下有许多排列有序的电子致密物,它们之间可见"钉突"。

Ⅲ期:电子致密物被增多的 GBM 包绕,部分电子致密物被吸收,而呈现出大小不等、形状不一的透亮区。

Ⅳ期:GBM 明显增厚,较多的电子致密物被吸收,使 GBM 呈虫蚀状。系膜基质逐渐增多,直至肾小球硬化。

另外,还有 Gartner 的五期分法,除上述 4 期外,将 IMN 自发缓解、肾小球病变已恢复近正常(可能遗留部分肾小球硬化)的阶段称为 V 期。

起初大多学者认为 IMN 患者随着发病时间的延长,肾脏病变分期会升高。但是近年的大量研究并未发现分期与病程间存在明确的对应关系,因此,上述病理分期对临床病程、治疗疗效及疾病预后的评估到底具有多大意义? 仍待今后进一步研究去澄清。

(二)临床表现与并发症

IMN 大多隐匿起病,以水肿为首发症状,病程进展缓慢。多数患者(约 80%)有大量蛋白尿(>3.5g/d),呈现 NS;少数患者(约 20%)为无症状的非肾病范畴蛋白尿(<3.5g/d)。尿蛋白量可随每日蛋白质摄入量及活动量而波动。20%～55%的患者存在轻度镜下血尿,不出现肉眼血尿,当患者存在显著的镜下血尿或肉眼血尿时,临床上要注意继发性膜性肾病或 IMN 出现并发症的可能。17%～50%成年患者起病时伴随高血压。早期肾功能多正常,4%～8%的患者在起病时即存在肾功能不全,预后常较差。

IMN 的自然病程差距较大,约 20%的患者可自发完全缓解,也有 30%～40%的患者起病5～10 年后进展至 ESRD。有研究发现,蛋白尿的程度和持续时间与患者预后密切相关。此外,男性、高龄患者、伴随高血压或(和)肾功能不全、肾脏病理检查可见较多硬化肾小球和较重肾小管间质病变者预后较差。

NS 的各种并发症均可在本病中见到,但血栓和栓塞并发症发生率明显高于其他病理类型的肾小球疾病,其中肾静脉血栓、下肢静脉血栓、肺栓塞最为常见。有报道在 NS 持续存在的 IMN 患者肾静脉血栓的发生率可高达 50%。当患者存在大量蛋白尿、严重低白蛋白血症(<20～25g/L)、过度利尿、长期卧床等诱因时,患者突然出现腰痛、肉眼血尿、急性肾损害(肾静脉主干血栓),双下肢不对称性水肿(下肢静脉血栓),胸闷、气促、咯血(肺栓塞)等症状,均应考虑到血栓及栓塞性并发症可能,并给予及时检查及治疗。

如下情况还能导致 IMN 患者出现急性肾损害:肾前性氮质血症(严重低白蛋白血症致血浆胶体渗透压降低,水分外渗,肾脏有效血容量减少而诱发),并发急性肾静脉主干(双侧或右侧)大血栓,出现抗 GBM 抗体或 ANCA 小血管炎性新月体肾炎,以及药物肾损害(包括肾小管坏死及急性过敏性间质性肾炎)。

(三)诊断与鉴别诊断

依据患者典型的临床实验室表现及肾活检病理改变,诊断 MN 并不困难,但需除外继发性膜性肾病才能确诊 IMN。

继发性膜性肾病有时呈现"非典型膜性肾病"病理改变，免疫荧光检查常见 IgG 伴其他免疫球蛋白、补体 C3 及 C1q 沉积，沉积于肾小球毛细血管壁及系膜区；光镜检查毛细血管壁增厚，有或无"钉突"形成，常出现"假双轨征"，并伴系膜细胞增生和基质增多；电镜检查于上皮下、基底膜内、内皮下及系膜区多部位见到电子致密物。

另外，近年开展的血清 PLA2R 抗体检测，及肾切片上 IgG 亚型及 PLA2R 的免疫荧光或免疫组化检查，对鉴别继、原发性膜性肾病极有意义。IgG 亚型的免疫荧光或免疫组化检查显示，IMN 患者肾小球毛细血管壁上沉积的 IgG 以 IgG4 亚型为主，伴或不伴较弱的其他 IgG 亚型，而继发性膜性肾病常以其他亚型为主。另外，PLA2R 的免疫荧光或免疫组化检查显示，IMN 患者肾小球 PLA2R 染色阳性，细颗粒状高表达于肾小球毛细血管壁，而已检测的一些继发性膜性肾病（如狼疮性肾炎及乙肝病毒相关性肾炎等）阴性。血清 PLA2R 抗体的检测结果也与此相同。

常见的继发性膜性肾病有如下 4 类：①自身免疫性疾病：常见于狼疮性肾炎，并可见于类风湿关节炎、慢性淋巴细胞性甲状腺炎、干燥综合征等。②感染：常见于乙型肝炎病毒感染，其次为丙型肝炎病毒感染及梅毒等。③肿瘤：包括实体肿瘤及淋巴瘤等。④药物及重金属：常见汞、金制剂、D－青霉胺等。现简述于下：

1. 膜型狼疮性肾炎　常见于青中年女性，常有系统性红斑狼疮的多器官受累表现，肾病常表现为大量蛋白尿及 NS，伴或不伴镜下血尿。肾组织免疫荧光检查常呈"满堂亮"现象（各种免疫球蛋白和补体 C3 及 C1q 均阳性），光镜检查常为"非典型膜性肾病"，电镜检查于上皮下、基底膜内、系膜区及内皮下均可见电子致密物。需要注意的是，有少数膜型狼疮性肾炎患者起病时仅肾脏受累，无其他系统表现，还不能完全达到系统性红斑狼疮诊断标准。对这类患者应严密追踪观察，其中一些患者随后能表现出典型的系统性红斑狼疮。

2. 乙型肝炎病毒相关性膜性肾病　多见于青中年，有乙型肝炎病毒感染的临床表现及血清标志物（抗原、抗体）。肾组织光镜检查可呈 IMN 或非典型膜性肾病改变，免疫荧光多呈"满堂亮"，诊断的关键是能在患者肾小球中检测到乙肝病毒抗原（如 HBcAg、HBsAg）存在。

3. 肿瘤相关性膜性肾病　见于各种恶性实体瘤（常见于肺癌、乳腺癌、消化道恶性肿瘤及前列腺癌）及淋巴瘤，其病理表现常与 IMN 无明显区别。此病好发于老年人，有统计表明，60岁以上 MN 患者中恶性肿瘤相关性肾病可达 20%。因此，对于老年患者，尤其肾小球中 IgG 沉积物并非以 IgG4 为主且 PLA2R 染色阴性的患者，一定要严密随访，观察病程中发现肿瘤的可能。

肿瘤相关性膜性肾病目前尚无公认的诊断标准，有学者认为在诊断 MN 前后 1 年内发现肿瘤，患者蛋白尿的缓解及复发与恶性肿瘤的治疗缓解及复发密切相关，并能除外其他肾脏病即能诊断。有的诊断标准更严格，需在肾小球的上皮下沉积物中发现肿瘤相关抗原或抗体，这一严格标准较难普及。

4. 药物及重金属所致膜性肾病　金制剂、D－青霉胺等药物可以引起 MN，但是近代这些药物已经少用。而由含汞增白化妆品引起的 MN 国内近年却屡有报道，2012 年国内民间环保组织抽查实体店及网店出售的美白、祛斑化妆品，发现 23% 的产品汞含量超标，最高者达到国家规定标准的 44000 倍，很值得重视。汞所致 MN 的病理改变与 IMN 无法区分，可是肾小球内沉积的 IgG 亚类并非 IgG4 为主，可助鉴别。至于这些药物及重金属所致继发性膜性肾病的 PLA2R 检测结果目前尚无报道。

三、特发性膜性肾病治疗方案的探索、抉择与思考

IMN 的自然病程差距较大,存在自发缓解和肾功能逐渐恶化两种结局,且药物治疗时间长、疗效不一、副作用多,因此在过去的几十年中对于临床治疗方案存在较大争议,人们对其研究的探索也从未停止。2012 年改善全球肾脏病预后组织(Kidney Disease:Improving Global Outcomes,KDIGO)发表了《肾小球肾炎临床实践指南》(下文简称为 KDIGO 指南),其中第七章专门讲述了 IMN 的治疗,包括初治和复发后治疗,提出了一些重要推荐及建议,可供我们治疗 IMN 时参考。但由于循证证据的有限性,仍有许多实际应用问题亟待解决,这也是今后研究的方向。

(一)病情进展评估与风险分层

正如前述,IMN 的自然进程存在较大差异,那么哪些患者可能是进展至 ESRD 的高危人群? 哪些指标能帮助医师对患者病情进展进行评估? 对症治疗与免疫抑制治疗的时机该如何选择? 这些都是我们在确定初始治疗方案前需要明确的问题。

1992 年,Pei 及 Cattran 等创建了一种根据尿蛋白排泄量及持续时间,以及肌酐清除率(CCr)起始水平和变化率来评估 IMN 疾病进展风险的模型,其阳性预测值及敏感性为 66%。其后,Cattran 利用此模型将 IMN 疾病进展风险分成了如下 3 级:①低风险:患者在 6 个月的观察期内,尿蛋白量持续低于 4g/d 且 CCr 正常。②中等风险:患者在 6 个月的观察期内,CCr 正常无变化,但尿蛋白含量处于 4～8g/d。③高风险:患者的尿蛋白持续大于 8g/d,伴或不伴有 CCr 下降。

2005 年 Cattran 及 2007 年 Lai 相继分别在美国肾脏病学会会刊(J Am Soc Nephrol)和国际肾脏病学会会刊(Kidney Int)上发表文章,建议根据上述低中高风险分级来分层地制定治疗方案:对于低风险患者推荐应用血管紧张素转化酶抑制剂(ACEI)或血管紧张素 AT1 受体阻滞剂(ARB)治疗,并限制蛋白质入量;对中、高风险患者应结合患者具体情况采取免疫抑制剂治疗。这一风险评估在很大程度上避免了有可能自发恢复或(和)稳定低水平蛋白尿的患者被过度治疗,乃至出现严重治疗副作用。

2012 年的 KDIGO 指南对 IMN 患者进行免疫抑制治疗的适应证及禁忌证作了明确阐述。指南推荐只有表现为 NS 且具备如下之一条件者,才用免疫抑制剂作初始治疗:①经过至少 6 个月的降血压和降蛋白治疗,尿蛋白仍然持续大于 4g/d 和超过基线水平 50% 以上,并无下降(证据强度 1B)。②出现 NS 引起的严重的、致残或威胁生命的临床症状(证据强度 1C)。③明确诊断后 6～12 个月内血清肌酐(SCr)升高≥30%,但肾小球滤过率(eGFR)不低于 25～30mL/(min·1.73m²),且上述改变并非由 NS 并发症所致(证据强度 2C)。而对于 SCr 持续>309μmol/L(3.5mg/dL)或 eGFR<30mL/(min·1.73m²),及超声显示肾脏体积明显缩小者(例如长度小于 8cm),或并发严重的或潜在危及生命的感染,建议避免使用免疫抑制治疗(无证据强度分级)。

(二)免疫抑制药物的选择与证据

1.糖皮质激素　半个多世纪以来,已有极多的用糖皮质激素治疗 IMN 的报道,结果十分不同。1979 年一个多中心对照研究显示,给予泼尼松治疗(125mg 隔日口服,共 8 周)能显著降低肾功能恶化的发生率。1981 年美国的一个协作研究组用泼尼松 100～150mg 隔日口服 8 周治疗 IMN,得到了相似结果,能降低患者蛋白尿至 2g/d 以下,并降低 SCr 倍增风险。这些

研究结果曾鼓励临床医师用糖皮质激素治疗 IMN。

但是,1989 年加拿大学者 Cattran 等的一项前瞻性研究按泼尼松 $45mg/m^2$ 体表面积隔日给药治疗 IMN(包括尿蛋白≤0.3g/d 的患者),结果显示泼尼松对降低蛋白尿和改善肾功能均无效。1990 年英国学者 Cameron 等也用类似方案治疗 IMN,观察 3~9 个月,结果也未发现治疗能改善肾功能,而尿蛋白和血浆白蛋白的改善也只是暂时的。

2004 年 Schieppati 等对免疫抑制剂治疗成人 IMN 疗效进行了系统评价,纳入了 18 个随机对照研究,包含 1025 例患者,结果显示,与安慰剂对照组比较,单用糖皮质激素并不能提高蛋白尿缓解率,也不能提高患者肾脏长期存活率。

所以近代研究结果多不支持单独应用糖皮质激素治疗 IMN。为此,2012 年的 KDIGO 指南已明确指出,不推荐糖皮质激素单一疗法用于 IMN 的初始治疗(证据强度 1B)。

2.细胞毒药物

(1)苯丁酸氮芥:在 20 世纪 80 年代意大利学者 Ponticelli 进行了一项设计严谨的前瞻随机对照试验治疗 IMN,后被称为"意大利方案"。试验共入选了 81 例表现为 NS 而肾功能正常的 IMN 患者,被随机分为免疫抑制治疗组[42 例,第 1、3、5 个月用甲泼尼龙 1g 静脉输注连续 3d,余 27d 每日顿服甲泼尼龙 0.4mg/(kg·d);第 2、4、6 个月仅口服苯丁酸氮芥 0.2mg/(kg·d),交替使用,总疗程 6 个月]和对症治疗组(39 例),进行了为期 10 年的随访观察,结果显示:存活且未发生 ESRD 的患者试验组占 92%,对照组仅 60%(P=0.0038);疾病缓解率试验组为 61%(40% 完全缓解),对照组为 33%(5% 完全缓解)(P=0.000)。随后,Ponticelli 等在另一项随机对照试验中,又将这一方案与单独口服泼尼松龙 0.5mg/(kg·d)进行对比,为期 6 个月。结果显示,与单用泼尼松龙组比较,联合苯丁酸氮芥治疗组的疾病缓解率高及持续缓解时间长。

2002 年西班牙学者 Torres 等发表了他们的回顾性研究结果。他们将 1975 年至 2000 年已出现肾功能不全的 39 例 IMN 患者,分成免疫抑制治疗组[19 例,口服泼尼松 6 个月,并在治疗初 14 周里联合口服苯丁酸氮芥 0.15mg/(kg·d)]和保守治疗组(20 例),进行比较分析。治疗前两组患者的肾功能和肾脏病理改变并无差异,但是其后保守治疗组肾功能逐渐恶化,而大部分免疫抑制治疗组患者尿蛋白下降,肾功能改善或稳定。因此作者认为,对早期肾功能损害的 IMN 患者仍应给予糖皮质激素联合苯丁酸氮芥进行免疫抑制治疗。

由此可见,用糖皮质激素配合苯丁酸氮芥治疗 IMN 出现 NS 肾功能正常的患者,乃至轻度肾功能不全的患者,均有疗效。

(2)环磷酰胺:1998 年 Ponticelli 等对肾功能正常的 IMN 患者,进行了甲泼尼龙联合苯丁酸氮芥 0.2mg/(kg·d)口服(50 例),或甲泼尼龙联合环磷酰胺 2.5mg/(kg·d)口服(45 例)的对比治疗观察。治疗 6 个月,结果显示两者都能有效缓解蛋白尿,延缓肾功能损害进展,但是苯丁酸氮芥副作用较大,由于副作用停药的患者占 12%,而环磷酰胺治疗组仅占 4%。

1998 年 Branten 等对伴有肾功能不全的 IMN 患者给予泼尼松联合环磷酰胺 1.5~2.0mg/(kg·d)口服治疗(17 例),或甲泼尼龙联合苯丁酸氮芥 0.15mg/(kg·d)(15 例)口服治疗,疗程 6 个月,结果显示苯丁酸氮芥治疗组疗效较环磷酰胺组差,且副作用大。

2004 年 du Buf－Vereijken 等给 65 例肾功能不全(SCr>$135\mu mol/L$)的 IMN 患者,予糖皮质激素(泼尼松 0.5mg/kg,隔日口服,共 6 个月,并于第 1、3、5 个月静脉滴注甲泼尼龙 1g/d,连续 3d)及环磷酰胺[1.5~2.0mg/(kg·d)口服,共 12 个月]治疗,随访 51 个月(5~132

个月),发现糖皮质激素联合环磷酰胺治疗能有效延缓肾损害进展。随访结束时,16 例(24.6%)完全缓解,31 例(47.7%)部分缓解;患者 5 年肾脏存活率是 86%,显著高于历史对照 32%。但是仍有 28%的患者 5 年内疾病复发,而且如此长期地服用环磷酰胺副作用大,约 2/3 患者出现了治疗相关性并发症,主要为骨髓抑制及感染,2 例出现了癌症。

由此看来,环磷酰胺与苯丁酸氮芥相似,与糖皮质激素联合治疗时,对 IMN 呈 NS 的肾功能正常患者,乃至轻度肾功能不全患者均有效。而且与苯丁酸氮芥比较,环磷酰胺的副作用较轻。不过长期服用时仍能出现骨髓抑制、感染及癌症等不良反应。

(3)硫唑嘌呤:1976 年加拿大西部肾小球疾病研究组报道,表现为 NS 的 IMN 病患者应用硫唑嘌呤治疗无效。Ahuja 等用泼尼松联合硫唑嘌呤治疗 IMN 患者,也得到同样结论。2006 年 Goumenos 等发表了一项 10 年随访观察资料,33 例患者接受泼尼松龙(初始量 60mg/d)及硫唑嘌呤[初始量 2mg/(kg·d)]治疗,治疗 26±9 个月,17 例患者不接受任何免疫抑制剂治疗。随访结束时,治疗组 14 例(42%)、对照组 6 例(35%)出现 SCr 翻倍(P>0.05);治疗组 7 例(21%)、对照组 3 例(18%)进展至 ESRD(P>0.05);二组 NS 的缓解率分别为 51%及 58%(P>0.05)。所以认为对于呈现 NS 的 IMN 患者用泼尼松龙联合硫唑嘌呤治疗无益。

2012 年 KDIGO 指南关于细胞毒药物的应用作了如下推荐及建议:推荐在开始治疗时,应用口服或静脉糖皮质激素与口服烷化剂每月交替治疗,共治疗 6 个月(证据强度 1B);初始治疗建议应用环磷酰胺而非苯丁酸氮芥(证据强度 2B)。指南并未推荐或建议使用非烷化剂的细胞毒药物硫唑嘌呤治疗 IMN。

3.钙调神经磷酸酶抑制剂

(1)环孢素 A:2001 年 Cattran 等报道了北美 11 个中心完成的前瞻单盲随机对照研究结果,将 51 例伴有 NS 范畴蛋白尿泼尼松治疗失败的 IMN 患者分为如下两组:治疗组用环孢素 A[起始量 3.5mg/(kg·d)]联合低剂量泼尼松[剂量 0.15mg/(kg·d),最大剂量为 15mg]治疗;对照组用安慰剂联合低剂量泼尼松治疗。26 周治疗结束时,治疗组的完全及部分缓解率为 75%,而对照组为 22%(P<0.001);随访 78 周结束时,两组缓解率分别为 39%和 13%(P=0.007)。在 52 周时治疗组中 9 例患者(43%)及对照组中 2 例患者(40%)病情复发。因此作者认为,对糖皮质激素抵抗的 IMN 患者仍可考虑给予环孢素 A 治疗,尽管有一定复发率,但仍能提高疾病总疗效。

2006 年希腊学者 Alexopoulos 等将表现为 NS 的 IMN 患者分为两组,其中 31 例给予泼尼松龙联合环孢素 A,20 例单独应用环孢素 A,环孢素 A 的起始量均为 2~3mg/(kg·d),治疗时间为 12 个月。结果显示,联合用药组的 26 例(83.9%)患者、单一用药组的 17 例(85.0%)患者尿蛋白都均获得了完全或部分缓解,两组患者肾功能无明显变化,单一用药组患者的复发率为 47%,联合用药组为 15%。因此作者认为对表现为 NS 的 IMN 患者单用环孢素 A 或联合糖皮质激素治疗均有效,但联合用药组可减少复发率。另外,作者还给治疗 12 个月时达到完全或部分缓解的患者,继续用低剂量环孢素 A 维持治疗,联合用药组服环孢素 A 1.3±0.4mg/(kg·d)共 26±16 个月,单一用药组服用环孢素 A 1.4±0.5mg/(kg·d)共 18±7 个月,结果显示两组在维持缓解上均获得了良好疗效。

2010 年 Kosmadakis 等对比研究了甲泼尼龙(12.5mg/d 口服)联合环孢素 A[3.0~3.5mg/(kg·d)]及甲泼尼龙[0.75mg/(kg·d)]联合环磷酰胺[2mg/(kg·d)]治疗 IMN 呈

现 NS 患者的疗效。治疗 9 个月,两组尿蛋白均减少,血清白蛋白均增高,但是环磷酰胺组肾功能显著改善,而环孢素 A 组肾功能却显著减退。治疗结束时,环磷酰胺组 4/8 例完全缓解,4/8 例部分缓解,而环孢素 A 组 1/10 例完全缓解,5/10 例部分缓解。作者认为环孢素 A 为基础的治疗疗效不如环磷酰胺为基础的治疗。

(2)他克莫司:此药与环孢素 A 同属钙调神经磷酸酶抑制剂(CNI),其免疫抑制作用是环孢素 A 的 10～100 倍。作为一种新型免疫抑制剂,其相关研究数据相对较少。2007 年 Praga 等完成了一项治疗 IMN 的随机对照试验,患者均呈现 NS 而肾功能正常,治疗组(n＝25)使用他克莫司单药治疗[0.05mg/(kg·d),治疗 12 个月,6 个月后逐渐减小剂量],对照组(n＝23)采用保守疗法。18 个月后,他克莫司组患者疾病缓解率为 94%,对照组仅为 35%;他克莫司组有 1 例(4%)而对照组有 6 例(26.1%)患者 SCr 升高 50%。不过,治疗组在停用他克莫司后有一半以上患者疾病复发。因此,他克莫司是否也能像环孢素一样用低剂量长期服用来维持缓解呢?目前尚无报道。

2010 年国内一项多中心随机对照试验对 IMN 呈现 NS 的患者用糖皮质激素联合他克莫司或环磷酰胺治疗进行对比观察。他克莫司治疗组(n＝39)用 0.05mg/(kg·d)剂量口服 6 个月,再 3 个月逐渐减量至停;环磷酰胺组(n＝34)以 100mg/d 剂量口服 4 个月,累积量达 12g 停药。治疗 6 个月时,他克莫司组在疾病缓解率及尿蛋白减少上均优于环磷酰胺组(P＜0.05);而随访至 12 个月时两组患者的疗效基本相当,但是他克莫司组不良反应较多如糖代谢异常、感染及高血压。两组都有约 15% 患者复发。此试验结果提示糖皮质激素联合他克莫司可以作为治疗 IMN 患者的一个替代方案,但是需要注意药物不良反应。长期应用他克莫司治疗 IMN 的疗效和不良反应如何?目前尚缺经验。

2012 年 KDIGO 指南关于 CNI 治疗 IMN 作了如下推荐及建议:推荐用环孢素 A 或他克莫司作为 IMN 初始治疗的替代治疗方案,用于不愿接受烷化剂或应用烷化剂有禁忌证的患者,至少治疗 6 个月(证据强度 1C)。尽管目前他克莫司治疗 IMN 的临床研究证据远不如环孢素 A 多,但是 2012 年的 KDIGO 指南仍将他克莫司提到了与环孢素 A 并列的重要地位。

4.吗替麦考酚酯 2007 年 Branten 等的一项研究入选了 64 例肾功能不全的 IMN 患者,一组(n＝32)口服吗替麦考酚酯 2g/d 及糖皮质激素;另一组(n＝32)口服环磷酰胺 1.5mg/(kg·d)及糖皮质激素。两组均治疗 12 个月,结果显示两组 SCr、尿蛋白排泄量及尿蛋白缓解率均无统计学差异,两组患者不良反应发生率相似,但吗替麦考酚酯组复发率较高。

2008 年 Dussol 等发表了一个治疗 IMN 呈 NS 患者的前瞻随机对照试验结果,治疗组(n＝19)每日口服 2g 吗替麦考酚酯,不并用糖皮质激素;对照组(n＝19)仅用保守治疗。治疗 12 个月后,结果显示两组的疾病完全及部分缓解率相似,提示单用吗替麦考酚酯治疗 IMN 疗效不佳。

2012 年 KDIGO 指南建议不单用吗替麦考酚酯作为 IMN 的初始治疗(证据强度 2C)。其联合激素治疗是否确能取得较好疗效,还需要更多的随机对照研究去评估。

5.利妥昔单抗 目前有关利妥昔单抗(抗 B 细胞抗原 CD20 的单克隆抗体)用于 IMN 患者的治疗尚无随机对照研究证据,仅有一些规模较小的研究提供了一些鼓舞人心的结果。2003 年 Ruggenenti 等用利妥昔单抗(375mg/m²,每周静脉输注 1 次,共 4 次)治疗了 8 例呈大量蛋白尿的 IMN 患者,并进行了为期 1 年的随访。随访结束时所有患者的尿蛋白均显著减少,血清白蛋白显著上升,肾功能稳定,而且并无明显不良反应发生。此后又有几篇小样本的治疗观察报道,显示部分 IMN 患者经利妥昔单抗治疗后病情确能获得完全或部分缓解。

2012 年 KDIGO 指南认为,尽管上述初步结果令人鼓舞,但是利妥昔单抗的确切疗效(包括长期复发情况)尚需随机对照试验来肯定。基于此,KDIGO 指南尚不能对其治疗 IMN 作出推荐。

(三)免疫抑制治疗方案与思考

1. 初始治疗方案　2012 年 KDIGO 指南关于 IMN 初始治疗方案作了如下推荐或建议:①推荐口服和静脉糖皮质激素与口服烷化剂每月 1 次交替治疗,疗程 6 个月(证据强度 1B)。②建议首先选用环磷酰胺而非苯丁酸氮芥(证据强度 2B)。③根据患者的年龄和 eG－FR 水平调整环磷酰胺及苯丁酸氮芥的剂量(证据强度未分级)。④可以每日连续(并非周期性)服用烷化剂治疗,此治疗也有效,但有增加药物毒性作用风险,尤其是使用药物＞6 个月时(证据强度 2C)。⑤不推荐单独应用糖皮质激素(证据强度 1B)或吗替麦考酚酯(证据强度 2C)做初始治疗。

由于目前对于肾功能不全的 IMN 患者用免疫抑制剂治疗的前瞻对照研究较少,因此该指南未对这类患者的治疗提出推荐意见或建议,今后需要进行更多高质量的随机对照临床研究来提供循证证据。而且,目前对预测 IMN 治疗疗效及疾病结局的有价值的指标(包括临床病理表现、血和尿生物学标志物如 PLA2R 抗体等)的研究还很不够,今后也需加强,若能更准确地判断哪些患者能从治疗中获益,哪些难以获益,这对避免过度治疗及减少药物副作用均具有重要意义。这些都应该是未来的研究内容。

2. 初始治疗的替代治疗方案　2012 年 KDIGO 指南对 IMN 初始治疗的替代治疗方案作了如下推荐及建议:①对于符合初始治疗标准但不愿接受激素及烷化剂治疗或存在禁忌证的患者,推荐应用环孢素 A 或他克莫司,至少治疗 6 个月(证据强度 1C)。②用 CNI 治疗 6 个月而未获得完全或部分缓解时,建议停用 CNI(证据强度 2C)。③若达到持续缓解且无 CNI 治疗相关肾毒性出现时,建议 CNI 在 4～8 周内逐渐减量至起始剂量的 50%,并至少维持 12 个月(证据强度 2C)。④建议在开始治疗期间及 SCr 异常增高(大于基线值 20%)时要规律地检测药物血浓度(无证据强度分级)。

指南也给出了 CNI 为基础的治疗方案中药物的参考剂量,环孢素 A3.5～5.0mg/(kg·d),每 12h 口服 1 次,同时给予泼尼松 0.15mg/(kg·d),共治疗 6 个月;他克莫司 0.05～0.075mg/(kg·d),每 12h 口服 1 次,不并用泼尼松,共治疗 6～12 个月。为避免急性肾毒性发生,建议两药均从低剂量开始应用,然后逐渐加量。

治疗期间应定期检测 CNI 的血药浓度及肾功能,宜将患者环孢霉素 A 的血药谷浓度维持于 125～175ng/mL 或峰浓度维持于 400～600ng/mL 水平;将他克莫司的血药谷值浓度维持于 5～10ng/mL 水平。

CNI 在 IMN 治疗中最突出的问题是停药后疾病的高复发率,由于尚缺高水平证据,因此 KDIGO 指南并未对此复发问题提出具体推荐意见和建议,已有学者应用低剂量环孢素 A 进行较长期维持治疗来减少复发,但目前尚缺乏高水平的随机对照试验来评价长期应用 CNI(尤其是他克莫司)对减少复发的确切效果及安全性。另外,对于 IMN 肾功能不全患者是否还能用 CNI? 目前也缺乏足够证据来做肯定回答。这些也应是我们今后研究的方向。

3. 对初始治疗抵抗病例的治疗方案　2012 年 KDIGO 指南建议如下:对烷化剂及激素为基础的初始治疗抵抗者,建议使用 CNI 治疗(证据强度 2C);对 CNI 为基础的初始治疗抵抗者,建议应用烷化剂及激素治疗(证据强度2C)。

4. NS复发的治疗方案 2012年KDIGO指南建议如下:NS复发的IMN患者,建议使用与初始诱导缓解相同的治疗方案(证据强度2D);对于初始治疗应用糖皮质激素与烷化剂交替治疗6个月的患者,疾病复发时建议此方案仅能重复使用1次(证据强度2B)。

应用烷化剂治疗的IMN患者,治疗后5年内的疾病复发率为25%～30%;应用CNI治疗者,治疗后1年内疾病复发率为40%～50%。一些低级别证据提示,再次使用与初始诱导缓解相同的治疗方案仍然有效,但是较长期地使用烷化剂有增加肿瘤、机会性感染和性腺损害的风险。文献报道,环磷酰胺累积量超过36g(相当于100mg/d,持续1年)时,可使韦格纳肉芽肿患者膀胱癌风险增加9.5倍,烷化剂疗程的延长同样也增加了淋巴组织增生病和白血病的风险。因此指南强调初始治疗用糖皮质激素与烷化剂交替方案治疗6个月的患者,疾病复发时最多再使用此方案1次。也有报道利妥昔单抗对一些CM依赖的复发患者有较好疗效,但是证据尚欠充分,指南还未做推荐。

关于重复使用免疫抑制治疗的大多数资料,均来自于肾功能正常的复发患者,几乎没有资料指导如何治疗肾功能不全的复发患者。另外,今后还应进行随机对照试验来评估其他药物如吗替麦考酚酯及利妥昔单抗对治疗IMN复发患者的疗效。

综上所述,基于循证医学证据而制定的2012年KDIGO指南为临床合理治疗IMN提供了指导性意见,但是目前绝大部分循证医学证据都来自国外;高质量的前瞻性、大样本随机对照研究尚缺乏;研究随访期限普遍偏短,对于治疗的远期预后评估不足;不同免疫抑制剂方案之间尚缺乏大样本的对比性研究。这些问题依然存在,因此尚需继续努力来解决。另外,在临床实际应用指南内容时,切忌盲目教条地照搬,要根据患者的具体情况具体分析进行个体化治疗。

最后还要指出,在实施免疫抑制治疗同时,还应配合进行对症治疗(如利尿消肿、纠正脂代谢紊乱、服用ACEI或ARB减少尿蛋白排泄等)及防治并发症治疗,其中尤其重要的是预防血栓栓塞并发症。2012年KDIGO指南建议,对伴有肾病综合征且血清蛋白<25g/L的IMN患者,应预防性的应用抗凝药物,予口服华法林治疗。

(朱永俊)

第五节 急进性肾小球肾炎

急进性肾小球肾炎,简称急进性肾炎(rapidly progressive glomerulonephritis,RPGN)是一个较少见的肾小球疾病。特征是在血尿、蛋白尿、高血压和水肿等肾炎综合征表现基础上,肾功能迅速下降,数周内进入肾衰竭,伴随出现少尿(尿量<400mL/d)或无尿(尿量<100mL/d)。此病的病理类型为新月体性肾炎。

1914年德国学者Frenz提出的肾炎分类,把血压高、肾功能差和进展快的肾炎称为"亚急性肾炎"(本病雏形)。1942年英国学者Ellis对600例肾炎患者的临床和病理进行了回顾性分析,提出了"快速性肾炎"概念(本病基本型)。此后,1962年发现部分RPGN患者抗肾小球基底膜(GBM)抗体阳性,1982年又发现部分患者抗中性粒细胞胞浆抗体(ANCA)阳性,证实本病是一组病因不同但具有共同临床和病理特征的肾小球疾病。1988年Couser依据免疫病理学特点对RPGN进行分型,被称为Couser分型(经典分型),本病被分为抗GBM抗体型、免疫复合物型及肾小球无抗体沉积型(推测与细胞免疫或小血管炎相关),这是现代 RPGN 的基本分型。这种分型使 RPGN 诊断标准统一,便于临床研究。

国外报道在肾小球疾病肾活检病例中,RPGN 占 2%～5%,国内两个大样本原发性肾小球疾病病理报告,占 1.6%～3.0%。在儿童肾活检病例中,本病所占比例<1%。由于并非所有 RPGN 患者都有机会接受肾活检,而且部分病情危重风险大的患者医师也不愿做肾活检,所以 RPGN 的实际患病率很可能被低估。

一、急进性肾炎的表现、诊断及鉴别诊断

(一)病理表现

确诊 RPGN 必须进行肾活检病理检查,如前所述,只有病理诊断新月体肾炎,RPGN 才能成立。光学显微镜下见到 50% 以上的肾小球具有大新月体(占据肾小囊切面 50% 以上面积),即可诊断新月体肾炎。依据新月体组成成分的不同,又可进一步将其分为细胞新月体、细胞纤维新月体和纤维新月体。细胞新月体是活动性病变,病变具有可逆性,及时进行治疗此新月体有可能消散;而纤维新月体为慢性化病变,已不可逆转。

免疫荧光检查可进一步对 RPGN 进行分型:Ⅰ型(抗 GBM 抗体型):IgG 和 C3 沿肾小球毛细血管壁呈线状沉积,有时也沿肾小管基底膜沉积。Ⅱ型(免疫复合物型):免疫球蛋白及 C3 于肾小球系膜区及毛细血管壁呈颗粒状沉积。Ⅲ型(寡免疫复合物型):免疫球蛋白和补体均阴性,或非特异微弱沉积。

以免疫病理为基础的上述 3 种类型新月体肾炎,在光镜及电镜检查上也各有其自身特点。Ⅰ型 RPGN 多为一次性突然发病,因此光镜下新月体种类(指细胞性、细胞纤维性或纤维性)较均一,疾病早期有时还能见到毛细血管袢节段性纤维素样坏死;电镜下无电子致密物沉积,常见基底膜断裂。Ⅱ型 RPGN 的特点是光镜下肾小球毛细血管内细胞(指系膜细胞及内皮细胞)增生明显,纤维素样坏死较少见;电镜下可见肾小球内皮下及系膜区电子致密物沉积。Ⅲ型 RPGN 常反复发作,因此光镜下新月体种类常多样化,细胞性、细胞纤维性及纤维性新月体混合存在,而且疾病早期肾小球毛细血管袢纤维素样坏死常见;电镜下无电子致密物沉积。另外,各型 RPGN 早期肾间质均呈弥漫性水肿,伴单个核细胞(淋巴及单核细胞)及不同程度的多形核细胞浸润,肾小管上皮细胞空泡及颗粒变性;疾病后期肾间质纤维化伴肾小管萎缩;Ⅲ型 RPGN 有时还能见到肾脏小动脉壁纤维素样坏死。

曾有学者将血清 ANCA 检测与上述免疫病理检查结果结合起来对 RPGN 进行新分型,分为如下 5 型:新Ⅰ型及Ⅱ型与原Ⅰ型及Ⅱ型相同,新Ⅲ型为原Ⅲ型中血清 ANCA 阳性者(约占原Ⅲ型病例的 80%),Ⅳ型为原Ⅰ型中血清 ANCA 同时阳性者(约占原Ⅰ型病例的 30%),Ⅴ型为原Ⅲ型中血清 ANCA 阴性者(约占原Ⅲ型病例的 20%)。以后临床实践发现原Ⅱ型中也有血清 ANCA 阳性者,但是它未被纳入新分型。

(二)临床表现

本病的基本临床表现如下:①可发生于各年龄段及不同性别:国内北京大学第一医院资料显示Ⅰ型 RPGN(包括合并肺出血的 Goodpasture 综合征)以男性患者为主,具有青年(20～39 岁,占 40.3%)及老年(60～79 岁,占 24.4%)两个发病高峰。而Ⅱ型以青中年和女性多见,Ⅲ型以中老年和男性多见。②起病方式不一,病情急剧恶化:可隐匿起病或急性起病,呈现急性肾炎综合征(镜下血尿或肉眼血尿、蛋白尿、水肿及高血压),但在疾病某一阶段病情会

急剧恶化,血清肌酐(SCr)于数周内迅速升高,出现少尿或无尿,进入肾衰竭。而急性肾炎起病急,多在数天内达到疾病顶峰,数周内缓解,可与本病鉴别。③伴或不伴肾病综合征:Ⅰ型很少伴随肾病综合征,Ⅱ型及Ⅲ型肾病综合征常见。随肾功能恶化常出现中度贫血。④疾病复发:Ⅰ型很少复发,Ⅲ型(尤其由 ANCA 引起者)很易复发。

下列实验室检查有助于 RPGN 各型鉴别:①血清抗 GBM 抗体:Ⅰ型 RPGN 患者全部阳性。②血清 ANCA:约80%的Ⅲ型 RPGN 患者阳性,提示小血管炎致病。③血清免疫复合物增高及补体 C3 下降:仅见于少数Ⅱ型 RPGN 患者,诊断意义远不如抗 GBM 抗体及 ANCA。

(三)诊断及鉴别诊断

本病的疗效和预后与能否及时诊断密切相关,而及时诊断依赖于医师对此病的早期识别能力,和实施包括肾活检在内的检查。临床上呈现急性肾炎综合征表现(血尿、蛋白尿、水肿和高血压)的患者,数周内病情未见缓解(急性肾炎在2~3周内就会自发利尿,随之疾病缓解),SCr 反而开始升高,就要想到此病可能。不要等肾功能继续恶化至出现少尿或无尿(出现少尿或无尿才开始治疗,疗效将很差),而应在 SCr"抬头"之初,就及时给患者进行肾活检病理检查。肾活检是诊断本病最重要的检查手段,因为只有病理诊断新月体肾炎,临床才能确诊 RPGN;同时肾活检还能指导制订治疗方案(分型不同,治疗方案不同,将于后述)和判断预后(活动性病变为主预后较好,慢性化病变为主预后差)。无条件做肾活检的医院应尽快将患者转往能做肾活检的上级医院,越快越好。

RPGN 确诊后,还应根据是否合并系统性疾病(如系统性红斑狼疮、过敏性紫癜等)来区分原发性 RPGN 及继发性 RPGN;并根据肾组织免疫病理检查及血清相关抗体(抗 GBM 抗体、ANCA)检验来对原发性 RPGN 进行分型。

二、急进性肾炎发病机制的研究现状及进展

(一)发病机制概述

对 RPGN 发病机制的研究最早始于动物模型试验。1934 年 Masugi 的抗肾抗体肾炎模型(用异种动物抗肾皮质血清建立的兔、大鼠抗肾抗体肾炎模型)、1962 年 Steblay 的抗 GBM 肾炎模型(用羊自身抗 GBM 抗体建立的羊抗 GBM 肾炎模型)及 1967 年 Lerner 的 Goodpasture 综合征动物模型(用注入异种抗 GBM 抗体的方法在松鼠猴体内制作出的肺出血-肾炎综合征模型)都确立抗 GBM 抗体在本病中的致病作用。随着 Conser 免疫病理分类法在临床的应用,对本病发病机制的研究从Ⅰ型(抗 GBM 型)逐渐扩展至Ⅱ型(免疫复合型)和Ⅲ型(寡免疫沉积物型)。研究水平也由早期的整体、器官水平转向细胞水平(单核巨噬细胞、T、B 淋巴细胞、肾小球固有细胞等),目前更深入到分子水平(生长因子、细胞因子、黏附分子等),但是对本病的确切发病机制仍尚未完全明白。

RPGN 在病因学和病理学上有一个显著的特征,即多病因却拥有一个基本的病理类型。表明本病起始阶段有多种途径致病,最终可能会有一共同的环节导致肾小球内新月体形成。研究表明肾小球毛细血管壁损伤(基底膜断裂)是启动新月体形成的关键环节。基底膜断裂(裂孔)使单核巨噬细胞进入肾小囊囊腔、纤维蛋白于囊腔聚集、刺激囊壁壁层上皮细胞增生,而形成新月体。进入囊腔中的单核巨噬细胞在新月体形成过程中起着主导作用,具有释放多种细胞因子,刺激壁层上皮细胞增生,激活凝血系统和诱导纤维蛋白沉积等多种作用。新月体最初以细胞成分为主(除单核巨噬细胞及壁层上皮细胞外,近年证实脏层上皮细胞,即足细

胞,也是细胞新月体的一个组成成分),随之为细胞纤维性新月体,最终变为纤维性新月体。新月体纤维化也与肾小囊囊壁断裂密切相关,囊壁断裂可使肾间质的成纤维细胞进入囊腔,产生Ⅰ型和Ⅲ型胶原(间质胶原),促进新月体纤维化。

肾小球毛细血管壁损伤(GBM断裂)确切机制仍欠明确,主要有如下解释:

1.体液免疫　抗GBM抗体(IgG)直接攻击GBM的Ⅳ胶原蛋白 α_3 链引发的Ⅱ型(细胞毒型)变态反应和循环或原位免疫复合物沉积在肾小球毛细血管壁或系膜区引发的Ⅲ型(免疫复合物型)变态反应,均可激活补体、吸引中性粒细胞及激活巨噬细胞释放蛋白水解酶,造成GBM损伤和断裂。20世纪60~90年代体液免疫一直是本病发病机制研究的重点,在Ⅰ型和Ⅱ型RPGN也都证实了体液免疫的主导作用。

2.细胞免疫　体液免疫的特征是免疫复合物的存在。1979年Stilmant和Couser等报道了16例原发性RPGN患者的肾小球并无免疫沉积物,对体液免疫在这些患者中的致病作用提出了质疑。而后,1988年Couser对RPGN进行疾病分型时,直接提出第3种类型,即"肾小球无抗体沉积型",它的发病机制可能与细胞免疫或小血管炎相关。1999年Cunningham在15例Ⅲ型患者肾活检标本的肾小球中,观察到活化的T细胞、单核巨噬细胞和组织因子的存在,获得了细胞免疫在本型肾炎发病中起重要作用的证据。由T淋巴细胞介导的细胞免疫主要通过细胞毒性T细胞($CD4^- D8^+$)的直接杀伤作用和迟发型超敏反应T细胞($CD4^+ CD8^-$)释放各种细胞因子、活化单核巨噬细胞的作用,而导致毛细血管壁损伤。

3.炎症细胞　中性粒细胞可通过补体系统活性成分($C3a$、$C5a$)的化学趋化作用、Fc受体及C3b受体介导的免疫黏附作用及毛细血管内皮细胞损伤释放的细胞因子(如白细胞黏附因子),而趋化到并聚集于毛细血管壁受损处,释放蛋白溶解酶、活性氧和炎性介质损伤毛细血管壁。

新月体内有大量的单核巨噬细胞,其浸润与化学趋化因子、黏附因子及骨桥蛋白相关。巨噬细胞既是免疫效应细胞也是炎症效应细胞。它可通过自身杀伤作用破坏毛细血管壁,也可通过产生大量活性氧、蛋白溶解酶及分泌细胞因子而损伤毛细血管壁;它还能刺激壁层上皮细胞增生及纤维蛋白沉积,从而促进新月体形成。

4.炎性介质　在本病中T淋巴细胞、单核巨噬细胞、中性粒细胞、肾小球系膜细胞、上皮细胞及内皮细胞均可释放各自的炎性介质,它们在RPGN的发病中起着重要作用。已涉及本病的炎症介质包括:补体成分($C3a$、$C5a$、膜攻击复合体$C5b-9$等)、白介素(IL-1,IL-2,IL-4,IL-6,IL-8)、生长因子(转化生长因子TGFβ、血小板源生长因子PDGF、成纤维细胞生长因子FGF等)、肿瘤坏死因子(TNFα)、干扰素(IFNβ,IFNγ)、细胞黏附分子(细胞间黏附分子ICAM、血管细胞黏附分子VCAM)及趋化因子,活性氧(超氧阴离子O_2^-、过氧化氢H_2O_2、羟自由基HO^-、次卤酸如次氯酸HOCl)、一氧化氮(NO)、花生四烯酸环氧化酶代谢产物(前列腺素PGE_2、PGF_2、PGI_2及血栓素TXA_2)和酯氧化酶代谢产物(白三烯LTC4,LTD4),血小板活化因子(PAF)等。炎性介质具有网络性、多效性和多源性特点,作用时间短且局限,多通过相应受体发挥致病效应。

综上所述,在RPGN发病机制中,致肾小球毛细血管壁损伤(GBM断裂)的过程,既有免疫机制(包括细胞免疫及体液免疫)也有炎性机制参与。今后继续对各种炎性介质的致病作用进行深入研究,将有助于从分子水平阐明本病发病机制,也能为本病治疗提供新的思路和线索。

（二）发病机制研究的进展

近年，RPGN 发病机制的研究有很大进展，本文将着重对抗 GBM 抗体及 ANCA 致病机制的某些研究进展作一简介。

1.抗肾小球基底膜抗体新月体肾炎

（1）抗原位点：GBM 与肺泡基底膜中的胶原Ⅳ分子，由 α_3、α_4 和 α_5 链构成，呈三股螺旋排列，其终端膨大呈球形非胶原区（NC1 区），两个胶原Ⅳ分子的终端球形非胶原区头对头地相互交联形成六聚体结构。原来已知抗 GBM 抗体的靶抗原为胶原Ⅳ α_3 链的 NC1 区，即 α_3（Ⅳ）NC1，它有两个抗原决定簇，被称为 E_A（氨基酸顺序 17－31）及 E_B（氨基酸顺序 127－141）；而近年发现胶原Ⅳ α_5 链的 NC1 区，α_5（Ⅳ）NC1，也是抗 GBM 抗体的靶抗原，同样可以引起抗 GBM 病。

在正常的六聚体结构中，两个头对头交联的 α_3（Ⅳ）NC1 形成双聚体，抗原决定簇隐藏于中不暴露，故不会诱发抗 GBM 抗体。在某些外界因素作用下（如震波碎石、呼吸道吸入烃、有机溶剂或香烟），此双聚体被解离成单体，隐藏的抗原决定簇暴露，即可诱发自身免疫形成抗 GBM 抗体。

（2）抗体滴度与抗体亲和力：抗 GBM 抗体主要为 IgG1 亚型（91％），其次是 IgG4 亚型（73％），IgG4 亚型并不能从经典或旁路途径激活补体，因此在本病中的致病效应尚欠清。北京大学第一医院所进行的研究已显示，抗 GBM 抗体亲和力和滴度与疾病病情及预后密切相关。2005 年他们报道抗 GBM 抗体亲和力与肾小球新月体数量相关，抗体亲和力越高，含新月体的肾小球就越多，肾损害越重。2009 年他们又报道，循环中抗 E_A 或（和）E_B 抗体滴度与疾病严重度和疾病最终结局相关，抗体滴度高的患者，诊断时的血清肌酐水平及少尿发生率高，最终进入终末肾衰竭或死亡者多。此外，北京大学第一医院还在少数正常人的血清中检测出 GBM 抗体，但此天然抗体的亲和力和滴度均低，且主要为 IgG2 亚型及 IgG4 亚型，这种天然抗体与致病抗体之间的关系值得深入研究。

（3）细胞免疫：动物实验模型研究已显示，在缺乏抗 GBM 抗体的条件下，将致敏的 T 细胞注射到小鼠或大鼠体内，小鼠或大鼠均会出现无免疫球蛋白沉积的新月体肾炎。α_3（Ⅳ）NC1 中的多肽序列－pCol（28－40）多肽，或与 pCol（28－40）多肽序列类似的细菌多肽片段均能使 T 细胞致敏。

动物实验还显示，$CD4^+$ T 细胞，特别是 Th1 和 Th17 细胞，是致新月体肾炎的重要反应细胞；近年，$CD8^+$ T 细胞也被证实为另一个重要反应细胞，给 WKY 大鼠腹腔注射抗 CD8 单克隆抗体能有效地预防和治疗抗 GBM 病，减少肾小球内抗 GBM 抗体沉积及新月体形成。对抗 GBM 病患者的研究还显示，$CD4^+CD2^{5+}$ 调节 T 细胞能在疾病头 3 个月内出现，从而抑制 $CD4^+$ T 细胞及 $CD8^+$ T 细胞的致病效应。

（4）遗传因素：对抗 GBM 病遗传背景的研究已显示，本病与主要组织相容性复合物（MHC）Ⅱ类分子基因具有很强的正性或负性联系。1997 年 Fisher 等在西方人群中已发现 HLA－DRB1* 15 及 HIA－DRB1* 04 基因与抗 GBM 病易感性密切相关，近年日本及中国人群的研究也获得了同样结论。而 HLA－DRB1* 0701 及 HLA－DRB1* 0101 却与抗 GBM 病易感性呈负性相关。

2.抗中性白细胞胞浆抗体相关性新月体肾炎

（1）抗体作用：近年对 ANCA 的产生及其致病机制有了较清楚了解。感染释放的肿瘤坏

死因子 α(TNF－α)及白介素 1(IL－1)等前炎症细胞因子,能激发中性粒细胞使其胞浆内的髓过氧化物酶(MPO)及蛋白酶 3(PR3)转移至胞膜,刺激 ANCA 产生。ANCA 的(Fab)$_2$ 段与细胞膜表面表达的上述靶抗原结合,而 Fc 段又与其他中性粒细胞表面的 Fc 受体结合,致使中性粒细胞激活。激活的中性粒细胞能高表达黏附分子,促其黏附于血管内皮细胞,还能释放活性氧及蛋白酶(包括 PR3),损伤内皮细胞,导致血管炎发生。

(2)补体作用:补体系统在本病中的作用,近来才被阐明。现已知中性粒细胞活化过程中释放的某些物质,能促进旁路途径的 C3 转化酶 C3bBb 形成,从而激活补体系统,形成膜攻击复合体 C5b－9,杀伤血管内皮细胞;而且,补体活化产物 C3a 和 C5a 还能趋化更多的中性粒细胞聚集到炎症局部,进一步扩大炎症效应。

(3)遗传因素:对 ANCA 相关小血管炎候选基因的研究很活跃。对 MHC Ⅱ 类分子基因的研究显示,HLA－DPBA* 0401 与肉芽肿多血管炎(原称韦格纳肉芽肿)易感性强相关,而 HLA－DR4 及 HLA－DR6 与各种 ANCA 相关小血管炎的易感性均相关。

此外,还发现不少基因与 ANCA 相关小血管炎易感性相关,这些基因编码的蛋白能参与免疫及炎症反应,如 CTLA4(其编码蛋白能抑制 T 细胞功能),PTPN22(其编码蛋白具有活化 B 细胞功能),IL－2RA(此基因编码高亲和力的白介素－2 受体),AAT Z 等位基因(α－抗胰蛋白酶能抑制 PR3 活性,减轻 PR3 所致内皮损伤。编码 α－抗胰蛋白酶的基因具有高度多态性,其中 AAT Z 等位基因编码的 α－抗胰蛋白酶活性低,抑制 PR3 能力弱)。

总之,对 RPGN 发病机制的研究,尤其在免疫反应及遗传基因方面的研究,进展很快,应该密切关注。

三、急进性肾炎的治疗

(一)治疗现状

随着发病机制研究的深入和治疗手段的进步,RPGN 的短期预后较以往已有明显改善。Ⅰ型 RPGN 患者的 1 年存活率已达 70%～80%,肾脏 1 年存活率达 25%,而出现严重肾功能损害的Ⅲ型 RPGN 患者 1 年缓解率可达 57%,已进行透析治疗的患者 44% 可脱离透析。但要获得长期预后的改善,还需要进行更多研究。

由于本病是免疫介导性炎症疾病,所以主要治疗仍是免疫抑制治疗。临床治疗分为诱导缓解治疗和维持缓解治疗两个阶段,前者又包括强化治疗(如血浆置换治疗、免疫吸附治疗及甲泼尼龙冲击治疗等)及基础治疗(糖皮质激素、环磷酰胺或其他免疫抑制剂治疗)。

(二)各型急进性肾炎的治疗方案

1.抗肾小球基底膜型(Ⅰ型)进性肾炎　由于本病相对少见,且发病急、病情重、进展快,因此很难进行前瞻性随机对照临床试验,目前的治疗方法主要来自于小样本的治疗经验总结。此病的主要治疗为:血浆置换(或免疫吸附),糖皮质激素(包括大剂量甲泼尼龙冲击及泼尼松口服治疗)及免疫抑制剂(首选环磷酰胺)治疗,以迅速清除体内致病抗体和炎性介质,并阻止致病抗体再合成。

2012 年 KDIGO 制订的"肾小球疾病临床实践指南"对于抗 GBM 型 RPGN 推荐的治疗意见及建议如下:

推荐:除就诊时已依赖透析及肾活检示 100% 新月体的患者外,所有抗 GBM 型 RPGN 患者均应接受血浆置换、环磷酰胺和糖皮质激素治疗(证据强度 1B)。临床资料显示,就诊时已依赖透析及肾活检示85％～100％肾小球新月体的患者上述治疗已不可能恢复肾功能,而往往需要长期维持性肾脏替代治疗。

建议:本病一旦确诊就应立即开始治疗。甚至高度怀疑本病在等待确诊期间,即应开始大剂量糖皮质激素及血浆置换治疗(无证据等级)。

推荐:抗GBM新月体肾炎不用免疫抑制剂做维持治疗(1C)。

药物及血浆置换的具体应用方案:

糖皮质激素:第0～2周:甲泼尼龙500～1000mg/d连续3天静脉滴注,此后口服泼尼松1mg/(kg·d),最大剂量80mg/d(国内最大剂量常为60mg/d——笔者注)。第2～4周:0.6mg/(kg·d);第4～8周:0.4mg/(kg·d);第8～10周:30mg/d;第10～11周:25mg/d;第11～12周:20mg/d;第12～13周:17.5mg/d;第13～14周:15mg/d;第14～15周:12.5mg/d;第15～16周:10mg/d;第16周:标准体重<70kg者为7.5mg/d,标准体重≥70kg者为10mg/d,服用6个月后停药。

环磷酰胺:2mg/(kg·d)口服,3个月。

血浆置换:每天用5％人血白蛋白置换患者血浆4L,共14天,或直至抗GBM抗体转阴。对有肺出血或近期进行手术(包括肾活检)的患者,可在置换结束时给予150～300mL新鲜冰冻血浆。笔者认为,可根据病情调整血浆置换量(如每次2L)、置换频度(如隔日1次)及置换液(如用较多的新鲜冰冻血浆)。有条件时,还可以应用免疫吸附治疗。此外,国内不少单位应用双重血浆置换,它也能有效清除抗GBM抗体,在血浆白蛋白及新鲜冰冻血浆缺乏时也可考虑应用。队列对照研究表明,用血浆置换联合激素及免疫抑制剂治疗能提高患者存活率。

英国(71例,2001年报道)和中国(176例,2011年报道)两个较大样本的回顾性研究显示,早期确诊、早期治疗是提高疗效的关键。影响预后的因素有抗GBM抗体水平、血肌酐水平及是否出现少尿或无尿等。

2. 寡免疫复合物型(Ⅲ型)急进性肾炎　近十余年来许多前瞻性多中心的随机对照临床研究已对本病的治疗积累了宝贵经验,本病治疗分为诱导缓解治疗和维持缓解治疗两个阶段。2012年KDIGO制订的"肾小球疾病临床实践指南"对于ANCA相关性RPGN治疗的推荐意见及建议如下:

(1)诱导期治疗

推荐:用环磷酰胺及糖皮质激素作为初始治疗(证据强度1A)。

推荐:环磷酰胺禁忌的患者,可改为利妥昔单抗及糖皮质激素治疗(证据强度1B)。

推荐对已进行透析或血肌酐上升迅速的患者,需同时进行血浆置换治疗(证据强度1C)。

建议:对出现弥漫肺泡出血的患者,宜同时进行血浆置换治疗(证据强度2C)。

建议:ANCA小血管炎与抗GBM肾小球肾炎并存时,宜同时进行血浆置换治疗(证据强度2D)。

药物及血浆置换的具体应用方案:

环磷酰胺:①静脉滴注方案:0.75g/m²,每3～4周静脉滴注1次;年龄>60岁或肾小球滤过率<20mL/(min·1.73m²)的患者,减量为0.5g/m²。②口服方案:1.5～2mg(kg·d),年龄>60岁或肾小球滤过率<20mL/(min·1.73m²)的患者,应减少剂量。应用环磷酰胺治疗时,均需维持外周血白细胞>3×10⁹/L。

糖皮质激素:甲泼尼龙500mg/d,连续3天静脉滴注;泼尼松1mg/(kg·d)口服,最大剂量 60mg/d,连续服用 4 周。3～4 个月内逐渐减量。

血浆置换:每次置换血浆量为 60mL/kg,两周内置换 7 次;如有弥漫性肺出血则每日置换 1 次,出血停止后改为隔日置换 1 次,总共 7～10 次;如果合并抗 GBM 抗体则每日置换 1 次,共 14 次或至抗 GBM 抗体转阴。

已有几个随机对照临床试验比较了利妥昔单抗与环磷酰胺治疗 ANCA 相关小血管炎的疗效及副作用,两药均与糖皮质激素联合应用,所获结果相似,而利妥昔单抗费用昂贵。

当患者不能耐受环磷酰胺时,吗替麦考酚酯是一个备选的药物。小样本前瞻队列研究 (17 例)和随机对照研究(35 例)显示,吗替麦考酚酯在诱导 ANCA 相关小血管炎缓解上与环磷酰胺疗效相近。

(2)维持期治疗:对诱导治疗后病情已缓解的患者,推荐进行维持治疗,建议至少治疗 18 个月;对于已经依赖透析的患者或无肾外疾病表现的患者,不做维持治疗。

维持治疗的药物如下:①推荐硫唑嘌呤 1～2mg/(kg·d)口服(证据强度 1B)。②对硫唑嘌呤过敏或不耐受的患者,建议改用吗替麦考酚酯口服,剂量用至 1g 每日 2 次(证据强度 2C) (国内常用剂量为 0.5g 每日 2 次——笔者注)。③对前两药均不耐受且肾小球滤过率≥ 60mL/(min·1.73m^2)的患者,建议用甲氨蝶呤治疗,口服剂量每周 0.3mg/kg,最大剂量每周 25mg(证据强度 1C)。④有上呼吸道疾病的患者,建议辅以复方甲噁唑口服治疗(证据强度 2B)。⑤不推荐用依那西普(etanercept,为肿瘤坏死因子 α 拮抗剂)做辅助治疗(证据强度 1A)。

除上述指南推荐及建议的药物外,临床上还有用他克莫司或来氟米特进行维持治疗的报道。

ANCA 小血管炎有较高的复发率,有报道其 1 年复发率为 34%,5 年复发率为 70%。维持期治疗是为了减少疾病的复发,但是目前的维持治疗方案是否确能达到上述目的仍缺乏充足证据,而且长期维持性治疗是否会潜在地增加肿瘤及感染的风险也需要关注。已经启动的为期 4 年的 REMAIN 研究有可能为此提供新的循证证据。

3.免疫复合物型(Ⅱ型)急进性肾炎　Ⅱ型 RPGN(如 IgA 肾病新月体肾炎)可参照Ⅲ型 RPGN 的治疗方案进行治疗,即用甲泼尼龙冲击做强化治疗,并以口服泼尼松及环磷酰胺做基础治疗。对环磷酰胺不耐受者,也可以考虑换用其他免疫抑制剂。

总之,在治疗 RPGN 时,一定要根据疾病类型及患者具体情况(年龄、体表面积、有无相对禁忌证等)来个体化地制订治疗方案,而且在实施治疗过程中还要据情实时调整方案。另外,一定要熟悉并密切监测各种药物及治疗措施的副作用,尤其要警惕各种病原体导致的严重感染,避免盲目"过度治疗"。最后,对已发生急性肾衰竭的患者,要及时进行血液净化治疗,以维持机体内环境平衡,赢得治疗时间。

(冯国徽)

第六节　膜增生性肾小球肾炎与 C3 肾小球病

一、概述

膜增生性肾小球肾炎(membranoproliferative glomerulonephritis,MPGN),又称为系膜

毛细血管性肾小球肾炎(mesangiocapillary glomerulonephritis),是根据光镜组织病理学特征诊断的一类肾小球疾病,表现为肾小球系膜细胞和基质增生,并沿内皮细胞与基底膜之间的间隙插入,毛细血管壁增厚伴双轨征形成。由于它能导致肾小球毛细血管祥呈分叶状,因此又曾称为分叶状肾小球肾炎(lobular glomerulopnephritis)。

多种病因(如慢性感染)或系统性疾病(如自身免疫性疾病及异常球蛋白血症等)导致的FSGS,被称为继发性 MPGN;而病因不明确者,称为原发性 MPGN。传统上,根据免疫荧光和电镜超微结构的不同特点,将原发性 MPGN 分为Ⅰ、Ⅱ和Ⅲ型。其中,Ⅱ型 MPGN 电镜下可见均匀的电子致密物呈条带状沉积于肾小球基底膜致密层,故又称为致密物沉积病(dense deposit disease,DDD),免疫荧光是以 C3 强阳性沉积为主,无或很少有免疫球蛋白沉积,为此其具有不同于Ⅰ型和Ⅲ型 MPGN 的病理特征和发病机制,故而有学者建议将 DDD 列为一个独立疾病,并将其归入一类新命名的疾病——C3 肾小球病。

MPGN 的发病率国内外相差较大,国外报道 MPGN 占原发性肾小球肾炎的 6.4%~7.3%。国内 MPGN 的总体发病率较低,南京军区南京总医院对 13519 例肾活检资料的统计显示,MPGN 占原发性肾小球肾炎的 3.38%。北京大学第一医院肾内科对 5398 例肾活检的疾病谱分析显示,MPGN 占原发性肾小球肾炎的 1.35%。这可能与不同的地域或人种有关。

MPGN 临床表现为持续进展性肾小球肾炎,以肾病综合征伴血尿、高血压和肾功能不全为常见特征,或表现为肾病综合征合并肾炎综合征,多数伴有低补体血症,以血 C3 降低为主,伴或不伴血 C4 降低。因此,MPGN 曾被称为低补体血症性肾小球肾炎,提示补体系统活化与 MPGN 的发病机制密切相关。随着近年来对补体代谢研究的巨大进展,人们注意到病理类型属于 MPGN 的部分病例,免疫荧光检查肾小球并无免疫球蛋白沉积,仅有补体 C3,与经典的免疫复合物沉积介导的 MPGN 不同,其发病机制与补体旁路途径活化有关。为此,Sethi 等提出应根据免疫荧光结果将 MPGN 作进一步分类,即分成免疫复合物介导性 MPGN 和补体介导性 MPGN 两大类,试图从病因和发病机制方面诠释 MPGN。同时,也促使了 C3 肾小球病的独立分类和命名。

C3 肾小球病(C3 glomerulopathy)是指肾组织内孤立的 C3 沉积,而无免疫球蛋白和 C1q 沉积的一类疾病,2010 年由 Fakhouri 等将其正式命名,包括 DDD 和 C3 肾小球肾炎,病理类型可表现为 MPGN 和非 MPGN 型肾小球肾炎。目前证实 C3 肾小球病主要与补体旁路途径的调节失衡导致补体异常活化有关,是由先天性基因突变或后天获得性自身抗体导致补体调节失衡而发病,属于补体旁路代谢性疾病。

广义上,MPGN 是以光镜组织病理学特征定义的一种肾小球损伤的病理模式,根据不同的病因和发病机制,又进一步分为原发性 MPGN、继发性 MPGN、MPGN 型 C3 肾小球肾炎和 DDD。另一方面,C3 肾小球病可表现为 MPGN 型和非 MPGN 型肾小球肾炎。在发病机制上,两类疾病均与补体系统的异常活化有关。由于 MPGN 与 C3 肾小球病在病理类型和发病机制方面有一定关联,因此,本书将两类疾病放于同一章内进行阐述,下面分别就其临床病理特征及其发病机制和研究进展进行逐一介绍。

二、原发性膜增生性肾小球肾炎

(一)临床表现

可发生于任何年龄,好发于儿童、青少年及青年,发病高峰年龄为 7~30 岁,不同性别之间的发病率无明显差异。临床以肾炎综合征合并肾病综合征为常见表现,也可表现为急性肾炎综合征、非肾病综合征范畴蛋白尿伴缓慢进展的肾功能不全、复发性肉眼血尿或无症状性血尿等。部分患者有前驱上呼吸道感染病史,临床表现为急性肾炎综合征,类似急性链球菌感染后肾小球肾炎表现,但病程 6～8 周后,血尿、蛋白尿和低补体血症仍持续存在,可与急性感染后肾小球肾炎鉴别。约 1/3 病例发病时伴轻度高血压,部分病例随着病情进展出现高血压,成人较儿童常见。50%～80% 的患者表现低补体血症,以补体 C3 下降较显著,也可出现 C4、C1q 和 B 因子、备解素的降低。随着病情进展,逐步出现慢性肾功能不全,并进展至终末肾脏病(ESRD)。

(二)病理特征

根据电镜下超微结构的不同,将原发性 MPGN 又分为 I 型和Ⅲ型。两种类型的光镜和免疫荧光检查基本相似。

光镜:可见弥漫性肾小球系膜细胞增生和基质增多,重度增生时毛细血管襻呈分叶状;同时,增生的系膜细胞和基质沿内皮细胞与基底膜之间的间隙插入,在内皮侧形成新的基底膜样结构,导致毛细血管壁弥漫性增厚,新形成的基底膜与原有的基底膜并行形成"双轨征"(double contour)或"车轨征"(tram－track),严重者肾小球毛细血管壁呈多层状改变,即形成"多轨征"。Masson 三色染色显示肾小球内皮下嗜复红蛋白沉积。由于系膜增生和插入,挤压肾小球毛细血管腔,导致肾小球毛细血管腔严重狭窄或闭塞。急性期尚可见肾小球内中性白细胞和单核巨噬细胞浸润。病变后期,渗出性炎症细胞消失,系膜区增生的细胞逐渐被系膜基质取代,呈系膜结节状硬化。Ⅲ型 MPGN 病例还可见增厚的毛细血管壁上皮侧形成类似膜性肾病的钉突样增生,或链环状改变。约 10% 病例可见新月体形成,可以为局灶的小新月体,也可出现累及 50% 以上肾小球的大新月体,是 MPGN 预后不良的病理指标。

肾小管间质病变随着肾小球病变的轻重,出现不同程度的肾小管萎缩、肾间质淋巴单核细胞浸润伴纤维化。大量蛋白尿时可见近端小管上皮细胞内蛋白质吸收滴,肾间质泡沫细胞浸润。病变后期可见小动脉壁增厚,内膜纤维化。

免疫荧光:以 IgG、IgM 和 C3 沿毛细血管壁颗粒样、花瓣样沉积为主,伴系膜区沉积,可有少量 IgA、C4 和 C1q 的沉积。

电镜:根据电镜下电子致密物沉积的部位不同,分为 I 型和Ⅲ型。I 型 MPGN 可见内皮下电子致密物沉积,系膜区也可见少量电子致密物沉积。肾小球系膜细胞增生和基质增多,沿毛细血管壁内皮下插入形成新生的基底膜结构,与原有的基底膜之间以沉积的电子致密物相隔,毛细血管壁基底膜呈复层化,上皮足突大部分融合。Ⅲ型 MPGN 又分为 Burkholder 型和 Strife 及 Anders 型两个亚型。Burkholder 亚型兼具 I 型 MPGN 和膜性肾病的病变特点,肾小球基底膜增厚伴双轨征和钉突形成,电镜下除可见内皮下和系膜区电子致密物沉积外,还可见上皮下电子致密物。Strife 及 Anders 亚型表现为肾小球基底膜不规则增厚伴链环状改变,电镜下可见内皮下、系膜区和肾小球基底膜内电子致密物沉积,基底膜呈分层状和虫蚀样改变。

(三)诊断与鉴别诊断

MPGN 的诊断依赖于肾活检病理检查。临床表现有一些提示作用,如发生于儿童及青少年的肾病综合征合并肾炎综合征,血补体 C3 下降;或初期表现类似急性感染后肾小球肾炎,但迁延不愈。最终确诊仍需要进行肾穿刺活检病理检查。光镜表现为 MPGN 的病理特点,免疫荧光检查可见免疫球蛋白和补体 C3 沿毛细血管壁伴系膜区沉积,再结合电镜超微结构特点,区分为Ⅰ型和Ⅲ型 MPGN。

鉴别诊断:①继发性 MPGN:多种病因或系统性疾病可导致继发性 MPGN。病理上诊断 MPGN 后,需要进一步完善相关检查,积极寻找有无导致继发性 MPGN 的各种可能病因。②MPGN 型 C3 肾小球病:光镜具有 MPGN 的特点,但免疫荧光仅有 C3 沉积,无免疫球蛋白和 C1q 沉积,即提示为 C3 肾小球病,包括 C3 肾小球肾炎和 DDD。③急性感染后肾小球肾炎:表现为急性肾炎综合征,可有补体 C3 一过性降低(在发病后 8 周内恢复正常),肾活检病理显示为毛细血管内增生性肾小球肾炎,电镜下可见上皮下驼峰状电子致密物沉积。MPGN 急性期有时易与毛细血管内增生性肾小球肾炎混淆,电镜检查有助于鉴别,MPGN 是以内皮下大量电子致密物沉积伴系膜增生及插入为特征,与急性感染后肾小球肾炎表现不同。④系膜结节状硬化性肾小球病:MPGN 病变后期,细胞增生消退,代之以系膜基质增生,形成结节状硬化病变。此时需要与病理形态上以系膜结节状硬化病变为特点的一组疾病相鉴别,包括糖尿病肾小球硬化症、轻链沉积病、纤连蛋白肾小球病等,结合其各自的临床特点和免疫病理检查可以与之鉴别。

(四)发病机制

循环免疫复合物沉积,补体经典途径持续活化,是导致 MPGN 的主要发病机制。MPGN 患者血清可检测到循环免疫复合物(CICs),肾组织有多种免疫球蛋白(IgG,IgM,IgA)和补体成分(C3,C4,C1q)沉积。CICs 沉积于肾脏局部,可激活补体经典途径,形成经典途径的 C3 转化酶(C4b2b),裂解 C3 为 C3a 和 C3b,进一步形成 C5 转化酶(C4b2b3b),依次激活下游的补体成分 C5 至 C9,形成膜攻击复合物 C5b-9(MAC)。补体成分的消耗,导致血 C3 和 C4 水平降低,形成低补体血症。补体的各种代谢成分具有炎症介质作用,如 C3a 和 C5a 具有过敏毒素作用,并能趋化中性白细胞和单核-巨噬细胞,促进炎症反应。MAC 在细胞膜上可导致细胞溶解性破坏,并可活化局部细胞变为炎症效应细胞,释放各种炎症介质包括黏附分子如细胞间黏附分子-1(ICAM-1)及 E-选择素(E-selectin),趋化因子如白介素-8(IL-8)及单核细胞趋化蛋白-1(MCP-1),以及生长因子如血小板源生长因子(PDGF)及成纤维细胞生长因子(FGF)等。疾病早期为损伤期,可见肾小球内皮下免疫复合物和补体成分沉积导致的组织损伤;随后为增生期,可见系膜细胞增生和基质增多,并向内皮下插入,且肾小球毛细血管腔内中性白细胞和单核巨噬细胞浸润,毛细血管壁破坏;后期为修复期,可见系膜病变进一步加重,以基质增多为著,新生的基底膜样结构包绕内皮下的免疫复合物、补体成分及细胞碎片等,形成双轨征。若抗原血症持续存在,会出现病情反复发作并不断加重,免疫复合物继续沉积,将导致损伤期-增生期-修复期的病生理过程循环发生,最终致使肾小球毛细血管壁进一步增厚,形成多轨征。

此外,部分 MPGN 患者的血清能检测到 C3 肾炎因子(C3Nef),它是补体旁路激活途径的 C3 转化酶——C3bBb 的自身抗体,能导致补体异常活化。另外,补体系统调节因子(H 因子、I 因子等)的先天性基因突变或多态性导致的补体先天性缺陷,也可能参与 MPGN 发病,它们能使机体对各种病原菌感染易感性增加,及对沉积的免疫复合物清除能力降低。

(五)治疗及预后

成人原发性 MPGN 的治疗,尚无有效疗法,也缺乏循证医学证据。一些临床的治疗观察也多来自儿科,而且病例数少、随访时间短,所以,目前并无建立在强证据基础上的有效治疗方案可被推荐。

2012 年改善全球肾脏病预后组织（KDIGO）制定的肾小球肾炎治疗指南建议，对于出现肾病综合征和进行性肾功能减退的成人或儿童原发性 MPGN 患者，可给予环磷酰胺或吗替麦考酚酯联合低剂量糖皮质激素口服治疗，总疗程不超过 6 个月。

激素及免疫抑制剂治疗无效的病例应及时减停药，以免严重药物副作用发生。此时只能应用血管紧张素转化酶抑制剂（ACEI）及血管紧张素 ATI 受体阻滞剂（ARB）类药物来减轻患者症状、减少尿蛋白排泄及延缓肾损害进展。由于 ACEI 或 ARB 能通过血压依赖性及非血压依赖性作用机制来发挥上述作用，所以 FSGS 患者无论有无高血压均可接受它们的治疗。

MPGN 是原发性肾小球肾炎中进展快速的病理类型之一，总体预后较差。影响预后的因素包括以下几方面：①临床表现：出现肾功能减退、高血压或肾病综合征持续不缓解。②病理方面：出现一定比例的新月体（>20%）、重度系膜增生、肾小球硬化及肾间质病变重。③年龄因素：成人较儿童的治疗效果差，进展快，年龄>50 岁者，预后差。西方国家报道，成人 MPGN 的 10 年肾脏存活率为 50%，而儿童可达到 83%。国内南京军区南京总医院的报道，成人原发性 MPGN 的 5 年和 10 年的肾脏存活率分别为 80% 和 60%。

三、继发性膜增生性肾小球肾炎

多种病因和系统性疾病可导致 MPGN，称为继发性 MPGN，见于慢性感染、自身免疫性疾病、异常球蛋白血症等。继发性 MPGN 的常见病因见表 7-6。本部分重点介绍导致继发性 MPGN 的常见疾病的临床病理特征及其发病机制。

表 7-6　继发性膜增生性肾小球肾炎的病因

有免疫复合物沉积
(1)慢性感染
丙型肝炎病毒，乙型肝炎病毒，EB 病毒，艾滋病病毒
支原体、疟疾、血吸虫、蜱
感染性心内膜炎、脑室心房分流感染
(2)自身免疫性疾病
系统性红斑狼疮、类风湿关节炎、干燥综合征
(3)异常蛋白血症
冷球蛋白血症、轻链或重链沉积病、华氏巨球蛋白血症、纤维样或免疫触须样肾小球病
无免疫复合物沉积
(1)慢性肝病
肝硬化、α_1-抗胰蛋白酶缺乏
(2)血栓性微血管病
溶血性尿毒症综合征、血栓性血小板减少性紫癜、抗磷脂综合征、放射性肾炎、镰状红细胞贫血、移植性肾小球病、系统性硬化症

（一）丙型肝炎病毒相关性膜增生性肾小球肾炎

丙型肝炎病毒（HCV）感染是导致继发性 MPGN 最常见的病因，可通过免疫复合物介导或混合性冷球蛋白血症（Ⅱ型和Ⅲ型）而导致 MPGN。

临床及实验室表现:有 HCV 慢性感染史,肾小球肾炎多在 HCV 感染 10 年以上发病, 60% 以上的患者表现肝功能异常,20% 的患者符合慢性丙型肝炎或肝硬化的诊断。血清 HCV 抗体或(和)HCV RNA 阳性。其中,约 2/3 的病例血清冷球蛋白阳性,类风湿因子阳性,血清 C3 和 C4 降低。常见的肾脏症状是蛋白尿伴轻度肾功能不全,70% 的病例出现大量蛋白尿,部分合并血尿。

肾脏病理表现:最常见的病理类型是 Ⅰ 型 MPGN,其次为 Ⅲ 型 MPGN(Burkholder 亚型)。若合并冷球蛋白血症时,除表现 MPGN 的病理特征外,还具备以下特点:肾小球毛细血管内细胞增生明显,伴有单核细胞和中性白细胞浸润,内皮下和毛细血管腔内可见大量免疫复合物沉积,形成白金耳和微血栓;电镜可见电子致密物内有微管样、指纹样等有形结构,提示为冷球蛋白形成的结晶。

发病机制:HCV 感染可形成 HCV 抗原血症,并与相应抗体结合,形成抗原抗体复合物沉积肾小球,导致免疫复合物介导的肾小球肾炎。另一方面,HCV 感染可诱发混合型冷球蛋白血症,由它引起肾损害。HCV 通过其包膜蛋白 E2 与 B 细胞膜上的受体 CD81 结合后,降低了 B 细胞的活化阈值,刺激多克隆的 B 细胞活化,产生了针对 IgG 的多克隆 IgM 抗体,首先形成 Ⅲ 型冷球蛋白血症;进一步多克隆 B 细胞在病毒刺激后过度活化,发生了染色体易位和免疫球蛋白基因重排,转化为单克隆 B 细胞的异常增生,产生单克隆 IgM 型类风湿因子,即形成 Ⅱ 型冷球蛋白血症,导致冷球蛋白血症性肾小球肾炎。

治疗及预后:主张以抗病毒治疗为主,采用 α 干扰素联合利巴韦林(ribavirin)治疗,也有研究显示聚乙二醇干扰素(peginterferon)联合利巴韦林治疗效果更优。有报道病毒复制指标下降后,肾病可相应减轻,蛋白尿减少。多数患者病情常进行性发展,抗病毒治疗难以逆转肾脏病变。

(二)冷球蛋白血症相关性膜增生性肾小球肾炎

又称为冷球蛋白血症性肾小球肾炎(cryoglobu－linemic glomerulonephritis),MPGN 是其最常见的病理类型,该病是由冷球蛋白沉积于肾小球诱发炎症及增生性病变而引起。冷球蛋白是血液中在低温(4℃)发生凝集沉淀、而温度回升至 37℃ 时溶解的一种免疫球蛋白。冷球蛋白血症根据血中冷球蛋白的成分不同分为三型:Ⅰ 型含一种单克隆免疫球蛋白,多为 IgGκ 或 IgMκ;Ⅱ 型含一种单克隆免疫球蛋白(多为 IgMκ)和多克隆球蛋白(通常为 IgG);Ⅲ 型由多克隆免疫球蛋白组成,多为 IgG 和 IgM。Ⅱ 型和 Ⅲ 型属于混合性冷球蛋白血症。三型冷球蛋白血症的特点及其常见疾病见表 7－7。

表 7－7　冷球蛋白血症的分型及其常见疾病

类型	冷球蛋白成分	常见疾病
Ⅰ	单克隆免疫球蛋白,多为 IgG 和 IgM,也可见 IgA,轻链以 κ 多见	多发性骨髓瘤,B 细胞性淋巴瘤,华氏巨球蛋白血症
Ⅱ	单克隆免疫球蛋白(多为 IgMκ)和多克隆免疫球蛋白(多为 IgG),其中 IgMκ 具有类风湿因子活性	常见于 HCV 慢性感染和其他感染,包括 HBV、EB 病毒和细菌性心内膜炎等,也可见于副蛋白血症和自身免疫性疾病
Ⅲ	多克隆免疫球蛋白,多为 IgG 和 IgM,具有类风湿因子活性	多见于自身免疫性疾病(包括 SLE、干燥综合征、类风湿关节炎)和慢性感染

注:HCV:丙型肝炎病毒;HBV:乙型肝炎病毒;SLE:系统性红斑狼疮

临床表现:多为隐匿起病,肾脏症状表现为血尿、蛋白尿、高血压伴肾功能不全,约 20% 患者表现为肾病综合征。全身表现类似系统性血管炎的特点,表现为乏力、不适、皮肤紫癜、雷诺征、关节痛和关节炎、腹痛、周围神经病、肢体远端溃疡等。

实验室检查:血清冷球蛋白阳性,进一步分析冷球蛋白的成分,进行免疫分型。Ⅰ型的血免疫固定电泳,可见单克隆免疫球蛋白,多为IgG和IgM,也可见IgA,轻链则以κ多见;Ⅱ型和Ⅲ型的类风湿因子常为阳性,其中Ⅱ型单克隆免疫球蛋白以IgMκ为主。90%的患者有低补体血症,血清C4降低常见,也可见血清C3减低。

肾脏病理:光镜表现为MPGN的病理特征外,冷球蛋白血症相关性MPGN常表现明显的炎症渗出性改变,肾小球内可见较多的单核细胞伴中性白细胞浸润;其次,肾小球内皮下可见PAS阳性的沉积物,并可突入毛细血管腔内,形成类似于白金耳和微血栓的结构。少见新月体形成。约1/3病例合并血管炎,以小动脉受累为主,表现为动脉内膜炎,血管内膜下或血管腔内可见冷球蛋白沉积或血栓,少见透壁性坏死性血管炎。免疫荧光检查肾小球内沉积的免疫球蛋白种类,与血清中冷球蛋白成分一致。Ⅰ型冷球蛋白血症可见肾小球内单克隆免疫球蛋白和轻链沉积伴补体C3和C1q沉积,以单克隆IgG-κ常见,华氏巨球蛋白血症可见单克隆IgMκ沉积。Ⅱ型和Ⅲ型可见多克隆免疫球蛋白伴补体C3和C1q沉积,以IgG和IgM常见,其中Ⅱ型冷球蛋白血症可见单克隆IgMK强阳性沉积。电镜检查可见肾小球毛细血管腔内浸润的单核细胞具有丰富的溶酶体;内皮下和系膜区可见电子致密物沉积,上皮下及毛细血管腔内有时也可见沉积。沉积的电子致密物呈颗粒样基质或形成有形子结构(structure),尤其是Ⅰ型和Ⅱ型冷球蛋白血症含有单克隆免疫球蛋白成分时,易形成结晶,形态多种多样,如纤维状、微管状、晶格样和指纹状等,以直径20~35nm的微管结构最常见。由此可见电镜检查对于冷球蛋白血症性肾小球肾炎的诊断具有重要价值。

治疗和预后:包括针对原发病的治疗、冷球蛋白血症的治疗和对症治疗。Ⅰ型冷球蛋白血症应针对其原发病,治疗骨髓瘤和淋巴瘤为主。Ⅱ型和Ⅲ型冷球蛋白血症患者病程中,部分病例可发生自发性部分或完全缓解;但是多数患者的肾脏和全身表现反复发作或加重,与血中冷球蛋白水平的波动有关。针对冷球蛋白血症可用糖皮质激素联合细胞毒药物(环磷酰胺或硫唑嘌呤等)进行治疗;对于严重肾脏病、发生指(趾)端坏疽或重要脏器受累者,也可用血浆置换疗法清除血清中的冷球蛋白。ESRD患者,可采用透析和肾移植,但移植肾可再次复发冷球蛋白血症性肾小球肾炎。

四、C3肾小球病

(一)定义和命名

C3肾小球病是指肾组织内孤立的C3沉积,无免疫球蛋白和C1q沉积的一类肾脏病。最早对该病的认识,始于1974年Verroust等,描述了一组肾小球肾炎患者,免疫荧光检查只有C3沉积,免疫球蛋白和C1q阴性,当时并未将这种疾病独立出来。其后相继有学者报道了表现为系膜增生、内皮增生的肾小球肾炎病例,其免疫荧光仅见C3沉积而免疫球蛋白阴性,先后以不同的名称进行了报道,如"系膜区孤立C3沉积"、"C3沉积性系膜增生性肾小球肾炎"、"伴孤立C3沉积的原发性肾小球肾炎"、"C3沉积性肾小球病"、"C3肾小球肾炎"等。此外,部分MPGN病例也表现孤立的C3沉积,包括Ⅱ型MPGN(即DDD)和部分Ⅰ型MPGN,并以"Ⅰ型MPGN伴孤立的内皮下C3沉积"的名称报道。直到2010年才由Fakhouri等将此病独立出来,正式命名为"C3肾小球病",根据电镜下超微结构的不同,又可进一步分为DDD

和C3肾小球肾炎。目前证实C3肾小球病主要与补体旁路途径的调节失衡导致补体异常活化相关。

(二)发病机制

1. 补体系统的激活途径及其调节　补体系统是人体天然的免疫系统,包括30多种蛋白,一部分存在于循环的血液或体液中,另一部分位于细胞膜上。正常生理状态下,补体系统激活,可以通过裂解靶细胞和促进吞噬等作用清除病原微生物或凋亡、坏死的细胞;同时,其活化过程产生的活性片段具有过敏毒素、趋化作用等致炎症作用,因此,补体的过度激活会导致组织损伤。补体系统的活化通常有三条途径,分别为经典途径(classical pathway)、甘露糖结合凝集素途径(man-nan-binding lectin pathway)和旁路途径(alternative pathway)。经典途径的激活需要抗体介导,主要参与特异性免疫应答;甘露糖结合凝集素途径和旁路途径的激活,不需要抗体参与,在感染早期即可激活,参与非特异性免疫应答(图7-1)。

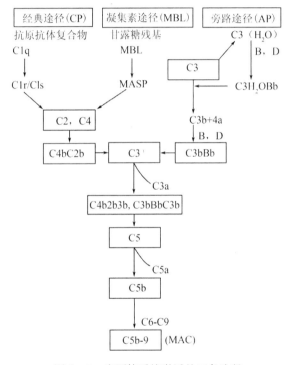

图7-1　病原体系统激活的三条途径

补体旁路途径为自主活化,正常时C3被低水平地持续水解为C3(H_2O),再与B因子结合后在D因子作用下生成起始阶段的补体旁路C3转化酶,即C3(H_2O)Bb,降解C3为C3a和C3b。C3b再与B因子结合,并在D因子作用下生成旁路途径的C3转化酶,即C3bBb,C3bBb再降解更多的C3生成C3a和C3b,由此进入一个正反馈。C3bBb再与C3b结合形成C5转化酶,即C3bBbC3b,降解C5生成C5a和C5b,C5b作用于后续的其他补体成分C6至C9,最终形成补体活化终末产物,即MAC,导致细胞膜损伤和靶细胞裂解。

补体旁路途径的活化需要一个精致复杂的调节系统以保持其处于平衡状态。由于补体旁路途径活化存在正反馈,因此,体内相应有一系列液相或固相的补体调节蛋白,在各个水平抑制补体旁路途径的激活。H因子通过与B因子竞争性结合C3b,抑制旁路C3转化酶形成;同时,加速C3转化酶降解;还作为I因子的辅助因子,降解C3b生成iC3b和C3f。膜辅助蛋白（MCP,CD46）分布于细胞表面,作为Ⅰ因子的辅助因子降解 C3b 和 C4b。Ⅰ因子是一种丝氨酸蛋白酶,在 H 因子、膜辅助蛋白和补体Ⅰ型受体（CR1,CD35）的辅助下降解 C3b 成为 iC3b 和 C3dg（图7-2）。抑制补体旁路激活的调节蛋白因先天性基因突变或后天获得性自身抗体作用而出现功能异常,即能使补体旁路途径调节平衡失调,补体旁路过度活化。产生的补体代谢片段和补体终末活化产物 MAC 沉积于肾小球,诱发肾组织损伤。

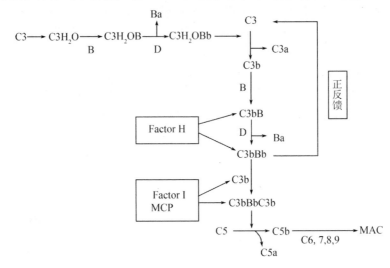

图 7-2　补体旁路激活的调节

2.补体旁路途径异常活化与 C3 肾小球病　C3 肾小球病的发病机制与补体旁路途径的异常活化以及补体活化产物在肾小球的沉积有关。目前已在 C3 肾小球肾炎和 DDD 的病例中,检测到补体调节蛋白的遗传性异常或自身抗体存在,并通过动物实验进一步得到验证。

（1）遗传学变异和基因突变:在家族性 C3 肾小球病家系中,已经检测到 H 因子的纯合突变,形成突变的 H 因子,不具有抑制 C3 转化酶的功能。对 C3 肾小球病的散发个例和较大宗病例进行研究,已检测到 H 因子、Ⅰ因子和膜辅助蛋白的纯合或杂合突变,同时,这些杂合突变也见于不典型溶血性尿毒症的病例,提示两类疾病在发病机制上具有相似之处。此外,在DDD 家系中检测到 C3 基因两个密码子的杂合缺失,形成了功能亢进的 C3 分子。在塞浦路斯的一家系中,发现 H 因子相关蛋白5（CFHR5）的基因突变。除了基因突变,在 DDD 病例还检测到 H 因子、C3 和 CFHR5 的基因多态性。至于这种基因变异是否参与了 C3 肾小球病的发病,尚待进一步对基因功能进行研究证实。

（2）自身抗体:C3Nef 是一种 IgG 型针对旁路途径 C3 转化酶（C3bBb）的自身抗体,与 C3转化酶结合后,延长其半衰期,具有稳定 C3 转化酶、拮抗 H 因子的作用,导致 C3 转化酶持续激活,C3 被大量降解,致使血 C3 水平显著降低,补体旁路途径过度激活。尤其是 DDD 病例的 C3Nef 阳性率高达80%。但是,C3Nef 在Ⅰ型 MPGN 病例、少数狼疮肾炎和非肾脏病的病例也可阳性,因此,其在 DDD 发病机制的作用并不具有特异性。此外,部分病例也可检测到 H 因子、B 因子和 C3b 的自身抗体,而 B 因子的自身抗体与其结合后,也可稳定 C3 转化酶,从而导致补体系统过度激活。

（3）动物模型:H 因子先天性缺乏的 Norwegian Yoykshire 猪以及 H 因子基因敲除（Cfh-/-）小鼠,均出现血 C3 下降,免疫荧光仅见 C3 在肾小球中沉积,电镜检查可见内皮下、系膜区及基底膜内的电子致密物沉积,是接近人类 C3 肾小球病的动物模型。给 H 因子基因敲除的小鼠喂养 H 因子,血 C3 水平可恢复至正常,肾小球基底膜内沉积的 C3 出现溶解。H 因子和 B 因子同时敲除的小鼠(Cfh-/-Cfb-/-)则不出现 C3 肾小球病,是由于 B 因子缺乏,不能形成 C3 转化酶和导致旁路途径过度激活。上述动物实验证实,补体旁路途径的过度活化参与了 C3 肾小球病的发病。

C3 肾小球病包括 DDD 和 C3 肾小球肾炎两大类,由于 DDD 除具有 C3 肾小球肾炎的基本临床病理特征外,在临床病理特征及其发病机制方面,尚具有自身的独有特点,将在第五节进行专门讨论。本节只着重介绍 C3 肾小球肾炎的临床病理诊断及其治疗原则。

(三)临床病理表现

可发生于任何年龄,男女之间发病率无差异,主要表现为血尿、蛋白尿,可伴有高血压和不同程度的肾功能不全,可出现血 C3 水平降低,血 C4 水平多正常。45%~50%病例 C3Nef 阳性。血清抗 HBV 抗体、抗 HCV 抗体、抗核抗体(ANA)及抗中性白细胞胞浆自身抗体(ANCA)等均阴性。有报道个别病例血清单克隆免疫球蛋白或轻链阳性,并证实其为针对补体 H 因子的自身抗体。多数患者病情缓慢进展,5 年和 10 年进展至 ESRD 的病例分别占 25%和 50%。移植肾可在 12~18 个月内再次复发 C3 小球肾炎。

肾脏病理的常见类型为 MPGN,其次为系膜增生性肾小球肾炎和毛细血管内增生性肾小球肾炎,也可表现为肾小球轻微病变、局灶增生坏死性肾小球肾炎、新月体性肾小球肾炎、局灶硬化性肾小球病等。免疫荧光具有诊断意义,表现为 C3 强阳性沉积于肾小球系膜区及毛细血管壁,免疫球蛋白和轻链均为阴性。通过激光微切割技术和质谱分析显示,肾小球内含有补体旁路途径成分和终末补体成分,以 C3 和 C9 的含量最丰富,其次为 C5、C6、C7、C8 和 CFHR-1、CFHR-5,而无免疫球蛋白及补体经典途径的代谢成分 C1、C2 和 C4,这与 DDD 病例的分析结果一致。电镜检查可见肾小球内皮下、系膜区的电子致密物沉积,个别病例可伴有上皮下驼峰样电子致密物和节段性基底膜内电子致密物沉积。

(四)诊断与鉴别诊断

临床表现无特异性,血清补体 C3 降低而 C4 正常,除外继发性疾病,即提示本病。肾活检组织免疫荧光检查是诊断本病的主要依据。肾小球仅见 C3 的强阳性沉积,分布于系膜区及毛细血管壁,无免疫球蛋白及其轻链和 C1q 沉积;同时,电镜检查除外 DDD,即可诊断 C3 肾小球肾炎。进一步检查补体旁路调节蛋白(H 因子、I 因子)水平,及其自身抗体和基因突变,对于明确疾病发病机制和采取针对性治疗措施很重要。但是有关补体代谢的检查方法,尚未得到广泛应用,目前仍处于研究阶段。

鉴别诊断:①DDD:两者的临床表现和肾活检的光镜组织学特点相似,但是 DDD 的免疫荧光表现有其特点,典型的 DDD 可见 C3 沿肾小球毛细血管壁呈条带样、系膜区呈圆圈样分布,可伴肾小囊壁和肾小管基底膜的线条样沉积;电镜检查可见其特征性改变,肾小球基底膜致密层呈均匀飘带样的电子致密物沉积。②链球菌感染后毛细血管内增生性肾小球肾炎:部分 C3 肾小球肾炎的病理光镜表现为毛细血管内增生性肾小球肾炎,电镜下可见上皮下驼峰状电子致密物,与急性感染后肾小球肾炎难以区分。但是,急性感染后肾小球肾炎的肾组织免疫荧光检查常伴 IgG 沉积,而且疾病呈自限性,发病后 6~8 周血清补体 C3 恢复正常,临床症状逐渐缓解。若表现为持续性低补体血症,血尿、蛋白尿不缓解,甚至病情进行性加重,即应考虑为 C3 肾小球肾炎。

（五）治疗与展望

C3 肾小球肾炎属于少见病。而且由于 C3 肾小球病的独立命名时间较短,临床上尚缺乏大宗病例的治疗经验。现在的治疗措施如下:一般性治疗包括应用 ACEI 或 ARB 类药物控制高血压及减少尿蛋白排泄,以及进行调脂治疗等。主要治疗是针对补体旁路调节异常的治疗,包括:①血浆输注:针对补体抑制因子的基因突变,导致其功能缺陷者。如 H 因子突变的家族性 C3 肾小球肾炎患者,此方案可使病情得到有效的控制。②依库珠单抗(ecu－lizum-ab):为抗 C5 单克隆抗体,可阻断终末补体活化产物 MAC 的形成,减轻炎症反应。有部分 C3 肾小球肾炎和 DDD 病例,治疗后病情减轻。但其确切疗效尚需进一步研究验证。③免疫抑制剂:针对 C3Nef 等自身抗体进行治疗,对于活动的 C3 肾小球病可能有抑制炎症作用,少数病例治疗后有一定疗效。但是关于病例的入选及免疫抑制药物的选择和用法,目前尚无统一认识。

总体上讲,C3 肾小球肾炎预后较 DDD 好,目前的临床观察主要来自非 MPGN 型 C3 肾小球肾炎,短期预后较好。Ginesta 等延长随访至 7 年以上,发现部分患者已进入维持性透析治疗,提示长期预后可能较差;但是 Orfila 等对部分患者随访至 10～17 年,只有 2/13 例患者出现中度肾功能减退。上述差异可能与当时的 C3 肾小球肾炎诊断标准不统一及病例数少有关。来自美国梅奥医学中心(Mayo Clinic)的报道,对 12 例 C3 肾小球肾炎随访 26 个月,无明显肾功能下降,因此认为 C3 肾小球肾炎病程相对缓和,预后相对较好。C3 肾小球肾炎肾移植后复发率也较 DDD 低。

五、致密物沉积病

DDD 是 C3 肾小球病中的特殊类型,其特征表现为电镜下肾小球基底膜致密层可见均匀的、飘带样电子致密物沉积,肾小管基底膜和肾小囊基底膜也可见类似电子致密物。传统上将 DDD 划为 Ⅱ 型 MPGN,但陆续的病例报道发现,DDD 并非全部表现为 MPGN,也可表现为系膜增生性肾小球肾炎等其他病理类型。

（一）发病机制

DDD 的发病机制与补体旁路调节失衡导致液相的补体旁路过度活化有关,可由于补体旁路调节蛋白的基因突变或其自身抗体产生所致。报道较多的是在家族性 DDD 患者检测到 H 因子的纯合突变,发生于 N 末端的 SCR4、SCR7 的氨基酸替换和缺失的突变,导致 H 因子功能缺陷。另有 C3 的基因突变,形成循环中突变型 C3 和 C3 转换酶($C3_{\Delta923DG}$),其不能被 H 因子结合和抑制,导致液相的补体旁路的过度激活。也有报道 DDD 患者检测到基因多态性,包括 H 因子、B 因子和 C3 的基因多态性具有患病倾向,可通过叠加效应,导致 DDD 发病。关于自身抗体的报道,最早见于 1969 年 Spitzer 首先发现了一种能与裂解 C3 的蛋白结合的物质,后证实为 C3 转化酶的自身抗体,命名为 C3Nef。C3Nef 是一种 IgG 型抗体,与 C3 转化酶结合后,使其半衰期由几秒钟延长至 45～60 分钟,同时拮抗 H 因子的作用,C3 转化酶持续降解 C3,导致补体过度激活。C3Nef 在 DDD 患者的阳性率高达 80%,提示其在 DDD 的发病机制中具有重要作用。另有报道 DDD 患者检测到 H 因子和 B 因子自身抗体,后者与 B 因子结合后也可稳定 C3 转化酶(C3bBb),加速补体活化。Sethi 等对 DDD 肾小球的成分进行质谱分析显示,肾组织内的沉积物主要含补体旁路的代谢成分和终末补体活化产物(C3、C5、C8、C9),以及补体液相活化的调节蛋白——玻连蛋白(vitronectin),不含 B 因子。后者是在细胞表面(固相)形成补体旁路 C3 转化酶(C3bBb)和 C5 转化酶(C3bBbC3b)所必需的调节因子,说明 DDD 的补体旁路激活主要发生于液相而非固相。基因敲除的动物模型也证实,H 因子和 I 因子同时敲除(Cfh−/−Cfi−/−)的小鼠,仅见系膜区 C3 沉积而无毛细血管壁的 C3 沉积,说明液相的补体调节因子——I 因子对于毛细血管壁的 C3 沉积必不可少。

另一个有趣的现象是,同样是补体旁路途径调节异常导致补体旁路过度活化致病,为什么 C3 在 DDD 和 C3 肾小球肾炎的肾小球内沉积的形态却不相同? DDD 和 C3 肾小球肾炎到底是同一疾病的不同阶段还是两个不同疾病? 从人和动物模型的观察结果推测,C3 在肾小球的沉积形态不同可能与沉积的补体片段不同有关:C3b 倾向于沉积在系膜区,导致非 MPGN 型 C3 肾小球肾炎;在 I 因子作用下,C3b 降解为 iC3b,倾向于沉积在毛细血管袢,可导致 MPGN 型 C3 肾小球肾炎。目前多数人认为 DDD 患者其肾小球基底膜内沉积的 C3 也应为 iC3b,但至今未能获得直接证据。如果都是 iC3b 沿毛细血管袢沉积,为什么有时形成 DDD,有时形成 MPGN 型 C3 肾小球肾炎呢? 有学者推测可能 DDD 和 MPGN 型 C3 肾小球肾炎是同一疾病的不同阶段,依据是:在 H 因子缺失的 Norwegian Yorkshire 猪观察到肾小球电子致密物最开始出现在内皮下,后逐渐发展至肾小球基底膜致密层,同时可有上皮下沉积;部分 DDD 患者可同时伴内皮下电子致密物沉积,而 C3 肾小球肾炎患者也可见节段性肾小球基底膜内电子致密物沉积,出现两种疾病的形态并存的现象,提示两种疾病可能是同一疾病的不同阶段,其确切的发病机制尚待进一步的研究。

(二)临床表现

DDD 多见于儿童,也可见于成人,老年患者可因副蛋白血症继发的自身抗体(如 H 因子抗体)导致 DDD。美国的 DDD 数据库显示,女性比例略高于男性(男与女比例为 2∶3)。发病前可有上呼吸道感染史。表现为急性肾炎综合征(16%～38%)、单纯肉眼血尿(21%～36%)、肾病综合征(12%～55%)、镜下血尿伴非肾病综合征水平蛋白尿(15%)、单纯蛋白尿(15%～41%),还可有无菌性白细胞尿。多数患者 C3 下降,C3 水平与病情活动无明显相关性,C4 一般正常。

肾外表现有视网膜黄斑变性,是包含补体的物质(电镜下为电子致密物)在视网膜色素上皮细胞和 Bruch 膜之间沉积形成疣状物所致,黄斑变性与肾脏病变活动无明显相关性。不到 5% 的患者也可合并获得性部分脂肪营养不良(aquired partial lipodystrophy),表现自面部到上半部躯体皮下脂肪萎缩,可先于肾脏病数年出现,与补体旁路介导的脂肪组织损伤相关。

(三)病理表现

DDD 特征性改变为电镜下肾小球基底膜致密层均匀的电子致密物沉积,似缎带样或香肠状改变,有时也可呈间断性沉积。类似电子沉积物也可见于肾小囊壁和肾小管基底膜。免疫荧光可见 C3 沿肾小球毛细血管壁、肾小囊壁及肾小管基底膜呈线条样沉积,在系膜区呈圆环状沉积,免疫球蛋白阴性或少量沉积。光镜检查可见肾小球基底膜呈带状增厚,用过碘酸-雪夫染色(PAS)片观察尤显著。病理类型可多种多样,25%～43.8% 患者表现为 MPGN,其余可表现为系膜增生性肾小球肾炎(44%)、新月体性肾小球肾炎(18%)、毛细血管内肾小球肾炎(12%)和硬化性肾小球病。

(四)诊断及鉴别诊断

临床上如发现 C3 下降而 C4 正常、合并视网膜黄斑变性或获得性部分脂肪营养不良则高度提示 DDD 可能,但最终明确诊断仍需进行肾活检病理检查。DDD 诊断明确后,应进一步寻找补体旁路调节异常的具体环节,检测血浆 C3Nef、H 因子自身抗体及基因、B 因子自身抗体及免疫固定电泳等。鉴别诊断主要依靠免疫荧光和电镜与 C3 肾小球肾炎鉴别。

(五)治疗及展望

本病为罕见病,无大规模的临床试验,治疗方法主要基于少数病例的治疗经验报道和针对可能发病机制的治疗尝试。DDD 的一般治疗与 C3 肾小球肾炎治疗相同,而主要治疗也是针对补体旁路调节异常进行,包括:①血浆置换:适用于 H 因子基因突变、H 因子自身抗体、C3Nef、副蛋白血症等,机制是置换出各种致病因子,及通过新鲜冰冻血浆补充缺乏的 H 因子等补体辅助因子。H 因子基因突变引起的 DDD 理论上应终身实施血浆治疗,目前已能重组 H 因子,但尚未在人类使用。副蛋白血症患者还可能采用化疗或化疗及干细胞移植。②利妥昔单抗(rituximab):为抗 CD20 单克隆抗体,它与 B 淋巴细胞表面的 CD20 抗原结合后,能发挥免疫抑制作用。理论上讲,其对 C3Nef 阳性、抗 H 因子抗体阳性、抗 B 因子抗体阳性及副蛋白血症等患者均可能有效,但目前尚无相关报道。③依库珠单抗:此抗 C5 单克隆抗体与 C5 结合后可抑制 C5 分解为 C5a 和 C5b,从而可以阻断 C5a 和 MAC 的产生,有报道依库珠单抗对部分 DDD 患者有效,有限的经验认为起病时间短、肾活检有活动性病变(如新月体、毛细血管内增生)、肾小球和肾间质慢性病变轻、近期有血肌酐或(和)尿蛋白上升、循环 MAC 升高者效果较好,有待今后进一步研究验证。④免疫抑制剂:可选用糖皮质激素、环磷酰胺、环孢素 A 等药物,部分病例报道有一定疗效。

DDD 预后较差,10 年 50%~70%发展至 ESRD。肾移植后 50%~100%复发,通常在移植后 1~2.5 年内复发。肾移植前、后行血浆置换是否能减少复发或治疗复发目前尚不肯定。随着 DDD 发病机制研究的深入,未来更有效的新的治疗方法将可能出现。

(王淑明)

第七节 Alport 综合征

Alport 综合征(Alport syndrome)又称遗传性进行性肾炎(hereditary nephritis),是最常见的遗传性肾脏病之一。该病临床主要表现为血尿和进行性肾功能减退,常伴有感音神经性耳聋和眼部异常。当前研究已经证实 Alport 综合征是因编码Ⅳ型胶原不同 α 链的基因突变所致,导致构成组织基底膜的主要成分Ⅳ型胶原 α 链异常或缺陷,致使组织基底膜的结构和功能异常而发生多种临床症状和体征。Alport 综合征最初由 Guthrie 于 1902 年提及,他描述了几例家族性特发性血尿患者并认为是来自母亲的遗传;1927 年 Alport 首次提出"综合征"的概念,认为血尿和神经性耳聋有关联,并发现该病的严重程度和性别相关;1954 年 Sohar 首次描述了眼部的异常;1961 年 Williamson 提议将临床上表现为血尿、耳聋,又具有明显的遗传倾向、自然病程有显著的性别差异的疾病命名为 Alport 综合征。

Alport 综合征作为一个疾病的命名已逾 80 多年,但近 20 多年来的研究进展才使我们对该病自身特点有了更深入理解,并因此引发了我们对肾小球基底膜结构和功能、对肾脏疾病某些特殊表型与基因型关系、对肾小球疾病进展机制等方面更多的思考与探究。因此,本节着重阐述研究进展、相关思考以及存在问题。

一、Alport 综合征的诊断、鉴别诊断及思考

(一)Alport 综合征的临床及肾脏病理表现

1.临床表现 Alport 综合征主要表现为血尿,随着疾病进展临床表现为血尿和蛋白尿,

后者其至可以达到大量蛋白尿水平;进行性肾功能减退;部分患者伴有眼部异常以及感音神经性耳聋。Alport 综合征为遗传性疾病,因此在谈及该病临床表现时,务必要注意到遗传型,因为不同遗传型的患者临床表现可能不同。Alport 综合征存在三种遗传方式,即:X 连锁显性遗传(X—linked dominant,XLAS)占 80%～85%,常染色体隐性遗传(autosomal recessive,ARAS)约占 15%,此外还有非常少见的常染色体显性遗传(autosomal dominant,ADAS)。

血尿是 Alport 综合征最常见的临床表现。血尿为肾小球源血尿。X 连锁遗传型的男性患者表现为持续性镜下血尿,外显率为 100%。大约 67% 的 Alport 综合征男性患者有发作性肉眼血尿,其中许多人在 10～15 岁前,肉眼血尿可出现在上呼吸道感染或劳累后。X 连锁遗传型女性患者 90% 以上有镜下血尿,少数女性患者出现肉眼血尿。几乎所有常染色体隐性遗传型的患者(不论男性还是女性)均呈现血尿;而常染色体隐性遗传型的杂合子亲属 50%～60%,至多 80% 出现血尿。

X 连锁遗传型 Alport 综合征男性迟早会出现蛋白尿。蛋白尿在小儿或疾病早期不出现或极微量,但随年龄增长而出现,甚至发展至大量蛋白尿。肾病综合征的发生率为 30%～40%。同样高血压的发生率和严重性也随年龄而增加,且多发生于男性患者。

X 连锁遗传型 Alport 综合征男性患者肾脏预后极差,几乎全部将发展至终末期肾脏病(ESRD),进展速度各家系间有差异,通常从肾功能开始异常至肾衰竭 5～10 年。但各家系中男性患者出现肾衰竭的年龄不同,因而有些作者根据家系中男性发生 ESRD 的年龄将 Alport 综合征家系分为青少年型(31 岁前发生)和成年型(31 岁以后)。部分 X 连锁遗传型 Alport 综合征女性患者也会出现肾衰竭,至 40 岁大约 12%、60 岁以上 30%～40% 患者出现肾衰竭。总体来说,X 连锁遗传型 Alport 综合征女性患者临床表型较男性患者轻且差异很大,其可能机制推测与 X 染色体失活有关,但尚未得到证实。许多常染色体隐性遗传型的患者于青春期出现肾衰竭,30 岁前几乎所有患者均出现肾衰竭。常染色体显性遗传型的患者临床表现相对轻些。

Alport 综合征可伴有感音神经性耳聋,听力障碍发生于耳蜗部位。耳聋为进行性的,耳聋将渐及全音域,甚至影响日常的对话交流。X 连锁遗传型 Alport 综合征中男性发生感音神经性耳聋较女性多,而且发生的年龄较女性早。而常染色体隐性遗传型 Alport 综合征约 2/3 的患者于 20 岁前即表现出感音神经性耳聋。

对 Alport 综合征具有诊断意义的眼部病变为:前圆锥形晶状体(anterior lenticonus)、黄斑周围点状和斑点状视网膜病变(perimacular dot and fleck retinopathy)及视网膜赤道部视网膜病变(midperipheral retinopthy)。前圆锥形晶状体表现为晶状体中央部位突向前囊,患者可表现为进行性近视,甚至导致前极性白内障或前囊自发穿孔。前圆锥形晶状体并非出生时即有,多在 20～30 岁时出现。确认前圆锥形晶状体常需借助眼科裂隙灯检查,有作者认为检眼镜下见到"油滴状"改变也可诊断。60%～70% X 连锁遗传型男性、10% X 连锁遗传型女性以及约 70% 的常染色体隐性遗传型 Alport 综合征患者出现前圆锥形晶状体病变。黄斑周围点状和斑点状视网膜病变和视网膜赤道部视网膜病变表现为暗淡、甚至苍白的斑点状病灶,最好用视网膜摄像的方法观察,这种病变常不影响视力,但病变会伴随肾功能的减退而进展。大约 70% X 连锁遗传型男性、10% X 连锁遗传型女性及约 70% 的常染色体隐性遗传型 Alport 综合征患者伴有这种视网膜病变,而且视网膜病变常与耳聋和前圆锥形晶状体同在,但视网膜病变发生常较前圆锥形晶状体早。

此外，Alport 综合征还可以表现为 AMME 综合征（AMME complex），即伴有血液系统异常的 Alport 综合征，该综合征表现为 Alport、精神发育落后、面中部发育不良以及椭圆形红细胞增多症等。还有少数 Alport 综合征伴发弥漫性平滑肌瘤（diffuse leiomyomatosis），肿瘤常位于食管、气管和女性生殖道（如阴蒂、大阴唇及子宫等），并因此出现相应的症状，如吞咽困难、呼吸困难等。

2.肾脏病理表现　Alport 综合征患者肾脏组织在光镜下无特殊意义的病理变化。一般 5 岁前的 Alport 综合征患者，其肾组织病理显示肾单位和血管正常或基本正常，可能发现的唯一异常是 5%～30%表浅肾小球为"婴儿样"肾小球，即肾小球毛细血管丛被体积较大的立方形、染色较深的上皮细胞覆盖，而毛细血管腔较小；或仅见肾间质泡沫细胞。5～10 岁的 Alport 综合征患者肾组织标本大多表现为轻微病变，可见肾小球系膜及毛细血管壁损伤，包括节段或弥漫性系膜细胞增生、系膜基质增多，毛细血管壁增厚。晚期可见肾小球球性硬化、肾小管基底膜增厚、肾小管萎缩或扩张，肾间质纤维化等，并常见肾间质泡沫细胞。

常规免疫荧光学检查 Alport 综合征患者肾脏组织无特异性变化，有时甚至完全阴性。

Alport 综合征特征性的病理改变只有在电子显微镜下才可以看到，典型病变为肾小球基底膜出现广泛的增厚、变薄以及致密层分裂的病变。肾小球基底膜超微结构最突出的异常是致密层不规则的外观，其范围既可以累及所有的毛细血管袢或毛细血管袢内所有的区域，也可以仅累及部分毛细血管袢或毛细血管袢内的部分区域。Alport 综合征肾小球基底膜致密层可增厚至 1200nm（正常为 100～350nm），并有不规则的内、外轮廓线；由于基底膜致密层断裂，电镜下还可见到基底膜中有一些"电子致密颗粒"（直径为 20～90nm），其性质不十分清楚，可能是被破坏的致密层"残迹"，也有人认为可能缘自变性的脏层上皮细胞。肾小球基底膜弥漫性变薄（可薄至 100nm 以下）常见于年幼患儿、女性患者或疾病早期，偶尔见于成年的男性患者。

（二）Alport 综合征诊断、鉴别诊断及思考

目前认为确诊 Alport 综合征主要依赖：①肾活检电镜下肾小球基底膜超微病理的典型改变；或②组织（皮肤以及肾小球）基底膜Ⅳ型胶原 α 链异常表达；或③基因突变。但是上述诊断"金标准"或"最确切"诊断证据在临床实践应用时仍会存在一定局限性。由于该病兼具临床综合征、遗传性疾病、基底膜病变的特性，因此在临床实践中该病诊断以及鉴别诊断可以分为以下几个"层面"或"角度"考虑。

1.临床综合征　当患者出现典型的临床症状，如血尿或血尿和蛋白尿，伴有耳聋、眼部异常，考虑 Alport 综合征的诊断并不困难。然而临床实践中常会遇到许多不典型病例，此时需要注意已有研究提供的 Alport 综合征临床表现的相关数据，综合分析临床症状出现的年龄特点、发生的比率以及发现异常需要的检查技术方法等，以做出正确判断。①并不是所有 Alport 综合征均以血尿为主要表现而就诊。有些 Alport 综合征患者就诊时表现为肾病综合征，血尿并不突出，诊断时可能会误诊为原发性肾病综合征，并予以足量糖皮质激素治疗。② Alport 综合征仅部分患者表现耳聋。确定是否伴有耳聋务必进行纯音测听，不可仅是"询问"；另外，Alport 综合征出现的感音神经性耳聋有进行性发展的特点，这一点有别于耳毒性药物所致的听力损伤。③部分 Alport 综合征患者出现的眼部异常是有诊断价值的，但需借助眼裂隙灯（诊断前圆锥形晶状体）和眼底照相机检查确诊。

2.家族史　判断遗传性疾病家族史对于疾病确诊、患者预后估计以及病患家庭遗传咨询十分重要。判断家族史除了详尽询问并绘制系谱图，对于考虑可能为 Alport 综合征的家系，

要尽量对先证者父母、乃至全家系成员进行晨尿检查。另外需要注意 Alport 综合征存在新发突变(de novo,有时也称作"从头突变"),即这部分患者没有血尿、肾功能衰竭等肾脏病家族史。在 Alport 综合征中新发突变的比例约10%以上。

3. 肾脏病理 如前所述,肾活检组织电镜下肾小球基底膜超微病理典型病变是诊断 Alport 综合征的"金标准"。但是在疾病早期或小年龄患儿、X 连锁遗传型女性患者基底膜往往呈现弥漫或节段性变薄(可薄至 100nm 以下),此时需要与薄基底膜肾病鉴别。近年有研究认为,常染色体隐性遗传型 Alport 综合征先证者父母,或该类遗传型致病基因携带者肾小球基底膜表现为弥漫性变薄。由此引发进一步的思考:Alport 综合征和薄基底膜肾病的关系是什么? 是一类疾病,不同基因型;抑或,由于不同基因型,因此导致两种临床、病理以及预后各异的疾病? Alport 综合征基底膜病变导致疾病进行性发展、直至达到 ESRD 和(或)肾脏纤维化的分子机制是什么?

另外,基底膜病变的分子基础是什么? 基底膜变薄是否仅因为缺少了Ⅳ型胶原 α_{3-5} 链? 基底膜增厚又是哪些细胞外基质分子异常增多? 尽管有少量研究提示增厚的 Alport 综合征基底膜主要为Ⅳ胶原 $\alpha_{1/2}$ 链、整合素分子等,但目前并未完全澄清。

Alport 综合征肾活检组织免疫荧光学检测多为阴性,这对确诊价值不大,但有助于鉴别诊断,尤其与 IgA 肾病的鉴别诊断。

4. 检测组织基底膜Ⅳ型胶原 α 链表达 应用抗Ⅳ型胶原不同 α 链的单克隆抗体,在肾活检以及简单易行的皮肤活检组织进行免疫荧光学检查,可用于诊断 X 连锁遗传型 Alport 综合征的患者,也可助于筛查基因携带者,因为 X 连锁遗传型 Alport 综合征女性携带者的基底膜(皮肤或肾脏)与抗Ⅳ型胶原 α_5 链的抗体的反应为间断阳性,或曰"镶嵌状"(mosaic pattern),这可能缘于女性为杂合的 COL4A5 基因突变。另外,抗Ⅳ型胶原不同 α 链单克隆抗体与肾小球基底膜的反应结果还可用于鉴定 Alport 综合征的常染色体隐性遗传型(表7-8)。

表7-8 Alport 综合征患者组织基底膜中Ⅳ型胶原 α 链表达特点

	肾小球基底膜	肾小囊	远曲小管基底膜	皮肤基底膜
XLAS男性				
抗 α_3(Ⅳ)单抗	阴性	正常无表达	阴性	正常无表达
抗 α_4(Ⅳ)单抗	阴性	正常无表达	阴性	正常无表达
抗 α_5(Ⅳ)单抗	阴性	阴性	阴性	阴性
抗 α_6(Ⅳ)单抗	正常无表达	阴性	阴性	阴性
XLAS女性				
抗 α_3(Ⅳ)单抗	间断阳性	正常无表达	间断阳性	正常无表达
抗 α_4(Ⅳ)单抗	间断阳性	正常无表达	间断阳性	正常无表达
抗 α_5(Ⅳ)单抗	间断阳性	间断阳性	间断阳性	间断阳性
抗 α_6(Ⅳ)单抗	正常无表达	间断阳性	间断阳性	间断阳性
ARAS				
抗 α_3(Ⅳ)单抗	阴性	正常无表达	阴性	正常无表达
抗 α_4(Ⅳ)单抗	阴性	正常无表达	阴性	正常无表达
抗 α_5(Ⅳ)单抗	阴性	阳性	阳性	阳性
抗 α_6(Ⅳ)单抗	正常无表达	阳性	阳性	阳性

值得注意的是:①若抗 α_5(Ⅳ)单抗在皮肤基底膜染色为阴性,可以确诊为 X 连锁遗传型 Alport 综合征。②由于某些确诊的 X 连锁遗传型 Alport 综合征患者或基因携带者,可有基底膜 α_5(Ⅳ)链的正常表达[抗 α_5(Ⅳ)单抗染色阳性],因而基底膜与抗Ⅳ型胶原 α_5 链抗体反

应呈阳性时(大约 30%),并不能除外 Alport 综合征的诊断。③无症状的基因携带者,通常皮肤的免疫荧光学检查正常。

5.基因检测　检测 Alport 综合征致病基因是确诊、确定遗传性、携带者的有利手段,更是产前基因诊断的必备检查。X 连锁遗传型 Alport 综合征因 COL4A5 基因突变或 COL4A5 和 COL4A6 两个基因突变所致。常染色体隐性遗传型 Alport 综合征因 COL4A3 或 COL4A4 基因突变所致。常染色体显性遗传型 Alport 综合征非常少见,目前研究提示该型 Alport 综合征存在或基因的突变。IV 型胶原不同 α 链编码基因的染色人体定位、基因大小等信息见表 7－9。

表 7－9　IV 型胶原 α 链不同编码基因的主要特征

	COL4A1	COL4A2	COL4A3	COL4A4	COL4A5	COL4A6
染色体位点	13q34	13q34	2q36.3	2q36.3	Xq22.3	Xq22.3
基因大小(bp)	158148	205744	150227	159352	257622	283866
外显子数目	52	48	52	47	51	45
mRNA 大小(bp)	6511	6276	8096	7844	6445	6689

分析外周血基因组 DNA 确定 COL4A5 突变的经典方法应用最多、应用时间最长,所采用的技术不断改进,包括限制性片段长度多态性(restriction fragment length polymorphisms,RFLP)、聚合酶链反应－变性梯度凝胶电泳(polymerase chain reaction－denaturing gradient gel electrophoresis,PCR－DGGE)、单链构象多态性(single strand conformation polymorphism,PCR－SSCP)和逐个扩增 COL4A5 基因 51 个外显子并直接测序法。这些基于外周血基因组 DNA 的 COL4A5 突变检测技术,花费较大,而且突变检测率较低。因此,其实用性和可行性都不能满足临床工作的需要,有必要探讨新的技术和方法以提高突变检测的灵敏性并且方法简便、可行、实用。国外有研究已经证实基因突变后,其 mRNA 的转录并未关闭,在某些组织,如肾脏、白细胞、皮肤和头发中都存在着突变基因"非法"转录(illegitimate transcription)的 mRNA 产物,因此可以利用这些组织中存在的突变基因"非法"转录的 mRNA 产物和反转录－聚合酶链反应(reverse transcription polymerase chain reaction,RT－FCR)技术,进行 COL4A5 基因突变分析。此外,国外一些研究显示,在培养的皮肤成纤维细胞中也存在 α_1(IV)、α_5(IV)和 α_6(IV)的转录产物。因此国内研究者成功地应用从皮肤成纤维细胞或外周血淋巴细胞中提取的 RNA 及 RT－PCR 技术,对 X 连锁遗传型 Alport 综合征患者进行基因诊断,与以前报道的各种基因检测方法相比,该方法具有突变检测率较高、稳定可信、简便省力、有更大的可行性和实用性。

二、Alport 综合征发病机制研究现状、存在问题

(一)基底膜中 IV 型胶原网状结构

IV 型胶原是一种主要分布于基底膜的细胞外基质蛋白成分。作为胶原家族的一个成员,IV 型胶原分子同样是由三条 α 链相互缠绕而形成的三股螺旋结构的分子。现已证实参与 IV 型胶原分子结构的 α 链至少有 6 种,分别命名为 α_1(IV)至 α_6(IV)链。根据各链被确定的时间及组织分布的不同,将 6 种 α(IV)链分为经典链(classical chains,包括 α_1 和 α_2 链)和新链(novel chains,包括 $\alpha_3 \sim \alpha_6$ 链)。另外,由于各种链之间的氨基酸序列有高度同源性,所以 α_1(IV) $\sim \alpha_6$(IV)链又可分为 α_1 类链(α_1－like chans,包括 α_1、α_3 和 α_5 链)和 α_2 类链(α_2－like chains,

包括 α_2、α_4 和 α_6 链）。

研究证实每一种 α（Ⅳ）链的分子量约为 170～185 千道尔顿，含有三个不同的结构域：含 14～23 个氨基酸的氨基端非胶原区（7S），含大量甘氨酸（glysine，Gly）－X－Y 重复结构的胶原区（X、Y 代表其他氨基酸），以及含约 230 个氨基酸残基的羧基端非胶原区，称 NC1 区（noncollagenous domain）。7S 区含半胱氨酸较多，认为半胱氨酸间二硫键的形成有助于 4 个三股螺旋分子在氨基端的交联结合。胶原区的一个显著特征为 Gly－X－Y 重复序列被 21～26 个非胶原片段分隔，这些非胶原片段可增加Ⅳ型胶原的可塑性。NC1 区呈球形，含有的 12 个半胱氨酸残基，对链内或链间二硫键的形成具有重要作用。以 α_5（Ⅳ）链为例，全长含 1685 个氨基酸残基，包括 26 个氨基酸残基的信号肽，14 个氨基酸残基的氨基端非胶原区，1430 个氨基酸残基的胶原区，以及 229 个氨基酸残基的羧基端 NC1 区。其中胶原区中的 Gly－X－Y 重复序列被 22 个非胶原片段所分隔。

构成Ⅳ型胶原分子的相关的三条 α 链的羧基端 NC1 区通过二硫键结合，进而胶原区缠绕、折叠成三股螺旋状并延续至氨基端，从而形成Ⅳ型胶原分子。每一个Ⅳ型胶原分子的 NC1 区将与另一个Ⅳ型胶原分子的 NC1 区作用而形成二聚体，同时氨基端与另外三个胶原分子的氨基端经共价作用而形成四聚体。此外，每一个Ⅳ型胶原分子的羧基端还可与其他Ⅳ型胶原分子的胶原区的不同部位经侧方交联而结合。这些分子间的作用将使Ⅳ型胶原分子构成多边形网状结构的Ⅳ型胶原网，承载其他基质糖蛋白的沉积以及细胞的结合。

（二）COL4An 突变以及与表型关系的探讨

近年来，随着基因诊断技术的推广，表型和基因型资料不断积累，尤其一些 Alport 综合征相对大宗病例的报道，有助于提高对基因型和表型相关性的认识。有研究认为具有大片段重组突变和导致蛋白截短小突变的男性患者 90% 在 30 岁前出现 ESRD，而具有错义突变和剪切突变的男性患者 30 岁前出现 ESRD 的比例分别是 50% 和 70%；具有错义突变的男性患者在 30 岁前出现耳聋和眼部异常的比例都是 60%，其他突变的患者在 30 岁前出现耳聋和眼部异常的比例都是 90%。此外，出现移植后抗肾小球基底膜（GBM）肾炎的 3 例患者都是大片段重组突变。2002 年 Gross 等对 44 篇相关文献进行荟萃分析，总结后将突变分为 3 类：①严重型：包括大片段重组突变、移码突变、截短突变、剪切位点给位的突变、NC1 区突变、15% 新发突变，具有严重型突变的患者大约 20 岁出现 ESRD，80% 出现耳聋，40% 眼部异常。②中等严重型：包括外显子 21～47 区间的甘氨酸替代突变、剪切位点受位的突变、整码突变和 5% 新发替代突变，具有中等严重型突变的患者大约 26 岁出现 ESRD，65% 出现耳聋，30% 眼部异常。③中等突变（温和突变）型：包括外显子 1～20 区间的甘氨酸替代突变，具有中等突变型的患者大约 30 岁出现 ESRD，70% 出现耳聋，30% 眼部异常。也有研究者提出较早出现 ESRD、耳聋和眼部异常的患者可能为 COL4A5 基因 5 端的突变。

关于女性携带者基因型与表型关系的报道较少。2003 年来自欧洲的报道分析了 195 个 X 连锁遗传型 Alport 综合征家系的 323 例女性携带者，发现 95.5% 女性携带者具有镜下血尿，75% 具有蛋白尿，28% 在 20 岁前出现耳聋，15% 存在眼部异常，12% 出现慢性肾衰竭。另外错义突变进展至 ESRD 的速度最慢，但与其他突变相比无统计学差异。研究还提示合并耳聋的女性携带者进展至 ESRD 的风险大于不合并耳聋的。国内学者针对女性 X 连锁遗传型

Alport综合征临床表型和X染色体失活的关系进行了研究,发现女性患者临床表型与外周血中X染色体失活比例呈负相关,即尿蛋白重的,外周血中致病等位基因所在X染色体失活比例均值低;相反蛋白尿轻者,外周血中致病等位基因所在X染色体失活比例均值高。研究还发现女性患者临床表型与皮肤成纤维细胞中X染色体失活比例无相关性。这一研究结果有望用于预测X连锁遗传型Alport综合征患者疾病预后。但是,如何克服X染色体随机失活在不同个体的不同组织、不同年龄的差异,仍是待研究的课题。

此外,IV型胶原α链基因突变除了导致相应编码蛋白部分或全部缺失,国内研究者应用园二色谱技术,发现IV型胶原α_5链分子胶原结构域甘氨酸的某些替代突变,将导致IV型胶原链二级结构异常;而这种二级结构的变化比甘氨酸替代突变的类型更与临床表型严重程度相关。但是,如何将这一研究结果"转化"到临床应用中,即建立简便易行的检测IV型胶原α链二级结构的方法,仍有待于进一步研究。

(三)Alport综合征进展机制的研究

Alport综合征为进行性的肾脏疾病,即所有X连锁遗传型男性、少数X连锁遗传型女性以及所有常染色体隐性遗传型患者终将进展至ESRD,肾脏病理表现为肾小球硬化及肾间质纤维化。近年国内外有关Alport综合征自然病史的研究均显示,患者在疾病进展过程中除血尿外,将逐渐出现蛋白尿,然后肾功能减退。国外应用Alport综合征动物模型的分析也显示了同样的临床发展过程以及肾脏病理进展特征。那么,由于IV型胶原α链编码基因突变导致肾小球基底膜异常的Alport综合征,疾病进展的分子机制是什么?与其他肾脏疾病进展机制有哪些异同?尽管国内外目前的研究尚不能完全澄清这些问题,但我们可以试图从如下几方面进行思考。

1.已有研究显示,Alport综合征疾病进展过程中,肾脏病理除特征性的基底膜病变,肾小球也会出现局灶节段性硬化,肾小管-间质出现纤维化。进一步检测发现,转化生长因子-β(TGF-β)等与肾脏疾病进展密切相关的分子在肾组织的表达增高。提示尽管Alport综合征的病因明确,即编码IV型胶原α链的基因突变,但疾病进展的分子机制与其他肾脏疾病雷同,可能不同病因的肾脏疾病在进入到硬化/纤维化的"轨道"后,存在"殊途同归"的分子机制。

2.Alport综合征病因明确,相对单一,即编码IV型胶原$\alpha_{3\sim6}$链的基因突变。由于IV型胶原分子是组成肾小球基底膜的主要蛋白成分,因此突变引起的组织形态学病变主要表现在肾小球基底膜;此外,α_3(IV)~α_5(IV)链选择性地分布于眼部的晶状体囊、角膜后弹力层(Descemet膜)、玻璃膜(Bruch膜)、内界膜,以及耳部的耳蜗螺旋缘、螺旋凸、内沟、外沟、血管纹和基膜中,因此Alport综合征出现相应的眼部和听力异常。那么基底膜,或者具体地讲肾小球基底膜的病变如何引发肾脏病持续进展、直至出现ESRD?是基底膜病变直接引起蛋白尿,然后持续和不断加重的蛋白尿导致肾脏疾病进展?抑或基底膜病变导致足细胞异常,然后引起蛋白尿,并"触发"肾脏疾病进展的"殊途同归"的机制?国内外在患者和动物模型的研究显示,Alport综合征的肾脏首先表现了肾小球足细胞足突异常,因此患者或模型动物会先出现微量白蛋白尿,然后逐渐发展成蛋白尿、甚至大量蛋白尿。这些研究结果提示,Alport综合征的基底膜病变很可能首先损伤了足细胞/足细胞足突。

3.基底膜异常如何导致足细胞/足细胞足突的异常远未澄清,也是值得进一步研究的课题和难题。可能理解足细胞足突"附着"在基底膜的分子机制有助于这一难题的解决。当然Ⅳ型胶原α链、尤其α_3(Ⅳ)～α_5(Ⅳ)链对于足细胞足突的"附着"有哪些特殊贡献,以及用什么研究技术手段深入探讨相关问题等,都将成为该课题研究的"障碍"和难点。

4.研究Alport综合征进展的分子机制有重要意义。①Alport综合征病因明确、相对单一,从研究的角度考虑Alport综合征不失为探讨肾脏病进展分子机制的良好"模型"。②通过研究Alport综合征进展的分子机制,有望发现、确定一些重要和特异的生物标志物,用以预测Alport综合征进展速度,评价干预治疗疗效,甚至发现新的Alport综合征治疗的分子靶点。

三、Alport 综合征治疗进展及思索

迄今尚无治愈Alport综合征的药物或治疗方案。尽管下面会论及延缓Alport综合征肾脏病进展的药物干预,但目前并不能完全阻止疾病进展。Alport综合征患者进展至ESRD者,肾移植是有效的治疗措施之一。Alport综合征患者肾移植后移植肾会发生"移植后抗GBM肾炎",即患者体内产生针对移植的正常肾脏基底膜的抗体,因而发生抗-GBM肾炎,由此导致移植失败,发生率3%～5%,且大多数(约75%)均在肾移植后一年内发生;再移植可再次发生抗-GBM肾炎。目前研究认为Alport综合征肾移植后产生的抗-GBM抗体是针对移植肾基底膜Ⅳ型胶原α_5、α_3和α_1各链NC1区的同种抗体,以α_5链最常见,α_3链次之,其中基因缺失较点突变更易诱导同种抗体的产生。

同种肾移植是开展较早和例数最多的器官移植,目前技术已成熟。Alport综合征时的肾移植与其他疾病时的肾移植基本相似,但有以下几个特殊问题:①关于供体的选择:除了常规供体以外,杂合的COL4A5基因女性携带者如患儿的母亲,如果临床表现没有蛋白尿、高血压、肾功能减退和耳聋,可以作为供肾者。而男性Alport综合征不能作为供肾者,因为他们可能处于肾脏疾病的进展期,移植肾脏的存活期下降。②移植的效果与其他疾病时的肾移植效果相似甚至更优。③移植后有发生抗-GBM肾炎的可能,因此移植后应密切追踪血清抗-GMB抗体、尿常规及肾功能至少一年。

(一)Alport 综合征治疗的国际专家共识

2012年来自美国、中国、法国、德国以及加拿大的专家共同研讨发表了Alport综合征治疗的专家共识/建议。该专家共识的目的旨在提出用于延缓Alport综合征肾脏病进展的相对标准化的用药建议。建议中提及的主要药物为一线用药血管紧张素转化酶抑制剂(ACEI)和二线用药血管紧张素受体阻滞剂(ARB)及醛固酮抑制剂螺内酯,螺内酯可直接用作二线药物,或用于ARB治疗无效时的替代药物。建议认为少部分患者联合应用ACEI及螺内酯控制尿蛋白程度比ACEI联用ARB强,当然这些药物的联合治疗都应警惕诱发高钾血症。该建议还提出开始干预用药的指征:①具有微量白蛋白尿的男性患儿,家族中有30岁前进入ESRD的患者或有严重COL4A5突变(无义、缺失、剪接突变),即可开始干预治疗。②具有蛋白尿的所有患儿均建议干预治疗。目前较大宗的关于应用ACEI或(和)ARB干预Alport综合征疾病进展的研究报道显示,经干预可以使Alport综合征患者延缓13年开始肾透析。

（二）治疗存在的问题

除前述药物干预及出现 ESRD 后肾移植治疗外，不少研究者始终在探索新的治疗手段，但仍然存在许多问题，因此尚未应用于患者。

1.基因治疗　理论上对 Alport 综合征进行基因治疗是可行的。首先，Alport 综合征只影响肾脏，肾外表现一般不致命且并非所有患者都有肾外表现；其次，肾血管系统利于基因转移；再次，Ⅳ型胶原更新速度相对较慢；最后，近年来的研究成果已经确定了各种遗传型 Alport 综合征的突变基因，为其基因治疗奠定了一定基础。但是，目前基因治疗仍存在一系列问题，如基因转染效率不高、靶基因的导入途径、导入时间/时机的选择、体内生存时间、病毒等载体的安全性、及靶基因导入后的调控等问题都未能很好解决，因此 Alport 综合征的基因治疗用于临床治疗尚路途遥远。

2.干细胞治疗　骨髓干细胞由于具有多向分化的可塑性而备受重视，用于多种疾病的治疗。初步研究显示骨髓干细胞在体外可向足细胞系分化，特别是在接触Ⅳ型胶原基质的情况下，能表达足细胞分子如 synaptopodin、肌球蛋白ⅡA（myosinⅡA）、α—辅肌动蛋白（α—actinin）、肌动蛋白（actin）和 CD2 相关蛋白（CD2AP），但是这种分化不完全，并没有 podocin、Ⅳ型胶原 $\alpha_3 \sim \alpha_5$ 链蛋白的表达，CD2AP 不是分布在细胞的周围而是持续在胞质呈点状聚积。骨髓移植能改善 col4α_3（—/—）小鼠（常染色体隐性 Alport 模型）的肾功能，可能的机制之一为移植后生成了基因功能正常的足细胞。骨髓移植为 Alport 综合征的治疗提供了新的方向，但临床应用也为时尚早，仍需进一步研究。

3.抗 αvβ—6 整合素抗体　整合素（integrin）是由 α 和 β 两个亚单位构成的异源双聚体。现已发现 α 和 β 亚单位均有多种异构体，相互搭配可组成十几种整合素分子。国外学者研究发现 αvβ—6 整合素主要表达于 Alport 综合征小鼠肾脏的皮质小管上皮细胞且和纤维化的程度正相关，给予 αvβ—6 整合素单克隆抗体治疗能抑制活化的成纤维细胞的聚集和间质胶原的沉积，基因敲除的 αvβ—6 整合素缺陷 Alport 综合征小鼠肾脏纤维化同样被抑制，纤维化相关的因子和炎症介质表达均明显下降，进一步研究发现这种作用和 TGF—β 有关。提示 αvβ—6 整合素可望作为肾脏纤维化的一个新的治疗靶点，但这需要进一步研究证实。

（三）今后发展趋势

综合分析当前国内外关于 Alport 综合征的研究进展，在治疗方面经过努力有可能取得进步、甚至突破。今后应努力开展如下工作：①进行国际性多中心、前瞻性药物临床试验。由于 Alport 综合征相对于其他原发或继发性肾脏疾病而言，属于罕见或少见病，因此疗效评价更需要多中心研究，以获得科学、客观的疗效证据。②针对研究肾脏疾病进展/纤维化机制中发现的分子靶点进行特异治疗。目前已经确定众多在肾脏纤维化中发挥重要作用的分子，应用拮抗分子、特异抗体等手段阻断或中和这些分子的作用，将是阻断肾脏病进展的很有希望的分子靶点。以病因明确、相对单一的 Alport 综合征作为首选疾病进行试验，已经受到越来越多研究者的"青睐"。③随着生物学技术、细胞生物学技术以及分子生物学技术的发展和不断完善，以及生命科学、临床医学与其他学科的跨学科合作，一些新兴的治疗领域，例如基因治疗，干细胞治疗等，可能会从攻克技术屏障的角度取得令人瞩目的进展。

（冯国徽）

第八节　多囊肾病

多囊肾病(polycystic kidney disease,PKD)是指双肾多个肾小管节段或(和)肾小球囊进行性扩张,形成多个液性囊肿,并最终导致不同程度肾功能损害的一类遗传性肾脏疾病。多囊肾病根据遗传方式可分为常染色体显性多囊肾病(ADPKD)和常染色体隐性多囊肾病(ARPKD)两种。过去认为前者仅见于成年人,而后者发病在婴儿期,故一度曾分别称之为成人型和婴儿型多囊肾病。目前普遍认为两者不局限于固定的年龄组,ADPKD可于围生期发现,ARPKD也可在青春期发病,因而过去分型已被废弃。ARPKD是一种较为少见的疾病,发病率仅为两万分之一,无性别和种族差异。缺陷基因通过突变携带者遗传,只有在父母双亲同为杂合子情况下,子代纯合子发病几率才能达到25%。患者多在婴幼儿期夭折,所以不会将缺陷基因遗传给后代。由此可见,ARPKD远不如ADPKD常见和危害大,本节主要介绍ADPKD。

一、常染色体显性多囊肾病的致病基因及其突变

ADPKD是人类最常见的单基因遗传性肾脏疾病,发病率为1/400~1/1000,主要病理特征是双肾广泛形成囊肿,囊肿进行性长大,最终破坏肾脏的正常结构和功能,导致肾衰竭。50%ADPKD患者在60岁时进展至终末期肾脏病(ESRD),在ESRD中ADPKD患者占5%~10%。该病家系代代发病,子代发病几率为50%,是一类严重危害人类健康的疾病。

多囊肾病致病基因有两个,分别于1994年和1996年被克隆,按照发现先后命名为PKD1和PKD2。PKD1位于第16染色体短臂(16p13.3)上,基因长度52kb,有46个外显子,mRNA为14kb。PKD2位于第4染色体长臂(4q21)上,基因长度68kb,有15个外显子,mRNA约2.9kb。PKD1和PKD2蛋白表达产物分别称为多囊蛋白-1(polycystin-1,PC-1)和多囊蛋白-2(polycystin-2,PC-2)。PC-1是一种细胞膜上的糖蛋白,由4303个氨基酸组成,相对分子质量约为462kDa,主要分布于肾小管上皮细胞的腔膜侧、细胞连接和基底膜局灶黏附部位,参与细胞-细胞、细胞-细胞外基质相互作用。PC-2也是一种膜蛋白,由968个氨基酸组成,相对分子质量110kDa,在细胞膜上分布部位与PC-1相似,此外,还分布在内质网膜上,主要作为钙离子通道参与信号通路调节。

虽然PKD2突变引起的多囊肾病与PKD1突变所致的多囊肾病临床表型略有不同,但两者导致的病理改变相似,表明两者存在共同致病机制。结构学分析揭示了其分子基础:PC-1与PC-2通过羧基端螺旋-螺旋区相互作用(coil-coil interaction)形成多囊蛋白复合体,见图7-3,PC-1作为膜受体感知胞外配体刺激等外界信号,激活PC-2非特异性阳离子通道,引起钙离子快速内流,同时激活G蛋白等一系列信号通路转导至细胞核,调节细胞的增殖、分化和迁移,维持正常肾小管形态发生和分化。因此,PKD1或PKD2基因突变,即能引起PCM或PC-2结构和功能异常,进而导致肾小管细胞内信号转导异常,肾小管形态发生变化,在人类和鼠类引起病理改变相同的多囊肾病。

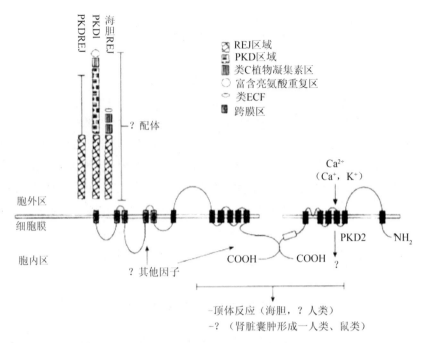

图7-3 PC1与PC2的相互作用模式图

至今报道PKD1和PKD2基因突变形式分别有81种和41种,包括错义突变、无义突变、剪切异常、缺失、插入和重复等突变形式。基因突变类型而非突变位置与多囊肾病预后密切相关。截短突变的患者与非截短突变患者相比,进展到ESRD的风险增加2.74倍。

少部分多囊肾病家系未能检出PKD1和PKD2突变,由此推测可能存在第三个致病基因(PKD3),但目前尚未在染色体上定位和克隆。Harris等在最新研究中对PKD3的存在提出质疑,原因在于将原来5个未检出PKD1和PKD2突变的家系进行了重复采样和基因检测。结果发现4个均能检出或PKD2,最初未检出的原因与样本污染、技术手段限制、自发突变等因素有关。

二、利用模式生物研究多囊肾病发病机制的进展

模式生物由于其结构简单、生活周期短、培养简单、基因组小等特点,在生物医学等领域发挥重要作用。常见的模式生物包括从单细胞的简单衣藻,到多细胞线虫,到具有原肾的脊椎动物斑马鱼,到培养的哺乳动物肾脏细胞以及基因工程小鼠。在多囊肾病分子机制研究中,模式生物发挥了不可替代的作用。

(一)模式生物的优点

首先,模式生物的基因组及基因作用通路和人类是高度保守的,为研究致病蛋白的分子机制提供了坚实的理论基础。其次,模式生物操作简单,各种分子细胞手段齐全,并且在生命现象的分子途径上与人有高度相似性。此外,采用模式生物易于建立研究单基因肾脏遗传病致病基因编码蛋白功能的实验模型,从而进行致病基因突变点的致病性研究。最后,模式生物平台便于开展高通量全基因组遗传筛选解析致病基因的作用通路和调节基因,以及高通量

筛选小分子化合物和天然活性化合物，研发有临床应用前景的治疗药物。

（二）发病机制

1．"二次、三次打击"学说　病理显微解剖结果表明，ADPKD 时，<1％肾单位发生囊肿。每个肾囊肿衬里上皮细胞由单个细胞增殖而成，均为单克隆性，而且存在体细胞突变。ADP-KD 患者所有肾组织都遗传了相同的突变基因，为何只在局部形成囊肿呢？Qian 等 1996 年提出了体细胞等位基因突变学说，即"二次打击"学说（two－hit hypothesis）。该学说认为多囊肾病肾小管上皮细胞遗传了父代的 PKD 基因突变（生殖突变），基因型为杂合子，此时并不引起多囊肾病，只有在感染、中毒等后天因素作用下，杂合子的正常等位基因也发生了突变（体细胞突变），即"二次打击"，丢失了正常单倍体，个体才发生多囊肾病。转基因小鼠模型为"二次打击"学说提供了直接证据，定点突变 PKD1 或 PKD2 等位基因的纯合子小鼠在子宫内就出现了肾囊肿，而杂合子转基因小鼠在出生后数月才出现肾囊肿。

根据"二次打击"学说，第二次基因突变发生的时间和部位决定肾囊肿发生的时间和部位。隐基因被认为较 PKD2 更易于发生突变，因此 PKD1 基因突变导致的多囊肾病发病率高、起病早。除了单一的 PKD1 或 PKD2 基因二次突变外，也有可能 PKD1 和 PKB2 基因同时突变，这一现象称为"交叉杂合性"（trans－heterozygous），即在生殖细胞 PKD1 基因突变基础上发生了体细胞 PKD2 基因的突变，或单一个体同时发生 PKD1 和 PKD2 基因的突变。这种交叉杂合性突变较单一基因突变的病情更重。

Takakura 及 Happe 等近年来研究发现在缺血再灌注损伤、肾毒性药物可明显加重多囊肾病动物模型囊肿表型，表明基因突变基础上急性肾损伤也是导致肾囊肿发生发展的重要因素，即"三次打击"学说。

2．纤毛在多囊肾病发病中的作用　纤毛是一组结构上高度保守并由微管蛋白为主构成的古老细胞器，广泛存在于哺乳动物大多数细胞表面。按其结构功能可分为运动纤毛（motile cilia）和初级纤毛（primary cilia），分别具有运动及感知外界信号的功能。运动纤毛由 9 对外周双联微管和一对中央微管（9＋2 轴丝）组成，初级纤毛无中央微管（9＋0 轴丝），见图 7－4A。每对外周微管分为 A、B 微管二部分，内动力蛋白臂和外动力蛋白臂与 A 微管相连，依赖三磷酸腺苷（ATP）酶供给能量，产生微管间的滑动和纤毛运动，见图 7－4C。真核生物纤毛的装配和维持必须依赖一个非常重要的生理过程——鞭毛内运输（intraflagellar transport，IFT）来完成。这一过程需要二种动力蛋白分子参与完成，其中驱动蛋白－Ⅱ（kinesin－Ⅱ）异二聚体参与顺向转运，细胞浆动力蛋白－ⅠB（dynein－ⅠB）异二聚体参与逆向转运，见 7－4D。肾脏纤毛属于初级纤毛，无运动功能，分布于所有节段（暗细胞之外的细胞均存在）。其长度一般 2～30μm，直径 0.20～0.25μm，末端膨大成直径 0.5μm 的球状结构，见图 7－4B。肾脏纤毛由肾小管上皮细胞伸入管腔，与尿液直接接触但不推动尿液的流动。长期以来一直被认为是一种无功能的遗迹小体，但最近几年的研究表明纤毛在肾脏发育中发挥重要作用，纤毛结构功能异常直接导致肾囊肿性疾病的发生。

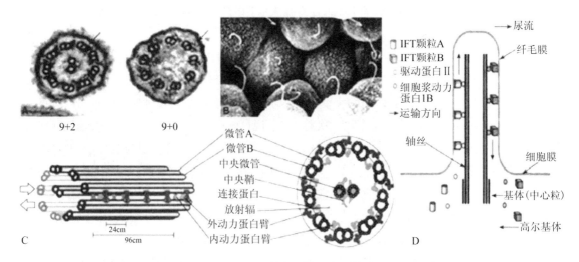

图 7—4　纤毛结构及鞭毛内运输过程

　　1999 年，Barr 等首先在秀丽隐杆线虫(caenorhabditis elegans)纤毛中发现了与 PC－1、PC－2 高度同源的几种蛋白(Lov－1,Pkd2,OSM－5)，提示纤毛与多囊肾病之间可能存在一定的联系。Pazour 等 2000 年报道 Tg737 基因突变的小鼠除了初级纤毛显著短于正常外，还出现类似于多囊肾病的肾囊肿表型。Tg737 基因完全缺失的小鼠出生后不久即死于多囊肾病。此后的研究证实 PC－1、PC－2、Tg737 编码的 IFT88 蛋白均表达于肾小管上皮细胞的初级纤毛。2003 年 Lin 等利用 KIF3A(驱动蛋白－Ⅱ的亚单位)基因敲除小鼠进一步证实纤毛装配缺陷可导致多囊肾病。由此可见，初级纤毛在维持肾脏形态和功能中确实起着关键作用，初级纤毛的结构功能异常会导致多囊肾病。Nauli 提出其可能的发病机制是 PC－1 的胞外段可充当感受器，感知小管内尿液流动造成的纤毛弯曲，并可通过纤毛上多囊蛋白复合体中 PC－2 钙离子通道产生一个短暂微量的钙内流信号，后者进一步激活细胞质中内质网释放 Ca^{2+}，以钙离子为第二信号调节细胞各种功能，包括基因表达、生长发育、分化和凋亡等等。当基因突变造成多囊蛋白结构功能异常，PC－1 不能感知细胞外尿流的变化和(或)PC－2 不能将机械信号转化为化学信号，小管细胞的生长发育、分化和凋亡发生异常，出现肾小管上皮细胞异常增生、囊腔内液体异常积聚及细胞外基质异常重建，从而导致小管局部膨胀和囊肿的形成。

　　综合以上模式生物研究成果，多囊肾病分子发病机制及病理生理改变可归纳于图 7—5。囊肿基因在毒素、感染等环境因素作用下，发生"二次打击"，使多囊蛋白复合体及纤毛功能丧失，引起细胞周期调控和细胞内代谢异常，上皮细胞过度增殖和凋亡，形成微小息肉，阻塞肾小管腔，导致液体积聚。同时上皮细胞极性发生改变，Na^+－K^+－ATP 酶异位于小管细胞腔膜面，不断向囊腔内分泌液体。此外，基底膜成分异常，细胞外基质重塑，使病变局部小管易于向外扩张形成囊肿，并逐渐与小管分离，见图 7—6。囊液中含有囊肿衬里上皮细胞分泌的促分裂因子，与肾小管腔膜面易位的受体结合，形成自分泌、旁分泌环，刺激囊肿持续增大。此外，正常肾组织的凋亡、间质炎症纤维化及血管改变也是导致肾功能进行性丢失的重要原因。

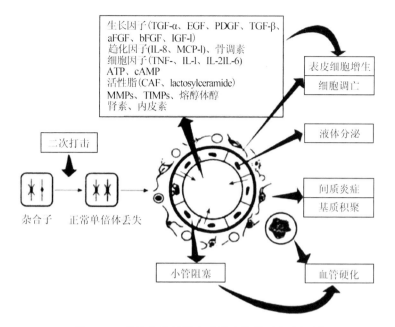

图 7－5 常染色体显性多囊肾病的分子发病机制

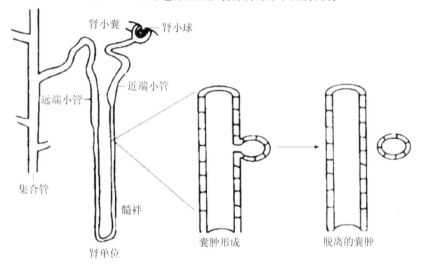

图 7－6 肾囊肿形成过程

（三）对发病机制研究的展望

除了以上几类已经为大家广泛接受的分子发病学说，还有一些研究也对 ADPKD 的发病机制做出了补充。首先，国外学者证实多囊肾病的很多临床表型是由于单倍体功能不全（遗传或胚胎期突变）引起。Dorein 等在 PC－1 基因敲除的嵌合子小鼠发现正常 PC－1 数量不足就可以引起肾囊肿的发生。Qian Q 等在 pkd2$^{+/-}$ 小鼠中发现心血管系统死亡率增加，提示PC－2 在维持心血管系统稳定性中发挥重要作用，PC－2 数量不足可以导致某种肾外表型的发生。其次，有学者提出 PC－1 表达增加可能参与囊肿的发生。很早就有研究发现基因突变的多囊肾病患者囊肿组织中 PC－1 表达不仅没有减少，反而增加。Pritchard 等将 PKD1 基因导入正常小鼠胚胎干细胞发现可引起肝、肾囊肿，PKD1 转基因小鼠发生双侧肾脏广泛囊肿，并逐渐进展至肾衰竭。以上事实表明 PKD1 基因表达不足或过度均可导致肾囊肿表型，也使得多囊肾病的基因替代治疗走入困境。最后，新近提出的"PC－1剪切学说"也进一步丰富了多囊蛋白复合体的调控机制。Qian F等研究表明PC－1可在G蛋白偶联受体蛋白酶解位点(GPS)发生剪切，该过程依赖于卵胶受体同源区(REJ)的正常结构并对于PC－1正常生物学效应具有重要意义。采用转基因方法建立REJ区突变的"敲入"(knock in)纯合子小鼠，此小鼠出生时即已发生了多囊肾，并且在3个月内死于肾衰竭。Chauvet等证实PC－1可发生细胞膜内蛋白水解(intramembrane proteolysis)，释放出其羧基端尾部，直接进入细胞核活化激活蛋白－1(AP－1)信号通路。但目前这些PC－1剪切过程的障碍或过度活化，如何启动下游细胞生物学行为的异常，诱发囊肿的发生和发展，还有待进一步研究。

综上，ADPKD的分子发病机制非常复杂，二次打击和纤毛致病学说并不足以解释所有现象。PC－1、PC－2以及其他一些肾囊肿性疾病致病基因编码的蛋白产物虽然定位于纤毛，但在细胞其他部位同样广泛分布，并参与细胞－细胞、细胞－基质之间的相互作用，这些部位的功能缺陷也可以导致肾囊肿生成。此外，ADPKD患者之间存在较大的表型差异似乎也难以用单一的纤毛致病学说来解释。因此，目前多数学者认为纤毛学说不是导致肾囊肿性疾病的唯一机制，非纤毛机制同样参与了肾囊肿的发生和发展。肾脏纤毛研究只是为我们研究ADPKD的发病机制打开了一扇窗户，如何尽快地阐明细胞内钙增加与下游信号通路、靶基因蛋白表达乃至细胞生物学行为的关系是我们面临的巨大挑战。ADPKD的分子发病机制仍然需要更加深入的研究。

三、多囊肾病临床－病理表现及诊断技术进展

多囊肾病是一种临床表现轻重不一的疾病，诊断主要依赖于家族遗传史和影像学检查，病理表现并非临床诊断所必需。无家族遗传史或影像学检查与其他肾囊肿性疾病鉴别困难时，可用分子诊断技术来进行诊断及鉴别诊断。此外，分子诊断技术还可用于产前诊断和发生囊肿前诊断。

(一)病理表现

双侧肾脏增大可不对称，一侧肾脏可较对侧肾脏明显增大，但仍保留肾脏外形。从皮质到髓质充满大小不等球形囊肿，小至肉眼几乎看不到，大至直径数厘米。最大的双肾可重达4kg以上，但一般每侧肾脏平均0.5～1.0kg。肾盏、肾盂发育正常，受囊肿压迫，可扩张或变形。

免疫组织化学等分析证实肾脏囊肿可起源于肾单位或集合管的任一节段，传统认为其中约2/3囊肿起源于近端肾小管，其余囊肿起源于远端肾小管和集合管，每天分泌囊液速度为0.1～1mL。但近年很多学者对该理论提出质疑，认为早先用于分析的肾脏标本都是发展至ESRD的肾切除标本，其中近端来源的囊肿实际上是继发性肾囊肿，ADPKD真正最早发生的囊肿95%以上起源于远端肾小管和集合管。

显微镜检查可见囊肿与囊肿之间尚存数量不等的正常肾组织，这与囊性肾发育不良可以进行鉴别。受囊肿的挤压，可以观察到肾小球硬化、肾小管萎缩、肾间质纤维化和上皮增生。无论是肾功能正常或早期肾衰竭患者，可见入球小动脉及小叶间动脉硬化，肾间质炎性细胞浸润，主要是巨噬细胞和淋巴细胞。靠近髓质的囊肿壁通常较薄，而皮质部分的囊肿壁较厚，常被纤维化的结缔组织包绕。囊肿衬里上皮细胞的增殖和凋亡率明显增加。

肝脏囊肿呈球形，通常为单房结构，与胆管不相通，直径可达数厘米。囊肿壁由单层立方上皮构成，形态类似胆管上皮细胞。无论囊肿或纤维化程度如何，极少损害肝功能。肝脏囊肿在患者接受肾移植后出现钙化。肝囊肿可能出现感染，偶见胆管细胞癌。

（二）临床表现

ADPKD 是一种累及多个器官的全身性疾病，其临床表现包括肾脏表现、肾外表现及并发症。还有许多患者可能终身无明显的临床症状，最后通过尸检而诊断。表 7-10 列出了 ADPKD 的主要临床表现及其发生率。

表 7-10　ADPKD 的主要临床表现及其发生率

疾病表现	发生率
肾脏表现	
解剖学	
肾囊肿	100%
肾腺瘤	21%
囊肿钙化	常见
功能	
肾浓缩功能下降	所有成人患者均可发生
尿中枸橼酸盐排泌减少	67%
尿酸化功能受损	未知
激素改变	
肾素合成增加	30%儿童和几乎所有高血压成人患者
维持促红素生成	几乎所有 ESRD 成人患者
合并症	
高血压	80%ESRD 患者
血尿	50%
肾衰竭	至 60 岁时为 50%
尿路结石	20%
感染	常见
肾外表现	
胃肠道	
结肠憩室	80%ESRD 成人患者
肝囊肿	＞50%
胰腺囊肿	10%
先天性肝脏纤维化	罕见
胆管癌	罕见
心血管	
心脏瓣膜异常	26%
颅内动脉瘤	5%～10%
腹主动脉瘤	罕见
生殖系统	
卵巢囊肿	未知
睾丸囊肿	未知
精囊囊肿	未知
子宫内膜囊肿	未知
其他	
蛛网膜囊肿	5%
松果体囊肿	罕见
脑室脉络丛囊肿	1.2%
脾脏囊肿	罕见
遗传性感音性耳聋	罕见
裂孔疝和腹股沟疝	未知

注：ADPKD：常染色体显性多囊肾病；ESRD：终末期肾脏病

1.肾脏表现

(1)肾脏结构异常:肾脏的主要结构改变为囊肿的形成。肾脏皮质、髓质存在多发性液性囊肿,直径从数毫米至数厘米不等,囊肿的大小、数目随病程进展而逐渐增加。囊液黄色澄清,出血或合并感染时可为巧克力色。随着囊肿的不断增多、增大,肾脏体积也逐渐增大,年增长率约为5%,双侧肾脏大小可不对称。研究发现肾脏体积大小与肾脏功能及并发症显著相关,每侧肾脏超过500g可有临床症状,超过1000g出现肾功能不全。肾脏长径>15cm,易发生血尿和高血压。

(2)腹部肿块:当肾脏增大到一定程度,即可在腹部扪及。双侧可触及者为50%~80%,单侧可触及者为15%~30%。触诊肾脏质地较坚实,表面可呈结节状,随呼吸移动,合并感染时可伴压痛。

(3)疼痛:背部或季肋部疼痛是ADPKD最常见的早期症状之一,见于60%患者,发生率随年龄及囊肿增大而增加,女性更为常见。性质可为钝痛、胀痛、刀割样或针刺样,可向上腹部、耻骨上放射。急性疼痛或疼痛突然加剧常提示囊肿破裂出血,结石或血块引起尿路梗阻(伴明显绞痛)或合并感染(常伴发热)。慢性疼痛为增大的肾脏或囊肿牵拉肾包膜、肾蒂,压迫邻近器官引起。巨大肝囊肿也可引起右肋下疼痛。

(4)出血:30%~50%的患者有肉眼血尿或镜下血尿。多为自发性,也可发生于剧烈运动或创伤后。引起血尿的原因有囊肿壁血管破裂、结石、感染或癌变等。研究发现,血尿的发生率随高血压程度加重、囊肿的增大而增加,且与肾功能恶化速度成正比,一般血尿均有自限性。外伤性囊肿破裂引起的肾周出血较为少见,计算机断层扫描(CT)检查有助诊断。

(5)感染:泌尿道和囊肿感染是多囊肾病患者发热的首要病因,女性较男性多见,主要表现为膀胱炎、肾盂肾炎、囊肿感染和肾周脓肿。致病菌多为大肠杆菌、克雷伯杆菌、金黄色葡萄球菌和其他肠球菌,逆行感染为主要途径。

(6)结石:20%的ADPKD患者合并肾结石,其中大多数结石成分是尿酸和(或)草酸钙。尿pH、枸橼酸盐浓度降低可诱发结石。

(7)蛋白尿:见于14%~34%的非尿毒症患者,在合并肾衰竭患者中达80%,男性多于女性。一般为持续性,定量多小于1g/d。蛋白尿较多的患者较无蛋白尿或蛋白尿较少的患者平均动脉压高、肾脏体积大、肌酐清除率低、病程进展快。因此蛋白尿被认为是促进肾功能恶化的一个重要危险因素。尿化验还常见白细胞,但尿培养多为阴性。60%的患者尿中可见脂质体。

(8)贫血:未发展至ESRD的ADPKD患者通常无贫血。有持续性肉眼血尿的患者可有不同程度的贫血。另有5%患者因缺血刺激肾间质细胞产生促红细胞生成素增加而引起红细胞增多症。当病程进展至ESRD阶段,ADPKD患者较其他病因引起的肾衰竭患者贫血出现晚且程度轻。

(9)高血压:是ADPKD最常见的早期表现之一,见于30%儿童患者、60%合并肾功能不全的成人患者,在ESRD患者中高达80%。血压的高低与肾脏大小、囊肿多少成正比,且随年龄增大不断上升。高血压是促进肾功能恶化的危险因素之一。据报道,合并高血压的ADPKD患者肾功能失代偿的平均年龄为47岁,而血压正常的患者为66岁。因此,早期监测、治疗高血压,对 ADPKD 患者保护肾功能、改善预后至关重要。

(10)慢性肾衰竭:为 ADPKD 的主要死亡原因。其发病年龄从 2~80 岁不等,60 岁以上的 ADPKD 患者 50%进入 ESRD 阶段。一旦肾小球滤过率低于 50mL/min,其下降速度每年为 5.0~6.4mL/min,从肾功能受损发展到 ESRD 的时间约为 10 年,其中存在较大的个体差异。早期的肾功能损害表现为肾脏浓缩功能下降。血清肌酐正常的成年 ADPKD 患者最大尿渗透压较其正常家庭成员最大尿渗透压低 16%,并随年龄增长逐渐下降。

2.肾外表现　ADPKD 除影响肾脏外,还累及消化系统、心血管系统、中枢神经系统以及生殖系统等多个器官,因此 ADPKD 实际是一种全身性疾病。ADPKD 的肾外病变可分为囊性和非囊性两种。囊肿可累及肝脏、胰脏、脾脏、卵巢、蛛网膜及松果体等器官,其中以肝囊肿发生率最高。肝囊肿随年龄增大而逐渐增多,20~29 岁 ADPKD 患者中仅 10%有肝脏囊肿,而 60 岁患者肝囊肿发生率可达 75%。肝囊肿极少影响肝功能,也没有明显症状,但囊肿体积过大可引起疼痛及囊肿感染,肿瘤较少见。

非囊性病变包括心脏瓣膜异常、结肠憩室、颅内动脉瘤等。二尖瓣脱垂见于 26%的 ADPKD 患者,可出现心悸和胸痛。主动脉瓣和二尖瓣出现黏液瘤样变,说明存在细胞外基质代谢紊乱。合并结肠憩室的患者结肠穿孔的发生率明显高于其他 ADPKD 患者。在 ADPKD 肾外表现中颅内动脉瘤危害最大,是导致患者早期死亡的主要病因之一。颅内动脉瘤家族史阴性患者发生率 5%,家族史阳性患者发生率高达 22%,平均发生率 8%。多数患者无症状,少数患者出现血管痉挛性头痛,随着动脉瘤增大,动脉瘤破裂危险增加。

3.ADPKD 临床表型的异质性　由 PKD1 基因和 PKD2 基因突变引起的 ADPKD 在临床表现上有较大差异,前者更为严重。大样本流行病学资料显示:PKD1 突变所致 ADPKD 患者死亡或发生 ESRD 的平均年龄约 53 岁,PKD2 突变所致 ADPKD 患者死亡或发生 ESRD 的平均年龄为 69.1 岁;PKD2 突变所致 ADPKD 女性患者生存期平均为 71 岁,男性患者为 67.3 岁,而 PKD1 突变所致患者中没有这种性别差异;此外,PKD1 突变患者高血压、尿路感染及血尿的发生率明显高于 PKD2 突变患者。而少数同时发生 PKD1 和 PKD2 基因突变的患者,较单一基因突变的患者病情更重。ADPKD 临床表型的异质性不仅仅表现在两种携带不同致病基因突变的患者间,同一基因不同突变的家系乃至同家系患者间往往也存在明显的表型差异,这种广泛存在的表型差异是基因突变、修饰基因和环境因素共同作用的结果。

ADPKD 临床表型的异质性突出表现在进展至肾衰竭的速度快慢不一,目前已知的影响因素包括遗传性和非遗传性因素:①基因型:PKD1 基因突变引起的 ADPKD 患者发生 ESRD 较 PKD2 基因突变引起的 ADPKD 患者早 10~20 年。②种族:黑种人发生 ESRD 较白种人早 10 年。③性别:女性患者 ESRD 发病比男性患者晚 5 年,这可能与性激素水平有关,因为睾丸酮具有促进液体分泌、离子转运的功能,因而能促进囊肿增大和肾功能恶化。④高血压:合并高血压的患者肾功能恶化较血压正常者早 19 年,可能与高血压促进肾脏小动脉硬化及肾间质纤维化有关。⑤血尿:Gabow 等证实有一次或一次以上发作性肉眼血尿史,甚至镜下血尿病史的患者肾功能受损较重。⑥发病时间:发病早的患者预后不良。⑦尿路感染:男性尿路感染与肾功能不全有关,而女性患者无此关联。⑧妊娠:目前尚无资料证实妊娠会加速 ADPKD 病程,但妊娠 4 次以上合并高血压的妇女通常预后不良。

对于以上影响肾功能的可干预因素,应给予积极有效的预防及治疗,它将有助于减轻症状、减少并发症,从而改善患者的预后,提高患者的生活质量及生存率。

(三)诊断与鉴别诊断

目前 ADPKD 诊断主要依靠临床症状及家族史,大多数患者在 30 岁以后出现明显的临床症状后就诊,才被诊断为 ADPKD。30 岁以上成人诊断时首选肾脏超声检查,超声检查敏感性高,无创、价廉。小于 30 岁可疑患者可选用 CT、磁共振成像(MRI),如结果仍不明确,可采用分子诊断。近年来,随着影像学技术发展和 ADPKD 分子遗传学研究的进步,对 ADPKD 的诊断已达到症状前和产前诊断水平。

1.诊断标准 ADPKD 诊断标准分为主要诊断标准和次要诊断标准,见表 7-11。只要符合主要诊断标准和任意一项次要诊断标准 ADPKD 诊断即成立。

表 7-11 ADPKD 临床诊断标准

主要诊断标准	肾皮、髓质布满多个液性囊肿
次要诊断标准	明确的 ADPKD 家族史
	多囊肝
	肾功能不全
	腹部疝
	心脏瓣膜异常
	胰腺囊肿
	颅内动脉瘤
	精囊囊肿

注:ADPKD 常染色体显性多囊肾病

2.诊断方法

(1)询问家族史、症状和体检:60%患者可问出明确的家族史,40%患者无 ADPKD 家族遗传史,确诊须做影像学检查和分子诊断。

(2)影像学检查

1)超声检查:超声检查具有敏感度高,无放射、无创性,经济、简便等优点,是 ADPKD 首选诊断方法。用高敏感度超声可发现直径 1.5~2.0mm 的微小囊肿,因此,也常作为产前诊断和对 ADPKD 患者直系亲属的检查方法。Ravine 等于 1994 年提出了以下超声检查诊断标准:30 岁以下患者单侧或双侧肾脏有 2 个囊肿;30~59 岁患者双侧肾脏囊肿至少各 2 个;60 岁以上患者双侧肾脏囊肿至少各 4 个;如果同时具有其他 ADPKD 表现,如肝囊肿等,诊断标准可适当放宽。此标准诊断敏感性 97%,特异性 90%。Pei 等于 2008 年提出对成人 ADPKD 诊断标准进行修订:15~40 岁患者单侧或双侧肾脏至少有 3 个囊肿;40~69 岁患者双侧肾脏囊肿至少各 2 个;60 岁以上患者双侧肾脏囊肿至少各 4 个可以诊断。而 40 岁以上患者双侧肾脏少于 2 个囊肿可排除诊断。该标准降低了假阳性率,具有更好的诊断特异性。

ADPKD 的超声检查的主要表现为肾体积明显增大、肾内无数个大小不等的囊肿和肾实质回声增强。中等以下囊肿往往表现为零乱、边界不齐的液性区。囊肿内出血时声像图变化较多,囊肿低回声或回声不均匀,形态多变,后方回声增强不明显。有时可见囊肿钙化影像。

彩色多普勒超声显示 ADPKD 在各囊壁间有花色血流,分布杂乱。肾动脉血流下降与肾实质血供减少。多普勒血流频谱检测出阻力指数增高。近年来采用彩色多普勒检测 ADPKD 患者肾脏血流情况。峰值血流速度(PFV)、血管阻力指数(RI)和血流量(Q)等血流动力学参数较血压和肾小球滤过率更为敏感地反映肾脏病变,为临床监测疾病进展、预测疾病转归提供了一种新的手段。

2)CT 检查:两侧肾脏增大,整个肾实质充满大小不等的囊肿,CT 值为 8~20Hu。多囊肾边缘清楚,囊肿间隔厚薄不一,互不相通,肾盂受压变形。同时可见伴发的肝、胰等部位多发囊肿,增强后囊肿间隔强化明显。如囊肿内容不均一,囊壁不规则增厚则提示囊肿伴发感染。

3)MRI 检查:表现为双侧肾脏体积增大呈分叶状。囊肿信号可能不一致,多呈长 T_1 和长 T_2 信号,也有短 T_1、T_2 信号,可能系囊内出血或含有较多蛋白所致。CT 和 MRI 可检出 0.3~0.5cm 的囊肿。

近期一项 ADPKD 多中心研究表明血尿、高血压和肾衰竭发生与肾脏体积大小密切相关,肾脏的大小直接反映 ADPKD 进展。用 MRI 检查肾脏体积,计算囊肿与正常肾组织截面积比值能敏感地反映 ADPKD 进展,可作为观察药物疗效的指标。美国进行的 CRISP 多中心临床研究,应用 MRI 评价 ADPKD 患者肾脏体积及囊肿体积,结果显示诊断可信度分别达到 99.9% 和 89.2%,且重复性好,认为 MRI 检查能比肾小球滤过率更早地反映 ADPKD 进展。

(3)分子诊断

1)基因连锁分析:根据存在于基因内部和侧翼的遗传标记,使用限制性片段长度多态性分析(restriction fragment length polymorphism,RFLP)、微卫星 DNA(microsatellite DNA)或单核苷酸多态性(single nucleotide polymorphisms,SNPS)间接检测基因的突变。新近使用毛细管电泳-基因扫描技术(capillary electrophoresis-gene scanning technology)使基因连锁分析更精确、检出率更高。此法虽简便易行,但患者家族中至少要有其他两名患者提供 DNA 样本,父母之一必须是杂合子。

2)变性高效液相色谱分析:变性高效液相色谱(denaturing high performance liquid chromatography,DHPLC)是用离子对反向高效液相色谱法分离并检测异源双链,自动检测单碱基替换、小片段插入和缺失等基因序列的改变。它也是一种直接突变基因检测方法,PKD1 和 PKD2 外显子核苷酸序列经 PCR 扩增后采用 DHPLC 方法检测灵敏度高、已知突变检出率达 95% 以上,特异性强、成本较低,是近年来较为成熟、应用最普遍的 ADPKD 分子诊断方法。

3)高通量测序技术:对 PKD1 和 PKD2 外显子组进行测序。

3.鉴别诊断

(1)非遗传性肾囊肿性疾病

1)多囊性肾发育不良:多囊性肾发育不良是婴儿最常见的肾囊肿性疾病。双侧病变的婴儿不能存活,存活者多为单侧病变。与 ADPKD 的鉴别通常较易,发育不良的一侧肾脏布满囊肿,无泌尿功能,对侧肾脏无囊肿,常代偿性肥大或因输尿管梗阻而出现肾盂积水。

2)多房性囊肿:多房性囊肿是一种罕见的单侧受累的疾病,在正常肾组织中存在孤立的、被分隔为多房的囊肿,有恶变可能。其特征为囊肿被分割为多个超声可透过的房隔。

3)髓质海绵肾:髓质集合管扩张形成囊肿,排泄性尿路造影的典型表现为肾盏前有刷状条纹或小囊肿,可与 ADPKD 鉴别。

4)单纯性肾囊肿:单纯性肾囊肿的发病率随年龄上升。与 ADPKD 的鉴别要点包括:无家族史,肾脏体积正常,典型肾囊肿为单腔,位于皮质,囊肿周围通常无小囊肿分布,无肝囊肿等肾外表现。一般无症状,呈良性经过,通常不需要治疗。

5)获得性肾囊肿:获得性肾囊肿见于肾衰竭长期血透患者,透析时间 10 年以上者 90% 并发肾囊肿,无家族史,一般患者无临床症状。需警惕获得性肾囊肿发生恶变。

(2)遗传性肾囊肿性疾病

1)ARPKD:一般发病较早,多在婴幼儿期发病,合并先天性肝纤维化,导致门脉高压、胆道发育不全等。发生于成人时,临床上与 ADPKD 很难鉴别,可行肝脏超声、肝活检鉴别,突变基因检测可确定诊断。

2)髓质囊性肾病(medullary cystic kidney disease,MCKD):包括家族性肾消耗病(family nephronophthisis,FN)和髓质囊性病(medullary cystic disease,MCD)。FN 为常染色体隐性遗传,而 MCD 为常染色体显性遗传。较为少见。前者发生于儿童或青少年,后者多发于成人。肾脏囊肿仅限于髓质,肾脏体积不增大,甚至缩小。超声、CT 有助于诊断。

3)结节性硬化症(tuberous sclerosis complex,TSC):为常染色体显性遗传性疾病,致病基因有 TSC1、TSC2 两个。除双肾囊肿和肝囊肿外,还出现皮肤及中枢神经系统的损害,如血管平滑肌脂肪瘤、恶性上皮样血管平滑肌脂肪瘤、面部血管纤维瘤和色素减退斑等。主要临床表现为惊厥,反应迟钝,可与 ADPKD 鉴别。

4)von Hippel-Lindau 病:常染色体显性遗传病,双肾多发囊肿。此病常伴肾脏实体瘤(如肾细胞癌、嗜铬细胞瘤)、视神经和中枢神经肿瘤,可与 ADPKD 鉴别。不伴实体瘤的 von Hippel-LindaL 病与 ADPKD 相似,需要检测突变基因进行鉴别。

5)口-面-指综合征(oral-facial-digital syndrome):这是常见的 X 连锁显性疾病。男性不能存活,女性患者的肾脏表现与 ADPKD 很难区分,但肾外表现可供鉴别。口-面-指综合征患者有口腔异常如舌带增宽、舌裂、腭裂、唇裂、牙齿排列紊乱,面部异常如鼻根增宽、鼻窦、颧骨发育不良以及手指异常。

6)Bardet-Biedll 综合征:是一类更为少见的疾病,临床表现为肥胖、智力低下、生殖腺发育不全、色素性视网膜病变、肾脏缺陷(包括肾囊肿)、嗅觉缺乏症及内脏转位,部分患者伴有多指(趾)。

ADPKD 的鉴别诊断要点见表 7-12。

表7－12　ADPKD鉴别诊断要点

特点	ADPKD	ARPKD	ACKD	SRC	FN/MCD	MSK	TSC	VHL
遗传方式	AD	AR	无	无	AR（FN）/AD(MCD)	无	AD	AD
染色体定位	16,4	6			2		9,16	3
基因产物	PC－1(85％)PC－2(～15％)	fibrocystin/polyductin			nephrocystin(FN)/尿调节蛋白(MCD)		TSC1,TSC2	VHL蛋白
发病率	1～2/1000	1/6000～1/50000	90％维持透析＞8年者	50％40岁以上成人	罕见	1/5000～1/20000	1/10000	1/40000
发病年龄	多为成人	儿童/成人	成人	成人	儿童/成人	成人常见	成人/儿童	成人
症状	疼痛,血尿,高血压,感染,肾衰竭	腹部肿块,高血压,肾衰竭,门静脉高压	血尿,疼痛,恶变	偶尔经超声检查发现	多尿,贫血,肾衰竭	肾结石,感染	发作性血尿,心律失常,皮肤,中枢神经系统损害	视网膜、脑或肾肿瘤,嗜铬细胞瘤
高血压	60％～75％	常见	决定于其他因素	无	病程晚期	无	偶发	合并嗜铬细胞瘤患者
肉眼血尿	20％～40％	偶发	偶发	罕见	罕见	常见	偶发	肾肿瘤患者
肾结石	20％～36％				常见			
肾体积	早期正常,晚期增大	增大	正常、增大或缩小	正常	缩小	正常	正常或增大	合并肿瘤时增大
肾外表现	常见	肝硬化			FN可有眼、骨骼、大脑病变		常见	常见
肾癌变	罕见	无报道	常见	罕见	罕见	无	偶见	常见
诊断方法	超声,CT,MRI	超声,偶需肝、肾活检	CT、超声	超声	超声,CT	IVP	超声,脑CT或MRI	超声,脑CT或MRI

注:ADPKD:常染色体显性多囊肾病;ARPKD:常染色体隐性多囊肾病;ACKD:获得性肾囊肿;SRC:单纯性肾囊肿;FIN:家族性肾消耗病;MCD:髓质囊性病;MSK:髓质海绵肾;TSC:结节性硬化症;VHL:von Hippel－Lindau病;AD:常染色体显性;AR:常染色体隐性

(四)现有诊断手段的局限性及发展前景

1.诊断手段的局限性　对于有明确家族遗传史并且伴典型肾脏和肾外表现的ADPKD患者,依据影像学检查不难做出诊断。然而对于40％无ADPKD家族遗传、临床表现不典型的囊性肾病患者,以及ADPKD家系成员的症状前诊断和产前诊断,现有诊断手段仍有诸多不足。

　　首先,现在广泛应用的 ADPKD 超声诊断标准(Ravine 等,1994)并未将患者的表型差异考虑在内,此标准对 PKD1 基因突变患者诊断敏感性 97%,特异性 90%。而对小于 30 岁的 PKD2 基因突变患者假阴性率则高达 24%,尽管运用 CT 及 MRI 等技术可明显提高肾脏囊肿的检出率,但价格昂贵,目前尚缺乏公认的诊断标准。

　　此外,对影像学检查无法确诊的多囊肾病患者,分子诊断是一个非常重要的手段。然而,基因连锁分析需要提供患者家系中多个患者及健康者的 DNA 样本,并且父母必须有一方是杂合子。对医师和患者来说,只有进行比较大的家系调查才有可能获得这些样本,而缺乏家族史的患者显然就不能采用此方法,这些都大大限制了其临床应用。直接检测基因突变的方法不受以上条件的制约,但 ADPKD 致病基因的复杂性又提出了巨大挑战。由于 PKD1 基因片段大,GC 含量高,其多拷贝区与基因组 DNA 中的部分基因同源性达 97%,并且无突变热点,使直接检测基因突变存在较大困难。迄今为止,国际上只有少数医学中心开展此项技术,可以完成 ADPKD 全长基因序列的突变检测工作。尽管国内外学者对于该技术进行了不断的革新和优化,但目前采用 DHPLC 方法对未知突变患者的检出率仅达 76%,这显然不能满足临床检测的需要。

　　2.症状前诊断的临床价值　症状前诊断是为了在 ADPKD 患者直系亲属(高危人群)尚无临床表现时,确定其是否同样患此类疾病。分子诊断技术的发展使得 ADPKD 的早期诊断成为可能。但是,长期以来,由于临床上对于 ADPKD 都没有特异性治疗药物和干预措施,因此很多家系成员包括一些学者都对症状前诊断的价值存在质疑。而且症状前诊断给未来的 ADPKD 患者确实会带来很多负面影响如巨大的精神压力及就业、保险的限制等,这些客观存在的社会问题也是广大医务工作者所不能忽视的。

　　近年来基础研究的成果已使多囊肾病症状前诊断的价值日益凸现。利用多种 ADPKD 动物模型已发现血管加压素 V2 受体拮抗剂及雷帕霉素能延缓肾损害进展,这两种药物都是临床上应用多年的药物,前者已用于治疗顽固性心力衰竭、肝硬化及抗利尿激素异常分泌综合征患者,后者已用于器官移植领域,它们都具有较好的安全性和耐受性。V2 受体拮抗剂已进入治疗 ADPKD 的临床试验阶段,并已显示出一定疗效;但是,雷帕霉素治疗多囊肾病的近期临床试验却未证明其有效。

　　3.多囊肾病诊断的发展前景　现有诊断手段的局限性对广大医务工作者提出了更高的要求,除了对现有诊断手段进行革新优化提高诊断水平外,我们还可以从以下几个方面完善 ADPKD 的诊断体系。首先,采用较为敏感的影像学检查方法如 MRI 用于早期筛查,开展大样本多中心研究积累临床资料,制定出新的影像学诊断标准。其次,对多囊肾病的家系进行扩大采集,收集遗传资料和 DNA 样本,同时也为家系成员提供遗传咨询和生活指导。详尽的家系遗传资料可大大提高后期分子诊断的准确率。此外,将现有诊断方法联合起来,如基因连锁分析定位某个致病基因后再进行直接突变检测,这样可提高工作效率和诊断率。最后,运用现代分子生物学和生物信息学技术寻找新的诊断指标。蛋白质组学和代谢组学技术的发展可以为我们发现 ADPKD 患者与正常人血清或尿液之间大量的差异信息,从中筛选出一种或一组能够用于早期诊断的生物标记物,开展临床检测,较传统方法更加简便易行,具有很好的应用前景。

四、阻断常染色体显性多囊肾病遗传的策略

产前诊断是在婴儿出生前依靠各种检查手段确定其是否患有某种疾病，从而决定其是否出生。一般而言，产前诊断方法可分为三大类：第一类是采用特殊仪器检查胎儿是否畸形，如用超声检查观察胎儿肾脏形态，此类检查属于形态学水平；第二类是直接获取胎血、羊水或胎儿组织来诊断胎儿疾病；第三类采用母体血、尿等特殊检查，间接诊断胎儿先天性疾病。产前诊断可以从形态学、染色体、酶学、代谢产物和基因五个水平进行，对优生优育，提高人口素质具有重大意义。

（一）产前诊断技术在 ADPKD 中的应用

目前对于 ADPKD 的产前诊断方法主要是前两类，即依赖于影像学及分子诊断分别进行形态学和基因水平检测。影像学方法无创简便，可长期随访，妊娠中后期诊断价值较高。分子诊断可早期明确诊断，但属有创性检查，需要在妊娠 10～12 周通过羊膜穿刺术获得羊水、胚胎绒毛膜细胞或取胎儿脐静脉血细胞标本。一些新型的基因诊断方法尚未应用于该病。

1. 影像学诊断

（1）超声检查：ADPKD 是一类延迟显性的疾病，很多患者都是在成年后才出现肾脏囊肿，因此对于携带 ADPKD 致病基因的胎儿来说，绝大多数都不会在妊娠期间出现肾脏结构改变，为此产前超声检查常无法发现疾病。但是 ADPKD 是一类高度异质性的疾病，亦有少数患儿在产前即出现肾脏囊肿，并可在妊娠中后期为超声检查发现。20 世纪 90 年代前，文献报道的此类 ADPKD 胎儿总共 23 例，多数有家族史，少数散发；其中 7 例胎死宫腔，16 例出生时存活，9 例在 1 岁内死亡；其中仅 1 例出现肉眼可见的典型双肾囊性改变并很快死于尿毒症，多数患儿呈现不对称的双肾增大，病理检查可见广泛囊肿形成。肾脏病变之外，很多患儿伴有其他系统的病变，如肝脏病变、呼吸、心血管及中枢神经系统缺陷等，肾功能不全并非其唯一死亡病因。

20 世纪 90 年代之后，随着产科超声检查的普及和诊断水平的提高，国内外亦有为数不少的病例报道。总结相关文献资料可以发现，ADPKD 产前超声检查的主要表现是双侧肾脏不对称增大，皮质回声增加，髓质回声减弱，皮髓交界增强，妊娠中后期可发现一些主要分布于皮质的囊肿，个别严重病例羊水量可减少。这些表现应该与 ARPKD、孤立性肾囊肿、多囊性肾发育不良及泌尿系畸形肾积水相鉴别。Brun 等在一组多中心研究中，对出生后确诊的 27 例 ADPKD 患儿的产前超声资料进行回顾性分析发现：平均肾脏体积较正常肾脏明显增大，但存在很大的个体差异；25/27 例表现为皮质回声增加，20/27 例髓质回声减弱和皮髓交界增强，6/27 例表现为髓质回声也增强，皮髓交界消失（图 7－7A），1/27 例声像图完全正常；仅 4/27 例在妊娠 22～30 周时超声检查发现肾脏囊肿（图 7－7B），其余患儿大多在出生后 1 年内逐渐出现明显肾脏囊肿；只有 5/27 例有明确家族史，16/27 例依赖于父母或祖父母的肾脏超声影像改变而诊断。由此可见，ADPKD 超声产前检查并无特征性的影像表现，因此很难单纯依据超声检查结果做出诊断，确诊应当更加依赖于遗传病史和家系成员的肾脏超声学改

变,由于超声分辨率的局限,肾脏囊肿并非诊断所必需。

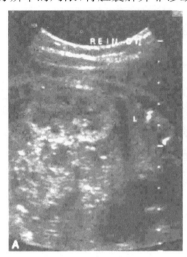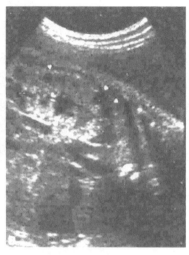

图 7-7　常染色体显性遗传多囊肾病产前超声检查声像图

A. 妊娠 33 周,可见皮质回声增加,髓质回声减弱和皮髓交界增强,肾脏增大超过正常肾脏 3 个标准差;
B. 妊娠 32 周肾脏增大超过正常肾脏 2.5 个标准差,皮质可见散在囊肿

(2)MRI 检查:自 20 世纪 80 年代中期开始应用于孕妇的检查以来,因具有多方位成像、分辨率高及无辐射等特点,其应用已日趋广泛,目前国外发达国家已将其作为产科除超声检查外的另一项重要影像学检查。尤其是超声检查无法确诊的可疑 ADPKD 病例,MRI 可以为产科临床医师决定妊娠的去留提供更准确、更有价值的影像学信息。胎儿 MRI 检查的安全性问题已有很多学者进行了探讨,目前研究尚无证据表明短时间暴露于电磁场对胎儿及其发育有害。但尽管如此,大多数学者认为在妊娠 3 个月以内的胎儿应避免 MRI 检查,因为此期处于胚胎形成和发育的重要阶段。

2.分子诊断

(1)基因连锁分析:基因连锁分析方法就是选择那些与 ADPKD 致病基因紧密连锁、杂合性强,具有高度多态性的标记进行检测,以判断患者是否携带致病基因。最早用于 ADPKD 的基因标记的方法为 RFLP。1985 年,英国牛津大学医院 Reeders 等人将 ADPKD 突变基因 PKD1 定位于第 16 号染色体短臂上,并证实其与 α-球蛋白和磷酸乙醇酸磷酸酶的基因连锁。1986 年 Reeders 等报道了国际上首例用 RFLP 方法进行的 ADPKD 产前诊断。他们采用的 3′HVR DNA 探针对胎儿绒毛和亲属血液的 DNA 样本进行了连锁分析,证实胎儿患多囊肾的危险是 96%,父母于妊娠 12 周时选择了终止妊娠,尸体检查胎肾肉眼观察正常,但是显微镜检查可见肾皮质多处肾小球和肾小管囊肿。该方法为实现 ADPKD 症前诊断和产前诊断提供了重要手段。

近年来微卫星连锁分析方法已逐渐替代 RFLP。微卫星 DNA 是指人类基因组中普遍存在着 2~6 个碱基对的短串联重复序列(short tandem repeat,STR),它们在同一家系中具有高度多态性和遗传保守性。相比于 RFLP,微卫星连锁分析具有杂合性更高,可靠性强的优点。1991 年,Harris 等在 16 号染色体质粒文库中分离到两个与 PKD1 紧密连锁的微卫星 DNA,标记为 SM7(Dl6S283)和 SM5。以后陆续发现在 PKD1 基因的内部和侧翼,存在若干具有高度多态性的微卫星 DNA 与之连锁。随着 PKD2 基因的发现和被克隆,ADPKD 的基因诊断更趋完善。为提高诊断的准确率,可同时选取多个与 PKD1 或 PKD2 紧密连锁的微卫星 DNA 作为标记并设计相应的引物进行扩增分析。

无论是 RFLP 还是微卫星连锁分析,都需要提供足够的家系成员和父母 DNA 样本进行遗传标记的信息分析,从中选择合适的遗传标记才能保证结果的可靠性。

(2)基因突变的直接检测:直接进行的突变基因检测分析包括聚合酶链反应(PCR)扩增、单链构象多态性(SSCP)、变性梯度凝胶电泳(DGGE)、变性高效液相色谱仪(DHPLC)分析及二代基因测序技术。ADPKD 分子诊断方法的建立和完善大大推动了产前诊断的临床应用。目前产前诊断已经可以提前至胚胎植入前诊断(preimplantation genetic diagnosis,PGD),即直接取出母亲的卵子与父亲的精子进行体外受精,从发育的胚胎中取出单细胞进行基因分析。正常胚胎植入母体子宫继续妊娠,患病胚胎就终止妊娠。

(二)产前诊断的伦理学问题及展望

1. 产前检查的伦理学问题　ADPKD 产前诊断发展并不仅仅受到检测技术手段的制约,事实上在伦理方面也面临挑战,比如对妊娠 32 周以上已有生存能力的胎儿实施流产是否符合人道主义精神;对基因诊断确诊为携带 ADPKD 突变基因但无明显肾脏形态改变的胎儿中止妊娠是否符合伦理学原则;以及产前诊断使胎儿一出生就在教育、就业、保险等方面处于不利地位等。上述诸多问题均有待医学伦理学工作者加以阐明。

目前国际社会对于产前诊断这一领域的伦理问题非常重视,并初步达成如下共识:对于已经检查出缺陷的胎儿,应该当作患者对待,在干预处理中,医师应遵循患者利益第一和尊重胎儿父母自主选择的伦理学原则;在进行产前诊断及干预处理前,医师应向孕妇详细告知方案的利弊,供孕妇选择和做出最终决定;对于出生后仍能具有生存能力的缺陷儿,除非孕妇本身情况不允许继续妊娠,否则按伦理学原则反对终止妊娠。

2. 对产前检查的认识与展望　ADPKD 产前诊断尽管还不完善,但对于优生优育、提高人口素质具有重要的价值。医务工作者除了应不断提高产前诊断水平外,更应最大限度地向家属提供详尽、真实、科学的遗传咨询,同时必需充分尊重胎儿的生存权利和父母的自主选择权。由于 ADPKD 是一种迟发性疾病,很多携带突变基因的患者 30 岁以后才会发病,有的直至晚年仍然维持良好的肾功能。也就是说即使患儿携带 ADPKD 致病基因,但是可以在相当长的时间内像健康人一样生活及参与社会活动,产前基因诊断的结果反而会使他们在教育、就业、保险等方面受到不公平的歧视,这显然违背了遗传伦理学的公正原则和非恶意原则。因此对于 ADPKD 家系成员的后代,产前分子诊断不应作为一项常规检查开展。而对于其中影像学检查发现异常的患儿,由于胎儿期先发的囊肿常预示早期发生肾衰竭,并且常伴有其他系统缺陷、新生儿期死亡率高等预后不良表现,应当积极建议父母进行分子诊断,以期为决定胎儿的去留提供重要信息。无任何肾脏形态改变及其他系统缺陷的胎儿,即使分子诊断为携带 ADPKD 致病基因也不是临床终止妊娠的指征。一般认为出现以下几种情况应建议孕妇终止妊娠:①合并多种畸形或累及重要器官的畸形。②肾功能严重受损,表现为胎儿尿量减少,膀胱不充盈,且羊水减少。③合并严重胸(肺)部发育不良,出生后恐难存活。

总之,ADPKD 产前诊断具有良好的临床应用前景,现代分子诊断技术和遗传伦理学的进步必将引领其进入一个更加广阔的发展空间。

五、药物治疗多囊肾病多中心临床研究结果的评价

多囊肾病至今尚无特效的治疗药物。目前主要治疗措施仍是缓解疾病症状及控制并发症的治疗。众多研究者一直致力于针对多囊肾病的核心发病机制(如细胞增殖、囊液分泌和钙内流下降等),寻找延缓其进展的新型治疗药物。近年来随着 MRI 监测囊肿体积技术的广泛应用,在评价药物疗效方面取得了相当可喜的进步,已公布多项关于潜在治疗药物疗效评价的多中心临床研究报告。

(一)雷帕霉素靶蛋白抑制剂

多囊蛋白结构和功能异常所致的肾小管上皮细胞纤毛功能改变可直接激活雷帕霉素靶蛋白(mTOR)信号通路。突变的 PC-1 能通过 mTOR 介导的 S6 激酶活化,导致 ADPKD 患者的囊肿衬里细胞异常增殖,并抑制细胞凋亡。目前已有多项研究表明,mTOR 抑制剂西罗莫司(sirolimus,又名雷帕霉素)和依维莫司(everolimus)在多种多囊肾病动物模型中体现出抑制囊肿上皮细胞增殖、抗血管生成及抗纤维化作用。在临床研究方面,国际上有多个中心进行了西罗莫司临床试验,其中 SIRENA 研究证实 6 个月的西罗莫司治疗具有抑制 ADPKD 患者囊肿生长的作用。2010 年 6 月新英格兰医学杂志同时发布了 2 个关于 mTOR 抑制剂的多中心临床研究报告。一项研究表明在早期 ADPKD 患者中,18 个月的西罗莫司治疗不能阻止多囊肾的生长,两组间的肾小球滤过率无统计学差异,且西罗莫司组患者的尿白蛋白排泄率增高。另一项临床研究应用依维莫司进行治疗,经过两年治疗,与对照组比较依维莫司能延缓 ADPKD 患者的肾脏体积增大,但并未能延缓肾功能损害进展。

(二)生长抑素及其类似物

生长抑素及其类似物能抑制腺苷酸环化酶、下调环腺苷酸(cAMP),从而抑制囊液分泌,对肝肾囊肿增大均有抑制作用。Ruggenenti 等发现,长期应用奥曲肽(octrotide)可显著抑制 ADPKD 患者的肾脏体积扩大,且不良反应少,耐受性好。但该类药物可减少肾脏血流和降低肾小球滤过率,其长期应用的疗效及安全性尚有待进一步研究。美国梅奥医学中心(Mayo Clinic)研究小组进行了应用奥曲肽治疗 ADPKD 并发严重多囊肝的随机双盲对照临床试验,结果显示,奥曲肽治疗组的肝体积较对照组显著小,同时延缓了肾脏体积增大。意大利 Mario Negri 药理研究所已启动对 ADPKD 患者应用奥曲肽治疗的 III 期临床研究,共入组 66 例患者,拟随访 3 年,观察奥曲肽延缓多囊肾病进展的疗效,目前研究还在进行中。

(三)抗利尿激素 V2 受体拮抗剂

抗利尿激素与肾脏集合管主细胞基底膜上的抗利尿激素 V2 受体(VPV2R)结合后,使细胞内 cAMP 浓度升高。cAMP 激活促进囊肿上皮细胞增殖和囊液分泌是多囊肾病病理生理过程中的核心环节。临床上已应用 VPV2R 拮抗剂治疗顽固性心力衰竭、肝硬化及抗利尿激素异常分泌综合征。在多种 PKD 动物模型中应用 VPV2R 拮抗剂 OPC31260 或托普伐坦(tolvaptan,曾用代号 OPC41061)进行干预,可以降低 cAMP 水平,抑制细胞外调节激酶(ERK)磷酸化,阻止肾囊肿发展,从而保护肾功能。2012 年 11 月,新英格兰医学杂志发表了托普伐坦治疗 ADPKD 的 III 期临床研究——TEMPO 试验结果,该研究为多中心双盲安慰剂对照试验,以明确口服托普伐坦片剂治疗 ADPKD 的有效性及长期安全性,结果发现 VPV2R 拮抗剂可抑制囊肿生长、改善肾功能,但口干、肝酶升高等副作用也明显增加,23% 的患者因副作用而停药。所以这类药物的耐受性和安全性仍有待提高,使用时必须权衡治疗的利

与弊。

（四）对药物治疗多囊肾病研究的展望

除以上几类药物外，目前还有多种候选药物正在开展临床疗效评价，简述如下。

1. 血管紧张素转换酶抑制剂（ACEI）及血管紧张素 AT1 受体阻滞剂（ARB）　ADPKD 患者高血压很常见，其发生机制在于肾囊肿影响肾动脉血流，激活肾素－血管紧张素－醛固酮系统，造成 ADPKD 患者血浆肾素水平明显上升。Ecder 等在小样本临床实验中也发现依那普利和氨氯地平可减缓 ADPKD 患者肾功能下降速度。但后来其他几个应用贝那普利、雷米普利的临床研究却并未证明 ACEI 的此种作用。最近 ACEI 治疗进展性肾脏疾病协作组公布了一个 ACEI 治疗 ADPKD 的亚组荟萃分析，结果表明 ACEI 能降低蛋白尿，但是延缓肾功能进展的作用与对照组相比无明显差异，仅对蛋白尿较多的患者显示出一定的保护作用。该研究由于病例数少、选择偏差和随访时间短等缺陷，仍然没有给出一个确定的结论。目前美国国立卫生研究院正进行一项长达 7 年的 ACEI/ARB 治疗多囊肾病的大样本多中心随机对照研究（HALT 试验），比较赖诺普利与替米沙坦联合治疗和赖诺普利单药治疗 ADPKD 的疗效，观察囊肿体积、肾功能和死亡率的变化，其结果值得期待。

2. 水化治疗　增加动物摄水量有利于延缓 PKD 进展，摄水量增加 3.5 倍可下调 VPV2R 的表达，减少 cAMP 活化，抑制促分裂原活化蛋白激酶（MAPK）信号通路，抑制增殖和凋亡。但是对近端肾小管起源的囊肿无效，因为其缺乏 VPV2R。Wang 等在对一组 ADPKD 患者的先导性研究中已证实，通过指导患者饮水可以使尿渗透压维持在靶目标 285mOsm/kg 水平，目前该研究正在招募患者，然后将进行长期随访和疗效评价。

3. 雷公藤内酯醇　雷公藤内酯醇（triptolide，TL）TL 是从卫矛科雷公藤属植物雷公藤中分离提取的一种环氧二萜类化合物。Leuenroth 等发现，TL 可通过促进 PC－2 介导的细胞内钙离子释放和促进细胞周期蛋白依赖性激酶（CDK）抑制物 p21 的表达，而发挥抑制细胞增殖作用，此过程不依赖 PC－1 的表达。在 ADPKD 囊肿生成及增大的过程中存在着血管生成增多，而 TL 能抑制血管内皮细胞生长和毛细血管形成。Leuenroth 等在多囊肾病小鼠模型上进行了 TL 的药效学研究，发现 TL 具有抑制肾脏新囊肿形成的作用，但对已形成囊肿的增大无明显作用，提示早期治疗疗效较好。

4. mTOR 抑制剂的再评价　尽管 mTOR 抑制剂治疗多囊肾病的国际多中心临床研究结果令人失望，但此前报道有效的临床研究表明 mTOR 抑制剂的疗效值得再评价，假如选择囊肿发展速度快的特定人群，使用更高的药物剂量，随访更长时间，并观察不同人种多囊肾患者的治疗反应，有可能获得与前不同的结论。此外，从作用机制上看，mTOR 抑制剂在抑制 PI3K/AKT/mTOR 通路的同时，增强了细胞内 ERK 活性，提示 mTOR 抑制剂一方面抑制了 S_6 激酶的活化，同时也抑制了 S_6 激酶依赖的负反馈调节，导致 Ras/Raf/MEK/ERK 通路的活化，这可能是 mTOR 抑制剂在临床试验中没有取得明显疗效的重要原因。基于这上理论，同时抑制两条通路或应用 PI3K/mTOR 双通路抑制剂 NVP－BEZ235 进行多靶点治疗，可为 PKD 患者的治疗带来新希望。

综上，多囊肾病的基因治疗目前还不是一种现实可行的方法，尽管多种药物已在体内动物实验中证实可延缓疾病进展，但临床研究的结果与动物实验不尽相同。因此，这些新型药物的治疗有效性尚需通过更多随机对照临床研究加以评价。需要指出的是，由于 ADPKD 的分子发病机制及调控非常复杂，很多问题尚未阐明，因此针对多个发病环节研发不同药物进行联合治疗,不仅可增强疗效,而且还可以减少不良反应,可能具有更好的应用前景。

(王淑明)

第九节　肾小管酸中毒

一、肾小管酸中毒的概念、分类及发病机制研究进展

(一)肾小管酸中毒的概念与分类

肾小管酸中毒(renal tubular acidosis,RTA)是由于各种病因导致肾小管转运功能障碍所致的一组疾病,其共同特征为远端肾小管分泌氢离子(H^+)或(和)近端肾小管重吸收碳酸氢盐(HCO_3^-)障碍导致的阴离子间隙(anion gap,AG)正常的高血氯性代谢性酸中毒。

RTA 有很多分类方法,例如根据病变部位分为近端 RTA 及远端 RTA;根据血钾浓度分为高血钾型 RTA 及低血钾型 RTA;根据病因分为原发性 RTA 和继发性 RTA,原发性 RTA 多与遗传有关,为肾小管先天性功能缺陷,继发性 RTA 多与某些累及肾小管间质的疾病相关。

目前临床常用的分类是根据病变部位及发病机制进行的分类,RTA 被分为如下 4 型:低血钾型远端 RTA(Ⅰ型),近端 RTA(Ⅱ型),混合型 RTA(Ⅲ型),高血钾型远端 RTA(Ⅳ型)。部分 RTA 患者虽已有肾小管酸化功能障碍,但是临床尚无酸中毒表现,它们被称为不完全性 RTA。

(二)肾小管酸中毒的发病机制研究进展

1. 肾小管在维持机体酸碱平衡中的作用　肾脏主要通过排酸保碱的方式来维持机体内环境 pH 值的相对恒定。近端肾小管可将大部分滤过的 HCO_3^- 重吸收,而远端肾小管能将 H^+ 分泌到肾小管管腔,由终尿排出。

研究已经明确,远端肾小管的泌 H^+ 功能是由 A 型闰细胞(intercalated cell)完成。在 A 型闰细胞内,CO_2 在碳酸酐酶 Ⅱ 的作用下与 H_2O 结合,生成 H_2CO_3,而后解离成 H^+ 和 HCO_3^-。H^+ 在闰细胞刷状缘膜上的 H^+-ATP 酶作用下由细胞内泵入小管腔,在泌 H^+ 的同时,HCO_3^- 也由 $Cl^--HCO_3^-$ 转运体 AE1(anion exchanger1)转运回血液。泌入管腔后的 H^+ 与管腔中的磷酸盐和 NH_3 结合,生成磷酸二氢根($H_2PO_4^-$)和 NH_4^+。此外,皮质集合管细胞的管周侧膜也可以主动摄取 NH_4^+,NH_4^+ 被主动重吸收后解离成为 H^+ 和 NH_3,H^+ 可以作为 H^+-ATP 酶的底物,而 NH_3 弥散进入管腔。在动物实验中也发现了一些在 A 型闰细胞泌酸过程中发挥作用的其他转运因子,如在小鼠 A 型闰细胞的基侧膜发现 K^+-Cl^- 共转运子 KCC4,和 Cl^- 通道 CLC-K2,而 Cl^- 的外流对维持 AE1 的功能是必需的。编码这些蛋白的基因突变可以导致小鼠 RTA,但其在人类的致病作用尚待进一步研究。

正常情况下,近端肾小管能重吸收 80% 肾小球滤过的 HCO_3^-,剩余的 20% 将通过髓袢、远端肾小管及集合管进一步重吸收。此过程依靠刷状缘膜的 Na^+-H^+ 交换体、基底膜的 $Na^+-HCO_3^-$ 协同转运体和刷状缘膜上及细胞内的碳酸酐酶协同作用来完成。抑制近端小管钠的转运或肾小管液无钠,都能使近端肾小管对 HCO_3^- 的重吸收减少约 80%。

— 418 —

2.肾小管酸中毒的发病机制及其研究进展

(1)Ⅰ型肾小管酸中毒:又称为低钾性远端 RTA,主要由远端肾小管乃至集合管泌 H^+ 异常减低导致,为此体内 H^+ 含量增加,引起酸中毒。目前研究认为其可能的细胞学机制包括:①肾小管上皮细胞 H^+ 泵衰竭,主动泌 H^+ 入管腔减少(分泌障碍)。②肾小管上皮细胞通透性异常,泌入腔内的 H^+ 又被动扩散至管周液(梯度缺陷)。③基侧膜上的 $CI^- - HCO_3^-$ 交换障碍。④氢泵工作状态不能达到最佳,泌 H^+ 速率降低(速度障碍)。

近年研究认为在遗传性Ⅰ型 RTA 的发生中存在多种基因突变。其中 SLC4A1 基因定位于 17q21-22,编码 $CI^- - HCO_3^-$ 交换体 AE1。SLC4A1 基因突变引起的Ⅰ型 RTA 主要表现为常染色体显性遗传,少数为常染色体隐性遗传。已报道的可引起常染色体显性遗传的 SLC4A1 基因突变包括 R589H,R589S,R589C,S613F,R901X 和 G609R。引起常染色体隐性遗传的 SLC4A1 基因突变包括 G701D,A858D 和 S773P。此外,ATP6V1B1 及 ATP6V0A4 的基因突变也能导致Ⅰ型 RTA 发生。

(2)Ⅱ型肾小管酸中毒:又称为近端 RTA,系近端肾小管酸化功能障碍引起,表现为 HCO_3^- 重吸收障碍。主要机制有:①肾小管上皮细胞管腔侧 $Na^+ - H^+$ 交换障碍,从而影响近端肾小管对 HCO_3^- 的重吸收。②肾小管上皮细胞基底侧 $Na^+ - HCO_3^-$ 协同转运(从胞内转运入血)障碍。③碳酸酐酶活性异常。④近端小管复合性转运功能缺陷。

研究证实,基因的纯合点突变(298S、RS01H、Q29X)能引起遗传性Ⅱ型 RTA。对 SLC9A3 基因敲除小鼠的研究提示缺失 NHE3 活性,这些小鼠同时存在肾脏和肠道对 HCO_3^- 重吸收障碍,同时伴随轻度的代谢性酸中毒。但 SLC9A3 基因突变相关的家系研究目前还未见报道。人类基因定位于 6p21,编码 TWIK 相关酸敏感的 2 型 K^+ 通道(TWIK-related acid sensitive K^+ channel 2,TASK2),研究证实 TASK2 基因失活小鼠会出现Ⅱ型 RTA。

(3)Ⅲ型肾小管酸中毒:很少见,是Ⅰ型与Ⅱ型 RTA 的混合型。

(4)Ⅳ型肾小管酸中毒:又称为高钾性远端 RTA,本病发病机制尚未完全清楚。醛固酮分泌减少或远端肾小管对醛固酮反应减弱,可能起重要致病作用,因此肾小管 Na^+ 重吸收及 H^+、K^+ 排泌受损,导致酸中毒及高钾血症。

二、肾小管酸中毒的临床表现和诊断

一般来说,RTA 的主要临床表现是:①AG 正常的高血氯性代谢性酸中毒。②电解质紊乱(低或高钾血症,有或无钙磷代谢紊乱)。③骨病。

(一)Ⅰ型(低钾性远端)肾小管酸中毒

1.分类及病因　能引起Ⅰ型 RTA 的病因很多,可分为先天遗传与后天获得两大类。前者与遗传相关,如遗传性椭圆细胞增多症、镰刀细胞贫血、髓质囊性病、肝豆状核变性等;后者常继发于各种肾小管-间质疾病,可见于慢性间质性肾炎(梗阻性肾病、止痛药肾病、慢性马兜铃酸肾病、肾移植排斥反应等)、自身免疫性疾病(干燥综合征、系统性红斑狼疮、自身免疫性甲状腺炎、原发性高丙种球蛋白血症等)、药物(镇痛剂、两性霉素 B、含马兜铃酸中药等)或毒物(甲苯、棉酚等)肾损害,以及与肾钙化有关的疾病(原发性甲状旁腺功能亢进、维生素 D 中毒、特发性尿钙增多症、髓质海绵肾等)。

2.临床表现及辅助检查　Ⅰ型 RTA 的主要表现为 AC 正常的高血氯性代谢性酸中毒、低钾血症及钙磷代谢紊乱和骨病。

(1)AC 正常的高血氯性代谢性酸中毒:化验尿液可滴定酸或(和)NH_4^+ 减少,即尿净排酸减少,尿呈碱性,pH>5.5;血 pH 下降,血清 Cl^- 增高。但是 AG 正常,此与其他代谢性酸中毒不同,可资鉴别。酸中毒早期代偿阶段临床上可无症状,而后出现厌食、恶心、呕吐、心悸、气短等表现,严重时出现深大呼吸及神智改变。婴幼儿生长发育迟缓。

(2)低钾血症:管腔内 H^+ 减少,因而 K^+ 替代 H^+ 与 Na^+ 交换,使 K^+ 从尿中大量丢失(>20mmol/L),造成低钾血症。临床呈现:①骨骼肌异常:疲乏、软弱、无力,重者肢体软瘫、呼吸肌麻痹。②平滑肌异常:恶心、呕吐、腹胀、便秘、重者吞咽困难、肠麻痹。③心肌异常;心律失常及传导阻滞。④低钾血症肾病:尿浓缩功能差,呈现多尿乃至肾性尿崩症。

(3)钙磷代谢紊乱及骨病:酸中毒能抑制肾小管对钙的重吸收,并使 $1,25(OH)_2D_3$ 生成减少,因此患者可出现高尿钙、低血钙,进而继发甲状旁腺功能亢进,导致高尿磷、低血磷。临床常出现骨病(成人骨软化症或儿童佝偻病,患者有骨痛、骨质疏松及骨畸形)肾结石及肾钙化。

3.诊断　临床上出现 AC 正常的高血氯性代谢性酸中毒、低钾血症,化验尿中可滴定酸或(和)NH_4^+ 减少,尿 pH>5.5,Ⅰ型 RTA 诊断即成立。如果出现低血钙、低血磷、骨病、肾结石或肾钙化,则更支持诊断。

对于不完全性Ⅰ型 RTA 患者,应进行进一步检查,如氯化铵负荷试验(有肝病者需用氯化钙代替)、尿及血 PCO_2 测定、硫酸钠负荷试验、呋塞米试验等,其中最常做氯化铵负荷试验,给予氯化铵后患者尿 pH>5.5 则有诊断价值(详见后叙)。

(二)Ⅱ型(近端)肾小管酸中毒

1.分类及病因　导致Ⅱ型 RTA 的病因同样能分为先天遗传与后天获得两大类。前者多发生于儿童,常见于高胱氨酸尿症、半乳糖血症、糖原储积病、遗传性果糖耐受不良症、肝豆状核变性(即 Wilson 病)、碳酸酐酶缺乏、脑-眼-肾综合征(即 Lowe 综合征)等遗传性疾病。后者常见于成人,继发于各种肾小管-间质损害,包括药物肾损害(如乙酰唑胺、过期的四环素、含马兜铃酸中草药等),毒物肾损害(如铅、镉、汞、铜等重金属中毒),自身免疫性疾病肾损害(如干燥综合征、系统性红斑狼疮、自体免疫性肝炎等),及多发性骨髓瘤、维生素 D 缺乏症等病肾损害。

2.临床表现及辅助检查　Ⅱ型 RTA 的主要表现为 AC 正常的高氯性代谢性酸中毒及低钾血症。

(1)AC 正常的高氯性代谢性酸中毒:化验尿液 HCO_3^- 增多,而可滴定酸及 NH_4^+ 正常,由于远端肾小管酸化功能正常,故尿 pH 仍可<5.5。患者血 pH 值下降,血清 Cl^- 增高,而 AC 正常。

(2)低钾血症:由于尿钾大量丢失,故低钾血症常较Ⅰ型 RTA 严重。

(3)钙磷代谢紊乱及骨病:低钙血症及骨病,尿路结石及肾钙化发生率远比Ⅰ型 RTA 低。

Ⅱ型 RTA 可以单独存在,但是更常为近端肾小管复合性转运功能缺陷——范可尼综合征(Fanconi syndrome)的一个组成,此时将同时出现肾性糖尿、氨基酸尿及磷酸盐尿。

3.诊断　出现 AC 正常的高血氯性代谢性酸中毒、低钾血症,化验尿液 HCO_3^- 增多,可滴定酸和 NH_4^+ 正常,尿 pH 常<5.5,Ⅱ型 RTA 诊断即成立。如果同时出现范可尼综合征(肾性糖尿、氨基酸尿及磷酸盐尿),则更支持诊断。

对不完全性Ⅱ型 RTA 应做碳酸氢盐重吸收试验,给予碳酸氢钠后患者尿 HCO_3^- 排泄分数＞15％即可诊断。

（三）Ⅲ型（混合型）肾小管酸中毒

Ⅲ型 RTA 较少见。它兼有Ⅰ型及Ⅱ型 RTA 的表现，被认为是Ⅰ型及Ⅱ型的混合型，但是也有学者认为它不是一个独立的类型，而是Ⅰ型或Ⅱ型中的一个亚型。Ⅲ型 RTA 的远端肾小管酸化功能障碍比Ⅰ型还重，而且尿排出 HCO_3^- 也多，故其酸中毒程度常比单纯Ⅰ型或Ⅱ型都重，并发症也较多。

（四）Ⅳ型（高钾性远端）肾小管酸中毒

1. 分类与病因　Ⅳ型 RTA 的常见病因包括醛固酮分泌减少和肾小管对醛固酮反应减弱两大类。醛固酮分泌减少可见于：①醛固酮及糖皮质激素皆缺乏：如原发性慢性肾上腺皮质功能减退症（即 Addison 病），双侧肾上腺切除，21－羟化酶缺乏，3β－羟类固醇脱氢酶缺乏等。②单纯醛固酮缺乏：如糖尿病肾病或肾小管间质性疾病所致低肾素低醛固酮血症，使用非甾类抗炎药、血管紧张素转化酶抑制剂（ACEI）、血管紧张素 AT1 受体阻滞剂（ARB）、或 β 受体阻滞剂等。肾小管对醛固酮反应减弱可见于假性低醛固酮血症及某些肾小管－间质疾病（如梗阻性肾病、肾移植排异、镰刀细胞贫血肾病、环孢素 A 肾损害等）。

2. 临床表现及辅助检查　本型 RTA 多见于某些轻、中度肾功能不全的肾脏病（以糖尿病肾病、梗阻性肾病及慢性间质性肾炎最常见）患者，主要临床表现如下：

（1）AG 正常的高氯性代谢性酸中毒：远端肾小管泌 H^+ 障碍，故尿 NH_4^+ 减少，尿 pH＞5.5；血 pH 值下降，血清 Cl^- 增高，AC 正常。

（2）高钾血症：由于醛固酮分泌减少或肾小管对醛固酮反应减弱，故使远端肾小管泌 K^+ 减少，血 K^+ 升高。高钾血症严重时可致心律失常或心肌麻痹，必须警惕。

Ⅳ型 RTA 患者的代谢性酸中毒及高血钾严重程度与肾功能不全严重度不成比例，提示它们并非主要由肾功能不全引起。

（3）血清醛固酮水平减低或正常：醛固酮分泌减少引起的Ⅳ型 RTA 患者血清醛固酮水平将减低，而肾小管对醛固酮反应减弱者血清醛固酮水平可正常。

3. 诊断　轻、中度肾功能不全患者出现 AC 正常的高氯性代谢性酸中毒及高钾血症，化验尿 NH_4^+ 减少，尿 pH＞5.5，诊断即可成立。患者血清醛固酮水平降低或正常。

三、肾小管酸中毒的常用诊断试验

（一）不完全性Ⅰ型肾小管酸中毒的诊断试验

疑诊不完全性Ⅰ型 RTA 时，应选择进行下述试验帮助确诊。

1. 氯化铵负荷试验　氯化铵负荷试验又称为酸负荷试验，是检查不完全性Ⅰ型 RTA 的最常用方法。试验前两天应停服碱性药，检查方法包括：①三日法：氯化铵 0.1g/（kg•d），分3次口服，连续 3 天，第三天服完药后每隔 1 小时收集尿液 1 次，共 5 次，用 pH 测定仪检测尿 pH 值，若尿 pH＞5.5 则有诊断价值。②一日法：氯化铵 0.1g/（kg•d）在 3～5 小时内服完，之后每小时收集尿液 1 次，共 5 次，用 pH 测定仪检测尿 pH 值，若＞5.5 则阳性。

对有肝病或患者不能耐受氯化铵如出现恶心、呕吐时，可改服氯化钙[1mmol/（kg•d）]，试验方法与氯化铵相同。

2. 尿及血二氧化碳分压测定

（1）碳酸氢钠负荷试验：试验前 3 天应停服碱性药物。试验时静脉滴注 7.5％碳酸氢钠，2

～3mL/min，并每15～30分钟直立排尿1次，测尿 pH 及尿二氧化碳分压（PCO₂），当连续3次尿 pH＞7.8时，在两次排尿中间抽血测血 PCO₂。正常人尿 PCO₂ 会比血 PCO₂ 高 2.66～3.99kPa（20～30mmHg），而Ⅰ型 RTA 泌 H^+ 障碍患者此差值小于 2.66kPa（20mmHg）。

碳酸氢钠碱化尿液时，远端肾小管排泌的 H^+ 与管腔中的 HCO_3^- 反应生成 H_2CO_3。由于远端肾小管缺乏碳酸酐酶，不能使 H_2CO_3 脱水形成 CO_2，逸入胞内，H_2CO_3 需随尿流至较远部位特别是到达肾盂后，才能分解成 CO_2 及 H_2O，此处 CO_2 不能被细胞吸收，所以尿 PCO₂ 会明显升高。Ⅰ型 RTA 患者远端肾小管泌 H^+ 障碍时，管腔内减少，生成的 H_2CO_3 也少，故尿 PCO₂ 升高。

（2）中性磷酸盐负荷试验：试验时先静滴 0.9mol/L 的 $NaHCO_3$，保持尿 pH 值于 6.8 左右。然后以 1～1.5mL/min 的速度静脉滴入 0.2mol/L 中性磷酸盐溶液，持续1～2小时。在开始静脉滴注后第2、3、4小时分别留取血及尿标本检测 PCO₂。当尿磷酸盐浓度超过 20mmol/L 时，正常人尿 PCO₂ 会比血 PCO₂ 高 3.33kPa（25mmHg）或更多，而Ⅰ型 RTA 泌 H^+ 障碍者此差值＜3.33kPa（25mmHg）。

在中性磷酸盐负荷后，大量 HPO_4^- 到达远端肾小管，与 H^+ 结合生成 $H_2PO_4^-$，后者再与 HCO_3^- 反应生成 CO_2，使尿 PCO₂ 升高。Ⅰ型 RTA 患者远端肾小管泌 H^+ 障碍时，$H_2PO_4^-$ 生成少，故尿 PCO₂ 不会升高。所以此试验意义与碳酸氢钠负荷试验相似，对确诊泌 H^+ 障碍的不完全性Ⅰ型 RTA 很有意义。

3.硫酸钠试验　试验前3天停服碱性药物。传统方法是先予低盐饮食（钠入量 20mmol/d）数日，以刺激远端小管对钠重吸收。现在的方法是先予 9α－氟氢可的松 1mg，提高钠的重吸收能力。12小时后静脉滴注 4%硫酸钠 500mL（45～60分钟内滴完），静脉滴注后每小时分别留尿1次，共4次，用 pH 测定仪测尿 pH。试验结果：正常人尿 pH＜5.5，泌 H^+ 障碍的Ⅰ型 RTA 患者尿 pH＞5.5甚至6.0。

注射硫酸钠后，远端肾小管腔中 SO_4^{2-} 浓度增加，提高了原尿的负电位，刺激 H^+ 排泌，使尿 pH 值下降。Ⅰ型 RTA 患者远端肾小管泌 H^+ 障碍时，尿 pH 值不下降。

4.呋塞米试验　肌肉注射呋塞米 20～40mg，留取用药前及后4小时内的尿液，用 pH 测定仪测尿 pH 值。正常人尿 pH 应降至5.5以下，Ⅰ型 RTA 患者尿 pH＞5.5。

袢利尿剂可使到达远端肾小管的 Cl^- 增加，增加管腔负电位，从而刺激 H^+ 排泌，使尿 pH 下降。与磷酸钠试验相似，Ⅰ型 RTA 远端肾小管泌 H^+ 障碍时，尿 pH 值不下降。

（二）不完全性Ⅱ型肾小管酸中毒的诊断试验

可做碳酸氢盐重吸收试验，方法如下：①口服法：给酸中毒患者口服 $NaHCO_3$，从 1mmol/（kg·d）开始，逐渐增加剂量，直至 10mmol/（kg·d），当酸中毒被纠正后，同时测血和尿的 HCO_3^- 及肌酐，按公式计算尿 HCO_3^- 排泄分数。②静脉滴入法：给酸中毒患者静脉点滴 500～700mmol/L 浓度的 $NaHCO_3$，速度 4mL/min，每隔30～60分钟收集尿标本1次，间隔中间收集血标本，而后检测血和尿的 HCO_3^- 及肌肝，计算尿 HCO_3^- 排泄分数。正常者此排泄分数为零；Ⅱ型 RTA＞15%。计算公式如下：

$$HCO_3^- \text{排泄分数}(\%) = \frac{\text{尿 } HCO_3^- \times \text{血肌酐} \times 100}{\text{血 } HCO_3^- \times \text{尿肌酐}}$$

注：血和尿的 HCO_3^- 单位为 mmol/L，肌酐单位为 $\mu mol/L$

四、肾小管酸中毒的治疗措施

RTA 的致病病因明确并能治疗的话,应该积极治疗,例如应用免疫抑制剂治疗自身免疫性疾病,停用致病药物,驱除体内重金属毒物等。针对各型 RTA 本身应予如下治疗:

(一)Ⅰ型肾小管酸中毒

1.纠正酸中毒 应补充碱剂,常用枸橼酸合剂(含枸橼酸、枸橼酸钠及枸橼酸钾),此合剂除能补碱外,尚能减少肾结石及钙化形成(肠道酸度降低会增加钙吸收,但形成的枸橼酸钙溶解度高易从尿排出)。为有效纠正酸中毒,有时还需配合服用碳酸氢钠。碱性药要分次服用,尽可能保持昼夜负荷均衡。

2.补充钾盐 Ⅰ型 RTA 患者存在低钾血症时,需要补钾。给碱性药物纠正酸中毒时,更需要补钾,因为酸中毒矫正后尿钾排泄增加且血钾转入胞内可能加重低钾血症。服用枸橼酸钾补钾,而不用氯化钾,以免加重酸中毒。

3.防治肾结石、肾钙化及骨病 服枸橼酸合剂后,尿钙将主要以枸橼酸钙形式排出,其溶解度高,可预防肾结石及钙化。对已发生严重骨病而无肾钙化的患者,可小心应用钙剂及骨化三醇治疗,但应警防药物过量引起高钙血症。

(二)Ⅱ型肾小管酸中毒

纠正酸中毒及补充钾盐与治疗Ⅰ型 RTA 相似,但是Ⅱ型 RTA 丢失 HCO_3^- 多,单用枸橼酸合剂很难纠正酸中毒,常需配合服用较大剂量碳酸氢钠(6~12g/d)才能有效。重症病例尚可配合服用小剂量氢氯噻嗪,以增强近端肾小管 HCO_3^- 重吸收,不过需要警惕氢氯噻嗪加重低钾血症可能。

(三)Ⅳ型肾小管酸中毒

此型 RTA 治疗除纠正酸中毒与以上各型相同外,其他治疗存在极大差异。

1.纠正酸中毒 应服用碳酸氢钠,纠正酸中毒也将有助于降低高血钾。

2.降低高血钾 应进低钾饮食,口服离子交换树脂聚苯乙烯磺酸钠(sodium styrene sulfonate)促粪钾排泄,并口服袢利尿剂呋塞米促尿钾排泄。一旦出现严重高血钾(>6.5mmol/L)应及时进行透析治疗。

3.肾上腺盐皮质激素治疗 可口服 9α—氟氢可的松(fludrocortisone),低醛固酮血症患者每日服 0.1mg,而肾小管对醛固酮反应减弱者应每日服 0.3~0.5mg。服用氟氢可的松时,常配合服用呋塞米以减少其水钠潴留副作用。

(王善志)

第十节　急性肾小管间质肾炎

对于肾小管间质性肾炎(tubuloinlerstitial nephritis,TIN)的认识,最早可追溯到 1792 年。当时一名为 Admiral John 的患者死于肾衰竭、高血压,尸体解剖时发现肾间质有明显炎症改变,推测与饮用船上含铅较高的淡水有关。TIN 是由多种病因引起、发病机制各异、以肾小管间质病变为主的一组疾病,按其肾脏病理变化的特点分为:以肾间质水肿、炎性细胞浸润为主的急性肾小管间质性肾炎(acute tubulointerstitial nephritis,ATIN)和以肾间质纤维化、肾小管萎缩为主的慢性肾小管间质性肾炎(chronic tubulointerstitial nephritis,CTIN)。文献报道10％～15％的急性肾衰竭和25％的慢性肾衰竭是分别由急、慢性 TIN 引起,因此 TIN 已日益受到重视。

本节将着重讨论 ATIN。文献报道,在蛋白尿或(和)血尿肾活检的病例中 ATIN 约占 1％,而在急性肾损伤患者进行肾活检的病例中 ATIN 所占比例为5％～15％。ATIN 如能早期诊断、及时治疗,肾功能多可完全恢复或显著改善。因此,重视 ATIN 的早期诊断和治疗对提高肾脏疾病的整体防治水平具有重要意义。

一、ATIN 的病因及发病机制研究现状

(一)病因

原发性 ATIN 的病因主要为药物及感染。历史上感染相关性 ATIN 十分常见,近代由于疫苗及大量抗微生物药物问世,许多感染都已能有效预防或(和)迅速控制,所以感染相关性 ATIN 患病率已显著下降;相反,近代由于大量新药上市,药物过敏日益增多,它已成为 ATIN 的首要病因。除此而外,尚有少数病因不明者,被称为"特发性 ATIN",不过其后某些特发性 ATIN 如肾小管间质性肾炎一色素膜炎综合征(tubulointerstitial nephritis and uveitis syndrome,TINU)病因已基本明确,是自身抗原导致的免疫反应致病。常见病因已列入表 7—13。

表 7—13　引起急性肾小管间质肾炎的病因

病因种类	致病因素
药物:	
抗微生物药物	磺胺类,青霉素类,头孢类,大环内脂类,喹诺酮类,呋喃类,抗结核药等
非甾类抗炎药	各种非甾类抗炎药,包括 COX—2 抑制剂
利尿剂	呋塞米,依他尼酸,噻嗪类,氯噻酮,氨苯蝶啶等
溃疡病治疗药	H_2 受体阻滞药(西咪替丁、雷尼替丁、法莫替丁等),质子泵抑制剂(奥美拉唑、泮托拉唑等)
其他药物	别嘌呤醇,硫唑嘌呤,卡托普利,卡马西平,苯妥英钠,地尔硫䓬,氯贝丁酯等
感染微生物:	
细菌	军团菌属,布氏杆菌属,白喉杆菌,葡萄球菌属,链球菌属等
病毒	EB病毒,汉坦病毒,登革热病毒,腮腺炎病毒,巨细胞病毒,麻疹病毒,多瘤病毒,SARS 病毒,人免疫缺陷病毒等
其他微生物	螺旋体,疟原虫,弓形虫,立克次体,支原体,衣原体,真菌等
特发性:	
免疫	肾小管间质性肾炎一葡萄膜炎综合征

(二)发病机制的研究现状

1.药物过敏性 ATIN　药物已成为 ATIN 最常见的病因,免疫反应是其发病的主要机制。大多数研究显示本病主要由细胞免疫引起,但是也有研究在少数病例的肾活检标本中见到抗肾小管基底膜(TBM)抗体沉积,提示体液免疫也可能参与致病。所以不同患者及不同药物的发病机制可能有所不同。

(1)细胞免疫反应:有如下证据提示细胞免疫参与药物所致 ATIN 的发病:①肾间质呈现弥漫性淋巴细胞、单核一巨噬细胞和嗜酸粒细胞浸润。②免疫组化检查显示肾间质浸润细胞是以 T 淋巴细胞为主。③肾间质中出现非干酪性肉芽肿,提示局部存在迟发型超敏反应。

目前认为参与药物过敏性 ATIN 发病的细胞免疫反应主要是 T 细胞直接细胞毒反应及抗原特异性迟发型超敏反应。多数药物过敏性 ATIN 的肾间质浸润细胞是以 CD_4^+ 细胞为主,$CD_4^+/CD_8^+>1$,而西米替丁和 NSAID 诱发的 ATIN 却以 CD_8^+ 为主,$CD_4^+/CD8^+<1$。药物(半抗原)与肾小管上皮细胞蛋白(载体)结合形成致病抗原,经肾小管上皮细胞抗原递呈作用,使肾间质浸润 T 细胞(包括 CD_4^+ 和 CD_8^+)致敏,当再次遇到此相应抗原时,CD_4^+ 细胞就可通过Ⅱ类主要组织相容性复合物、CD_8^+ 细胞通过Ⅰ类主要组织相容性复合物限制性地识别小管上皮细胞,诱发 T 细胞直接细胞毒反应和迟发型超敏反应(CD_8^+ 细胞主要介导前者,而 CD_4^+ 细胞主要介导后者),损伤肾小管,导致肾间质炎症(包括非干酪性肉芽肿形成)。

这些活化的 T 细胞还可以合成及释放大量细胞因子,包括 γ 干扰素、白介素-2(IL-2)、白介素-4(IL-4)、肿瘤坏死因子 α(TNFα)参与致病。同时细胞毒 T 细胞所产生的粒酶、穿孔素等物质,也具有细胞毒作用而损伤肾小管。此外,肾间质中激活的单核-巨噬细胞也能释放蛋白溶解酶、活性氧等物质加重肾小管间质损伤,并能分泌转化生长因子-β(TGF-β)活化肾间质成纤维细胞,促进细胞外基质合成,导致肾间质病变慢性化。

非甾体抗炎药(NSAID)在引起 ATIN 同时还可能引起肾小球微小病变病,其发病也与 T 细胞功能紊乱有关。NSAID 抑制环氧化酶,使前列腺素合成受抑制,花生四烯酸转为白三烯增加,后者激活 T 细胞。激活的辅助性 T 细胞通过释放细胞因子而使肾小球基膜通透性增加,引起肾病综合征。

(2)体液免疫反应:药物及其代谢产物可作为半抗原与宿主体内蛋白(即载体,如肾小管上皮细胞蛋白)结合形成致病抗原,然后通过如下体液免疫反应致病:①Ⅰ型超敏反应:部分患者血清 IgE 升高,外周血嗜酸粒细胞增多、出现嗜酸粒细胞尿,病理显示肾间质嗜酸粒细胞浸润,提示Ⅰ型超敏反应致病。②Ⅱ型超敏反应:部分患者血中出现抗 TBM 抗体,免疫病理显示 TBM 上有 IgG 及 C3 呈线样沉积,提示Ⅱ型超敏反应致病。这主要见于甲氧西林(methicillin,又称二甲氧苯青霉素及新青霉素Ⅰ)所致 ATIN,也可见于苯妥英钠、别嘌呤醇、利福平等致病者。目前认为这种抗 TBM 疾病的靶抗原是 3M-1 糖蛋白,由近曲小管分泌粘附于肾小管基底膜的外表面,分子量为 48kDa。正常人对此蛋白具有免疫耐受,但是药物半抗原与其结合形成一种新抗原时,免疫耐受即消失,即能诱发抗 TBM 抗体产生,导致 ATIN。此外,从前报道Ⅲ型超敏反应(循环免疫复合物致病)也可能参与药物过敏性 ATTN 发病,其实基本见不到这种病例。

2.感染相关性 ATIN　广义上的感染相关性 ATIN 也包括病原微生物直接侵袭肾间质导致的 ATIN 如急性肾盂肾炎,但是本节并不包含这一内容。此处所讲感染相关性 ATIN 仅指感染诱发免疫反应导致的 ATIN。

一般认为,感染相关性 ATIN 也主要是由细胞免疫反应致病,理由如下:①肾组织免疫荧光检查阴性,不支持体液免疫致病。②肾间质中有大量淋巴细胞和单核细胞浸润。③免疫组化检查显示肾间质中浸润的淋巴细胞主要是 T 细胞。

3.TINU 综合征　TINU 综合征是一个 ATIN 合并眼色素膜炎的综合征,临床较少见。1975 年首先由 Dinrin 等报道,迄今报道 300 余例。此综合征的病因及发病机制至今尚不完全明确,但与机体免疫功能紊乱及遗传因素影响相关,简述如下:

(1)细胞免疫:目前较公认的发生机制是细胞免疫致病。其主要依据为:①患者的皮肤试验反应能力降低。②外周血中 T 细胞亚群($CD3^+$、$CD4^+$、$CD8^+$)异常,$CD4^+/CD8^+$ 比值降低,CD56$^+$ 的 NK 细胞增高。③肾脏病理检查可见肾间质中有大量 CD3$^+$、CD4$^+$、CD8$^+$ 淋巴细胞浸润,多数报道以 CD4$^+$ 细胞为主,并长期存在。④在部分患者肾间质中可见非干酪性肉芽肿,提示局部存在迟发型超敏反应。

(2)体液免疫:目前有证据表明,TINU 综合征也可存在体液免疫的异常。其依据为:①患者存在多克隆高丙种球蛋白血症,尤以血 IgG 水平升高明显。②在部分 TINU 综合征患儿肾组织中检测出抗肾小管上皮细胞抗体成分。Wakaki 等对 1 例 13 岁女孩肾组织匀浆中的 IgG 纯化后测得 125kDa 抗体成分,证实为抗肾小管上皮细胞抗体,并通过免疫组化法明确该抗体存在于皮质区肾小管上皮细胞的胞浆中。③少数病例血清检测出抗核抗体、类风湿因子、抗肾小管及眼色素膜抗体等自身抗体及循环免疫复合物,提示体液免疫异常在部分 TINU 综合征中起作用,并可能是一种自身免疫性疾病。

(3)遗传因素:有关单卵双生兄弟、同胞姐妹共患 TINU 综合征,以及 TINU 综合征患者母亲患有肉芽肿病的报道,均强烈显示出本症具有遗传倾向。已有报道证实 TINU 综合征与人类白细胞抗原(HLA)系统有着密切关联,主要集中在 HLA－DQA1 和 DQB1 以及 DR6、DR14 等等位基因。

二、ATIN 的临床及病理表现、诊断与鉴别诊断

(一)临床表现及辅助检查

1.临床表现

(1)药物过敏性 ATIN:典型表现如下:①用药史:患者发病前均有明确的用药史。20 世纪 80 年代前,青霉素、半合成青霉素、磺胺类等抗菌药物是诱发 ATIN 的主要药物;而 80 年代后,国内外文献报道诱发 ATIN 最多的药物是 NSAID 和头孢菌素类抗生素。②药物过敏表现:常为药物热及药疹(常为小米至豆大斑丘疹或红斑,弥漫对称分布,伴瘙痒)。③肾损害:患者常在用药后 1～数天出现尿化验异常和肾小球及肾小管功能损害(详见下述),少尿性(病情较重者)或非少尿性(病情较轻者)急性肾衰竭十分常见。

但是,NSAID 引起的过敏性 ATIN 常有如下独特表现:①虽然有患者在用药后 1 至数天出现肾损害,但是有的却可在用药后数周至数月才发病。②临床常无药物过敏的全身表现,如药物热及药疹。③在导致 ATIN 的同时,又能引起肾小球微小病变病,临床出现肾病综合征。若不认识它的这些特点,即易导致误漏诊。

(2)感染相关性 ATIN:常首先出现与感染相关的全身表现,而后才呈现尿化验异常、急性肾衰竭及肾小管功能异常。既往此 ATIN 常由细菌感染引起,而现代病毒等微生物引起者更常见。

(3)TINU 综合征:常发生于青少年,女性居多。病前常有乏力、食欲减退、体重下降及发热等非特异症状,而后出现肾损害(尿化验异常、急性肾衰竭及肾小管功能异常)及眼色素膜炎(虹膜睫状体炎或全色素膜炎,常两侧同时发生)。少数患者眼色素膜炎出现在肾损害前,多数同时出现,或眼色素膜炎出现在肾损害后(1～数月)。患者常伴随出现血沉增快、血清 C 反应蛋白及 γ 球蛋白增高。

2.实验室表现

(1)尿常规化验:常表现为轻度蛋白尿(<1～2g/d,以小分子性蛋白尿为主),镜下血尿(甚至肉眼血尿),无菌性白细胞尿(早期尚能见嗜酸性粒细胞尿),以及管型尿(包括白细胞管

型）。

（2）血常规化验：一般无贫血，偶尔出现轻度贫血。30%～60%的药物过敏性ATIN患者外周血嗜酸性粒细胞增多。

（3）肾小管损伤指标及肾小管功能检查：患者尿N－乙酰－β－氨基葡萄糖苷酶（NAG）、γ－谷氨酰转肽酶（γ－GT）及亮氨酸氨基肽酶（LAP）增多，提示肾小管上皮细胞损伤。尿 β_2 微球蛋白、α_1 微球蛋白、视黄醇结合蛋白及溶菌酶常增多，提示近端肾小管重吸收功能障碍；尿比重和尿渗透压减低，提示远端肾小管浓缩功能减退。患者有时还能出现肾性尿糖，甚至范可尼综合征（Fanconi syndrome，呈现肾性糖尿、氨基酸尿及磷酸盐尿等），以及肾小管酸中毒。

近年，一些能反映早期急性肾损害的尿生物标记物检验已开始应用于临床，这对早期发现及诊断ATIN很有帮助，例如尿中性白细胞明胶酶相关脂质运载蛋白（neutrophil gelatinase－associated lipocalin，NGAL）检验，尿肾脏损伤分子－1（kidney injury molecule－1，KIM－1）检验，及尿白介素－18（interliukin18，IL－18）检验等。

（4）肾小球功能检查：患者出现急性肾衰竭时，血肌酐及尿素氮将迅速升高，血清胱抑素C水平也升高。

（5）其他检验：对疑及药物诱发抗TBM抗体的患者，应进行血清抗TBM抗体检测。

3. 影像学表现　超声等影像学检查显示ATIN患者的肾脏体积正常或增大，若能除外淀粉样变肾病及糖尿病肾病，肾脏体积增大对提示急性肾衰竭很有意义。

4. ^{67}镓核素扫描　20世纪70年代末即有报道ATIN患者肾脏摄取核素^{67}镓（^{67}Ga）明显增多，因此认为^{67}Ga核素扫描有助ATIN诊断。但是，在此后的研究中发现^{67}Ga核素扫描诊断ATIN的敏感性仅58%～68%，特异性也不高。因此，^{67}Ga同位素扫描并不是理想的ATIN检测指标，临床上很少应用。不过，文献报道急性肾小管坏死患者极少出现^{67}Ga核素扫描阳性，因此认为此检查对鉴别ATIN与急性肾小管坏死仍有一定意义。

（二）病理表现

1. 光学显微镜检查　ATIN的病理特点主要是肾间质炎细胞浸润及水肿。无论药物过敏性ATIN、感染相关性ATIN或TINU综合征，肾间质中弥漫浸润的炎细胞均以淋巴细胞（主要是T细胞）及单核细胞为主，常伴不同程度的嗜酸粒细胞（药物过敏性ATIN最明显），并偶见中性粒细胞。可见肾小管炎（炎细胞趋化至肾小管周围，并侵入肾小管壁及管腔）。此外，在部分药物过敏性ATIN及TINU综合征患者的肾间质中，还可见上皮样细胞肉芽肿。肾小管上皮细胞常呈不同程度的退行性变，可见刷状缘脱落，细胞扁平，甚至出现灶状上皮细胞坏死及再生。肾小球及肾血管正常。

2. 电子显微镜检查　无特殊诊断意义。NSAID引起ATIN同时可伴随出现肾小球微小病变病，此时可见肾小球足细胞足突广泛融合。

3. 免疫荧光检查　多呈阴性。但是药物（如甲氧西林）诱发抗TBM抗体致病者，能在TBM上见到IgG及C3呈线样沉积。

（三）诊断与鉴别诊断

1. 诊断　原发性ATIN确诊需要依靠肾组织病理检查，但是在此基础上还必须结合临床表现才能进行准确分类。

（1）药物过敏性ATIN：若有明确用药史，典型药物过敏表现（药疹、药物热、血嗜酸粒细胞增多等),尿检验异常(轻度蛋白尿、血尿、无菌性白细胞尿及管型尿),急性肾衰竭及肾小管功能损害(肾性糖尿及低渗透压尿等),一般认为临床即可诊断药物过敏性 ATIN(当然,能进行肾组织病理检查确认更好)。如果上述表现不典型(尤其是无全身药物过敏表现,常见于NSAID 致病者),则必须进行肾穿刺病理检查才能确诊。

(2)感染相关性 ATIN:若有明确感染史,而后出现 ATIN 肾损害表现(轻度尿检验异常、急性肾衰竭及肾小管功能损害)即应疑及此病,及时进行肾活检病理检查确诊。

(3)TINU 综合征:在出现 ATIN 肾损害表现前后,又出现眼色素膜炎(虹膜睫状体炎或全色素膜炎),即应高度疑及此病,及时做肾活检病理检查确诊。

2.鉴别诊断 应该与各种能导致急性肾衰竭的疾病鉴别,与肾小球及肾血管疾病鉴别不难,此处不拟讨论。只准备在此讨论如下两个疾病:

(1)药物中毒性急性肾小管坏死:应与药物过敏性 ATIN 鉴别,尤其是无全身药物过敏表现的 ATIN。两者均有用药史,尿常规检验均改变轻微(轻度蛋白尿,少许红、白细胞及管型),都常出现少尿性或非少尿性急性肾衰竭。但是,药物中毒性急性肾小管坏死具有明确的肾毒性药物用药史,发病与用药剂量相关,而无药物过敏表现;尿检验无或仅有少许白细胞,无嗜酸性粒细胞;除某些肾毒性中药(如含马兜铃酸中草药)致病者外,很少出现肾性糖尿等近端肾小管功能损害。上述临床实验室表现可资初步鉴别。此外,正如前述,有学者认为[67]Ga 同位素扫描对两者鉴别也有意义,而肾活检病理检查可以明确将两者区分。

(2)IgG4 相关性 TIN:这是近年才认识的一个自身免疫性疾病。此病能累及多个器官系统,被称为 IgG4 相关性疾病,但是也有约 5% 患者仅表现为 IgG4 相关 TIN,而无全身系统表现。此病仅表现为 TIN 且出现急性肾衰竭时,则需要与本章介绍的原发性 ATIN 鉴别。IgG4 相关 TIN 具有特殊的临床病理表现,例如血清 IgG4 水平增高,补体 C3 水平下降,肾活检病理检查在肾间质中可见大量 IgG4 阳性浆细胞浸润,并伴随轻重不等的席纹样纤维化等。这些表现均与本文介绍的原发性 ATIN 不同,鉴别并不困难。

三、ATIN 的治疗对策、预后及防治展望

(一)去除病因

早期诊断,去除病因是治疗的关键。对药物过敏性 ATIN 患者及时停用致敏药物,对感染相关性 ATIN 患者有效控制感染,都是治疗的关键第一步。许多患者在去除上述病因后病情可自行好转,轻者甚至可以完全恢复。

(二)糖皮质激素治疗

一些较小型的非随机对照临床试验结果显示,糖皮质激素治疗药物过敏性 ATIN 疗效明显,与单纯停用致敏药物比较,ATIN 的完全缓解率更高,缓解时间缩短;但是,另外一些小型临床试验却未获得上述效果,认为与单纯停用致敏药物相比疗效无异。由于缺乏高质量大样本的前瞻随机对照临床试验证据,故目前尚难下确切结论。

根据主张用激素治疗学者的意见,对药物过敏性 ATIN 患者用激素治疗的指征为:①ATIN 病情严重,如肾功能急剧恶化需要透析治疗,或(和)病理检查肾间质炎症严重或肉芽肿形成。②停用致敏药后数日肾功能无明显改善者。若治疗过晚(往往 ATIN 病期已超过 3周),病理检查已发现肾间质明显纤维化时,激素则不宜应用。

若拟用糖皮质激素进行治疗,那么激素起始剂量应多大? 全部疗程应多长? 目前也无指

南推荐意见或建议。美国经典肾脏病专著《The Kidney》第 9 版认为可用泼尼松 1mg/（kg·d）作起始剂量口服,3～4 周后逐渐减量,再 3～4 周停药。国内不少单位主张泼尼松起始剂量宜小,30～40mg/d 即可,减停药方法与上基本相同。另外,如果应用糖皮质激素正规治疗 4 周无效时(这常见于治疗过晚病例),也应停用激素。

感染相关性 ATIN 是否也适用糖皮质激素治疗? 意见更不统一。不少学者都主张仅给予抗感染治疗,而不应用激素,尤其在感染未被充分控制时。但是,某些感染相关性 ATIN (如汉坦病毒导致的出血热肾综合征)病情极重,感染控制后 ATIN 恢复十分缓慢,很可能遗留下慢性肾功能不全。有学者对这种患者应用了激素治疗,并发现其中部分病例确能有促进疾病缓解和减少慢性化结局的疗效,所以他们认为,在特定条件下,感染相关性 ATIN 在感染控制后仍可考虑激素治疗。

至于 TINU 综合征,由于它是一个自身免疫性疾病,故必须使用糖皮质激素治疗。TINU 综合应用激素治疗的疗效往往很好,对个别疗效较差者或(和)肾间质出现上皮样细胞肉芽肿者,必要时还可加用免疫抑制剂治疗。

（三）免疫抑制剂治疗

药物过敏性 ATIN 一般不需要使用免疫抑制剂治疗。但是,也有报道认为,若激素治疗 2 周无效时,仍可考虑加用免疫抑制剂如环磷酰胺或吗替麦考酚酯。环磷酰胺的常用量为 1～2mg/（kg·d）,一般仅用 4～6 周,不宜过长;而文献报道的吗替麦考酚酯用量为 0.5～1.0g,每日 2 次,应该服用多久,尚无统一意见。

另外,当药物诱发抗 TBM 抗体致病时,除需用激素及免疫抑制剂积极治疗外,必要时还要配合进行血浆置换治疗。不过自从甲氧西林被弃用后,现在抗 TBM 抗体所致 ATIN 已很难遇到。

（四）透析治疗

当 ATIN 患者出现急性肾衰竭达到透析指征时,就应及时进行透析,以清除代谢废物,纠正水电解质及酸碱平衡紊乱,维持生命,赢得治疗时间。

（五）ATIN 的预后

药物过敏性 ATIN 的大系列研究资料显示,约 64.1% 的患者治疗后疾病能完全缓解,23.4% 能部分缓解,而 12.5% 将进入终末肾衰竭需依靠肾脏替代治疗维持生命。另一篇文献统计,约 36% 的药物过敏性 ATIN 将最终转变成慢性肾脏病。

影响疾病预后的因素如下:①治疗是否及时:这是影响疾病预后的关键因素。一般认为发病＞3 周未及时停用致敏药物进行治疗者,往往预后差。②年龄:老年患者预后差。③病理检查:肾间质纤维化(常伴肾小管萎缩及肾小管周毛细血管消失)程度重者、出现上皮样细胞肉芽肿者预后差。但是血清肌酐峰值高低、病理检查肾间质炎细胞浸润轻重及是否存在肾小管炎,与疾病预后无关。

感染相关性 ATIN 的预后与感染是否被及时有效控制及肾损害严重程度密切相关。而 TINU 综合征从总体上讲预后较好,不过疾病(尤其眼色素膜炎)较易复发。

（六）对 ATIN 治疗的思考及期望

正如前述,影响药物过敏性 ATIN 预后的首要因素是有否及时停用致敏药物,停药不及时的患者往往预后差。为此早期识别此病进而及时停用致敏药非常重要。既往在讲述本病临床表现时,很强调发热、皮疹及关节痛"三联征",这"三联征"的描述最早来自于甲氧西林所致 ATIN 的报道,在甲氧西林被弃用后,近年已很少出现(文献报道仅呈现在约 10% 患者中)。为此在识别药物过敏性 ATIN 时,对"三联征"不宜过度强调,否则必将导致 ATIN 诊断延误。应该说,对所有用药后出现急性肾衰竭及尿检验异常(轻度蛋白尿,伴或不伴血尿及无菌性白细胞尿)的患者,均应及时做肾活检病理检查,看是否药物过敏性 ATIN? 这对于临床无全身过敏表现的 ATIN 患者(常见于 NSAID 致病时)尤为重要。

至今,对药物过敏性 ATIN 是否该用糖皮质激素治疗? 看法仍未统一;而对某些感染相关性 ATIN 重症病例,在感染控制后能否应用激素去减轻病情、改善预后? 争论更大。即使应用激素治疗,治疗方案(药物起始剂量,持续用药时间及停药指征等)应如何制订? 也没有一致意见。这主要是由于对上述 ATIN 治疗,一直缺乏高质量的前瞻随机对照临床试验证据。ATIN 的发病率不是很高,正如前述,在血尿或(和)蛋白尿进行肾活检的患者中其所占比例仅 1% 左右,因此欲组织大样本的临床试验去验证某一治疗方案对 ATIN 的疗效,会有一定困难。但是这项工作必须去做,可能需要众多医疗单位参与的多中心研究去完成,我们期望在不久的将来能看到这种高质量的临床试验证据。

(王善志)

第十一节　IgG4 相关性肾小管间质肾炎

一、疾病认识史

IgG4 相关性肾小管间质性肾炎(IgG4－related tubulointerstitial nephritis,IgG4－TIN)是 IgG4 相关性肾病(IgG4－related kidney disease,IgG4－RKD)中最常见疾病,而 IgG4－RKD 又隶属于 IgG4 相关性疾病(IgG4－related disease,IgG4－RD)。

对 IgG4－RD 的认识起源于自身免疫性胰腺炎(autoimmune pancreatitis,AIP)。1995 年 Yoshida 等报道了 1 例慢性胰腺炎病例,并复习了文献报道的另 11 例类似病例,认为它是由自身免疫反应引起,从而建议将此病命名为 AIP。2001 及 2002 年 Hamano 等先后发现 AIP 患者血清 IgG4 水平升高,病变组织中有大量 IgG4 阳性(IgG$^+$)浆细胞浸润。而后又逐渐认识到此病不但侵犯胰腺,而且能侵犯机体几乎每一个脏器,实际是一个系统性疾病,所以,后来这类疾病被统称为 IgG4 相关性系统疾病(IgG4－related systemic disease,2004 年 Kamisawa 等命名),或 IgG4 相关性疾病(2007 年 Zen 等命名)。该病现已获得国际广泛认可。

2004 年首次有个案报道 AIP 患者并发肾脏损害,病理表现为肾小管间质肾炎。近年来,陆续有更多 IgG4－RKD 的文献报道。一项横断面调查发现 IgG4－RD 患者中 8.8% 具有肾脏损害,并常伴其他脏器损害。另一项研究报道,5.4% 的 IgG4－RKD 患者只有肾脏损伤,而无其他脏器受累。

IgG4－RKD 的最常见表现为 IgG4－TIN,但是它也可能呈现为肾小球疾病或(和)肾血管疾病。IgG4 相关性肾小球病的主要病理类型是为膜性肾病(MN),除血清 IgG4 水平升高外,IgG4 相关性 MN(IgG4－MN)的临床及病理表现与特发性 MN 相似。但是 Alexander 等发现个别患者的肾小球可伴发节段性系膜及内皮细胞增生,而且肾小球内磷脂酶 A$_2$ 受体(PLA2R)免疫荧光染色阴性,这些表现又与特发性 MN 不同。IgG4－MN 经常与 IgG4－

TIN 同时出现，但也可单独存在。文献报道，IgG4 相关性肾小球疾病还可能呈现系膜增生性肾炎、膜增生性肾炎及毛细血管内增生性肾炎。而 IgG4 相关性肾血管疾病较少见，主要为闭塞性静脉炎，近年报道也有闭塞性动脉炎，它们也常与 IgG4－TIN 并存。

下文将着重介绍 IgG4－TIN。

二、发病机制的研究现状及存在问题

(一)发病机制的现有认识

IgG4－TIN 的发病机制还未明确，不少推测主要来自于对 IgG4－RD、特别是 AIP 发病机制的研究，提示多种免疫介导机制引起的炎性－纤维化过程在发病机制中发挥重要作用。

1. 自身免疫机制　自身免疫目前被认为是 IgG4－RD 最主要的发病机制，患者血清出现自身抗体及激素治疗有效都支持这一推断。对 AIP 研究发现，患者体内有多种针对上皮细胞不同成分(包括乳铁蛋白、碳酸酐酶 II 和 IV、胰蛋白酶原、胰分泌型蛋白酶抑制物)的自身抗体。Yamamoto 等检测了 IgG4－RD 患者免疫复合物中的自身抗原，在所有患者中都检测到一个 13.1kDa 的蛋白，而在非 IgG4－RD 的对照组患者中没有测到此蛋白，因此推测这种蛋白可能是 IgG4－RD 发病中的一种自身抗原。

2. 过敏机制　过敏反应可能是 IgG4－TIN 的另一发病机制。Kamisawa 等报道了 45 例 AIP 患者，其中约半数具有过敏性疾病(如变应性鼻炎、花粉症、支气管哮喘、过敏性肺炎、异位性皮炎或药物过敏)，化验外周血嗜酸细胞增多及血清 IgE 升高，因此认为 AIP 发病可能与过敏反应相关。Nakashima 等发现 IgG4－TIN 患者肾组织的白介素－4(IL－4)、白介素－10(IL－10)和转化生长因子－β(TGF－β)mRNA 表达显著增强，而白介素－2(IL－2)、干扰素－γ(IFN－γ)、白介素－17(IL－17)和白介素－6(IL－6)却无表达。作者认为辅助 T 细胞(Th2)的细胞因子(如 1L－4)及调节 T 细胞(Treg)的细胞因子(如 IL－10 和 TGF－β)表达上调均支持过敏反应致病。

3. 遗传因素　对 IgG4－RD 的遗传易感性研究较少。日本学者 Kawa 等的研究提示人白细胞抗原(HLA)分子 DRB1 * 0405 和 DQB * 0401 与 AIP 发病有关。韩国学者 Park 等的研究显示 HLA 分子 DQB1－57 位点上的天冬氨酸被非天冬氨酸取代与 AIP 复发有关。这些研究主要来自于亚洲，且均为 AIP 患者，所以此结果未必能推广到不同种族背景的人群及各种 IgG4－RD 患者。

4. 感染因素　感染因素可能是 IgG4－RD 的触发因素。Frulloni 等在 2009 年报道 94％ 的 AIP 患者体内存在抗幽门螺杆菌纤溶酶原结合蛋白(PBP)的抗体，而 PBP 与人胰腺腺泡细胞中的泛素蛋白连接酶 E3 成分 n 端－识别蛋白 2(UBR2)同源，该文作者已用免疫印迹试验证实从患者血清中提取纯化的抗 PBP 抗体能与 UBR2 起交叉免疫反应。Guarneri 等已发现人碳酸酐酶 II 和幽门螺杆菌 α－碳酸酐酶具有高度同源性，这个同源片段含有与 HLA 分子 B1 * 0405 的结合基序。这些结果提示在有遗传素质的宿主中幽门螺杆菌感染和 AIP 可能相关。但在 IgG4－RKD 患者中还没有发现感染与发病相关的证据。

(二)发病机制中尚待解决的问题

根据铰链区结构的不同，IgG 可分为 4 个亚类，即 IgG1、IgG2、IgG3 和 IgG4。IgG4 是循环中含量最低的 IgG 亚类，占 IgG 总量的 3％～6％，平均浓度为 0.35～0.51mg/mL。

IgG4 在结构和功能方面是一个独特的抗体。已知 IgG4 分子具有"半抗体交换"(half－antibody exchange)特性,交换后重组的 IgG4 分子的两个 Fab 臂即可能结合不同的抗原,致使此 IgG4 抗体－抗原复合物不能与补体 C1q 结合,失去激活补体能力,而且它与免疫效应细胞上 Fc 受体的结合能力也十分低下,所以 IgG4 抗体不像其他 IgG 亚类,它只具有很低的潜在免疫活性。

血 IgG4 升高和肾间质中 $IgG4^+$ 浆细胞增多是 IgG4－TIN 的突出表现,但是 IgG4 在此病发病机制中的作用仍不清楚。IgG4 抗体是致病抗体吗? 根据上述 IgG4 的结构和功能特点,很难支持这种观点。

Yamaguchi 等对 IgG4－TIN 患者进行病理检查发现,虽然间质中浸润的浆细胞是以 $IgG4^+$ 细胞为主,但是 $IgG1^+$ 及 $IgG3^+$ 细胞也占有较高比例,而且除 IgG4 外,也有 IgG1 和 IgG3 在肾间质及肾小管基底膜(TBM)上沉积,部分病例还有补体 C3 以及 C1q 和 C4 沉积。与 IgG4 不同,IgG1 及 IgG3 具有很强的与 C1q 结合能力,能从经典途径激活补体系统。所以上述免疫病理检查结果提示,IgG4－TIN 可能是由 IgG1 及 IgG3 激活补体系统致病。假若果真如此,那 IgG4 在此中又发挥什么作用? 仍旧不清。所以,此病的发病机制今后还需深入研究。

三、临床病理表现、诊断与鉴别诊断及思考

(一)临床、实验室及影像学表现

1. 肾损害的临床实验室表现　IgG4－TIN 好发于老年男性患者。尿化验可见轻度蛋白尿及镜下血尿。较早出现肾小管损伤表现如尿 N－乙酰－β－D－葡萄糖苷酶(NAG,肾小管上皮细胞受损标志物)和尿 $α_1$－微球蛋白(近端肾小管回吸收功能检查)增高,其后肾小球滤过率(GFR)下降,血清肌酐增高。文献报道,$2/1～2/3$ 患者在肾穿刺时已出现急性或慢性进展性肾衰竭。当 IgG4－TIN 并发 IgG4 相关肾小球病膜性肾病时,可呈现大量蛋白尿及肾病综合征。

2. 免疫血清学检查　约 80% 的 IgG4－TIN 患者血清总 IgG 及 IgG4 水平升高,出现高 γ－球蛋白血症。部分患者还伴随出现血清 IgE 升高及外周血嗜酸细胞增多。此外,血清总补体 CH50 及补体成分 C3 或(和)C4 水平也常下降,血清抗核抗体(ANA)及类风湿因子(RF)可呈阳性。但是,需要注意血清 IgG4 升高并不是 IgG4－RD 的特异性改变,此检验结果需与临床、影像学及病理学检查结果配合进行综合判断,才能确诊 IgG4－RD。

3. 肾脏影像学检查　影像学检查能对某些 IgG4－TIN 诊断提供重要线索。常用增强计算机断层扫描(CT)或增强磁共振成像(MRI)进行检查,病变常累及双侧肾脏,主要侵犯肾皮质(常分布于皮质浅层),多发或单发。常表现为斑片状分布的低衰减小结节病灶,圆形或楔形,也有时表现为低信号强度的肿瘤样大团块。此外,还能见肾脏体积增大、肾盂壁增厚等影像学表现。

4. 其他脏器受累表现　80% 的 IgG4－TIN 患者在诊断时或诊断前即已有 IgG4－RD 的其他脏器损伤,包括 AIP、腹膜后纤维化、硬化性胆管炎、涎腺炎、泪腺炎、淋巴结病、肺或肝损害等,并可有发热、关节痛及皮疹等全身表现。但是,也有部分患者仅有肾脏损害,或仅在其

后疾病进展中出现其他脏器受累。腹膜后纤维化或输尿管炎性假瘤还可能诱发肾后梗阻性肾衰竭。

（二）病理表现

IgG4－TIN 的诊断依赖于肾活检病理及免疫病理检查。

1.光学显微镜检查 IgG4－TIN 的肾间质病变区域与正常组织分界清晰。炎症区域内可见多灶性或弥漫性分布的大量浆细胞及单个核细胞，并可见数量不等的嗜酸性粒细胞。有时上述细胞浸润肾小管管壁或管腔出现轻度肾小管炎（常为单个核细胞肾小管炎，偶有浆细胞或嗜酸性粒细胞肾小管炎）。随病程进展，肾间质逐渐出现纤维化，为膨胀性纤维化（能将彼此相邻的肾小管"挤开"），呈"席纹样"（或称"蔓藤纹样"）分布，而且纤维束包绕浸润细胞的细胞巢时能构成"鸟眼样"图案。常伴肾小管萎缩，甚至肾小管正常结构消失，此时仅能在六胺银染色（PASM 染色）或过碘酸雪夫染色（PAS 染色）下见到 TBM 残片。

在 IgG4－TIN 的不同疾病阶段，肾间质浸润细胞与纤维化的比例常呈动态变化：①早期：肾间质大量浆细胞及单个核细胞浸润，仅伴轻微纤维化。②中期：肾间质膨胀性纤维化渐进增多，伴程度不等的细胞浸润。③晚期：肾间质呈现寡细胞性纤维化。在同一患者的不同组织标本中，病变新旧程度也常有差异。Raissian 等在因肿块行肾切除的两个组织标本中，观察到肿块中央部位纤维化明显而浸润细胞少，可是肿块周边部位却是浸润细胞多而纤维化轻。

2.免疫荧光或免疫组化检查 可见 IgG，有时伴 C3、C1q，于 TBM 及肾小囊壁或（和）肾间质中沉积，呈颗粒样，节段或弥漫性分布。κ、λ 轻链也常阳性，且两者着色强度一致，提示沉积物中抗体是多克隆球蛋白。正如前述，Yamaguchi 等还进行了 IgG 亚类的免疫荧光检查，发现除 IgG4 外，IgG1 及 IgG3 在上述部位的沉积也十分明显。Raissian 等发现，上述 TBM 上沉积的免疫复合物常见于 IgG4－TIN 出现膨胀性纤维化时，而早期细胞浸润阶段少见，且不出现于炎症区域外的正常肾组织。

肾间质中大量 IgG4$^+$ 浆细胞浸润是 IgG4－TIN 的重要病理表现。在除外寡免疫复合物性新月体肾炎后（此病肾间质也可有 IgG4$^+$ 浆细胞浸润，详见后述），用肾间质 IgG4$^+$ 浆细胞 ＞30 个/高倍视野作标准诊断 IgG4－TIN，其敏感性达到 100%，特异性可达 92%。另有报道，在 IgG4－TIN 中 IgG 各亚类的染色结果显示，在肾间质浸润的 IgG$^+$ 浆细胞中，IgG1$^+$、IgG2$^+$、IgG3$^+$ 及 IgG4$^+$ 的浆细胞所占比例分别为 24.3%、4.9%、22.3% 和 49.5%。浆细胞中 IgG4$^+$ 细胞/IgG$^+$ 细胞比率＞40% 时，诊断 IgG4－RD 的敏感性和特异性分别是 94.4% 和 85.7%。

3.电子显微镜检查 于 TBM、肾小囊壁及肾间质中可见电子致密物沉积，此电子致密物沉积部位与免疫荧光检查所见免疫沉积物部位相一致。

（三）诊断及鉴别诊断

1.诊断 2011 年美国公布了 IgG4－TIN 诊断标准（表 7－14），日本肾脏病学会公布了 IgG4－RKD 诊断标准（表 7－15）。两个标准都是依靠免疫血清学检查、肾脏影像学及组织学检查，及肾外器官受累表现来进行诊断，日本标准还增加了肾损害的实验室检查内容。日本制定的 IgG4－RKD 诊断标准，当然也能适用于 IgG4－TIN 诊断。

表7-14　2011年美国IgG4-TIN诊断标准

组织学	富含浆细胞的肾小管间质肾炎,在细胞浸润最集中区域高倍视野下IgG4+浆细胞>10个[a]
	免疫荧光、免疫组化或(和)电镜检查显示肾小管基底膜上免疫复合物沉积[b]
影像学	肾皮质浅层可见低衰减的小结节病灶,圆形或楔形,斑片状分布
	弥漫性肾体积增大
血清学	血清IgG4水平或总IgG水平升高
其他脏器受累	包括自身免疫性胰腺炎、硬化性胆管炎、任何器官的炎性肿块、涎腺炎、炎性主动脉瘤、腹膜后纤维化及肺受累

注:诊断IgG4-TIN需有富含IgG4+浆细胞的TIN组织学表现,和至少一项影像学、血清学或其他脏器受累表现

a为必备标准;b为支持标准,>80%病例具有

表7-15　2011年日本肾脏病学会IgG4-RKD诊断标准

1.肾损伤表现如尿化验异常或尿标记物异常或肾功能减退,同时伴随血清IgG升高、低补体血症或血清IgE升高
2.肾脏影像学异常
a.增强CT检查示多发性低密度病灶
b.弥漫性肾脏增大
c.血管稀少的单个团块
d.肾盂表面规则的肾盂壁肥厚
3.血清IgG4水平升高(IgG4≥135mg/dL)
4.肾脏组织学表现
a.密集的淋巴浆细胞浸润,IgG4+浆细胞>10/高倍视野或(和)IgC4+/IgG+浆细胞>40%
b.围绕淋巴细胞或(和)浆细胞巢的特征性纤维化
5.肾外器官的组织学表现:密集的淋巴浆细胞浸润,IgG+浆细胞>10/高倍视野或(和)IgG4+/IgG+浆细胞>40%

注:确诊:1+3+4a,b,2+3+4a,b,2+3+5,1+3+4a+5

疑似:1+4a,b,2+4a,b,2+5,3+4a,b

可能:1+3、2+3、1+4a,2+4a

附录:

1.从临床及组织学上应除外如下疾病:韦格纳肉芽肿、Churg-Strauss综合征及髓外浆细胞瘤

2.从影像学上应除外如下疾病:恶性淋巴瘤、泌尿道癌症、肾梗死和肾盂肾炎(极少情况下需除外韦格纳肉芽肿、结节病和转移癌)

2.鉴别诊断

(1)干燥综合征:即Sjogren综合征。此病临床上常呈现涎腺肿大及干燥症状,出现高γ-球蛋白血症,病理检查显示肾小管间质性肾炎伴单个核细胞和浆细胞浸润,且TBM上可出现免疫沉积物,这些特点与IgG4-TIN十分相似。但是,如下几个特点可资鉴别:IgG4-TIN血清抗SSA/Ro及SSB/La抗体阴性;干燥综合征无血清IgG4水平升高,且肾间质中浸润的浆细胞并非IgG4+浆细胞为主。

(2)抗中性粒细胞胞浆抗体(ANCA)相关性小血管炎:2010年Yamamoto等报道,Churg-Strauss综合征(现称嗜酸细胞性肉芽肿性多血管炎)与IgG4-RD极相似,患者血清IgG4水平显着升高,肾组织中有大量IgG4+浆细胞浸润;2010年Raissian等及2011年Houghton

等报道,ANCA 相关性寡免疫性肾小球肾炎患者的肾组织中也有中到大量 IgG4$^+$ 浆细胞浸润;2012 及 2013 年 Chang 等两次报道,韦格纳肉芽肿(现称为肉芽肿性多血管炎)患者的眼窝/眶周及鼻腔/鼻窦病变组织中有大量 IgG4$^+$ 浆细胞浸润,达到 IgG4$^+$ 浆细胞>30/高倍视野及 IgG4$^+$/IgG$^+$ 浆细胞>40％的标准,另有 1 例患者肾组织中 IgG4$^+$ 浆细胞为 30/高倍视野、IgG4$^+$/IgG$^+$ 浆细胞为 77％。因此,上述作者认为在确诊 IgG4-TIN 或 IgG4-RKD 前,应该除外 ANCA 相关性小血管炎。鉴别要点是血清 ANCA 检验是否阳性。

(3)其他疾病:有学者认为还需与狼疮性肾炎及髓外浆细胞瘤鉴别。前者可伴随出现肾间质炎症,肾间质中 IgG4$^+$ 浆细胞增多,TBM 上出现免疫沉积物,故需与 IgG4-TIN 鉴别,而狼疮性肾炎患者血清狼疮自身抗体阳性,肾脏病变以增殖性肾小球肾炎为主,可资鉴别。后者骨髓活检确诊浆细胞瘤是鉴别要点。

(四)在疾病诊断上需思考的问题

1.血清 IgG4 水平升高的判断标准及其诊断价值　正常人血清 IgG4 含量低,文献报道其正常值范围在 0.35～0.51mg/mL 或 30～60mg/dL。IgG4-RD 患者血清 IgG4 水平常明显升高,对提示本病具有重要意义。但是,不少非 IgG4-RD 患者的血清 IgG4 水平也升高,包括反复感染、自身免疫性疾病(如类风湿关节炎,干燥综合征、系统性硬化及 Churg-Strauss 综合征)、过敏、淋巴瘤和 Castleman 病等。为此,寻获一个对诊断 IgG4-RD 具有高敏感性及特异性,能与其他疾病较好鉴别的血清 IgG4 临界值十分重要。

最初用于诊断 AIP 及与胰腺癌鉴别的血清 IgG4 临界值是 135mg/L,现在它已被推广用于整个 IgG4-RD 诊断。Masaki 等对其诊断 IgG4-RD 的敏感性和特异性进行了检验,分别达到 97％和 79.6％。2012 年 Yamamoto 等对 418 例患者(包括 IgG4-RD、风湿性疾病、过敏性疾病和其他疾病)的血 IgG4 水平进行研究后,认为诊断 IgG4-RD 的血清 IgG4 最佳临界值为 144mg/L,其敏感性和特异性分别达到 95.1％和 90.8％。不过,他们利用相同人群,对临界值 135mg/L 作诊断标准的敏感性和特异性也进行了检验,结果也高达 96.1％及 89.9％。用 135mg/L 与 144mg/L 作临界值时,两者诊断 IgG4-RD 的敏感性和特异性并无统计学差异,所以作者认为临界值 135mg/L 仍可应用于 IgG4-RD 诊断。

尽管用血清 IgG4 临界值来诊断 IgG4-RD 已有较高的敏感性和特异性,但是毕竟仍有假阳性和假阴性存在(假阴性主要出现在早期或限局性 IgG4-RD 病例),因此有学者已加用血清 IgG4/IgG 比率来帮助诊断。Yamamoto 等发现几乎所有的 IgG4-RD 患者血清 IgG4/IgG 比率均>7％,但是若用此标准进行诊断,也有较大比例的 Churg-Strauss 综合征及 Castleman 病患者呈假阳性。Masaki 等比较了用血清 IgG4/IgG 比率>5％至>10％作临界值诊断 IgG4-RD 的敏感性和特异性,最后选定了>8％做诊断标准,其敏感性及特异性分别达到 95.5％及 87.5％。

上述诊断 IgG4-RD 的血清 IgG4 临界值及血清 IgG4/IgG 比率临界值,均来自国外,尚无国人资料;此外,临床上这两个指标如何配合应用,是否像 Masaki 等建议的那样,IgG4/IgG 比率仅用于血清 IgG4 水平未达到临界值的患者? 即仅为一个补充手段? 也未明确,而且前述的美、日诊断标准也还没将血清 IgG4/IgG 比率纳入诊断指标。上述问题均有待今后解决。

2.肾组织中 IgG4$^+$ 浆细胞增多的判断标准及其诊断价值　肾组织中大量 IgG4$^+$ 浆细胞浸润是诊断 IgG4-RKD 的一个重要依据。但是,具体操作时,此浸润的 IgG4$^+$ 浆细胞要达到多少才有诊断意义? 必须确定。

目前常用两个检测指标,即高倍视野下 IgG4$^+$ 浆细胞的绝对数值及 IgG4$^+$/IgG$^+$ 浆细胞的比率。美国 IgG4－TIN 的诊断标准及日本 IgG4－RKD 的诊断标准都规定肾组织中 IgG4$^+$ 浆细胞数＞10/高倍视野即有诊断意义。Raissian 等验证,在除外 ANCA 相关性寡免疫性肾小球肾炎(32％的此病患者可出现假阳性结果)后,用此标准诊断 IgG4－TIN,敏感性及特异性分别达到 100％及 92％。但是,Masaki 等在不除外任何疾病情况下进行验证,发现其诊断 IgG4－RD 的敏感性虽为 100％,可是特异性仅才 38.1％。说明用 IgG4$^+$ 浆细胞数＞10/高倍视野做诊断标准时,必须小心除外假阳性病例,特别是除外 ANCA 相关性小血管炎包括寡免疫性肾小球肾炎、Churg－Strauss 综合征及韦格纳肉芽肿(详见前述)。

另一个指标为肾组织中 IgG4$^+$/IgG$^+$ 浆细胞比率,日本制订的 IgG4－RKD 诊断标准应用了这一指标,规定其＞40％具有诊断意义,而且指出 IgG4$^+$ 浆细胞＞10/高倍视野及 IgG4$^+$/IgG$^+$ 浆细胞＞40％两个指标达到一个即可。Masaki 等验证此指标诊断 IgG4－RD 的敏感性及特异性,它们分别为 94.40％及 85.7％,具有较高诊断价值。但是,美国制订的 IgG4－TIN 诊断标准并未纳入此 IgG4$^+$/IgG$^+$ 浆细胞比率作为诊断指标。

在检测肾组织中的 IgG4$^+$ 浆细胞数时要注意:需避开肾间质明显纤维化区域(此区域浸润细胞少),而挑选浸润细胞密集部位计数,至少应检测 5 个高倍视野下的细胞数,取平均值。

有学者还试用了另外两个组织学指标诊断 IgG4－RD,即肾间质"席纹样"纤维化及闭塞性静脉炎,发现它们的诊断特异性均达 100％,但是敏感性却很低,无法用于疾病诊断。

四、治疗措施与疾病转归

(一)治疗措施

1.糖皮质激素　对激素治疗敏感是 IgG4－RD,包括 IgG4－TIN 在内的一个特点,绝大多数患者用激素治疗后短期内(1 个月左右)病情(包括血清 IgG4、补体 C3 等免疫血清学指标、影像学指标及肾功能等)即明显好转,甚至临床已出现肾功能损害、病理已显示较重肾间质纤维化的患者,激素治疗也常有效,能使肾功能不同程度恢复。但是,IgG4－TIN 的激素治疗目前仍无统一方案。文献中,诱导期泼尼松/泼尼松龙的起始剂量从前报道为 20～60mg/d,现在多为 30～40mg/d,而疾病缓解后的维持期治疗,包括激素剂量及用药持续时间,文献报道更不一致。

2010 年"日本难治性胰腺炎研究委员会"及"日本胰腺学会"制订了 AIP 治疗指南,该指南认为糖皮质激素治疗应该是 AIP 的标准治疗,建议诱导期口服泼尼松龙的起始剂量为 0.6mg/(kg·d),服 2～4 个月,然后每 1～2 周减日剂量 5mg,在 2～3 个月内渐减至维持剂量 2.5～5mg/d。诱导治疗后免疫血清学及影像学指标显著改善的患者,常需维持治疗 3 年以上。低剂量激素维持治疗对预防疾病复发有利。在 IgG4－TIN 的治疗方案未制订前,似可参考 AIP 治疗方案进行治疗。

2.免疫抑制剂　当出现激素抵抗或不耐受、或病情复发需要重新开始激素治疗时,为减少激素用量及副作用,已有小样本临床试验用激素配合免疫抑制剂如吗替麦考酚酯(MMF)治疗。另外,也有学者在 IgG4－RD 治疗缓解后,用硫唑嘌呤或 MMF 替代激素作维持治疗。

3.利妥昔单克隆抗体　对激素抵抗的 IgG4－RD 患者利妥昔单抗(抗 B 淋巴细胞 CD20 的单克隆抗体)可能是一个有希望的治疗方法。从 2008 年起已有用利妥昔单抗治疗 IgG4－RD 的小样本报告,用利妥昔单抗治疗的患者病情普遍在 1 个月内好转,升高的血清 IgG4 水平迅速下降,激素得以顺利减量至停用。

4.其他　针对 IgG4-RD 的疾病环节,一些新治疗措施正在开发中,例如:①用蛋白酶体抑制剂硼替佐米(boterzomib)抑制浆细胞生长进行治疗。②用 Th2 细胞的细胞因子阻滞剂(如白介素-4、白介素-13 及其他因子的阻滞剂)抑制 B 细胞分化进行治疗。③用抗白介素-5 的美泊利单抗(mepolizumab)抑制嗜酸性粒细胞生长及活化进行治疗。

(二)疾病转归

AIP 具有较高的自发缓解率,一项 104 例患者的大样本研究报告此自发缓解率高达74%,但是 IgG4-TIN 是否也同样容易自发缓解?尚不清楚。

虽然糖皮质激素治疗 IgG4-RKD 常能获得很高缓解率,但是如果激素减、停过快,则疾病又易复发。Saeki 等观察到疾病复发时,已下降的血清 IgG4 水平会重新升高,而已上升的血清补体成分又会重新下降,提示血清 IgG4 和补体水平变化可能预测疾病复发,因此 IgG4-RKD 治疗缓解后仍应严密监测血 IgG4 和补体水平。现在已知,肾脏疾病多次复发能促进疾病向终末肾脏病进展。

此外,2012 年 Yamamoto 等报道,在 106 例 IgG4-RD 患者中,11 例在诊断 IgG4-RD时或其后追踪期间发生了恶性肿瘤,恶性肿瘤发生率为 10.4%,较普通人群高 3.5 倍。2013年 Saeki 等报道,在 43 例 IgG4-RKD 患者中,4 例有恶性肿瘤病史,6 例在诊断 IgG4-RKD后发生了 7 种恶性肿瘤,2 例死于恶性肿瘤。所以,IgG4-RKD 患者需要长时间随访认真筛查恶性肿瘤发生可能。IgG4-RD 患者易发生恶性肿瘤的机制不清。

(冯国徵)

第十二节　糖尿病肾病

随着肥胖人口的增加及饮食结构改变,糖尿病已成为继肿瘤、心血管疾病之后第三大威胁人类健康的慢性非传染性疾病,2007 年全球有 1.7 亿糖尿病患者,至 2010 年全球糖尿病患者已达 2.8 亿,其增长速度每年达 2.2%。糖尿病的高发年龄在 40~60 岁,但有年轻化趋势。世界卫生组织(WHO)资料显示,2025 年中国和印度将有 1.3 亿糖尿病患者,该数字将消耗医疗预算的 40%,将严重阻碍经济发展。目前全球患者已达 3.66 亿。我国 2007—2008 年的全国抽样流行病学调查资料显示,20 岁以上成人糖尿病及糖尿病前期患病率已分别达到 9.1%和 15.5%;而 2010 年的再次流调资料显示,18 岁以上成人糖尿病及糖尿病前期患病率已更高,分别达到 11.6%及 50.1%。按此估计,我国成年人中现已有近 1.14 亿糖尿病患者和逾4.93 亿糖尿病前期患者。

糖尿病肾病(diabetic nephropathy,DN)是糖尿病常见的慢性微血管并发症之一。15%~25%的 1 型糖尿病及 30%~40%的 2 型糖尿病将出现肾脏受累,DN 是西方国家终末期肾脏病(end stage renal disease,ESRD)及进行肾脏替代治疗的首位病因,在我国也是继慢性肾小球疾病后的第二位病因。1936 年 Kimmelestiel 和 Wilson 首先报道糖尿病本身病情进展能累及肾脏,导致肾损害,后命名为 DN。2007 年美国肾脏病基金会(NKF)下属组织 K/DOQI制定的"糖尿病和慢性肾脏病临床实践指南和临床实践推荐",建议把由于糖尿病导致的肾脏病命名为糖尿病肾脏病(diabetic kidney disease,DKD),来取代 DN。随着糖尿病发病率在全球范围的迅速增加以及糖尿病患者生存时间的延长,DKD 在糖尿病以及 ESRD 患者中的比例也在逐年增加。美国 USRDS 数据显示,糖尿病引起的 DKD 占 ESRD 的 44.1%;在我国,仅以 2012 年上半年全国血液透析登记质控分析数据为例,新增血液透析患者 32000 例中,18.4%患者的基础肾脏病为 DKD;新增腹膜透析患者 9249 例中,17.5%为 DKD。DKD 的高发病率带来了沉重的社会经济负担。

迄今为止,发生发展的机制尚未完全明了,DKD 的防治也是医学界的难题。因此,探讨 DKD 的发病机制,寻求预防和综合治疗 DKD 的措施具有重要的社会意义和经济价值。

一、糖尿病肾脏病的临床病理表现、诊断与鉴别诊断

(一)DKD 的临床表现及早期筛查

作为糖尿病最主要的微血管并发症之一,糖尿病肾损害早期出现肾小球高滤过,实验室检查肾小球滤过率(GFR)增高,而后逐渐出现微量白蛋白尿、蛋白尿及进行性肾功能减退。2013 年美国糖尿病学会(ADA)制定的"糖尿病诊疗标准"要求,对糖尿病患者需早期实施尿白蛋白排泄和估算肾小球滤过率(eGFR)筛查,以早期发现糖尿病肾损害,及时进行干预。

1.尿白蛋白排泄　30～299mg/d 范围的持续性白蛋白尿(既往称为 microalbuminuria,即微量白蛋白尿)已被认为是 1 型糖尿病患者出现 DKD 的早期表现及 2 型糖尿病患者肾脏病变进展的标志,同时,它也是糖尿病患者心血管疾病风险增高的标志。患者从微量白蛋白尿进展到更显著水平(≥300mg/d,既往称为 macroalbuminuria,即显著白蛋白尿),则意味着 DKD 可能进展到终末期肾病(ESRD)。因此,2013 年 ADA 的"糖尿病诊疗标准"推荐,病程超过 5 年的 1 型糖尿病患者或新诊断的 2 型糖尿病患者均应每年进行 1 次尿白蛋白排泄率的筛查(证据等级 B)。

白蛋白尿的检测有 3 种方法:①留取任何时间点的尿液(最好留清晨首次尿),测定白蛋白和肌酐比值(ACR)。②留取 24 小时尿液,测定白蛋白浓度,计算全天尿白蛋白排泄量。③留取过夜 8 小时尿液,测定白蛋白浓度,计算 8 小时尿白蛋白排泄量。2013 年 ADA 制定的"糖尿病诊疗标准"推荐用 ACR 作为测定尿白蛋白排泄的检查法,并划定其正常值为<30μg/mg,≥30μg/mg 为尿白蛋白排泄增加。

2.估算肾小球滤过率　2013 年 ADA 的"糖尿病诊疗标准"推荐,所有糖尿病患者无论其尿白蛋白排泄水平是否正常,每年均应检验一次血清肌酐水平,以估计 eGFR(证据等级 E)。由于肾脏病的并发症与肾功能水平密切相关,因此从 eGFR<60mL/(min · 1.73m^2)起,即应筛查和处理慢性肾脏疾病的并发症(证据等级 E)。

(二)DKD 的病理表现

1.DKD 的病 PB 改变　DKD 的主要病理表现为肾小球基底膜弥漫性增厚,肾小球系膜基质增宽及 Kimmelstiel－Wilson 结节形成,并可见渗出性病变(肾小囊滴和纤维素帽)及肾小球毛细血管瘤,而且肾小球入、出球小动脉常发生玻璃样变。这些组织学病变有助于 DKD 与其他类型肾小球疾病相鉴别。另外,随病变进展肾间质可出现不同程度的炎细胞浸润和纤维化,以及肾小管颗粒空泡变性和萎缩。

(1)系膜 Kimmelstiel－Wilson 结节:DKD 进展到第Ⅲ级病变时,即可能出现 Kimmel-stiel－Wilson 结节,病变肾小球系膜基质高度增多,形成同心圆状排列的结节状硬化。在糖尿病患者中,Kimmelstiel－Wilson 结节的出现与糖尿病病程长和不良预后相关,故其被认为是 DKD 从早、中期转化为更严重阶段的一个标志。

（2）渗出性病变：渗出性病变包括肾小囊滴（出现在肾小球囊基底膜与壁层上皮之间）及纤维素帽（出现在肾小球毛细血管壁基底膜与内皮之间），内含血浆蛋白成分。渗出性病变常出现于 DKD 进展期。尽管它们并非 DKD 所特有，但在其他疾病时很少见。

（3）肾小球毛细血管瘤：毛细血管瘤样扩张虽然也非 DKD 特异病变，但是也主要见于糖尿病肾损害时。

2.DKD 的病理分级　DKD 不同于其他肾脏疾病，既往缺少一个统一的国际病理分级标准。直至 2010 年，由肾脏病理学会发起、多国肾脏病理学家共同完成的"糖尿病肾病病理分级"标准公布，才填补了这一空缺。此标准对 1 型和 2 型糖尿病继发的 DKD 都适用，它分成肾小球病变（表 7－16）及肾小管间质和血管病变（表 7－17）两部分讲述。

表 7－16　糖尿病肾病肾小球病变的病理分级

分级	描述	分级标准
Ⅰ	轻度或非特异性光镜改变，电镜显示肾小球基底膜增厚	病变未达到Ⅱ～Ⅳ级标准，基底膜厚度＞395nm（女性）或＞430nm（男性）
Ⅱa	轻度系膜增宽	病变未达到Ⅲ及Ⅳ级标准，＞25％的系膜区系膜呈轻度增宽
Ⅱb	重度系膜增宽	病变未达到Ⅲ及Ⅳ级标准，＞25％的系膜区系膜呈重度增宽
Ⅲ	结节性硬化（Kimmelstiel－Wilson 结节）	病变未达到Ⅳ级标准，至少可见一个确定的 Kimmelstiel－Wilson 结节
Ⅳ	晚期糖尿病肾小球硬化	＞50％的肾小球呈球性硬化

表 7－17　糖尿病肾病肾小管间质及血管病变

病变	诊断标准	评分
肾小管间质病变		
IFAT	无	0
	＜25％	1
	25％～50％	2
	＞50％	3
间质炎症	无	0
	仅浸润于 IFAT 相关区域	1
	无 IFAT 的区域也有浸润	2
肾血管病变		
小动脉玻璃样变	无	0
	至少 1 个区域存在	1
	多于 1 个区域存在	2
是否有大血管		是/否
动脉硬化	无内膜增厚	0
	内膜增厚未超过中膜厚度	1
	内膜增厚超过中膜厚度	2

（三）DKD 的诊断及鉴别诊断

1.诊断　由于 1 型糖尿病的 DKD 自然史比较清晰，丹麦学者 Mogensen 1987 年将其分为如下 5 期，Ⅰ期：肾小球高滤过期（仅表现为 GFR 增高）；Ⅱ期：正常白蛋白尿期（平时尿白蛋白排泄率正常,应激时出现微量白蛋白尿);Ⅲ期:早期糖尿病肾病期(出现持续性微量白蛋白尿);Ⅳ期:临床糖尿病肾病期(出现蛋白尿,并在数年内进展至大量蛋白尿及肾病综合征);Ⅴ期:肾衰竭期(进入肾衰竭)。

对于 2 型糖尿病所致 DKD,Mogensen 的分期标准仅能做参照,而且疾病进展速度也不一样。1 型糖尿病的肾损害约 5 年进展一期,而 2 型糖尿病肾损害却 3～4 年进展一期,这是因为后者常发生在中老年已出现退行性变的肾脏基础上,而且除高血糖外,还常有代谢综合征的其他因素如高血压、高血脂及高尿酸等共同作用损害肾脏,所以疾病进展相对较快。由于 2 型糖尿病起病较隐袭,许多患者并不知道自己糖尿病的准确起病时间,这在估计患者的病程上必须注意。

如患者糖尿病病程短、无糖尿病眼底病变、短期内 GFR 迅速下降、短期内尿蛋白急剧增多或(和)尿中红细胞增多时,应高度怀疑糖尿病合并其他肾脏疾病。如果患者无禁忌证,则应进行肾穿刺病理检查。国外研究资料显示,糖尿病患者做肾穿刺病理检查能发现 12%～39%患者并非 DKD。

2.鉴别诊断　光学显微镜检查肾小球系膜呈结节性硬化改变在 DKD 中常见,这需要与轻链沉积病、膜增生性肾炎、淀粉样变肾病等可能具有系膜结节改变的疾病相鉴别,表 7-18 为临床—病理表现的鉴别要点。

表 7-18　具有肾小球系膜结节样改变的肾脏病鉴别要点

肾脏疾病	病理学特点	临床特点
糖尿病肾脏病	系膜基质增宽及结节形成,伴基底膜弥漫增厚	具有长期糖尿病病史,临床呈现肾病综合征
轻链沉积肾病	系膜结节形成,刚果红染色阴性。免疫荧光检查可见轻链沉积。电镜检查于基底膜内皮侧可见沙粒样电子致密物沉积	血清免疫固定电泳呈现轻链单克隆条带
膜增生性肾炎	弥漫性系膜细胞增生及基质增多,广泛插入呈现双规征,严重时形成系膜结节。免疫荧光检查可见 IgG 及 C3 于系膜区及毛细血管壁呈颗粒样沉积(花瓣样分布)。电镜检查于系膜区及内皮下见到电子致密物	临床常出现肾炎综合征及肾病综合征,50%～75%患者血清补体 C3 水平持续降低
肾脏淀粉样变	可见均质无结构物质沉积于系膜区及小动脉壁,有时形成系膜结节。刚果红染色阳性。电镜检查可见排列紊乱直径 8～10nm 的细纤维结构	临床呈现肾病综合征,肾功能进行性减退。并常伴心脏及其他器官病变

二、糖尿病肾脏病发病机制的研究概况及热点

DKD 发生发展的机制尚未完全明了。目前公认,由胰岛素分泌或(和)作用缺陷导致的长期高血糖是 DKD 发生的始动因素及关键。高血糖造成的肾脏血流动力学变化及代谢异常是造成肾损害的基础,众多细胞因子的激活及炎症介质的释放,也将作为上述机制的下游环节在 DKD 发病中发挥重要作用,而且 DKD 发生在某种程度上也有遗传因素参与,探讨 DKD 的发病机制一直是糖尿病领域的一个热点研究课题,对其深入了解将有利于发掘 DKD 的有效防治措施。

(一)DKD 的肾小球损害机制

DKD 既往被称为"糖尿病肾小球硬化症",认为它是起源于肾小球的疾病,肾小管间质病变是继发于肾小球损害的结果。虽然其后已认识到 DKD 的肾小管间质病变在肾损害早期即已出现,并非完全是肾小球损害的结果,但是仍应认为 DKD 是以肾小球病变为主。

肾小球由肾小囊及其包裹的一团毛细血管构成,是肾单位的重要组成部分。肾小球结构复杂而独特,其固有细胞包括肾小球内皮细胞、系膜细胞和壁层及脏层上皮细胞,它们在结构和功能上密切联系,相互关联。

由于系膜细胞的分离、纯化和培养相对容易,在一个相当长的时期内,对 DKD 发病机制的研究主要集中在系膜细胞上,人们进行了大量研究工作,对糖尿病状态下系膜细胞肥大、细胞外基质(ECM)产生与降解失衡有了较清楚的认识。例如,目前认为转化生长因子−β(TGF−β)是 DKD 发病的重要因素,研究证实 DKD 时 TGF−β 在系膜细胞表达增强,它通过调节 ECM 的基因表达,增加 ECM 蛋白积聚,而促进 DKD 发生。细胞肥大被认为与细胞周期蛋白、细胞周期蛋白激酶和细胞周期蛋白激酶抑制剂的调控失衡相关。P21 和 P27 是目前已知的具有最广泛活性的细胞周期蛋白激酶抑制剂,DKD 时 P21 和 P27 在系膜细胞表达增加,导致细胞周期停滞,从而引起细胞肥大。此外,公认的 DKD 发病机制中蛋白激酶 C(PKC)途径、己糖激酶途径、醛糖还原酶途径激活及糖基化终末产物(AGEs)形成也主要在系膜细胞中有较为深入的研究。

肾小球脏层上皮细胞是一种高度分化的、贴附于肾小球基底膜(GBM)外侧面的特殊细胞,它由胞体、主突起及次级突起构成,次级突起即为足突,故此细胞又被称为足细胞(podocyte)。其足突间的滤过裂孔是构成肾小球滤过屏障的结构之一。在生理状态下,足细胞不仅构成滤过屏障,对血浆蛋白发挥选择性滤过作用,而且还参与 GBM 的更新和修复。此外,在肾小球固有细胞功能调节以及机体免疫应答中足细胞也起着重要作用。糖尿病的代谢和血流动力学因素是足细胞损伤的始动因素。糖尿病状态下高糖、非酶糖基化反应引起足细胞裂孔膜蛋白 nephrin 表达下调,导致足细胞足突消失;另一方面,肾小球高压、高灌注及高滤过(所谓"三高"现象)造成的机械牵张力进一步影响足细胞功能,削弱足细胞与 GBM 的附着,加速足细胞凋亡。此外,血管紧张素 II(Ang II)也能导致 nephrin 表达下调,并激活其他细胞因子如 TGF−β 和血管内皮生长因子(VEGF),促进系膜基质合成、GBM 增厚、和足细胞凋亡及脱落;高糖条件下,活性氧簇(ROS)产物过表达,氧化−抗氧化平衡遭破坏,也能诱导足细胞结构和功能损伤。足细胞损伤导致患者出现大量蛋白尿,而大量蛋白尿本身又会进一步加重足细胞损伤,形成恶性循环,最终导致肾小球硬化。有人曾将 DKD 归类于足细胞病,此尚存争议,但是足细胞病变在 DKD 发病中占有重要地位,这已是共识。

肾小球毛细血管壁由一层扁平内皮细胞构成,是肾小球滤过膜的首道屏障。糖尿病患者血糖持续升高引发细胞功能紊乱时,内皮细胞是首当其冲的受害者。由于肾小球内皮细胞难以在体外分离、纯化和培养,因此对内皮细胞参与 DKD 发病机制的研究起步较晚。在糖尿病及其并发症中,内皮细胞受损被认为是多种血管病变发生的重要机制。导致糖尿病血管内皮损伤的因素包括高血糖、血脂异常、氧化应激反应、炎症因子及 Ang II 活化等,其中炎症因子受到格外关注。内皮损伤可表现为内皮细胞通透性增加、舒缩功能障碍及黏附分子表达上调等。我们通过 1 型糖尿病模型大鼠的实验研究证实,在高糖刺激下,补体甘露聚糖结合凝集素(MBL)途径能被激活,最终产生补体膜攻击复合物 C5b−9,导致肾小球内皮细胞损伤,且此 MBL 途径的激活与高糖浓度和时间呈依赖性。我们通过体外培养的人肾小球内皮细胞实验研究又证实,高糖刺激的 MBL 途径激活,可能导致多糖−蛋白复合物缺失和膜表面核心蛋白多配体蛋白聚糖(syndecan)及磷脂酰蛋白聚糖(glypican)表达降低,如此造成内皮通透性增加,这可能也是 DKD 的发病机制之一。

总之,肾小球三种固有细胞——系膜细胞、脏层上皮细胞和内皮细胞均参与 DKD 的发生与发展。三种细胞之间又存在相互联系和相互影响。例如，VEGF是一种内皮特异性有丝分裂原，是内皮细胞重要的存活因子，它主要表达于足细胞的足突，而VEGF受体则以跨膜蛋白的形式表达于内皮细胞，所以足细胞可以通过旁分泌途径调节内皮细胞功能。此外内皮细胞也可以通过分泌血小板源生长因子(PDGF)对系膜细胞的功能进行调节。进一步全面阐明肾小球固有细胞之间的相互联系和作用将有助于加深对DKD发病机制的认识。

(二)DKD的肾小管间质损害机制

在DKD中对占肾脏体积90%的肾小管间质病变的研究甚少。至1999年Gilbert提出DKD时肾小管间质损害并不依赖于肾小球病变，而是导致DKD的独立因素后，对肾小管间质在DKD发生发展中的作用才逐渐受到重视。事实上，DKD早期其病理特征之一的肾脏肥大，在很大程度上即与肾小管上皮细胞肥大相关，早期发生的这些结构改变正是启动和促进肾小管间质纤维化进程的一个关键因素。进一步研究还证实，糖尿病时肾小管间质病变的严重程度直接影响DKD的预后，因此关注DKD的肾小管间质病变具有十分重要的意义。高血糖是引起DKD肾小管间质损害的始动因素。高糖时肾小管Na^+-K^+-ATP酶活性增强，此酶活性的改变在一定程度上参与了肾小管间质功能和结构的改变。另外，高糖能下调阻止细胞凋亡的Bcl2基因表达，并上调促进细胞凋亡的Bax基因表达，从而引起肾小管上皮细胞凋亡。近年研究指出，AngⅡ通过其受体在肾小管间质纤维化过程中扮演着重要角色。AngⅡ通过AT1受体刺激肾小管上皮细胞肥大，诱导肾间质成纤维细胞增生，并促使它们转分化或分化为肌成纤维细胞，合成及分泌ECM，导致肾小管间质纤维化。

(三)发病机制的研究热点

1.炎症机制　既往DKD并没有被视为炎症性疾病。近来的研究显示肾脏炎症在促进DKD的进展中起着重要作用。有学者认为，PKC途径激活、AGEs形成及肾小球内"三高"是导致DKD发生及发展的三大致病因素，而在这些致病因素的上游是始动因素高血糖，下游则是微炎症及其致成的ECM聚集。

传统观点认为，单核－巨噬细胞在肾组织中浸润是炎症的特征性表现，浸润的单核－巨噬细胞通过分泌炎症介质及产生氧自由基等造成肾组织破坏，促进DKD进展。但是，新近研究指出，远离血流的细胞如足细胞产生的细胞因子，也能作为炎症介质，共同诱发炎症反应，所以炎症细胞不仅限于单核－巨噬细胞等。另外，参与DKD发病的炎症介质也多种多样，包括前炎症细胞因子如肿瘤坏死因子－α(TNF－α)白介素－1(IL－1)及白介素－6(IL－6)，趋化因子如单核细胞趋化蛋白－1(MCP－1)，黏附分子如细胞间黏附分－1(ICAM－1)，脂肪细胞因子如瘦素，转录因子如NF－κB，Toll样受体及核受体等，它们可以进入血流发挥作用，也可以通过旁分泌和自分泌途径发挥效应。

越来越多的研究显示，DKD的发病也涉及补体系统激活。正如前述，糖尿病患者可经MBL途径激活补体，最终形成补体膜攻击复合物C5b－9。有报道在DKD患者的肾组织和尿液中能检测到高浓度的膜攻击复合物。补体激活也是导致炎症的重要因素。

2.遗传因素　研究发现DKD发病常呈家庭聚集性及种族差异，提示DKD发病存在遗传易感性。全基因组连锁分析显示3q，7q35－36，7p15，10q26，13q33.3，18q22－23等区域与DKD相关。结合基因功能研究，发现了多个与DKD易感性相关的候选基因，例如ADIPOQ，IGF1，IGFBP1，TIMP3，CNDP1，AGTR1，SMAD3，APOE，SLC2A1等。利用候选基因关联分析或全基因组关联分析，也发现多个基因变异可能与DKD易感性相关。

Mooyaart等对671篇有关DKD的遗传关联研究进行荟萃分析，发现有34个重复基因变种,通过随机效应荟萃分析(random-effects meta-analysis)显示,有21个变种与DKD显著相关,这些变种分别是或者邻近于下述基因:ACE,AKR1B1(两个变种),APOC1,APOE,EPO,NOS3(两个变种),HSPG2,VEGFA,FRMD3(两个变种),CARS(两个变种),UNC13B,CPVL,CHN2和GREM1,另外四个变种未邻近特殊基因。

3. microRNA microRNA是一类非编码的小分子RNA,参与调控细胞的增殖、分化和凋亡,在多种疾病的发生发展过程中起到了重要的调节作用。近年研究显示microRNA参与了DKD的发生发展。研究发现DKD患者肾脏组织的microRNAs表达谱与正常人存在明显差异,其中miR-155及miR-146a表达明显增高,原位杂交结果进一步证实其主要表达于肾小球系膜及内皮细胞。体外研究发现,高糖可以诱导人肾小球内皮细胞高表达miR-155及miR-146a,而miR-155及miR-146a可促进该细胞产生炎症因子TNF-α、IL-1β及致纤维化因子TGF-β_1和结缔组织生长因子(CTGF),参与DKD发病。除此而外,文献报道还有miR-192、miR-216a、miR-217、miR-377、miR-93及miR-29a等表达异常与DKD发病相关。

总之,DKD的发病机制错综复杂,炎症与非炎症效应相互影响,许多机制尚未明了,存在宽广的研究空间。但是于不同侧面和深度探讨DKD的发病机制时,还应注意从系统的层面对已有的认识进行整合与分析,以便得出相对完整的概念。

三、糖尿病肾脏病的防治方案现状与探索

如何将DKD发病机制的研究和疾病早期诊断指标的开发成果用于指导临床治疗,优化治疗方案,改善患者预后,提高生存质量,这是医学研究的终极目标,也是每一个临床医师的职责。面对DKD患者日渐增多的趋势及DKD对人类健康的危害,加强DKD防治十分重要,同时也极具挑战性。

由于DKD病程长,并发症多,因此依据病期具体制订防治方案就很重要。近年来,人们提倡实施三级预防:①一级预防(primary prevention):患者一经诊断为糖尿病或发现糖耐量减低(impaired glucose tolerance,IGT)就应积极治疗。仅为IGT者,应纠正IGT状态,防范糖尿病发生;已诊断为糖尿病者,则应竭力防止微量白蛋白尿出现。这一阶段的防治措施主要是改变生活方式(饮食管理、运动、降低体重)和严格控制血糖(合理选择和使用降糖药物),使糖化血红蛋白(HbA1c)水平达标。②二级预防(secondary prevention):糖尿病患者出现微量白蛋白尿是其肾脏损害进展的标志,应积极加以干预以减少和延缓蛋白尿产生。这一阶段的危险因素包括血糖水平及尿白蛋白水平等,防治措施除饮食及生活方式管理和继续控制血糖达标外,还应该服用血管紧张素转化酶抑制剂(ACEI)或血管紧张素AT1受体拮抗剂(ARB),以减少尿白蛋白排泄。③三级预防(tertiary prevention):此阶段的尿蛋白量、高血压、高血糖、高血脂及高尿酸血症等都是导致肾损害持续进展的重要危险因素,所以尽力控制这些危险因素是延缓DKD进程、预防肾功能不全发生发展的主要措施,也是防治心血管并发症及降低病死率的主要措施。

(一)生活方式的改善和饮食管理

生活方式的改善仍然是糖尿病和DKD治疗的基础,如控制糖类及热量摄入减肥、适度体力活动、戒烟限酒等。

2011年的ADA制定的"糖尿病诊疗标准"强调医学营养治疗对糖尿病及其肾病患者极为重要,且应根据糖尿病的类型、肥胖情况、蛋白尿的程度、肾功能的状态及有无并发症而进

行个体化的食谱制定和营养管理,最好由注册营养师来进行相关辅导,并应将其纳入医保或其他第三方付款范围。

对慢性肾功能不全患者实施低蛋白饮食,能减轻胰岛素抵抗,改善蛋白、糖及脂肪代谢,并能减少尿蛋白排泄,延缓 DKD 进展,减轻尿毒素所致症状。2005 年我国专家协作组修订的"慢性肾脏病蛋白营养治疗共识"推荐对 DKD 患者实施如下治疗方案:①蛋白质入量:从出现蛋白尿起即减少饮食蛋白入量,推荐 0.8g/(kg·d);从 GFR 下降起即开始低蛋白饮食治疗,推荐蛋白入量为 0.6g/(kg·d),并可同时补充复方-α 酮酸制剂 0.12g/(kg·d)。②热量摄入:实施低蛋白饮食治疗时,热量摄入需维持于 125.5~146.4kJ/(kg·d),即 30~35kcal/(kg·d)。但是,肥胖的 2 型糖尿病患者需适当限制热量(每日总热量摄入可比上述推荐量减少 1046~2092IU,即 250~500kcal),直至达到标准体重。由于患者蛋白入量(仅占总热量的 10% 左右)及脂肪入量(仅能占总热量的 30% 左右)均被限制,故所缺热量往往只能从糖类补充,必要时应注射胰岛素保证糖类利用。

慢性肾功能不全患者从 GFR 小于 60mL/min 起即容易发生营养不良,故从此时起即应对患者进行营养状态监测;对已实施低蛋白饮食治疗的患者,为防止营养不良发生,就更应对患者营养状态进行密切监测。常用的营养状态监测指标包括:摄入的热量(据饮食记录计算,连续 3 日),摄入的蛋白质量(测定氮表现率蛋白相当量或蛋白分解代谢率),体质指数(BMI)、上臂肌围及皮褶厚度检测,血浆白蛋白、前白蛋白及胆固醇检验,以及主观综合营养评估(SGA)等。

(二)控制血糖

1.血糖控制目标值 近年 ADA 制定的"糖尿病诊疗标准"都对 HbA1c 的治疗目标值作了基本相同的推荐,指出:①无论 1 型或 2 型糖尿病患者,将 HbA1c 水平控制在 7% 左右或 7% 以下,可以降低糖尿病微血管并发症发生的风险;如果在糖尿病确诊后立即将 HbA1c 水平控制达标,也能长时期地降低大血管疾病发生风险。②对于糖尿病患病时间短、无心血管并发症、预期寿命长并能很好耐受治疗(无低血糖或其他不良反应)的患者,可以考虑将 HbA1c 水平控制得更严格(如低于 6.5%)。③对于有低血糖病史、预期寿命短、存在较重的微血管或大血管并发症,以及多病并存的患者,应该放宽 HbA1c 水平的控制(如低于 8.0%)。所以,应个体化地制定 DKD 患者的血糖控制目标值。

这里需要强调的是,已出现肾功能不全的 DKD 患者(多为老年人,常存在糖尿病的心脑血管并发症,且常合并其他疾病,因此预期寿命较短),特别是他们的血糖水平波动大或(和)曾有低血糖发生史时,均应将 HbA1c 控制水平放宽,根据我国内分泌学专家 2011 年制订的"中国成人 2 型糖尿病 HbA1c 控制目标的专家共识",此时可放宽至 7%~9% 范围。对于这些患者避免因治疗引起严重低血糖反应尤为重要,否则可能诱发致命性心血管事件。

2.治疗药物的府用

(1)注射用胰岛素的应用:对于 1 型 DM 患者,以及 DKD 进入临床糖尿病肾病期或肾衰竭期的患者,应该选用胰岛素治疗。目前的胰岛素制剂有短效、中效及长效三大类:①短效者有正规胰岛素(RI),可供皮下及静脉注射。②中效者有低精蛋白锌人胰岛素(NPH)及慢胰岛素锌混悬液,仅供皮下注射。③长效者有精蛋白锌胰岛素(PZI)及特慢胰岛素锌混悬液,仅供皮下注射。市售商品还有不同比例的短效及中效胰岛素的预混制剂,例如诺和灵 30R,为 30%RI 与 70%NPH 的混悬液;诺和灵 50R,为 50%RI 与 50%NPH 的混悬液。

除此而外,目前还有胰岛素类似物(氨基酸序列与胰岛素不同,但是能与胰岛素受体结合,发挥类似于胰岛素的功能)可供使用,包括:①速效者如赖脯胰岛素(insulin lispro)及门冬胰岛素(insulin asport)。②长效者如甘精胰岛素(insulin glargine)。市售商品也有速效与中效双时相胰岛素类似物的预混制剂,例如诺和锐 30,为 30%的可溶性门冬胰岛素与 70%的精蛋白门冬胰岛素的混悬液。

使用胰岛素时应注意个体化,从小剂量开始。多数肾功能不全患者,体内胰岛素水平高,更需要减少外源性胰岛素注射量,以免低血糖发生。建议:当 eGFR 为 $30\sim50mL/(min\cdot1.73m^2)$ 时,胰岛素用量宜减少 25%;当 $eGFR<30mL/(min\cdot1.73m^2)$ 时,胰岛素用量应减少 50%。

短效或预混胰岛素餐前 15~30 分钟皮下注射,中效应餐前 1 小时给药;自行混合的胰岛素应先抽吸短效胰岛素,再抽吸中效胰岛素;动物胰岛素不与人胰岛素相混,不同厂家生产的胰岛素不能相混;动物胰岛素换用人胰岛素时,总量需减少 20%~30%。

(2)口服降糖药物的应用:临床常用的口服降糖药物如下:①促胰岛素分泌剂:包括磺脲类、格列奈类及二肽基肽酶 4(DPP4)抑制剂。②胰岛素增敏剂:包括双胍类及噻唑烷二酮类。③α—葡萄糖苷糖抑制剂。本文不拟对各种口服降糖药物的药理作用及临床应用作详细介绍,只想强调上述口服药中的某些药物,因为原药或(和)代谢产物主要经肾排泄,故在肾功能不全时必须减少用量或禁止使用,否则,它们在体内蓄积可导致严重副作用,如磺脲类药物蓄积导致严重低血糖反应,双胍类药物蓄积导致乳酸酸中毒。

2013 年中国医师协会内分泌代谢医师分会制订的"2 型糖尿病合并慢性肾脏病患者口服降糖药应用原则的中国专家共识",对肾功能不全时口服降糖药的应用作了清楚阐述,对临床实践很有帮助。现将其转录于此(图 7-8),供临床医师参考。

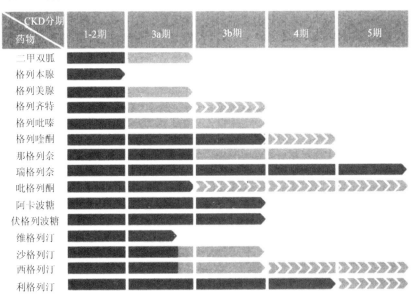

注 ■表示无需减量 ■表示减量应用 ▶▶▶表示用药经验有限 CKD 慢性肾脏病

图 7-8 肾功能不全时口服降糖药物应用的调整

(三)肾素—血管紧张素系统阻断剂治疗

虽然 DKD 发生和发展的机制尚未完全阐明,但是目前认为肾素—血管紧张素系统

(RAS)激活是其重要机制之一。20世纪80年代至21世纪初,许多临床研究都已证实,RAS阻断剂(包括ACEI及ARB)除具有降压依赖性肾脏保护作用外,尚有独立于降压效应的肾脏保护作用,是它们直接作用于肾脏的结果。因此糖尿病患者只要出现微量白蛋白尿,无论有无高血压,都应给予ACEI或ARB治疗,这已经成为共识。美国NKF 2012年更新的"糖尿病及慢性肾脏病KDOQI临床实践指南"指出:对于正常血压和正常白蛋白尿的糖尿病患者不推荐使用ACEI或ARB对DKD做一级预防(证据强度1A);对于正常血压,但ACR大于30mg/g的糖尿病患者(他们处于DKD高危或DKD进展中)建议使用ACEI或ARB(证据强度2B)。

在应用ACEI或ARB的过程中应该注意监测肾功能及血钾水平。由于应用ACEI或ARB后,AngⅡ效应被阻断,肾小球出球小动脉扩张,球内压、灌注及滤过降低,即有可能导致血清肌酐水平升高。若上升幅度<35%是正常反应,不应停药;但是,如果上升幅度>35%则为异常反应,主要见于肾脏有效血容量不足时(如脱水、肾病综合征、左心衰竭及肾动脉狭窄),此时应该及时停用ACEI或ARB,认真寻找肾脏血容量不足原因并设法改善。如果肾脏有效血容量能改善,血清肌酐回落到用药前水平,ACEI或ARB仍能重新应用;如果血容量不能改善(如肾动脉狭窄未行血管成型术),则不可再用。另外,肾功能不全时,肾脏排钾受限,此时若用ACEI或ARB可导致醛固酮生成减少,肾脏排钾进一步受阻,有可能诱发高钾血症。因此,肾功能不全患者要慎用ACEI或ARB,并在整个用药过程密切监测血钾水平,一旦血钾增高必须及时处理。

(四)控制血压

高血压在DKD中不仅常见,同时还是导致DKD进展的一个重要因素。有效地控制高血压既能延缓DKD进展,又能改善心血管并发症。因此,对伴随DKD的高血压应该积极治疗。

1.降压治疗的目标值 高血压患者应该将血压降低到什么程度?是个一直在探索的问题。关于糖尿病合并高血压的降压目标值,2013年欧洲高血压学会及欧洲心血管学会(ESH/ESC)修订的"高血压治疗指南",及2014年美国高血压国家联合委员会修订的"成人高血压治疗指南(JNC8)",都推荐糖尿病的降压目标值为≤18.62/11.97kPa(140/90mmHg)。关于DKD合并高血压的降压目标值,不同指南推荐值不同,2012年KDIGO制定的"CKD高血压治疗临床实践指南"的推荐可能最为合理,该指南推荐:AUE<30mg/d的CKD患者降压目标值为≤18.62/11.97kPa(140/90mmHg)(证据强度2B),而AUE>30mg/d的CKD患者降压目标值为≤17.29/10.64kPa(130/80mmHg)(证据强度2DB)。所以绝大多数DKD属于后者,应该将高血压降达≤17.29/10.64kPa(130/80mmHg)。

2.降压药物的选择 在治疗糖尿病或DKD合并的高血压时,国内、外高血压治疗指南均一致推荐首选ACEI或ARB,若无禁忌均应首先使用,所以ACEI或ARB已被称为治疗糖尿病或DKD高血压的基石药物。

为了有效地达到降压目标值,大多数患者均需要多种药物联合治疗。指南推荐,首先与ACEI或ARB配伍的降压药是钙通道阻滞剂(CCB)或(和)利尿剂。如此联用能增强疗效并减少副作用。如果血压还不能达标,则应再联合其他降压药物,包括α受体阻滞剂(2003年及以后国内外发表的高血压治疗指南,已不再推荐它为第一线降压药)、β受体阻滞剂(2014年的"美国成人高血压治疗指南JNC8",已不推荐它为第一线降压药)及其他降压药。

这里需要强调的是,近年国内、外高血压治疗指南均不提倡ACEI与ARB联合治疗。

2009 年 ESH/ESC 发表的"欧洲高血压治疗指南再评价"最先明确指出,ACEI 与 ARB 联合治疗并不能确切地增强降压疗效,但却可能增加严重副作用,因此不提倡联用。至于两药联用能否增强减少尿蛋白及延缓肾损害的疗效? 既往研究证据不足,但是 2013 年发表的两个大型随机对照试验却一致地获得了否定结论。西班牙完成的 PRONEDI 试验显示,厄贝沙坦与赖诺普利联用在减少尿蛋白及降低高血压上疗效并不比单药优越,不过不良反应也并未增加;美国完成的 VA NEPHRON-D 试验显示,与单药治疗比较,氯沙坦与赖诺普利联合治疗并未减少原发肾脏终点事件、心血管事件及死亡率,而高钾血症及急性肾损害副作用却显著增加,致使试验提前中止。

(五)控制血脂

糖尿病患者常伴脂代谢紊乱,同时高脂血症能加速 DKD 的肾损害进展,促进心血管并发症发生及增加病死率,因此应该积极治疗。在调脂治疗的靶目标上,近代指南都特别强调要首先将血清低密度脂蛋白控制正常。治疗首先要改变不良生活方式,如增加体力活动,进低胆固醇饮食及戒烟等,这是有效治疗的前提。在药物治疗上,美国 2012 年更新的"糖尿病及慢性肾脏病 KDOQI 临床实践指南"推荐,选用羟甲基戊二酰辅酶 A 还原酶抑制剂(他汀类药物)治疗,或用该类药与依折麦布(ezetimibe,为肠道胆固醇吸收抑制剂)进行联合治疗(证据强度 1B)。而对于已经进行维持性透析且未用他汀类药物治疗的患者,该指南不推荐开始应用(证据强度 1B),因为 4D、AURORA 及 SHARP 等几个大型随机对照临床试验并未提供能有效减少动脉粥样硬化事件的证据。至于透析前已经服用他汀类药物的患者是否需要停止服用? 目前尚缺临床研究资料,还无法回答。

(六)其他探索中对 DKD 的治疗

1. 蛋白激酶 C 抑制剂 PKC 激活参与了 DKD 发病。动物实验证实 PKC β 亚型选择性抑制剂芦布妥林(ruboxistaurin)能减少肾间质巨噬细胞浸润和纤维化。2005 年 Tuttle 等通过多中心随机双盲对照研究发现芦布妥林可减轻 2 型 DKD 患者的蛋白尿,该研究对 123 例用 RAS 抑制剂治疗仍有持续性蛋白尿的 2 型糖尿病患者,予以芦布妥林治疗,随访 1 年。芦布妥林治疗组 ACR 下降了 24%(P<0.05),而安慰剂组仅下降了 9%(P>0.05);芦布妥林治疗组患者 GFR 无显著降低(P>0.05),而安慰剂组却显著降低(P>0.01)。

2. 舒洛地特 舒洛地特(sulodexide)是高纯度的醣胺聚糖(glycosaminoglycan)类药物,它由 80% 的肝素片断(硫酸艾杜糖糖胺聚糖)及 20% 的硫酸肤质构成。该药进入体内后能迅速附着至血管内皮,它能促进肾小球毛细血管内皮细胞合成及分泌硫酸类肝素,并竞争性抑制肝素酶-1 活性减少酶对硫酸类肝素的降解,如此维护和修复 GBM 阴电荷,因此它能减少 DKD 的尿蛋白排泄。2002 年 Gambaro 等完成的、纳入了 223 例患者的 Di N. A. S 临床研究显示,伴有微量白蛋白尿或显著白蛋白尿的 1 型和 2 型糖尿病患者经过舒洛地特治疗 4 个月后,尿白蛋白排泄均显著减少。但是,2012 年发表的 Sun-MAC-RO 临床研究却获得了阴性结果,此试验纳入了 1248 例 2 型糖尿病并发 DKD 和轻度肾功能不全的患者,用舒洛地特治疗观察 48 个月,试验结束时治疗组与安慰剂组在到达原发终点(血清肌酐上升 1 倍或达到 ≥530.4μmol/L 或进入终末肾衰竭)上并无显著差别。因此,舒洛地特的确实疗效还需要更多临床研究进行验证,疗效可能与 DKD 病期、舒洛地特用量及给药途径(口服或静脉给药)均相关。

3. 吗替麦考酚酯 炎症反应参与了 DKD 的发生和发展。目前已有学者在动物模型中尝试对 DKD 进行抗炎治疗,并取得了一定效果。吗替麦考酚酯(MMF)是一种新型高效免疫抑制剂,但是它还能下调多种细胞因子表达,抑制氧化应激反应,从而具有抗炎症效应。从 2003 年 Utimura 等首次报道开始,现在国内外已有不少动物实验研究,显示 MMF 对 DKD 大鼠模型具有肾脏保护效应(尿白蛋白排泄减少,肾组织病变改善)。但是,至今尚无用 MMF 治疗 DKD 的临床试验报告。

(七)肾脏替代治疗

一般认为,DKD 患者开始透析治疗应比非 DKD 的 ESRD 患者早,早期进入透析有利于心、脑等重要器官的保护。DKD 患者的内生肌酐清除率(CCr)下降至 $20\sim30\text{mL/min}$ 时,即可开始做透析准备,当 CCr 进一步降至 $15\sim20\text{mL/min}$,或(和)血清肌酐升至 $>530\mu\text{mol/L}$(6mg/dl)时,即应开始透析治疗。若出现严重尿毒症症状或合并药物难以纠正的心力衰竭时,即使 CCr 或血清肌酐没有达到上述水平也应进行透析。

DKD 患者采用血液透析为好?还是腹膜透析为好?文献报道并无一致。比如,在近年的文献报道中,Weinhandl 等认为从总体上讲腹膜透析较优,而 Chang 等却认为血液透析较优。其实血透与腹透谁优于谁?不应一概而论,两种透析模式各有各的适应证及禁忌证、优点及缺点,需要据患者具体情况进行个体化的分析才能决定。

DKD 的器官移植包括单独肾移植及胰肾联合移植,联合胰腺移植能使血糖、糖压血红蛋白及 C 肽浓度恢复正常。Martins 等报道胰肾联合移植、单独肾移植的 5 年存活率分别为 82%,60%,因此胰肾联合移植比单纯肾移植具有更好的效果,似应作为 1 型糖尿病 DKD 的首选治疗。

总之,随着对 DKD 发病机制认识的不断深入,DKD 的防治措施已取得了较大进展。我们深信,随着今后研究的继续深入,一定会有更多更有效的治疗药物和措施被进一步发掘,并应用于临床,改善 DKD 预后。

(王淑明)

第十三节　肥胖相关性肾小球病

1997 年世界卫生组织明确宣布肥胖是一种疾病。近 20 年其发病率明显升高,已成为当今世界一个非传染病性流行病。2004 年 10 月卫生部公布我国成人超重和肥胖人数已分别为 2 亿和 6000 多万,大城市成人超重率与肥胖率分别高达 30.0% 和 12.3%。而且青少年的肥胖率也在逐年升高,2010 年教育部公布的全国学生体质与健康调研结果显示,7~22 岁城市男、女生及农村男、女生的肥胖检出率分别为 13.33%、5.64%,和 7.83%、3.78%;超重检出率分别为 14.81%、9.92% 和 10.79%、8.03%。现已明确肥胖是许多疾病的起源,它不仅能诱发代谢综合征、糖尿病、高血压及动脉粥样硬化,而且它还能导致及加重肾脏病。

肥胖引起的肾脏病被称为"肥胖相关性肾小球病"(obesity－related glomerulopathy,ORG),包括"肥胖相关性肾小球肥大症"(obesity－associated glomerulomegaly,OB－GM)及"肥胖相关性局灶节段性肾小球硬化"(obesity－associated focal and segmental glomerulosclerosis,OB－FSGS)。该病最早由 Weisinger 等于 1974 年报道。近年随着肥胖患者日益增多,ORG 发病率也在迅速增加。Kambham 等对 19886—2000 年间 6818 例肾活检资料进行分析,发现 ORG 患者所占比例已从 0.2%(1986—1990 年)上升至 2.0%(1996—2000 年)。

笔者曾对卫生部中日友好医院肾内科 2005—2008 年两年半所做的 1186 例肾穿刺病例进行分析,发现 ORG 患者占 3.8%,因此对 ORG 必须充分重视。本文即拟对此病作一讨论。

一、ORG 的临床病理表现、诊断及应思考的问题

(一)临床表现

患者肥胖(尤其是呈腹型肥胖),肾脏病起病隐袭。OB-GM 病初仅出现微量白蛋白尿,而后逐渐增多,直至出现大量蛋白尿(尿蛋白>3.5g/d),肾小球滤过率(GFR)增高(提示出现肾小球高滤过)或正常;OB-FSGS 常呈现中、大量蛋白尿,GFR 逐渐下降,而后血清肌酐增高,直至进入终末肾衰竭,但是与原发性局灶节段性肾小球硬化(FSGS)相比,其肾功能坏转速度较慢。ORG 镜下血尿发生率低(约 1/5 患者),不出现肉眼血尿;呈现大量蛋白尿时,很少发生低白蛋白血症及肾病综合征;伴随出现的脂代谢紊乱常为高三酰甘油血症,胆固醇增高不显著。这些特点均可在临床上与其他肾小球疾病鉴别。

在目前绝大多数有关 ORG 的报道中,肥胖都只用体质指数(body mass index,BMI)来判断,并认为要达到肥胖标准才可能发生 ORG。西方国家常用美国国立卫生研究院(NIH)1998 年制订的标准,即成人 BMI 25~29.9 为超重,30~34.9 为 I 度肥胖,35~39.9 为 II 度肥胖,>40 为 III 度肥胖。我国常用中国肥胖问题工作组 2002 年制订的标准,即 BMI 24~27.9 为超重,>28 为肥胖。但是,应用 BMI 此指标来判断肥胖存在如下问题:①BMI 是测量整个身体质量,其结果能受肌肉、骨骼等因素影响,而出现"假性"降低或升高,此时即不可能准确反映肥胖。②即使 BMI 增高是由肥胖引起,它也不能区分此肥胖是内脏脂肪或皮下脂肪增多引起,不能反映脂肪分布。

近代研究显示,身体脂肪的分布与肥胖相关性疾病(代谢综合征、糖尿病、高血压、高脂血症、心血管疾病及肾脏病等)的发生密切相关。现已了解内脏脂肪组织与皮下脂肪组织在结构及功能方面存在极大差异,只有腹型肥胖(又称内脏性肥胖或中心性肥胖)才易诱发胰岛素抵抗,引发各种肥胖相关性疾病,包括 ORG。因此,在临床上已涌现出不少能反映腹型肥胖的检测指标,它们包括腰围(waist circumference,WC)、腰围臀围比率(waist-to-hip ratio,WHR)、腰围身高比率(waist-to-height ratio,WHtR)等人体测量指标,以及腹腔计算机断层扫描(computerized tomography scanning,于腰椎$_{1~5}$平面做 CT 扫描测量其皮下及腹腔脂肪组织面积)和空气置换体积描记(air displacement plethysmography,用全身光密度测定法去检测身体成分)等器械检查。用器械检查判断腹型肥胖的敏感性及特异性均较高,但是需要相应设备,检查费用较贵,无法应用于流行病学调查;人体测量指标无需特殊设备,操作容易,在流行病学调查中已广泛应用,但是这些检查较易出现误差,而且具体应用它们预测肥胖相关性疾病风险时,不同人体检测指标的敏感性及特异性仍有不同,需要注意。

我们自己的资料显示,有的患者 BMI 并未达到肥胖标准,只在超重水平,但是具有腹型肥胖,且临床呈现 GFR 增高或(和)微量白蛋白尿,此时做肾穿刺病理检查证实已罹患 ORG。所以对 ORG 患者肥胖的判断,腹型肥胖似乎更为重要。

(二)病理表现

光学显微镜检查是确诊 ORG 的关键检查,并能清楚地区分 OB-GM(仅呈现肾小球肥大,有时可伴轻度系膜细胞增生及基质增加)与 OB-FSGS(在肾小球肥大基础上出现局灶节段性肾小球硬化病变,有时可伴少数球性硬化)。此 FSGS 绝大多数为门周型 FSGS(旧称经

典型 FSGS)，其形成可能与肾小球高滤过相关，但是有时也能见到其他类型的 FSGS，如非特殊型 FSGS 等。免疫荧光检查 OB−GM 为阴性，而 OB−FSGS 与原发性 FSGS 相似，有时在病变肾小球的受累节段上见到 IgM 和 C3 沉积。电子显微镜检查于呈现大量蛋白尿的患者可见不同程度的肾小球足突融合。

通过光学显微镜检查，确定肾小球肥大是诊断 ORG 的病理基础，因此如何判断肾小球肥大就极为重要！这会涉及如下 3 个问题：

首先，用什么方法来测量肾小球大小？文献报道的测量方法有：Cavalieri 测量法、Weibel−Gomez 测量法、数密度(disector)测量法、肾小球两平行剖面测量法及肾小球最大剖面测量法等。一般认为 Cavalieri 测量法获得的结果最可靠，可以作为测量肾小球容积的"金指标"，但是此方法需要做肾组织连续切片，较耗费肾组织，难以应用于组织块较小的肾穿刺标本检查。目前应用得最多的是肾小球最大剖面测量法，此方法简单易行，而且其检测获得的肾小球容积结果与 Cavalieri 法所获结果具有很强的相关性。Kambham 等改良了肾小球最大剖面测量法，他们不再计算肾小球容积，而以此剖面上的肾小球毛细血管袢直径来反映肾小球大小，更为简单实用。我们在光学显微镜下用计算机图像分析系统测量肾小球直径，包括直接测量法检测(直接测量毛细血管袢最大剖面上相互垂直的两条最长直径，求平均值)，及间接测量法检测(从毛细血管袢的边缘勾画出肾小球最大剖面，测其面积然后计算直径，取平均值)，都同样获得了良好结果。

第二，成人肾小球大小的正常值是多少？不同种族人群的肾小球大小常不同。早在 20 世纪 90 年代，Moore 等即发现，澳大利亚土著人 Aborigine 的肾小球容积显著大于非土著人；同样，Lane 等发现，美国南亚利桑那州的比马人(印第安人的一个部落)肾小球容积显著大于白种人，而黑种人及非比马部落印第安人的肾小球大小在上述二者之间。所以，检查获得国人自己的肾小球大小正常值范围十分重要。欲用正常人肾组织标本来检测肾小球大小几无可能，怎么办？一般都是用肾小球几无病变的肾穿刺标本作为替代来进行测量。医学统计学讲："所谓'正常人'不是指完全健康的人，而是指排除了影响所研究指标的疾病和有关因素的同质人群"，所以这样测量是合理和允许的。Kambham 等以孤立性血尿或轻度蛋白尿的患者来替代正常人进行测量，测获肾小球直径的正常值范围为 $168\pm12\mu m$，所以 $>192\mu m$(均数加 2 倍标准差)为肾小球肥大；我们选择临床为无症状性血尿或(和)轻度蛋白尿、病理诊断为肾小球轻微病变或薄基底膜肾病、血糖及体重正常的患者替代正常人进行检测，肾小球直径的正常值范围直接测量法为 $147.1\pm19.4\mu m$，间接测量法为 $146.6\pm19.5\mu m$，无论用哪种测量法若肾小球直径 $>186\mu m$ 即为肾小球肥大。所以，不考虑人种区别，盲目挪用国外的生理正常值于国人是不可取的。

第三，要检测多少肾小球才能下 ORG 诊断？至今没有明确规定。但是正如肾穿刺标本中的肾小球数一样，肾小球越多，代表性越大，诊断越可靠。为了获得更多的具有最大剖面的肾小球[指具有血管极或(和)尿极的肾小球，及大于上述最小含极肾小球的无极肾小球]，可以多切切片，但是这会耗费宝贵的肾穿刺标本。无法这样做时，至少要仔细看完各种染色的全部病理片，来找寻最多的最大剖面肾小球。

(三)诊断及鉴别诊断

1.诊断　ORG 目前尚无统一的诊断标准，可以参考如下标准进行诊断：①肥胖(尤其是腹型肥胖)。②临床以蛋白尿为主，从呈现微量白蛋白尿直至大量蛋白尿，但是大量蛋白尿患者很少出现肾病综合征;OB-GM患者早期GFR可增高,而OB-FSGS患者晚期可出现肾功能损害。③病理检查呈现肾小球肥大,不伴或伴局灶节段性硬化(前者为OB-GM,后者为OB-FSGS)。④能排除其他肾脏疾病。

在上述诊断标准中,应该用什么指标来判断肥胖?这需要明确。目前不少研究都仅用BMI来判断,正如前述,这有很大局限性。我认为可以参考代谢综合征诊断标准中判断肥胖的指标,将其应用到ORG诊断中来。代谢综合征判断肥胖的指标有一衍变过程。1998年世界卫生组织(WHO)最早制定的代谢综合征诊断标准中,肥胖用了BMI、WC及WHR三个指标判断;2001年美国胆固醇教育计划成人治疗组第三次报告(NCEP-ATPⅢ)制定的标准,已将其改为WC一个指标;而2005年国际糖尿病联盟(IDF)制定的新标准,不仅仍然沿用WC一个指标,而且强调WC增高是诊断代谢综合征的必备条件。为什么会有这样的衍变呢?这与对腹型肥胖在肥胖相关性疾病发病中的重要作用认识越来越深入相关。ORG的发病机制在某些方面与代谢综合征十分相似,为此,在ORG诊断标准中突出腹型肥胖的地位十分必要。

2.鉴别诊断 最需要与ORG鉴别的肾脏病是早期糖尿病肾损害,两者都能由腹型肥胖引起,而且临床-病理表现有重叠。糖尿病肾损害第1期呈现GFR增高,第2期间断(常在应激时)出现微量白蛋白尿,此时做肾穿刺病理检查,主要见肾小球肥大,出现微量白蛋白尿后还可能见到轻度肾小球基底膜增厚及系膜基质增宽(常需电镜检查才能发现)。除基底膜轻度增厚外,OB-GM完全可以呈现上述全部表现。鉴别要点是看临床有没有糖尿病存在,如果有糖尿病,特别是电镜检查见到肾小球基底膜明显增厚时,应该诊断早期糖尿病肾损害,否则诊断OB-GM。

另外,还需要注意,其他非ORG的肾小球疾病导致较多肾小球硬化时,残存肾小球也会代偿性肥大,此时不要误认为ORG,应结合临床资料全面分析。

二、ORG发病机制的研究现状及思索

(一)ORG是肾小球足细胞病

肾小球疾病似有这样一个规律,临床以肾炎综合征(血尿,轻、中度蛋白尿,水肿,高血压,乃至肾功能损害)为主要表现者,病理常呈现为肾小球系膜细胞或系膜及内皮细胞病变(细胞增生等);而临床上以大量蛋白尿或肾病综合征为主要表现者,病理常表现为足细胞病变(足突融合等)。

ORG以蛋白尿为主要临床表现,早期出现微量白蛋白尿,后期呈现大量蛋白尿。电镜检查可以见到各种足细胞损伤表现,包括足细胞肿胀、肥大,胞浆空泡变性;足突宽度增加,轻度足突融合;足细胞密度及数量减少;足细胞从基底膜上剥脱等。而且这些足细胞损伤(如足细胞密度及数量减少和足突形态改变)与临床上的蛋白尿及肾功能损害密切相关。因此,ORG是一个足细胞病,现在已成共识。

绝大多数的足细胞病在呈现大量蛋白尿后,即很快出现肾病综合征,但是ORG与它们不同,呈现大量蛋白尿却很少发生肾病综合征,这是为什么?有学者认为这与肾小球足细胞损伤程度、蛋白尿严重度和选择性相关;与肾小管上皮细胞重吸收及降解滤过蛋白的能力相关;与本病尿蛋白增加缓慢,机体足以动员代偿机制抗衡蛋白尿的后果相关,并认为这现象在肾小球高滤过性肾病中普遍存在。上述机制的解释已被一些文献转载,但是它们都具有足够说

服力吗？第一个解释似乎认为 ORG 患者足细胞病变轻所以不出现肾病综合征，但是从上述电镜检查所见及患者蛋白尿程度看，这一解释不能成立；第二个解释推测与近端肾小管上皮细胞处置滤过蛋白的能力增强相关，支持此推测的实验证据足吗？肾小管又为什么会出现这一代偿反应？有待说明；第三个解释可能最合理，但是 ORG 时机体产生了哪些代偿机制去抗衡蛋白尿后果？作者并未详述，上述第二种解释是否正是这个代偿机制之一，都非常值得今后深入研究。

（二）脂肪细胞因子在 ORG 发病中的作用

肥胖时常见脂肪细胞数量增多或（和）体积肥大。既往认为脂肪细胞仅是一个能量储存场所，而近代研究发现，它更是一个非常活跃的内分泌器官。脂肪细胞能分泌许多被称为脂肪细胞因子（adipocytokines）的活性物质，它们包括一些主要由脂肪细胞分泌的因子，如瘦素（leptin）、脂联素（adiponectin）、抵抗素（resistin）、内脏脂肪素（visfatin）、网膜素（omentin）、降脂素（adipsin）、酰化刺激蛋白（acylation－stimulating protein，ASP）、禁食诱导脂肪因子（fasting－induced adipose factor）、adiponutrin、apelin 等；同时也包括一些已在其他细胞发现的因子，如肾素、血管紧张素Ⅱ（AngⅡ）、纤溶酶原激活物抑制物（PAI－1）、转化生长因子－β_1（TGF－β_1）、肿瘤坏死因子－α（TNF－α）、白介素－1β（IL－1β）、白介素－6（IL－6）、白介素－8（IL－8）、白介素－10（IL－10）等。

脂肪细胞因子在 ORG（包括 OB－GM 及 OB－FSGS）的发病中发挥什么作用？现在已有一些认识。

1. 脂肪细胞因子与足细胞损伤　　足细胞损伤能够表现为形态或（和）功能异常，并由此引起蛋白尿。脂肪细胞因子失调是足细胞损伤的一个重要原因。现有资料已有如下发现：

脂联素基因敲除小鼠能出现肾小球足突融合及白蛋白尿，而给予脂联素后上述病变能够逆转，提示脂联素在维持足细胞正常功能上具有重要作用。进一步研究显示，脂联素的足细胞保护效应是通过活化 AMPK 及抑制活性氧而获得。

AngⅡ能增加足细胞胞浆游离钙，进而活化氯离子通道，使足细胞去极化；AngⅡ还能使足细胞过度表达瞬时受体电位阳离子通道蛋白 6（TRPC6，它定位于足细胞裂孔隔膜，参与足细胞信号传导），导致足细胞肌动蛋白细胞骨架重组，足细胞受损，发生蛋白尿。

另外，现已知 AngⅡ抑制剂及过氧化酶体增殖体激活受体 γ（PPARγ）激动剂的肾脏保护效应，部分系通过抑制 PAI－1 而发挥，由此提示 PAI－1 对足细胞也可能有害。

2. 脂肪细胞因子与肾小球节段性硬化　　OB－FSGS 是 ORG 的一个重要病理类型，肾小球节段性硬化的发生也与脂肪细胞因子密切相关。现有研究资料有如下发现：

瘦素能促进肾小球内皮细胞增殖，上调其 TGF－β_1 和 TGF－βⅡ型受体表达，增加Ⅰ型胶原和Ⅳ型胶原合成；并能刺激肾小球系膜细胞肥大，上调其 TGF－βⅡ型受体表达和Ⅰ型胶原合成。肾小球细胞外基质蓄积是 OB－FSGS 发生的基础。动物实验显示，给大鼠输注瘦素可诱发肾小球硬化；瘦素转基因小鼠的肾组织Ⅳ型胶原及纤连蛋白 mRNA 的表达显著上调。进一步证实了瘦素的致病作用。

AngⅡ能致高血压，系统高血压传入肾小球即能诱发球内高压、高灌注及高滤过（所谓"三高"）；AngⅡ能收缩肾小球入、出球小动脉，对出球小动脉作用更强，也能使球内"三高"发生。肾小球内"三高"对 OB－FSGS 发病具有重要作用。AngⅡ还能与胰岛素协同，显著上调系膜细胞 TGF－β_1 及细胞外基质表达，参与 OB－FSGS 致病。

新近发现肾素可以不依赖 Ang Ⅱ，而通过与前肾素/肾素受体结合，刺激系膜细胞合成 TGF－$β_1$、PAI－1、Ⅰ型胶原及纤连蛋白，因此肾素也能直接对 OB－FSGS 发病发挥作用。

TGF－$β_1$ 可促进细胞外基质合成，PAI－1 可抑制细胞外基质降解，均促进 OB－FSGS 发病，这已为共识不再详述。

（三）内分泌素在 ORG 发病中的作用

肥胖患者常出现胰岛素抵抗等内分泌功能紊乱，它们也参与 ORG 致病。

1. 胰岛素的致病作用　脂肪细胞因子能通过"脂肪胰岛素轴"（adipo－insular axis）对胰岛素发挥重要调控作用，其中瘦素、抵抗素、ASP、PAI－1、TNF－$α$ 及 IL－6 能促进胰岛素抵抗，而脂联素、内脏脂肪素和网膜素则能拮抗胰岛素抵抗，如果它们的调控作用发生紊乱，即会出现胰岛素抵抗及高胰岛素血症。

胰岛素能刺激胰岛素样生长因子（IGF）产生。胰岛素和 IGF－1 可通过磷酯酰肌醇激酶/蛋白激酶（PI3K/Akt）信号转导途径，活化内皮细胞一氧化氮合成酶，导致一氧化氮合成增加；同时，还能减少血管平滑肌细胞内钙离子（Ca^{2+}）浓度及 Ca^{2+}－肌球蛋白轻链敏感性，而导致血管舒张。肾小球前小动脉的扩张，即能导致肾小球内"三高"。持续的肾小球内"三高"将促进 OB－FSGS 发生。

此外，胰岛素还能直接上调系膜细胞的 TGF－$β_1$ 及细胞外基质（Ⅰ型胶原、Ⅳ型胶原、纤连蛋白及层连蛋白）表达，致 OB－FSGS。

2. 醛固酮的致病作用　脂肪细胞能够分泌醛固酮释放因子（ARF），ARF 能刺激肾上腺皮质合成醛固酮，因此肥胖患者常出现高醛固酮血症。而肾小球足细胞表面具有盐皮质激素受体，醛固酮能通过此受体作用及损伤足细胞。SHR/cp 代谢综合征大鼠常出现足细胞损伤及蛋白尿，醛固酮是其致病因素；高盐饮食能加重肾脏病变，与其能活化醛固酮受体相关。现已知醛固酮是通过诱导效应激酶 Sgk1（即血清和糖皮质激素诱导蛋白激酶 1）、活化 NADPH 氧化酶及产生活性氧等机制而导致足细胞损伤。

（四）对 ORG 发病机制研究的一些思考

1. 内分泌与自分泌及旁分泌　脂肪细胞因子的上述各种效应都是通过内分泌途径而发挥（脂肪细胞分泌这些因子入血，然后通过循环作用于远隔脏器而发挥效应）。可是，近年发现某些所谓脂肪细胞"特异"的细胞因子如脂联素，也可能被一些非脂肪细胞合成，我们即发现肾小球内皮细胞可以合成及分泌脂联素，而 Cammisotto 等发现肾小球内皮细胞、系膜细胞及足细胞都有脂联素受体，这就提示我们肾小球内皮细胞分泌的脂联素，能否在肾小球局部以自分泌及旁分泌形式对 ORG 发病发挥调节作用（包括拮抗 ORG 发生）呢？这非常值得研究。

同样，前文已谈，脂肪细胞能分泌 ARF，ARF 能通过血循环到达肾上腺皮质，刺激醛固酮分泌。而近年发现足细胞也具有合成及分泌醛固酮的功能，那么 ARF 是否也能通过血循环到达足细胞，促其合成醛固酮，然后以自分泌形式在肾小球局部发挥致病作用呢？同样值得研究。

2. 致病因子与保护因子　在临床工作中我们存在着一个困惑，即同等肥胖（包括腹型肥胖）的患者为什么有的发生 ORG，有的不发生 ORG？甚至有时极度肥胖的患者不发生 ORG，而超重水平的患者却发生了 ORG？也就是说，肥胖患者在 ORG 发病上可能存在易感性差异，那么是什么因素在决定这个易感性呢？应该说机体同万物一样，永远处在矛盾的对立与统一中,肥胖时前述的许多因子在促进 ORG 发病,但是机体又一定有保护因子,能与之斗争而拮抗 ORG 发病。只有致病因子与保护因子失衡,前者占优势时 ORG 才发生。因此,在研究 ORG 的发病机制时,大力寻找可能的保护因子十分重要。现在比较肯定的是脂联素是重要的保护因子之一,我们最近的研究发现 α-klotho 也可能是另一个保护因子。若对保护因子有了充分了解,即有可能寻获新的干预治疗途径。

三、肥胖相关性肾小球病的治疗对策及防治展望

从前认为 ORG 是一个良性疾病,但是其后观察发现,部分 OB-FSGS 患者确能逐渐进展至终末肾衰竭。所以,对 ORG 应积极治疗,以尽力延缓或阻止肾脏病进展。ORG 需要综合治疗,下列措施可考虑应用:

(一)减轻体重治疗

ORG 系由肥胖导致,因此减肥是最有效治疗方法。动物实验及临床观察均证实,减轻体重可显著减少尿蛋白,延缓肾损害进展。甚至体重仅仅中度下降,数周后尿蛋白即能显著减少。Morales 等对慢性肾脏病(CKD)肥胖患者进行研究发现,患者体重从 87.5 ± 11.1kg 减至 83.9 ± 10.9kg,仅减少 $4.1\%\pm3\%$(P<0.05),5 个月后尿蛋白即从 2.8 ± 1.4g/d 减至 1.9 ± 1.4g/d,减少 $31.2\%\pm37\%$(P<0.05)。

1. 改变饮食及生活习惯　欲减轻体重首先应改变不良生活习惯,减少饮食热量摄入,增加体力活动。但是,要做到这一点并不容易。这必须与营养师配合,由营养师亲自指导患者膳食;并应加强宣教,将疾病知识教给患者,使他们充分认识减肥重要性,自觉坚持治疗。

2. 减肥药物　上述治疗无效时才考虑应用药物,而且药物治疗也需与控制饮食及增加体力活动配合,才能获得良好效果。减肥药物曾经有如下 3 种:神经末梢单胺类物质(5-羟色胺和去甲肾上腺素)再摄取抑制剂盐酸西布曲明(sibutramine,1997 年批准上市);胃肠道脂肪酶抑制剂奥利司他(orlistat,1999 年批准上市);及选择性大麻素 CB1 受体阻滞剂利莫那班(rimonabant,2006 年批准上市)。临床试验已证实这些药物在减肥上确有疗效,能减少患者体重的 $8\%\sim10\%$,其最大疗效常在持续服药 $20\sim28$ 周时出现。

但是,这些药物的副作用必须充分注意。盐酸西布曲明因能升高血压,增加心、脑血管事件,2010 年后已被欧盟、美国及我国药监部门禁用;奥利司他由于可能诱发肝功能损害,乃至肝衰竭,2010 年后也已被药监部门责令修改药物说明,加以警示。利莫那班也有引起患者情绪障碍的报道。

3. 外科手术　对于那些极度肥胖(如 NIH 标准中 BMI>40kg/m² 的Ⅲ度肥胖),及应用上述各种方法减肥无效的患者,还可考虑做胃肠改道手术。几位学者报道了手术减肥后 $1\sim2$ 年的治疗疗效,术后 1 年与术前比较,体重(包括 BMI)显著下降,肾小球高滤过状态减轻,尿白蛋白排泄量减少,而且此疗效能巩固至术后 2 年。

(二)胰岛素增敏剂治疗

胰岛素抵抗在 ORG 发病中占有重要地位,故可考虑应用胰岛素增敏剂对 ORG 进行治疗,包括双胍类药物如二甲双胍(metformin)及噻唑烷二酮类药物如曲格列酮(trosiglitazone,1997 年上市)、罗格列酮(rosiglitazone,1999 年上市)及吡格列酮(pioglitazone,1999 年上市)。

二甲双胍能增加组织对葡萄糖的利用,抑制肝糖原异生及肝糖输出,并能减少肠壁对葡萄糖的摄取,从而降低血糖。该药副作用较轻,主要为胃肠反应(腹胀、腹泻、恶心、呕吐及食

欲减退)。但是,肾功能不全时要减量使用(CKD3a 期)或禁用(CKD3b~5 期),因为该药系从肾脏排泄,肾功能不全时药物体内蓄积,可能引起严重乳酸酸中毒。

噻唑烷二酮类药物是通过激活 PPARγ 而发挥治疗效果,动物实验及临床观察均显示,这类药物对肥胖 Zucker 大鼠及 2 型糖尿病肾病患者均具有确凿肾脏保护效应,能减少尿白蛋白排泄,并延缓肾损害进展。但是,这类药能增加肥胖(增大脂肪细胞体积),并能导致水钠潴留而加重心力衰竭。更重要的是,在广泛应用后还发现曲格列酮具有严重肝毒性,有诱发急性肝衰竭风险,罗格列酮能显著增加心血管事件(心肌梗死、脑卒中),增加死亡风险,所以这两个药已先后于 1999 年及 2010 年被许多国家(包括我国)责令禁用或慎用。此外,2011 年美国药监部门对吡格列酮也发出了警告,认为长期服用此药有增加膀胱癌风险,应予注意。

(三)拮抗血管紧张素 II 治疗

由于 AngII 也参与了 ORG 发病,所以可应用血管紧张素转化酶抑制剂(ACEI)或(和)血管紧张素 AT1 受体阻滞剂(ARB)来进行干预治疗,同其他 CKD 治疗一样,伴随或不伴高血压的 ORG 患者均可应用,以减少尿蛋白排泄及延缓肾损害进展。临床上至今仅有少数应用 ACEI 或 ARB 治疗 ORG 的零星观察,例如 2001 年 Kambham 等报道,18 例接受 ACEI 治疗的 ORG 患者,尿蛋白平均下降了 1g/d;同年 Adelman 等报道,3 例美国非洲裔 OB-FSGS 少年接受了 ACEI 治疗,结果尿蛋白从 2.9g/d 下降至 0.7g/d;同年 Praga 等也报道,12 例接受 ACEI 治疗的 OB-FSGS 患者,治疗前半年尿蛋白从 4.6±3.3g/d 下降到 2.4±1.3g/d,但是其后尿蛋白逐渐增加,至治疗一年时已回复至治疗前水平,不过其中多数患者体重也同时增加,作者分析体重增加可能影响了 ACEI 疗效。今后很需要进行用 ACEI 或 ARB 治疗 ORG 的大样本临床试验,观察长期治疗后患者尿蛋白及肾功能的变化,以寻获更有说服力的证据。

(四)ORG 合并症的治疗

ORG 患者常合并代谢综合征,因为两者发病都与肥胖(尤其腹型肥胖)相关。在治疗 ORG 时,对代谢综合征的其他组分如高血压、糖代谢紊乱(包括糖尿病)、脂代谢失调(主要为高三酰甘油血症及低高密度脂蛋白胆固醇血症)及高尿酸血症等也要同时治疗,因为它们都能加重肾脏损伤,加速 ORG 进展。而且,治疗这些并发症时一定要达标(医师应熟悉它们的治疗目标值,此处不再赘叙),治疗而不达标,对保护靶器官(包括肾脏)而言,与未行治疗无本质区别。

(五)对肥胖相关性肾小球病防治的展望

1.加强对 ORG 危险因素研究,对高危患者早期实施干预　正如前述,肥胖患者在 ORG 发病上存在着易感性差异,我们推论这与体内 ORG 致病因子与保护因子的体内状态相关,二者失衡且前者增多或(和)后者减弱时 ORG 即易发病。因此,对这两组矛盾因子及其平衡状态进行研究,并从中寻获预测 ORG 发病的临床实验室指标,对指导 ORG 防治十分重要。已有学者在这方面做了一些探索,发现 WC 增粗或(和)腰椎$_{4~5}$平面计算机断层扫描腹腔脂肪面积增大、胰岛素抵抗(用 HOMA-IR 评估)、血清胰岛淀粉肽(amylin,又称淀粉素)水平增高及血清脂联素水平下降均可能影响 ORG 发病。我们最近发现血清 α-klotho 水平下降也与 ORG 发病相关。目前对 ORG 发病危险因素的了解还十分不够,研究还需要继续深入,而且单凭其中一个危险因素很难预测 ORG 发病,只有对多种危险因素进行综合分析,并做出危险分层,才可能得到良好预测效果。利用此危险分层从肥胖人群中筛选出 ORG 高危患者,早期实施干预,对 ORG 防治具有重要意义。

2.深入研究 ORG 发病机制,进一步寻获有效治疗措施　只有深入了解疾病发病机制,才能有针对性地寻找有效治疗措施。正如前述,对胰岛素抵抗在 ORG 发病中作用的了解,促使临床医师应用胰岛素增敏剂治疗 ORG。又如,对 Ang Ⅱ(包括脂肪细胞产生的 Ang Ⅱ)在 ORG 发病中作用的认识,又促进临床应用拮抗 Ang Ⅱ 药物对 ORG 进行治疗。笔者相信,随着醛固酮在 ORG 发病中致病作用研究的深入,应用醛固酮拮抗剂对某些 ORG 患者进行治疗也将成为可能。今后欲想获得更多的 ORG 有效治疗措施,深入研究 ORG 发病机制是前提及基础。

(王善志)

第十四节　尿酸性肾病

一、高尿酸血症、痛风及尿酸性肾病的发病机制

(一)发病机制的基本认识

1.高尿酸血症　尿酸(uric acid)是人体嘌呤代谢的终产物,它是一种弱有机酸,电离的尿酸很容易形成尿酸一价钠盐,以下简称为尿酸盐(urate)。在血液 pH7.4 时,尿酸主要以尿酸盐形式分布于血浆、细胞外液和滑膜液,只有 4%～5% 的尿酸能与血浆蛋白结合。尿酸的溶解度很低,其分解产物尿囊素的溶解度是尿酸的 5～10 倍,然而人类体内无分解尿酸为尿囊素的尿酸酶,因此在人体内尿酸就是嘌呤代谢的终产物。37℃ 时血浆中尿酸的饱和浓度是 $420\mu mol/L(7.0mg/dl)$。虽然血浆尿酸水平经常超过此值,但尿酸仍可超饱和地存在血浆中而不析出,其确切机制目前尚不清。

嘌呤代谢与尿酸合成过程需要一系列酶的参与,每种酶的异常都会导致尿酸产生异常。目前研究得比较清楚的尿酸代谢相关酶异常导致的疾病有如下几种:①磷酸核糖焦磷酸合成酶(PRS1):其基因突变可导致酶活性增高,从而生成过多的 1－焦磷酸 5－磷酸核糖(PRPP),导致高尿酸血症(hyperuricemia)和高尿酸尿症(hyperuricosuria)。②次黄嘌呤－鸟嘌呤磷酸核糖转移酶(HGPRT):莱施－奈恩综合征(Lesch－Nyhan syndrome)是一种 X 性连锁的遗传性疾病,患者的 HGPRT 活性几乎完全丧失,造成嘌呤核苷酸补救合成途径障碍,次黄嘌呤和鸟嘌呤于体内堆积,生成大量尿酸。③葡萄糖－6－磷酸酶(G－6－PD):Ⅰ型糖原贮积病(冯·吉尔克病,Von Gierke disease)即为一种 G－6－PD 缺陷所致疾病,患者体内糖原不能分解成葡萄糖,戊糖分解增加,从而合成大量尿酸,出现高尿酸血症。

尿酸的排泄主要通过肾脏和肾外途径。每日尿酸的 2/3 经肾脏从尿中排泄,剩余的 1/3 经消化道由胆道、胃及小肠排出体外。肾功能受损时消化道的尿酸排泄会大大增加,以维持血尿酸水平稳定。尿酸在肾脏排泄的经典模型是由如下 4 步组成:①肾小球滤过(血中尿酸能 100% 滤过)。②肾小管重吸收(达 98%～100%)。③肾小管再分泌(达 50%)。④分泌后的再重吸收(达 40%)。所以,最后只有 8%～12% 经肾小球滤过的尿酸被尿排出体外。负责尿酸重吸收的转运蛋白主要是位于近端肾小管刷状缘侧的尿酸盐转运蛋白 1(URAT1)、尿酸盐转运蛋白 v1(URATv1)/葡萄糖转运蛋白 9(GLUT9)及有机阴离子转运蛋白 OAT4;而负责尿酸分泌的转运蛋白有多药耐药蛋白 4(MRP4)有机阴离子转运蛋白 OAT1、OAT2 及 OAT3。因此,肾脏疾病时引起高尿酸血症的机制主要有两方面:①肾小球滤过率(GFR)下

降导致血尿酸滤过减少。②肾小管功能异常导致对尿酸的重吸收增加和(或)分泌下降。

2.痛风 尿酸盐在关节等部位形成结晶沉积并进一步形成结石是痛风(gout)发作的物质基础。尿酸盐结石可以直接破坏骨与关节,而尿酸盐结晶可以诱发炎症促进痛风发作及进展。尿酸盐形成结晶甚至结石导致骨关节破坏的证据早在 20 世纪 50 年代就已被发现:Levin 等发现尿酸盐形成的结晶及结石可以导致软骨破坏及关节结构破坏;Guerra 和 Resnick 用影像学和组织化学方法证实尿酸结石可以导致侵蚀性骨破坏;Sokoloff 等发现尿酸结石不仅可直接破坏骨组织,还可以侵蚀性地破坏软骨及肌腱,从而导致明显的结构损坏。随着现代组织化学等技术的不断发展,使人们对痛风的精细病理有了更清楚的认识,发现导致痛风的尿酸盐结晶或结石周围被肉芽组织包裹;2006 年的两项研究进一步揭示炎症在痛风中的重要作用,包括白介素-1β(IL-1β)在内的许多细胞因子都参与发病。

3.尿酸性肾病 高尿酸血症可以导致如下 3 种肾损害:

(1)急性尿酸性肾病:急性高尿酸血症常导致急性肾损害,呈现急性肾衰竭,被称为急性尿酸性肾病(acute uric acid nephropathy)。其发病机制是肾小球滤过的大量尿酸盐在肾小管及集合管析出,形成结晶堵塞管腔所致。一项报道称,正常人联用吡嗪酰胺和高嘌呤饮食数天后出现了急性高尿酸血症,但却不出现肾损害。吡嗪酰胺能抑制尿酸盐从肾脏排泄,所以即使产生了高尿酸血症,尿中尿酸盐水平仍旧很低,故无肾损害发生。为此,急性高尿酸血症时,采取措施(如碱化尿液及水化)防止肾小管中尿酸盐析出及沉积是预防其急性肾损害发生的重要措施。

急性尿酸性肾病通常发生在体内大量组织破坏时,如横纹肌溶解综合征及恶性肿瘤化疗后,大量细胞破坏释放大量嘌呤导致急性高尿酸血症,而诱发肾损害。急性高尿酸血症患者不宜应用促尿酸排泄药物来降低血尿酸,这些药物抑制了尿酸在近段肾小管的重吸收,导致大量尿酸涌入远端肾小管及集合管堵塞管腔,诱发急性尿酸性肾病。许多年前应用替尼酸造成急性可逆性肾衰竭的报道就是一个实例,替尼酸是一种能促进尿酸排泄的利尿剂,在患者使用其他利尿剂已造成体液不足情况下,换用替尼酸,首次用药即可引发急性尿酸性肾病。

(2)慢性尿酸性肾病:慢性高尿酸血症引起的慢性肾脏损害称为慢性尿酸性肾病(chronic uric acid nephropathy),习惯称为痛风性肾病(gouty nephropathy),是最常见的高尿酸血症肾脏损害。尿酸盐结晶沉积于肾组织(主要沉积于肾间质)导致间质性肾炎及纤维化是其主要致病机制。此外,尿酸盐也可阻塞肾小管及集合管。高尿酸血症常合并肥胖、糖尿病、高血压及高脂血症等病,这些疾病也都能加重慢性尿酸性肾病的肾损害。

(3)尿酸结石:尿酸在尿路的结晶可引起结晶尿、尿路结石和梗阻。在美国尿酸结石占整个肾脏结石的 5%~10%,但是这一比例在全球不同地区各不一样,英国接近这一比例,德国和法国稍高于这一比例,以色列报道的比例最高,占结石的 75%。尿酸结石多在痛风的关节症状出现前就已形成,随着血尿酸水平升高和尿尿酸排泄增加,尿酸结石形成的几率增大。

(二)发病机制的研究现状及热点

1.高尿酸血症 如前所述,高尿酸血症的发病与嘌呤代谢异常和(或)尿酸排泄障碍有关。关于嘌呤代谢异常,目前除前面提到的几个已知的先天性疾病外,知之甚少;而肾脏排泄尿酸障碍,除肾小球滤过功能减低外,人们现已十分注意肾小管尿酸转运蛋白的异常。

某些慢性肾脏病患者肾小球滤过率(GFR)已明显下降但血尿酸水平却正常,而另一些慢性肾脏病患者 GFR 并无显著下降血尿酸水平却已明显升高,这些事实即提示肾小管尿酸转运蛋白在其中发挥着重要作用。关于这些转运蛋白表达或功能异常导致高尿酸血症的研究甚少,目前研究比较明确的主要有两种转运蛋白:URAT1 和 URATv1/GLUT9。URAT1 基因突变可以导致肾小管重吸收尿酸的功能改变,临床上出现高尿酸或严重的低尿酸血症。我们通过对部分 IgA 肾病患者的分析证实了肾功能正常的 IgA 肾病也有很大一部分伴有高尿酸血症,而且发现伴有高尿酸血症的这部分 IgA 肾病患者肾脏血管病变和肾小管间质病变明显重于血尿酸正常的 IgA 肾病患者,这与 Myllymaki 等报道的一致。我们进一步用免疫组化染色检查发现伴有高尿酸血症的 IgA 肾病患者肾脏 URAT1 表达明显高于血尿酸正常的 IgA 肾病患者。体外试验证明醛固酮可以刺激肾小管上皮细胞高表达 URAT1,提示肾脏疾病时局部醛固酮增加可能是刺激 URAT1 表达增加从而导致高尿酸血症的重要机制之一。URATv1/GLUT9 的系统性敲除可引起轻至中度高尿酸血症及严重高尿酸尿症,而肝脏特异性 URATv1/GLUT9 敲除可引起严重高尿酸血症,说明 URATv1/GLUT9 在肝脏的尿酸转运及肾脏的尿酸重吸收中发挥着重要作用,关于 URATv1/GLUT9 基因突变与血尿酸水平的关系已有报道。

2.痛风　尿酸盐结晶及结石、以及随后发现的炎症反应固然在痛风的发病及进展过程中发挥着重要作用,但是近年来的深入研究发现,痛风的发病机制远非那么简单,事实上,许多组织、细胞、甚至生物分子均参与了该病的发生发展过程。

(1)慢性痛风的侵蚀性骨及关节破坏:尿酸盐结石的逐渐扩大可机械性地逐渐增加压力破坏周围骨组织,但是更为重要的是结石周围的许多细胞及其分泌的细胞因子、化学趋化因子及某些酶类,在侵蚀性骨破坏及关节损害中发挥着重要作用。这些细胞包括单核/巨噬细胞、肥大细胞、T 淋巴细胞和 B 淋巴细胞等,其中单核/巨噬细胞系统发挥决定性作用。实验研究证明尿酸盐结晶可促使单核/巨噬细胞分泌环氧化酶-2(COX-2)和前列腺素 E2(PGE2),二者均可促进破骨细胞的形成及增殖。IL-1β 是另一个介导骨破坏的重要炎症介质,IL-1β 不仅可以促进破骨细胞形成和增殖,而且可以促使间充质细胞分泌基质金属蛋白酶(MMPs)促进骨基质的降解。单核/巨噬细胞还可以表达肿瘤坏死因子(TNF-α),促进破骨细胞的形成及增殖。痛风发病过程中 IL-1β 和 TNF-α 活化破骨细胞的机制与类风湿关节炎的发病机制十分相似。

(2)破骨细胞的作用:通过对类风湿关节炎及银屑病性关节炎的研究发现,破骨细胞在侵蚀性骨及关节破坏中发挥着重要作用。随后的许多研究也证实,破骨细胞在痛风性关节炎的发病中起着与类风湿关节炎及银屑病性关节炎相似的作用。破骨细胞是一种多核的吞噬细胞,通过吸收矿化的骨组织在骨的重塑中发挥着重要作用。骨髓的造血细胞含有破骨细胞的前体细胞,这类细胞的表面有一种膜受体,称为核因子 κB 受体激活因子(RANK),当成骨细胞、骨髓间充质细胞等细胞分泌的 RANK 配体(RANKL)与破骨细胞前体细胞表面上的 RANK 结合,并有单核细胞集落刺激因子(M-CSF)参与,就能促使破骨细胞的前体细胞分化成为成熟的破骨细胞。骨保护素(osteoprotegerin,OPG)是一种由成骨细胞等细胞分泌的可溶性诱饵受体,它的配体也是 RANKL,当它与 RANKL 结合时,即能抑制 RANKL 与

RANK 结合,从而抑制破骨细胞成熟。因此机体能通过 OPG、RANK 和 RANKL 的变化来调控成骨与破骨之间的动态平衡,调控骨重塑。痛风患者外周血中破骨细胞样多核细胞明显增多,在 RANKL 及 M－CSF 存在时,这些细胞很容易被诱导成酒石酸抗酸性磷酸酶(TRAP)染色阳性的破骨细胞。虽然用尿酸盐结晶直接刺激破骨细胞前体细胞并不能使其分化为成熟的破骨细胞,但是用尿酸盐结晶刺激过的成骨细胞条件培养液却可诱导破骨细胞前体细胞分化为成熟的破骨细胞,提示尿酸盐结晶系通过体液调节来诱导破骨细胞形成。后来的实验证实,尿酸盐结晶及结石均可以诱导 RANKL 和 M－CSF 分泌、抑制 OPG 基因转录及蛋白表达,从而促进破骨细胞分化成熟。

(3)成骨细胞的作用:成骨细胞负责新骨形成,它与破骨细胞一起是调控骨重塑的两种主要细胞。成骨细胞的前体细胞分化为成熟成骨细胞的过程需要多种因子参与,这些因子包括 RUNX2、osterix、骨涎蛋白(IBSP)、骨 γ－羧基谷氨酸蛋白(BGLAP)等。尿酸盐结晶显著抑制这些因子,从而抑制成骨细胞的成熟及骨矿化;尿酸盐结晶周围招募的中性粒细胞,还能进一步抑制成骨细胞分化成熟。这些研究表明,尿酸盐结晶一方面可以直接抑制成骨细胞的形成及骨矿化从而减少新骨形成,而另一方面又可以通过调控 RANKL 与 OPG 的比例,间接促进破骨细胞分化成熟,从而使生理状态下的骨重塑平衡遭受破坏,抑制新骨形成及加快骨吸收从而导致侵蚀性骨破坏。

(4)软骨细胞的作用:软骨细胞代谢相对缓慢,在关节软骨中,软骨细胞在细胞外基质形成和维持中发挥着重要作用,这些细胞外基质包括各种胶原纤维、蛋白多糖等。尿酸盐结晶很容易沉积于关节软骨表面,导致骨关节炎。关于尿酸盐结晶导致软骨破坏的机制尚不十分清楚,但近期的研究表明,一氧化氮(NO)可能发挥着重要作用,尿酸盐结晶导致的前炎症状态可以导致软骨细胞 NO 活化,NO 可显著抑制蛋白多糖及 MMPs 的合成,加快软骨细胞的变性,导致骨关节炎,在这一过程中 Toll 样受体 2(TLR2)介导的核转录因子 NF－κB 活化也发挥了重要作用。此外,COX－2 和 PGE2 也参与这一发病过程。

(5)炎症小体的作用:炎症小体(inflammasome)是由多种蛋白组成的复合体,现已证实它在尿酸盐结晶导致的炎症反应中担负着重要角色。NALP3 炎症小体能介导尿酸盐结晶诱发的 IL－1β 和白介素－18(IL－18)分泌,促进炎症反应。NALP3 基因敲除可以显著抑制 IL－1β 和 IL－18 水平及 IL－1β 受体表达,从而减轻尿酸盐结晶导致的炎症反应。

3.尿酸性肾病

(1)急性尿酸性肾病:前已述及,这是因急性高尿酸血症致使大量尿酸从肾小球滤过涌入肾小管及集合管堵塞管腔而发病。如此可导致肾小管内压增加,肾小囊压增加,从而肾小球滤过压下降;尿酸结晶也可以通过血管外挤压肾内小静脉网,而导致肾脏血管阻力增加,肾血流量减少,肾小球滤过率降低。上述机制共同诱发急性肾衰竭。关于急性尿酸性肾病发生过程中,炎症介质及细胞因子等是否参与了疾病发病过程? 目前尚缺研究。

(2)慢性尿酸性肾病:许多随机对照研究证实高尿酸血症是慢性肾脏病进展的独立危险因素。早期的研究发现肾髓质间质有尿酸盐小结石形成,围绕结石会有巨细胞反应,因此认为尿酸盐结石的形成以及结石导致的异物反应最终导致慢性炎症和肾脏纤维化。但是后来的多项大型研究显示,慢性高尿酸血症或痛风患者事实上鲜有尿酸盐结石甚至尿酸结晶直接沉积在肾脏,而且发现有尿酸结晶在肾脏沉积者也只有部分患者会发生难以解释的肾功能不全。因此,目前最新的假说是,高尿酸血症可能导致肾脏的自身调节能力遭到破坏,从而导致高血压、微量白蛋白尿直至显性蛋白尿,最终导致肾功能不全的持续进展。动物实验研究结果显示尿酸可以通过活化肾素-血管紧张素系统(RAS)以及COX-2促进血管平滑肌细胞增殖,也可以通过增强单核细胞趋化蛋白-1(MCP-1)表达和活化核转录因子NK-κB来增强炎症,从而使肾小球前小动脉增厚,导致肾小球及球后缺血。RAS阻断剂可以预防氧嗪酸(oxonic acid)诱导的高尿酸大鼠的肾小球前血管病变、抑制尿酸介导的血管平滑肌细胞增殖,然而,这些可能的分子机制在人体尚缺乏有力的研究证据。

(三)对痛风发病机制研究的思索

人们对痛风发病机制的认识经历了漫长的过程,最初将其多归咎于淫乱、奢靡的生活,是上帝的惩罚,后来发现尿酸盐结晶及结石是其病因,人们对其发病机制的研究才步入正轨。后来的研究证明尿酸盐结晶及其结石,以及由其导致的炎症是痛风发作的主要机制,为此,人们使用非甾体抗炎药(NSAID)治疗痛风急性发作获得成功;而通过控制血尿酸水平显著抑制了慢性痛风的发展。然而,通过对痛风发病机制的深入研究发现,痛风的发病及进展过程远非人们最初想象的那么简单,包括破骨细胞、成骨细胞、软骨细胞、中性粒细胞及单核/巨噬细胞等许多细胞都参与其中,NO、TLR2、IL-1β、IL-18、COX-2、PGE2等多种分子也在其中发挥着重要作用。而在痛风发病机制的研究过程中尚存一些难以解释的问题,这些问题值得我们去积极思考和探索。

1. 痛风发作为什么有明显的个体差异? 尿酸是一种弱有机酸,37℃,pH7.4时,98%的尿酸在血浆中以一价钠盐形式存在,当其浓度超过$420\mu mol/L$(7.0mg/dl)时易在关节等部位析出形成结晶,导致痛风发作。但问题是某些痛风患者在血尿酸不太高甚至没有大于$420\mu mol/L$时就能导致痛风发作,而另外一些高尿酸血症患者(例如肿瘤化疗后患者)血中尿酸水平即便达到甚至远远超过$1000\mu mol/L$也不容易导致痛风发作,分析可能的原因是这些患者血浆中有增加尿酸溶解度的物质存在,但是这样的物质是否真存在? 是什么物质? 它们导致尿酸溶解度发生改变的确切机制是什么? 均值得我们探索。

2. 对痛风发病机制的思索 尿酸的一价钠盐在关节等部位析出结晶是痛风发作的始动因素,然而痛风的严重程度与尿酸盐结晶的量以及结晶形成的大小是否直接相关? 尚需进一步研究。从尿酸盐结晶形成后机械性破坏及导致炎症反应的角度看,似乎结晶形成的多少及结晶的大小与痛风的严重度相关;但是也有证据证明,一旦尿酸盐结晶促发破骨细胞、成骨细胞、软骨细胞及某些分子导致痛风发病后,炎症破坏将持续进行,与尿酸盐结晶的大小并无明显关系。这就提示我们在思考痛风发病机制的时候需要多方位、多角度地考虑,甚至通过分析现有发病机制的合理之处及尚存问题,设计更加科学的实验来解决目前尚不清楚和存在争议的问题。

二、痛风及尿酸性肾病的表现、检查、诊断及局限性

(一)临床表现

1. 痛风 急性痛风性关节炎发病前没有任何先兆。高嘌呤食物、过度饮酒、感染、手术、

外伤、疲劳、情绪紧张等均可诱发痛风急性发作。夜间发作的急性单关节或多关节疼痛通常是首发症状。疼痛进行性加重。关节局部出现红肿热痛及功能障碍。足踇趾的跖趾关节最常受累，足弓、踝关节、膝关节、腕关节和肘关节等也是常见发病部位，少数情况下骶髂、胸锁或颈椎等部位关节亦可累及。全身表现包括发热及不适，化验外周血白细胞增多。开始的几次发作常只累及一个关节，且只持续数日，而后则可同时或相继侵犯多个关节，可持续数周。而后局部症状和体征消退，关节功能恢复。无症状间歇期长短差异很大，随着病情的进展愈来愈短。如果不进行预防，每年会发作数次，逐渐转变成慢性关节炎，发生永久性破坏性关节畸形。关节黏液囊壁与腱鞘内常能发现尿酸盐沉积。手、足可出现增大的痛风石并从皮肤破口排出白垩样尿酸盐结晶碎块。

2.尿酸性肾病　血液系统肿瘤化疗导致的急性尿酸性肾病常表现为少尿性急性肾衰竭。慢性尿酸性肾病主要表现为间质性肾炎，患者出现少量蛋白尿，一般不超过＋＋，伴或不伴少量镜下血尿。患者常出现中度高血压。肾小管浓缩功能受损一般早于肾小球功能受损，患者出现夜尿多、尿比重及渗透压降低，而后 GFR 下降，血清肌酐升高。病情常缓慢进展，并最终进展到终末期肾脏病，需要进行透析治疗。痛风性肾病导致的慢性肾衰竭约占尿毒症患者的 1%。

（二）影像学检查

1.X 线检查　X 线检查具有快捷、方便、良好的天然对比度及空间分辨率等优势。痛风早期 X 射线仅呈现关节周围软组织肿胀，无特异性。中、晚期常可见典型征象：关节边缘波浪状或穿凿样骨质破坏；软组织偏心性肿胀及痛风石形成。晚期关节间隙明显变窄甚至消失，形成纤维性强直，可出现关节半脱位。X 线检查虽有上述特征，但发现这些特征性改变时往往已到晚期，与计算机断层扫描（CT）、核磁共振成像（MRI）及超声检查相比，其诊断的敏感性仅为 30% 左右。

2.计算机断层扫描　CT 克服了 X 线的组织重叠、敏感性低等缺点，有成像速度快、密度分辨率高等优点，能为痛风的早期诊断提供依据。CT 的高分辨率、强大的图像后处理功能、特别是三维重建技术能较完整地显示并测量痛风石体积，观察其演变及评估临床治疗效果。双源双能量 CT（dual energy CT，DECT）利用不同原子序数的物质对不同能量 X 线产生的衰减变化不同而成像，用特殊的软件对组织进行彩色编码，借此区分尿酸盐（红色）及钙化组织（蓝色）。双源双能量 CT 评估痛风患者尿酸盐沉积的价值较高，尤其是鉴别无症状的痛风石。它的彩色编码信息和自动化软件可以计算痛风患者周围关节的尿酸盐沉积总量，其显示的尿酸盐沉积量可以是体格检查的 4 倍多，从而可以早期防治关节和骨质破坏，并在一定程度上避免关节畸形的发生。然而，部分研究者对 CT 检查痛风性关节炎的敏感性及诊断价值仍存疑问，Chen 等通过回顾性研究发现，CT 及 MRI 难以显示通过关节镜发现的沉积在关节软骨表面的尿酸盐结晶，而 DECT 在一定程度上能补充上述检查。由于 CT 昂贵的检查费用及电离辐射，可能会限制其作为评估痛风疗效的常规检查方法。

3.核磁共振成像　MRI 具有较高的软组织分辨率，可以任意方位成像，无电离辐射等优点，在骨关节及软组织成像中具有独特的优势，能早期发现病变。CT 相对 MRI 在评价骨改变及病变内钙化方面较优，而 MRI 在评估软组织、滑膜厚度及炎性改变方面优越。MRI 显示痛风石敏感性高,但因痛风石复杂的组织结构,信号范围相对较宽,此信号代表蛋白、纤维组织、晶体及含铁血黄素等多种组织成分,易和其他骨关节病变相混淆,如巨细胞肿瘤,所以在判定痛风石上特异性较低。虽然目前还没有 MRI 对痛风石体积变化的敏感性研究,但 MRI 是一种测量痛风石大小的可靠方法;与对比增强梯度回波图像相比,平扫的自旋回波图像受伪影干扰少,更有利于痛风石大小的测量。Carter 等用 MRI 检查 X 线表现正常的受试者,发现 56% 受试者有关节内骨质破坏,甚至在间隙期也可以观察到慢性炎性反应,在部分患者的无症状关节也能发现隐匿性关节破坏。MRI 在发现这部分骨关节破坏方面比超声敏感性高。以上表明,MRI 可能是发现上述早期骨破坏的最佳影像方法。

4.超声检查　在评估晶体导致的关节病中,高分辨率超声(high resolution ultrasonography,HRUS)是一种有前景的工具。在痛风骨关节改变方面,高分辨率超声(频率约 13MHz)的敏感性高于 MRI,它能早期显示沉积在痛风患者关节内的尿酸盐结晶及软组织内的痛风石;这种方法无辐射、经济、方便、快捷,能动态监测痛风对治疗的反应,直接引导穿刺。缺点是对微小骨质破坏不敏感及复杂结构难以良好显示,而且目前尚没有在超声下诊断痛风的金标准。

(三)肾组织病理检查

单纯性尿酸性肾病,如果病因非常清楚,一般不需要做肾活检。但如果考虑可能伴随其他肾脏病或需与其他肾脏病鉴别时,则需要进行肾活检病理检查以明确诊断。

1.急性尿酸性肾病　短时间内大量尿酸经肾小球滤过进入原尿,导致尿酸盐结晶在肾小管及集合管内堆积,阻塞肾小管及集合管而出现急性肾衰竭。显微镜检查可见肾小管及集合管管腔内大量尿酸盐结晶沉积,被阻塞的肾小管近端管腔扩张。肾小球结构正常。肾间质并无纤维化。这种肾脏损害通常可逆,治疗得当可恢复正常。

2.慢性尿酸性肾病　长期高尿酸血症可导致尿酸盐结晶在集合管和肾间质(尤其在肾髓质乳头)沉积,致成慢性间质性肾炎,其严重程度与血尿酸升高的持续时间和幅度相关。显微镜检查可见尿酸盐在集合管及肾间质内沉积,并可见白细胞、巨噬细胞及纤维物质包绕其周。尿酸盐的长时间作用,将最终导致肾间质纤维化。

(四)痛风诊断的局限性

从关节滑膜积液或痛风石中检出尿酸盐结晶对确诊痛风固然重要,但这样的检查是有创性的,在临床实际应用中受到限制,这就为痛风的确诊带来一定的困难。典型的临床表现、血尿酸水平检测、影像学检查及痛风家族史在痛风的诊断起着重要作用,事实上有这些典型表现者在没有创伤性检查时也能确诊,但遇到临床表现不很典型、而又需要与其他疾病进行鉴别时就有一定困难,这时就需要综合尽量多的信息来分析。创伤性检查有其弊端,而使用 CT、MRI 等大型仪器检查又费用昂贵,因此未来仍需进一步开发无创伤性、简便、廉价、高敏感和高特异性的诊断手段。

三、痛风及痛风性肾病的治疗原则、进展与展望

(一)一般治疗

1.饮食治疗　人体尿酸主要来自如下两方面:①内源性:为人体细胞核分解代谢产生,约

占体内尿酸总量的 80%。②外源性:由摄入的富含嘌呤食物(如动物内脏及某些肉类及海鲜)分解代谢产生,约占尿酸总量的 20%。外源性来源可控,为此高尿酸血症患者应严格限制高嘌呤饮食摄入。

也应限制高热量食物的摄入,肥胖患者应减肥。肥胖(特别是腹型肥胖)易导致代谢综合征,高尿酸血症是其组分之一。而且高尿酸血症引起尿酸性肾病时,代谢综合征的其他组分如肥胖、高血压、高血糖及脂代谢紊乱还能加重其肾损害。痛风患者还应少食蔗糖或甜菜糖,因为它们分解后一半能成为果糖,而果糖能增加尿酸生成,蜂蜜含果糖较多,痛风患者也不宜食用。

另外,还应限制饮酒,酒精能使体内乳酸堆积,乳酸对肾小管排泄尿酸具有竞争性抑制作用,可使血尿酸急剧增高,诱发痛风急性发作。啤酒除具有上述作用外,还因为嘌呤含量高,更易导致高尿酸血症。

2.碱化尿液　服用碳酸氢钠碱化尿液能增加尿酸溶解,防止尿酸结石形成。宜将尿 pH 值维持在 6.5~6.8 范围。但是不宜过分碱化,当尿液 pH 超过 7.0 时,钙盐容易沉淀,而形成含钙结石。患者应该多饮水,包括睡前饮水,以促尿酸从尿排出。

(二)高尿酸血症的治疗

1.抑制尿酸合成药物　包括别嘌呤醇及非布索坦,前者是临床已应用很久的药物,而后者为近年新开发药。

(1)别嘌呤醇(allopurinol):此药为嘌呤类似物,能通过竞争性抑制黄嘌呤氧化酶,而阻断尿酸合成。此药尤其适用于促尿酸排泄药物治疗无效或不宜应用的痛风患者,临床上也常给肿瘤化疗患者预防性服用此药,以防止急性尿酸性肾病发生。患者对此药一般都能很好耐受,仅少数人会出现胃肠道不适、肝功能受损、骨髓抑制或过敏皮疹。文献报道严重的过敏反应会导致 Stevens-Johnson 综合征,皮肤出现多形性红斑,乃至表皮溶解坏死。此药的代谢产物主要经肾排泄,肾功能不全患者要酌情减少药量。

(2)非布索坦(febuxostat):此药为非嘌呤类的选择性黄嘌呤氧化酶抑制剂,也能阻断尿酸合成。临床上别嘌呤醇不能耐受或用药后血尿酸不能降达目标值时,应选用此药。非布索坦的不良反应轻,偶有胃肠不适、肝功能损害及皮疹。轻、中度肾功能不全患者无需调整剂量。服药初期为避免痛风急性发作,可以同时服用秋水仙碱(colchicine)或萘普生(naproxen)进行预防。

2.促进尿酸排泄的药物　常用如下几种药物:①丙磺舒(probenecid,又称羧苯磺胺)。②磺吡酮(sulfinpyrazone,又称硫氧唑酮)。③苯溴马隆(benzbromarone)。上述药物都能抑制肾小管对尿酸的重吸收,从而增加尿酸排泄,其中苯溴马龙排泄尿酸作用最强,目前临床应用较多。这类药物在肾功能不全时要慎用。

此外,降血压药物氯沙坦(losartan)、扩张冠状动脉药物苯碘达隆(benziodarone)及抗焦虑药左托非索泮(levotofisopam)也具有一定的促尿酸排泄作用。

3.尿酸酶类药物　尿酸酶能将尿酸氧化成无活性的尿囊素,随尿排出体外。目前商品化的尿酸酶主要有两类:一类是天然的尿酸酶,如从黄曲霉菌提取纯化的 uricozyme;另一类则是用基因重组技术制备的尿酸酶,如拉布立酶(rasburicase,2001 年在欧洲最早批准上市)及

pegloticase(2010 年美国批准上市)。目前临床上主要用于对传统药物治疗抵抗的高尿酸血症患者。拉布立酶从静脉输注给药,能有效降低血尿酸,并缩小痛风石。偶见过敏反应,G－6－PD 缺乏患者禁用,以免诱发溶血。

(三)痛风急性发作的治疗

痛风急性发作时,应给予抗炎药物治疗,以缓解急性炎症及疼痛。急性期的主要治疗药物有以下三种:

1. 非甾体抗炎药　对已确诊的痛风急性发作有效。痛风发作急性期可短时间使用 NSAID 如萘普生等。NSAID 通常与食物一起服用,连续服 2～5 天。NSAID 具有较多副作用,常见胃肠不适及体液潴留,偶见过敏反应及肾损害。老年人、脱水患者要慎用。

2. 糖皮质激素　不能使用 NSAID 或 NSAID 无效甚至发生多发性关节炎时,可以使用糖皮质激%。泼尼松 35mg/d 用药 5 日的疗效与萘普生 1000mg/d 的疗效相当。长效糖皮质激素也可以通过关节腔注射治疗痛风。

3. 秋水仙碱　疗效常很显著,通常于治疗后 12 小时症状开始缓解,36～48 小时内完全消失。传统的秋水仙碱用法是首次给予 1.2mg,然后每小时追加 0.6mg 至 6 小时,累计总剂量 4.8mg。但是最近的一项临床对照研究发现,首次给予 1.2mg 后随后 1 小时追加 0.6mg、累计总剂量仅 1.8mg 的小剂量治疗方法,疗效与大剂量疗法相当,但副作用却明显减少,甚至与安慰剂相当,因此,临床也可用小剂量方法来控制痛风的急性发作。秋水仙碱的副作用主要为胃肠道症状(恶心、呕吐、腹泻等,严重腹泻可造成严重的电解质紊乱,在老年人可导致严重后果),与用药剂量密切相关,另外也可引发严重的骨髓抑制和过敏性休克。

临床上需要注意的是,降低血清尿酸浓度的药物(包括抑制尿酸合成或促进尿酸排泄的药物)在痛风急性发作初期不要应用,否则会延长发作期或(和)引起转移性痛风,一般在急性症状完全缓解 1～2 周后才用。但是,在原本服用这些降尿酸药物过程中出现急性痛风,则可不必停药而加服抗炎药治疗。

除上述药物治疗外,在急性发作期还需要注意休息,大量摄入液体。肿痛的关节可给予冷敷。

(四)痛风性肾病的治疗

患者的一般治疗及降血尿酸治疗与前述内容相同。发生急性痛风性肾病出现急性肾衰竭时,或慢性痛风性肾病进入终末期肾衰竭时,均应予透析治疗,包括血液透析及腹膜透析。

(五)治疗痛风新药展望

对痛风发病机制认识的日渐深入,已推动人们去发掘新药及新途径来治疗痛风,这里拟对开发中的两类新药作一介绍。

1. IL－1β 抑制剂　IL－1β 抑制剂能减轻痛风急性发作的症状,目前已经有三种药物:①anakinra,是 IL－1β 受体的拮抗剂,最初用于治疗类风湿关节炎。②rilonacept,称为 IL－1 诱骗剂,是将两个分子的 IL－1β 受体用免疫球蛋白 Fc 段连接在一起的制剂。③canakinumab,是抗 IL－1β 的单克隆抗体。2007 年已有用 anakinra 治疗痛风急性发作的小样本报道,当用其他药物不能耐受或治疗失败时,换用 anakinra 治疗,获得了满意疗效。而近年用治疗 canakinumab 治疗痛风急性发作的临床研究已较多,包括 canakinumab 与肌注氟羟泼尼松龙

(triamcinolone)及 canakinumab 与口服秋水仙碱或 NSAID 治疗痛风急性发作的随机对照研究,结果显示 canakinumab 具有显著的治疗作用。2011 及 2012 年完成的 rilonacept 治疗痛风急性发作的两个 3 期临床试验,均显示它在控制痛风急性发作上具有良好疗效。

2. 尿酸转运蛋白抑制剂　前文已介绍 URAT1 是近端肾小管的一个尿酸转运蛋白,在重吸收尿酸上发挥重要作用,lesinurad 能抑制 URAT1 的转运尿酸功能,从而增加尿酸排泄,降低血尿酸水平。2011 年已完成 2B 期临床扩展研究。

另外,arhalofenate 能通过抑制肾小管尿酸转运蛋白 URAT1 及 OAT4,减少尿酸重吸收,促进尿酸排泄;而且还能抑制 IL-1β 产生,发挥抗炎症效应。已完成 2 期临床试验。

3. 其他在研新药　Ulodesine 为嘌呤核苷磷酸化酶抑制剂,它与别嘌呤醇联合应用能增强后者的降血尿酸效应。2012 年已完成 2 期临床试验。

关于这些新治疗药物的疗效及安全性尚需进一步观察,相信随着这些新药和治疗手段的不断涌现,痛风的防治将会逐渐走向更加有效、副作用更少的未来。

(王善志)

第十五节　狼疮性肾炎

系统性红斑狼疮(systemic lupus erythematosus,SLE)是一累及全身多系统、器官的自身免疫性疾病,患者血清含有以抗核抗体为代表的多种自身抗体。我国 SLE 的患病率为 0.7/1000~1/1000,高于西方国家报道的 0.5/1000。SLE 主要发生于女性,性别比例为 7.0:1~9.5:1,育龄期(15~40 岁)女性发病率尤高,此时性别比例可达 11:1。尽管 80% 的 SLE 发生于育龄期妇女,但是儿童、青少年、老年及男性也可发病。

肾脏是 SLE 最易累及的器官,肾活检免疫荧光检查显示,肾受累率几乎为 100%,而有临床表现者占 45%~85%,被称为狼疮性肾炎(lupus nephritis,LN)。LN 的临床表现包括血尿、蛋白尿、肾炎综合征、肾病综合征、急性及慢性肾衰竭等,病理改变也同样多样化。本节将作一简介。

一、狼疮性肾炎发病机制的研究现状

SLE 是一个自身免疫性疾病,免疫调节异常致使机体自身耐受丧失,而诱发自身免疫反应。此病的发病机制十分复杂,尚未完全阐明,可能涉及环境因素、免疫因素及遗传因素等多个方面,此处仅将近年的某些进展作一简介。

(一)自身抗体与肾脏免疫复合物沉积

SLE 的自身抗体直接针对核抗原,包括 DNA(dsDNA 和 ssDNA)、组蛋白、SSA、SSB 及核糖核蛋白等。其中抗 dsDNA 抗体是 SLE 的标志性抗体,与 LN 发病密切相关。

含抗 dsDNA 的免疫复合物是如何沉积于肾小球进而致病的呢? 现在认为可能有 3 种机制导致其肾小球沉积:①自身抗体与抗原形成循环免疫复合物,而后沉积至肾小球。②自身抗体与肾小球抗原(如层黏连蛋白、膜联蛋白 A_2 及硫酸类肝素等)于肾小球原位形成免疫复合物。③循环中 DNA/核小体通过电荷作用沉积于肾小球基底膜,作为抗原刺激抗 dsDNA 产生,然后原为形成免疫复合物。

这些免疫复合物能通过 Fcγ 受体(FcγRs)与胞内体 toll 样受体(TLRs)的复合刺激,或(和)通过补体系统激活,来进一步放大免疫反应,导致组织损伤。

(二)补体系统激活与抗 C1q 抗体

补体系统活化对 SLE 和 LN 的发病具有极重要作用,它不但导致肾小球疾病,而且参与肾小管损伤。在 SLE 和 LN 发病中,早已认识到补体系统的经典途径激活是补体激活的最主要途径,但是近年也已肯定补体系统的旁路途径激活及甘露糖-凝集素途径激活也起重要作用。

另外,近年还在 30%～80%的 LN 患者血清中发现了抗 C1q 特异自身抗体,Ⅳ型 LN 阳性率尤高国内外观察均显示,其抗体滴度与肾脏病变活动指数及患者蛋白尿程度呈正相关。血清抗 C1q 抗体与抗 dsDNA 抗体并存能加速 LN 进展。当 LN 治疗好转时抗 C1q 抗体滴度将降低甚至消失,有报道此抗体滴度的显著下降(≥50%)能预测疾病缓解;而缓解病例复发时此抗体滴度又会升高,有报道抗 C1q 抗体在预测 LN 复发上优于抗 dsDNA 抗体。

(三)遗传因素

SLE 的发病机制涉及环境因素和基因因素两者的相互作用。现已认识到 SLE 是一种多基因疾病,全基因组扫描使 SLE 易感基因的研究取得了重要进展,现已发现约 30 个易感基因。不过,LN 目前还没有得到这样的数据,迄今为止在人群中进行的大多数关联研究所获结果并不一致。

已经证明 SLE 的易感性与 HLA-DRB1 * 1501 和 HLA-DRB1 * 0301 相关,在高加索人群中尤其如此。一些研究发现 HLA-DRB1 * 15 与 LN 相关,有研究提示 DRB1 * 15 和 DQA1 * 01 的相互作用增加了 LN 易感性,然而尚未被独立验证。有趣的是有学者在单变量分析中发现 DRB1 * 0301 等位基因是 LN 的保护性因素,但是在多种族队列的多变量分析中却未能证实。

最近发现 FcγRⅠ、Ⅱ和Ⅲ基因与 SLE 的敏感性及严重性密切相关。然而一项近期的荟萃分析表明,仅在亚洲人群中 LN 与 FcγRⅢα-V/F158 的 F158 等位基因显著相关,而在欧洲或者非洲裔人群无相关性。另外,已证明 FcγRⅡα-R/H131 和 FcγRⅢb-NA1/NA2 的基因多态性与 LN 无相关性,关于 FcγRⅡb-232T/1 基因多态性的研究数据有限。

有研究观察了Ⅰ型干扰素通路中的多种候选基因与 LN 的可能相关性。其中 STAT4 编码一种转录因子,可以被包括干扰素 α(IFNα)在内的多种生长因子和细胞因子激活。几个人群的全基因组扫描发现 STAT4 是 SLE 的危险因素。欧洲裔患者的两个大型研究中发现单体型与 LN 具有相关性,但是另一个欧洲较小的研究却未发现相关,在日本 SLE 患者及中国汉族人群中也没有检测到相关。提示 STAT4 基因型和 SLE 表现型的相关性可能存在种族差异。

一个最近的中国汉族人群全基因组扫描发现了几个既往在欧洲人群中未发现的 SLE 相关基因,其中 IKZF1 被发现独特地与 LN 相关。这个基因编码 Ikaras 家族的锌指 1 转录因子,能够促进淋巴细胞的分化和增殖,部分是通过调控 T 细胞的 STAT4 起作用。

干扰素调节因子(IRFs)是 TLR 介导的 I 型 IFN 表达的关键调节者,随后诱导许多 I 型 IFN 调节基因。虽然 IRF5 是 SLE 明确的危险因素,目前还没有发现其与 LN 显著相关。然而在一个中国汉族人群中发现 LN 与 IRF7/KIAA1542 区域强烈相关(1 个 IRF7 多态性与 KIAA1542 的 SNP 严重的连锁不平衡)。

二、狼疮性肾炎的病理表现及病理－临床联系

制订 LN 的治疗方案需以肾活检病理表现作基础。因此,在治疗前应进行肾穿刺病理检查。尽管肾活检仍可能存在一定局限性,譬如有时取材不够造成诊断偏倚,但是它仍是非常有用的检查手段:①肾活检能对 LN 进行正确诊断和病理分型。②可对 LN 肾组织的活动性和慢性化程度进行半定量评分,预测肾脏病变的可逆性。③通过重复肾活检,能动态地准确了解 LN 的转归(缓解、转型及慢性化)。上面这一切对于指导 LN 的治疗都非常重要。

(一)狼疮性肾炎的病理表现

1. 免疫病理检查　LN 是一种自身免疫性疾病,患者体内有多种自身抗原－抗体形成的免疫复合物,所以其成分及沉积部位也多样化。免疫荧光或免疫组化检查显示,绝大多数 LN 患者的肾组织均有 IgG、IgA、IgM、C3、C1q 和纤维蛋白相关抗原(FRA)沉积,被称为"满堂亮"(full－house)现象。免疫沉积物除能沉积于肾小球系膜区和毛细血管壁外,也可同时沉积于肾小管基底膜和小动脉壁。

2. 光学显微镜检查

(1)肾小球基本病变

1)细胞增生及浸润:活动性 LN 都有不同程度的肾小球固有细胞增生及循环炎症细胞(淋巴细胞、单核细胞及中性粒细胞等)浸润。肾小球固有细胞增生以系膜细胞最常见,轻者呈节段性增生,重时呈球性增生,并且伴系膜基质增多。LN 明显活动时,内皮细胞也常伴随系膜细胞增生。足细胞增生有时也可见。

2)新月体形成:早期为细胞新月体,见于 LN 高度活动时,细胞新月体主要由壁层上皮细胞及单核巨噬细胞构成,足细胞也能参与。若不及时治疗,则将迅速进展成细胞纤维新月体及纤维新月体,变成不可逆性病变。

3)纤维素样坏死:常见于 LN 明显活动时,坏死常累及肾小球毛细血管袢的某个节段,该处毛细血管正常结构消失,并有纤维蛋白沉积。

4)毛细血管内透明血栓:透明血栓充填于毛细血管腔中,HE 染色呈红色均质结构。常见于活动性 LN,多与纤维素样坏死并存;也常见于 SLE 伴抗磷脂抗体阳性患者。

5)核碎裂及苏木素小体:可能与抗核抗体作用相关,见于 LN 活动时。

6)嗜复红蛋白沉积:肾小球中多部位出现嗜复红蛋白沉积是 LN 的常见病变。内皮下大块嗜复红蛋白沉积被为白金耳样沉积物,也是 LN 活动的志。

7)肾小球硬化:是 LN 的慢性化病变,可表现为节段性硬化或球性硬化,并常伴球囊粘连。

（2）小管及间质基本病变：LN 常见肾间质炎性细胞（淋巴细胞、单核－巨噬细胞及中性粒细胞等）浸润及肾小管上皮细胞变性，慢性化时出现不同程度的肾间质纤维化肾小管萎缩。这可能由肾小球病变继发，但是也可能由免疫反应直接导致，后者的肾小管间质病变严重程度与肾小球病变不平行，常相对较重。

（3）血管病变：活动性狼疮可出现血管炎病变，表现为免疫复合物于血管壁沉积，管壁出现纤维素样坏死，并可伴管腔透明血栓。

3.电子显微镜表现　电镜下可见肾小球内多部位电子致密物沉积，包括内皮下的大块高密度电子致密物（与光镜下白金耳样沉积物一致）。有时还能见到如下特殊结构，对 LN 诊断也有一定参考价值：①苏木素小体（hematoxylin bodies）：细胞器完好，细胞核染色质浓缩和边集，核膜完整，与凋亡细胞相似。②电子致密物中的指纹状结构（fingerprint configuration）：为含有磷脂成分的结晶产物。③管泡状小体（tubulovesicular bodies）：为一种直径 20nm 的中空的微管状结构，常见于内皮细胞胞浆内，也可见于肾间质的小血管内皮细胞内，属于一种变性的糖蛋白，可能为细胞内质网对病毒性感染的一种反应。④病毒样颗粒：是 LN 常见的现象。

4.LN 的活动性和非活动性病变　LN 的肾组织病理检查，除明确病理诊断及病理分型外，还必须注意肾脏病变有无活动，以指导临床治疗及判断疾病预后。LN 的活动性与非活动性病变已列入表 7－19。

表 7－19　狼疮性肾炎的活动性和非活动性病变

部位	活动性病变	非活动性病变
肾小球	严重的细胞增生	单纯的基底膜增厚
	中性粒细胞浸润	节段性硬化或球性硬化
	细胞性新月体形成	纤维性新月体
	内皮下嗜复红蛋白沉积	单纯的上皮下嗜复红蛋白沉积
	白金耳样病变	单纯的系膜区嗜复红蛋白沉积
	纤维素样坏死	球囊粘连
	微血栓形成	
	核缩和核碎形成	
	苏木素小体形成	
肾小管	上皮细胞严重变性乃至坏死	萎缩
肾间质	炎症细胞浸润	纤维化
肾血管	纤维素样坏死	硬化

（二）狼疮性肾炎病理分型的演变

LN 的病理分型有一个不断完善的演变过程，历史上重要的病理分型标准包括：1974 年世界卫生组织（WHO）制订的标准，1982 年 WHO 及儿童肾脏病国际研究组织（International Study of Kidney Disease in children，ISKD）制定的标准，1995 年 WHO 制订的标准，及 2003 年国际肾脏病学会（ISN）与肾脏病理学会（RPS）制定的标准。现将 2003 年 ISN/RPS 标准与应用较广的 1982 年 WHO/ISKD 标准的病理分型作一对比（表 7－20），这两种标准都主要依据 LN 的肾小球病变来作分型，不过 ISN/RPS 标准强烈推荐病理报告要描述肾小管间质病变及肾血管病变。

表 7-20　1982 年 WHO/ISKD 标准与 2003 年 ISN/RPS 标准的对比

	WHO/ISKD 标准(1982 年)	ISN/RPS 标准(2003 年)
Ⅰ 型	正常肾小球	轻微系膜性 LN
	A. 所有检查均无异常；B. 光镜检查正常，免疫荧光或电镜检查可见沉积物	光镜检查肾小球正常，但免疫荧光检查可见系膜区免疫沉积物
Ⅱ 型	纯系膜病变	系膜增生性 LN
	A. 系膜区增宽或(和)轻度系膜细胞增生；B. 中度系膜细胞增生	光镜检查见不同程度的纯系膜细胞增生或系膜区增宽，伴系膜区免疫沉积物
		免疫荧光或电镜可见少量孤立的上皮下或内皮下免疫沉积物，而光镜检查不能发现
Ⅲ 型	局灶节段性肾小球肾炎	局灶性 LN
	A. 伴活动性坏死病变；B. 伴活动性和硬化性病变；C. 伴硬化性病变	活动或非活动性，局灶性，节段性或球性，毛细血管内或毛细血管外肾小球肾炎，累及<50%肾小球。可见局灶性内皮下沉积物
		Ⅲ(A)活动性病变：局灶增生性 LN；Ⅲ(A/C)活动性和慢性病变：局灶增生和硬化性 LN；Ⅲ(C)慢性非活动性病变伴有肾小球瘢痕：局灶硬化性 LN
Ⅳ 型	弥漫性肾小球肾炎	弥漫性 LN
	严重的系膜、毛细血管内或膜增生肾炎，或(和)广泛的内皮下沉积物。A. 无节段性病变；B. 伴活动坏死性病变；C. 伴活动性和硬化性病变；D. 伴硬化性病变	活动或非活动性，弥漫性，节段性或球性，毛细血管内或毛细血管外肾小球肾炎，累及≥50%肾小球。可见弥漫性内皮下沉积物
		Ⅳ-S 弥漫节段性 LN：即>50%肾小球有节段性病变(累及<50%肾小球毛细血管袢)；Ⅳ-G 弥漫球性 LN：即>50%肾小球有球性病变。几乎无或无细胞增生，但却有弥漫性白金耳样沉积物的 LN 也属于此型
		Ⅳ-S(A)活动性病变：弥漫节段增生性 LN；Ⅳ-G(A)活动性病变：弥漫球性增生性 LN；Ⅳ-S(A/C)活动性和慢性病变：弥漫节段增生和硬化性 LN；Ⅳ-G(A/C)活动性和慢性病变：弥漫球性增生和硬化性 LN；Ⅳ-S(C)慢性非活动性病变伴瘢痕：弥漫节段硬化性 LN；Ⅳ-G(C)慢性非活动性病变伴瘢痕：弥漫球性硬化性 LN
Ⅴ 型	弥漫膜性肾小球肾炎	膜性 LN
	A. 纯膜性肾小球肾炎；B. 合并Ⅱ型病变；C. 合并Ⅲ型病变；D. 合并Ⅳ型病变	球性或节段性上皮下免疫沉积物，或由其引起的光镜、免疫荧光或电镜形态学改变，伴或不伴系膜病变
		Ⅴ型 LN 可能与Ⅲ型或Ⅳ型并存，此时应做出复合性诊断；Ⅴ型 LN 也可能进展成Ⅵ型
Ⅵ 型	晚期硬化性 LN	晚期硬化性 LN
		≥90%肾小球硬化，已无残留活动病变

注：LN. 狼疮性肾炎

　　2003 年 ISN/RPS 分型更强调了临床和病理的紧密联系，它具有如下特点：①免疫病理、光镜和电镜检查均正常的肾活检标本，不再诊断 LN。②Ⅲ型和Ⅳ型 LN 都强调要区分活动性病变(A)及非活动性(C)，LN 还强调要区分节段性病变(S)及球性病变(G)。③明确指出

Ⅴ型LN可与Ⅲ型或Ⅳ型重叠,此时应诊断为Ⅴ+Ⅲ型或Ⅴ+Ⅳ型。④Ⅵ型LN的球性硬化肾小球比例必须超过90%。

另外,2003年ISN/RPS分型还明确界定了LN的活动性病变和慢性病变。

(三)狼疮性肾炎病理类型的转换

不但不同病理类型的LN可以互相重叠,如Ⅴ+Ⅲ型或Ⅴ+Ⅳ型,而且不同类型的LN还可能随疾病活动和治疗缓解而互相转换,例如病变较轻的Ⅱ型,可因疾病活动而转化成病情严重的Ⅳ型;而Ⅳ型弥漫增生型LN,经过治疗随病情缓解又能转换成Ⅱ型或Ⅴ型。LN的慢性化过程可由多次反复发作的急性病变累积而成。所以,LN在病情变化时(活动或缓解),若必要则应进行重复肾活检,以准确掌握肾脏病变变化,制定相应治疗措施。

(四)狼疮性肾炎的病理-临床联系

LN的病理分型与临床表现之间存在一定的联系。Ⅰ型LN常无肾损害临床表现。Ⅱ型LN肾损害表现轻,常仅出现少至中量蛋白尿。Ⅲ型LN患者除呈现蛋白尿及血尿(肾小球源血尿)外,约30%患者有肾病综合征,15%~25%患者肾小球滤过率下降,并可出现高血压。Ⅳ型LN常出现于SLE高度活动的患者,临床上除呈现肾炎综合征表现(血尿、蛋白尿、水肿及高血压)外,还经常伴随出现肾病综合征,且肾功能常急剧坏转。Ⅳ型LN是肾损害最严重的类型,但是如能及时治疗,将SLE活动控制,受损的肾功能也常能显著好转或完全恢复。Ⅴ型LN常呈现大量蛋白尿及肾病综合征,血尿不显著,血压及肾功能也经常正常。另外,此型LN与特发性膜性肾病相似,容易发生血栓栓塞并发症。Ⅵ型LN患者已进入终末肾衰竭,此型并不多见,只有长期存活的LN患者才可能逐渐进入此期。

三、狼疮性肾炎的治疗原则、具体措施、评价及展望

(一)制订狼疮性肾炎治疗方案的原则

LN患者治疗方案的制订主要取决于SLE活动度及LN的活动度,同时要考虑患者的治疗反应及副作用。评价SLE疾病活动性的标准很多,如下3个标准应用最广泛:①SLEDAI(the Systemic Lupus Erythematosus Disease Activity Index,即系统红斑狼疮疾病活动指数)。②BILAG(the British Isles Lupus Assessment Group Scale,即英国狼疮评估组评分)。③SLAM(the Systemic Lupus Activity Measure,即系统性狼疮活动测定)。SLEDAI标准较简明实用,它采集评分时及评分前10天内的临床及实验室表现进行评分,其中评为8分者包括7个中枢神经系统及1个血管异常表现,4分者包括4个肾脏及两个肌肉骨骼异常表现,2分者包括两个浆膜、3个皮肤黏膜及两个免疫学异常表现,1分者包括发热及两个血液系统异常表现。为此,SLEDAI评分的最高分为105分,详细内容见表7-20、表7-21。

表7-21 SLE疾病活动性的SLEDAI评分

评分	疾病表现
8	癫痫发作,精神异常,器质性脑病综合征,视觉障碍,颅神经受累,狼疮性头痛,脑血管意外,血管炎
4	关节炎,肌炎,血尿,蛋白尿,白细胞尿,管型尿
2	新发皮疹,脱发,黏膜溃疡,胸膜炎,心包炎,低补体血症,抗DNA抗体滴度增高
1	发热,白细胞减少,血小板减少

LN病理组织学检查显示的活动病变及慢性化病变已列入表7-19,在此基础上也有学者制定了病理评分标准。应用较多的有1984年Austin等制定的标准,此标准中LN的活动

指标有：肾小球毛细血管内增生，白细胞渗出，核碎裂及纤维素样坏死，细胞新月体，玻璃样沉积物（白金耳病变及血栓）及肾间质炎症。慢性化指标有：肾小球硬化，纤维新月体，肾小管萎缩，肾间质纤维化。每个指标根据病变严重度分别授予 1、2、3 分，而活动性指标中"核碎裂及纤维素样坏死"及"细胞新月体"这两项所授分数加倍，为此，活动性指标的最高分为 24 分，慢性化指标为 12 分。

　　LN 的治疗目的是控制 SLE 活动及 LN 活动，从而保护靶器官包括肾脏。因此治疗前一定要对患者的 SLE 活动及 LN 活动情况认真评估，权衡治疗利弊，才能制订合理有效的治疗方案。

　　(二)狼疮性肾炎的具体治疗措施

　　活动性 LN 的治疗，要划分为诱导期及维持期两个治疗阶段。诱导治疗阶段主要是针对 SLE 的急性活动病变治疗，此期要迅速控制免疫介导性炎症反应，减轻器官组织损伤，防止病变慢性化。一般认为 LN 的缓解标准为：血清补体正常，抗 dsDNA 抗体转阴或仅低滴度存在，无 SLE 肾外表现，尿化验蛋白<0.3g/d，红、白细胞和管型转阴，肾功能正常。维持治疗阶段重在稳定 SLE 病情，巩固治疗疗效，防止病情复发。维持治疗期应该多长？尚无定论，但对于大多数 LN 患者来讲，维持治疗可能需要 3～5 年或更长。

　　本节不准备介绍 LN 的对症治疗（如利尿消肿、降血压、调血脂等）及肾脏替代治疗（包括急性肾衰竭的透析治疗，及慢性肾衰竭的维持性透析治疗及肾移植），此处仅拟着重介绍 LN 的免疫抑制治疗。

　　1. 糖皮质激素　糖皮质激素通过其强大的抗免疫－炎症效应治疗 SLE 及 LN。激素治疗包括常规口服治疗及大剂量冲击治疗，前者适用于 SLE（包括 LN）疾病一般性活动患者，以泼尼松或泼尼松龙为例，起始剂量为 1mg/(kg·d)，以后逐渐减量，直至维持量（5～10mg/d）；后者适用于重症 SLE 患者，主要包括：Ⅳ型 LN 肾功能急剧坏转患者，中枢神经狼疮呈现神经精神症状患者，狼疮性心肌炎严重心律紊乱患者，累及血液系统出现严重血小板减少或（和）白细胞减少或（和）严重贫血患者，冲击治疗能顿挫狼疮活动，使病情迅速缓解，常用甲泼尼龙静脉点滴，每次 0.5～1.0g，每日或隔日 1 次，3 次为 1 个疗程，根据患者病情可用 1～2 个疗程。

　　糖皮质激素类治疗具有多方面副作用，例如：诱发感染（包括结核），高血压，水钠潴留，消化道溃疡甚至出血穿孔，类固醇糖尿，高脂血症，血钾降低，眼压增高，精神兴奋，股骨头无菌性坏死，骨质脱钙疏松，伤口愈合不良，向心性肥胖及痤疮等。具体应用时应予注意。

　　2. 环磷酰胺(cyclophosphamide,CTX)　CTX 是一种细胞毒药物，具有免疫抑制作用，特别是对 B 细胞的抑制。它与激素合用治疗Ⅳ型 LN 疗效很好，缓解率可达 70%～80%。CTX 可常规口服治疗或大剂量静脉滴注治疗。CTX 口服的常用剂量为 2mg/(kg·d)，成人常为 100mg/d，一般认为累积剂量达 8～12g 即停药。大剂量 CTX 静脉滴注治疗的方案如下：每次 0.5～0.75g/m²（外周血白细胞大于 4×10^9/L 时，可增量至 1g/m²），以生理盐水稀释后静脉滴注，每月 1 次，共 6 次；6 个月后，每 3 个月再静滴 1 次，又 6 次，总治疗疗程为 24 个月。美国国立卫生研究院(NIH)于 1996 年最早报道此大剂量 CTX 静脉滴注疗法，认为尤适用重症增生性Ⅳ型 LN，能改善疾病预后，减少复发。

　　CTX 的主要副作用有：骨髓抑制（外周血白细胞减少，肾衰竭时更易发生此时用药要减量）、中毒性肝炎、胃肠反应、性腺抑制（主要为男性）、脱发及出血性膀胱炎等。另外，用药时间过长、药物累积量过大时还可能诱发肿瘤。

3.吗替麦考酚酯(mycophenolate mofetil,MMF) MMF 是一种新型免疫抑制剂,口服吸收后它将在肠壁和肝脏代谢为吗替麦考酚酸,后者能抑制次黄嘌呤单核苷酸脱氢酶,从而阻断鸟嘌呤核苷酸的从头合成,抑制 T、B 淋巴细胞增殖而发挥免疫抑制作用。因此 MMF 现已广泛应用于 LN 治疗。对于应用 CTX 治疗疗效欠佳者、或出现毒副作用不能耐受者均可改用 MMF。成人诱导期治疗剂量一般为 1.5～2.0g/d,维持期治疗剂量并未统一,常用 1.0g/d。有条件时可监测药物浓度作治疗参考。一般均与糖皮质激素联合应用。

MMF 的不良反应主要有:①胃肠道反应:腹痛、腹胀、腹泻、呕吐和食欲不振,主要见于治疗初期。此时可以暂时将 MMF 减量,待症状缓解后再逐渐加到全量,患者多能耐受,不影响疗效。②感染:感染是 MMF 治疗中最严重的不良反应。带状疱疹病毒、巨细胞病毒等病毒感染,细菌及霉菌感染较常见,而且已有卡氏肺孢子菌感染的报道,严重可以致死,这必须注意。③骨髓抑制:比较少见,但还是有个别患者出现白细胞减少、贫血和血小板减少。一般 MMF 减量或停药后骨髓抑制多可以恢复。④肝功能损害:可见血清转氨酶一过性升高。

4.来氟米特(leflunomide,LEF) LEF 是异噁唑类化合物,口服吸收后在肠壁和肝脏内通过打开异噁唑环转化成活性代谢物,后者能抑制二氢乳清酸脱氢酶,从而拮抗嘧啶核苷酸的从头合成,抑制激活状态下的淋巴细胞增殖,发挥免疫抑制作用。适合于 SLE(包括 LN)治疗。LEF 治疗 LN 的起始剂量为 1mg/(kg·d),最大不超过 50mg/d,连续服用 3 天,然后改为 20～30mg/d 继续服用半年。缓解期服用 10～20mg/d 维持治疗。来氟米特一般均与糖皮质激素联合治疗。

LEF 的不良反应主要有消化道症状(恶心、呕吐及腹泻等,症状轻重与剂量相关),肝脏损害(可逆性转氨酶升高),外周血白细胞下降,感染。另外,还可见皮疹及脱发。

5.环孢素 A(cyclosporin A,CsA) CsA 为钙调神经磷酸酶抑制剂,能抑制白介素-2(IL-2)产生,从而选择性抑制 T 辅助细胞及 T 细胞毒细胞效应,发挥免疫抑制作用。常用剂量为 3～5mg/(kg·d),分 2 次口服,服药期间需监测并维持其血浓度谷值为 100～200ng/mL。出现明显疗效后,缓慢减量至维持量 1.0～1.5(kg·d),必要时可服 1～2 年。CsA 若与糖皮质激素联合治疗,后者的起始剂量应减半,如泼尼松 0.5mg/(kg·d)。

CsA 的主要不良反应有肾毒性、肝毒性、高血压、高尿酸血症、震颤、多毛症和齿龈增生,并偶见高钾血症。CsA 的肾毒性分为急性及慢性两种,前者与 CsA 起始用药剂量过高相关,为肾前性急性肾损害,及时停药多能完全恢复;慢性肾毒性是长期应用 CsA 导致的肾间质纤维化,是不可逆性不良反应,应高度警惕,因此临床应用 CsA 治疗时,需密切监测血清肌酐变化,若血清肌酐较基线升高 30%,即应减量或停药。

6.他克莫司(tacrolimus) 他克莫司又称为普乐可复(prograf)及 FK506,是一种新型的免疫抑制剂,与 CsA 一样同属于钙调神经磷酸酶抑制剂,其作用机制也与 CsA 相似。临床上他克莫司的起始用量为 0.05～0.1mg/(kg·d),分 2 次空腹服用。用药期间须每月监测血药浓度,目标谷浓度一般为 4～8ng/mL,如果超过此值或出现明显不良反应时应减量。6 个月后如病情缓解,应逐步减少剂量。同 CsA 一样,若与糖皮质激素联合治疗,后者的起始剂量应减半。

他克莫司的不良反应在某些方面与 CsA 相似,如肾毒性、肝毒性、高血压、震颤、高钾血症等,另外还可以引起血糖升高,但是齿龈增生及多毛症罕见。其毒副作用与药物剂量相关,因此治疗过程中应密切检测血药浓度。

7.硫唑嘌呤(azathioprine,AZA)　AZA是具有免疫抑制作用的抗代谢药物,主要抑制 T 淋巴细胞介导的免疫反应,可用于 LN 的维持治疗,剂量为 $1\sim2\text{mg}/(\text{kg}\cdot\text{d})$。不良反应主要是骨髓抑制,肝损害,胃肠道反应等。用药期间一定要密切监测外周血白细胞变化,警惕严重骨髓抑制作用发生。

8.羟氯喹(hydroxychloroquine,HCQ)　抗疟药羟氯喹能阻断抗原呈递,调节免疫反应,抑制炎性细胞因子产生,减轻炎症反应,故已被应用于 SLE 治疗。2012 年改善全球肾脏病预后组织(KDIGO)制定的肾小球肾炎临床实践指南指出,若无禁忌证,所有类型的 LN 都应该用羟氯喹治疗,指南推荐的最大用量为 $6.0\sim6.5\text{mg}/(\text{kg}\cdot\text{d})$,现在临床上常每日服药 2 次,每次 $0.1\sim0.2\text{g}$。羟氯喹对血象、肝肾功能影响小,主要副作用为视力减退,服药期间应定期做眼科检查,并建议每服药半年,即停药 1 月,以减少视力损害。

9.丙种球蛋白(gamma globulin)　大剂量丙种球蛋白静脉输注治疗 SLE(包括 LN)的作用机制尚未完全清楚,可能与其封闭巨噬细胞及 B 细胞上 Fc 受体,活化 T 抑制细胞 CD8,从而减少自身抗体产生相关。常用剂量为 $400\text{mg}/(\text{kg}\cdot\text{d})$,连续 5 日 1 个疗程,必要时可重复治疗。一些小型非对照研究结果显示此治疗对活动性 SLE(包括 LN)有效,但是尚缺高质量的循证医学证据。一般认为,此治疗尤适用于合并感染而不能应用糖皮质激素及其他免疫抑制剂治疗的患者。大剂量丙种球蛋白静脉输注的不良反应较少,偶见发热及过敏反应。

10.其他免疫治疗措施

(1)血浆置换治疗:理论上讲,血浆置换(plasmapheresis)可以清除 SLE 患者的致病自身抗体、循环免疫复合物、凝血因子等,从而对疾病发挥有益效应。但是,临床实践中血浆置换对 LN 的疗效并未肯定。1992 年公布了一项大样本随机对照多中心试验的研究结果,该研究对 46 例严重 LN 患者采用泼尼松和 CTX 治疗,另 40 例采用上述药物联合血浆置换治疗(每周置换 3 次,共 4 周),平均随访 136 周,两组结局并无差异,血浆置换并未改善疾病预后。为此,目前国内外指南均不推荐血浆置换作为 LN 的常规治疗。尽管如此,血浆置换对下列 LN 患者仍然可能有益:①LN 合并严重的肺出血、狼疮性脑病、抗磷脂抗体综合征或狼疮相关性血栓性血小板减少性紫癜(TTP)患者。②常规药物治疗无效的重症患者。③骨髓抑制等原因不能应用细胞毒性药物的患者。因此,上述情况仍可考虑应用。

(2)免疫吸附治疗:免疫吸附疗法能选择性地清除患者血液中的内源性致病因子,从而达到净化血液和缓解病情的目的。免疫吸附目前已经广泛用于自身免疫性疾病的治疗。对重症狼疮患者,免疫吸附治疗可能较血浆置换更有效。

(3)造血干细胞移植治疗:对于严重的顽固性 SLE(包括 LN)可以进行造血细胞和免疫系统的深层清除,随后进行造血干细胞移植,有可能缓解甚至治愈 SLE,具有一定的应用前景,目前还在研究和论证之中。

(三)新的治疗策略及在开发的新生物制剂

1.多靶点疗法　LN 的免疫介导炎症发病机制非常复杂,在这样情况下,单独用一种药物,专攻某一种病变很难全面奏效。2005 年,我国已故肾脏病学家黎磊石院士提出了针对重症 LN 患者的多靶点免疫疗法,即联合应用激素、MMF 及他克莫司进行治疗,利用它们作用于不同疾病环节的协同作用提高疗效,并通过减小药物剂量而减少副作用。

2. 生物制剂治疗

(1)贝利木单抗：2011 年贝利木单抗(belimumab)同时被美国食品与药物管理局(FDA)和欧洲药品审理部门批准用于 SLE 治疗,是近十年来第一个被批准治疗 SLE 的新药。它是一个完全针对人 B 淋巴细胞刺激物(BLyS)的单克隆抗体,BLyS 也被称作 B 细胞活化因子(BAFF),是一种为 B 细胞提供生存信号的细胞因子,在 SLE 患者中过表达。应用贝利木单抗抑制 BlyS 导致循环 CD20$^+$ B 淋巴细胞和短效浆细胞亚型减少,从而发挥免疫抑制作用。

两个应用贝利木单抗联合泼尼松、免疫抑制剂或抗疟药治疗活动性 SLE 患者的Ⅲ期临床试验,已证明它在减少疾病活动性和复发方面有效。这两个临床试验均未纳入严重活动的 LN 患者,但贝利木单抗在纠正抗 dsDNA 抗体和低补体水平上的显著效果,提示它对 LN 也可能有益。

(2)利妥昔单抗和奥瑞珠单抗：利妥昔单抗(rituximab)是抗 CD20 嵌合体的单克隆抗体,能溶解前 B 淋巴细胞体和成熟 B 淋巴细胞,发挥免疫抑制效应。2008 年欧洲风湿病防治联合会(EULAR)制订的"系统性红斑狼疮治疗推荐"总结说,一些小的非对照短期治疗观察已显示,约 50%CTX 治疗抵抗的 SLE 患者改用利妥昔单抗后病情能显著改善。2012 年美国风湿病学会(ACR)公布的"狼疮性肾炎筛查、治疗及管理指南"明确提出,利妥昔单抗可以应用于 MMF 或静脉 CTX 诱导治疗无效的患者。

利妥昔单抗最常见的不良反应是感染,输液反应也较多见(多发生于首次静脉滴注时),而最值得关注的副作用是进行性多灶性脑白质病,2006 年美国 FDA 已为此发出警告。

一项应用完全人化的抗 CD-20 单克隆抗体奥瑞珠单抗(ocrelizumab)与糖皮质激素和 MMF 或 CTX 联合治疗 LN 的Ⅲ期临床试验正在进行中(www. clinicaltrials. gov)。

(3)其他生物制品：例如依帕珠单抗(epratuzumab,抗 CD22 的人源性单克隆抗体),阿巴他塞(abatacept,通过与 CD28 竞争性结合 CD80/86,来阻止 T 细胞活化),阿塞西普(atacicept,是一种重组融合蛋白,能影响 B 细胞发育,减少 B 细胞数量),阿贝莫司(abetinms,为 B 细胞耐受原,可与 B 细胞抗 dsDNA 抗体交联而诱导 B 细胞产生免疫耐受)等,它们都具有免疫抑制作用,那么能否用于 SLE 及 LN 治疗呢？目前尚无研究,还有待今后临床试验观察。而肿瘤坏死因子(TNF)拮抗剂及白介素-1(IL-1)受体拮抗剂目前不建议用于 LN 治疗。

(四)狼疮性肾炎治疗临床实践指南

近年 LN 治疗已有不少进展,许多国家的风湿病或肾脏病学会或组织已纷纷发布了各自的 LN 治疗指南或推荐意见。最新的指南是 2012 年 ACR、欧洲风湿病防治联合会/欧洲肾脏协会—欧洲透析和移植协会(EULAR/ERA-EDTA)及 KDIGO 分别发表的 LN 治疗指南,现将这些指南的主要内容简述如下。

1.Ⅰ和Ⅱ型狼疮性肾炎 KDIGO 指南建议,Ⅰ型 LN 应根据 SLE 的肾外临床表现来决定治疗；Ⅱ型 LN 尿蛋白<3g/d 的患者也应根据 SLE 的肾外临床表现来决定治疗；对Ⅱ型 LN 尿蛋白>3g/d 的患者,则应使用糖皮质激素或钙调神经磷酸酶抑制剂进行治疗,具体方案与治疗微小病变肾病相同(证据强度 2D)。而 ACR 指南对于Ⅰ型或Ⅱ型 LN 患者的肾脏损害,不建议使用免疫抑制疗法。

2.Ⅲ型和Ⅳ型狼疮性肾炎

(1)Ⅲ/Ⅳ型 LN 的诱导治疗：KDIGO 指南和 ACR 指南均推荐应予以糖皮质激素联合 CTX 或 MMF 进行治疗(证据强度 1A 和 1B)。

ACR 指南推荐先用甲泼尼龙静脉滴注冲击(500~1000mg/d)3 天,然后再予足量激素口服,并认为用上述方案治疗半年无效时,宜将其中 CTX 换成 MMF,或将 MMF 换成 CTX,如果再无效,对某些病例可考虑用利妥昔单抗治疗。而 KDIGO 指南建议,如果经过上述方案治疗 3 个月,患者病情未控制反而恶化(血清肌酐上升,尿蛋白增加)时,则应改变治疗方案,或重复肾活检来指导后续治疗。

(2)Ⅲ/Ⅳ型 LN 的维持缓解治疗:KDIGO 指南及 ACR 指南均推荐用 AZA 或 MMF 联合小剂量糖皮质激素(≤10mg/d)进行维持治疗(证据强度 1B)。

当患者不能耐受上述治疗时,KDIGO 指南建议,可改为钙调神经磷酸酶抑制剂及小剂量糖皮质激素治疗。

3.Ⅴ型狼疮肾炎 对于单纯Ⅴ型 LN 呈现非肾病水平蛋白尿及肾功能正常的患者,KDIGO 指南推荐应用抗蛋白尿及抗高血压药物治疗,至于是否需用糖皮质激素和免疫抑制剂? 指南认为应根据 SLE 的肾外表现来决定(证据强度 2D),而 ACR 指南对这部分患者未作建议。

对于单纯Ⅴ型 LN 并呈现肾病水平蛋白尿的患者,KDIGO 指南建议用糖皮质激素联合免疫抑制剂进行治疗,后者包括 CTX(证据强度 2C),钙调神经磷酸酶抑制剂(证据强度 2C),MMF(证据强度 2D)或 AZA(证据强度 2D);而 ACR 指南推荐用糖皮质激素联合 MMF 或 CTX 治疗。

对于伴增殖性病变的Ⅴ型 LN 患者,即Ⅴ+Ⅲ或Ⅴ+Ⅳ型患者,KDIGO 指南及 ACR 指南均认为治疗方案应与Ⅲ型或Ⅳ型相同。

4.Ⅵ型狼疮性肾炎 KDIGO 指南推荐,此型患者需根据 SLE 的肾外表现来决定是否使用糖皮质激素及免疫抑制剂治疗,而 ACR 指南对于这部分患者未作建议。

5.狼疮性肾炎的辅助治疗 两 KDIGO 指南及 ACR 指南都指出,若无禁忌证,所有类型的 LN 患者均应加用 HQC 作为基础治疗;除此而外,ACR 指南还强调应用肾素-血管紧张素系统拮抗剂、进行降血压及调血脂治疗在 LN 基础治疗中的重要性。

关于复发性 LN、难治性 LN、合并血管病变(血管炎、微血管病等)的 LN、及 LN 孕妇的治疗,KDI-GO 指南和 ACR 指南也都给出推荐意见或建议。

除了 KDIGO 及 ACR 指南外,EULAR/ERA-ED-TA 指南也对成人和儿童 LN 的治疗作了如下推荐:①对于Ⅲ/Ⅳ型 LN,或Ⅲ/Ⅳ型+Ⅴ型 LN 患者,推荐采用 CTX 或 MMF 联合糖皮质激素进行治疗。②对于单纯Ⅴ型 LN 伴大量蛋白尿的患者,也推荐采用 CTX 或 MMF 联合激素治疗。③对于Ⅱ型 LN 尿蛋白>1g/d 用肾素-血管紧张素系统拮抗剂治疗无效的患者,推荐用小至中等剂量糖皮质激素如泼尼松 0.25～0.5mg/(kg·d)治疗,或用上述剂量激素与 AZA 联合治疗。④对于Ⅰ型 LN 合并足细胞病的患者,可考虑用糖皮质激素联合免疫抑制剂治疗。

这 3 部 LN 治疗指南的发布对于规范临床实践具有重要的指导意义,但是任何指南的制定均是基于目前现有的证据,都有其特定的背景,不可避免地具有一定的局限性。因此在应用指南时,一定要结合自己国家国情,特别要结合每例患者的具体病情,来个体化地制定出最合理治疗方案。

(五)狼疮性肾炎的预后和复发

影响 LN 预后的因素颇多。男性、高血压、大量蛋白尿、血清肌酐增高、贫血、白细胞及血小板减少、抗 dsDNA 抗体滴度高及低补体血症,均被认为是影响预后的临床因素;而新月体比例、肾小球硬化及间质纤维化程度、及肾脏血管病变,是影响预后的重要病理指标。研究还发现,诱导治疗 6 个月后重复肾活检,观察病理指标的变化,将有助于判断 5 年内肾功能不全发生的风险。此外,LN 的预后还与治疗因素相关,积极的诱导治疗及其后的长程维持治疗,可以使患者病情持续缓解、不复发。

一般而言,Ⅰ型和Ⅱ型 LN 患者除非转型,一般预后较好。增殖性病变只累及少数肾小球的Ⅲ型 LN 患者对药物治疗反应较好,5 年内终末期肾病发生率<5%。而肾小球有坏死性病变或(和)新月体形成的Ⅲ型 LN 患者,预后与Ⅳ(A)型 LN 患者类似。多数研究认为Ⅳ型 LN 的预后不佳,Ⅳ－S 型患者的预后较Ⅳ－G 型更差。Ⅴ型 LN 患者肾功能减退相对缓慢,5 年、10 年肾存活率分别为 96.1%、92.7%。

SLE 复发在临床上较常见,27%～66%的患者会出现 SLE 复发。肾脏病复发的表现包括出现明显的血尿及无菌性白细胞尿,尿蛋白排泄量增加和血清肌酐水平上升。由于 LN 复发与肾功能减退风险的增加独立相关,因此对治疗缓解的 SLE 患者,一定要定期检验狼疮活动指标(补体 C3 水平及自身抗体滴度等)及肾病状况(尿化验及肾功能检测等)。若有复发,就要尽早重新开始诱导治疗,研究显示,绝大部分的 LN 复发患者,通过再次诱导治疗病情仍能缓解。

(六)对狼疮性肾炎治疗的展望

近年来,随着遗传学、免疫学、细胞分子生物学的突飞猛进发展,SLE 及 LN 发病机制中的免疫－炎症级联反应环节已被日益了解,这对寻找更具靶向性、更有效及毒性更小的治疗药物提供了前提。实际上,近年已涌现出不少很有希望的新药物(如针对不同把抗原的单克隆抗体及一些新型生物制剂)及新疗法(如免疫系统深层清除后的造血干细胞移植),它们很可能打破传统免疫抑制治疗模式,为 SLE 及 LN 带来新希望。但是,由于这些药物及疗法价格昂贵或(和)需要一定特殊的医疗条件,从而限制了它们的临床应用,更难以组织大规模前瞻随机对照试验对疗效及副作用进行评价,这一局面需要尽力改变。

现在能应用于治疗 SLE 及 LN 的免疫抑制剂的确不少,除了糖皮质激素及 CTX 这些已于临床用了几十年的药物外,而且近二十余年又涌现出了一些疗效不错的新药如 MMF 及钙调神经磷酸酶抑制剂等。对于上述药物的应用,指南已提出了一些推荐意见及建议,但是还需要从临床实践中去摸索更多经验,尤其是如何减少它们在治疗中的不良反应。临床医师都知道,在已有不少强效免疫抑制剂可供选用的今天,SLE 患者死于狼疮活动已越来越少,而死于治疗副作用(尤其是严重感染)却越来越多,这是一个必须高度关注的问题。

(王善志)

第十六节　原发性小血管炎肾损害

一、原发性小血管炎及其肾损害发病机制研究现状

(一)历史回顾

系统性血管炎是指以血管壁的炎症和纤维素样坏死为病理特征的一组系统性疾病,从前常将其分为原发性和继发性两大类,继发性是指其他疾病(如感染、冷球蛋白血症、系统性红斑狼疮等)引起的血管炎,原发性则指当时病因不明者。

人们自 100 多年前就开始认识不同类型的血管炎。经典的结节性多动脉炎于 1866 年由 Kussmahl 和 Maier 报道。直到 1930 年和 1931 年,Arkin 和 Spiegel 又分别报道了一种小血管炎,称之为显微镜下型多动脉炎(microscopic polyarteritis),现在则改称为显微镜下型多血管炎(microscopic polyangiitis,MPA),原因为 MPA 不仅侵犯小动脉,也可以侵犯小静脉和毛细血管,如引起坏死性肾小球肾炎。另一重要的血管炎综合征是 1936 年由德国病理学家韦格纳博士报道的鼻源性肉芽肿病,并由此称之为韦格纳肉芽肿病(Wegener's granulomatosis,WG)。1951 年

Churg 和 Strauss 则描述了一种血管炎,可伴随哮喘和嗜酸性粒细胞增多,并从此称之为 Churg－Strauss 综合征(Churg－Strauss syndrome,CSS),也称之为过敏性肉芽肿性血管炎。为统一血管炎的分类标准,1994 年在美国的 Chapel Hill 召开了有关系统性血管炎命名的国际会议,会议根据受累血管的大小将系统性血管炎分为三类,即大血管炎、中等血管炎和小血管炎;而 2012 年在美国的 Chapel Hill 召开的血管炎国际大会上,又将这一沿用了近 20 年之久的分类命名标准进行了一些修订(表 7－22),并且将其中的韦格纳肉芽肿病更名为肉芽肿性多血管炎(granulomatosis with polyangiitis,GPA),将 Churg－Strauss 综合征更名为嗜酸细胞性肉芽肿性多血管炎(eosinophilic granulomatosis with polyangiitis,EGPA)。

表 7－22 2012 年 Chapel Hill 系统性血管炎命名国际会议所制定的血管炎名称

大血管炎
巨细胞动脉炎
Takayasu(高安)动脉炎
中等血管炎
结节性多动脉炎
Kawasaki(川畸)病
小血管炎
抗中性粒细胞胞浆抗体(ANCA)相关小血管炎
显微镜下性多血管炎
肉芽肿性多血管炎
嗜酸细胞性肉芽肿性多血管炎
免疫复合物性小血管炎
抗肾小球基底膜病
冷球蛋白血症性血管炎
IgA(过敏性紫癜)性血管炎
低补体血症性荨麻疹性血管炎(抗 C1q 性血管炎)
变异性血管炎
贝赫切特综合征(白塞病)
Cogan 综合征
单器官性血管炎
皮肤白细胞碎裂性血管炎
皮肤动脉炎
原发性中枢神经系统血管炎
孤立性主动脉炎
其他
与全身系统性疾病相关的血管炎
狼疮性血管炎
类风湿性血管炎
结节病性血管炎
其他
与以下疾病可能相关的血管炎
丙肝病毒相关的冷球蛋白血症性血管炎
乙肝病毒相关性血管炎
梅毒相关性主动脉炎
药物引起的免疫复合物性血管炎
药物引起的 ANCA 相关性血管炎
肿瘤相关性血管炎
其他

抗中性粒细胞胞浆抗体(anti－neutrophil cytoplasmic antibodies,ANCA)是一种以中性粒细胞和单核细胞胞浆成分为靶抗原的自身抗体,目前已经成为部分原发性小血管炎的特异性血清学诊断工具。ANCA 的主要检测方法包括间接免疫荧光(IIF)和酶联免疫吸附法(ELISA)。间接免疫荧光法可呈胞浆型(cytoplasmic ANCA,cANCA)和环核型(peri－nuclear ANCA,pANCA);cANCA 的主要靶抗原是蛋白酶 3(proteinase 3,PR3),pANCA 的主要 IE 抗原之一是髓过氧化物酶(myeloperoxidase,MPO)。目前将 GPA、MPA 和 EGPA 统称为 ANCA 相关小血管炎(ANCA－associated vasculitis,AAV),是本文论述的重点。

(二)病因的研究现状

AAV 的病因尚不清楚。目前认为该类疾病的发生是多因素的,有可能是在某些遗传背景下由某些环境因素诱发的,后者包括感染、药物以及职业接触史等。

1.遗传　AAV 的发生有一定的家族聚集倾向,有几项家族性的病例报告提示遗传因素可能是其病因之一,但主要组织相容性复合物与 AAV 的关系还不明确。Heckmann 等针对德国患者的研究发现,HLA－DPB1＊0401 等位基因与发生 GPA 相关;而来自荷兰的研究发现 HLA－DR4 和 DR13(6)与发生 GPA 相关。对于 EGPA,HLA－DRB4 可能是个危险的遗传因素。来自日本的研究显示,HLA－DRB1＊0901 与发生 MPA 相关。最近,来自欧洲血管炎研究组(European Vasculitis Study Group,EUVAS)的全基因组关联研究(GWAS)显示,HLA－DP 基因和编码 α_1－抗胰蛋白酶的基因与发生 PR3－ANCA 阳性血管炎密切相关,而基因与发生 MPO－ANCA 阳性血管炎密切相关。

2.感染　鼻腔慢性携带金黄色葡萄球菌是 GPA 复发的一个重要危险因素,应用磺胺治疗可能对减少 GPA 的复发有益,但该效应是通过作用于葡萄球菌抑或因为磺胺通过其他免疫调节机制来实现,目前尚不知晓。另外有研究显示,由编码 PR3 基因 DNA 的互补 DNA 链所重组的肽链(又称为 PR3 的互补链)与金黄色葡萄球菌具有高度的同源性。近来,Kain 等发现在 AAV 肾损害的患者中大多可以检测出另一种 ANCA,其靶抗原是人类溶酶体膜蛋白 2(human lysosomal membrane protein－2,LAMP－2)。LAMP－2 与许多革兰阴性杆菌的成分具有很强的交叉抗原性,而且抗 LAMP－2 抗体具有直接导致寡免疫沉积性新月体肾炎的作用。这进一步说明感染和 AAV 之间的潜在联系。但该研究结果有待进一步证实。

3.药物　药物可以诱发 ANCA 阳性小血管炎,其中以丙硫氧嘧啶(propythiouracil,PTU)和肼屈嗪研究最为深入。

在服用 PTU 的患者中,血清 ANCA 的阳性率在 4%～46%,其中大约 1/4 的患者临床发生血管炎。PTU 诱发 AAV 的机制尚不清楚,国外曾有研究认为 PTU 在进入体内后可能成为 MPO 的酶的作用底物,也有人认为 MPO 与 PTU 反应后可能改变了 MPO 的部分结构并使之成为一种可以诱发自身免疫反应的半抗原。

PTU 诱发的主要为 pANCA,可以识别多种中性粒细胞的胞浆成分,其中多数患者血清可识别 MPO。PTU 诱发的抗 MPO 抗体缺乏 IgG3 亚型,而以 IgG1 和 IgG4 为主,提示患者血清中可能长期存在具有抗原性的物质。在针对 PTU 诱发的抗 MPO 抗体的抗原决定簇的分析中则发现其识别的抗原决定簇较原发性 AAV 患者血清中的抗 MPO 抗体更为局限,说明二者产生的机制可能有一定区别,但二者所识别的抗原决定簇有较大程度的重叠。抗内皮细胞抗体也与临床出现小血管炎密切相关,说明 PTU 诱发的 ANCA 阳性血管炎可能有多种因素参与。

4.硅 AAV 的发生与吸入或接触某些特殊的过敏原或化学物质有关,各种变态反应如过敏性鼻炎及哮喘等在 GPA 和 EGPA 患者中很常见。流行病学调查显示 AAV 的发生与接触或吸入含硅的物质密切相关。接触或吸入含硅物质引发 AAV 的可能机制主要包括两个方面:①硅颗粒是 T、B 淋巴细胞的激活剂,可导致自身免疫反应和自身抗体的产生如抗核抗体(ANA)、ANCA 以及类风湿因子(RF)。②硅颗粒可激活单核细胞和巨噬细胞使它们释放白介素-1(IL-1)、白介素-12(IL-12)、肿瘤坏死因子-α(TNF-α)、氧自由基和中性粒细胞脱颗粒而释放 PR3 和 MPO 等,引起血管内皮细胞的损伤。

(三)发病机制的研究现状

AAV 的发病机制至今虽然尚未完全阐明,但主要与 ANCA、中性粒细胞和补体的相互作用密切相关,此外,淋巴细胞、抗内皮细胞抗体等也发挥一定作用。

1. ANCA 来自临床研究、体内实验以及体外实验的研究均表明,ANCA 本身具有致病作用。Schlieben 报道了一个罕见病例,母亲循环中的 MPO-ANCA 通过胎盘进入胎儿体内,出生 48 小时后,新生儿即出现肺肾综合征。这为 ANCA 的致病性提供了最直接的证据。Xiao 等用小鼠 MPO 免疫 MPO 基因敲除的小鼠(MPO-/-),产生抗小鼠 MPO 的抗体。将此抗体注射到野生型小鼠或 T、B 淋巴细胞功能缺失的 Rag2(-/-)小鼠,可观察到与人类 AAV 类似的寡免疫坏死性新月体肾炎、肺泡小血管炎。随后的动物实验证实细菌脂多糖(LPS)与 MPO-ANCA 的协同作用可加重肾脏损伤。体外实验证实 ANCA 可以使经过 TNF-α 预处理的中性粒细胞发生脱颗粒反应,产生大量具有致病活性的氧自由基和释放中性粒细胞颗粒中的各种蛋白酶,使内皮细胞直接暴露于蛋白酶的损伤之下,中性粒细胞与内皮细胞之间的相互作用最终导致内皮细胞的损伤。

2.中性粒细胞 由于 ANCA 的靶抗原主要贮存于中性粒细胞的嗜天青颗粒中,且 AAV 典型的病理表现包括大量的中性粒细胞在病变部位如肾小球浸润,故中性粒细胞一直就是众多研究者关注的焦点。

如前所述,体外实验证明,ANCA 能够激活中性粒细胞,导致中性粒细胞发生呼吸爆发和脱颗粒,释放活性氧自由基和各种蛋白酶等,损伤血管内皮细胞,从而造成血管炎的发生。

Xiao 等的实验动物模型中,在病变的肾小球可以见到大量中性粒细胞浸润,尤其是毛细血管襻纤维素样坏死处。用抗小鼠中性粒细胞抗体 NIMP-R14 清除循环中的中性粒细胞后,MPO-ANCA 则不能诱发小鼠出现坏死性新月体肾炎。

最近,Kessenbrock 等发现了中性粒细胞参与 AAV 发生的新的致病机制。ANCA 介导的中性粒细胞活化可以产生"中性粒细胞细胞外罗网"(neutrophil extracellular traps,NETs),其中也包含 PR3 和 MPO;NETs 可以黏附和损伤内皮细胞,还可以激活浆细胞样树突状细胞,后者可以产生干扰素 α 并激活 B 细胞产生 ANCA。

3.补体 由于 AAV 典型的病理特点是寡免疫沉积性炎症,故在很长的一段时间里补体在本病发生中的作用被忽略了。然而,最近的研究发现补体的旁路活化途径在 AAV 的发病机制中起了非常重要的作用,从而成为当今本病发病机制研究的重大热点。

Xiao 等运用基因敲除的小鼠确证了补体的旁路激活途径参与了 AAV 的致病过程。首先,在上述 MPO-ANCA 的大鼠模型中耗竭补体之后可以完全阻断抗 MPO 抗体诱发的坏死性新月体性肾炎;其次,基因敲除补体 C4(C4 是补体经典途径和凝集素活化途径所必需的因子)并不影响上述坏死性新月体性肾炎动物模型的建立,而基因敲除补体 C5(C5 是三条补体活化途径所必需的共同因子)或 B 因子(B 因子是补体旁路活化所必需的因子)则不发生肾脏病变,说明补体旁路途径的活化参与了本病的发病机制。

进一步的研究发现过敏毒素 C5a 是补体参与 AAV 发病机制的关键因子之一,C5a 可以刺激中性粒细胞表面上调 ANCA 靶抗原的表达,随后在 ANCA 的作用下,中性粒细胞发生呼吸暴发和脱颗粒反应,释放大量过氧化物和蛋白水解酶,同时还释放补体旁路途径活化所必需的因子(P 因子等),进一步活化补体旁路途经,因此,C5a 及其在中性粒细胞上的 C5a 受体所形成的正反馈环路在 ANCA 介导的中性粒细胞活化中发挥了重要作用。

总之,ANCA、中性粒细胞和补体三者之间的相互作用,是 AAV 发病机制中最为关键的部分,如图 7-9 所示。

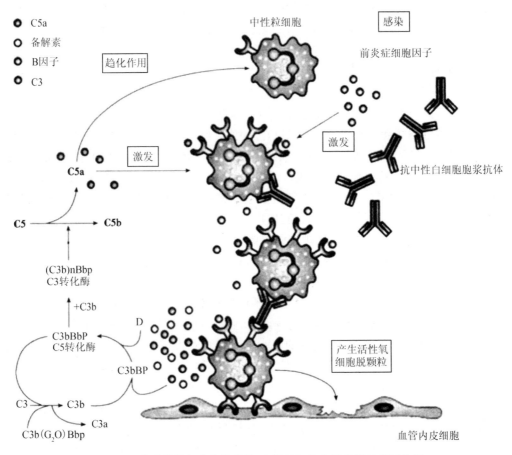

图 7-9 抗中性粒细胞胞浆抗体、中性粒细胞和补体间的相互作用

注:在细胞因子的激发下,原本储存在中性粒细胞胞浆内的 PR3 和 MPO 可转移至细胞膜表面。ANCA 的 F(ab)2 与细胞膜表面的靶抗原结合、Fc 片段与中性粒细胞表面的 Fcγ 受体结合,①促使中性粒细胞脱颗粒释放超氧化物等有毒物质,杀伤血管内皮细胞。②使中性粒细胞表面的黏附分子表达增加,进而增加中性粒细胞对血管内皮细胞的黏附和穿透。③中性粒细胞的活化过程中释放的某些物质,通过旁路途径活化补体,形成攻膜复合物杀伤血管内皮细胞。补体活化后产生的 C3a 和 C5a 可趋化更多的中性粒细胞聚集到炎症局部。中性粒细胞脱颗粒的产物可黏附在内皮细胞表面,使内皮细胞成为 ANCA 直接作用的对象

(四)思索与展望

目前对于 AAV 的分类诊断标准仍然是一个困扰临床的问题,国际上尚无统一、公认的临

床诊断标准。美国风湿病学会 1990 年已经分别制定了 WG(即 GPA)、MPA 和 CSS(即 EGPA)的诊断标准,虽然应用较为广泛,但该分类诊断标准把 MPA 和经典的结节性多动脉炎混为一谈,还需要进一步加以区分;对 WG(即 GPA)的诊断标准则过于宽松,在欧洲并未得到广泛认同,还需进一步修订。1994 年 Chapel Hill 系统性血管炎命名国际会议所制定的血管炎名称和定义(以及之后的 2012 年修订版)无疑是目前应用最为广泛的分类诊断标准,但由于 GPA 与 MPA 在临床和病理表现存在很大的重叠性,有时难以截然界定是 GPA 抑或 MPA;传统理论认为血清 ANCA 的类型对于界定 GPA 和 MPA 有一定帮助,例如 cANCA/抗 PR3 抗体与 GPA 密切相关,pANCA/抗 MPO 抗体与 MPA 密切相关,但国人的 GPA 是以 pANCA/抗 MPO 抗体阳性者为主,提示不同种族、不同环境的 AAV 患者的血清学标志可能存在很大的差异。因此也有作者认为 AAV 的分类应根据血清 ANCA 类型而非临床病理分类,即不用 GPA、MPA 和 EGPA 的分类命名方法,代之以抗 PR3 阳性小血管炎、抗 MPO 阳性小血管炎及 ANCA 阴性小血管炎的分类命名方法,且关于全基因组关联研究也显示,易感基因位点与血清 ANCA 类型(即 PR3－ANCA 和 MPO－ANCA)的相关性较与疾病的临床病理分类(即 GPA、MPA 和 EGPA)更为密切,这似乎更支持应该用血清 ANCA 类型替代疾病的临床病理分类,但这一观点尚未得到广泛认同,其原因是一些尚未累及内脏系统的 AAV 患者,ANCA 阳性率比较低,以血清 ANCA 的类型对患者进行分类势必会遗漏这部分 ANCA 阴性的患者。2007 年,Watts 等对 AAV 和结节性多动脉炎提出了新的分类诊断流程;然而,这一分类诊断流程更加适合应用于流行病学研究而非具体某个患者的诊断。

关于发病机制的研究,近年来的热点问题之一关于 PR3－ANCA 阳性小血管炎动物模型的建立。以往用类似建立 MPO－ANCA 阳性小血管炎动物模型的方法却不能够使 PR3 缺失的小鼠发生系统性血管炎,这极大地限制了对 PR3－ANCA 致病作用的研究,近年来在该领域已有重大突破。其次是关于补体活化在本病发病机制中的作用,目前的研究已证实补体 C5a 与其在中性粒细胞上的受体的相互作用是 AAV 发病机制的核心,并因此启动了应用 C5a 受体抑制剂治疗 AAV 的全球多中心随机对照研究,因此 C5a 在本病发病机制中的确切作用现已成为研究的另一热点。

二、抗中性粒细胞胞浆抗体的检测及其意义

ANCA 是一种以中性粒细胞和单核细胞胞浆成分为靶抗原的自身抗体,1982 年由 Davies 等人首先发现,但直到 1985 年认识到它与原发性小血管炎的联系后才于临床受到重视。以乙醇固定的正常人中性粒细胞为底物,应用间接免疫荧光法检查,van der Woude 等人发现重症 WG(即 GPA)患者血清中存在着胞浆型 ANCA,即 cANCA;Savage 等人随后又发现 MPA 患者血清中存在着另一种 ANCA——环核型 ANCA,即 pANCA。20 世纪 80 年代后期的大量研究证实,ANCA 化验对上述原发性小血管炎的诊断具有重要意义。20 世纪 90 年代初期,随着 ANCA 特异性靶抗原的发现,用此特异抗原进行 EUSA 检查 ANCA 即应运而生,并逐渐成为国际通用的检查方法。

(一)ANCA 的检测技术及注意事项

1.间接免疫荧光　　IIF 法是最先应用且目前仍常应用的经典 ANCA 检测法。应用乙醇固定的白细胞可产生两种荧光形态:在胞浆中成粗大颗粒状、不均匀分布者称为 cANCA,荧光沿细胞核周围呈线条状分布者称为 pANCA。

应用 IIF 法时应注意:①应选用健康人肝素抗凝的外周血分离白细胞,其中除 ANCA 的靶细胞中性粒细胞和单核细胞外,还应包括淋巴细胞和嗜酸性粒细胞,后两者可作为内参照物。淋巴细胞可用来判断自身抗体是否为中性粒细胞和单核细胞所特异,从而帮助鉴别 pANCA 和 ANA;pANCA 只识别中性粒细胞和单核细胞,而 ANA 则同时还识别淋巴细胞的细胞核。嗜酸性粒细胞可帮助判断荧光强度及判断制片是否成功。嗜酸性粒细胞内有粗大均匀一致的颗粒,在紫外光激发下可产生暗黄绿色的均匀一致的自发荧光,由此可以帮助判断制片是否成功,细胞形态是否满意;以嗜酸性粒细胞的自发荧光为基础,并与其比较,可确定 ANCA 荧光亮度。②每次检测均应设阴性对照、cANCA 和 pANCA 的阳性对照,并两人双盲读片来判断结果。目前已有商品化的试剂盒,操作简便,质量也多有保证。

IIF 无法判定 ANCA 的特异 IE 抗原,已知 cANCA 主要靶抗原为 PR3,pANCA 主要靶抗原之一为 MPO,但是两者均同时具有其他靶抗原,特别是 pANCA。另外,pANCA 和 ANA 很难区分,尤其当两者并存且 ANA 滴度较高时,可相互掩盖,难以鉴别,因此单独应用 IIF 法检测 ANCA(特别是 PANCA)并不可靠。目前部分商品化的 IIF-ANCA 试剂盒除含有中性粒细胞外,还同时配备了鼠肝切片或喉癌上皮细胞用以鉴别 ANCA 和 ANA。

2.抗原特异性酶联免疫吸附法 将特异性的抗原(如 MPO、PR3 等)直接包被于酶标板上,再检测血清中的抗体。随着 ANCA 特异性靶抗原逐一发现,这种方法在 20 世纪 90 年代得以迅速推广。由于不同抗原特异性的 ANCA 往往和临床上不同的疾病或临床综合征相关,抗原特异性 ELISA 则显示出其优点,该方法更敏感、更特异,可直接用于协助临床诊断和分类,在指导治疗、判断复发上意义重大。

用纯化抗原包被酶标板时,不可避免地会影响蛋白质分子三维结构,而抗 PR3 抗体和抗 MPO 抗体均主要识别抗原的三维立体构像,因此,可能影响试验敏感性。为克服这一缺点,目前检测抗 PR3 抗体已常用夹心 EUSA 法。该方法首先以纯化的抗 PR3 单克隆抗体作为固相蛋白包被酶标板,然后加纯化的 PR3 或含有 PR3 的粗抗原,实际上相当于将 PR3 在酶标板上亲和层析并保持了其蛋白质的立体构像。国内外研究均证明夹心 ELISA 法检测抗 PR3 抗体的敏感性更高。

(二)临床意义

ANCA 是诊断 AAV 的重要指标,特异性、敏感性均较好。晚近欧洲多中心联合研究结果证实,如 cANCA 合并抗 PR3 抗体阳性或 pANCA 合并抗 MPO 抗体阳性,则诊断 AAV 的特异性可以达到 99%。

关于 ANCA 对于判断病情的活动性和复发的价值目前还存在广泛争议,部分 ANCA 阳性的患者在疾病进入缓解期后 ANCA 滴度虽有下降,但仍然长期维持阳性。最近一项针对 156 名 AAV 患者的多中心前瞻性研究发现,ANCA 水平的变化与病情缓解或复发无关。因此,目前认为,ANCA 虽然是 AAV 的特异性诊断学指标,但单凭其水平的高低变化不足以判断疾病的活动性和进行治疗决策。

三、原发性小血管炎肾损害的临床病理表现

(一)临床表现

AAV 可见于各年龄组,但尤以老年人多见,50~60 岁为高发年龄,好发于冬季,患者常有不规则发热、疲乏、关节肌肉疼痛和体重下降等非特异性全身症状。

肾脏受累时,活动期常呈现血尿,多为镜下血尿,可见红细胞管型,并伴蛋白尿;缓解期患者血尿可消失。肾功能受累常见,半数以上表现为急进性肾小球肾炎(rapidly progressive glomerulonephritis,RPGN)。患者起病急性或隐匿性,通常从局部开始发病,如 GPA 多首先累及上呼吸道,逐渐进展成伴有肾受累的系统性疾病,肾脏病变可轻重不等。相比较而言,MPA 的肾脏受累发生率较高,而且可以呈肾脏为唯一受累器官。肾脏病变不经治疗病情可急剧恶化。EGPA 国内发病率低,只有个例报道,常于哮喘后平均 3 年内发生,相隔时间短则提示预后不良,EGPA 伴高滴度 ANCA 者肾损害程度可与 GPA、MPA 等相仿。

本病几乎可以累及任何一个系统器官,肾外表现中最值得注意的是肺部病变,临床症状有咳嗽、痰中带血甚至咯血,严重者因肺泡广泛出血发生呼吸衰竭而危及生命。EGPA 患者常出现哮喘。MPA 患者胸片显示双侧中下野小叶性炎症,或因肺泡出血呈密集的细小粉末状阴影,由肺门向肺野呈蝶形分布。GPA 常累及上、下呼吸道,肺部可见非特异性炎症浸润、中心空洞或多发性空洞,其他可有眼、耳、鼻和喉部等的受累。

(二)肾脏病理表现

肾脏是 AAV 最易受累的脏器,也是经常进行活检的器官。无论是 MPA、GPA 或 EGPA,其肾脏病理变化基本相同,即以寡免疫沉积性坏死性肾炎伴新月体形成为特征。

免疫荧光和电镜检查一般无免疫复合物或电子致密物发现,或仅呈微量沉着。光学显微镜检查绝大多数患者表现为局灶节段性肾小球毛细血管袢坏死和新月体形成,约有 40% 患者表现新月体肾炎。一般肾小球内无明显细胞增殖。肾小球毛细血管袢坏死区域肾小球基底膜(GBM)断裂,肾小囊壁粘连、破裂,肾小球周围可伴有多核巨细胞。肾活检标本内经常具有多种不同病变和(或)病变的不同阶段,如细胞性和纤维性新月体、肾小球节段坏死和球性硬化同时存在等。

20%~50%肾活检标本显示肾小动脉呈纤维素样坏死,这一发现远少于尸解和开放性肾活检的结果,与受累的肾小血管病变呈局灶、节段性分布有关。

肾间质常有不同程度、范围不一的炎症细胞浸润,通常为淋巴细胞、单核细胞和浆细胞,偶可较为丰富的嗜酸性白细胞(尤其在 EGPA 病例)。肾间质病变程度、范围与肾小球病变严重性和受累肾小球的比例相关。病变后期肾间质常呈现多灶性纤维化伴肾小管萎缩。肾间质还能偶见以血管为中心的、上皮样细胞及巨细胞形成的肉芽肿样病变。

(三)肾脏病理的最新分型

关于 AAV 肾损害,长久以来一直缺乏统一的肾脏病理分型体系。针对这一问题,欧洲血管炎研究组在 2010 年提出一种关于 AAV 肾损害的病理分型的方法,该分型包括局灶型、新月体型、硬化型以及混合型四类:①局灶型:即活检组织中正常肾小球比例≥50%。②新月体型:即活检组织中细胞性新月体比例≥50%。③硬化型:即活检组织中硬化性肾小球比例≥50%。④混合型:即正常肾小球比例、新月体肾小球比例以及硬化肾小球比例均<50%。该组研究者又选取了 100 例 AAV 患者进行了至少 1 年的随访,在随访中发现患者进入终末期肾脏病的几率是按照局灶型、新月体型、混合型以及硬化型的顺序而逐渐升高,且患者初始肾功能与随访至第 12 个月的肾功能也是按照上述顺序逐渐变差;但是肾间质小管的病变如间质炎症细胞浸润、间质纤维化和小管萎缩等并不是肾脏预后的独立预测因素。北京大学第一医院肾内科的研究者对该病理分型方法进行了外部验证,发现本分型方法可以反映患者的初始肾功能,并在一定程度上预测出肾脏对治疗的反应;更为重要的是,该分型方法是患者进

入终末期肾脏病的独立预测因素。与欧洲研究结果不同的是,我国的患者按照局灶型、混合型、新月体型以及硬化型的肾脏病理分型顺序,进入终末期肾脏病的几率而逐渐升高。造成这一差异的原因可能是由于国人的 AAV 患者中,MPO-ANCA 阳性患者占绝大多数,其肾脏的慢性病变比 PR3-ANCA 阳性者突出,因而对强化免疫抑制治疗反应欠佳。

值得一提的是,这种肾脏病理的分类方法仅仅是根据病理形态学的差异进行的,虽然临床简便实用、也有助于预测患者的肾脏预后,但并不能够反映不同类型之间发病机制的差异。

四、原发性小血管炎的治疗与预后

(一)治疗

近十余年来许多前瞻性多中心的随机对照临床研究积累了大量有价值的治疗经验和方法,特别是欧洲血管炎研究组为此做出了重要贡献。目前 AAV 治疗的很多方面已形成一致看法。

AAV 的治疗分为诱导缓解、维持缓解的治疗。诱导缓解期治疗是应用糖皮质激素联合细胞毒性药物,对于重症患者应采取必要的抢救措施,包括大剂量甲泼尼龙(MP)冲击和血浆置换。维持缓解期主要是长期应用免疫抑制药物伴或不伴小剂量激素治疗。

1.诱导缓解期的治疗 国内外研究均表明糖皮质激素联合细胞毒药物,特别是环磷酰胺可明显提高患者生存率。

(1)糖皮质激素联合环磷酰胺:目前,糖皮质激素联合环磷酰胺仍然是治疗 AAV 的标准方案,能够使 90% 以上的患者临床显著缓解。泼尼松(龙)初期治疗为 $1mg/(kg \cdot d)$,$4\sim6$ 周,病情控制后可逐步减量。环磷酰胺口服剂量一般为 $2mg/(kg \cdot d)$,持续 $3\sim6$ 个月。近年来环磷酰胺静脉冲击疗法越来越受到推崇,常用方法为 $0.75g/m^2$,每月 1 次,连续 6 个月。环磷酰胺静脉冲击与口服治疗的诱导缓解率和复发率均相似,但由于静脉冲击疗法的环磷酰胺累计剂量小,因此感染等不良反应的发生率显著偏低。对于老年患者和肾功能不全者,环磷酰胺应酌情减量。有重要脏器活动性受损的重症患者(如存在小血管纤维素样坏死、细胞新月体和肺出血者)诱导治疗初期可以应用 MP 冲击治疗,每日 1 次或隔日 1 次,每次 $0.5\sim1g$,3 次为 1 个疗程,继之以口服糖皮质激素治疗。

(2)糖皮质激素联合利妥昔单抗:糖皮质激素联合利妥昔(rituximab)单抗可以作为非重症 AAV 或应用环磷酰胺有禁忌的患者的另一可选择的方案,其循证医学证据来源于欧洲血管炎研究组的两个大型随机对照研究,分别称之为 RITUXIVAS 研究和 RAVE 研究。在 RITUXIVAS 研究中,44 名新发的 AAV 患者按照 3:1 的比例随机分配到利妥昔单抗($375mg/m^2$,每周 1 次共 4 次)加环磷酰胺($15mg/kg$,共 2 次,分别在第 1 次和第 3 次给予利妥昔单抗时应用)治疗组和环磷酰胺治疗组($15mg/kg$,每 2 周 1 次共 3 次,继之以每 3 周 1 次,最多 10 次),两组患者均接受甲泼尼龙的冲击治疗继之以口服糖皮质激素,两组的缓解率和严重不良事件的发生率均相仿。

(3)血浆置换:主要适应证为合并抗 GBM 抗体、严重肺出血和严重急性肾衰竭者。在欧洲血管炎研究组进行的随机对照研究(MEPEX 研究)中,针对严重急性肾衰竭(起病时 Scr> $50\mu mol/L$)的 AAV 患者,在给予口服泼尼松和环磷酰胺治疗的基础上,随机分为两组,分别接受强化血浆置换(在 14 天内进行 7 次)和 MP(1g/次,共 3 次)冲击治疗,结果发现,强化血浆置换较 MP 冲击治疗更有利于患者肾功能的恢复(3 个月时两组患者摆脱透析的比例分别为 69% 和 49%,1 年时进入终末期肾脏病的患者比例分别为 19% 和 43%)。

在应用糖皮质激素与免疫抑制剂治疗的过程中,有学者主张应用磺胺类药物预防卡氏肺孢子菌的感染。

2.维持缓解期的治疗 诱导缓解结束之后就进入维持缓解治疗,其目的是减少患者的复发。鉴于长期应用环磷酰胺的副作用,在进入维持缓解治疗之后,应选用其他副作用较小的免疫抑制剂来替代环磷酰胺。维持缓解治疗可供选择的免疫抑制剂较多,列举如下。

(1)硫唑嘌呤:硫唑嘌呤 1～2mg/(kg·d)是在维持缓解治疗阶段能够替代环磷酰胺证据最强的药物,其证据主要来自欧洲血管炎研究组的 CYCAZAREM 研究,应用硫唑嘌呤可以替代环磷酰胺用于系统性小血管炎的维持缓解治疗,随访 18 个月,两组患者的复发率没有显著性差别。用药期间应密切监测外周血白细胞计数,警惕其骨髓抑制作用。

(2)氨甲喋呤:氨甲喋呤是 AAV 维持缓解治疗的又一重要的可选方案。来自法国的最新随机对照研究表明,氨甲喋呤[起始剂量每周 0.3mg/(kg·d),之后逐渐增加到每周 25mg]用于维持缓解治疗,其疗效与安全性与经典的硫唑嘌呤 2mg/(kg·d)方案相仿。目前推荐氨甲喋呤治疗仅限于 Scr<177μmol/L 者,且治疗期间应注意补充叶酸。

(3)吗替麦考酚酯:吗替麦考酚酯用于维持缓解治疗具有副作用较小的优点,但对肾功能不全者需谨慎,其疗效还有待于进一步的研究证实。来自欧洲血管炎研究组的 IMPROVE 研究对比了吗替麦考酚酯和硫唑嘌呤用于维持缓解的治疗,初步的结果显示吗替麦考酚酯疗效不及硫唑嘌呤。目前吗替麦考酚酯多作为二线方案使用。

(4)来氟米特:来氟米特用于 AAV 维持缓解治疗的研究始于 2004 年,Metzler 等报道 20 例 GPA 患者用来氟米特(30～50mg/d)进行维持缓解治疗获得成功。2007 年该组作者又报道了来氟米特(30mg/d)与氨甲喋呤(开始时每周 8mg,8 周后达到每周 20mg)作为维持缓解治疗的疗效与安全性随机对照研究,结果表明,来氟米特组复发较少,但是副作用较多,包括高血压、白细胞减少等。

此外,研究证实 GPA 患者鼻部携带金黄色葡萄球菌是 GPA 复发的重要原因,随机对照研究显示应用复方磺胺甲噁唑(即复方新诺明)清除金黄色葡萄球菌可显著减少 GPA 的复发。应用剂量为磺胺甲噁唑 800mg 和甲氧苄啶 160mg,每周 3 次。鼻部局部应用莫匹罗星(mupirocin)也有较好的清除金黄色葡萄球菌的作用,还可以用于肾脏受损和无法应用复方新诺明的 GPA 患者。

3.复发的治疗 目前缺乏循证医学证据。建议在病情出现小的波动时,可以适当增加糖皮质激素和免疫抑制剂的剂量;而病情出现大的反复时,则应重新开始诱导缓解治疗。

(二)预后

由于 AAV 肾脏受累常迅速进展至肾衰竭、肺脏受累可发生大量肺出血而危及生命,因此本病未经治疗者预后极差,90% 患者在 1 年内死亡。应用糖皮质激素和环磷酰胺治疗有确切疗效,可以使患者的 5 年生存率达到 80%。影响患者预后的独立危险因素包括:高龄、继发感染特别是肺部感染及肾功能不全。这里值得引起注意的是,随着糖皮质激素和免疫抑制剂的广泛应用,AAV 的活动性往往能够得到很有效的控制,但治疗所带来的副作用不容忽视,继发感染特别是肺部感染已经成为患者重要的死亡原因之一。而进一步分析发现,肺脏存在基础病变特别是肺间质纤维化是继发肺部感染的独立危险因素,因此对于这类患者,在治疗时应加强监测,例如外周血淋巴细胞计数(不宜<600/mm³)及 CD4+ 淋巴细胞计数(不宜<200/

mm³)等等,以减少治疗所造成的不良反应。

如前所述,部分患者对传统的糖皮质激素联合环磷酰胺治疗无效,其独立危险因素包括:高龄、女性、黑种人、抗 MPO 抗体阳性者以及肾功能不全。

虽然糖皮质激素联合环磷酰胺治疗能够使多数患者获得缓解,但即使给予积极的维持缓解治疗,也有至少 15% 的患者会在诱导缓解成功后的 2 年内复发,复发是造成器官损害和进展到终末期肾衰竭的独立危险因素;严重的复发(例如肺出血)可以危及患者生命。复发的独立危险因素包括:PR3-ANCA 阳性、上呼吸道以及肺脏受累者。

(三)思索与展望

目前在 AAV 的治疗和预后领域还存在一些亟待探索的热点问题。

首先是关于维持缓解期治疗所需要持续的时间。如前所述,对于 AAV 维持缓解期治疗主要应用免疫抑制剂(硫唑嘌呤等)或同时联合小剂量的糖皮质激素。由于 AAV 是一组易于复发的疾病,即或在应用硫唑嘌呤或环磷酰胺维持治疗期间,每年的复发率至少在 15% 以上,因此停用免疫抑制治疗后的复发是临床上关注的焦点;而另一方面,如果延长应用免疫抑制剂的时间势必会增加不良反应的发生,包括肝功能损害、骨髓抑制等等,因此决定维持缓解期治疗的时间必须权衡利弊。一般认为应在诱导缓解完成后维持至少 2 年,但也有作者认为应延长到 4 年。欧洲血管炎研究组正在进行一项随机对照研究以确定是否需要将维持治疗延长到 4 年,后者称为 REMAIN 研究。

其次是诱导缓解期治疗能否应用环磷酰胺以外的免疫抑制剂。众所周知,糖皮质激素和环磷酰胺的联合应用从根本上改变了本病的预后,但大剂量应用环磷酰胺所造成的副作用(肝功能损害、感染、出血性膀胱炎、诱发泌尿系统肿瘤等)成为临床医师最为担忧的问题之一。多年来研究者们一直在探索是否有其他的免疫抑制剂能够在诱导缓解治疗中替代环磷酰胺,但现有的循证医学证据表明,只有价格昂贵的利妥昔单抗可以替代环磷酰胺作为一线用药,与糖皮质激素联合治疗非重症病例。有学者曾用氨甲喋呤联合糖皮质激素治疗肾功能接近正常的非致命性病例,然而存在高复发率之虞。随着近年来多种新型免疫抑制剂(如吗替麦考酚酯、来氟米特、他克莫司等)在肾移植领域和其他自身免疫疾病(如系统性红斑狼疮等)中的成功应用,国外已有学者开始探索这些新型免疫抑制剂应用于 AAV 的诱导缓解期治疗。

第三是关于 AAV 患者的远期预后。如前所述,糖皮质激素联合免疫抑制剂的治疗使大多数患者得以缓解。虽然仍有少部分患者死于活动性血管炎、以及一些患者在血管炎急性期的强化免疫抑制治疗中死于治疗并发症(特别是继发性感染),但是多数患者能够获得较长时间的生存。越来越多的研究显示,心血管事件和恶性肿瘤(特别是长时间大剂量使用环磷酰胺者)是这些患者远期死亡的主要原因。如何减少这两类疾病发生? 也将是本领域未来几年研究的热点。

(热孜万古丽・阿布都拉)

第十七节　干燥综合征肾损害

干燥综合征(Sjogren's syndrome)是一种主要累及外分泌腺的自身免疫性慢性炎症疾病,能导致腺体结构破坏,功能丧失。最常累及唾液腺和泪腺,表现为口干和眼干。其他受累的外分泌腺还包括胰腺、汗腺及肠道、支气管和阴道的黏液分泌腺体,肾脏和中枢神经系统也常受累。

干燥综合征是 Sjogren 于 1933 年首先描述,目前该病分为原发性干燥综合征(pSS)与继发性干燥综合征。pSS 主要侵犯外分泌腺,部分患者也能伴随出现系统性损害。与其他自身免疫性风湿性疾病共同存者为继发性干燥综合征,主要见于类风湿关节炎。大约 1/3 的类风湿关节炎患者会存在继发性干燥综合征,其口腔及眼睛的干燥与 pSS 相似,只不过是在类风湿关节炎发生后才出现。其他自身免疫性风湿性疾病,包括系统性红斑狼疮、硬皮病和多发性肌炎以及原发性胆汁性肝硬变也可发生干燥综合征。

一、干燥综合征肾病的临床表现、病理及诊断

(一)干燥综合征的临床与病理表现

1. 发病率 该病症状轻微,许多患者已经患病而自己并未察觉,也不会到医院去寻求帮助,故 pSS 的确切发病率并不清楚。但是在自身免疫性风湿性疾病中此病仅次于类风湿关节炎,是第二个常见病。该病主要累及女性,女性患病大约是男性的 10 倍;任何年龄均可发生,高峰年龄为 40~60 岁。

2. 眼及口腔表现 导致患者就医的眼部症状常是主诉对风沙敏感、光敏感、不能耐受角膜接触镜、眼睛疼痛不适及结膜炎表现等,确认眼干燥须做泪液分泌试验(即 Schirmer 试验)及角膜荧光素染色检查;口干症状往往主诉进食干食物(如饼干、馒头)需用水助吞,或者夜间口渴需要饮水等,半数以上患者还会主诉腮腺肿胀,确认涎腺疾病须做唾液流率试验、涎腺放射性核素检查及腮腺造影等检查。另外,均应检测血清抗 SSA 和抗 SSB 抗体。

pSS 的典型的病理学改变是外分泌腺慢性炎症。浸润的细胞主要是 CD4$^+$ T 淋巴细胞、B 淋巴细胞及浆细胞。在疾病的早期,腺小叶有灶性淋巴细胞浸润及聚集,首先浸润至小叶间—小叶内导管周围,而后进入实质,最后形成弥漫性浸润,伴随出现腺上皮细胞病变(在附着及外型上发生变化)及凋亡。临床上常做下唇腺活检病理检查,指南规定淋巴细胞灶≥1 个(在 4mm^2 组织内有≥50 个淋巴细胞聚集称为 1 个灶)才能诊断干燥综合征。

3. 全身系统表现 部分 pSS 患者可以出现眼、口以外的全身系统表现,包括:①一般症状:约 50% 患者有疲乏、精神压抑表现,并偶尔出现体重减轻,自述"仿佛患了恶性肿瘤一样"。疲乏是最早的主诉,原因不甚清楚,由于本病常合并甲状腺功能低下,故疲乏也可能与此相关。②关节肌肉表现:50% 的 pSS 有关节痛、晨僵、间断发作的滑膜炎、慢性多肌炎,有时为雅库关节病(Jaccud's arthropathy)。与类风湿关节炎不同的是在 X 线检查时并无关节侵蚀性病变。③皮肤表现:55% 的患者叙诉皮肤干燥、头发干燥。亦可发生皮肤损害,呈多样性改变,包括紫癜、红皮病、冻疮样损害。紫癜多与高丙种球蛋白血症及血管炎相关。④消化系统表现:胃肠道受累及时,黏液分泌减少,防御功能下降,患者常表现为反流性食管炎和食管动力障碍,可致吞咽困难;恶心、上腹部疼痛,活检显示萎缩性胃炎。结肠和直肠黏液分泌减少可导致便秘。肝脏是最大的外分泌腺,pSS 患者的肝脏常受累,肝脾大或肝功能异常者发生率达 25%~58%,5% 抗线粒体抗体阳性,活检显示轻度肝内胆管炎。北京协和医院的 135 例 pSS 病例分析显示,肝损害发生率为 28.1%,其中 22% 与 pSS 相关。亚临床型胰腺病变少见,25% 患者可有淀粉酶的轻度升高,因胰腺功能受损而导致的吸收不良综合征罕有发生。⑤呼吸道表现:常为支气管黏膜分泌减少导致的干咳,也可因气道阻塞而导致呼吸困难。X

线检查示轻微的间质性改变,高分辨 CT 检查示节段性支气管壁变厚,活检示支气管周围单核细胞浸润。严重的肺间质性病变在 pSS 少见。一般不出现胸水。⑥泌尿生殖系统表现:pSS 也可发生间质性膀胱炎,这是一种非细菌感染引起的慢性膀胱炎,很早即认识到它是"胶原血管性疾病"的合并症,而近来的研究证实,很多这些疾病即是 pSS。间质性膀胱炎的临床表现与细菌感染性膀胱炎类似,但是反复尿培养无细菌生长,其诊断只有靠膀胱镜检查和组织活检。30%的患者阴道分泌物减少而导致性交困难。⑦神经系统表现:神经病变可发生于周围感觉神经或运动神经,常累及单一神经,如三叉神经和视神经。中枢神经病变少见,其发病率仍有争议。Alexander 等在 1986 年报告可发生类似于多发性硬化的中枢神经性疾病,其发生率约为 30%。而 Vincent 等 2003 年报告,主要是横断性脊髓炎,发生率只有 1%。⑧内分泌系统表现:自身免疫性甲状腺疾病在 pSS 中发生率为 10%~45%。Ramos-Casals 等报道的 160 例 pSS 患者中,约 36%合并甲状腺疾病,主要为自身免疫性甲状腺炎,其他作者也报告可合并慢性淋巴细胞性甲状腺炎(桥本甲状腺炎)和甲状腺功能减退,30%~40%患者血清出现抗甲状腺抗体和促甲状腺激素水平升高。⑨血管病变表现:血管炎的发生率为 5%,累及小及中型血管。最常见的表现为紫癜,少见情况下,血管炎可累及肾脏、肺、胃肠道、乳腺和生殖道。干燥发生若干年后可出现雷诺现象,发生率约为 35%。⑩淋巴瘤:大约 5%的 pSS 患者可发生淋巴瘤,表现为持续的、广泛的唾液腺肿胀、广泛的淋巴结病及皮肤浸润。近年来淋巴瘤的发生较以前已有明显增加。

(二)干燥综合征肾损害的临床与病理表现

肾脏是 pSS 常累积的器官,早在 1962 年报告一例 pSS 患者出现肾性尿崩症。在对另外 8 例 pSS 患者进行研究后发现,4 例患者有持续性尿浓缩功能障碍及水丢失,但无蛋白尿和其他肾脏异常表现。此后关于 pSS 的低比重尿及肾脏浓缩功能受损的研究逐渐增多。pSS 患者肾脏受累的发生率各家报告不一,在 18%~67%范围,一般认为在 50%以上。确切的患病率很难估计,原因可能为:①病变的严重程度及病程差异很大,其中不乏为亚临床型患者,在很长时间并无明显症状。②缺乏统一的被大家接受的诊断标准。③对该病的重视程度不一,许多早期患者已存在肾小管功能不全表现,而患者没有主诉也未被医师重视。④目前肾脏损害的研究报道只是一些小样本研究。

pSS 的肾损害主要包括如下 3 方面疾病:

1. 肾小管间质肾炎 肾小管间质肾炎为 pSS 最主要和最突出的肾损害表现,即使以大量蛋白尿或肾病综合征为主要表现的 pSS 肾小球肾炎患者,其肾间质和小管的病变也很突出。一般认为,pSS 肾小管间质病变的发病机制与其肾小球病变机制不同,后者是免疫复合物介导性疾病,而肾小管间质肾炎、肝脏损害及阻塞性支气管炎是由淋巴细胞侵犯上皮细胞导致,发生在疾病早期。肾小管间质肾炎多见于相对年轻患者,肾脏病理学改变为轻-中度的肾间质淋巴细胞浸润,伴不同程度的肾小管萎缩和间质纤维化。浸润的细胞多为 CD4[+] T 淋巴细胞、B 淋巴细胞及浆细胞,其细胞类型与 pSS 的其他外分泌腺浸润的细胞类型一致。而非干燥综合征原因导致的慢性间质性肾炎浸润的细胞多为毒性 T 淋巴细胞。

pSS 肾小管间质肾炎的临床表现常十分隐匿,有些患者只有亚临床型肾损害表现。报告最多的慢性肾小管间质肾炎临床表现为低渗尿、肾小管酸中毒(RTA)及范可尼综合征,并最终进入慢性肾衰竭。

因肾脏浓缩功能受损而出现的多饮多尿往往是 pSS 患者最早的临床表现,甚至有些患者在明显的口干、眼干等症状出现前多年即已存在。1965 年 Shearm 及 Tu 报告了一例年轻女性的 pSS,在口干、眼干前 10 年即有多饮多尿。多饮多尿的症状轻微,常不为患者所重视,因而导致疾病在很长的时间内不能得到确诊。临床上许多多饮多尿的病例常与其他肾小管功能异常表现(如 RTA、肾性糖尿及范可尼综合征)先后出现或同时出现,但是也可以孤立存在。RTA 与尿浓缩功能障碍并不一定相互关联,这提示 pSS 中的肾小管间质损伤可能是多部位和多种功能的受损。

pSS 患者还常出现 RTA,其中主要为Ⅰ型 RTA,其次为Ⅱ型 RTA。PSS 患者中 RTA 的发生率为 20%~25%,协和医院报告的 407 例干燥综合征中只有 60 例(14.7%)诊为 RTA。不过这 60 例均为症状较重需要住院治疗的患者,其中Ⅰ型 KTA 为 88.1%,Ⅱ型为 18.3%,94% 的Ⅰ型 RTA 患者反复出现低钾性肌麻痹,亚临床型 RTA 只占 7.6%,远远低于文献报告的 33%。很清楚,此研究只纳入了临床症状严重的干燥综合征病例,而未包含轻症及亚临床型患者。长时间地对 pSS 患者进行追踪观察,RTA 患病率会明显升高。Ren 等报告我国 130 例 pSS 患者的回顾性分析发现,多达 95 例(73.1%)合并 RTA,而其中 91 例为Ⅰ型 RTA。RTA,尤其是Ⅰ型 RTA 在 pSS 患者中的高发病率提示 pSS 是 RTA 重要的发病因素之一。长期的 RTA 可导致泌尿系结石以及肾钙化,并可因此而导致慢性肾功能不全。另外,pSS 患者的范可尼综合征也时有报告。北京协和医院报告的 42 例范可尼综合征中,11.9% 是 pSS。个别作者报告 pSS 可合并 Giteiman 综合征。

肾脏的主要病理改变是慢性肾小管间质肾炎。Maripuri 等报告的 24 例 pSS 患者经肾活检诊断为慢性间质性肾炎者 11 例(45.8%);北京协和医院的 26 例 pSS 患者经肾活检诊断为慢性间质性肾炎者 18 例(69.2%);上海瑞金医院的 30 例 pSS 患者经肾活检诊断为慢性间质性肾炎者 20 例(66.7%)。病理检查可见肾间质淋巴细胞浸润,同外分泌腺一样,浸润的细胞也主要为 $CD4^+$ T 淋巴细胞、B 淋巴细胞及浆细胞。随疾病进展将出现不同程度的肾间质纤维化和肾小管萎缩,甚至肾小球缺血性损害(缺血性皱缩或硬化)。免疫荧光检查常阴性。

2. 免疫复合物性肾小球肾炎　以往认为 pSS 合并肾小球肾炎者少见,文献只是个案报告。笔者 1984 年在国内首先报告了两例 pSS 合并肾小球肾炎病例,其中一例为 IgA 肾病,同时又合并Ⅰ型 RTA 低钾性麻痹,当时见诸于文献报告者只有 8 例。但此后文献报告 pSS 合并肾小球肾炎者逐渐增多。2001 年 5 月至 2006 年 5 月期间北京协和医院共有 48 例 pSS 患者接受肾活检,肾脏病理表现为慢性间质病变为主者 23 例,以肾小球受累为主者 25 例,占肾活检总数的 52%。上海瑞金医院报告的 103 例 pSS 中,肾小球损害者占 15 例(14.6%)。由于未在所有 pSS 患者中进行肾小球性蛋白尿的筛查,而 pSS 患者接受肾活检的病例数毕竟很少,而且各单位选择进行肾活检的指征也有很大差别,为此,很难确定 pSS 患者中肾小球肾炎的确切发生率。美国梅奥医学中心(Mayo Clinic)在长达 40 年的时间里,观察了 7276 名 pSS 患者,只有 24 例进行了肾活检。现在随着大家对 pSS 患者肾小球疾病的重视,已发现它不是少见疾病,而是导致 pSS 慢性肾衰竭不可忽略的原因之一。

pSS 患者肾小球肾炎的病理学类型以膜性肾病多见,约占全部肾小球疾病的一半,其次为系膜增生性肾小球肾炎、膜增生性肾小球肾炎及局灶节段性肾小球硬化症等。膜增生性肾炎有时合并冷球蛋白血症。少数患者有肾脏及肾外血管炎表现。2007 年,北京协和医院报告的 48 例行肾活检的 pSS 患者中,以肾小球受累为主者 25 例,其中膜性肾病占 17 例(占 68%)。这与 1997 年作者所在科室早期报告的 pSS 肾活检病理诊断有明显区别,1997 年的

26 例活检标本中单纯慢性间质性肾炎占 18 例(69%)。这 5 年来,除了对明显高丙种球蛋白血症伴肾小管功能损伤的患者进行肾活检外,也选择了中至大量肾小球源性蛋白尿患者或(和)血清肌酐升高的患者进行肾活检,因此 pSS 的肾病疾病谱有了变化。上海瑞金医院的病例中,10 例临床表现为肾病综合征者,其病理类型为系膜增生性肾炎 5 例,局灶节段性肾小球硬化症 2 例,膜性肾病 1 例,微小病变肾病 2 例。少见情况下 pSS 还可合并其他类型的肾小球疾病,如抗中性白细胞胞浆抗体(ANCA)相关性新月体肾炎。

3.**肾衰竭** 文献报道 pSS 患者肾功能损害的发生率差别较大,从 2%~33%。Aasarod 等报道,21%患者出现肾小球滤过率下降。上海瑞金医院报告的 103 例 pSS 患者中,22 例有肾功能损害,占 21.4%,其中 13 例为轻度损害(血清肌酐<176μmol/L)。北京协和医院 1997 年报告的肾活检患者 26 例中,有 5 例(占 19.23%)肌酐清除率<50mL/min。Maripuri 等报告的患者肾功能损害所占比例较大,24 例中 10 例(41.7%)呈慢性肾功能不全,7 例(29.2%)呈急性肾衰竭。但是由于该组患者是长达 40 年时间里的少数肾活检患者,其结果可能会存在偏倚,国内北京协和医院和上海瑞金报告的肾功能损害发生率可能比较客观。儿童 pSS 也可以发生终末期肾脏病(ESRD),而儿童的 pSS 由于症状不典型,故 ESRD 患儿中 pSS 所占比例很可能被低估。发生肾衰竭的主要原因为慢性肾小管间质肾炎导致的肾间质纤维化,而肾小球肾炎所致肾小球硬化、肾结石和肾钙质沉着症所致肾损害也都参与了慢性肾衰竭发生。pSS 还可发生急性间质性肾炎,Maripuri 等报道的 24 例 pSS 病例中,急性间质性肾炎即占 6 例(25.0%),临床呈现急性肾衰竭。

(三)干燥综合征的诊断与鉴别诊断

1.**诊断标准** pSS 的诊断在很长一段时间并无统一标准,曾经使用的标准有:①1975 年旧金山标准:1975 年由 Daniels 等创意制定。②哥本哈根标准:1976 年由 Manthorpe 设计并在 1981 年第一次干燥综合征讨论会上报告的标准。③圣地亚哥标准:1986 年由 Fox 等人提出,故又称为 Fox 标准。④欧洲标准:于 1993 年提出,1996 年又发表了对其验证的资料。欧洲标准是国际上最先建立在前瞻性、多中心研究基础上的诊断标准,分为如下 6 项指标:眼干症状,口干症状,眼客观检查包括泪液分泌试验和角膜荧光素染色,口腔客观检查包括唾液流率测定、唾液腺核素闪烁扫描及腮腺造影,血清自身抗体包括抗核抗体(ANA)、类风湿因子、Ro 及 La 抗体(又称为抗 SSA 及抗 SSB 抗体),以及下唇黏膜活检(查淋巴细胞浸润),6 项中符合 4 项即可诊断。一般认为在诊断 pSS 时,圣地亚哥标准常过严,而欧洲标准过宽。⑤欧美合议标准:2002 年原制订欧洲标准的人员与美国学者,在原欧洲标准基础上重新分析合议而制订。此标准认为肯定的 pSS 诊断必须具备自身免疫表现,即唇黏膜活检显示局灶性涎腺炎及抗 SSA 和(或)抗 SSB 抗体阳性,二者至少必具其一。另外,唇黏膜活检原要求至少有 2 个病灶,已降为 1 个病灶;Scheirmer 试验 5 分钟泪液湿润长度由 8mm 降为 5mm;角膜荧光素染色检查磨损点由 10 个降为 4 个;而且自身抗体检验未再包括 ANA 及类风湿因子。欧美合议标准被广泛接受,已成为国际上诊断 pSS 的基本标准。⑥干燥综合征国际分类(诊断)标准:2002 年 5 月在日本举行的第 8 届干燥综合征国际会议上,根据中国及日本的验证材料对欧美合议标准进行了修订,称为干燥综合征国际分类(诊断)标准(2002 年修订版)。我国学者应用此标准分析后发现,其敏感性为 87%,特异性为 97.8%。2003 年中华医学会风湿病学分会指定的干燥综合征诊治指南(草案)也推荐使用此标准,目前已在我国广泛使用。

2002 年欧美合议干燥综合征分类(诊断)标准见表 7-23 及表 7-24。

表7-23　干燥综合征分类标准的项目

Ⅰ眼部症状:3项中有1项或1项以上阳性

1.每日感到不能耐受的眼干持续3个月以上

2.有反复的沙子进眼或砂磨感觉

3.每日需用人工泪液3次或3次以上

Ⅱ口腔症状:3项中有1项或1项以上阳性

1.每日感到口干持续3个月以上

2.成年后腮腺反复或持续肿大

3.吞咽干性食物时需用水帮助

Ⅲ眼部体征:两项中有1项或1项以上阳性

1.泪液分泌试验(+)(5min泪液湿润长度≤5mm)

2.角膜染色(+)(≥4个,用van Bijsterveld计分法)

Ⅳ组织学检查:下唇腺病理活检示淋巴细胞灶≥1(4mm² 唇腺组织内有≥50个淋巴细胞聚集为1个灶)

Ⅴ涎腺受损:3项中有1项或1项以上阳性

1.唾液流率(+)(15min唾液流率≥1.5mL)

2.腮腺造影(+)

3.涎腺核素检查(+)

Ⅵ自身抗体:抗SSA或(和)抗SSB抗体(+)(双扩散法)

表7-24　分类标准项目的具体分类

1.原发性干燥综合征:无任何潜在疾病的情况下,有下述任1条即可诊断:

A.符合表1中4条或4条以上,但必须符合条目Ⅳ(组织学检查)或(和)条目Ⅴ(自身抗体)

B.条目Ⅲ、Ⅳ、Ⅴ、Ⅵ4条中任3条阳性

2.继发性干燥综合征:患者有潜在的并发疾病(如另一确定的结缔组织病),符合表1条目Ⅰ、Ⅱ中任何1条,同时符合条目Ⅲ、Ⅳ、Ⅴ中任2条

3.必须除外:颈、头面部放疗史,丙型肝炎病毒感染,艾滋病,淋巴瘤,结节病,移植物抗宿主病,抗乙酰胆碱药的应用

2.鉴别诊断　根据典型的临床表现和实验室检查,pSS的诊断一般不难。但需要与某些有眼干、口干症状及腮腺肿胀表现的疾病鉴别。结节病与pSS的临床表现很相像,但是腮腺活检显示非干酪样肉芽肿及抗SSA、SSB抗体阴性可资鉴别。其他需要与pSS鉴别的疾病包括艾滋病、丙型肝炎病毒感染、移植物抗宿主反应。艾滋病患者有干燥综合征症状、腮腺肿胀、肺脏受累和淋巴结病,但是血清抗SSA、SSB抗体阴性,人免疫缺陷病毒(HIV)抗体阳性,腮腺浸润的淋巴细胞以$CD8^+$ T细胞为主,均有助于鉴别。丙型肝炎病毒感染可以导致淋巴细胞性腮腺炎,很像干燥综合征,但是pSS患者的血清抗SSA、SSB抗体阳性,抗丙型肝炎病毒抗体阴性,可资鉴别。

3.干燥综合征诊断的困惑　遵照欧美合议干燥综合征分类(诊断)标准,国内有报道用此诊断pSS的敏感性为87%,特异性为97.8%,但是这只是单中心资料分析,欲全面验证此标准对我国pSS诊断的准确性,还必须进行多中心研究。其次,由于pSS的临床表现多样化,而且受累器官出现时间及数量不一,也使得pSS易被误漏诊。笔者本人经历过这样一个病例,在20世纪50年代因为高丙种球蛋白血症和皮肤紫癜而被诊断为"高丙种球蛋白性紫癜",予

以肾上腺皮质激素治疗。患者接受了长达 40 年的小剂量激素治疗，直到 90 年代死于干燥综合征慢性肾衰竭。尽管此激素治疗对患者干燥综合征病情有益，但是此疾病诊断实际是误诊。鉴于慢性肾小管间质肾炎伴淋巴细胞及浆细胞浸润是 pSS 较为特征的肾损害病理表现，因此肾活检病理检查可能为 pSS 诊断提供有价值线索，凡疑及 pSS 且出现肾损害的患者均应进行肾活检，这可能会避免不少误漏诊。

二、干燥综合征的发病机制

尽管对 pSS 的病因及发病机制已做了广泛研究，但是至今仍欠清楚。宽泛的讲，pSS 发病与多种因素相关，已经积累的证据显示，遗传因素与 pSS 发病关系密切，而环境因素如病毒感染，性激素变化、组织损伤等都对启动 pSS 的自身免疫疾病过程具有作用。

（一）遗传因素与干燥综合征

对于遗传因素的研究依然有限，北京协和医院报告的 150 例病例中，有 2 例为姐妹。也有不少研究报告了 pSS 与 HLA 抗原分型的关系。来自不同国家报告的类型都是 HLA－DR 抗原，意大利为 HLA－DR3，希腊为 HLA－DR5、HLA－DR53，以色列为 HLA－DR11，日本为 HLA－DRw53，中国为 HLA－DR3。

近来有学者对基因多态性与 pSS 之间的关系进行了研究。通过病例对照研究已发现干扰素（IFN）基因多态性与 pSS 发病相关，最重要的是 pSS 和 IRF5（编码干扰素调节因子 5，累及 Ⅰ 型干扰素途径）及 STAT4（编码信号传导及转录激活因子 4，累及 Ⅱ 型干扰素途径）基因多态性的关系。关于 pSS 的第一个全基因组关联研究（genome－wide association study，GWAS）的初步结果目前已经公布，对 395 例欧洲的 pSS 患者和 1975 例健康人进行了对比研究，而在重复试验中，又扩大对比了 1243 例患者与 4779 例健康者。与 pSS 最相关的遗传位点是 MHC/HLA 区域，峰值在 HLA－DQB1。与 pSS 相关的多种基因位于此区域内。该研究确定了与基因多态性相关的 6 个独立的位点：IRF5、STAT4、BLK（编码 B 淋巴细胞激酶）、IL12A（编码 IL－12 亚单位 α）TNIP1（编码 TNFAIP3－相互蛋白 1）和 CXCR5（编码 CXC 趋化因子受体 5）。该研究也首次证实了 IL12A 基因多态性与 pSS 之间的关系。

表观遗传学异常在包括 pSS 在内的多种自身免疫性疾病发病中具有重要作用，尽管目前对 pSS 表观遗传学的了解尚有限，但是已经观察到唾液腺 miRNA 的表达类型与该疾病相关。

（二）病毒感染与干燥综合征

某些感染性疾病会产生类似于 pSS 的症状，而被称为干燥综合征样疾病，提示感染可能是 pSS 的病因之一。唾液腺的病毒感染可启动致干燥综合征的自身免疫过程，而且在 pSS 患者的唾液腺中已检测到 EB 病毒 DNA，故嗜唾液腺病毒如 EB 病毒感染已被认为是 pSS 的启动因素，可导致 pSS 发生。除 EB 病毒外，巨细胞病毒（CMV）也认为与 pSS 有关。有报道在 pSS 患者的血清中已测得高水平的 CMV IgM 抗体，甚至在其他自身免疫性疾病中也观察到同样结果，因此作者认为 CMV 感染不仅与 pSS、而且许多自身免疫疾病的发病均相关。反转录病毒可感染免疫系统，引起免疫调节异常，因而也被认为是 pSS 的病因。HIV－1 感染可累及唾液腺和其他器官（包括肾脏的 CD8$^+$ T 细胞浸润），其临床表现与 pSS 十分相似，但是此病未被划归 pSS，而独立命名为"弥漫性浸润性淋巴细胞增多综合征"，文献报道有 3%～8% 的 HIV 感染者具有此综合征。类似表现也见于其他反转录病毒感染性疾病，如人类 T 细胞白血病反转录病毒－I(human T leukaemia retrovirus－I,HTLV－I)。在 HTLV－I 感染者中约 3％具有干燥综合征表现,而在 36 例 pSS 患者中有 13 例检测到了 HTLV－I 病毒抗体。尽管在这两个反转录病毒感染疾病中都看到了 pSS 的类似临床表现,但是它们在 pSS 中的确切致病作用仍待进一步证实。1997 年 Rigby 等在 pSS 患者中测得了反转录病毒序列,另有学者用 pSS 患者的唾液腺与淋巴细胞共同培养发现反转录病毒－A 型颗粒存在,不过这些证据仍显不足。在动物实验中,反转录病毒感染与 pSS 的关系也只有非直接证据。

（三）免疫功能失调与自身免疫

环境因素对于那些有发病倾向的患者可启动自身免疫过程。在这个过程中,有 T 和 B 淋巴细胞的激活和相互作用,有细胞因子的产生和激活以及自身抗体的产生。而自身反应性 T 和 B 淋巴细胞在 pSS 外分泌腺的炎症浸润及自身抗体的产生方面起着决定性的作用。在最近,临床和实验室观察已经提高了上皮细胞在发病中的中枢环节作用,并提出此病的病因学名称应为"自身免疫性上皮病"。该病的外分泌腺表现应分为两组:①间质性肾炎、肺及肝脏受累,这是淋巴细胞侵犯上皮组织的结果。②肾小球肾炎、皮肤血管炎及周围神经病变,这些是免疫复合物介导性疾病,这类疾病合并淋巴瘤的风险增加。

pSS 患者可测得多种自身抗体,其中与 PSS 相关者为抗 Ro/SSA 和抗 La/SSB 抗体。Nardi 等研究了 335 例 pSS 的自身抗体,测定了 ANA、抗 SSA 抗体、抗 SSB 抗体、抗 Sm 抗体、抗核糖核蛋白(RNP)抗体、抗平滑肌抗体(ASMA)、抗壁细胞抗体(APCA)、抗肝肾微粒体 1 型(LKM－1)抗体和抗微粒体抗体(AMA)。其中抗 Ro/SSA 抗体阳性者 111 例(33％),抗 La/SSB 抗体阳性者 78 例(23％),而 ANA 阳性者 278 例(83％),ANA 阳性者在滴度达＞1∶80 时与抗 SSA/SSB 抗体相关。

细胞因子是免疫反应的强有力效应器。特异性的效应 T 细胞亚群如辅助细胞 Th1、Th2、Th17 和 T 滤泡辅助细胞(TFH)的分化是受不同的细胞因子影响的。而在病情恶性循环中,效应 T 细胞亚群反过来也产生一组信号细胞因子,在目标组织中发挥特殊效应,并常常同时促进同一效应亚群细胞的进一步分化和扩充。许多细胞因子水平在 pSS 患者的靶组织及血循环中升高。

Th1－相关的细胞因子有干扰素－γ(IFN－γ)、白介素－12(IL－12)、白介素－18(IL－18)和肿瘤坏死因子－α(TNF－α)等。文献报道,与非 pSS 患者比较,pSS 患者的唾液腺和唾液中的 IFN－γ 水平显著升高;在 pSS 患者的受累器官中 IL－12 水平也升高,其主要来源为巨噬细胞和树突状细胞;在 pSS 患者的血清、唾液腺和唾液中已测得高水平的 IL－18,其水平升高程度与疾病严重度相关;pSS 患者较非 pSS 患者的唾液有更高水平的 TNF－α,TNF－α 能促进 Ro/SSA 和 La/SSB 在角质细胞表面表达,诱发自身免疫。体外研究显示 TNF－α 单独或与 IFN－γ 合作能诱导唾液腺细胞的凋亡并损伤其分泌功能。Th2－相关的细胞因子有白介素－4(IL－4)和白介素－13(IL－13)。文献报道,在部分 pSS 患者的唾液腺中已检测到水平增高的 IL－4;在 pSS 患者的外分泌腺中也检测到 IL－13mRNA 高表达,IL－13 可影响肥大细胞而导致靶器官损害。Th17－相关的细胞因子有白介素－17(IL－17)和白介素－22(IL－22),而 Th17 细胞的存活需要依赖细胞因子白介素－23(IL－23)。文献报道,在 pSS 患者的唾液腺和血清中 IL－17 和 IL－23 水平升高,且免疫组化分析显示在淋巴细胞浸润的部位和导管部位 IL－17 和 IL－23 蛋白及其受体呈高表达;pSS 患者的血清 IL－22 水平也显著升高,且升高程度与自身抗体和类风湿因子的程度相关,提示 IL－22 可能在 pSS 的发病中起着作用。其他细胞因子还有白介素－21(IL－21)和白介素－10(IL－10)等。文献报道,pSS 患者的血清 IL－21 浓度显著升高,且与 IgG1 水平相关,免疫组化显示在 pSS 患者唾液腺的淋巴浸润灶有高水平的 IL－21 表达;pSS 患者的唾液及血清中 IL－10 水平也显著升高,前者升高程度与眼干和口干严重度相关,后者升高程度与 IgG1 水平及免疫细胞浸润程度呈显著正相关。这些结果也提示 IL－21 及 IL－10 在 PSS 发病中具有作用。综上所述,T 细胞来源的或 T 细胞影响的细胞因子,在 pSS 的发病中可能发挥着重要作用。在这些因子中,IL－4、IL－13、IFN－γ、IL－17、IL－21 和 IL－10 已有较强说服力显示它们在 pSS 发病中具有重要作用,而其他细胞因子如 IL－12、IL－23、IL－18、TNF－α 和 IL－22 也高度提示在 pSS 发病中具有作用,但还需要进一步进行验证。

各种细胞和炎症因子及抗体是如何造成组织损伤的? Lessard 等阐述了发病中 B 细胞激活、B 细胞受体激活及 T 细胞激活三个主要过程。Fox 具体描述了如下几个主要步骤:①病毒或非病毒侵人腺体,导致细胞坏死或凋亡,此后在腺细胞表面表达 SSA 蛋白。②损伤的腺体产生细胞因子,上调腺体内皮小静脉上的趋化因子和细胞黏附分子,促进淋巴细胞和树突状细胞迁移(或归巢)到受损腺体。③通过 HLA－DR 阳性抗原递呈细胞递呈 SSA 抗原,在 T 辅助细胞的影响下由 B 细胞产生 SSA 抗体。④形成包含抗 SSA 和核糖体蛋白的免疫复合物,通过 Toll 受体和 Fc－γ 受体结合到腺体的树突状细胞上。⑤树突状细胞产生 I 型干扰素,进一步促进淋巴细胞归巢,淋巴细胞及金属蛋白酶活化,以及腺细胞凋亡。连接固有免疫系统与获得性免疫系统的恶性循环即会在具有基因倾向性的个体(HLA－DR 阳性)中发生,产生对 SSA 的免疫反应形成免疫复合物,刺激 Toll 受体产生特征性的 I 型干扰素信号。Nocturne 在讲述发病机制的最近进展后,绘制了一个发病机制示意图(图 7－10),可供参考。

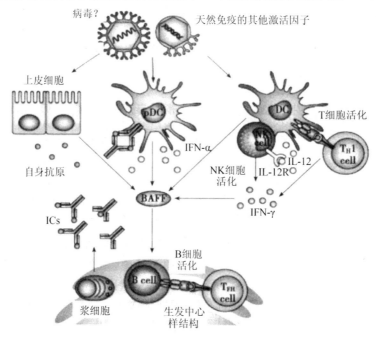

图 7－10　原发性干燥综合征发病机制示意图

环境的因素如病毒或其他天然免疫的激活因子导致上皮细胞和 DC 激活,pDCs 也可被已形成的 ICs 激活。DCs 促进 I、II 型 IFN 途径活化。进而传统的 DCs 分泌 IL－12 导致

NK 细胞和 TH1 细胞的活化,增加 IFIN-γ 产生和介导组织损伤。IFN-α 和 IFIN-γ 增加了 BAFF 的分泌(导致 BAFF 的过度产生)和 B 细胞和 T 细胞的激活。在患 pSS 的个体,B 细胞的激活意味着在 GC 样结构中产生自身抗体。上皮细胞释放自身抗原,参与 ICs 形成及免疫系统持续激活的恶性循环。

英文缩语:DC:树突细胞;PDC:浆细胞样树突细胞;ICs:免疫复合物;IFN:干扰素;IL-12:白介素 12;IL-12R:白介素 12 受体;NK:自然杀伤细胞;Th1:1 型 T 辅助细胞;T_{FH}:滤泡辅助性 T 细胞;BAFF:B 细胞活化因子

三、干燥综合征及其肾损害的治疗

非脏器的损伤如关节痛等一般可用甾类抗炎药和羟氯喹治疗,糖皮质激素也可以缓解症状,但是由于其副作用而限制了其长期使用。对于血沉增快、多克隆丙种球蛋白增加及淋巴结病的患者,羟氯喹有较好的疗效,其剂量为 6~8mg/(kg·d)。虽然羟氯喹能缓解非特异性症状,但不会增加泪液和唾液,改善眼干及口干症状。对于羟氯喹的眼睛副作用(视觉及角膜病变)应予以关注,每 6~12 个月应进行一次常规的眼科检查。

有脏器损伤者,应使用肾上腺糖皮质激素,其剂量与治疗系统性红斑狼疮所用剂量相同,为减少激素用量,可与其他免疫抑制剂联合使用如羟氯喹、环磷酰胺、硫唑嘌呤及甲氨蝶呤等,对某些选择性病例也可以使用来氟米特。环孢素 A 也是治疗 pSS 的常用药物。环磷酰胺常用于病情严重和合并血管炎的患者,由于 pSS 常合并淋巴瘤,故主张以小剂量给予,而不使用大剂量的静脉注射。不能耐受环磷酰胺者也可以使用吗替麦考酚酯。生物制剂如英夫利昔单抗(infliximab,能抑制 TNF-α)和利妥昔单抗(rituximab,抗 CD20 单克隆抗体)都已经用于 pSS 治疗。2009 年 Maripuri 等报道 3 例 pSS 合并肾损害(2 例为肾小管间质肾炎,1 例为冷球蛋白血症性肾小球肾炎)患者在接受激素及利妥昔单抗治疗后,肾功能长期维持稳定。

合并 RTA 者现在尚无根治方法,以对症处理为主。对于此类患者是否应使用肾上腺糖皮质激素治疗?仍无明确意见。合并高丙种球蛋白血症者,使用小剂量激素治疗可能有助于肾功能的长期稳定。对于肾间质有明显的淋巴细胞和浆细胞浸润、肾功能受损的高丙种球蛋白血症 pSS 患者应积极使用激素和免疫抑制剂治疗。我们认为,对于单纯的肾小管间质肾炎患者,其治疗应依据肾活检的肾小管间质损伤程度(病变广泛程度,活动及慢性化程度)而选择使用或不使用激素及免疫抑制剂治疗。

pSS 合并肾小球肾炎者,应参照狼疮性肾炎的治疗方案处理。北京协和医院 1997 年报道的 26 例 pSS 合并肾损害者,有 10 例为明显蛋白尿,其中 5 例肾病综合征,经激素和免疫抑制剂(环磷酰胺,环孢素 A)治疗后,7 例完全缓解,2 例部分缓解,1 例疗效较差 1 年内进展到 ESRD。而后 2007 年报告的 pSS 膜性肾病(包括非典型膜性肾病)患者,临床表现为肾病综合征时,均给了激素联合环磷酰胺治疗,而尿蛋白定量<3g/d 者用激素联合血管紧张素转化酶抑制剂或血管紧张素 ATI 受体阻滞剂治疗,12 例患者随诊 4~59 个月,肾病综合征完全缓解者 8 例,部分缓解者 4 例。

肾上腺糖皮质激素及免疫抑制剂联合治疗,对肾功能的稳定和改善至关重要。即使肾损害已达到慢性肾脏病 Ⅳ 期水平的患者,治疗后病情也能取得较长时间的稳定。上海瑞金医院 2005 年报告的 103 例 pSS 患者中,22 例合并肾功能不全,经治疗后 12 例肾功能恢复正常。

Maripuri 等 2009 年报告的一组 pSS 伴肾损害病例,经肾上腺糖皮质激素和免疫抑制剂治疗,并随访 17~192 个月(中位数为 76 个月),结果显示 16 例患者中的 14 例肾功能维持原水平或有所改善,其中 7 例慢性肾脏病Ⅳ期的患者,无一例进展到Ⅴ期。北京协和医院治疗的病例也获得了类似良好结果。为此,pSS 合并肾功能损害者,即使已到较晚期(如慢性肾脏病Ⅳ期),若无禁忌证也应给予糖皮质激素和(或)免疫抑制剂治疗,以期改善预后。

(热孜万古丽·阿布都拉)

第十八节 急性肾衰竭

急性肾衰竭(acute renal failure,ARF,简称急性肾衰)是一个综合征,是由各种原因使两肾排泄功能在短期内(数小时至数周)迅速减退,使肾小球滤过功能(以肌酐清除率表示)下降达正常值的 50% 以下,血尿素氮及血肌酐迅速升高并引起水、电解质及酸碱平衡失调及急性尿毒症症状。若急性肾衰发生在原有的慢性肾脏疾患肾衰竭基础上,肌酐清除率较原水平又下降 15%。ARF 可分为肾前性、肾后性和肾实质性。引起 ARF 常见的病因有严重创伤(战伤、意外创伤、挤压伤和严重的骨折)、外科手术、产科大出血、严重感染、严重的吐泻失水、各种原因引起休克等,均可引起肾血流灌注不足,肾血流量减少,从而产生 ARF;其次是由外源性或内源性肾毒性物质对肾小管细胞影响而产生 ARF。外源性肾毒性物质有肾毒性药物(氨基苷类、四环素族、两性霉素 B)、有机溶剂(四氯化碳等)、重金属(汞、铋、砷、金、银、锑、铜等)以及某些生物毒素(鱼胆中毒、蛇咬伤、蜂刺伤、杀虫剂、灭鼠药和有毒中草药)等;内源性肾毒性物质有肌红蛋白、血红蛋白、尿酸和钙等。

一、诊断

急性肾衰诊断前首先应排除慢性肾衰以及在慢性肾衰竭基础上,某些诱因作用使肾功能急剧恶化,后一种情况称之为慢性肾脏病基础上的急性肾衰。急性肾小管坏死是常见的急性肾衰竭类型,占 78%~80%,其中大多数为可逆。①有引起急性肾衰竭的病因,如挤压伤、烧伤、大出血、低血压、严重感染、急性尿路梗阻、肾毒性药物应用等。②有少尿、无尿及尿毒症的各种症状。③肌酐清除率较正常值下降 50% 以上,血尿素氮、血肌酐迅速升高;如急性肾衰发生在慢性肾衰竭基础上,肌酐清除率较原水平又下降 15%,血肌酐升达 $400\mu mol/L$(4.5mg/dl)以上。④B 型超声检查示双肾增大或正常大小。⑤无大量失血或溶血证据者,多无严重贫血,血红蛋白多不低于 80g/L。

二、治疗

(一)原发病治疗

ARF 治疗的主要原则是早期积极治疗原发病,妥善处理好血容量不足,水、电解质和酸碱平衡失调,休克,清除坏死组织以及抗感染治疗,对 ARF 的治疗预后有着重要的意义。

(二)初发期治疗

在肾前性氮质血症与已确立的 ARF 之间的过渡期称为初发期。此期可使用 20% 甘露醇 60~125mL 在 5~10 分钟内静滴完,以增加溶质排泄,减轻细胞肿胀,防止肾小管阻塞和扩张血管。当使用甘露醇 2 小时后仍无尿时,可重复使用并加用呋塞米 240mg。另外还可使用罂粟碱 30mg 肌注,每 4 小时一次或小剂量多巴胺。目前,钙离子拮抗剂对缺血性 ARF 防治颇受人们关注。钙离子拮抗剂有扩张肾血管和引起中度溶质性利尿作用,对缺血性 ARF 的保护作用较为肯定,而对肾毒性急性肾衰的作用仍有待于进一步研究确定。

(三)少尿期治疗

ARF 一旦确立应积极采取治疗措施,有条件者可立即血液透析治疗。

1. 严格控制水、钠的摄入 在纠正患者原先体液丢失后,坚持"量出为入"的原则。要准确记录出入水量,每日的入水量应为前一日液体排出量(尿、粪、呕吐物、渗出液、引流液等)加 400~500mL;如有发热时,体温每增高 1℃,应加入液量 100mL。少尿型患者入量应＜1000mL/d。由于分解代谢每日体重减轻约 0.2kg。少尿期应严密监测体重、血钠和中心静脉压。如每日体重减轻 0.3~0.5kg、血钠为 140~145mmol/L,且中心静脉压正常时,可认为补液量适当;如体重无变化、血钠为 140mmol/L 且中心静脉压升高,可认为是补液量多,易发生急性肺水肿或脑水肿;如每日体重减轻 1kg、血钠＞145mmol/L,且中心静脉压低于正常,提示有脱水,补液、补钠不足。

2. 纠正电解质紊乱

(1)高钾血症。电解质紊乱中高钾血症是少尿期的主要死因,应将血钾控制在＜6.0mmol/L,血钾＞8.0mmol/L 可导致心律失常、心搏骤停而致死。应密切监测血钾、心率及心电图,降低及防止高钾血症的措施如下。

1)严格限制食物及药物中钾的摄入量。食物中如瘦牛肉、橘子、香蕉、炒花生、海带、紫菜、土豆、豆类制品等含钾量高,药物中青霉素钾盐每 100 万 U 含钾 1.7mmol,不宜大剂量应用。

2)积极控制感染,清除病灶及坏死组织、清创、引流。

3)使钾排出体外。透析疗法是排除体内高钾最快最有效的措施。当血钾≥6.5mmol/L 或心电图示高钾图形时应及时进行透析治疗。此外,口服阳离子交换树脂可使钾从消化道排出,钙型或钠型树脂中的钙或钠与钾交换,使钾排出体外,钠型树脂的钠进入体内可因钠潴留导致水潴留,对少尿型不利,近年来多采用钙型树脂。口服钠型或钙型树脂 1g 可交换钾 0.8~1.0mmol,根据血钾水平服树脂 20~60g/d 可有效地降低血钾。

4)纠正酸中毒是纠正高钾血症的有效措施之一,血 pH 每下降 0.1,血钾升高 0.6mmol/L,当 CO_2 结合力≤15mol/L 并高钾血症时,静脉注入或滴注 5% $NaHCO_3$,按 5.0mL/kg 可提高 CO_2 结合力 4.5mmol/L 计算患者所需补充的量,严重酸中毒者由静脉直接推入 60~100mL。纠正酸中毒同时静脉注入 10% 葡萄糖酸钙 10~20mL 以防低钙性抽搐。THAM(三羟甲基氨基甲烷)0.3M 溶液静脉滴入,在体内与 H^+ 结合亦能纠正酸中毒。其优点是可进入细胞内,纠正细胞内酸中毒,又不含钠;但因有呼吸抑制作用,疗效不肯定,故未广泛应用于临床。

5)10% 葡萄糖 500mL 加胰岛素 10U 静脉滴注可促进糖原合成使钾进入细胞内,作用可持续 4~6 小时。

6)10% 葡萄糖酸钙 10~20mL 静脉注入,可拮抗钾对心肌的毒害作用。

(2)低钠血症、低氯血症亦常见于急性肾衰,应予以纠正。补钠量(mmol/L)=(142−患者血钠)×体重×0.2。补充钠盐亦可使钾进入细胞内,钠亦有拮抗钾对心肌的毒性作用,其作用维持 1 小时之久。

(3)急性肾小管坏死时常出现低钙血症、高磷及高镁血症,低钙又可加重高镁血症。紧急情况下可用磷吸附剂,如碳酸钙或肾骨胶囊 250~500mg,3~4 次/d,或氢氧化铝凝胶 10~20mL,2~3 次/d。钙对镁有拮抗作用,有低钙、高镁血症时亦可静注 10%葡萄糖酸钙。透析疗法是纠正电解质紊乱和代谢性酸中毒的最有效措施。

3. 心衰的治疗　心力衰竭是急性肾衰的主要死亡原因之一,常常是由于体内水、钠过多,细胞外容量扩大,心脏负荷加重。急性肾衰时心力衰竭最好的治疗方法是尽早血液透析治疗。

4. 感染的预防与治疗　感染是 ARF 的常见并发症,对其预后影响很大,亦是 ARF 主要死亡原因之一。临床上一旦发现感染,应尽早使用有效抗生素控制。在使用抗生素时应选择对肾无毒性或毒性低的药物,并按肌酐清除率调整剂量。但也有许多种抗菌药物可经透析排出,透析后应补充经透析丢失的剂量;许多种抗菌药物与血浆白蛋白结合率高,不能经透析膜排出,应根据血药浓度调整剂量以免发生毒性反应。

5. 贫血和出血的处理　因肾功能减退、毒素潴留或存在造血抑制因子使骨髓造血功能减退、红细胞寿命缩短,或由于急性失血或溶血等原因使急性肾衰患者都有不同程度的贫血,但较慢性肾衰贫血轻,除大失血及溶血外,多为轻度贫血,血红蛋白为 80~100g/L。输血可使贫血暂时得到改善,如无效时可应用基因重组人红细胞生成素纠正贫血。严重创伤、内毒素所致急性肾小管坏死常因应激性溃疡发生消化道大量出血不止而致死。此时应静脉滴注西咪替丁 200mg,2~4 次/d,用冰盐水洗胃(去甲肾上腺素 5~10mg 加冰生理盐水 100~200mL 胃内灌注保留 30 分钟后吸出),连续 4~6 次,通过收缩血管达到止血目的,或以 5%~10%孟氏液 50~100mL 胃内灌注,配合输血及止血药。重症出血不止,应考虑立即做胃切除术可挽救生命。

6. 饮食和营养　ARF 患者由于处于高分解代谢状态及限制入量会出现营养不良,应尽可能地供给足够的热量,以保证机体代谢需要。营养疗法可维持机体的营养状况和正常代谢,提高存活率,葡萄糖及氨基酸有助于损伤肾细胞的修复与再生。病情危重的急性肾小管坏死患者(如大手术、烧伤、多处外伤、感染者)氮丢失的累积量为 50~170g。维持体重的基础能量需要量可按下列公式计算:热卡需要量=基础代谢率×1.25×应变因素。热卡来源:① 碳水化合物,每日至少需 100g。②脂肪,占总热卡的 30%~40%。③富含必需氨基酸的高生物效价蛋白质,可促进蛋白质合成。急性肾衰透析者还应补充由透析丢失的量,血液透析应补充蛋白质 0.58g/(kg•d),腹膜透析者应补充蛋白质 1.0/(kg•d)。足够的热卡摄入量应为体内组织分解代谢所需量加应变因素(stress factor)所需的量的总和。急性肾小管坏死体重减轻的患者为了恢复体重应增加热卡摄入量,每日增加热量 4184kJ(1000kcal)(1kcall=4185.85J)可使每周体重增加 1kg。静脉高营养、胃肠外营养(TPN)可提供足够的热卡,减少体内蛋白质分解,使尿素氮升高速度减慢,增加抗感染能力,降低病死率。静脉营养液每单元 750~1000mL,内含 8 种必需氨基酸、葡萄糖及各种微量元素及维生素。Dudrick 配方如下:α－异亮氨酸 0.70g,α－苯丙氨酸 1.10g,α－亮氨酸 1.10g,α－苏氨酸 0.50g,α－赖氨酸 0.85g,α－色氨酸 0.25g,α－蛋氨酸 1.10g,α－缬氨酸 0.80g。加入葡萄糖使达 100~125g,总热量为 1500~2000kcal(6276~8368kJ),含氮量 1.0g,渗透压高达 3000mOsm/L。由于其高渗性须由腔静脉插管输入,输注后由于尿素氮、血钾、血镁及血磷均下降,故可减少透析次数,甚至不需透析。

7. 中药治疗　可用大黄、附子、牡蛎、龙骨、蒲公英等高位灌肠,以通腑泄浊、解毒导滞。

8.透析疗法 透析疗法是抢救急性肾衰的最有效措施,可使患者度过少尿期、降低死亡率和缩短病程。对纠正氮质血症、高钾血症、水中毒所致的肺水肿、脑水肿及高血压,纠正酸中毒和改善症状均有效。凡保守治疗无效,出现下列情况者应进行透析:①急性肺水肿。②高钾血症(血清钾≥6.5mmol/L 或心电图提示高钾)。③高分解代谢型,即每日尿素氮上升≥14.3mmol/L(40mg/dl)、肌酐上升≥177μmol/L(2mg/dl)、钾上升≥1～2mmol/L、血清 HCO_3^- 下降≥2mmol/L。④如为非高分解代谢型,但有少尿或无尿 2 日以上、血肌酐≥442μmol/L(约 5mg/dl)、肌酐清除率 7～10mL/(min·1.73m^2)、血尿素氮≥21.4mmol/L(60mg/dl)、CO_2 结合力≤3mmol/L。⑤有尿毒症症状,如恶心、呕吐、意识障碍等。⑥误型输血者,游离血红蛋白≥800mg/L。

急性肾衰可采用的透析技术包括:①血液透析。②腹膜透析。③单纯超滤和(或)序贯超滤。④连续性动静脉血液滤过(CAVH)及连续动静脉血液滤过和透析(CAVHD)。⑤血液灌流。⑥血浆置换。⑦吸附式血液透析。上述透析技术各有其利弊,各有适应证及禁忌证,应根据个体情况及医疗、经济条件选择。

一般以血液及腹膜透析为主。血液透析适应证:①病情危重者,高分解型。②心功能尚稳定者。③腹腔有炎症后的广泛粘连。④肺功能不全、呼吸困难者。⑤诊断未明的腹部脏器损伤者或近期术后。⑥腹部皮肤有感染、无法植管者。

腹膜透析适应证:①非高分解型。②心功能欠佳,有心律失常或血压偏低者。③血管通路制造有困难者。④有活动性出血、全身肝素化有禁忌者。⑤老年患者。

腹膜透析疗法简便、安全、经济,可在基层开展。单纯超滤可用以治疗急性肺水肿。序贯超滤用以治疗做常规血液透析易出现症状性低血压者。心功能不良、血压偏低、血流量偏低、以体液负荷为主、不适宜做血液透析或腹膜透析者,可选做持续性动、静脉血液滤过,脱水效果好,但它清除尿素氮、血钾效果差,故有高钾血症或尿素氮升高速度快者(高分解状态者),可选做持续性动、静脉血液滤过一透析疗法。血液灌流适用于急性中毒,但它不能吸附尿素氮、肌酐等毒素,且无脱水功效,故凡中毒者并有尿毒症、水潴留者,应做血液灌流联合血液透析的疗法。血浆置换疗法适用于危重中毒患者、重症肝炎以及急进性肾小球肾炎。吸附式血液透析可根据病情变化随时调整透析液配方,适用于有严重酸中毒、心功能不全或肝功能不良的急性肾衰及急性中毒患者。血透机可推至无血透设备的医院或患者家中进行紧急透析。

(四)多尿期治疗

本期治疗在继续透析治疗的基础上,重点是防止电解质紊乱,既要纠正高钾血症,又要预防低钾血症以及维持钠、钙等电解质平衡。此期由于患者身体虚弱,应激能力及抵抗力低下,容易发生继发感染,应提高警惕,积极防治。多尿期经 1 周左右可见血尿素氮、血肌酐逐渐降至接近于正常范围,此时饮食中蛋白质摄入量可逐渐增加,以利于损伤的肾细胞修复与再生,并逐渐减少透析次数至停止透析。

(五)恢复期治疗

此期应继续积极补充营养,给予高蛋白、高碳水化合物和多种维生素饮食。避免使用肾损害的药物,如需要时,应根据肌酐清除率或血肌酐调整用药剂量及给药间期以防肾中毒。每1～2个月复查肾功能一次,受损的肾细胞功能和结构完全恢复正常需半年至一年之久。少数重症、病情复杂、年迈的患者,以及原有肾脏病或已存在肾衰竭者,肾功能难以完全恢复,常遗留永久性肾功能损害,甚至需依赖维持性透析而生存。

(朱永俊)

第十九节　慢性肾衰竭

慢性肾衰竭(chronic renal failure,CRF)是各种病因引起肾脏损害和进行性恶化的结果，在原发性肾脏病中，常见于慢性肾小球肾炎，其次为小管间质性肾炎。继发性肾脏病中，常见于糖尿病肾病等。由于人寿命延长以及各种因素的影响，CRF 的病因中，继发性的比例有增高趋势。如近年来，有的西方国家统计，在 CRF 血液透析治疗的疾病中，糖尿病肾病占第一位，为 27.7%；高血压占 22.7%；而肾小球肾炎已由以往的第一位降为第三，占 21.2%；多囊肾占 3.9%；其他多种病因共占 22.7%。不论何种病因，肾功能受损可以有三种情况：①肾单位减少。②肾单位数目未减少，但单个肾单位功能减退。③上述两种兼有。当肾功能失代偿以后，则呈进行性恶化，当肾功能降到相当于正常 20% 左右时，临床上出现一系列全身症状，即尿毒症。

临床上，根据肾功能损害的不同程度，可以分成几个阶段：①肾贮备能力下降期。约相当于美国国家肾脏病基金会的"肾脏病生存质量指导"(K/DOQI)的第 2 期，GFR 减少至正常的 50%～80%，血肌酐正常，患者无症状。②氮质血症期。约相当于 K/DOQI 的第 3 期，是肾衰早期，GFR 减少至正常的 25%～50%，出现氮质血症，血肌酐高于正常，但 $<45\mu mol/L$，通常无明显症状，可有轻度贫血、多尿、夜尿。③肾衰竭期。约相当于 K/DOQI 的第 4 期，GFR 减少至正常的 10%～25%，血肌酐显著升高，Scr 升至 451～707$\mu mol/L$(5～8mg/dl)，患者贫血明显，夜尿增多及水电解质失衡，并有轻度胃肠道、心血管和中枢神经系统症状。④尿毒症期。约相当于 K/DOQI 的第 5 期，是肾衰晚期，GFR 减少至正常的 10% 以下，Scr 达 707$\mu mol/L$(8mg/dl)以上，酸中毒症状明显，全身各系统症状严重。BUN 水平受多种因素影响，特别是与摄入幕之宾蛋白量有关，因此，不能单独作为衡量肾功能损害轻重的指标。血肌酐水平比较稳定老年人，肌肉减少的患者，其水平偏低，应结合临床估计。

一、诊断

（一）病史
有原发或继发性慢性肾脏疾患等病史。

（二）尿毒症症状

1. 消化系统　为最早和最常见的表现，如食欲减退、恶心、呕吐、腹泻、口中有氨味及上消化道出血等。

2. 精神、神经系统　表情淡漠、注意力不集中、乏力、失眠、定向力障碍、精神错乱、肌痉挛及局灶性或全身性癫痫样发作。

3. 血液系统　贫血与出血。

4. 心血管系统　心包炎或心包积液、高血压、心功能不全。

5. 呼吸系统　尿毒症性肺水肿、尿毒症性胸膜炎及肺炎。

6. 皮肤改变　晦暗、干燥、无光泽、脱屑、尿素霜及瘙痒。

7. 酸中毒　深大呼吸、疲乏无力、感觉迟钝甚至昏迷。

8. 水代谢紊乱　早期因多尿和夜尿增多易引起脱水；晚期出现少尿、无尿及水肿。

9. 电解质紊乱　①低钠血症：疲乏无力、表情淡漠、恶心呕吐、头晕、晕厥等。②低钙、高磷血症：可有手足抽搐或因继发性甲状旁腺功能亢进而产生相应的症状如瘙痒、阳痿、高脂血症、神经传导速度减慢、转移性钙化及尿毒症性骨营养不良等。③高钾血症：心动过缓、心悸、疲乏无力、肌麻痹、四肢酸痛及嗜睡等。

10. 代谢紊乱　低蛋白血症、糖耐量减低、高脂血症等。

11. 内分泌功能失调　血浆肾素、血管紧张素、甲状旁腺素增多；$1,25-(OH)_2-D_3$、EPO（促红细胞生成素）和前列腺素 A_2、前列腺素 E_2、前列腺环素减少。另外经肾脏降解和排泄的激素如胰岛素、胰高血糖素、生长激素、胃泌素、肾上腺皮质激素等含量升高，可产生相应的临床表现。

12. 感染　特别注意肺部、泌尿系统的感染。

（三）体格检查

全面进行各系统的体格检查，尤应注意呼吸、血压、皮肤、心肺的体征及水肿程度等。

（四）辅助检查

1. 实验室检查

（1）血常规。血红蛋白一般在 80g/L 以下，多数仅有 40～60g/L。

（2）尿的检查。①比重多在 1.010 以下，严重者固定在 1.010～1.012，尿渗透压降低，多数晨尿在 450mOsm/kgH_2O 以下，夜尿量大于白天尿量。②尿量多在 1000mL/d 以下，当 GFR 下降至 5～10mL/min 时，可出现少尿，当 GFR<1～2mL/min 时则无尿。③尿沉渣：可有红、白细胞和管型，如发现蜡样管型有诊断意义。

（3）肾功能。根据肾功能损害程度不同，血 Cr 和 BUN 有不同程度的增高，Ccr 降低。

（4）血生化检查。①血浆蛋白降低，总蛋白多低于 60g/L，其中白蛋白多低于 30g/L。②电解质：血钙常在 2mmol/L 以下，血磷多>1.7mmol/L，其他电解质的改变随病情而定。③CO_2^- CP 降低。

2. X 线检查　腹部平片可见肾影缩小，尽量避免做静脉尿路造影术，以免对肾功能有损害。

3. 放射性核素肾图、肾扫描　可了解两侧肾脏大小、血流量以及分泌和排泄功能。

4. ECT（肾动态显像）　可早期发现肾小球滤过率下降，并可测定每一侧肾脏的功能等。

5. 肾 B 超检查　可确定肾脏大小、位置、有无结石、肿物、肾皮质厚薄、肾盂有无积水等。

二、治疗

（一）治疗基础疾病和使慢性肾衰竭恶化的因素

1. 尿路梗阻　如结石、肿瘤及前列腺肥大等。

2. 感染　如呼吸道、泌尿系统、消化系统及皮肤等部位感染。选用抗菌药物时应：①选择最有效的（可根据药敏）并且在治疗剂量时肾毒性最小的药物。②根据肾功能损害的程度及药物排泄途径不同，因人而异地决定药物的剂量（即个体化）。③多采用大环内酯类抗生素、青霉素族及第三代头孢菌素如头孢曲松（菌必治）、头孢哌酮（先锋必）、头孢噻肟（凯福隆）等。④忌用庆大霉素、新霉素、四环素族（多西环素除外）、万古霉素、头孢噻啶等。

3. 纠正水、电解质和酸碱平衡紊乱，特别是低钠血症、脱水和酸中毒。

4. 心血管疾患　心力衰竭、高血压、低血压等。

5. 肾毒性物质　对肾功能有损害的药物（如庆大霉素、四环素等），X 线造影剂，汞、铋、金制剂等。

6.外伤、大手术。

7.饮食不当 蛋白质摄入过多或长期忌用蛋白质。

8.病因治疗 如结缔组织病(SLE 等)、尿酸性肾病、糖尿病肾病等。

(二)延缓慢性肾衰竭的发展

1.饮食疗法(蛋白质和热量的平衡) 近年来对慢性肾衰竭患者采取饮食疗法,已引起人们的高度重视,也是肾脏病学中进展最快的领域之一。它可减轻肾衰竭时氮质潴留对机体的毒性作用;能促进蛋白质的合成,改善机体的营养状态,保护残存的肾功能,延缓肾衰竭的进程,从而推迟必须进入透析或肾移植的时间,延长患者的生命。饮食疗法的基本内容:优质、低量蛋白质,足够的热量。同时要注意低磷,并给予适当的水溶性维生素、电解质及微量元素。

最近研究表明,低蛋白饮食加复方 α 酮酸制剂治疗有如下益处:①减轻氮质血症,改善代谢性酸中毒。②补充机体所缺必需氨基酸,改善蛋白质代谢。③减轻胰岛素抵抗,改善糖代谢。④提高脂酶活性,改善脂代谢。⑤降低高血磷,改善低血钙,减轻继发性甲状旁腺功能亢进。⑥减少蛋白尿排泄,延缓 CKD 进展。由全国肾脏病和糖尿病界组成的专家小组在 2004年 2 月制订了第一个《慢性肾脏病蛋白营养治疗共识》,时隔一年,在实践的基础上进行思考,于 2005 年 3 月对《共识》进行再修订,旨在指出有关 CKD 患者限蛋白饮食的治疗前景,提供合理的临床饮食治疗方案。

2.水平衡 慢性肾衰竭早期(多尿、夜尿增多),应补充水分,以排出体内代谢废物和防止脱水,并使尿量保持在 2000ml/d 以上;在尿毒症期因少尿、无尿,故需限制水分的摄入,一般按前一日尿量及其他丢失量(如呕吐、腹泻)加 400mL 为当日入量。

3.控制全身性和肾小球内高压 K/DOQI 指出,全身性高血压不仅会促使肾小球硬化,而且能增加心血管并发症,故必须控制,首选血管紧张素转化酶抑制剂,包括 ACEI 和血管紧张素Ⅱ受体拮抗剂(ARB,如氯沙坦)。肾小球内高压力亦会促使肾小球硬化,故无全身性高血压,亦应使用 ACEI 或及 ARB,因其扩张出球小动脉作用强于入球小动脉,故直接降低肾小球内高压力。此外,还能降低蛋白尿和抑制肾组织炎症反应和硬化过程,故能延缓肾功能减退。如用依那普利,在无全身性高血压者,可每日服 10mg,逐渐增至 20mg 效果更好。如不能耐受 ACEI,可选 ARB,如氯沙坦 50mg,每日 1 次。对于血肌酐大于 $350\mu mol/L$ 者,应用有争议。如使用,则在治疗初期 2 个月内,每 2 周观察血肌酐水平,如较基础水平升高 30％,应停药。

4.其他高脂血症的治疗与一般高脂者相同,应积极治疗。

5.中医药疗法在西医治疗基础上,进行辨证论证地加用中药,有一定的疗效。

(三)并发症的治疗

1.电解质失衡

(1)低钠血症:①血钠<130mmol/L,口服氯化钠,每 2g 氯化钠可提高血钠 1mmol/L。②血钠<120mmol/L,应静脉补充 3％～5％氯化钠。体内缺钠[NaCl(g)]＝[132－患者血钠(mmol/L)]×体重(kg)×0.6/17。先补缺钠值的 1/3,观察 6～8 小时后再酌情补充。

(2)低钙、高磷血症:①饮食疗法。②限制含磷多的食物。③磷的结合剂－碳酸钙。④补充钙制剂。⑤口服 $1,25-(OH)_2-D_3$(罗钙全、骨化三醇)$0.25\mu g/d$。⑥继发性甲状旁腺功能亢进药物治疗无效时可考虑做甲状旁腺切除术。

（3）代谢性酸中毒：不需将 CO_2^--CP 纠正至正常，一般主张纠正到 18mmol/L 即可，以防止低钙症状发作。在纠正酸中毒之前或补碱性药物的同时应给予钙剂。

2.心血管和肺并发症

（1）高血压：多为容量依赖型，清除钠水潴留后，血压可恢复正常或变得容易控制。患者应减少钠水摄入。如尿量仍多，可应用利尿剂，用较大剂量的呋塞米 40mg，每日 3 次，必要时静脉注射。透析者可用透析疗法超滤脱水。降压方法与一般高血压相同，首选 ACEI，但应注意高血钾。务必将血压降到 130/80mmHg 以下。如蛋白尿大于 1g/d，则要降至 125/75mmHg 下。

（2）急性左心衰竭：①首选透析疗法，尽快超滤体内过多的水分以减轻肺水肿。②使用强心药物（洋地黄类制剂），给予负荷量后，维持剂量为正常维持量的 $1/2\sim1/4$，以免洋地黄过量。③利尿剂：呋塞米。④扩张血管药物：硝普钠等。⑤严重贫血者，血红蛋白<60g/dl，可输新鲜血 100～200mL。

（3）尿毒症性心包炎：应积极透析，每天 1 次，透析 1 周后，可望改善。如出现心包压塞征象时，应急做心包穿刺或心包切开引流。

（4）尿毒症肺炎做透析能迅速获得疗效。

3.血液系统并发症 纠正肾性贫血：①充分透析以清除毒素。②应用重组人红细胞生成素（r-HuEPO），目前一般用量为 50U/kg，3 次/周，皮下注射。2 周后增加至 75U/kg，如此直至血红蛋白和红细胞压积达到或接近正常值，然后改用维持量 50～100U/kg，3 次/周，使血红蛋白在 100～120g/L。红细胞压积在 33%～38%。③铁剂的使用，使用 r-HuEPO 之前和治疗过程中均应测定血清铁蛋白以了解铁储情况，如果存在绝对或相对铁的缺乏（血清铁蛋白小于 50～100μg/L），应口服或静脉给铁，即使铁储正常也应给予口服铁剂，以防用药后引起铁的缺乏。④Hb<60g/dl 可少量输新鲜血。

4.消化系统并发症 恶心呕吐者可用甲氧氯普胺、吗丁啉、普瑞博思等。上消化道出血可用洛赛克、甲氰脒胍、雷尼替丁、血管加压素、雌激素和雌-孕激素复合物等。

5.感染 选用敏感抗生素，注意应用肾毒性小的药物。

6.神经精神和肌肉系统症状 充分透析可改善神经精神和肌肉系统症状。肾移植后可改善周围神经病变。骨化三醇可以改善部分患者肌病的症状。使用 EPO 可能对肌病有效。

三、其他非透析疗法

1.吸附疗法 口服包醛氧化淀粉、药用炭等。

2.甘露醇腹泻疗法 每 1000mL 温开水中加甘露醇 20～40g、氯化钠 40mmol、氯化钾 4mmol、碳酸氢钠 20mmol、氯化钙 2mmol。每 5 分钟饮用 200mL，共饮 4000mL，清晨服，每周 3 次。

3.大黄制剂 除导泻作用外，还有延缓慢性肾衰的作用。

4.利尿疗法 当肾脏排水功能尚好时可用呋塞米（口服或静脉注射），使尿量维持在 2000mL/d 以上，以利代谢产物排出。

四、透析疗法

采用血液透析和腹膜透析。

1. 慢性肾衰竭血液透析疗法的适应证及时机选择　血液透析疗法治疗 CRF 的目的是：①延长患者生命。②有可逆急性加重因素的 CRF，透析治疗可帮助其度过危险期。③配合肾移植，不仅可作为移植患者的准备与筛选措施，并可提供有利的时机进行肾移植术，也可作为移植后出现 ARF，急、慢性排斥或移植失败后的保证措施。

慢性血液透析的时机尚无统一标准，目前我国由于医疗及经济条件的限制，多透析较晚，故影响了透析的疗效。但过早透析会使患者过早地依赖机器生存，且费用昂贵。目前多主张当肌酐清除率为 10mL/min 左右时即可开始慢性血透治疗。其他参考指标为：①血尿素氮 $\geqslant$ 28.6mmol/L（80mg/dl）。②血肌酐 $\geqslant$ 707.2μmmol/L（8mg/dl）。③有高钾血症。④有代谢性酸中毒。⑤有尿毒症症状。⑥有水潴留（水肿、血压升高、高容量心力衰竭征兆）。⑦并发贫血（血细胞容积 $<15\%$）、心包炎、高血压、消化道出血、骨病周围神经病变及中枢神经系统症状（嗜睡、昏迷、抽搐、癫痫等）。CRF 患者长期严格限制蛋白质入量，可致使血尿素氮维持在较低水平，故不应以尿素氮高低作为开始透析的指标；又由于 CRF 患者特别是老年患者肌肉体积减小且活动量减少，可致使血肌酐值亦降低，故亦不应单以血肌酐高低作为开始透析的指标，而应以肌酐清除率为准。肌酐清除率可按下列公式计算：

肌酐清除率＝（140－年龄）×体重（kg）/72×血肌酐（mg/dl）

女患者计算值应减少 15%。

2. 腹膜透析　持续性不卧床腹膜透析疗法（CAPD）设备简单，操作易掌握，安全有效，可在家中自行操作。用一医用硅胶管永久地插植入腹腔内，透析液通过它输入腹腔，每次约 2L，6 小时交换一次，一天换 4 次透析液，每次花费半小时，可在休息时做，不影响工作。CAPD 是持续性透析，对尿毒素持续地清除，不似血透那么波动，因此患者感觉比较舒服。同时在透析早期，对保护残存肾功能方面优于血透，对心血管疾病保护效果也较好。CAPD 特别适用于老人、有心血管并发症者、糖尿症患者、小儿患者或做静脉内瘘有困难者。等待肾移植的患者也可做 CAPD。

五、肾移植

成功的肾移植会恢复正常的肾功能，包括内分泌和代谢功能。可使患者几乎完全康复。

（王善志）

第八章　神经内科疾病护理

第一节　三叉神经痛的护理

一、概述

三叉神经痛(trigeminal neuralgia)系指三叉神经分布区的一种反复发作的、短暂的、难以忍受的阵发性剧痛。三叉神经痛归属于神经病理性疼痛。

二、病因

三叉神经痛分原发性和继发性两种类型。原发性三叉神经痛尚无确切病因;继发性三叉神经痛有明确病因,多为脑桥小脑角占位病变压迫三叉神经及多发性硬化等所致。

三、发病机制及病理

三叉神经感觉根切断术活检可见:神经节细胞消失,神经纤维脱髓鞘或髓鞘增厚,轴索变细或消失。部分患者后颅窝有异常小血管团,压迫三叉神经根或延髓外侧。

四、诊断要点

1.临床表现

(1)年龄性别:70%~80%发生于40岁以上中老年,女性略多,男女比例约为3∶2。

(2)疼痛部位:严格限于三叉神经分布区内,以第二、三支受累最为常见,95%以上为单侧发病。

(3)疼痛发作:多为突发性剧痛,发作持续时间数秒到2min不等,间歇期完全正常。发作可数日一次至每日数百次。大多有随病程延长而发作频率增加的趋势,很少自愈。

(4)疼痛性质:常为电灼样、刀割样、撕裂样或针刺样,严重者可伴同侧面肌反射性抽搐,称为痛性抽搐。

(5)症状表现:发作时患者表情痛苦,可伴有面部潮红、皮温增高、球结膜充血、流泪等,常用手掌或毛巾紧按或揉搓疼痛部位。患者多出现面部皮肤粗糙、色素沉着、眉毛脱落等现象。

(6)扳机点:在疼痛发作的范围内常有一些特别敏感的区域,稍受触动即引起发作,成为"扳机点",多分布于口角、鼻翼、颊部或舌面,致使患者不敢进食、说话、洗脸、刷牙,故面部和口腔卫生差,情绪低落,面色憔悴,言谈举止小心翼翼。

(7)原发性三叉神经痛患者神经系统检查常无阳性体征,继发性则多伴有其他脑神经及脑干受损的症状和体征。

2.辅助检查

(1)头颅CT或MRI。

(2)必要时行脑脊液检查,寻找病因。

五、治疗

原发性三叉神经痛迅速有效止痛是关键,抗癫痫药物治疗有效。继发性者则主要针对病因治疗。

1.药物治疗

(1)卡马西平:首选药物。初始剂量为 0.1g,2～3 次/日,以后每次增加 0.1g,疼痛停止后逐渐减量,最小有效维持剂量常为 0.6～0.8g/d,有效率约 70%,孕妇忌用。常见不良反应有头晕、嗜睡、口干、恶心、行走欠稳,数日后消失。若出现皮疹、白细胞下降,须停药。若出现共济失调、复视、再障和肝功能障碍,须立即停药。

(2)其次可选用苯妥英钠、氯硝西泮、氯丙嗪、氟哌啶醇,轻者可服用解热镇痛药物。

2.封闭治疗 将无水乙醇或其他药物,如维生素 B_{12}、泼尼松龙等,注射到三叉神经分支或半月神经节内,可达到止痛目的。疗效可持续 6～12 个月。

3.经皮半月神经节射频电凝疗法 采用射频电凝治疗对大多数患者有效,可缓解疼痛数月至数年,但可能有面部感觉异常、角膜炎、复视、咀嚼无力等并发症。

4.手术治疗 原发者手术方式:

(1)三叉神经感觉根部分切断术。

(2)三叉神经脊髓束切断术。

(3)三叉神经显微血管减压术。近年较多进行显微血管减压术,止痛同时不产生感觉及运动障碍,并发症有面部感觉减退,滑车神经、展神经或面神经损伤等。

5.γ 刀或 X 线刀治疗 靶点是三叉神经感觉根,定位要求特别精确。

六、主要护理问题

1.疼痛 与三叉神经病变有关。

2.营养失调 低于机体需要量。

3.焦虑 与疼痛困扰、担心疾病预后有关。

4.知识缺乏 缺乏疾病、药物及护理等相关知识。

5.家庭运作异常 与调整的需要、角色紊乱,以及不确定的愈合有关。

七、护理目标

1.疼痛缓解或消失。

2.营养平衡。

3.情绪稳定,配合治疗。

4.患者及家属了解疾病相关知识。

5.人际关系良好,家庭和谐。

八、护理措施

常规护理内容见表8-1。

表 8-1 常规护理内容

	常规护理内容
标准化的床旁评估	应包括以下组成部分:对触、压、针刺、冷、热、振动刺激的反应及时间总和效应,并以正常、释低、增高记录
心理护理	向患者介绍与本病有关的知识,帮助患者认清疾病的本质。尤其对那些久治不愈的患者,应使其认识到目前对他所患疾病还没有一种特定的最好方法,只能试用各种疗法。使患者心中既充满希望,又不至于对某种治疗期望过高 安排患者到有相似病种并恢复较好的患者病室,促进患者之间的交流使其得到良好的影响 指导家属如何照顾、关心患者,使其感到家庭的支持
心理护理	主动接近因害怕疼痛而不愿讲话的患者,理解、承认患者的痛苦,鼓励患者表达自身感受 转移注意力,引导患者将注意力放在工作上,培养兴趣爱好,让其忘记病痛,在工作成绩和兴趣爱好上找到安慰和满足 针对个体情况进行针对性心理护理
饮食	在间歇期鼓励患者进食,给予营养丰富的流质或半流质等,防止营养不良。饮食勿辛辣、油腻、避免用力咀嚼诱发疼痛 对食欲不佳的患者,尽量调整食物的色、香、味,以增进食欲 对担心进食会引起疼痛的患者,要耐心讲解饮食的重要性,鼓励进食
休息	保证休息和睡眠对疼痛患者来说至关重要。应合理安排镇痛药和镇静剂的服用时间,为患者提供安静、舒适的睡眠环境,必要时提供单间
基础护理	不能洗脸和刷牙的患者应给予口腔护理,1~2次/日,保持口腔清洁,预防感染
健康宣教	向患者及家属讲解疾病相关知识,介绍一些缓解疼痛的方法
药物指导	合理使用缓解疼痛的药物,注意用药时间、剂量,以及药物的不良反应,防止药物依赖或毒麻药成瘾 做好患者的疼痛评估,了解患者疼痛程度 在饮水、吃饭、剃须、洗脸、漱口等动作时不要触及患者的"触发区"而加重疼痛
疼痛发作时的护理	指导患者用盐水漱口或湿毛巾轻轻擦拭面部,切记避免"疼痛触发区" 当疼痛发作或加剧时,可暂停各种活动,置患者于舒适位置 提供各种起居方面的方便 疼痛缓解时可使用吸管饮水,减少唾液分泌,帮助吞咽 疼痛无法缓解的患者必要时到疼痛科由专科医生给予外周神经阻滞治疗缓解疼痛。效果不佳的极个别患者可在CT引导下做三叉神经单支毁损术

九、并发症的处理及护理

三叉神经痛最常出现的并发症是微血管减压术后头晕、恶心、口角疱疹、脑脊液漏、面瘫、肺部感染等。具体护理措施如下。

1.头晕、头痛、恶心、呕吐 予以止痛、止吐、护胃等药物对症护理,提高口腔卫生,以免引起呼吸困难和口腔感染,保证病房环境卫生,提高舒适度。头痛和呕吐严重者要及时通知医生,行CT检查。

2.口角疱疹 予以抗生素药物治疗,并做好口腔护理。

3.脑脊液漏 术后体征检测若发现脑脊液漏应及时通知医生,行切口二次缝合处理,对切口处进行加压包扎,腰穿排空脑脊液,避免二次感染。

4.面瘫、面部麻木、耳鸣、听力下降　密切关注患者面部五官对称性及面部颜色,眼睛闭合不严注意保护患者眼角膜,予以解痉药物治疗,保证机体健康。

5.高热　予以激素药物治疗,辅助冰敷等物理降温,降温护理可持续3日左右。

6.肺部感染　给予抗生素药物治疗,感染严重的患者行体位引流,可配合拍背、支纤镜下吸痰等方法。

7.后颅窝硬膜下血肿　及时清除血肿,给予抗生素治疗,加强常规护理,提高并发症中的舒适度。

十、预防

对不同发作程度的患者选用合适的治疗方法。指导患者生活规律,保持情绪稳定和愉快心情,培养多种兴趣爱好,适当分散注意力,保持正常作息和睡眠,洗脸、刷牙动作宜轻柔,食物宜软,忌生硬、油炸食物。

十一、特别关注

1.三叉神经痛的疼痛部位、性质、特点。
2.三叉神经痛的心理护理、饮食护理、疼痛发作时的护理。
3.三叉神经痛的用药观察和用药指导。

（蔡金晓）

第二节　特发性面神经麻痹的护理

一、概述

特发性面神经麻痹(idiopathic facial palsy)是茎乳孔(面神经管)内面神经的非特异性炎症引起的周围性面肌瘫痪,又称为面神经炎或 Bell 麻痹。

二、病因

病因尚不完全清楚,多数认为是病毒感染、风寒、自主神经功能障碍,导致面神经局部的营养血管痉挛、缺血、水肿,压迫面神经而发病。近些年的研究结果证实了受损面神经存在单纯疱疹病毒感染。

三、发病机制及病理

发病机制尚未完全阐明,病理变化主要是神经水肿,严重者并发髓鞘脱失、轴索变性。

四、诊断要点

1.临床表现
(1)任何年龄和季节均可发病,男性略多于女性。

(2)发病前多有受凉史,发病前后患病一侧的耳后乳突区可有轻度疼痛。

(3)起病迅速,症状在数小时或 1～3 日内达到高峰。

(4)典型表现:一侧面部表情肌瘫痪。病侧面部额纹消失,不能皱额蹙眉,睑裂变大,眼睑闭合无力或闭合不全,鼻唇沟变浅。示齿时口角歪向健侧,鼓腮和吹口哨动作时,患侧漏气。颊肌瘫痪使食物常滞留于齿颊之间。下眼睑松弛、外翻,使泪点外转,泪液不能正常引流而表现出流泪。

(5)Bell 征:通常闭目时眼球向上外方转动,患侧因无法闭目而露出巩膜。

(6)面神经病变在中耳鼓室段者可出现说话时回响过度和病侧舌前 2/3 味觉缺失。影响膝状神经节者,除上述表现外,还出现病侧乳突部疼痛,耳郭与外耳道感觉减退,外耳道或鼓膜出现疱疹,称为 Hunt 综合征。

2.辅助检查　部分患者需做头颅 CT 或头颅 MRI 检查,以排除其他疾病。

五、治疗

1.急性期治疗　治疗原则:减轻面神经水肿,改善局部血液循环与防止并发症。

(1)肾上腺皮质激素治疗:泼尼松 30～60mg,每日一次,连用 5 日,7～10 日以后逐渐减量。也可以用地塞米松 10～15mg/d,静脉滴注,1 周后改用泼尼松 30mg,每日一次,1 周后逐渐减量。

(2)B 族维生素的补充:口服或肌内注射维生素 B_1、维生素 B_{12} 等。

(3)抗病毒治疗:阿昔洛韦 10～20mg/(kg·d),3 次/日静脉滴注,连续用 2 周。

2.恢复期治疗　治疗原则:促进神经功能恢复。

(1)继续使用 B 族维生素。

(2)针灸、按摩等治疗方法。

3.后遗症期治疗　少数在发病 2 年后仍留有不同程度的后遗症,严重者可以做面—副神经、面—舌下神经吻合术。但疗效不肯定。

六、主要护理问题

1.焦虑/恐惧　与突然起病、担心预后有关。

2.自我形象紊乱　与面部表情肌瘫痪有关。

3.营养失调(低于机体需要量)　与颊肌瘫痪、咀嚼困难有关。

4.舒适的改变　与口角歪斜、眼睑闭合不全等有关。

七、护理目标

1.患者焦虑/恐惧程度减轻,情绪稳定,治疗信心提高。

2.患者及家属能接受其形象改变。

3.患者营养状况得到维持。

4.患者主诉不适感减轻或消失。

八、护理措施

1. 一般护理措施见表 8—2。

表 8—2　常规护理内容

	常规护理内容
心理护理	向患者介绍与本病有关的知识,使其了解其病程及预后
	安排患者到有相似病种并恢复较好的患者房间,促进患者间的交流,以获得对治疗的信心
	指导家属对患者照顾,使患者能感到来自家庭的支持
	鼓励患者表达自身感受
	针对个体情况进行针对性心理护理
饮食	给予营养丰富的半流质或普食,以增强机体抵抗力
休息	保证充足睡眠,以增强机体抵抗力,利于疾病恢复
基础护理	协助患者做好口腔护理、保持口腔清洁
健康宣教	向患者及家属讲解相关疾病知识,并行用药指导

2. 特别指导

(1)注意保暖,防受风寒;温水洗脸,刷牙。

(2)进食时食物放在患侧颊部,细嚼慢咽,促进患侧肌群被动训练。

(3)注意保护角膜、结膜,预防感染。必要时使用眼药水和眼罩。

3. 康复指导　面瘫后自我锻炼、按摩、理疗非常重要,主要为防止麻痹肌的萎缩及促进康复。具体做法是指导患者注意面部保暖,耳后部及病侧面部行温热敷。因面肌瘫痪后常松弛无力,而且面肌非常薄,故病后即应进行局部按摩,按摩用力应柔软适度,持续稳重。方法:对镜用手紧贴于瘫痪侧面肌上做环形按摩,每日 3 次,每次 10~15min,以促进血液循环,并可减轻瘫痪肌受健侧的过度牵引。当神经功能开始恢复后,鼓励患者练习瘫痪侧面肌的随意运动。

面瘫主要累及额肌、眼轮匝肌、提上唇肌、颧肌、提口角肌、下唇方肌和口轮匝肌。每日应针对这些肌肉进行功能训练,每个动作 20 次,每日 1~2 次。

(1)抬眉训练:让患者尽力上抬双侧眉目。

(2)皱眉训练:让患者双侧同时皱眉。

(3)闭眼训练:让患者双眼同时闭合。

(4)耸鼻训练:让患者往鼻梁方向用力耸鼻。

(5)努嘴训练:让患者用力收缩口唇并向前方努嘴。

(6)示齿训练:让患者的口角向两侧同时用力示齿。

(7)张嘴训练:让患者用力张大口。

(8)鼓腮训练:让患者鼓腮,漏气时让其用手上下扶住口轮匝肌进行训练。

康复训练有利于改善面部表情肌的运动功能,使患者面部表情肌对称协调。增强患者自信心,早日恢复健康。

九、特别关注

1. 特发性面瘫和中枢性面瘫的鉴别。

2.面瘫的治疗方法。

3.面瘫的心理护理。

4.面瘫的康复护理。

（蔡金晓）

第三节　急性炎症性脱髓鞘性多发性神经病的护理

一、概述

急性炎症性脱髓鞘性多发性神经病（acute inflammatory demyelinating polyneuropathy，AIDP）又称吉兰－巴雷综合征（Guillain－Barre syndrome，GBS），是一组急性或亚急性起病，由自身免疫介导的周围神经病，常累及脑神经。病理改变为周围神经广泛炎症性节段性脱髓鞘和小血管周围淋巴细胞及巨噬细胞的炎性反应。临床表现为迅速出现双下肢或四肢弛缓性瘫痪，急性严重病例可很快出现四肢瘫痪及呼吸肌麻痹，继而危及生命。

二、病因

病因尚未确定，大多数认为是多因素的，包括内外两方面。

外因：大于2/3的患者发病前4周内有呼吸道或消化道感染症状。临床及流行病学资料示可能与空肠弯曲菌感染有关。此外，文献报道还与单纯疱疹病毒、带状疱疹病毒、流感A和B病毒、流行性腮腺炎、麻疹、柯萨奇病毒、甲型和乙型肝炎病毒、天花和人类免疫缺陷病毒等感染有关。

内因：免疫遗传学因素，与不同个体对疾病的易患性有差别。但目前尚无公认的GBS易感基因被发现。

三、发病机制及病理

发病机制仍不是很明确，但是多数认为是由细胞免疫和体液免疫共同介导的自身免疫性疾病。

AIDP：周围神经组织中小血管周围淋巴细胞与巨噬细胞浸润及神经纤维的节段性脱髓鞘，严重病例出现继发轴突变性。

急性运动轴索型神经病（acute motor axonal neuropathy，AMAN）型GBS：脊神经前根和周围神经运动纤维的轴突变性及继发的髓鞘崩解。

急性运动感觉轴索型神经病（acute motor sensory axonal neuropathy，AMSAN）型GBS：病理特点与AMAN相似，脊神经前、后根及周围神经纤维的轴突均可受累。

四、诊断要点

1.临床表现

(1)各组年龄均可发病，男性略多于女性，一年四季均可发病。

(2)发病前4周内有呼吸道、消化道感染症状，少数有疫苗接种史。

(3)急性或亚急性起病，3～15日达高峰。

(4)运动障碍:肢体对称性无力,多为首发症状。可自远端向近端发展或相反,亦可远、近端同时受累,并可累及躯干,严重病例可因累及肋间肌及膈肌而致呼吸麻痹。瘫痪特征为弛缓性瘫痪,腱反射减低或消失,病理反射阴性。常伴脑神经损害。

(5)感觉障碍:多数有肢体远端感觉异常,如刺痛、麻木、烧灼感,特征性的感觉障碍为感觉缺失或减退呈手套袜子样分布。1/3 的患者还有颈后部或四肢肌肉疼痛。

(6)自主神经症状:常见皮肤潮红、出汗多,窦性心动过速,暂时性尿潴留。

(7)主要危险:呼吸肌麻痹是其主要危险,其次为肺部感染。严重心律失常及心力衰竭等并发症也是致死的重要因素。

2.辅助检查

(1)脑脊液:发病第 2 周出现蛋白细胞分离现象,即蛋白含量增高而白细胞数正常。蛋白增高常在起病后第 3 周末达高峰。蛋白细胞分离现象是本病的重要特点。

(2)神经传导速度和肌电图检查,根据神经电生理的理论,神经传导速度与髓鞘关系密切,波幅则主要代表轴突的功能。

(3)心电图:严重病例可有心电图改变,以窦性心动过速和 ST-T 改变最为常见。

五、治疗

1.病因治疗　抑制免疫反应,清除致病因子,阻止病情发展。

(1)静脉注射用免疫球蛋白(intravenous immunoglobulin,IVIG):是重型 GBS 患者的一线用药,有效率为 50%～70%。病情严重或进展者,应尽早使用。推荐用量:成人 0.4g/(kg·d),静脉滴注,连续使用 5 日:不良反应轻微且发生率低,发热、面红等,可通过减慢滴速预防和消除。有过敏者或存在 IgA 型抗体者,肾功能不全、心力衰竭的患者禁用。

(2)血浆置换疗法(plasma exchange,PE):适用于体质情况较好的成人及大龄儿童。周围神经脱髓鞘时,由于体液免疫系统的作用,患者血液中存在与发病有关的抗体、补体和细胞因子,发病 2 周内采用 PE 疗法,可缩短临床症状,缩短需要呼吸机的时间,降低并发症发生率,并迅速降低抵抗周围神经髓鞘抗体滴度。可能出现的不良反应:枸橼酸盐中毒,一过性低血压,心律失常等。

(3)皮质激素(corticosteroids):曾经是治疗 GBS 的主要药物,近年来发现其效果未优于一般治疗,且可能发生并发症,现多已不主张应用,但慢性 GBS 对激素仍有良好的反应。

2.对症治疗

(1)呼吸肌麻痹的处理:呼吸肌麻痹是此病最主要的危险,应密切观察呼吸困难的程度,必要时行气管插管或气管切开术,给予机械通气。呼吸麻痹抢救成功与否是增加本病的治愈率、降低病死率的关键,呼吸机的正确使用则是成功抢救呼吸麻痹的保证。

(2)使用水溶性维生素,尤其增加维生素 B_1 和维生素 B_{12}(甲钴胺、氰钴胺)的补充,使用神经生长因子等促进神经修复。

(3)各种并发症(如肺炎、静脉栓塞、便秘、尿潴留)的处理。

(4)康复治疗:进行针灸、理疗,加强被动、主动训练。

六、主要护理问题

1.低效型呼吸形态　与周围神经损害、呼吸肌麻痹有关。

2.清理呼吸道低效或无效

3.不舒适　与感觉异常有关。

4.营养失衡　摄入量低于机体需要量。

5.自理能力缺陷　与肢体瘫痪有关。

6.躯体活动障碍　与四肢肌肉进行性瘫痪有关。

7.潜在并发症　肺部感染、深静脉血栓形成、便秘、尿潴留等。

8.焦虑/恐惧　与呼吸困难、濒死感,害怕气管切开、担心疾病的进展及预后相关。

9.知识缺乏　缺乏疾病、药物及护理等相关知识。

10.家庭运作异常　与调整的需要、角色紊乱及不确定的预后有关。

七、护理目标

1.患者恢复正常的呼吸形态,患者无缺氧体征,血氧饱和度正常。

2.保证有效清除呼吸道分泌物,保持呼吸道通畅。

3.患者主诉不适感减轻或消失。

4.营养供给保证疾病需求,营养指标符合要求。

5.患者卧床期间感到清洁舒适,生活需要得到满足。

6.能在外界帮助下活动,无压疮发生。

7.并发症得到有效预防或及时妥当的处理。

8.患者焦虑/恐惧程度减轻,配合治疗及护理。

9.患者及家属对疾病相关知识行较好的了解。

10.患者及家属能配合采取预防并发症的措施,并发症的发生率降到最低。

八、护理措施

1.一般护理　详见表8—3。

表8—3　常规护理内容

	常规护理内容
心理护理	向患者介绍与本病有关的知识,使其了解其病程及预后 鼓励患者表达自身感受,激发患者的能动性 指导家属对患者照顾,使患者感到来自家庭的支持 针对个体情况进行针对性心理护理
饮食	供给高蛋白、高维生素及高热量饮食,以增强机体抵抗力 观察患者有无吞咽困难,必要时安置胃管,管喂流质饮食
休息	卧床休息,保证充足的睡眠,适时进行床上活动,参与主动、被动训练
各管道的观察及护理	输液管保持通畅,留置针妥善固定,注意观察穿刺部位皮肤 胃管按照胃管护理常规进行(表8—4) 尿管按照尿管护理常规进行(表8—5) 气管切开按照气管切开护理常规进行(表8—6)
基础护理	做好口腔护理、胃管护理、尿管护理,定时翻身,向患者及家属讲明翻身的重要性,使患者能保证2～3h翻身一次,保持床单平整、干燥,帮助患者建立舒适卧位

2.病情观察　密切观察生命体征变化,特别注意呼吸情况,如呼吸的频率节律、呼吸动

度,有无缺氧表现,血气分析 SaO_2 等,并做好记录。如患者出现呼吸无力、吞咽困难应及时通知医生,做好相应处理。

3.保持呼吸道通畅　是抢救呼吸肌麻痹的关键,应抬高床头,吸氧时氧流量根据病情的需要给予。鼓励患者咳嗽、深呼吸,帮助患者翻身、拍背或体位引流,及时排出呼吸道分泌物,必要时吸痰。

4.辅助呼吸　如患者出现明显的呼吸困难、烦躁、出汗、指(趾)甲及口唇发绀,肺活量降至每千克体重 20～25ml 以下,血氧饱和度降低,动脉血氧分压低于 9.3kPa 等,应立即准备抢救用物并协助气管插管或气管切开术,安置人工呼吸机辅助呼吸,根据患者的临床情况及血气分析资料,适当调节呼吸机的通气量、压力等参数。做好气管切开术后护理和气道护理。

5.用药护理　护士应熟悉患者所用的药物,药物的使用时间、方法及不良反应应向患者解释清楚。根据患者的血、痰培养结果合理使用抗生素。

表 8－4　胃管护理内容

	胃管护理内容
通畅	定时捏管道,使之保持通畅
	勿折叠、扭曲、压迫管道
	每次管喂流质后注射温开水冲管
固定	每班检查尿管安置的长度
	每日更换固定胃管的胶布
	胶布注意正确粘贴,确保牢固
	告知患者胃管重要性,切勿自行拔除
	若胃管不慎脱出,切勿自行安置胃管,应立即通知医护人员,由医护人员重新安置
观察并记录	每次管喂前先检查胃管是否在胃内,回抽胃液,观察是否有出血、潴留
	观察安置胃管处鼻黏膜情况,调整胃管角度,避免鼻黏膜受压
	观察患者腹部体征,有无腹胀
	观察患者鼻饲后的营养状况,是否有便秘、腹泻
拔管	吞咽功能恢复,自行进食后即可拔管

表 8－5　尿管护理内容

	尿管护理内容
安置	严格无菌操作
通畅	定时挤捏管道,使之保持通畅勿折叠、扭曲、压迫管道
固定	每班检查尿管安置的长度
	告知患者尿管重要性,切勿自行拔出
	若尿管不慎脱出,切勿自行安置,应立即通知医护人员
	尿袋勿高于尿道口平面
清洁	保持外阴清洁
	每日用艾力克洗液清洁消毒外阴
密闭引流	全封闭式尿液引流
	定时放尿
	鼓励患者多饮水,至少 2000～3000ml/d
观察并记录	尿液的颜色、量及性状
	定期做小便常规检查,必要时做尿培养
拔管	出现排尿功能恢复时,应及时拔除留置尿管并观察

表 8-6　气管切开护理内容

	气管切开护理内容
清洁	保持局部清洁干燥 每日行气管切开护理,有内导管的需消毒处理
通畅	必要时吸痰,保持呼吸道通畅 注意气道的温化、湿化,防止痰栓堵管
观察并记录	切开周围的观察:有无出血、红肿,有无脓性分泌物等 观察导管固定的系带是否过松、过紧,应定期更换。固定的系带与颈部皮肤接触部分是否干燥、有无破损 做好观察记录,注意交接班
拔管	试堵管 72h 后,患者可以从口腔主动排出分泌物,可请耳鼻喉科会诊,考虑拔管 拔管后用蝶形胶布固定,并观察局部情况

6.康复指导

(1)预防肢体畸形:四肢弛缓性瘫痪是本病特征,因此早期肢体远端的固定对后期的康复训练和生活质量有着重要的影响。一般足部放硬枕或穿直角夹板鞋使足背和小腿呈 90°,防止足下垂。早期对瘫痪肢体做被动运动,每日 2～3 次,每次 10～20min,Ⅲ级以上肌力鼓励患者做主动运动,运动量和运动方式应根据患者的具体情况和康复医生的要求调整,如下肢的抗阻力训练等,促进肌力恢复,预防肌肉萎缩和关节挛缩。

(2)肢体功能恢复训练:急性期,尽早进行肢体功能训练,从卧位逐步改为半卧位和坐位,开始由他人扶持,后背有支架,逐渐变为自己坐起,端坐时间延长。能独立坐稳后,患者可以在他人协助下下地站立、开始扶床、桌等站立、以后扶拐靠墙站立、扶双拐站立至最后能独自站立。独自站稳后,再进行行走训练,开始由他人扶或用习步车,先练习迈步,然后逐渐至扶拐走。运动量逐渐加大,注意安全,在训练时必须有人保护。

7.保护性隔离　由于 GBS 患者活动受限,应用激素类药物,易感染,应减少探视,严格执行消毒、隔离措施,医护人员治疗前要洗手,病室用紫外线或消毒机照射 1～2 次/日,注意保暖,防止受凉。

8.健康宣教

(1)指导患者正确使用药物,勿私自停药或滥用药物,合理膳食,加强营养。

(2)指导患者及家属了解本病相关知识及自我护理方法。

(3)告知患者功能锻炼的重要性,指导、鼓励患者加强肢体功能锻炼,避免感冒、感染等诱发因素。

九、特别关注

1.脑脊液蛋白细胞分离现象。

2.呼吸肌麻痹的处理。

3.典型的临床特征。

（蔡金晓）

第四节　多发性硬化的护理

一、概述

多发性硬化(multiple sclerosis,MS)是以中枢神经系统白质炎性脱髓鞘病变为主要特点的自身免疫疾病,常累及脑室周围白质、视神经、脊髓、脑干和小脑。主要临床特点是中枢神经系统白质散在的多灶性与病程呈现的缓解复发,症状和体征的空间多发性和时间多发性。

二、病因

MS 的病因仍不明确,但目前认为该病是一种由遗传和环境因素共同作用所引起的自身免疫性复杂性疾病。部分弱作用基因相互作用决定了 MS 的发病风险。

1.病毒感染　MS 与儿童期接触的某种环境因素如病毒感染有关,曾高度怀疑嗜神经病毒,但从未在 MS 患者脑组织证实或分离出病毒。推测病毒感染后体内 T 细胞激活生成抗病毒抗体可与结构相同或相似的神经髓鞘多肽片段发生交叉反应,从而引起脱髓鞘病理改变。

2.自身免疫反应　目前资料支持 MS 是自身免疫性疾病。MS 的组织损伤及神经系统症状被认为是直接针对自身髓鞘抗原的免疫反应所致,如针对自身髓鞘碱性蛋白产生的免疫攻击,导致中枢神经系统白质髓鞘的脱失,临床上出现各种神经功能的障碍。

3.遗传因素　MS 有明显的家族倾向。MS 遗传易患性可能由多数弱作用基因相互作用决定 MS 发病风险。家族中两同胞可同时患病,约 15% 的 MS 患者有一个患病的亲属。患者的一级亲属患病风险较一般人群大 12～15 倍。

4.环境因素　MS 发病率随纬度增高而呈增加趋势,离赤道愈远发病率愈高,高危地区患病率可达 40/10 万或更高。我国为低发病区,中国 MS 患病率的大规模研究较少,目前上海一项研究得出的 MS 患病率为 1.39/10 万。

三、发病机制及病理

迄今发病机制仍不明确。多发性硬化的特征性病理改变是中枢神经系统白质内多发性脱髓鞘斑块,多位于侧脑室的周围,伴反应性神经胶质增生,也可有轴突损伤。病变可累及大脑白质、脊髓、脑干、小脑和视神经。镜下可见急性期髓鞘崩解和脱失,轴突相对完好,少突胶质细胞轻度变性和增生,可见小静脉周围炎性细胞浸润。病变晚期轴突崩解,神经细胞减少,代之以神经胶质形成的硬化斑。

四、诊断

1.临床表现

(1)肢体无力:最常见的症状之一,多为不对称痉挛性轻截瘫,约 50% 的患者首发症状为一个或多个肢体无力。

(2)感觉异常:往往由脊髓后柱或脊髓丘脑束病损引起。病灶多见于颈髓,或见皮质型感觉障碍。最常见的主诉为麻刺感、麻木感，也可有束带感、烧灼感、寒冷感或痛性感觉异常。

（3）精神异常：多表现为抑郁、易怒和脾气暴躁，部分患者出现兴奋，也可表现为强哭强笑。

（4）言语障碍：多因小脑病损和（或）假性延髓性麻痹，引起构音肌共济失调或痉挛，而致构音不清、语音轻重不一。严重时可有声带瘫痪。

（5）眼部症状：常表现为急性视神经炎或球后视神经炎，多为急性起病的单眼视力下降或双眼视力同时受累。

（6）运动功能障碍：手部动作笨拙和意向性震颤及下肢易于绊跌都是常见的早期症状。也见言语呐吃与痛性强直性肌痉挛。

（7）其他病症：少数患者起病时即有尿频、尿急，后常打尿潴留或失禁。部分男性患者有阳痿与性欲减退。

2.辅助检查

（1）脑脊液（CSF）检查：脑脊液单个核细胞数轻度增高或正常，一般在 $15 \times 10^6 /L$ 以内，通常不超过 $50 \times 10^6 /L$。约 40％MS 病例脑脊液蛋白轻度增高。

（2）磁共振（MRI）检查：可见大小不一类圆形的 T_1 低信号，T_2 高信号，常见于侧脑室前脚与后脚周围、半卵圆中心及胼胝体，或为融合斑，多见于侧脑室体部；脑干、小脑和脊髓可见斑点状不规则 T_1 低信号及 T_2 高信号斑块（图 8－1）；病程长的多数患者可伴脑室系统扩张，脑沟增宽等脑白质萎缩征象。

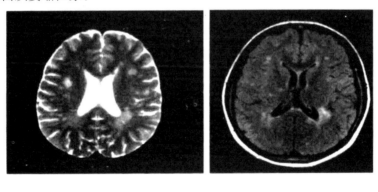

A　　　　　　　　　　　　B

图 8－1　多发性硬化患者头部 MRI 典型的 T_2WI 和 Flair 图像

双侧大脑白质区见长 T_1 长 T_2 信号，Flair 呈高信号；A. T_2WI 图像；B. Flair 图像

（3）诱发电位：50％～90％的 MS 患者视觉诱发电位、脑干听觉诱发电位和体感诱发电位中可有一项或多项异常。

（4）电子计算机 X 线断层扫描（CT）：可见病损部位有斑块异常信号。

3.诊断标准　多年来习惯采用的诊断标准完全基于临床资料。①从病史和神经系统检查，表明中枢神经系统白质内同时存在着两处以上的病灶。②起病年龄在 10～50 岁之间。③有缓解与复发交替的病史，两次发作的间隔至少 1 个月，每次持续 24h 以上；或呈缓解进展方式而病程至少 6 个月以上。④可排除其他疾病。如符合以上 4 项，可诊断为“临床确诊的多发性硬化”；如仅为一个发病部位，首次发作，诊断为“临床可疑的多发性硬化”。

MRI 已成为协助诊断 MS 的一项重要手段，主要采用 McDonald 诊断标准。该标准于 2001 年由 MS 诊断国际专家组制定，并在 2005 年进行首次修订。2010 年 5 月，国际专家组在爱尔兰再次开会讨论修订该标准，即 2010 版 McDonald 诊断标准（表 8－7）。将近年来的新证据和共识整合入新的诊断标准，简化了诊断空间和时间多发性的 MRI 标准。同时关注了新标准在儿童、亚洲和拉丁美洲人群中的应用，以简化 MS 诊断流程。

表 8－7　2010 版多发性硬化 McDonald 诊断标准

临床表现	必需的附加证据
2 次或 2 次以上发作（复发）临床证据提示 2 个以上不同部位病灶或 1 个病灶的客观临床证据并有 1 次先前发作的合理证据	不需要附加证据
2 次或 2 次以上发作（复发）临床证据提示 1 个病灶	有证据支持空间上的多发性（具备其中 1 项） MS 4 个 CNS 典型病灶区域（脑室旁、近皮质、幕下和脊髓）中至少 2 个区域有 $\geqslant$ 1 个 T_2 病灶 等待累及 CNS 不同部位的再次临床发作
1 次发作临床证据提示 2 个以上不同部位病灶	有证据支持时间上的多发性（具备其中 1 项） 任何时间 MRI 检查同时存在无症状的钆增强和非增强病灶 随访 MRI 发现有新发 T_2 病灶和（或）钆增强病灶，不管与基线 MRI 扫描的间隔时间长短 等待再次临床发作
1 次发作临床证据提示 1 个病灶（单症状临床表现；临床孤立综合征）	有证据支持空间上的多发性（具备其中 1 项） MS 4 个 CNS 典型病灶区域（脑室旁、近皮质、幕下和脊髓）中至少 2 个区域有 $\geqslant$ 1 个 T_2 病灶 等待累及 CNS 不同部位的再次临床发作 同时有证据支持时间上多发性 任何时间 MRI 检查同时存在无症状的钆增强和非增强病灶 随访 MRI 发现有新发 T_2 病灶和（或）钆增强病灶，不管与基线 MRI 扫描的间隔时间长短 等待再次临床发作
原发进展型多发性硬化	疾病进展 1 年（回顾性或前瞻性证实） 并且具备以下 2 项 MS 典型病灶区域（脑室旁、近皮质或幕下）中至少 1 个 T_2 病灶以证明脑内病灶的空间多发性 脊髓内至少 2 个 T_2 病灶以证明脊髓病灶的空间多发性 CSF 阳性结果（寡克隆 IgG 带或 IgG 指数升高或两者兼有）

五、治疗

MS 治疗的主要目的是抑制炎性脱髓鞘病变进展，包括急性发作期的治疗和缓解期的治疗，晚期采取对症和支持疗法。临床常用的有以下几种疗法。

1.肾上腺皮质激素治疗 常用的是大剂量甲泼尼龙短程疗法和口服泼尼松治疗 MS 的急性发作。激素治疗的方法:从 1g/d 开始,共 3 日;然后剂量减半并改用口服,每 3 日减半量,每个剂量用 3 日,直到减完,一般 28 日减完。激素具有抗炎和免疫调节作用,是 MS 急性发作和复发的主要治疗药物,可加速急性复发的恢复和缩短复发期病程,但不能改善恢复程度。目前对激素的短期疗效基本认可,但对于它的长期疗效,还缺乏肯定的结论,但不良反应较多,因此一般不主张对 MS 患者长期应用激素治疗。

2.免疫球蛋白疗法 大剂量免疫球蛋白静脉滴注(intravenous immunoglobulin,IVIg):0.4g/(kg·d),连续 3~5 日。对降低 R-R 型患者复发率有肯定疗效,但最好在复发早期使用。

3.β-干扰素疗法 具有免疫调节作用,可抑制细胞免疫。常用的有 IFNβ-1a 和 IFNβ-1b 两类重组制剂。常见不良反应为流感样症状,持续 24~48h,2~3 月后通常不再发生。IFNβ-1a 可引起注射部位红肿及疼痛、肝功能损害及严重变态反应如呼吸困难等。1FNβ-1b 可引起注射部位红肿、触痛、偶引起局部坏死、血清转氨酶轻度增高、白细胞减少或贫血。妊娠时应立即停药。

4.环磷酰胺疗法 环磷酰胺用于治疗此病可能有助于终止继发进展型 MS 病情进展,但尚无定论,宜用于快速进展型 MS。

5.血浆置换疗法 包括特异性淋巴细胞去除、淋巴细胞去除、免疫活性物质去除等。血浆置换对 MS 的疗效不肯定,通常不作为急性期的首选治疗,仅作为一种可以选择的治疗手段。

六、主要护理问题

1.焦虑 与患者对疾病的恐惧、担心预后有关。
2.躯体移动障碍 与肢体无力有关。
3.视力障碍 与病变引起急性视神经炎或球后视神经炎有关。
4.排尿异常 与膀胱功能障碍有关。

七、护理目标

1.患者焦虑程度减轻,配合治疗及护理。
2.患者能使用辅助器械进行适当活动,在允许范围内保持最佳活动能力。
3.患者能使用适当工具弥补视觉损害。
4.患者排尿形态正常,未发生尿路感染。

八、护理措施

1.一般护理见表 8-8。

表 8-8　一般护理措施

休息	保持病室安静、整洁,常通风,条件允许下每日用紫外线灯对病区进行消毒,空气新鲜、减少环境中的不良刺激,保持病区的环境卫生,床单位清洁、舒适
	指导患者及家属掌握有关疾病知识及自我护理方法
	重症患者应绝对卧床;病情好转后,可适当活动
瘫痪护理	应给予皮肤护理,每2h翻身一次,预防压疮
	小便失禁:应保持床铺干燥、清洁,及时更换床单
	注意皮肤护理,保持会阴部清洁
尿潴留护理	应在无菌条件下给予保留导尿
	按医嘱给予膀胱冲洗,防止泌尿系感染
病情观察	定时测T、P、R、BP并记录,注意心率、心律、心电图变化密切观察病情变化,以便尽早进行处置
	全面了解病情,掌握复发病的特点及容易引起复发的因素
心理护理	向患者及家属介绍本病的性质及发展,取得家属的最大配合,稳定患者的情绪(MS患者情绪易于激动,或强哭、强笑,抑郁反应也不少见)
	个体化心理指导,用科学的语言进行耐心细致的宣教
	介绍以往成功病例,增强对疾病的治疗信心。尤其是复发病例
	主动与患者交流,解除患者思想顾虑,积极配合治疗
饮食护理	给予低脂、高蛋白、营养丰富、富含纤维素的食物,补足身体的营养需要量。蛋白质在患者3餐食物中配比:早餐应占患者摄取总热能的30%,午餐占40%～50%,晚餐占20%
	教会患者和家属按顺时针方向即肠蠕动方向按摩腹部,养成定时排便习惯,防止便秘
	有吞咽困难者:予以留置胃管,按时鼻饲流质饮食
	由于MS患者多应用大剂量激素冲击治疗,易损伤消化道黏膜,应指导患者注意保护胃黏膜,避免进食辛辣、过凉、过热、过硬等刺激性食物,不可饮用浓茶、咖啡等刺激性饮料
用药护理	密切观察药物的不良反应,如发现不良反应,应及时通知医师并协助予以处理
	将诊疗期间观察药物不良反应的方法教会患者,由其自我掌握
	遵医行为教育:嘱患者不要擅自更改剂量或突然停药,以防病情变化

2.专科护理　见表 8-9。

表 8-9　专科护理措施

眼部护理	视野障碍时须留陪护,眼睑不能闭合时,遵医嘱用药和予以护理
	劳逸结合,避免过度用眼,严密观察有无异常
	伴有视力减退时,避免强光照射、阅读小字和长时间读书写作,整理环境,排除障碍物,使其行动方便
	失明的时候,将物品放置清楚,固定位置,以便患者拿取
体像障碍的护理	若患者心理恐惧,予以安慰、关心和精神鼓励,及时向医生汇报,给予及时处理
	经常检查有无感觉障碍,防止意外损伤,保证患者安全
语言功能障碍的护理	正确把握语言障碍的种类与症状,确定治疗方法
	要求患者慢慢地一句一句地诉说,利用笔谈、文字或单词来沟通,用确定是或不是的表现法,循序渐进,进行语言功能训练
运动、感觉障碍的护理急性发作期	保证患者安全,保持麻痹肢体处于最佳位置,以防止挛缩及变形
	对于感觉障碍严重的患者,注意避免烧(烫)伤;同时注意预防压疮,感觉障碍伴有疼痛时,轻者,给予按摩、体位变换及交谈等;重者,遵医嘱给予药物治疗
慢性期	与康复科协作,制订计划,进行主动运动和被动运动,以保持和提高残存功能,根据麻痹的程度,考虑使用步行器、轮椅等工具
	患者自己能做的事情尽量让其自己完成,不能做的事情,给予帮助,并给予一些基本动作的指导
恢复期	鼓励患者适当的体育锻炼,但不应剧烈运动

3.康复功能训练　包括肢体运动功能训练和膀胱功能训练。

(1)肢体无力常导致患者行走困难或卧床不起,故早期的功能训练尤为重要。采取被动运动和主动运动相结合的原则。对瘫痪肢体,早期注意肢位的摆放,行被动按摩及屈伸运动,鼓励和指导患者坚持生活自理能力的训练,如穿脱衣服及进餐等。条件许可则尽早下床活动,遵循扶杆、拄拐站立、移动、步行等循序渐进的原则,做到劳逸结合,从而使肢体功能恢复,防止肌肉萎缩、关节强直发生残障。

(2)膀胱功能训练:也是康复功能训练的一项重要内容。MS患者常因排尿障碍需留置尿管,应加强尿道口护理,防止尿路感染,同时指导患者膀胱训练的方法和步骤,教会其排尿方法,达到自行排尿的目的。

九、并发症的处理及护理

1.排尿异常的护理　留置尿管者每日进行尿道口清洁、消毒,鼓励患者多饮水,2000～3000ml/d,注意观察尿液颜色、量、性质,必要时每日给予膀胱冲洗。

2.排便异常的护理　便秘患者指导其多食用粗纤维食物,以促进肠蠕动,指导其按摩下腹部,并养成定时排便的习惯,严重便秘者给予保留灌肠。

3.保持皮肤的完整性　加强翻身,每1～2h 1次,运用掌部大小鱼际按摩受压部位,必要时应用气垫床,以防压疮。

4.预防坠积性肺炎　长期卧床患者会出现肺纤毛运动减少,翻身的同时给予叩背,叩背时五指并拢呈腕状,借助腕关节的力量由下而上、由外向内依次震动叩击背部。

十、预防

1.一级预防　目前MS的病因和发病机制迄今不明,一般人群尚无明确方法预防此病。

2.防止复发　告知患者及家属MS容易在疲劳、感染、感冒、体温升高及手术创伤后复发,应注意避免。避免热疗,沐浴时水温不宜过高。女性首次发病后2章内应避孕。

十一、特别关注

部分患者因为脑部病变的因素及精神压力而出现抑郁症,严重者可导致自杀。因此有必要注意观察患者的精神状态,以防自杀。

(蔡金晓)

第五节　急性播散性脑脊髓炎的护理

一、概述

急性播散性脑脊髓炎(acute disseminated encephalomyelitis, ADEM)是一种免疫介导、临床表现多样、广泛累及中枢神经系统白质的特发性炎症脱髓鞘疾病,通常发生于感染或疫苗接种后,部分无前驱事件,但临床表现相似,且组织学、微生物学或血清学相同,故统称为ADEM。临床主要分为脑型、脊髓型、脑脊髓型。其病理特点为广泛累及中枢神经系统小静脉周围的炎性脱髓鞘。

二、病因及流行病学

ADEM 的病因迄今未明确,目前较多研究认为与病毒感染、疫苗接种有关,但仍未明确。ADEM 发病率为每年(0.2~0.8)/10 万,好发于儿童及青壮年。儿童发病存季节性,春冬季为高峰,可能与上呼吸道感染高发有关。约 2/3 儿童和 1/2 成人有前驱感染或疫苗接种的临床证据,其后数日或数周出现神经系统症状,潜伏期为 4~13 天。

三、发病机制及病理

目前有研究认为可能有两种发病机制:①分子模拟理论。②炎症瀑布反应理论。ADEM主要的病理改变为大脑、脑干、小脑、脊髓播散性的脱髓鞘改变,以脑室周围白质、颞叶、视神经最为显著,脱髓鞘改变多以小静脉为中心,其外层有以单个核细胞为主的围管性浸润,即血管"袖套",静脉周围白质髓鞘脱失,并有散在胶质细胞增生。

四、诊断

1.临床表现

(1)本病好发于儿童和青壮年,在感染或疫苗接种后 1~2 周急性起病,多为散发,无季节性,病情严重,有些病例病情凶险。

(2)脑炎型首发症状为头痛发热及意识模糊,严重者迅速昏迷和去大脑强直发作,可有痫性发作,脑膜受累出现头痛、呕吐和脑膜刺激征等。脊髓炎型常见部分或完全性弛缓性截瘫或四肢瘫、传导束型或下平面感觉障碍、病理征和尿潴留等。可见视神经、大脑半球、脑干或小脑受累的神经体征。发病时背部中线疼痛可为突出症状。

(3)急性坏死性出血性脑脊髓炎(acute necrotizing hemorrhagic encephalomyelitis)又称为急性出血性白质脑炎,认为是 ADEM 暴发型。起病急骤,病情凶险,病死率高。表现高热、意识模糊或昏迷进行性加深、烦躁不安、痫性发作、偏瘫或四肢瘫;CSF 压力增高、细胞数增多,EEG 弥漫活动,CT 见大脑、脑干和小脑白质不规则低密度区。

2.辅助检查

(1)脑电图检查(EEG):常见弥漫的 θ 和 δ 波,亦可见棘波和棘慢复合波。

(2)CT 检查:显示白质内弥散性多灶性大片或斑片状低密度区,急性期呈明显增强效应。

(3)MRI 检查:可见脑和脊髓白质内散在多发的 T_1 低信号、T_2 高信号病灶。

(4)外周血:白细胞增多,血沉加快。

(5)脑脊液检查:脑脊液压力增高或正常,CSF、MNC 增多,急性坏死性出血性脑脊髓炎则以多核细胞为主,红细胞常见,蛋白轻度至中度增高,以 IgG 增高为主,可发现寡克隆带。

3.诊断标准　由于缺乏特异性生物学标志物,急性播散性脑脊髓炎的诊断主要依赖临床表现和影像学特点。临床主要表现为双侧视神经受累、皮质症状与体征、周围神经受累、意识改变、认知功能障碍,脑脊液白细胞计数增加、寡克隆区带阴性或阳性后迅速转阴,均支持急性播散性脑脊髓炎的诊断。国际儿童多发性硬化研究组于2007年制定新的诊断标准如下。

(1)临床表现:首次发生的急性或亚急性发病的多灶性受累的脱髓鞘疾病,表现为多种症状并伴脑病表现(行为异常或意识改变),糖皮质激素治疗后症状可好转,亦可遗留残留症状;之前无脱髓鞘特征的临床事件发生,并排除其他原因,发病后3个月内出现的新症状或原有症状波动应列为本次发病的一部分。

(2)神经影像学表现:以局灶性或多灶性累及脑白质为主,且未提示陈旧性白质损害。头部MRI扫描表现为大的(1～2cm)、多灶性位于幕上或幕下白质、灰质,尤其是基底核和丘脑的病灶,少数患者表现为单发孤立大病灶,可见弥漫性脊髓内异常信号伴不同程度强化。

五、治疗

1.目前糖皮质激素被认为是一线治疗药物,但药物种类、剂量和减量方法至今尚未统一。现主张静脉滴注甲泼尼500～1000mg/d或地塞米松20mg/d冲击治疗,后逐渐减量。若不能耐受糖皮质激素治疗、存在禁忌证或治疗效果欠佳,可选择静脉注射丙种球蛋白(IVIG),为二线治疗药物,2g/kg(总剂量)分2～5日静脉滴注。血浆置换疗法主要用于对糖皮质激素治疗无反应的急性爆发性中枢神经系统脱髓鞘疾病,隔日行血浆置换疗法,共5～7次。

2.对症治疗　给予脱水降颅内压、抗感染、营养脑细胞等治疗。

六、主要护理问题

1.焦虑与恐惧　与患者与家属对疾病的恐惧、担心预后有关。

2.排尿异常　与膀胱功能障碍有关。

3.潜在并发症－压疮、坠积性肺炎　与长时间卧床、免疫力差有关。

4.躯体移动障碍　与肢体无力有关。

七、护理目标

1.患者焦虑和恐惧程度减轻,配合治疗及护理。

2.患者排尿形态正常,未发生尿路感染。

3.患者未出现相关并发症。

4.患者能使用辅助器械进行适当活动,在允许范围内保持最佳活动能力。

八、护理措施

1.一般护理　见表8－10。

表 8-10　一般护理措施

心理护理	与患者共同讨论病情:使患者了解本病的病因、病程,常出现的症状、体征,治疗目的、方法及预后
	指导患者掌握自我护理技巧:循序渐进,不要勉强患者,避免增加其痛苦和心理压力
	鼓励家属多陪伴患者,以获得更多的社会支持
	介绍一些恢复较好的病例,使患者处于最佳身心状态,积极接受治疗,提高患者治愈率和生活质量
癫痫发作的护理	进行各项护理操作时应轻柔,限制探视,使患者处于安静环境
	用床挡保护,床上不放边角尖锐的玩具,床边备压舌板、开口器等抢救物品
膀胱功能训练	尿潴留者:在无菌条件下行导尿术,予以留置导尿管,每日会阴护理 2 次
	保持会阴部的清洁、干燥
	鼓励患者做提臀运动及会阴部肌肉收缩和放松交替运动训练:每次 20~30min,3 次/日,促进膀胱功能的恢复
吞咽困难护理	呈半坐卧位或坐位:患者进食时应抬高床头
	进食速度:宜慢,以防发生呛咳和误咽
	以流质或半流质为主,注意进食情况
	不能吞咽的患者予以插鼻饲管,按时给予鼻饲流质
	做好口腔护理
高压氧治疗护理	告知患者该治疗的优势,能促进受损神经细胞的恢复,利于患者康复
	做好保暖,避免受凉
	密切观察病情:如出现高热、抽搐及局灶性癫痫发作等高压氧治疗的相对禁忌证,应及时告知医生,暂停高压氧治疗
加强肢体	告知患者早期功能锻炼的重要性
功能锻炼	鼓励患者下床活动
	不能下床活动者:指导患者进行被动运动,具体方法是每日在床上做各关节伸、屈被动运动,并进行轻柔而有节奏的按摩;指导患者在床上进行主动运动,一般在肢体肌力有一定恢复时进行,具体方法是做各关节的主动屈曲和伸展;时间由短到长,循序渐进

2. 用药护理　大剂量激素冲击和大剂量丙种球蛋白(IVIG)治疗,是本病的治疗重点,也是本节的重要护理内容(表 8-11)。

表 8-11　激素及丙种球蛋白治疗的护理措施

不良反应	告知患者及家属在治疗过程中可能出现的不良反应
	激素冲击疗法可致满月脸、向心性肥胖,但停药后可自行恢复
	易加重感染,导致消化道出血、低钾、骨质疏松、心律不齐
饮食	多进食高热量、高蛋白、富含维生素及高钾、高韩、低糖饮食少食生冷和难消化的食物
大便观察	注意大便的颜色,及时发现有无上消化道出血
	出现柏油样便时,立即报告医生,做好生活护理,保持患者床单位清洁、卫生,降低感染发生率
安全护理	加强病房的巡视工作
	有专人陪伴:告知患者及家属激素治疗易引起骨质疏松,发生骨折
	活动时注意安全,防止引起外伤
静脉滴注护理	严格控制滴注速度:使用 IVIG 治疗时易出现皮疹、寒战、发热等变态反应
	首次使用 IVIG 时滴速:控制在 20 滴/分,输入 30min 后,无不良反应,可调至 40~60 滴/分
	生理盐水冲管:在输注前后使用,一般用生理盐水 100ml 冲管,禁止与任何其他液体混合输入

3. 健康宣教

(1)指导患者严格按照医嘱服药,尤其在服用激素期间,不得随意更改药量和停药。

（2）告知患者肢体功能锻炼的重要性及方法，指导患者坚持肢体功能锻炼。

（3）指导患者保持良好生活习惯，合理饮食，注意保暖，避免感染等诱因。

（4）指导患者按要求时间定期复诊。

九、并发症的处理及护理

1. 预防压疮发生　因患者需要长期卧床，需要勤翻身，条件许可可使用气垫床，保持床单位清洁、干燥。

2. 预防坠积性肺炎的发生　平卧时头偏向一侧，利于分泌物流出，侧卧时勤拍背，必要时给予吸痰。遵医嘱应用消炎药，并做好口腔、会阴护理，预防感染。

十、预防

进一步改进疫苗制备工艺，使之既保存较好的抗原性，又减少激起或诱导预防接种性脑脊髓炎的作用，改变预防方法等均能减少预防接种后脑脊髓炎的发生。

（蔡金晓）

第九章　慢性病的护理

第一节　慢性病护理工作特点

一、慢性病护理与其他病种护理的区别

慢性病护理是在应对慢性病的过程中发展起来的一种针对患者疾病本身、治疗、生理和心理社会变化，以及作出生活方式改变的能力的一种护理模式。其目的是：①缩减住院天数，以节省花费。②避免因占用急性病病床而影响急性病患者的医疗救治。③免除家人往返医院奔波的劳累。④维持家庭的完整性。⑤满足患者的情绪需要，避免因环境不熟悉而导致心理受到创伤且可享受与家人相处的温馨。⑥预防因中段治疗或旧疾复发再次住院。

二、护理人员的教育、培训

护理人员的教育、培训，让患者通过学习，掌握自我管理疾病的知识，掌握改变生活方式的技巧，促进和提高患者的自我管理能力，将患者培训成"内行患者"。

1.掌握疾病的治疗管现知识——改变不良的生活方式、掌握正确的服药方法、熟悉自我监测病情的技巧。

2.生理上适应疾病——经过一段时间的治疗调理，可以回归社会、家庭，做力所能及的工作。

3.心理上适应疾病——能处现和应对疾病所带来的各种消极情绪，适应患病后在单位、家庭和朋友中的新角色。

慢性病护理管理的最终目标也不是治愈疾病（因为很多慢性疾病是无法治愈的），而是努力将慢性疾病患者的健康状况、健康功能维持在一个满意的状态，过上独立的生活，康复回归社会；同时，因为强调改变不良的生活方式，可有效减少疾病危险因素，减少用药，控制医疗保健成本，节约社会卫生资源。

三、长期与患者进行沟通、交流互动

慢性病的护理是一个需要长期与患者进行沟通、交流、互动的一项护理，他不同于一般急性病的护理，患者住院期间长，甚至可能会由于疾病本身的原因多次住院，大部分患者由于宗教、信仰、知识等等的不同，对疾病本身缺乏认识需要一批具有专业素质的护理人员进行长期、连续性护理。

（魏敏）

第二节　当前慢性病临床护理工作中存在的问题

一、护理人员的观念转变不够

在针对慢性病患者的护理工程中很难真正做到"以患者为中心"。随着医学模式的转变,随着科技进步的日新月异,随着人民生活水平的不断提高,人们对健康的需求越来越高。而我们的大多数护理人员的观念仍然停留在被动执行医嘱的角色上,不能主动为患者服务,不能很好为患者解决问题。因此,要想护理工作要得到社会和患者的认可,不仅需要我们的护理人员付出辛勤的努力,更需要积极转变我们的观念。

二、缺少专业的慢性病护理人员

从现代社会的进步及医疗技术的发展来看,对护士的要求早已不仅仅只限于打针、发药等,越来越多的新技术、新业务及医疗器械的应用,以及强调"以人为本"的服务理念,要求护士掌握更全面的专业知识。越来越多的专科护士的诞生,如:血透专科护士、造瘘口专科护士、静脉治疗专科护士等等不仅对护理人员要求越来越高,更是对护理管理模式的新探索提供了很多有效途径。慢性病专科护士的产生能够让护理人员在慢性病这一特殊人群中利用自身知识、专长和技术为患者和社会人群提供护理服务;对同业人员提供专科领域的信息和建议,指导和帮助其他护理人员提高对患者的护理质量。专科护士的诞生:对减少医疗费用、提高医疗质量、减少疾病并发症等方面有巨大作用。目前国内对于慢性病专科护理人员的职业认定、考核以及工作流程等缺乏标准的管理,这给慢性病患者的护理带来很大的难度。临床中护理人员既要从事患者的日常护理,还要负责患者的健康教育等,护理人员工作压力大、事物烦琐,往往出现事半功倍的效果,甚至导致很多护理人员不能有效地调整心态,很多医院出现大批护理人员离职的现象,专科护士的产生,不仅使护理人员明确了自己的职业目标,提高工作兴趣,同时提高了护理质量。

(魏敏)

第三节　慢性病护理管理策略

一、更新观念

并在医院营造一种氛围,一种为患者"服务"的氛围,为什么要强调服务呢? 因为我认为护理工作服务的成分要大于技术的成分。

二、树立"患者至上"的理念

"患者至上"不只是简单的围着患者转,而是要达到人性化、人情化、人文化。人性化就是以人为本,不是以病为本,考虑任何问题都要以患者为中心。人情化就是护理工作要有人情味,不能只是简单的操作和公式化的宣教。人文化就是护理人员要具有文化素养,护理工作要有文化内涵。

三、注意患者的健康体检

护理人员应根据患者的不同年龄段、性别,选择针对性强、特异性和敏感性高且临床意义大、费用低的检查项目对患者进行有针对性的健康体检,并根据健康危险因素,生活环境,易患疾病的差异等特点,设计出健康检查项目和复查的周期。目的就是通过健康体检,进行疾病筛查,发现慢性病相关危险因素,进行评估,早期干预。针对疾病的种类和个数,相关危险因素的多少,进行疾病危险性评估,制定相应的饮食,运动或药物治疗方案和生活方式指导,并通过上门或电话随访了解干预效果,进行动态健康指导,做到慢性疾病早发现、早防治。

四、使患者了解自身疾病

对于慢性病患者的健康教育除了心理教育以外,还应该让患者了解自己的疾病。通过慢性病患者对慢性病的认识,使其改善不良的生活方式和行为,降低疾病危险因素水平,减少慢性疾病的发病率和病死率,提高生活质量,并且要达到掌握一定的健康文化能力。所谓健康文化能力,指的是个体能够获得,处理和明白基本的健康信息和为做健康决定所需要的服务的程度。对于慢性病患者,我们期望他对自身所患的慢性病达到较高的健康文化能力。为达到这个目的,我们可以采用图文并茂的方式提高患者的理解力;使健康保健的资料适应大众的文化水平;采用易懂的非医学术语来进行医学信息的沟通;增加患者的依从性,而最主要的是提高健康保健的效果。这就需要健康管理者长期的一个教育工作。总之让患者了解"合理膳食、适量运动、戒烟限酒、心理平衡"都能帮助慢性病患者促进健康。

五、如何正确指导患者进行自我管理

对于慢性病患者,要调动患者的积极性,使其能够自觉进行健康计划,并且教会患者自我监测,自我管理。在健康教育的基础上,慢性病患者有了一定的健康文化能力,我们就可以教会患者根据自己的病情,适时、实时调控。例如糖尿病的患者,通过健康教育已经了解糖尿病的基础知识和治疗控制要求,以及饮食治疗的具体措施和体育锻炼的要求,会正确使用血糖仪,针对每次餐后血糖的波动情况,教育患者适当调整饮食的比例。对于慢性心力衰竭的患者,教会他使用利尿剂及补钾药物的注意事项,就可以避免低钾的发生,从而获得更好的治疗效果。

六、健康教育

目前我国健康教育专业机构的网络尚不健全,健康教育人员素质与能力比较薄弱,健康教育与健康促进机构组织体系、定位、职能与职责等都不够明晰,这些都影响到健康教育与健康促进服务的效果。针对这种状况,我国正在大力加强健康教育专业机构与网络的建设、人才培养与引进工作,同时加强医疗卫生部门之间及其与外部领域的合作,整合媒体等社会资源,切实提高健康教育与健康促进工作的能力。研究表明,有近60%的慢性病可以依靠行为干预、改变生活行为等手段避免或推迟发病。

1.定义 慢性病健康教育就是向慢性病患者传播预防疾病的知识和健康保健技能,促使他们增强防病保健意识。

2.目标　慢性病健康教育的目标是提高患者住院适应能力和自我保健能力。

3.技巧　慢性病患者的健康教育要因人而异,因病而异,根据不同的特点采取对症教育。做好这项工作的关键是提高我们医护人员的健康教育意识和技能,要求我们不仅要掌握慢性病医学知识,且要掌握心理学、伦理学和社会学等相关学科的知识。我们通过理论讲课、声像和图片教学等多种形式的学习,提高医护人员的专业知识和健康教育技能,从而保障患者健康教育的有效实施。在健康教育工作中我们必须提高我们的教育能力和业务水平,在实践对患者的教育中至关重要。我们只有在业务理论知识方面不断加强,才能及时、全面地做好患者的健康教育工作,才能准确解答患者提出的一系列问题,才能正确指导患者的康复。只有这样才能提高护士观察问题和解决问题的能力,提高护士的语言表达能力,在对患者的教育过程中,其实也是我们学习的过程。健康教育是慢性病门诊中的一项主要内容,也是控制慢性病流行的重要措施之一。要增强人们的健康意识;要求各医疗单位在内部公共场所定期向就医患者及家属出宣传板、设健康咨询;主管单位随机检查指导;另外要求各街道办事处在辖区定期出宣传板,针对不同人群进行卫生防病及健康知识教育。

(1)为患者解决问题的技巧:慢性病所致问题的解决,不可能一下就解决完成,应分阶段以短期实现任务为目标,一步步解决,逐渐达到最好。如出现问题,应学会从别人那里寻求帮助及尽量帮助其他病友走出困境的技巧。对其方法找出问题(最困难和最重要的步骤列出解决问题的办法→选一种方法尝试→评价结果→用另一种方法代替第一个无效的方法,继续尝试→利用其他资源,如请求朋友、家人、卫生专业人员的帮助→接受现实或解决问题。

(2)与患者交流的技巧:当患有慢性病后,良好的交流变得更为重要。对于患者本身而言,要让医生、护士真正了解自己;让家人、朋友理解和帮助他;需要尽可能地从别人那里获取资源,寻求帮助。因此,自我管理者需学习和掌握必要的交流技巧。另外,还必须记住一点:交流是相互的。若在表达自己的感觉或请求帮助时感到不舒服,别人也会有这样的感觉。因此,每次与人交谈时,需要以理解对方、真诚相待作为交流的基础。

(3)为患者设定目标和制订行动计划的技巧:这是自我管理最为重要的技能之一,所谓目标,是我们在未来 3~6 个月中想要完成的事情,如①将血压控制在 140/90mmHg 以下。②学会打太极拳。③养成每天喝水 6~8 杯水的习惯。其方法为:决定想要做的事情及拟达到的目标→分解目标,寻找可行的方法和途径→着手制订一些短期行动计划,并与自己签订合约或协议→执行行动计划→检验行动计划执行结果→必要时做些改变→给自己一些奖励。其行动计划一定要非常具体,不能泛泛而谈。要具体到做什么、做多少、什么时候做、一周做几次、完成这个计划的自信心有多少。

4.心理教育　护士应首先对患者进行心理疏导,通过交谈、沟通使患者从心理上接受慢性病,只有接受、正视自己的疾病才能进行后续的管理。由于检查出疾病,有些人会出现紧张、恐惧等不良情绪。因此对他们给予心理健康指导,帮助他们进行心理调节以取得心理平衡是非常重要的。首先我们要让他们认识到慢性病并不可怕,要以开放的心态来接受它,在战略上藐视它,在战术上重视它,以良好的心态对待它,让他们了解慢性病并不是绝症,只要有良好的慢性病管理方法,通过生活方式改变和药物治疗是可以有较好生活质量的。在对患者进行心理疏导的同时,也应该让患者了解慢性病的特点,劝导患者治疗需要持之以恒。

七、慢性病专科护理人员(慢性病专员)的工作职责

1.住院部慢性专员职责

(1)工作人员上班时间周一至周五 8:00～12:00;14:30～17:30 法定节假日除外。

(2)保持手机 24 小时通常,如遇特殊情况,随时加班,有事需提前请假。

(3)专员负责科室医护人员健康教育培训,包括联系患教室、慢性病患者健康教育讲座等。

(4)专员负责特殊门诊患者信息的准备及输入,并按照分类归档、整理、记录,保证临床工作随用随取。

(5)专员负责科室不同疾病患者住院期间(入院、出院、院外门诊电话随访)的健康教育及生活指导。

(6)负责与相关科室患教人员的沟通、协调及联谊活动。

(7)专员在科室主任及护士长领导工作,所有工作须有记录并有签名。

(8)专员每日需对所有当天新入院患者进行相应的健康教育,出院前应有出院指导。(住院期间跟踪随访)。危重患者每日至少巡视一次,其余患者至少 2～3 天巡视一次,如遇特殊情况随时巡视,记录在护理记录单上并签名。

(9)按照要求负责统计科室住院患者及门诊患者基本信息并编码、备档等工作。

(10)负责参加社区及医院组织自的各种义诊活动。

(11)负责科室慢性病管理资料栏的更新。

(12)专员在科室护士长领导下工作,所有工作须有记录并有签名。

2.门诊部慢性病专员职责

(1)建立出院患者信息档案:内容包括(姓名、年龄、单位、住址、电话、疾病基本信息等)。

(2)随访范围:所有在我科出院慢性疾病患者及在我科办理特殊门诊的患者。

(3)随访要求:每天由健康教育专员到病房为即将出院的患者进行有效的沟通,让患者了解出院后医护人员随访的重要性,建立档案信息,患者出院后 1～3 天,电话随访提醒患者办理特殊门诊,以后根据患者病情需要,随时随访,并建立随访登记本。

(4)随访方式:电话随访、书信联系、接受咨询、健康教育讲座、网络等。

(5)随访内容:了解出院患者的病情恢复情况、血糖控制情况、用药情况、生活饮食情况等,并定期做患者满意度调查随时听取患者的意见和建议。

(6)工作人员应耐心听取并解答患者提出的问题,如遇专业性强的问题建议患者找相关科室及专家进行详细了解及咨询,并告知联系方式。

(7)科室定期召开健康教育讲座,召集患者来院听取讲座,获取有关疾病的健康知识,听取患者意见和建议,以便进一步提高科室的服务质量。

(魏敏)

第四节　常见慢性病的自我管理与护理

一、糖尿病的自我管理与护理

（一）目的

增进和改善患者的健康行为和健康状态，以提高患者的自我管理能力，自我效能，同时也能改善患者和健康服务提供者的关系。

1.传播自我管理知识。

2.改善患者血压、血糖等的控制。

3.提高自我管理能力。

4.预防并发症减少死亡。

5.增强自信心及心理调节技能。

6.提高生活质量。

7.发展社区居民个人健康技能。

①组织。②培训。③干预（活动）。④评估。⑤反馈。

（二）自我管理提高自我效能的途径

设定目标和任务；积极的小组学习环境；接触同辈做得好的人，分享他人的成功经验。

（三）糖尿病患者自我管理的任务

对于许多糖尿病患者来说，"自我管理是终生的任务"。

所有糖尿病患者的共同的自我管理任务有以下三类。

1.疾病的医疗和行为管理（如按时服药、如何正确注射胰岛素、控制血糖、加强锻炼、就诊、改变不良饮食习惯）。

2.角色管理（维持日常角色，做家务、工作、社会交往）。

3.情绪的管理（愤怒、对未来担心、挫折感和偶尔的情绪低落）。

（四）健康教育方式

以下是某大型三甲医院糖尿病健康教育方式。

1.糖尿病教育大课堂

1月10日　糖尿病基础知识　主讲人××副主任

2月21日　糖尿病饮食治疗　主讲人××主治医师

3月14日　糖尿病并发症　主讲人××副主任

4月11日　糖尿病并发症　主讲人××医师

5月9日　糖尿病足　主讲人××主治医师

6月13日　糖尿病患者的药物选择　主讲人××副主任

7月11日　糖尿病患者的胰岛素治疗　主讲人××主治医师

8月8日　糖尿病并发症的预防　主讲人××副主任

9月12日　糖尿病饮食治疗　主讲人××主治医师

10月10日　糖尿病的自我监测　主讲人××主治医师

11月14日　糖尿病的心处方　主讲人××主治医师

12月12日　糖尿病病员联谊会　主讲人××副主任

2.成立糖尿病护理网络管理小组　设组长一名(护理部主任),副组长一名(内分泌科护士长),成员为各病区护理骨干。

成员选定条件:从事临床护理工作多年,热爱糖尿病管理工作,具备扎实的专业护理知识。具有良好的责任素质、责任心强;具备良好的难沟通能力和团队合作精神;具有同情心、爱心和奉献精神。

小组活动:对小组成员举行糖尿病专科知识系列培训;小组成员对本病区患者进行糖尿病教育讲座;举办糖尿病病员联谊会;管理小组对小组成员工作进行质量检查;定期举办糖尿病知识讲座。

3.看图对话　为对话式教育;以6～10人为一组;患者讨论、互相交流;积极主动参与学习;增加患者学习兴趣及提高教育效果。

4.管理方法

(1)筛查:对工作中发现的2型糖尿病高危人群进行有针对性的健康教育,建议其每年至少测量1次空腹血糖,并接受医务人员的健康指导。

(2)随访:评估对确诊的2型糖尿病患者,每年提供4次免费空腹血糖检测,至少进行4次面对面随访。

1)测空腹血糖和血压,并评估是否存在危急情况,如出现:①血糖≥16.7mmol/L或血糖≤3.9mmol/L。②收缩压≥24.0kPa(180mmHg)和(或)舒张压≥14.7kPa(110mmHg)。③有意识或行为改变、呼气有烂苹果样丙酮味、心悸、出汗、食欲减退、恶心、呕吐、多饮、多尿,腹痛、有深大呼吸、皮肤潮红。④持续性心动过速(心率超过100次/min)。⑤体温超过39摄氏度或有其他的突发异常情况,如视力突然骤降、妊娠期及哺乳期血糖高于正常等危险情况之一,或存在不能处理的其他疾病时,须在处理后紧急转诊。对于紧急转诊者,乡镇卫生院、村卫生室、社区卫生服务中心(站)应在2周内主动随访转诊情况。

2)若不需紧急转诊,询问上次随访到此次随访期间的症状。

3)测量体敏,计算体质指数(BMI),检查足背动脉搏动。

4)询问患者疾病情况和生活方式,包括心脑血管疾病、吸烟、饮酒、运动、主食摄入情况等。

5)了解患者服药情况。

(3)分类干预

1)对血糖控制满意(空腹血糖值<7.0mmol/L),无药物不良反应、无新发并发症或原有并发症无加重的患者,预约进行下一次随访。

2)对第一次出现空腹血糖控制不满意(空腹血糖值≥7.0mmol/L)或药物不良反应的患者,结合其服药依从情况进行指导,必要时增加现有药物剂量、更换或增加不同类的降糖药物,2周内随访。

3)对连续两次出现空腹血糖控制不满意或药物不良反应难以控制以及出现新的并发症或原有并发症加重的患者,建议其转诊到上级医院,2周内主动随访转诊情况。

4)对所有的患者进行针对性的健康教育,与患者一起制定生活方式改进目标并在下一次随访时评估进展。告诉患者出现哪些异常时应立即就诊。

(4)健康教育　护士针对糖尿病患者应重点进行以下指导。

1）讲解为什么监测血糖,及其重要性,建立血糖监测表,定时监测血糖并记录,易便于医生及时调整药物剂量。

2）做好饮食指导,必要时请营养师会诊。

3）教会患者、家属注射胰岛素,掌握注射胰岛素的部位、注意事项、不良反位,以及应对措施。

4）建立健康锻炼登记表。指导患者记录每日的运动量。

（五）控制糖尿病

要想控制糖尿病,一定要坚持糖尿病综合管理的科学理念。我们常说的"五驾马车"是糖尿病综合管理的基础,其中糖尿病教育是核心,饮食控制是基础,合理运动是手段,药物治疗是降糖的武器,科学全面地监测是血糖达标的保障。另外,近些年对糖尿病心理和糖尿病预防比较关注,我们在五驾马车的基础上又增加了两点,即心理健康是糖尿病治疗的前提,预防并发症是糖尿病综合管理的终极目标。统称为"健康新7点",即教育、饮食、运动、药物、监测、心理和预防。

我们对进行患者的自我管理技能和健康教育,教育内容包括:疾病的知识,并发症,药物治疗以及自我管理。我们有专门的慢性病管理专员,可以进行一对一的个体化饮食、运动指导。举行每一个星期的看图对话,每半个月的饮食健康教育,我们专门请营养医师现场指导,每一个月的疾病相关讲座,每年两到三次的大型义诊宣传活动。我们秉承着"医患携手,共筑健康"的理念。

生活方式干预:集中患者进行健康教育,并针对不同的患者进行个体化健康教育计划,让患者了解自己在糖尿病治疗和维护健康中应有的责任,教会患者做到:限盐、每人发放一把限盐勺,容量为2克,每人一顿饭的用盐量为2克;运动,每日耗氧量运动锻炼为半小时以上,每周不小于4天;吸烟,开展健康讲座,举行戒烟活动;酒精,不饮酒或饮酒量大者经干预每日酒精摄入控制在10～30克。

保健计划的制定是融艺术和科学于一体,定个体化,有针对性。为患者列出需要解决的问题,优先次序逐步解决。与患者共同探讨制定,目标要可行性,十分具体,清楚,但是一次不要设定太多的目标,做好一次一个目标,积极听取患者的谈话。鼓励和指导患者采取健康行为的能力。

提高患者的自我管理能力,我们要让患者通过我们的教育来提高患者对血糖评估的能力;对药物作用及副作用的简单了解;加强药物依从性的能力,选择食物,进行体育锻炼的能力,寻求健康知识的能力;就医的能力和自信心。现如今慢性疾病不坚持治疗率发达国家占到50％,发展中国家则更低。疾病的治疗、特点和某些与患者相关的因素都是导致患者依从性差的原因。

我们在对慢性病患者的管理上也会给患者一些必要的激励。比如:我们每月一次糖尿病健康讲座会免费为患者测血糖,每半年会评选两到三位优秀患者奖励血糖试纸、血压计、急救箱等日常医疗用品。来诱导患者积极面对疾病,正确看待疾病,有效的控制疾病。

二、肾脏病患者的自我管理与护理

（一）血液透析患者的自我管理与护理

对于门诊透析患者来讲,护士在其疾病的管理过程中充当照顾者、管理者、教育者、协调与合作者、示范者、咨询者、营养师等的角色。所以护士不仅要有丰富的理论知识、良好的沟通与表达能力,还要具备超强的耐心与责任心。

1.血液透析患者健康教育的方式　血液透析患者虽然在住院期间通过系统、循序渐进、理论和实践相结合的方式了解到血液透析的相关知识和注意事项,但是由下经济、环境、经济、情绪等各方面原因的影响,是很多患者在出院后,治疗依从性差。因此,血液透析患者不是仅仅通过住院期间的健康教育就能达到满意的效果,而是要通过一个长期、连续不间断、多种形式的健康教育发生达到提高患者依从性、减少透析并发症、保证透析充分性、提高患者生命质量的目的。

(1)门诊随访:需要在患者出院之前制定随访计划。告知患者门诊随访的时间、需要准备的资料、定期门诊随访的重要性。

(2)家庭随访:定期家庭随访的目的是了解患者居住条件、生活习惯、家庭支持等,以便更好地指导患者进行自我管理。

(3)电话随访:电话随访的优点是无论远近,可以 24 小时了解患者的动态,患者遇到问题亦可以随时随地的主动咨询医护人员。医护人员进行的电话随访有时间分配原则,前 2 分钟是自我介绍与问候语;3 分钟了解最近的病情;3 分钟确定目前用药,是否需要加、减或调整药物;5 分钟开始就患者存在的问题进行教育,倾听患者的意见。2 分钟预约下一次电话时间,说再见。

2.为每一位透析患者建立完善的信息档案　每位护士收集自己主管患者的基本信息,建立随访流程,加强护患沟通,并向患者告知我们服务的内容,使更多患者愿意接受服务。每次透析完毕后收集的相关信息计入患者的健康档案里面,以便对患者进行管理。

3.健康教育

(1)讲解慢性肾衰的相关知识,是患者正确认识肾功能衰竭。

(2)做好饮食指导,必要时请营养师会诊,开出食谱,请食堂给予制作。

(3)指导患者控制水的摄入。

(4)建立血管通路之前,先做好沟通,讲解该血管通路的注意事项。教会患者正确的护理方法。

(5)对于动静脉内瘘的患者,建立动静脉内瘘观察表,定时监测内瘘情况,避免内瘘堵塞。

(6)对于水肿的患者,建立水肿观察表,记录患者每日的出入量、体重,以观察水肿消退情况。

(7)教会患者自己检查内瘘情况,指导患者对内瘘进行视、触、听诊。

(二)腹膜透析患者住院期间的自我管理与护理

第一步:透前教育

给予讲解有关肾脏功能的常识,肾功能衰竭的相关知识、治疗方法,以及终末期肾病的替代治疗的种类、他们的优缺点,及选择腹透的理由。同时讲解腹膜透析的具体操作方法,腹膜透析对患者的要求等,使患者正确认识腹膜透析。

手术前给患者和家属讲解手术的必要性、手术过程及可能出现的情况,级手术过程中的配合要求,解除患者紧张的情绪。

第二步:透后培训

1.演示伤口保护方法和正确体位;透析管的作用;固定与保护透析管的方法。

2.帮助患者明确无菌与有菌、清洁与污染的概念，无菌与清洁的区别。协助患者做好基础护理，保持伤口、出口处清洁。

3.教会患者正确的洗手方法，示范六步洗手法。讲解戴口罩的意义，避免感染。

4.腹透液交换技术操作　①双联系统各个部分的正确名称；腹透液交换场所的要求；透析液的加温方法；检查和观察透析液的方法。②物品准备：正确的交换步骤；观察透出液的方法和内容；正确排放废液、丢弃废液；正确记录。

5.出口处护理。

6.异常情况的判断与处：如接口污染；外接短管脱落；导管破损渗漏；透出液呈红色。

7.常见并发症的判断与处理。

8.饮食与营养。

9.居家透析的相关教育。

自我监测体重、血压、体温；坚持服药；合理安排活动与休息；坚持透析记录。

第三步：评估与考核

发放理论考核表，让患者解答问题；操作考核。通过考核发现其存在问题，为再培训计划的制定提供资料。

通过患者实际操作和护理过程中出现的问题，分析原因，评估患者对培训计划内容的掌握程度，针对性地制定个体化培训方案，强化学习尚未掌握的知识。

最后建立患者档案做好患者的追踪与随访，并记录。

（魏敏）

参考文献

[1]闫涛,李梵,李克,赵平,王慧芬.乙型肝炎相关慢加急性肝衰竭患者乙型肝炎病毒前C/C区联合突变特点分析[J].临床肝胆病杂志,2013(02):120－123＋127.

[2]高占成,胡大一.呼吸内科[M].北京:北京科学技术出版社,2012.

[3]孙桂珍,李学亮,吉布强,张海燕,徐彧,金北平,张小红.伊曲康唑对恶性血液病患者侵袭性真菌感染的疗效分析[J].中华医院感染学杂志,2012(16):3624－3626.

[4]陈晓平,石应康.心血管系统疾病[M].北京:人民卫生出版社,2012.

[5]张方琪,杨学敏,唐元元,王娟,李志奎.嗜酸性粒细胞在哮喘发病机制中的研究进展[J].中华肺部疾病杂志(电子版),2013(02):162－165.

[6]孙兴国.运动心肺功能鉴别心源性呼吸困难[J].中国实用内科杂志,2013(S1):12－13.

[7]唐承薇,程南生.消化系统疾病[M].北京:人民卫生出版社,2011.

[8]秦福芳.慢性阻塞性肺疾病继发肺部真菌感染诊治与分析[J].中华医院感染学杂志,2013(12):2816－2818.

[9]王清,牟燕.心血管系统疾病[M].北京:中国医药科技出版社,2012.

[10]金赟,李江涛.肝癌细胞侵犯微血管的临床相关因素及分子标志物的研究进展[J].临床肝胆病杂志,2013(07):550－553.

[11]张翔,邢春燕.呼吸系统疾病[M].北京:人民卫生出版社,2012.

[12]刘丹,王星,苏晨,陈艺莉,黄慧玲.高血压患者血压昼夜模式与心率变异性的相关性分析[J].中国实用内科杂志,2011(10):787－788.

[13]马亦林,李兰娟.传染病学[M].上海:上海科学技术出版社,2011.

[14]黄华萍,李羲.慢性阻塞性肺疾病合并原发性支气管肺癌的诊治策略[J].中华肺部疾病杂志(电子版),2012(06):561－564.

[15]徐西元,梁桂林,张冬云.实用临床中医诊疗学[M].天津:天津科学技术出版社,2011.

[16]毛红柳,刘兴元.先天性心脏病相关GATA5基因突变研究[J].国际心血管病杂志,2013(03):173－177.

[17]杨庭树.心血管内科诊疗常规[M].北京:中国医药科技出版社,2012.

[18]刘文虎,张东亮.使用肾内科查房医嘱手册[M].北京:北京大学医学生版社,2012.

[19]何权瀛.呼吸内科诊疗常规[M].北京:中国医药科技出版社,2012.

[20]沈迎,吴宗贵,沈卫峰.冠状动脉侧支循环研究进展[J].国际心血管病杂志,2013(05):265－268.

[21]李德天.泌尿系统与疾病[M].上海:上海科学技术出版社,2008.

[22]邝卫红.肝胆疾病[M].北京:中国医药科技出版社,2013.

[23]施卉,任成山.急性肺损伤/急性呼吸窘迫综合征基础及临床研究进展[J].中华肺部疾病杂志(电子版),2013(04):350－355.

[24]胡红,刘又宁.糖皮质激素在呼吸疾病治疗中的应用[J].中国实用内科杂志,2013(10):764－767.